消化系统疾病诊疗与进展

（上）

赵　婕等◎主编

吉林科学技术出版社

图书在版编目（CIP）数据

消化系统疾病诊疗与进展/ 赵婕等主编.-- 长春：
吉林科学技术出版社，2016.4
ISBN 978-7-5578-0440-4

Ⅰ.①消… Ⅱ.① 赵…Ⅲ.①消化系统疾病—诊疗
Ⅳ.① R57

中国版本图书馆CIP数据核字(2016) 第069590号

消化系统疾病诊疗与进展

XIAOHUA XITONG JIBING ZHENLIAO YU JINZHAN

主　　编　赵　婕　熊　玲　王长武　张淑枝　石国梁　雷　鸽
副主编　陈洪颖　刘　翼　郭　敏　赵银彪
　　　　　陶进勇　宋菲菲　蒋春樊　陈　瀗
出版人　李　梁
责任编辑　张　凌　张　卓
封面设计　长春创意广告图文制作有限责任公司
制　　版　长春创意广告图文制作有限责任公司
开　　本　787mm×1092mm　1/16
字　　数　1062千字
印　　张　43.5
版　　次　2016年4月第1版
印　　次　2017年6月第1版第2次印刷

出　　版　吉林科学技术出版社
发　　行　吉林科学技术出版社
地　　址　长春市人民大街4646号
邮　　编　130021
发行部电话/传真　0431-85635177　85651759　85651628
　　　　　　　　　　85652585　85635176
储运部电话　0431-86059116
编辑部电话　0431-86037565
网　　址　www.jlstp.net
印　　刷　虎彩印艺股份有限公司

书　　号　ISBN 978-7-5578-0440-4
定　　价　170.00元
如有印装质量问题　可寄出版社调换
因本书作者较多，联系未果，如作者看到此声明，请尽快来电或来函与编辑
部联系，以便商洽相应稿酬支付事宜。

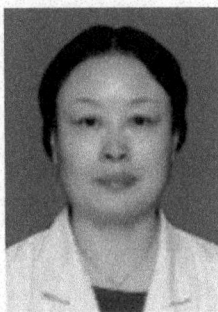

赵 婕

1968年出生。山西医科大学第二医院，副主任医师，博士，硕士生导师。从事消化临床一线工作二十四年，擅长处理消化科各类常见病、多发病，对肝硬化腹水和上消化道出血有较丰富的临床经验，对药物性肝病、酒精性肝病、脂肪肝、病毒性肝炎、自身免疫性肝病等有深入的研究。主持山西省自然基金项目一项，研究发表国家级及SCI论文多篇，出版专著一部。

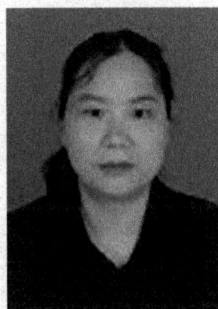

熊 玲

1968年出生。副主任护师，湖北医药学院附属人民医院消化内科二病区。毕业于湖北省十堰市卫生学校，从事临床护理二十八年，发表论文二十余篇，参编书四部；专利二项。

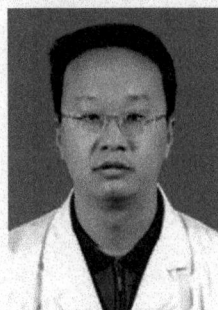

王长武

1971年出生。副主任医师。1992年毕业于郑州大学医学院，于郑州大学第五附属医院消化内科工作至今。从事消化内科专业临床工作二十三年，具有强烈的职业责任感和丰富的临床经验。技术专长和研究方向：胃肠镜下微小病变的识别，早期胃癌的镜下诊断及长期随访对策；肝硬化合并食管胃静脉曲张出血的胃镜下硬化+套扎治疗；肝脏占位性病变超声引导下穿刺诊断及硬化治疗。擅长消化内科临床危重症急救，炎症性肠病的基础和临床研究。参与多项临床课题研究，发表核心及国家级专业学术论文十七篇，论著三部。

编 委 会

庞延红　长春中医药大学附属医院
赵　婕　山西医科大学第二医院
赵银彪　内蒙古边防总队医院
胡俊强　邢台医专第二附属医院
徐子山　扬州市第一人民医院
郭　敏　河南中医药大学第一附属医院
陶进勇　武汉科技大学附属孝感医院（孝感市中心医院）
蒋春樊　襄阳市中心医院（湖北文理学院附属医院）
韩玉敏　邢台医专第二附属医院
雷　鸽　南阳市第二人民医院
熊　玲　湖北医药学院附属人民医院

前　言

在 21 世纪之初的今天，随着医学科学新技术、新科学、新知识和新方法的不断涌现，消化系统疾病在治疗方面在近年来有了飞速的发展。更好的治疗疾病，为病人减轻痛苦，也是临床上治疗消化疾病的重中之重。

鉴于此，我们编写了这本书，意为临床医师提供一本简明、实用的临床参考书。本书重点阐述了临床常见消化系统疾病的病因、诊断方法和诊疗内容，针对消化内镜的临床应用和相关护理也做了详细介绍。内容详实，实用性强，希望本书的出版，对临床消化专业及其他相关专业医务人员，在提高消化系统疾病的诊断与救治能力上有所帮助。

在编写过程中，虽力求做到写作方式和文笔风格的一致，但由于作者较多，再加上我们的专业水平有限，书中难免存在不足之处和纰漏，敬请读者批评指正。

编　者
2016 年 4 月

目　录

第一篇　基础篇

第二篇　疾病篇

第三篇　内镜篇

第四篇　护理篇

第一篇 基础篇

第一章 消化系统疾病的诊断

第一节 消化系统常用的分子生物学基本技术

一、核酸分子杂交技术

由于核酸分子杂交的高度特异性及检测方法的灵敏性，它已成为分子生物学中最常用的基本技术，被广泛应用于基因序列的分析及基因突变的检测等。其基本原理是具有一定同源性的核酸单链在一定的条件下（适宜的温度及离子强度等）可按碱基互补配对的原则形成双链。用核酸分子杂交进行分析的最有效方法是将一种核酸单链用同位素或非同位素标记成为探针，再与待测核酸单链进行杂交。核酸探针是指用放射性核素、生物素或其他活性物质标记的，能与特定的核酸序列发生特异性互补的已知 DNA 或 RNA 片段。待测核酸序列通常是基因组 DNA 和细胞总 RNA。

1. 固相杂交（solid – phase hybridizatio） 固相杂交是将变性的 DNA 固定于固体基质（硝酸纤维素膜或尼龙滤膜）上，再与探针进行杂交，也称为膜上印迹杂交。

2. 斑点杂交（dot hybridization） 将被测 DNA 或 RNA 样品变性后固定在滤膜上，然后加入标记好的探针进行杂交。操作简单，事先不用限制性内切酶消化或凝胶电泳分离核酸样品，可在同一张膜上同时进行多个样品的检测，适用于样品的大规模筛选。

3. 印迹杂交（blotting hybridization） Southern 印迹杂交：凝胶电泳分离经限制性内切酶消化的 DNA 片段，将凝胶上的 DNA 变性并转移至硝酸纤维素膜或其他固相支持物上，再与相对应的已标记探针进行杂交反应，用放射性自显影或酶反应显色，检测特定大小分子的含量。可进行基因的酶切图谱分析、基因突变分析及限制性长度多态性分析（RELP）等。

Northern 印迹杂交：由 Southern 印迹法演变而来，被测样品是 RNA，主要用于鉴定 mRNA 分子的大小及表达量。该法是研究基因表达常用的方法，可与 RT – PCR 方法协同分析基因的表达程度。

4. 核酸原位杂交（nucleic acid hybridization in situ） 用特定标记的已知序列探

针与细胞或组织切片中核酸进行杂交并对其实行检测的方法，称为核酸原位杂交。用来检测 DNA 在细胞内的分布，与细胞内 RNA 进行杂交以研究该组织细胞中特定基因表达水平。能在成分复杂的组织中进行单一细胞的研究而不受同一组织中其他成分的影响，对于组织中含量极低的靶序列有极高的敏感性，并可完整地保持组织与细胞的形态。

二、限制性长度多态性分析

限制片段长度多态性主要用于基因多态性分析，其基本原理是限制性内切酶在 DNA 链的高度特异位点（也称为限制性位点）切割 DNA，因此根据不同个体核酸序列的改变（包括点突变、碱基插入和缺失突变）会导致原有限制性酶切位点的丢失、产生新的位点或者已有内切酶位点间的 DNA 片段长度发生改变，这种变化可以通过 Southern 杂交进行检测，从而比较不同个体 DNA 水平的差异（即多态性）。不同限制性内切酶切割基因组 DNA 后，所切片段长度和类型不同，因此可将限制性内切酶与分子标记组成不同组合进行研究。采用多种限制性内切酶和 DNA 探针，可以得到某一基因的多重 RFLP 图谱。现在描述 RFLPs 之间特殊组合称为基因的单元型（haplotype），单元型是指紧密连锁的、一些染色体特定区域内等位基因的特殊组合，对于分析家族内基因片段的转换（transition）以及基因重组的检测非常有用。

三、PCR – 单链构象多态性

PCR – SSCP 是近年来发展起来的一种分析基因突变的方法，基本原理是基于序列不同的 DNA 单链片段空间构象有所不同，当其在非变性聚丙烯酰胺凝胶中电泳时，电泳的位置也会发生变化。根据不同序列 DNA 单链电泳迁频率的差异，从而判断基因有无突变存在。将 PCR 技术与 SSCP 相结合，即通过 PCR 扩增待测 DNA 片段，变性成单链后在聚丙烯酰胺凝胶中电泳，即可检出有无突变，检测方法灵敏、快速，对检测基因的单个碱量置换和某一片段 DNA 突变位点的筛查提供了有效而快速的手段。

四、变性梯度凝胶电泳

DGGE 是检测基因突变较为精确的方法，它不仅可以检测单一片段的单点突变，而且也较容易检测基因的多点突变。该方法与 PCR 技术相结合，能快速对大量标本进行分析。

对于一段特定的 DNA 片段来说，其退火温度（Tm 值）与碱基组成有关，当碱基组成发生变化时，Tm 值亦随之改变。突变的 DNA 片段在变性剂线性梯度增加的凝胶上进行电泳时，当变性剂浓度逐渐增加达一定值时突变的 DNA 片段发生解链而形成分叉，其电泳迁移速度变慢。因此突变的 DNA 片段与正常的 DNA 片段电泳迁移位置有差别，从而将突变 DNA 和正常 DNA 片段区分开。研究证明 DGGE 可检出任何类型的单碱基突变，如果突变型与正常的 DNA 片段形成异源双链时，其敏感性大大提高。

五、变性高效液相色谱

DHPLC 是一种新的高通量筛选 DNA 序列变异的技术，其专利产品为 WAVE DNA 片段分析系统（WAVE DNA Fragment Analysis System）。其原理是用离子对反向高效液相色谱法分离并检测异源双链。该方法具有自动化、快速、检出率高、检出 DNA 片段大小范围广等优点。

DHPLC 进行基因突变检测是基于异源双链的形成。变异型和野生型的 PCR 产物经过变性复性过程，不仅分别形成同源双链，同时也错配形成异源双链，异源双链由于碱基对不匹配，在部分变性的温度条件下，不匹配的碱基对处发生部分解链。由于单链 DNA 带负电荷减少、结合力弱，因此异源双链比同源双链先洗脱出来，根据柱子保留时间的不同将同源双链和异源双链分离，从而识别变异型。

六、聚合酶链反应

PCR 是一种利用 DNA 变性和复性原理在体外进行特定的 DNA 片断高效扩增技术，可以检出微量靶序列。PCR 是在模板 DNA、引物和 4 种脱氧核糖核苷酸存在的条件下依赖于 DNA 聚合酶的酶促合成反应。仅用极少量模板，在一对引物介导下，在数小时内可扩增至 100 万~200 万拷贝。PCR 反应分三步：变性、退火及延伸。每三步为一循环，每一循环的产物作为下一个的模板，这样经过数小时的循环，可得到大量复制的特异性 DNA 片段。

1. PCR 直接检测缺失突变　基因发生缺失突变时，可在已知基因序列缺失片段的两侧设计引物，然后进行 PCR，对其产物行琼脂糖凝胶电泳，检测有无特异性的扩增产物，如果未出现扩增产物，表明基因发生缺失突变，可以区分出野生型或突变基因。如果已经明确基因序列，缺失部位也较固定，可在已知基因序列缺失片段的两侧设计一对引物进行 PCR；对于某些致病基因来说，基因缺失具有明显的异质性，即在不同患者基因缺失片段有所不同，用一对缺失部位的引物难以检测出所有的基因缺失。此时可设计多对引物在同一 PCR 体系中扩增多个外显子，然后检测有无缺失片段，若某一特异性的扩增产物带缺如，则可判定为该片段的缺失突变。

2. 多重 PCR 技术　一般 PCR 仅应用一对引物，通过 PCR 扩增产生一个核酸片段。多重 PCR（multiplex PCR），又称多重引物 PCR 或复合 PCR，它是在同一 PCR 反应体系里加上两对以上引物，同时扩增出多个核酸片段的 PCR 反应，如果某些癌基因的突变或缺失存在多个好发部位，多重 PCR 可提高其检出率并同时鉴定其型别及突变等。由于在同一个试管内同时进行多个 PCR 反应，其具有高效性和系统性的特点。

3. 特异 PCR、扩增阻滞突变系统检测单－碱基突变　工作原理是基于 PCR 反应自身的特异性。PCR 扩增时，引物的延伸是从 3′ 末端开始的，而这种延伸的进行要求引物 3′ 端的碱基与模板完全配对，只有这样引物才能延伸，扩增才得以进行下去而得到预期的扩增产物。若引物 3′ 端与模板不能配对，则引物的延伸即阻断，不能得到相对应的扩增产物。特异 PCR 的引物恰好设计位于潜在突变区 3′ 末端，如果引物与野生型序列同源配对，则只能扩增出野生型基因，而不会扩增突变基因片段；反过来，如果引物与突变序列配对的话，则只能扩增出突变序列。扩增阻滞突变系统在每个系统中包含两个 PCR 扩增反应，有两对引物但它们的 3′ 端有差异，一为正常引物，另一为 3′ 端突变引物，正常引物只与正常模板互补，而突变引物只与突变的模板互补，分别扩增出相应的产物。利用该系统进行基因突变检测时很容易判别出有无突变基因的产生，对 DNA 分子上多位点变化的鉴定准确快速、简便，可自动化进行大规模筛选。

4. PCR－寡核苷酸探针斑点杂交　如果某一基因的突变部位、性质经测序分析已经阐明，即可用 PCR－寡核苷酸探针斑点杂交法直接检测突变。该方法的原理即用合成的寡核苷酸片段（一般为19nt）作为探针，与经PCR扩增获得的靶DNA进行杂交。在严格控制杂交条件的前提下，探针与靶DNA片段之间只要有一个碱基不配对，都能通过斑点杂交来检测PCR产物中有无对应的突变序列。

七、DNA序列分析

DNA序列分析（测序，sequencing）是分子生物学重要的基本技术。目前最常用的方法有Maxam-Gilbert的化学降解法和Sanger的双脱氧法等，近年来已有DNA序列自动测定仪问世。直接测序分析是检测基因突变最直接最可信的方法，可以检测基因的点突变、缺失、插入突变和核苷酸序列的其他变化。但是在消化系疾病临床工作中，对某一基因进行完整测序不是一种切实可行的方法，而更为实际的手段是通过单倍体分析首先筛选出可能突变的感兴趣基因，对于那些异常单倍体样本再行测序以鉴定突变序列。

八、mRNA差异显示技术

通过mRNA 3′末端系统化扩增和DNA测序凝胶片段分离进行工作。根据绝大多数真核细胞mRNA3′端具有的多聚腺苷酸尾（polyA）结构，因此可用含oligo（dT）的寡聚核苷酸为引物将不同的mRNA反转录成cDNA，接着用任意顺序的附加上游探针进行PCR扩增，能产生出20 000条左右的DNA条带，其中每一条都代表一种特定mRNA，这一数字大体涵盖了在一定发育阶段某种细胞类型中所表达的全部mRNA。将差别表达条带中的DNA回收，扩增至所需含量，进行Southern blot、Northern blot或直接测序，从而对差异条带鉴定分析，以便最终获得差异表达的目的基因。

九、生物芯片技术

生物芯片技术是一门物理学、微电子学与生命科学交叉综合的高新技术。生物芯片实质上是一种高密度的寡聚核苷酸或蛋白质阵列。它采用在位组合合成化学和微电子芯片的光刻技术，或者利用其他方法将大量特定系列的DNA或蛋白质探针有序地固化在经特殊处理的玻璃片或其他材料上，从而构成储存有大量生命信息的生物芯片。该技术最早由美国Affymetrix公司开发，其特点是高通量、微型化和自动化。

大多数消化系统疾病，特别是消化系肿瘤的发病机制，都有多基因表达异常或失控。传统的单基因研究方法，工作量大、实验条件不稳定，多批样品检测结果的可参比性较低。而生物芯片技术在一张芯片上可以同时筛选众多基因的差异表达，从而系统研究表达基因或蛋白质的功能及相互作用特性。基因芯片具有高密度信息量和并行处理的优点，不仅使多基因分析成为可能，而且保证了诊断的高效、廉价、快速和简便。最近几年基因芯片技术得到迅速发展，应用于消化系肿瘤（如食道癌、肝癌、结直肠癌）以及幽门螺杆菌感染相关性疾病的研究中，极大促进了消化系疾病的发病机理及诊断治疗研究。

近年来应用基因芯片技术对消化系统肿瘤（主要包括食管癌、胃癌和结直肠癌等）进行基因表达谱分析研究，发现了一系列与肿瘤发生发展相关的、涉及细胞内信号传递、细胞周期以及炎症反应、生长因子及其受体等许多上调或下调表达的基因，如ras，fas，BCl-2，cyclinA，p53，APC等基因，多基因的表达异常，特别是癌变早期基因表达谱的改变，对于消化系肿瘤的早期诊断、鉴别诊断和恶性程度的判断都具有重要意义，充分显示了基因芯片技术在消化系疾病发生机制研究中的应用价值。

（王长武）

第二节 分子生物学在消化系病诊疗中的应用

一、胃肠道疾病的诊断

（一）胃肠道肿瘤的早期诊断

1. **胃癌的早期诊断** 胃癌的发生涉及多基因表达异常，国内外学者采用多重 PCR、mR-NA 差异显示技术以及基因芯片技术等，证实胃癌的发生涉及 ras，c - myc，met，c - erbB - 2 等多种癌基因的异常高表达。ras 基因参与细胞增殖调控，它的激活与细胞的生长、增殖有关，在细胞恶性转化过程中可出现 ras 的异常高表达。在胃癌癌前病变中，肠化生、不典型增生胃黏膜的 c - met 基因高水平表达，并随病变的进展呈上升趋势。胃癌组织中存在 p16 基因缺乏，且 p16 缺乏多见于低分化有淋巴结转移的进展期胃癌，故认为 p16 基因缺乏是胃癌晚期表现。p53 基因突变是早期胃癌的重要参考指标，其突变发生率为 50% ~57%。p53 基因突变和异常高表达发生率在从胃黏膜发育不良到胃癌早期到晚期胃癌的疾病进程依次增加，因此检测 p53 基因突变和异常表达对早期胃癌的诊断具有一定意义。通过对胃癌基因过度表达或突变的研究，力求寻找某些特异性指标，作为胃癌早期诊断的手段以及肿瘤转移和预后判断的辅助指标。

胃癌分子生物学诊断技术主要包括：①以 PCR 技术为主的基因分析技术，PCR 能够对基因表达水平进行定性、定量分析，比如对 Hp DNA 的定性和量化分析，胃癌高表达、低表达或缺失基因的分析等。②基因结构分析方法，如 SSCP、RFLP、DNA 序列分析等，对于基因点突变或缺失、插入突变等致癌因素的分析非常有意义，如 ras、c - myc 的点突变等，这种分析粗略的可以用 PCR - SSCP 和 PCR - RFLP 等方法完成，准确的突变分析则采用 DNA 测序。

2. **结直肠癌的分子生物学诊疗技术** 结直肠癌可以分为遗传性的和非遗传性的，遗传性结直肠癌有两种，一种是家族性腺瘤样息肉病（familial adenomatous polyposis，FAP）；另一种是遗传性非息肉样结直肠癌（hereditary nonpolyposis colorectal cancer，HNPCC）。非遗传性结直肠癌即为散发性结直肠癌，近来研究表明，HNPCC 和散发性结直肠癌的发生与 DNA 错配修复基因的缺陷相关，表现为微卫星不稳定（microsatellite instability，MSI）。不同于癌基因和抑癌基因的杂合丢失（loss of heterozygosity，LOH）途径，是一种新的致癌机制。

微卫星不稳定性（microsatellite instability，MI）是近年来发展起来的用于检测肿瘤组织的一种新标志。研究表明 MI 仅存在肿瘤组织中，有可能成为检测肿瘤的早期分子标志。微卫星 DNA 是短小串联重复序列（STR），重复单位一般为 2~6 个核苷酸，在人类基因组中广泛存在，在人群中表现为高度多态性。微卫星不稳定性（MI）是指实质肿瘤组织与其相应的正常组织 DNA 结构性等位基因的大小发生了改变。MI 首先在结肠癌中观察到，1993 年在 HNPCC 中观察到多条染色体均有（AC）n 重复序列的增加或丢失，以后相继在胃癌、胰腺癌等其他肿瘤组织中发现存在微卫星不稳定现象，提示 MI 可能是肿瘤细胞的另一重要分子标志。MI 常用的分析方法是 PCR -聚丙烯酰胺变性凝胶电泳及银染，应用该方法能快速有效地检测出 MI。

微卫星不稳定性最初是在研究 HNPCC 中发现，通过 PCR 变性梯度凝胶电泳鉴别 HNPCC 患者 DNA 错配基因（包括 MSH_2、MLH_1、PMS_1、PMS_2、MSH_6）的突变发现：在已报道的 126 例遗传性非息肉样结直肠癌几乎都涉及 MSH_2、MLH_1 的突变，仅有 3 例报道 PMS_1 和 PMS_2 突变，2 例 MSH_6 突变。这些基因的失活突变可以引起广泛的基因不稳定性，以微卫星 DNA 的扩散、聚集为特点，被认为与肿瘤的发生发展密切相关。

目前对于 FAP 的病因研究也取得了突破性进展：研究者用 PCR – RFLP 方法检测 FAP 家系的 APC 基因 1309 ~ 1311 位点的点突变，发现一个家系中有 2 个成员有点突变发生，经纤维镜检查证实 2 例均属于 FAP 患者。由于 APC 基因较大，突变点比较分散，用 APC 基因点突变检测不宜筛检大肠癌。通过体外翻译结合等位基因特异性表达试验检测了 62 例 FAP 患者，使 APC 基因突变检出率达到 87%（54/62），对于大肠癌的早期发现具有较高的应用价值。最近国外已开始对上述基因突变检测方法进行研究，以期找到针对结直肠癌的早期、灵敏的基因诊断方法。

（二）胃肠道肿瘤易感性检测

目前研究发现一部分恶性肿瘤的发生具有遗传学基础，肿瘤遗传易感性的检测对于肿瘤高危人群的筛检及确定具有较大的实用价值。与胃肠道肿瘤相关的肿瘤易感性基因有 Rb1，p53、APC、$hMSH_2$、$hMLH_1$ 等。

（三）分子诊疗技术在其他消化系疾病中的应用

1. 克罗恩病 2000 年 5 月法国和美国科学家发现了克罗恩病相关基因 Nod_2，该基因位于人类 16 号染色体长臂，控制炎症反应的激活途径，Crohn 病患者 Nod_2 基因突变使得对细菌脂多糖识别困难，免疫系统过度反应，导致炎症失控和肠道细胞损伤，与目前认为克罗恩病是由于肠内菌群与免疫系统异常相互作用所致的观点相符，Nod_2 的发现为今后 Crohn 病的基因诊断与治疗提供了新的理论基础。

2. 幽门螺杆菌（Hp）感染相关性疾病 20 世纪 80 年代初，Warren 和 Marshall 从胃炎及胃溃疡患者的胃黏膜活检标本中发现并分离到幽门螺杆菌，随后大量研究资料确证 HP 与慢性胃炎、消化性溃疡、胃癌的发生有关。世界卫生组织 1994 年将 Hp 列为与胃癌发生有关的病原菌，认为是人类的第 1 类致癌剂（Group Ⅰ carcinogen）。在我国成人 Hp 感染率超过 70%。许多人感染 Hp 引起胃炎而不出现任何症状，部分人可发展为溃疡性疾病，极少数人最终发展为胃癌。

Hp 感染常用的分子生物学诊断方法主要有核酸分子杂交、PCR 技术，至今仍然存在诸多问题，最根本的原因在于通常采用的方法不能同时兼备很高的灵敏性、特异性和易操作性。基因芯片技术具有较高的灵敏性，用多种多点同步杂交法检测靶基因和自动化检测可确保检测的特异性和客观性；同时还可以对结果进行定量，对研究 Hp 与消化系统疾病的关系，指导 Hp 相关性疾病的治疗有重要价值。

目前认为 Hp 菌株存在高度多样性，不仅在表型存在差异性，在基因水平上差异性尤为明显，并且这种差异与 Hp 相关疾病的病情、预后等密切相关。例如 Hp 细胞毒素相关基因 A（Cytotoxin – associatedgene A，cagA）存在于 Hp 高毒株中，其表达的产物称为 cagA 蛋白，根据 cagA 表达的有无将 Hp 分成两类：一类是 $cagA^+$，为高毒力株，存在 cagA 和 VacA 基因，有 cagA 基因表达，并产生空泡毒素。另外一类是 cagA⁻株，为低毒力株，无 cagA 基因和 VacA 基因，也不产生 cagA 蛋白和空泡毒素。临床流行病学调查及临床活检标本表明胃炎、胃溃疡与 cagA⁺Hp 密切相关，体外实验也提示 cagA 能直接诱导胃黏膜上皮细胞分泌炎性介质如 IL-8 等细胞因子，从而增加局部的炎症细胞浸润，扩大炎症反应，造成黏膜损伤。因此采用基因芯片技术，不仅可以明确 Hp 感染的存在，并且还能根据不同菌株特异基因表达谱对细菌菌株进行分型，对于 Hp 感染的早期诊断、临床治疗以及预后的判断都显示出广阔的应用前景。

二、胃肠疾病的基因治疗手段

（一）细胞信号传导抑制剂 STI-571 对胃肠道间质瘤的治疗

胃肠道间质瘤（gastrointestinal stromal tumors，GISTs）是一组独立起源于胃肠道间质干细胞的肿瘤，GISTs 占消化道恶性肿瘤的 2.2%，在我国每年发病率约为 2/10 万，发病人数约为 2 万~3 万例。GISTs 大多数起源于胃，约占总数的 50%~60%，小肠约占 25%~30%。GISTs 的发病机制目前认为是由于 Kit 信号转导系统功能失调引发细胞无序的增殖和凋亡的抑制。而针对 c-Kit 基因的分子靶点药物——STI-571（imatinib mesylate，Gleevec）的出现使得 GISTs 的治疗和预后明显改观。STI-571 是一种蛋白酪氨酸激酶抑制剂，是血小板衍化生长因子受体（PDGF-R）和干细胞因子（SCF）受体 c-Kit 的强抑制剂，并有高度选择性，对促使细胞癌变的缺陷位点具有靶向性，而对正常细胞的增殖生长无抑制作用，是目前治疗 GISTs 的最佳药物疗法。

（二）单克隆抗体（mAb17-1A）对结直肠癌的治疗

1994 年报道了一种能识别肠上皮细胞膜的肿瘤相关抗原 GA733-2 的鼠源性单抗 17-1A，在一组 Dukes C 期的结直肠癌术后 5 年的辅助治疗随机研究中，与对照组相比治疗组增加了 30% 的生存率。研究发现 17-1A 单抗的抗肿瘤作用不仅仅依靠直接的细胞毒作用，而且还诱导了特异抗体的非特异性免疫反应，这种非特异免疫反应在根除肿瘤细胞中起到了重要的作用。1995 年德国批准了用于治疗结直肠癌的鼠源性 IgG2a 单克隆抗体 mAb17-1A，靶目标是癌细胞表面抗原 17-1A。

（三）Infliximab 治疗活动性克罗恩病

炎性因子参与 IBD 的发病，众多研究表明，TNF 在活动性克罗恩病发生中起关键作用。一种由人鼠嵌合的抗 TNF 抗体 Infliximab，2 年前被美国 FDA 批准用于治疗活动性克罗恩病，给药剂量是 5mg/kg，连续用药 4~12 周，有效率可达 70%，Infliximab 用于溃疡性结肠炎目前尚处于 II 期临床研究阶段。

（四）针对肿瘤相关巨噬细胞的基因治疗策略

最新的研究表明：肿瘤微环境中的巨噬细胞（tumor-associated macrophages，TAMs）可以促进肿瘤新生血管的形成、细胞外基质的破坏和重塑，其与肿瘤细胞的直接联系导致肿瘤细胞进入血管内壁并产生转移性播散，是肿瘤进展过程中一个非常关键的中心环节。

1. TAMs 选择性细胞毒药物　抗肿瘤药物 Yondelis 对 TAMs 产生选择性细胞毒效应，可显著抑制 IL-6 和 CCL2 的产生，从而对炎症相关类肿瘤如家族性腺瘤样息肉病等产生显著的抑制作用。

2. 针对 TAMs 新标志物分子的 DNA 疫苗　最近美国科学家发现乳腺癌基质中 TAMs 过量表达 Legumain 这种新标志物分子，Legumain 是含天门冬酰胺基的内肽酶，是一种溶酶体半胱氨酸蛋白酶，属于肽酶家族 C13，作为一种应激性蛋白表达在几种癌细胞表面，也表达在生长旺盛的肿瘤细胞和缺氧的哺乳活动物癌细胞表面，但在培养的肿瘤细胞系中一般不表达。进一步的实验研究发现针对过度表达在 TAMs 细胞表面 Legumain 的 DNA 疫苗能够抑制 4T1 乳腺癌细胞的肺转移和 CT26 结肠癌的实验性肺转移。目前的研究重点是采用基因芯片技术对 TAMs 进行基因表达谱分析，以分离和鉴定 TAMs 新型特异的分子标志物、研究这些分子标志物胞内信号传导通路，分析 TAMs 表达新型标记物后对肿瘤基质浸润、转移以及肿瘤血管生成的影响，用 DNA 疫苗和小分子抑制物特异靶向 TAMs 表达新型分子标志物，封闭分子标志物胞内传导通路的关键信号，评价抗肿瘤疗效。

（王长武）

第三节　消化道压力测定

一、食管压力测定

（一）原理

正常时食管腔内有一定的压力，利用压力泵以恒定的速度向置于食管腔内的测压导管注水，水必须克服食管腔内压才能从导管末端或侧孔逸出，通过压力传感器将该机械信号转换成电信号，由多导生理仪记录下来，输入计算机进行数据处理、分析，即为食管压力。

（二）适应证

（1）协助诊断食管动力障碍疾病：对存在吞咽困难、胸骨后疼痛、烧心等症状，检查未发现食管器质性病变及心肺疾病的患者进行食管测压，从而评价吞咽困难患者食管功能紊乱情况：①原发性食管动力障碍：贲门失弛缓症、弥漫性食管痉挛、胡桃夹食管、原发性 LES 高压、非特异性食管动力障碍。②继发性食管动力障碍：硬皮病、糖尿病、慢性特发性假性小肠梗阻等。

（2）胃-食管反流性疾病患者的诊断：①辅助诊断非典型及复杂病例。②正规药物治疗无效者原因探究。③协助 pH 电极定位。④抗反流手术前除外食管动力障碍性疾病。

（3）评价药物及手术疗效。贲门失弛缓症的药物、扩张以及手术治疗的疗效；胃食管反流病的各种抗反流治疗的疗效。

（4）对怀疑食管源性胸痛时，可以结合食管测压进行胸痛的诱发试验。

（5）研究食管运动生理和病理生理。

（三）禁忌证

（1）存在经鼻插管禁忌者：①鼻咽部或上食管梗阻。②严重而未能控制的凝血性疾病。③严重的上颌部外伤和/或颅底骨折。④食管黏膜的大疱性疾病。

（2）严重心脏疾病未能稳定者，或对迷走刺激耐受差的患者。

（3）有精神病等不能合作的患者。

（4）以下情况应慎重。近期做过胃手术者；食管肿瘤或溃疡；严重食管静脉曲张。

（四）主要仪器设备

1. 连续液体灌注导管系统　多采用液气压毛细管灌注系统（pneumohydraulic capillary infusion system），包括灌注泵、多通道水灌注式测压导管（每通道相距 5cm）、压力传感器、多导记录系统和计算机分析系统。通常灌注速度为 0.5ml/min。如在测压导管远端装上袖套结构（sleeve），可使压力感受面积大大增加，并可更为准确地定位于食管括约肌区域内。

2. 腔内微型传感器导管测压系统　测压导管及与之相连的电磁压力传感器或半导体微型压力传感器。

（五）术前准备

停用可影响食管运动的药物 3 日以上，如 H_2 受体阻滞剂、促胃肠动力药、抗精神病药、止痛药、麻醉药等。检查前 24h 停服所有药物。检查前禁食 6～8h。如有明显吞咽困难者，检查前一天进流食，检查前禁食 12h 以上。连接测压设备，校正测压仪和传感器，排净传感器内的气泡。

（六）方法

临床上常用食管测压方法有三种：液体灌注导管体外传感器法、腔内微型传感器法和气囊法。食管测压内容包括下食管括约肌（LES）、食管体部、上食管括约肌（UES）的压力测定。

1. 插入测压导管　患者坐位，经鼻孔插入测压导管，直至导管所有通道均进入胃内（距鼻孔约 60cm），嘱患者卧位，休息 5～10min。逐步外拉导管分别进行胃压力基线、LES、食管体部、UES 压力测定。

2. 胃压力基线测定　描记到平稳的胃压力基线，将其设为参考基线。胃内基线图形式，压力随呼吸有小幅度波动，吸气时波形向上（即压力升高），咽水后并不引起收缩。

3. LES 压力测定　可采用快速牵拉法（rapid pull-through technique，RPT）或定点牵拉法（stationary pull-through technique，SPT）。现多采用定点牵拉法。

（1）LES 静息压及 LES 总长度：①测压导管插至胃内后，按每次 0.5cm 或 1cm 外拉导管，每次停留 10～20s，记录图形，每点检测至少 10 个呼吸波动。测压通道一旦进入 LES 高压带即可见该通道压力波基底部上升，此点即为 LES 起点，当测压通道离开 LES 时，即见压力降至基线以下，此点即为 LES 终点，据此即可算出 LES 功能区长度（LESL），并可算出其平均压力。②LES 呼吸反转点（RIP）：腹段 LES 在吸气时压力轻度升高，胸段 LES 在吸气时压力明显下降，记录图形可显示 LES 从腹段的吸气向上波变为胸段的吸气向下波，该分界点即 LES 呼吸反转点，其常位于 LES 中央。通常在反转点下方可测到一个稳定的 LES 高压区，故常取此段的平均值计算 LES 压力。

（2）LES 松弛能力：主要检测吞咽运动与 LES 松弛的协调性及 LES 松弛后残余压力，计算 LES 松弛率。测压导管进入 LES 高压带后，每外拉 0.5cm，记录 1～2min 的静息压，并嘱患者咽水数次（如 10 次），每次 5～10ml，两次咽水应间隔至少 20～30 秒，咽水时记录的压力即为 LES 松弛压。

4. 食管体部压力测定　①外拉测压导管直至所有测压通道均位于食管体部（导管远端通道离开 LES 3～5cm 后）。②嘱受试者干咽或咽水 5ml，重复 10 次，每次吞咽间隔 30～60 秒（两次吞咽间保持安静），每次吞咽后记录食管体部蠕动波的幅度、间期、传播方向和速度，取其平均值。

5. UES 压力测定　①完成 LES 和食管体部测压后，继续外拉导管。一旦测压通道进入 UES 区域后（距鼻孔约 15~20cm），压力曲线上升，可测得一高压带，为静息 UES 压力（UESP）。②继续外拉导管，每次拉出 0.5~1cm，间隔 15~30s，并嘱患者咽水 5ml 或干咽 3~5 次，此时 UES 松弛，UESP 下降至食管内压力水平。继续外拉导管，当测压通道离开 UES 时，压力降低至咽部基线水平。③依据上述压力测定结果可计算 UES 的长度（UESL）及松弛率。

（七）结果判断

1. 参数计算方法及测定值

（1）LES 总长度（LESL）：LES 起点至终点的距离，一般为 2.5~5.5cm。

（2）LES 静息压（LESP）：存在较大个体差异，国内报道正常人 LES 静息压为 13.6~20.81mmHg，通常液体灌注法比腔内微型传感器法记录到的 LESP 要低。

（3）LES 松弛率（lower esophageal sphincter relaxtion rate，LESRR）：

1）运动与 LES 松弛具有协调性。

2）LES 松弛后残余压，即 LES 松弛后，连续 3 秒以上的 LES 最低压与胃内压基线的压力差。

3）计算 LES 松弛率：（静息压 - 残余压）/静息压 ×100%。正常 LESRR > 80%~90%，LES 松弛时限为 3~8 秒。

4）LES 完全松弛的定义为，松弛率 >90%，残余压 <5mmHg。

（4）食管体部压力测定：主要检测食管收缩的力量与持续时间。正常吞咽后，食管体部的蠕动从上向下逐渐加强，湿咽较干咽蠕动幅度大，传播速度慢。

1）食管内压：由于胸腔负压的关系，食管内压比胃内压低 2~5mmHg。微型压力传感器测定为 2~8mmHg。

2）食管收缩的波幅（amplitude）和时限（duration）：咽水后，食管体部收缩波峰值与基线（呼气末食管内压力）的压力差即为波幅。颈段食管的收缩波幅最高，可达 165mmHg，而时限最短；主动脉弓水平的收缩波幅最低，平均 55mmHg。若收缩波幅超过 180mmHg，即为高压性收缩。收缩时限为收缩波的起点至终点的时间，正常范围为 3~7 秒。

3）蠕动速度（peristaltic velocity，PV）：为蠕动波传播一定的距离所需的时间。干咽比咽水引起的蠕动速度快。干咽为 2.3cm/s ±1.0cm/s 至 4.5cm/s ±2.1cm/s，湿咽为 1.7cm/s + 0.5cm/s 至 3.3cm/s ±2.0cm/s.

4）食管收缩传播方式。可分为传导性、同步性、中断性或脱落性。

（5）UES：

1）UESL：3~4cm。

2）UES 静息压（UESP）：为 UES 相对食管腔内压力基线的压力，个体差异较大，通常较 LESP 高得多，约 50~50mmHg。吞咽时 UESP 变化迅速，腔内微型传感器更能准确记录 UESP。

3）UES 松弛率（UESRR）：计算方法同 LESRR，为 100%。如松弛不全则为异常。

2. 疾病的食管测压结果

（1）贲门失弛缓症：常累及食管远端 2/3。食管测压特征性表现为：①LESP 常 >

45mmHg。②吞咽时 LES 松弛不全，残余压 >5mmHg。③吞咽时食管下 2/3 段推进性运动消失，收缩波振幅变低。④吞咽后食管体部基础压升高，超过胃内压。⑤UES 及食管上段蠕动功能正常。

（2）弥漫性食管痉挛（DES）：累及食管中下段平滑肌。食管压力测定表现为：①食管体部同步性（非传导性）收缩增加，可夹杂传导性收缩。②伴随出现多峰或重复收缩。③收缩波幅可以升高（ >180mmHg），持续时间延长（ >6 秒）。④非吞咽运动时可出现自发性收缩，吞咽时存在正常蠕动波。⑤原发性蠕动中止。⑥LES 可正常。

（3）胡桃夹食管（nutcracker esophagus）：累及食管中下段，主要表现为吞咽蠕动过强。食管压力显示：①食管中下段高波幅收缩波，平均高于 180mmHg，常可高于 300mmHg。②收缩时限延长（ >6 秒），可伴有 LES 压力升高。③蠕动传播速度及方式正常。

（4）特发性 LES 高压症：①LESP >45mmHg。②吞咽时 LES 多松弛不全，松弛压中度升高，残余压多 >7mmHg。③食管体部吞咽蠕动功能正常。

（5）特发性 LES 功能不全（idopathic hypotensive LES）：其测压特点为：①LESP 低下或消失，继发食管裂孔疝者可检出双峰 LESP。②吞咽后 LES 松弛时间延长。③UESP 及其松弛功能正常。

（6）非特异性食管运动功能紊乱（NEMDs）：主要表现为胸痛和吞咽困难，无食管或其他系统器质性病变。食管测压可有以下任何表现之一：①孤立性 LES 功能不全，如松弛不全（松弛率 <90%，残余压 >5mmHg）。②食管体部多峰或重复性收缩增加（大于 20%），常出现三峰蠕动、逆行蠕动。③食管体部同步性（非传导性）收缩。④食管体部收缩幅度过低，平均 <35mmHg。⑤食管体部蠕动间期延长（平均 >6 秒）。

（7）胃食管反流病（GERD）：食管压力测定表现为：①LES 功能区缩短。②LESP <10mmHg。③腹压增加时，LESP/胃内压≤1。④食管炎症明显时可见食管体部蠕动减弱、不规则。⑤短暂性 LES 松弛（TLESR），即非吞咽时 LES 一过性松弛，并常伴有食管腔内 pH 下降。

（8）硬皮病：主要累及食管下 2/3，食管测压表现为：①LESP 降低致胃食管反流，但 LES 松弛正常。②食管下段蠕动收缩波幅减低，自发性收缩、三峰收缩和多峰收缩增加，部分患者可出现波幅升高，收缩间期延长。③食管吞咽蠕动减弱或消失。④食管上段及 UES 功能正常。

（八）注意事项

（1）连接设备时，注意传感器位置与食管水平一致。

（2）在检测 LESP、LESRR 及 UESP、UESRR 时，至少要重复 3~6 次，取其平均值。

（3）以下因素可能影响测压结果，应建立相应正常对照值：①生理因素：如括约肌的不对称性、胃消化间期的不同阶段、呼吸、体位变化等。②方法学因素：不同仪器（灌注系统、测压系统）、不同方法、不同的测压技术、吞咽的方式（干咽或湿咽）、咽水量和咽水间隔、以及资料分析方法等均能影响结果。

二、胃窦、幽门、十二指肠压力测定

（一）原理

胃窦、幽门、十二指肠的运动均会产生局部压力变化，利用液体灌注导管体外传感器和腔内微型压力传感器进行多点、长时间监测，可将局部压力变化转换成电信号而记录下来，经计算机软件分析处理，从而获得胃、十二指肠运动情况。

（二）适应证

（1）有消化不良、梗阻症状，但经内镜或 X 线检查无器质性病变的患者。

（2）疑为慢性假性小肠梗阻（CIP）。

（3）CIP 患者拟行小肠移植前进行术前评价。

（4）了解某些系统性疾病（如糖尿病、进行性系统硬化症等）的小肠受累情况。

（5）协助诊断病毒感染后，胃轻瘫及动力异常综合征。

（6）代谢、黏膜损害和机械性梗阻后疑有胃动力异常者。

（7）确定病变的性质，如是肌源性还是神经源性。

（8）有助于确定病变部位。

（9）监测病程和对治疗的反应（如使用促动力药后），指导治疗。

（10）确定肠道营养供给的最佳途径（经口、胃或空肠）。

（三）禁忌证

同食管测压。

（四）主要仪器设备

连续液体灌注导管测压系统和腔内微型传感器导管测压系统（同食管测压）。

（五）术前准备

同食管测压。

（六）方法

1. 插入测压导管　在 X 线透视下将测压导管经鼻孔插入胃和十二指肠，并确定导管或腔内传感器位置，同步测定胃、十二指肠压力变化。

2. 测压过程　受试者卧位或半卧位，用连续灌注导管测压系统进行监测，监测空腹压力变化 3h（消化间期），标准餐（固体或半固体）后压力变化 2h（消化期），以全面了解消化间期与消化期胃运动功能。便携式微型换能器固态导管测压系统，可连续监测 24h，记录昼夜移行性运动复合波（MMC）的总次数，Ⅰ、Ⅱ、Ⅲ相所占的时间，平均 MMC 周期的时间等。

3. 检测指标　①消化间期指标：主要检测 MMC 的 Ⅰ、Ⅱ、Ⅲ 相的时限（Ⅰ相是静止期，无胃肠道运动；Ⅱ相是不规则收缩期，出现间断性蠕动收缩；Ⅲ相是持续收缩期，胃发生强有力的推进性收缩）及所占的比例，Ⅱ相的收缩波幅度、频率，计算胃窦运动指数 [log（Ⅱ相收缩幅度总和×收缩波频率 +1）]，Ⅲ相起源、频率、持续时间、传导方向、波幅及推进速率。②消化期指标：主要是收缩次数、收缩幅度和运动指数。

4. 记录检查过程中的症状或活动情况。

5. 将数据输入计算机进行处理。

（七）结果判断

1. 胃内压力测定　胃内压力测定，特别是 24h 测压已成为评估胃运动功能的重要方法。

（1）正常人 Ⅰ、Ⅱ 相约持续 45min，Ⅲ 相约 7min，整个 MMC 约 80～110min。

（2）50% MMC Ⅲ相起源于胃窦，移行速度约 7～12cm/min，一般空腹 3h 能记录到 1 次或 1 次以上的 MMC Ⅲ相。

（3）餐后胃窦运动指数、胃窦收缩幅度、频率，在正常人分别为 9.7mmHg ± 0.28mmHg、60mmHg ± 9mmHg、81 次/h ± 13 次/h。如餐后胃窦收缩频率低于 50 次/h，平均波幅低于 30mmHg/h，即为动力降低。

（4）餐后 2h 动力指数 <（13～15），也提示动力异常。

（5）餐后如有早期出现空腹 MMC 变化（90min 内）也为异常。

2. 可以反映胃窦幽门十二指肠协调收缩情况

（1）胃窦、幽门、十二指肠协调收缩：胃窦、幽门和十二指肠的收缩波依次出现，相邻侧孔间收缩波出现时间在 1～5 秒之间。

（2）幽门十二指肠协调收缩：收缩波发自幽门，胃窦部无收缩。

（3）单纯胃窦收缩：收缩波只出现在远端胃窦。

（4）单纯十二指肠收缩：收缩波只出现在十二指肠。

3. 餐后 MMC 的运动形式　通常餐后 MMC 的运动立即变为餐后形式，其持续时间与试餐的热量和成分有关，通常为 2～5h。

（1）远端胃出现蠕动性收缩，向幽门方向传播，频率为 3 次/分。

（2）幽门出现波幅高大的规律性收缩波，频率同胃窦为 3 次/分，其波幅远远大于胃窦和十二指肠。

（3）餐后十二指肠出现不规则的散在的收缩。

4. 消化间期和消化期胃肠动力异常形式

（1）消化间期异常：①阵发性的时相性收缩时限异常（>2min）。②波幅异常和频率异常。③持续不协调的时相性收缩（>30min）局限于一个或多个肠段。④MMC Ⅲ期缺如、不完整或逆蠕动，传导距离 >30cm。⑤MMC Ⅲ期时基础压上升 >30mmHg。

（2）消化期动力异常：①餐后持续出现消化间期动力形式。②胃窦和十二指肠的压力波幅减低。③出现阵发性不传导的时相性收缩。④餐后 90min 内 MMC 周期提前出现。⑤分钟节律。

5. 胃窦、幽门、十二指肠测压临床意义

（1）区分肌源性还是内源性或外源性神经病变：①病变累及神经者，如慢性假性小肠梗阻、多发性硬化、糖尿病、帕金森病、脑干疾病、病毒感染等常可损害肠神经系统、自主神经系统或中枢神经系统，而引起胃窦十二指肠动力异常。常表现有 MMC 的形式和推进异常，以及不能将消化间期动力形式转换为消化期动力形式，如清醒状态下 MMC 增多或 MMC 中断、餐后动力低下、进餐后很快即进入 MMC 运动。②病变累及肌肉者，如肌源性假性肠梗阻、淀粉样变性、胶原病、肌营养不良等，可有正常的动力形式，亦可出现病变部位收缩力减低。

（2）协助诊断胃轻瘫：患者常有胃窦动力低下，测压表现为胃窦部不出现Ⅲ期，最常见为餐后胃窦的收缩波幅和频率均低。

（3）协助诊断小肠机械性梗阻：该类患者测压表现有，长时间同步性收缩、微小的簇状暴发性收缩波，中间隔有静止期（如餐后 30min 仍出现上述表现则有重要意义）。

（4）协助诊断放射性肠炎：可出现测压的异常，如局灶性不协调的高振幅或低振幅的收缩波、胃窦动力低下等。

（八）注意事项

（1）测试前进行压力校正，灌注速度应恒定。

（2）插管本身引起的应激反应会抑制胃窦的收缩，增加小肠的丛集性收缩和使 MMC 间期延长。

（3）监测过程中，受检者活动力求接近日常习惯，避免人为影响因素。

（4）测压过程中密切观察测压图形的变化，判断导管的位置，注意导管有滑入十二指肠的可能。

（5）检查前和结束后均要校正仪器。

（6）24h 携带式测定一定要教会受试者掌握各键功能。

三、肠道压力测定

（一）小肠压力测定

小肠测压法是检测小肠收缩后发生的腔内压力变化的一种方法。目前常应用导管灌注法、微型压力传感器及无线电遥测术来记录肠腔内压的变化。

1. 原理

（1）末端开放导管灌注法：将末端开口的多腔测压管插入小肠中，通过毛细管灌注系统，以恒定的速度将水注入测压管中，水自导管流出道流出所需克服的阻力即为小肠腔内压力。这种压力可通过压力转换器记录下来。

（2）微型压力传感器法：在测压管上安装微型末端压力传感器，可将小肠微小紧张性收缩变化记录在体外便携式记录仪上。

（3）无线电遥测法：遥测胶囊内有压力感受器及无线电转换器，受试者吞入遥测胶囊后，小肠内的压力变化被胶囊内压力感受器感受，并经转换器转变为电波，由体外的无线电信号接收器接收，放大并记录到 24h 盒带上。

2. 适应证

（1）了解动力障碍的性质和部位：如病变是源自平滑肌、肠神经丛、或外在神经病变累及小肠。

（2）协助制定治疗手段和判断预后。

（3）辅助诊断肠易激综合征、硬皮病、帕金森病和糖尿病。

3. 禁忌证　同食管测压。

4. 主要仪器设备

（1）末端开放导管灌注法：①毛细管灌注系统。②多腔测压管：导管直径 4.8mm，内含 8 根更细的导管，分别与总导管末端的 8 个侧孔相通，可同时记录小肠内 8 个不同部位的压力。③压力转换器。

（2）微型压力传感器法：①毛细管灌注系统。②多腔测压管。③微型末端压力传感器。

（3）无线电遥测法：①带牵引线的遥测胶囊。②体外的无线电信号接收器。

5. 术前准备　同食管测压。

6. 方法

（1）末端开放导管灌注法及微型压力传感器法：①患者取坐位经鼻插入测压管。②通过 X 线透视，在金属导丝引导下，将末端开口多腔测压管插入小肠所需检查部位，并加以固定。置管完毕后让患者适当休息。③通过水压泵用蒸馏水持续灌注每一管腔，灌注速度为 0.1~0.5ml/min。④小肠压力变化经压力转换器转为电信号，可在记录仪上显示出。⑤通常记录空腹 3h 及进餐后 2h 的压力变化。

（2）无线电遥测法：①患者吞咽两个或多个（带牵引线）无线电遥测胶囊。②通过 X 线监视，当胶囊到达所需测压的小肠部位后，将牵引线固定在患者面颊上。③无线电胶囊发放的电波信号由体外无线电信号接收器接收、放大、记录储存。④测压完毕后可牵拉引线将胶囊拉出体外，亦可剪断引线，让胶囊随粪便排出。

7. 结果判断

（1）小肠测压主要了解消化间期或消化期小肠的动力活动规律

1）消化间期的 MMC 的Ⅰ、Ⅱ、Ⅲ相的时限及所占比例，Ⅲ相是否出现、持续时间、波幅及移行速度，Ⅱ相的收缩波幅和动力指数，有无逆行性收缩。

2）消化期的收缩次数、收缩幅度和动力指数（5min 内的压力波幅×收缩数）。

3）小肠测压常与胃测压同步进行，如消化间期Ⅱ相收缩稀少、波幅低下或紊乱、不出现Ⅲ相收缩活动，或即便出现，但波幅低下，紊乱或逆向性收缩均有临床意义。

（2）小肠测压的结果分析：

1）肠壁神经丛尤其肠肌间神经丛的活动可从 MMCⅢ相和随后的Ⅰ相得到反映：如Ⅲ相出现异常表明肠肌间神经或内脏神经病变。Ⅲ相异常情况有：①Ⅲ相消失，正常人 24h 内出现 2 次或以上 MMCⅢ相。②Ⅲ相持续时间超过 10min。③Ⅲ相在近端小肠传播速率 >10cm/min，正常为 5~10cm/min。

2）肠环形肌活动多从收缩幅度上得到反映，若收缩消失，表明存在平滑肌病变。

3）进食后小肠的运动反应依赖于肠内外神经活动的完整性：若对食物的运动反应受损或消失，则表明同时存在内脏神经病变和外在自主神经病变。正常在进食混合食物 ≥500kcal（1kcal =4.1868kJ）后，应出现有力但不规则的收缩，且至少持续 2h，而 MMC 消失。正常人进食后可出现收缩簇。肠易激综合征患者可出现持久的重复的收缩簇。

4）正常人在睡眠时，Ⅰ相较明显，Ⅱ相消失或减弱。肠易激综合征患者收缩簇也应该消失，否则即为异常。

8. 注意事项

（1）小肠测压需将测压导管压力传感器插至小肠，插管困难者可在胃镜帮助下插入导管。

（2）当测压管插至十二指肠降段或水平段时，可将空气注入测压管末端气囊，这样能加快测压管在胃肠的移动速度。

（3）沿肠壁多点同时记录小肠内压，这样有助于了解收缩方向及速度。

（4）检测前校准记录仪上的扩大系统定标，确定适当走纸速度。

（5）检查中注意保持每个管腔通畅，如阻塞可注入少量水冲洗。

（二）结肠压力测定

结肠测压术是目前运用最多的检测结肠运动功能的方法，从技术上可以将其分为末端开放导管法、球囊导管法、腔内微型传感器导管法和无线电遥测胶囊法四种。

1. 原理

（1）末端开放导管法同小肠压力测定。

（2）球囊导管法将一个装有液体的球囊导管与贮液器连接，球囊内的压力保持恒定。球囊置入结肠后，肠腔内压力增高将迫使球囊内的液体流向贮液器，肠腔内压力减低贮液器内的液体可以流回球囊。通过测定球囊与贮液器间液体的流量变化即可了解结肠腔内压力的波动。

（3）微型压力传感器法：同小肠压力测定。

（4）无线电遥测法：同小肠压力测定。

2. 适应证

（1）评价结肠的运动功能，帮助临床医师诊断一些结肠运动障碍性疾病。

（2）记录结肠在空腹和进餐后的动力活动能帮助阐明动力障碍的性质和部位。

（3）对一些非器质性原因引起的顽固性便秘患者进行肠道动力监测，可为是否选择手术治疗提供参考。

3. 禁忌证

（1）小肠或结肠机械性梗阻。

（2）小肠或大肠黏膜严重炎症。

（3）严重而未能控制的凝血性疾病。

（4）严重心脏疾病未能稳定者。

（5）有精神病等不能合作的患者。

4. 主要仪器设备

（1）末端开放导管灌注法：毛细管灌注系统；多腔测压管（其长度、直径、侧孔/传感器数目依测压肠段范围及试验设计要求而定）；压力转换器。

（2）球囊导管法：球囊导管；贮液器。

（3）微型压力传感器法：毛细管灌注系统；多腔测压管；微型末端压力传感器。

（4）无线电遥测法：遥测胶囊；体外的无线电信号接收器。

5. 术前准备

（1）测压前一周停用一切对胃肠道运动和中枢神经系统有影响的药物。

（2）测压前禁食 8～12h，并按结肠镜检查做肠道准备。

（3）测压前避免激烈的身体活动和情绪激动。不穿收腹裤，放松腰带。

（4）检查室的温度不能太低，应注意保温，防止患者出现肌颤而影响测压结果。

6. 方法

（1）末端开放导管灌注法：①通过结肠镜将导丝送至回盲部或受检肠段，在 X 线透视下，沿导丝的引导将测压导管插入受检肠段，然后退出导丝。②让患者静卧放松半小时后开始测压。③以 0.1～0.5ml/min 恒定的慢速度向测压导管内注水，打开压力记录仪同时记录导管（8～12 根）的压力变化数据。④从回盲部开始，边退管边测压，每点测压 10～20min，视试验设计要求而安排测压的位置。

（2）球囊导管法：①球囊导管的放置方法同末端开放导管灌注法。②测压时用注射器向球囊内注入液体 45ml，并与贮液器连接，使之保持压力平衡。③测压方法同末端开放导管灌注法。

（3）微型压力传感器法：同末端开放导管灌注法。

（4）无线电遥测法：①患者在测压的当日早上 10 时吞下装有测压装置的小球囊，一般在第二天早上 9 时左右测压球囊到达升结肠。第三天早上 9 时在大多数情况下测压囊到达直肠。②第二天早上测压开始，多次进行腹部 X 线检查以了解测压囊的确切位置并记录时间。③测压完毕从患者大便中回收测压囊。

7. 结果判断

（1）结肠测压提供结肠动力学指标：结肠测压分析指标主要是空腹和餐后收缩频率、收缩波的平均幅度及平均收缩时限、动力指数。

（2）结肠测压提供肠动力规律性：

1）空腹时，主要为低幅度的非推进性节段性收缩，偶尔出现蠕动性收缩波。

2）餐后及晨醒时，结肠运动明显加强，表现为静止状态与偶发的移行性收缩波、非移行性突发性收缩波、高振幅移行性收缩波交替出现，升结肠与远端结肠间的运动无时相性关系。

3）便秘型肠易激综合征患者左半结肠动力指数低，远端结肠收缩不协调。

8. 注意事项

（1）结肠测压时间应足够长，以能充分反映受检者结肠运动情况。

（2）测压结束时应常规透视证实测压管的位置无变化。

（3）采用末端导管法和微型压力传感器法测压时要随时注意测压管是否堵塞，以免造成假阳性的结果。记录结肠压力变化时要同时记录测压管在结肠内的长度，或者在 X 线透视下观察测压管的位置，以便使记录到的压力变化数据与结肠受检部位相对应。

（4）采用球囊导管法测压时测压前球囊内的压力必须是恒定的，否则将影响测压结果。要注意球囊测压管在结肠内的位置，以便与所测压力相对应。

（5）采用无线电遥测法测压时注意：①测压囊在胃肠道中的运行时间受患者胃肠运动功能的影响，到达结肠的时间个体差异较大，因此开始测压的时间要因人而异。②腹部 X 线透视时注意测压囊的位置和摄入时间。③测压完毕后要嘱咐患者从大便中回收测压囊。④患者不能接近有电磁场的地方，防止电磁波的干扰。

四、肛门直肠测压

（一）测压原理及设备

肛门直肠测压的一般原理及方法是把带有可扩张性气囊的导管置于直肠肛门中，通过观察静息状态、主动收缩状态的压力及气囊扩张刺激后的主观感觉和压力改变，以了解直肠容量感觉阈值，肛门维持自制功能，直肠肛门抑制性反射功能，肛门节制功能等。压力信号可通过液体传导或气体传导，也可通过腔内微型传感器法测量。由于各家所用的记录设备及导管的设计不同，操作方法也各有所异，所得的各项持标正常值也有差异。各实验室应根据自己的设备类型制定相应的正常值范围。

用于肛门直肠测压的仪器类似于食管测压，可用固态导管法、气导法及液导法，分别配合固态腔内微型压力传感器导管、微气囊感受器导管及标准液流灌注式肛门直肠测压导管。导管的中心设有注气通道，顶端设有球状气囊，可充气扩张刺激直肠。固态导管常在适当的部位设有环形压力传感器。液流灌注式肛门直肠测压导管在其顶端的上方约 7cm 处设有 4 ~ 8 个放射状排列的灌注通道侧孔，每两通道间成 45° ~ 90°角。下面以液导法为例介绍肛门直肠测压的步骤。

近几年来电子气压泵（barostat）测压仪用于肛门直肠运动功能测定使检测过程更为方便、结果更为精确。

（二）检测项目及步骤

受检者应该停用影响胃肠运动功能的药物 72h 以上。术前排空大便，便秘严重者可清洁灌肠。但应注意尽量减少对肛门直肠的刺激，以免影响检测结果。受检者取左侧曲膝卧位，臀部可置尿片或便盆。测压导管用润滑剂润滑后经肛门插入约 6cm，让患者休息 5min 左右，以适应导管，然后顺序检测下列指标。

1. 静息状态的压力测定　记录直肠静息压约 5min，以了解直肠紧张度和自发收缩松弛情况。然后用分段外拉法，每次把导管向外拉出 0.5 ~ 1cm，停留 1 ~ 2min。当感受器进入肛管时，显示器显示压力升高，这时顺次记录内括约肌静息压，外括约肌静息压。导管退出肛门外括约时压力突然下降，从进入内括约肌压力明显上升到退出外括肌压力开始下降过程导管所拉出的距离即为肛管高压带（HPZ）长度，肛门内括约肌静息压减直肠静息压即为肛管直肠屏障压。上述过程应反复进行 2 ~ 3 次，使结果更为准确可靠。此几项指标可用于评估肛门括约肌功能、盆底肌群的功能、肛门自制维持功能。正常人肛门内括约肌静息压为 8 ~ 10kPa（水流灌注法），HPZ 长度 2 ~ 4cm。

2. 主动收缩功能测定　把感受器（或传感器）置于内括约肌处及外括约肌处，嘱患者尽最大力气作提肛动作（屏大便动作）并尽量作维持，观察内、外括约肌的最大缩窄压，及肛门主动缩压（内括约肌最大缩窄压减内括约肌静息压）以评价耻骨直肠肌、肛门外括约肌等肌力。通过对肛管矢状容积分析，还可了解肛门括约肌各方位的完整和缺损情况。正常人内括约肌最大缩窄压约 14 ~ 24kPa。

3. 感觉阈值测定　把球状气囊置于直肠处，以 3 ~ 4ml/s 的速度向气囊内注气（缓慢持续注气法，也可用时相性注气法），观察下列直肠感觉阈值。

（1）直肠初始感觉阈值：即受检者感知直肠被扩张的最小充气量，此值与直肠壁对扩张的敏感性有关。正常人为 10 ~ 30ml。

（2）直肠初始便意感觉阈值：即注气至受检者开始觉有便意时的注气量，此值与患者排便反射功能有关。

（3）直肠最大耐受量：即引起患者排便窘迫感或腹痛对的注气量，此值与患者的直肠敏感性及耐受性有关。正常人为 100 ~ 300ml。

（4）把上述注气过程的注气量与直肠内压力（或高顺应气囊的囊内压力，）的关系绘制成曲线即压力 - 容积曲线，可了解直肠的顺应性（曲线的斜率），正常人为 2 ~ 6ml/mmHg 直肠最大顺应性即直肠最大耐受量与当时直肠内压之比。

4. 直肠肛门抑制反射（rectoanal inhibition reflex，RAIR）功能测定　把球状气囊置于直肠内，感受器置于内括肌处，向气囊注气（可用时相性注气法），当直肠受扩张时，可观察到括约肌压力短暂升高后即松弛，持续一段时间后缓慢回升。内括约肌松弛的幅度与注气的容量和注气的速度呈正相关，当直肠扩张达到一定程度时，肛门括约肌的紧张性收缩可被完全抑制，肛管压力可低至基线水平，需排空气囊内气体才能使压力恢复。通常将能引起肛管松弛的最小注气量称直肠肛门反射最小抑制容量，引起肛管张力完全抑制的注气量称为直肠肛门反射完全抑制容量。临床上，通过直肠－肛门括约肌抑制反射试验来评估排便神经反射的完整性。正常人直肠肛门最小抑制反射容量约 30 ~ 50ml，肛门内括约肌松弛率大于 30% 。

（王长武）

第四节　食管、胃腔内 pH 动态监测

一、pH 监测的原理及设备

胃食管反流病（gastroesophageal reflux disease，GERD）是指过多的胃、十二指肠内容物反流入食管引起烧心、反酸等症状，并可导致食管炎和咽、喉及气道等食管外的组织损害。将对氢离子敏感的 pH 电极放置于食管腔内某些特定位置并与体外便携式 pH 记录仪连接，把离子的变化转变为电流的变化并记录储存下来，得到动态 24h 食管腔内 pH 变化，以推测胃内酸性内容物反流至食管的严重度，从而辅助 GERD 的诊断。pH 动态监测所需的仪器设备如下：

1. 便携式 pH 监测仪　接受、处理和记录传感器送来的信号，单通道或多通道，常设置为每 6s 采样一次，可记录 24 ~ 96h pH 数据。多数监测仪的面板上设有记事键，可由患者用来标记体位变化、进餐及症状发作等事件。

2. pH 监测导管　包括 pH 电极、导管及参比电极。pH 电极常用的有金属单晶锑电极、玻璃电极及氢离子敏场效应半导体电极（H^+ – ISFET）。单晶锑电极线性范围较窄（pH 3 ~ 8），玻璃电极线性范围宽（pH 1 ~ 12），但价格昂贵且易损坏。用 H^+ – ISFET 制成的传感器具有小型、高精度、高灵敏性等优点，且价格适中、不易折断。监测导管可设计为多通道，记录多部位 pH 值，也可整合在固态测压导管中，作为压力和 pH 同步监测之用。

参比电极可复合在导管中同时置于食管腔内，称内参比电极，也可互相分离而置于胸前皮肤，称外参比电极，一般是 Ag/AgCl 电极。后者精确度稍差但较前者耐用，因而目前较常用。

3. 计算机及专用分析软件。

二、检查方法

（一）术前准备

（1）术前应停用影响胃肠运动功能及分泌功能的药物 72h（质子泵抑制必须停用 7d）以上，这些药物如：抑酸剂，钙通道阻滞剂，硝酸酯类，β 受体阻滞剂和激动剂，抗胆碱能药物，茶碱类，抗抑郁药，镇静安眠药，胃肠促动力药等，有条件时应停用所有的药物直至检查完毕，但为监测药物作用时例外。

（2）医生向受检者说明检查步骤、消除患者的恐惧感、取得其合作。

（3）先后用 pH 7.01 和 pH 1.01 的缓冲液对监测器及 pH 电极进行校准，正常漂移度应在 0.2 pH 以内。

（二）插管及电极定位

（1）先于胸前皮肤固定好皮肤参比电极并把导管连接到监测仪，起动显示屏。

（2）患者取坐位，pH 导管从鼻腔插入，当导管到达咽部时，请患者把头前倾以关闭气

道，此时结合吞咽动作，把导管送进食管，以免导管误入气道引起呛咳。进行食管 pH 时，电极一般置于 LES 上缘上方 5cm 处（多通道监测时根据需要来确定电极的位置）。进行胃内 pH 监测时，电极一般置于 LES 下缘下方 5～8cm 处。确定 LES 位置的方法有：测压法，即先行食管测压，这是确定 LES 位置的最佳方法；X 线透视法，即在 X 线透视下观察感受器的位置；pH 梯度法，即先把 pH 电极插至胃内，此时监测仪显示 pH 为 3 以下，再把电极从胃内缓慢往外牵拉，并观察监测仪显示屏上 pH 值的变化，当电极从胃进入食管时 pH 突然明显升高，该点即为 LES 下缘。继续外拉导管约 8cm（LES 长度约 3cm），使传感器位于 LES 上缘上方 5cm 处，此法定位也不够精确。只在无法实行测压时采用；内镜法，常只用于无法直接插管时。

（3）把导管固定于上唇及颊部再绕过耳后沿颈部侧面下行，并在颈部固定。

三、24h 动态监测过程的注意事项

（1）保持正常生活节律，按时就餐和休息，尤其请患者注意不能因接受检查而整日卧床；不做重体力劳动和剧烈运动；勿沐浴。为特殊研究需要时，可规定作息和进餐时间。

（2）记录平卧、进食及症状发作时间（按监测仪显示的时间），也可教会患者使用记事键标记上述事件。

（3）监测过程不进食 pH＜5 的酸性食物或饮料如酸性饮品、果汁、泡菜、西红柿等。含酒精及咖啡等刺激性饮品也应禁止。

四、观察指标及正常值

（一）24h 食管 pH 监测

正常人也存在胃食管反流，即生理性反流。为确定生理性反流和病理性反流的界限，设计出若干指标，以评价胃食管反流的严重度。一般以 pH＜4 持续时间（6s 或 6s 以上）≥6s 为一次反流。目前较通用的观察指标如下：

1. pH＜4 的总时间百分比（%）　即 pH＜4 的时间占总监测时间的百分率。又分为立位 pH＜4 时间百分比（%）和卧位 pH＜4 时间百分比（%）。

2. 反流总次数　即 pH＜4 的反流次数。

3. 反流≥5min 次数　即 pH＜4 持续时间≥5min 的反流次数。

4. 最长反流时间　即 pH＜4 持续时间最长那一次的时间。

5. 反流总计分　由于上述 6 项指标在某一患者并不是同时都异常或正常，为了确定患者是否病理性反流，必须对上述指标进行综合评定。

Jamieson 等人设计用综合评分系统来计算反流总计分，计算每项指标分数值的简化公式如下：酸反流计分＝（Pt 值－均数＋1）/标准差：Pt 值即患者某项指标的实测值；均数为正常人组该项指标的均值；标准差是正常人组该项指标的标准差。

把上述 5 项指标计得的酸反流计分相加得酸反流总计分。

关于 24h 食管 pH 监测正常值范围研究颇多，目前多采用 Jamieson 及 Demeester 的计分方法及正常值（表 1－1），国内上海的高萍等研究的结果（中华消化杂志，1996 年）与其近似。

表1-1 24h 食管 pH 监测正常值

	Jamieson 等 n=50		高萍等 n=50	
	$\overline{X} \pm S$	正常值	$\overline{X} \pm SD$	正常值
pH<4 总时间百分比	1.5±1.4	<4.5	1.25±1.05	<3.4
pH<4 立位时间百分比	2.2±2.3	<8.4	1.52±1.35	<4.3
pH<4 卧位时间百分比	0.6±1.0	<3.5	0.98±1.58	<4.3
反流总次数	19±12.8	<47	27±16	<60
=5分钟的反流次数	0.8±1.2	<3.5	0.5±0.18	≤2
最长反流时间(min)	6.7±7.9	<19.8	5.4±5.96	<16
反流总计分		<14.7		<12.7

6. 症状指数（SI） 计算公式如下：

症状指数 ＝ （pH＜4 时的症状次数/总症状次数） ×100%

症状指数≥50% 即有临床意义。

7. 可偶然性分析 当反流发作次数越多时，则症状和反流同时发生（偶然同发）的机会就越大，这样 SI 的意义就受到限制，其特异性将明显降低。

可偶然性分析是计算胃食管反流发作和症状相关概率的简单方法。在此方法中，24h pH 信号被分成连续的 2min 间期（共 720 个间期），这些间期和症状开始前 2min 被用于评价反流的发生，将结果置于一个 4×4 偶然性图表，如表1-2。

表1-2 4×4 可偶然性表

		症状		
		+	-	
反流	+	a	b	a+b
	-	c	d	c+d
		a+c	b+d	

根据可偶然性表用 Fisher 确切 P 检验计算出反流和症状发作无相关性的概率（P 值），再计算症状伴随率（SAP）： SAP ＝ （1.0－P） ×100%。

通过这种方法，可避免 SI 带来的假阳性（当症状发作少而反流发生多时）或假阴性（当症状发作多而反流发生相对较少时）。

（二）24h 胃内 pH 监测

用于观察疾病状态下的胃内 pH 变化评价药物对胃内 pH 的影响，一般包括平均 pH 值、中位 pH 值、pH＞3、4、5、6 的总时间百分率；同时可分别计算出日间（7 时～22 时）和夜间（22 时～次日 7 时）胃内 pH 变化。

五、pH 监测的临床应用及评价

由于24h 食管 pH 监测接近生理性，指标较为客观，数据较为精确，曾被认为是确定病理性反流的"金标准"。它不但反映 24h 食管 pH 动态变化，而且通过计算机的有关统计分析，可得出有关反流的发生与体位、进食及症状发作之间关系的各项指标，可取代食管滴试验（Bernstein test），标准酸反流试验，食管酸清除试验等。若把 pH 电极放置于胃中，则可进行胃 pH 监测；pH 监测可联合动态压力监测或胆红素浓度监测同步进行，这对研究胃肠运动功能障碍性疾病的病因及病理生理机制更具重要价值。

但必须认识到：食管腔内长时间 pH 监测毕竟属侵入性检查，成本也较高，患者不易接受。在咽喉部较敏感的患者，由于长时间置管的刺激，可加速唾液的下咽；在极度低酸的患者，反流物酸度本来就不高；这样往往可使监测结果出现假阴性。食管 pH 监测也被证实对评价碱性反流作用不大。因而目前对 24h 食管 pH 监测检查的指征控制较为严格。目前主要用于：

（1）发作性胸痛的鉴别诊断，尤其是对于一些酷似心绞痛的发作而用抗心绞痛药物治疗无效甚至加重者，需要评价症状与酸反流的关系。

（2）对无食管炎而反流症状明显者，尤其是当治疗效果欠佳时（或质子泵抑制剂抑酸治疗试验阴性者），进行 24h 食管 pH 监测，可明确症状是否为酸反流所致。如同时行胃内 pH 监测，可了解药物的抑酸效应及分析治疗失败的原因。

（3）对慢性咽喉炎、慢性咳嗽、哮喘及睡眠呼吸暂停综合征怀疑为胃食管酸反流所致者进行 24h 食管 pH 监测，可明确这些症状与酸反流的关系，为治疗提供必要的参考依据。

（4）对婴幼儿尤其是早产儿有反食、拒奶、哭闹、呼吸暂停及体重不增者行食管 pH 监测，尽早发现病理性酸反流的存在。

（5）围手术期应用，为抗反流手术疗效的评价提供客观依据。胃热及反酸时间。24h 后停止监测并把数据输入计算机进行储存及分析。

六、观察指标及临床应用

目前分析软件可对 MII 及 pH 同步监测进行自动分析，其内容包括液体反流、气液混合反流、气体反流及总反流；又根据 pH 同步监测结果区分为酸反流和非酸反流，后者又可单独根据 Demeester 和 Jamieson 等人设计的评分方法进行评分（见前面的 pH 监测节）。同时，软件可自动测算出酸清除（化学清除）及容量清除（物理清除）时间；又可根据烧心、胸痛及反酸等症状计算出症状指数；精细的分析还可了解食管传递时间和食团通过食管的特点，更重要的是可以监测初次反流和再次反流的发生。据研究，MII 测定可识别出 95% 的食管反流，尤其是非酸性反流的情况。特别适用于经充分酸抑制治疗后仍有症状的患者，可评价其是否仍持续存在反流和非酸反流，从而为进一步确诊或调整治疗方案提供依据。临床上约 40% ~60% 非糜烂性胃食管反流（NERD）病患者为酸碱反流监测阴性，而 MII 技术可监测各种非酸反流，为 NERD 的诊断提供新的客观依据。

（张淑枝）

第五节 胃电图

细胞的一个基本特征是存在跨膜电位，它使生物离子产生细胞内外流动。在生物膜的表面放置电极，将这种离子电流转换为电路的电子流，即生物电；胃肠道平滑肌的电活动为细胞综合性电现象，分为慢波基本电节律、快波、快慢波、早发慢波及复合波。慢波不产生胃肠运动但为快波发生创造条件，慢波后的快波产生运动。一旦胃、肠慢波消失，快波即不能产生，胃、肠运动不能发生。

用于采集生物膜表面电信号的电极，通常由金属－电解质半电池组成，每个电极在离子导电系统与电子导电系统之间形成一个界面，在电极界面发生从离子导电向电子导电的转换，测量生物系统两点间的电位差则是我们得到的胃肠电图。根据电极导联连接方式的不同，电信号的记录可分为单极测量和双极测量。前者是把探测电极置于被探测的部位（可一个或多个）并连接到放大器，另设一个参考电极置于身体的某一适当的位置并连接到放大器的另一端。这样记录到的信号较稳定，结论较可靠，但存在抗干扰能力差等缺点。后者是设两个探测电极分别放置在被测部位的两个点并连接到一个差分放大器的两个输入端，记录两点之间的电位差。这种检测方法回路短，干扰小，但属相对性测量，如果放置电极的两个部位均有病变，则对结果的评价就有困难，结论就不明确。

根据电极放置的组织部位的不同，胃肠电信号的记录分为黏膜吸附法、体表电极法和浆膜电极法三种，后者由于需打开腹腔，故只用于动物试验或手术中的记录。下面将重点叙述体表电极法。

与其他生物电信号一样，胃肠电信号也是随机信号，无法通过一个确切的数学公式来描述，简单地用求平均值的方法来计算其参数和评价检查结果是不准确的。因而目前多采用傅里叶（Fourier）转换原理对胃肠电信号进行频谱分析，典型的频谱分析输出图是显示频率与功率强度的关系，反映胃肠运动节律。快速傅里叶转换还可描绘出运行图谱，它是各连续时段频谱图的组合，形成假性三维图像，显示功率－频率－时间的关系，更方便于对胃肠电节律变化的分析。

一、仪器设备

1. 记录仪　由前置放大器、滤波装置及模拟数字转换器等部件组成。有用于床边记录的生理记录仪和动态记录的便携式记录仪。用于人体检测的记录仪应达到一定的技术性能指标。输入阻抗≥5MΩ；抗干扰能力≥100dB；通频带：胃电记录时可调至0.01～0.1Hz；肠电记录时可调至0.1～0.3Hz。用交流电作电源时，应有可靠的接地装置。便携式记录仪带有数据储存器，可储存24h胃电信号资料。

2. 电极　体表胃肠电记录常用盘状银－氯化银电极，使用时应放在电极与皮肤之间放生理盐水湿棉球或电极糊。用于腔内黏膜表面或腔外浆膜表面胃肠电记录的可用带吸盘的铂金电极或银－氯化银电极，胃内酸度高，用于腔内胃电记录时应考虑电极的抗腐蚀性。用于肌层胃肠电记录的电极应为针线状，以便穿过浆膜进入肌层。

3. 计算机及专用分析软件　用于数据分析和储存。

二、体表胃电图（electrogastrogram. EGG）检测方法

（1）检查前停用影响消化道运动功能和分泌功能的药物72h以上，禁食12h。

（2）受试者平静仰卧于检查床上，放松，避免任何外界或自身干扰，如说话、深呼吸、吞咽、翻身等。

（3）电极放置方法：检测电极最好放置于B超确定的胃体、胃窦的体表投影部位。通常经验的放置部位是：胃窦点在胸骨柄与脐连线中点下或右1cm，胃体点在胸骨柄与脐连线

中点上1cm，左侧旁开3~4cm，参考可电极置于右耳垂处或右前臂距腕关节2cm处。电极安放前应严格准备皮肤，体毛浓厚者应剃去放置电极处的体毛，然后用摩擦剂清洁皮肤，或用95%的酒精脱去皮脂，再用生理盐水清洗。盘状银–氯化银电极（先用生理盐水浸泡30min）与皮肤之间应放电极糊或生理盐水湿棉球，并用胶布固定。

（4）监视信号稳定后，记录空腹胃电信号15~60min，给予试验餐（450kcal），要求5min内完成，然后记录餐后胃电信号15~60min以上。记录过程必须用保证环境安静、温度适宜，避免强磁场干扰，旁人勿接近受检者身边。

三、结果分析

目前胃电尚无统一的观察指标。在完成胃电信号记录后，应先对时间信号曲线进行目测，删除人为干扰的部分，观察波形特征，再行傅里叶频谱分析处理，下列指标可用于胃电图的评判。

1. 波形特征　正常胃电图为频率约3cpm的正弦波，波形较为规则整齐电压幅值变异不大，慢波上较少见负载小波。胃电节律紊乱时波形很不规则，频率快慢不一，幅值高低变化无常，可出现宽大的高幅波，或出现微小颤动波，或慢波上负载有各种形状的小波，甚至出现调幅波。

2. 平均频率及平均波幅　正常人胃电图平均频率2.4~3.7cpm，平均波幅50~300μV。目前认为此两项指标的结果在健康人与患者之间有较大的重复。

3. 餐后电压增幅　即餐后电压幅值增加百分比，餐后电压增幅=（餐后平均波幅－餐前平均波幅）/餐前平均波幅，正常人多为正值，反映胃对进餐的反应。

4. 谱分布　一般的频谱分析所输出的图形是坐标图，以频率为横坐标、功率值为纵坐标，显示不同频段的功率值。正常人频谱图主峰突出（约位于3.0cpm处），旁频份量很少或有符合正态分布的旁频份量。胃电节律异常时可出现主峰左移或右移、多个主峰或无主峰。

5. 主频和主功率　主频也称峰值频率，即功率谱中功率最大处的频率，反映胃的主导频率。正常范围为0.04~0.06Hz（2.4~3.7cpm）。主频<0.04Hz（<2.4cpm）为胃电过缓，>0.06Hz（>3.7cpm）为胃电过速；主功率即主频处的功率值，其绝对值受诸多因素的影响，除与胃电振幅有关外，还与分析时所截取的频率范围有关。

6. 餐后/餐前功率比　是一个相对值，其意义类似于餐后电压增幅，代表胃对进餐的反应强度。

7. 正常频率百分比　即频率范围为0.04~0.06Hz（2.4~3.7cpm）的慢波占总慢波的百分率。主要反映胃的电节律，正常人应大于70%。据此，频率范围<0.04Hz（<2.4cpm）者为过缓频率百分比，频率范围>0.06Hz（>3.7cpm）者为过速频率百分比。

8. 慢波频率不稳定系数　即慢波频率的标准差与平均数之比，反映慢波频率的变化，与胃电节律性有关。

四、临床应用及评价

目前胃电图异常与临床病理形态学诊断之间缺乏一致性，而探讨胃电图与胃运动功能之间的关系成为目前国内外关注的一个热门课题。探讨胃电图与胃运动功能之间的关系的常用研究方法是观察胃电的节律性和胃电信号对外加刺激（如进餐后给予药物等）的反应性。

正常的胃运动及排空功能必需以下几个要素：正常的胃慢波活动、胃电活动和机械收缩的偶联、正常的胃窦－幽门－十二指肠协调运动等。虽然胃电记录的结果与胃的运动之间缺乏一对一的关系，但正常的胃电节律是正常胃功能的基础，餐后电压幅值增加是胃电图的正常反应。一般认为：胃动过缓是原位病态起搏点节律异常或传导障碍，而胃动过速则常是异位起搏点低幅电活动所致。不管胃动过缓抑或胃动过速，均可导致胃动力低下及胃排空障碍。但胃电节律正常并不一定胃动力正常，因为胃的功能还与电－机械偶联和胃窦－幽门－十二指肠协调运动有关。临床上功能性消化不良及全身器质性疾病所致的消化不良者，常存在胃电节律紊乱或对试餐的反应低下（餐后胃电幅值不升反而降低），用促动力药治疗可使功能性消化不良患者的临床症状改善的同时伴有胃电图的改善。

关于胃电节律异常类型，从频率上可分为胃电节律过缓、胃电节律过速、混合性胃电节律紊乱及无胃电节律等；从发生的时间上可分为餐前紊乱餐后正常、餐前正常餐后紊乱及餐前餐后均紊乱等。

EGG 因其非侵入性已成为临床研究胃电活动的主要方法，其操作简单，准确性和重复性得到认可，与胃运动关系也在不断研究中逐步得到认可。但由于体表胃电信号十分微弱，频率低，易受心电、肌电及呼吸运动的干扰，给记录和分析带来不少困难。目前主要存在设备的技术性能指标不统一、质量不稳定性、检查操作欠规范及观察指标的不一致等问题，更谈不上统一的正常值。

（张淑枝）

第二章　肿瘤病理诊断学

第一节　肿瘤病理学概论

一、概述

（一）肿瘤的概念

肿瘤是机体细胞在内外致瘤因素长期协同作用下导致其基因水平的突变，失去了对其生长的正常调控，从而促使细胞持续过度增殖并导致发生转化而形成的新生物。

（二）肿瘤组织的特点

肿瘤组织一般具有以下 3 个特点：

（1）肿瘤是机体变异细胞的过度增生，具有异常的形态、代谢和功能，并在不同程度上失去了分化成熟的能力，与生理状态下的增生以及炎症和修复时的增生有着本质上的区别。

（2）肿瘤组织的生长与机体不协调，往往不受机体的正常调控，具有相对的自主性。

（3）肿瘤组织生长旺盛，即使在致瘤因素去除以后，仍具有无限制性生长的能力。

二、肿瘤的发展阶段

恶性肿瘤的发生和发展往往需要经历漫长的演变过程，当调节细胞生长、增殖、分化和凋亡等基因发生突变、缺失或扩增时，将导致基因表达调控失常，细胞的形态和功能发生改变，转化为肿瘤细胞。

肿瘤的发展可分为 4 个阶段：

1. 癌前病变　是指一类可能发展为恶性肿瘤的前驱阶段病变，如不治疗即可能转变为癌；常见的消化系统肿瘤癌前病变有慢性萎缩性胃炎、结肠多发性腺瘤性息肉病、结节性肝硬化等。

2. 上皮内瘤变（intraepithelial neplasia）　包含各类上皮的非典型增生性病变，组织学表现为上皮内细胞不同程度的异型增生（dysplasia）。上皮内瘤变分为轻度、中度和重度（即高级别：high grade）3 级。以食管鳞状上皮为例，轻度的异型增生指异型增生的鳞状细胞限于食管黏膜上皮的下 1/3，中度异型增生扩展到上皮的中下 2/3，重度异型增生则达到上皮的中下 2/3 以上，累及整个上皮质但尚未突破基底膜时，称为原位癌。高级别上皮内瘤变提示为癌前病变，包括以往描述的上皮重度不典型增生和原位癌，病变具有高癌变危险性和不可逆转性。

3. 早期浸润癌　癌细胞突破表皮或黏膜的基底膜或黏膜肌层达真皮或黏膜下，但侵犯周围组织局限在一定范围内，称为早期浸润癌。早期浸润癌的诊断标准一般以浸润深度为准，但不同器官或部位不完全一致；早期胃癌为癌组织局限于黏膜层和黏膜下层，而不论有无淋巴结转移，腺癌限于黏膜层，可分为小黏膜癌（直径＜4cm）和浅表性癌（直径＞4cm）两种，当黏膜下层广泛浸润时，称为穿透性变型（penetrating variant）；早期大肠癌为癌组织局限于黏膜层和黏膜下层，一般无淋巴结转移。早期肝癌为单个癌结节或相邻两个癌结节直径之和＜3cm。WHO工作小组明确指出，诊断结直肠癌时必须存在通过黏膜肌层浸润到黏膜下层的特点，否则不能诊断为癌。同时，进一步指出具有腺癌形态特点的病变限于上皮或只侵犯固有膜而缺乏通过黏膜肌层浸润到黏膜下层，实际上无转移的危险。因此，工作小组认为"高级别上皮内瘤变"比"原位腺癌"恰当，"黏膜内瘤变"比"黏膜内腺癌"恰当。

4. 浸润性癌　癌浸润周围组织的范围超过早期浸润性癌。

三、肿瘤的分类

（一）根据肿瘤的生物学行为

肿瘤分为以下3种类型：

1. 良性肿瘤　肿瘤通常生长缓慢，限于局部，呈膨胀性或外生性生长，边界清楚，常有包膜。肿瘤分化较成熟，色泽和质地接近相应的正常组织，组织和细胞形态变异较小，核分裂象不易见到。一般情况下，肿瘤不复发，也不转移。

2. 恶性肿瘤　肿瘤通常生长迅速，呈浸润性或破坏性生长，边界不清，无包膜或仅为纤维性假包膜，常伴有出血和坏死。肿瘤分化差，色泽和质地不同于相应的正常组织，组织和细胞形态变异大，显示异型性，核分裂象增多，并可见病理性核分裂。肿瘤常复发，容易转移。

3. 交界性肿瘤　指一组生物学行为介于良性肿瘤和恶性肿瘤之间的肿瘤，也称为中间性肿瘤。

（二）根据肿瘤的组织学和遗传学特征

大致可分为以下几大类：

1. 上皮组织肿瘤　起自外胚层（如皮肤）、内胚层（如胃肠道）或中胚层（如泌尿生殖道）。按功能可分为被覆上皮和腺上皮两种，前者包括表皮和被覆空（管）腔壁黏膜上皮，后者包括腺管和腺泡。

2. 间叶组织肿瘤　起自于软组织（包括纤维组织、脂肪组织、肌组织、脉管、滑膜和间皮）、骨和软骨。

3. 淋巴造血组织肿瘤　多发生于淋巴结、骨髓、脾脏、胸腺和各部位的淋巴组织。

4. 神经组织肿瘤　起自于中枢和周围神经。

5. 神经外胚层肿瘤　起自神经外胚层，如神经母细胞瘤、原始神经外胚层瘤和骨外尤文肉瘤。

6. 性索和生殖细胞肿瘤　如卵黄囊瘤和胚胎性癌。

7. 胚胎残余及器官胚基肿瘤　前者如脊索瘤、颅咽管瘤和中肾管残余组织形成的肿瘤，后者如视网膜母细胞瘤、肝母细胞瘤、肺母细胞瘤和肾母细胞瘤。

8. 神经内分泌肿瘤 瘤细胞具神经内分泌细胞性分化，如胰岛细胞瘤和副神经节瘤。

9. 细胞分化未定的肿瘤 如滑膜肉瘤和上皮样肉瘤。

10. 混合性肿瘤 如畸胎瘤和癌肉瘤。

四、肿瘤的命名

（一）一般命名法

主要依据肿瘤的生物学行为来命名，肿瘤分为：

1. 良性肿瘤 按部位＋组织分化类型＋瘤，如腮腺混合瘤、卵巢浆液性乳头状囊腺瘤和颈部神经鞘瘤等。

2. 交界性肿瘤 按部位＋交界性或非典型性或侵袭性＋组织分化类型＋瘤，如卵巢交界性浆液性乳头状囊腺瘤。

3. 恶性肿瘤 向上皮组织分化的恶性肿瘤，按部位＋上皮组织分化类型＋癌，如食管鳞状细胞癌、直肠腺癌；向间叶组织分化的恶性肿瘤，按部位＋间叶组织分化类型＋肉瘤，如腹膜后平滑肌肉瘤；向胚胎组织分化的肿瘤，按部位＋母细胞瘤，多数为恶性，如肝母细胞瘤、胰母细胞瘤等；肿瘤内同时含有上皮和肉瘤成分时，按部位＋癌或腺＋肉瘤；肿瘤内含有两种或两种胚层以上成分时，按部位＋畸胎瘤或未成熟畸胎瘤，如卵巢成熟性囊性畸胎瘤等。

（二）特殊命名法

有以下几种方式：

1. 按人名 肿瘤命名为 Hodgkin 淋巴瘤、Ewing 肉瘤、Wilms 瘤、Askin 瘤、Paget 病、Krukenberg 瘤等。

2. 按肿瘤的形态学特点 如海绵状血管瘤、多囊性间皮瘤。

3. 按解剖部位 如颈动脉体瘤等。

4. 按传统习惯 如白血病和蕈样肉芽肿等。

五、肿瘤的分级和分期

（一）分级

肿瘤的组织学分级（grading）依据肿瘤细胞的分化程度、异型性、核分裂象和有无坏死来确定，一般用于恶性肿瘤。对于上皮性肿瘤，国际上普遍采用的是三级法，即Ⅰ级为高分化，属低度恶性，Ⅱ级为中分化，属中度恶性，Ⅲ级为低分化，属高度恶性。如食管或肺的鳞状细胞癌可分为Ⅰ级、Ⅱ级和Ⅲ级。胃或大肠癌可分为分化好、分化中等和分化差，或分为低度恶性（low grade，包括分化好和中分化）和高度恶性（high grade，包括差分化和未分化）。分化好的管状腺癌主要由单个腺管组成，很少有复合腺管，细胞核极性容易辨认，细胞核大小一致，很像腺瘤的上皮，中度分化由单个的、复合的或稍不规则的腺管组成，细胞核极性不易辨认或消失，分化差的癌腺管高度不规则或失去腺管的分化，细胞核极性也消失，分化差的部分占肿瘤的50%或以上。

（二）分期

国际抗癌联盟（UICC）制订了一套 TNM 分期（staging）系统，其目的在于帮助临床医师制订治疗计划；提供预后指标；协助评价治疗效果和便于肿瘤学家之间交流信息。针对每一系统，设立了两种分期方法，即临床分期和病理分期：

六、肿瘤的生长与扩散

（一）肿瘤的生长方式

1. 膨胀性生长　是大多数良性肿瘤的生长方式。

2. 外生性生长　多见于位于体表、体腔或管腔表面的肿瘤，良性肿瘤和恶性肿瘤均可呈外生性生长，但恶性肿瘤常发生坏死、脱落或形成溃疡。

3. 浸润性生长　是大多数恶性肿瘤的生长方式，肿瘤呈蟹足样、树根样或放射状浸润和破坏周围组织。

（二）肿瘤的侵袭

肿瘤沿组织间隙、淋巴管、血管和黏膜面或浆膜面侵袭周围组织。

（三）肿瘤的转移

肿瘤的转移方式主要有以下 3 种：

1. 淋巴道转移　是上皮性肿瘤常见的转移方式。

2. 血道转移　瘤细胞侵入血管后随血流到达远隔部位继续生长，形成转移灶。

3. 种植性转移　位于体腔内器官的肿瘤可浸润至脏器浆膜面，侵破浆膜时瘤细胞脱落，如播种样种植在体腔其他脏器表面，形成多灶性的转移瘤。如 Krukenberg 瘤即由胃癌种植至卵巢所致。

（陈　漉）

第二节　肿瘤样病变的病理诊断

一、骨囊肿

（一）临床表现

多见于 20 岁以下，发生在长管状骨，尤其是肱骨和股骨上段。一般无症状，常因病理性骨折就诊时发现。

（二）病理学表现

1. 大体观察　囊腔内液体充以血清或血清 – 血性液体，囊肿内表面衬覆一层薄膜，有时可见不完整的隔断，凹陷的区域被峰状隆起分割。

2. 组织病理学　囊的内衬和间隔均由结缔组织构成，有时可见反应性新生骨、含铁血黄素和散在的巨细胞（图 2 – 1）。骨折后形成的骨痂可成为突出的组织学特征。

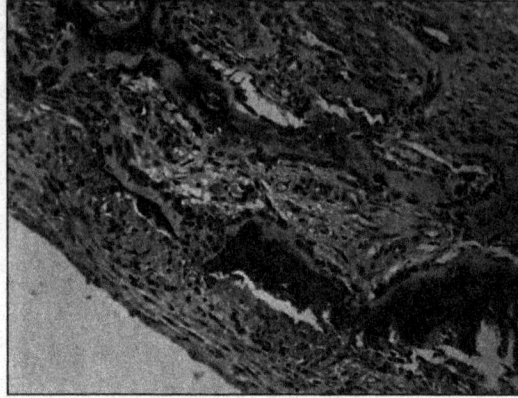

图2-1 单纯性骨囊肿

囊内衬不明显，壁内可见灶性反应性新生骨

二、骨纤维异常增殖症

（一）临床表现

多见于11~30岁的儿童和青年。单骨或多骨发生，易累及四肢骨、颅骨、股盆、肋骨、肩胛骨和脊椎。一般无症状。

（二）病理学表现

1. 大体观察　受累骨膨胀，病变组织多呈黄褐色，质地从韧实到砂粒样不等。可有囊腔形成，内含淡黄色液体。

2. 组织病理学　界限一般清楚，由纤维性和骨性成分构成，不同的病变甚至同一病变的不同区域两者的比例均有所不同。纤维性成分由温和的梭形细胞构成，核分裂活性低；骨性成分由不规则的弯曲编织骨构成，板层骨少见，有时骨性成分呈现砂粒体或牙骨质样结构（图2-2）。

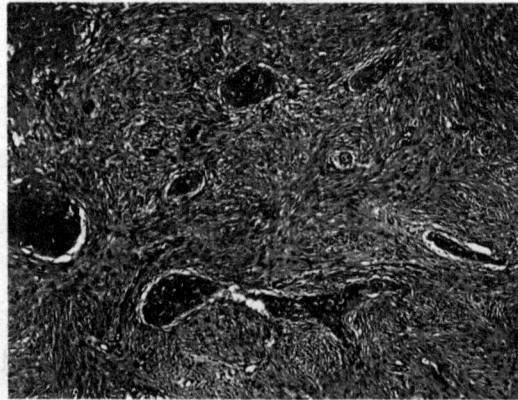

图2-2 骨纤维异常增殖症

不规则的编织骨及温和的梭形细胞成分

三、动脉瘤样骨囊肿

（一）临床表现

多见于 20 岁以下青少年。四肢长骨及脊椎好发。临床症状一般无特征性，因发病部位不同可出现相应的肿块，致关节活动障碍、腰腿痛及神经压迫症状等。

（二）病理学表现

1. 大体观察　境界清楚的充盈血液的多房性囊性包块，囊内可见黄棕色－灰白色砂粒样间隔。

2. 组织病理学　囊壁由疏松结缔组织组成，其间有许多含血裂隙和窦状血管，此外尚有散在的多核巨细胞及淋巴细胞，常可见反应性成骨绕囊排列。

四、嗜酸性肉芽肿

（一）临床表现

多见于幼儿、儿童和青少年。可发生于任何骨，长骨见于干骺端和骨干。常伴疼痛。

（二）病理学表现

1. 大体观察　发生在扁平骨及长骨骨干的髓腔内，使骨皮质呈膨胀性破坏，周围硬化。病变组织为棕红色、黄褐色或灰白色，实体性。

2. 组织病理学　病变主要由朗格汉斯组织细胞组成，细胞中等大小，界限不清，胞质透明或嗜酸性；核卵圆形，外形不规则，常有切迹，可见特征性核沟；染色质或散在分布，或沿核膜聚集。在骨内的朗格汉斯组织细胞增生症，细胞呈巢状或簇状，常与炎细胞混合，特别是大量嗜酸性粒细胞，还有淋巴细胞、中性粒细胞和浆细胞，可有比较活跃的核分裂活动，每 10 个高倍视野可有多达 5～6 个核分裂象。坏死常见。

（陈　漉）

第三节　肿瘤临床病理诊断

一、肿瘤病理诊断的意义

正确的肿瘤诊断是临床确定合理的治疗方案、提高疗效和推断预后的基本条件，至关重要。恶性肿瘤治疗前一般都必须有明确的病理组织学或细胞学诊断。随着医学科学的迅猛发展，医学新技术的不断涌现，肿瘤的诊断依据也在不断变化，日益趋向更精确和更可靠。目前把诊断依据分为 5 级。①临床诊断：仅根据临床症状、体征及疾病发展规律，在排除其他非肿瘤性疾病后所做出的诊断。临床诊断一般不能作为治疗依据；②专一性检查诊断：指在临床诊断符合肿瘤的基础上，结合具有一定特异性检查的各种阳性结果而做出的诊断。这些检查包括实验室生化检查和影像学（X 线、CT、MRI、超声、放射性核素显像等）检查等。例如，肝癌的甲胎蛋白检测，消化道肿瘤的钡餐造影、钡灌肠造影和气钡双重造影等；③手术诊断：外科手术探查或通过各种内镜检查时，通过肉眼观察新生物而做出的诊断；④细胞病理学诊断：包括各种脱落细胞学和（或）穿刺细胞学检查；⑤组织病理学诊断：包括各种内镜活检和各种肿瘤切取或切除后制成切片进行组织学检查，以及造血组织肿瘤骨髓针穿刺活检检查等。

近年来，随着肿瘤检查技术的不断发展，诸如内镜、针吸活检的广泛开展，电镜和免疫组织化学等新技术的应用和推广，极大地丰富和扩大了肿瘤病诊断及研究工作的内容和范围，加深人们对肿瘤本质及其发生发展规律的认识，大大提高了肿瘤早期诊断率和治愈率。准确的肿瘤病理诊断有着重要意义：

1. 判断肿瘤的良、恶性　肿瘤病理检查的最主要作用是判断肿瘤是良性还是恶性。

2. 肿瘤的分类　通过病理检查可以对恶性肿瘤进行分类。

3. 肿瘤分级、分期　通过病理观察肿瘤细胞的分化程度和结构，可以判断恶性肿瘤的分级。另外，通过病理检查观察肿瘤细胞的侵袭范围和淋巴结转移情况，也可为临床肿瘤分期提供依据。

4. 正确选择治疗方案　肿瘤病理检查为临床选择治疗方案提供重要依据，如为良性肿瘤可行肿块单纯切除，恶性肿瘤则要行扩大切除。肿瘤的分级能为以后的化疗药物的选择和剂量提供依据。

5. 判断预后及疗效。

二、肿瘤组织病理学

（一）肿瘤组织病理学检验的一般程序

1. 标本的验收　标本应用缓冲中性甲醛溶液固定（pH 7.0 ~ 7.4），以保证切片质量。接受标本时应先核对标本与病理申请单相符与否，检查固定液是否足够。

2. 肉眼观察　检查前应先核对标本号、姓名、标本名与申请单是否相符，再详细阅读病理申请单的病史和临床诊断。观察活组织是要注意其大小、形状、颜色、质地和块数，必要时须称重。

3. 选取组织块　在肉眼观察的同时，应选择合适的部位取组织块，以便包埋制片后镜下观察。选材必须有代表性和诊断价值，一般最好选择病变与正常组织交界处。

4. 显微镜检查　镜检前先核对病理号与切片数，包埋块数与记录单是否相符。先用低倍镜观察一般结构，再用高倍镜观察细微结构。

5. 病理诊断报告　应实事求是根据病理材料客观诊断。

（二）常见的病理检查方法

1. 常规石蜡切片　是病理学中最常用的制片方法，取材可以广泛而全面，制片质量比较稳定，阅片符合习惯。各种标本经 10% 中性甲醛溶液固定后，通过取材、脱水、浸蜡、包埋、切片、染色和封片后在光学显微镜下观察。常规制片一般在接收组织块后 36h 之内完成，病理诊断报告一般在 5 个工作日内发出。

2. 快速石蜡切片　是将上述过程简化，可适用于各种标本的快速诊断，尤其是软组织肿瘤或子宫颈锥形切除标本，整个过程仅需 20min 左右，半小时内可做出病理诊断。此法的优点是设备简单，制片快速，缺点是耗费人力，制片质量不易掌握，现多已被冷冻切片取代。

3. 冷冻切片　对手术治疗有极大的帮助和指导意义。

术中冷冻切片病理会诊的目的是：①确定病变的性质，是否为肿瘤或非肿瘤学病变，若为肿瘤则进一步确定良性、恶性或交界性；②了解肿瘤的播散情况，尤其是确定区域淋巴结有无肿瘤转移或邻近脏器有无肿瘤浸润；③明确手术切缘情况，是否有肿瘤组织累及或残留；④手术中帮助辨认组织，为临床医师决定术中治疗方案提供参考性意见。

但由于术中及冷冻制片取材局限，时间短，同时取材组织因低温冷冻使组织和细胞变异性较大，致使冷冻切片诊断的准确性不及石蜡切片，有一定的误诊率和延迟诊断率。因此，临床医师必须清楚冷冻切片病理报告仅作为临床手术治疗的参考，不能作为最终病理诊断，最后的病理诊断必需根据石蜡切片做出。上述情况，临床主管医师必须在术前向患者本人或其家属交代清楚，并在"术中快速冷冻切片病理检查患者知情同意书"得到患者本人或其家属理解同意并签名后才能执行。其主要有以下方法：

（1）氯乙烷法：设备简单，适合于基层医院和术中会诊，但容易受到周围环境气温的影响。

（2）二氧化碳法：此法已逐渐淘汰，目前已很少应用。

（3）半导体法：具有取材较大、制片较快和比二氧化碳法容易掌握，但易受到周围环境气温的影响，已逐渐被恒冰切片机代替。

（4）恒冰切片机（cryostats）法：是目前最先进的冷冻切片机，整个过程在 –20℃左右的条件下进行，制片质量稳定良好，出片速度快，从取材、制片到观察一般在 30min 内可做出诊断报告，但价格昂贵。

4. 印片和刮片　此法一般属应急措施，其确诊率要低于冰冻组织学切片，可与其他方法联合使用。

（三）组织病理诊断报告

大多数肿瘤的病理诊断，依靠常规石蜡切片，结合必要的临床资料，即可做出正确的病理诊断，少数分化低的肿瘤则需要采用特殊染色、免疫组织化学染色和超微结构观察等技术，才能做出恰当的病理诊断。常规病理诊断：要详细了解病史，包括年龄、性别、病程、症状，肿瘤的部位、大小、形状、硬度、化验检查和 X 线片所见，仔细检查大体标本，全面、细致地观察切片病变，分析各种病变的性质，抓住病变特征，做出诊断。病理诊断报告是肿瘤诊断最可靠的定性诊断依据，病理诊断的书写格式应参照有关的规范，一般应包括以下内容：①送检标本的类型；②肿瘤所处的部位；③肿瘤的大体形态；④肿瘤的组织学类型或亚型；⑤肿瘤的病理分级；⑥肿瘤的大小，浸润深度和范围；⑦脉管和神经累犯情况；⑧切缘组织有无肿瘤浸润或残留；⑨各组淋巴结有无肿瘤转移，淋巴结包膜外有无肿瘤浸润；⑩运送组织情况。

报告格式书写举例如下：

（1）全胃切除标本。

（2）胃小弯胃角处浸润溃疡型印戒细胞癌，癌肿大小 6cm×5cm×4cm，浸润胃壁全层至浆膜外脂肪组织，黏膜下和浆膜下多个淋巴管内见癌栓，肌间神经束见癌侵犯，标本上、下切缘（分别距癌肿 5cm 和 4cm）及另送上、下切缘均未见癌浸润。

（3）胃周淋巴结见癌转移（14/30），详如下：贲门旁（0/4），胃左动脉旁（0/1），小弯侧（12/14），大弯侧（0/4），幽门上（2/5），幽门下（0/2）。

三、肿瘤细胞病理学

临床细胞学是根据脱落细胞的形态改变，诊断肿瘤和认识疾病的一门科学。随着肿瘤检查手段的不断发展，癌细胞形态学的深入研究和细胞染色体技术的改进，近50年来，细胞学诊断逐渐发展成为早期发现肿瘤的普查手段和肿瘤诊断的重要组成部分。

（一）肿瘤细胞学诊断的应用

由于癌细胞比正常细胞容易脱落，细胞涂片操作简单，容易推广和重复检查等特点，应用广泛，例如：

1. 防癌普查　如食管脱落细胞学检查。

2. 早期诊断肿瘤　对人体消化系统的肿瘤，细胞学诊断有很高的阳性率。如食管癌细胞学诊断阳性高达90%以上。胃癌采用胃冲洗法或内镜的新技术，阳性率可达80%以上。

3. 鉴定疗效和推测预后　临床利用细胞学观察放射治疗、化学药物治疗的反应，评价疗效和推测预后。近年来，细胞学逐渐成为协助制定某些肿瘤的化学药物治疗、中医中药治疗和手术治疗等治疗方案的重要参考指标。

（二）肿瘤细胞学

肿瘤细胞学包括上皮组织来源的恶性肿瘤——癌和非上皮组织来源的恶性肿瘤——肉瘤，以及其他类型的恶性肿瘤。非上皮组织来源的恶性肿瘤仅占恶性肿瘤总数的10%左右，其表面被覆一层正常上皮组织，瘤细胞不易脱落。脱落后瘤细胞基本上具有癌细胞的一般特征。

肿瘤细胞学诊断需要的依据如下：

1. 癌细胞的形态特征

（1）细胞外形改变：包括细胞增大、大小不一和多形性。

（2）细胞核改变：包括核大，核浆比例增大，核大小不一，形态异常，核仁肥大，数目增多，核膜增厚和核分裂活跃。

（3）细胞浆改变。

（4）变性坏死：癌细胞变性坏死，胞浆破坏形成裸核。

2. 癌细胞相互间关系的改变

（1）排列紊乱，失去正常极向。

（2）特殊排列，各种腺癌常可见到癌细胞呈菊团状或管腔状排列，鳞癌可见到成层排列的纤维形癌细胞或成珠的癌细胞团。

3. 涂片的背景　恶性肿瘤细胞特征是综合性的，不能凭某一特征作为诊断恶性肿瘤的依据。因为某些恶性细胞的形状特征有时也出现在一些良性病变的细胞中。各种特征所在部位、数量上的改变及涂片背景等，对诊断癌瘤、分辨早晚及类型均有很大的参考价值。

（三）肿瘤细胞病理学方法

1. 标本收集

（1）脱落细胞学：不仅指从体表、体腔或与体表相通的管道内自然脱落的细胞，也包括经一定器械作用脱落的浅表细胞。常见标本如食管拉网、纤维食管胃镜引导下的刷片和冲洗液沉渣涂片，腹水等。

（2）穿刺细胞学：现代细胞病理学中指细针吸取（fine needle aspiration，FNA）细胞检查的方法，包括体表和深部肿块穿刺。体表穿刺适用于淋巴结、皮肤和软组织肿块等可触及的肿块，如食管癌。深部肿块穿刺：体表难以触及的肿块可在影像学技术如 B 超、X 线、CT 及内镜等的引导下定位穿刺，适用于肝、胰、消化道管壁深层肿块及其他深部肿块。

2. 制片方法

（1）直接涂片：脱落细胞学和穿刺细胞学标本都适用。将取材所得尽快涂布于载玻片上，涂片动作宜轻快，忌刮擦，避免细胞的机械损伤，注意保持涂片厚薄均一。一般脱落细胞学涂片为 1~4 张，各种内镜刷片和鼻咽活检组织涂片等取材相对有限的标本涂片数不宜过多，以免影响每张涂片中的细胞数量及细胞保存质量。待做 HE 或巴氏染色等湿固定的涂片切记及时固定，避免涂片干燥引起的细胞蜕变。

（2）印片：将组织学活检或手术切除的新鲜标本在固定前轻触玻片可制成印片，以做出相对快速的细胞学诊断。然而将组织学标本做压片细胞学检查不被提倡，因为会挤压破坏组织，影响后继的组织学检查。印片完毕后同样要注意及时固定。

（3）离心涂片：将液体标本离心后，弃上清，取沉渣涂片。适用于腹水等各种体腔积液，以及术中盆腔冲洗液等脱落细胞学标本。同样可应用于细针穿刺标本，如囊性病变针吸所得液体，以及穿刺针头残留物洗液。

（4）细胞块（cell block）：是组织学制片方法在细胞学中的应用。将促凝物质如 10% 中性甲醛溶液加入液体标本的离心沉渣，使之凝固，石蜡包埋后切片。与涂片比较其优点在于可能保留更多的组织学结构。另外，细胞块切片有助于免疫组化等辅助检查在细胞学中的应用。

3. 固定

（1）湿固定：一般采用 95% 乙醇或 50% 乙醚乙醇溶液固定。湿固定必须及时，应在涂片干燥前，可避免由此引起的细胞蜕变，从而更好地保留细胞核的形态。染色方法为苏木紫伊红（HE）和巴氏（Papanicoloau）染色。乙醇固定比组织学常用的 10% 甲醛溶液固定液更易导致细胞收缩。加入乙醚后有所改善，尤其适用于 HE 染色。

（2）干固定：即经空气干燥。细胞因干燥而更紧密地黏附于玻片上，不似湿固定易于脱片，因而避免了取材的损失。但干固定后细胞因蜕变以及表面张力而变扁平，面积大于湿固定者，细胞核形态保存欠佳，不适用 HE 和巴氏染色，而配以着重胞浆和间质着色的 Romanovsky 类染色。

4. 染色

（1）HE 染色：为组织病理学常规染色方法。核浆对比鲜明，核形态包括染色质和核仁等清晰。染液渗透力强，能用于较厚的涂片及含大量液化坏死物质的涂片。操作步骤简单，省时，质量稳定。

（2）巴氏染色：染色特点和 HE 相似，着重核形态，优点在于可通过将胞浆角蛋白染为橙色来识别角化，从而作为鳞状分化的依据来鉴别低分化鳞癌。但细胞蜕变包括非鳞状细胞的蜕变，也可导致胞浆橙染。染色成分较多，步骤繁复，耗时长。

5. 辅助检查 组织化学、免疫组化、电镜、共聚焦显微镜、流式细胞和细胞图像分析、细胞遗传学及各种分子生物学技术都可使用细胞学标本。而且由于细胞学标本为新鲜组织，更能满足这些研究的需要。如穿刺标本用于电镜检查，由于新鲜组织立即固定，细胞器保存质量极佳。免疫组化技术在细胞学中的应用已趋成熟，可用于 Crytospin 涂片和细胞块切片，也可用于直接涂片。后者若能保持涂片中有足量具诊断意义的细胞，减少血液和炎症坏死成分的稀释和干扰作用，推片薄而均匀，也能得到可靠的结果。

（四）肿瘤细胞病理学应用

细胞病理学已被广泛应用于肿瘤与非肿瘤，良性与恶性肿瘤的诊断和鉴别诊断，肿瘤诊断阳性率可达 80% ~90% 或以上，经形态学或结合免疫组化等检查后可明确大部分肿瘤的组织学类型。

1. 脱落细胞学　脱落细胞学检查经济、安全、简便、几无损伤且诊断灵敏度高，特异性强。食管脱落细胞学检查是用于食管癌防癌普查的主要手段，在我国高发区域广为开展。取材方法的不同，使脱落细胞学检查成为组织学活检的有益补充。如内镜刷片由于取材面积远大于组织学活检，而且恶性细胞黏附性差更易脱落刷取，因而能在活检阴性时得到阳性结果，两者合用可提高诊断准确率。消化道癌症的内镜组织学活检诊断准确率为 80% ~85%，与细胞学合用后，可达 90% 甚至 100%。然而食管癌患者可因食管狭窄，未能将食管球吞咽至病变段而拉网结果阴性。因此阴性报告不能排除肿瘤存在。此外，食管拉网因不能直视病变而无法对肿瘤精确定位。

2. 穿刺细胞学　FNA 具有简单易行、快速、准确、安全、经济的特点，但亦有其并发症，并且其发生率随穿刺针径增粗和穿刺部位深入而上升。FNA 的主要并发症是：出血、感染、气胸、肿瘤播散、穿刺后组织学改变、其他如胰腺穿刺引起的血淀粉酶升高和胰腺炎等。

（五）细胞病理诊断报告

细胞病理学报告应包括标本类型、取材部位、肉眼所见、镜下观察描述性文字及诊断性名称，对诊断不明者必要时注明鉴别诊断及进一步检查的建议，以供临床参考。数字式分级诊断曾广泛应用于细胞学报告，但现已很少使用。如著名的子宫颈涂片巴氏 5 级诊断，将未见异形细胞到浸润性癌之间分为 Ⅰ ~ Ⅴ 级。然而该 5 级的判断标准未能与现代子宫颈上皮性病变的组织学名称相联系，缺乏客观性和可重复性，不同使用者间存在歧义，形成命名学上的紊乱，已不能满足诊断和治疗的要求。为此 1988 年美国国立癌症中心（NCI）制定了一个新的子宫颈涂片诊断系统——The Bethesda 系统（TBS），既统一了命名，又兼顾了宫颈癌发病机制的研究成果，达到更好地指导治疗的作用。其中重大改变之一为应用了低度鳞状上皮内病变（low - grade squamous intraepithelial lesion，LSIL，包括轻度不典型增生/CIN1 和 HPV 感染）和高度鳞状上皮内病变（high - grade squamous intraepithelial lesion，包括中、重度不典型增生和原位癌/CIN2、3）等诊断性名称以替代过去数字式的分级诊断，既与组织学诊断间有很好的可比性，分级又达到临床治疗方法区分要求，同时提高了诊断的可重复性。因此世界卫生组织认为数字式分级诊断已不适用于细胞病理学报告，应以诊断性名称取而代之。另外，无论脱落细胞学还是穿刺细胞学，受取材方法局限，细胞病理学检查都存在抽样性的特点，阴性结果不能推论至病变全部，即不能完全排除肿瘤存在可能。这是理解细胞学报告的不可忽视的要点。

四、细胞病理学与临床的联系

虽然细胞病理学为病理学的一个分支，但与临床密不可分。尤其穿刺细胞学的开展使细胞学人员必须掌握良好的临床诊断技能。体表肿块的正确判断依赖触诊和牢靠的解剖学基础。为尽量避免 FNA 抽样性质导致的"假阴性"结果，一名优秀的细胞病理学者应善于从临床角度分析，识别肿块的"可疑"程度，判断穿刺内容物的代表性，决定对"阴性"肿块是否重复穿刺。脱落细胞学也存在对标本代表性的认识问题。因此，临床资料的完全给细胞病理学诊断带来的益处远超过所谓"先入为主"导致的不良影响。对临床医师而言，同样应了解细胞学诊断的这一局限性，除提供详尽临床资料外，判断细胞学报告的可靠性必须结合临床及其他辅助检查，如有不符，各方应及时沟通。这种良好的合作是提高细胞学诊断准确率、使之更好为临床服务的前提。

（陈　漉）

第四节　免疫组织化学在肿瘤病理诊断中的应用

一、原理

免疫组织化学标记是根据抗原－抗体特异性结合的原理，应用特异性抗体与细胞和组织中所需检测的抗原结合，并通过在结合部位显色观察以达到抗原定位诊断的目的。免疫组织化学标记与光镜观察和分子病理学检测已成为现代肿瘤病理学诊断中不可缺少的三大基本技术。

二、常用的免疫组化标记物

肿瘤组织可产生多种异质性抗原，这些抗原对肿瘤组织具有相对特异性，是识别各种肿瘤的标记物，是肿瘤免疫组织化学诊断的基础。肿瘤组织产生的抗原可分为以下几大类：

1. 细胞骨架抗原　包括微管、微丝和中间丝，在细胞内起支持、运动作用。常用的抗体为细胞角蛋白、波形蛋白、结蛋白、神经细丝和胶质纤维酸性蛋白。

2. 细胞功能蛋白　细胞特殊功能相关的酶和细胞功能产物，如激素、生长因子和免疫球蛋白。常用的抗体为神经元特异性烯醇化酶、前列腺酸性磷酸酶、胰岛素、胰高血糖素、甲状腺球蛋白和免疫球蛋白系列。

3. 细胞表面标记物　属细胞膜抗原，常见的抗体为上皮膜抗原、白细胞共同抗原和淋巴细胞亚群表面标记物。

4. 胚胎性抗原　为出现在胚胎组织的抗原，正常组织内含量极少。常用的抗体为甲胎蛋白和癌胚抗原。

5. 肿瘤组织相对特异性抗原　如前列腺特异性抗原、胃癌和肺癌的单克隆抗体等。

三、免疫组织化学在肿瘤病理诊断中的应用

近年来，免疫组织化学建立了 ABC、PAP 高灵敏的非标记染色法和高度特异性的单克隆抗体，常规石蜡切片可用于免疫组织化学染色，开辟了免疫组织化学技术在外科病理学领域中广泛应用的新途径。使肿瘤病理诊断有可能建立在肿瘤特异性标记抗体上。

肿瘤的超微结构诊断：肿瘤病理诊断中约有 10% 分化不良或异型性大的肿瘤，光镜难以确定其组织类型，需要借助电镜诊断。电镜具有高分辨率，可观察肿瘤内微细结构及细胞

间的关系，有助于判断肿瘤的组织类型及分化程度，可能补充光镜诊断。

肿瘤可发生在机体的各种组织，形成肿瘤后，不管肿瘤分化高低，超微结构上仍不同程度保持与起源组织相类似的特征。如鳞状细胞癌胞质内可见到张力原纤维和细胞间桥。平滑肌肿瘤胞质内伴有致密体的细丝。某些肿瘤细胞还具有特征性的超微结构形态，如血管内皮细胞肿瘤，具有棒形多管小体（Weibal Palade 小体）。APUD 瘤细胞质内含有神经分泌颗粒。根据肿瘤的超微结构特点，对一些分化低的肿瘤，电镜可做出较光镜更准确的超微结构判断。

（陈　漉）

第五节　肿瘤的组织、细胞病理学诊断

一、肿瘤的组织病理学诊断

（一）常用方法

1. 标本的获取

（1）针芯穿刺活检（core needle biopsy）：又称针切活检（cutting – needle biopsy）或钻取活检（drillbiopsy）。用带针芯的粗针穿入病变部位，抽取所获得的组织比细针穿刺的大，制成的病理组织切片有较完整的组织结构，可供组织病理学诊断，如乳腺肿瘤的针芯穿刺活检。

（2）咬取活检（bite biopsy）：用活检钳通过内镜或其他器械，咬取或钳取病变组织作组织病理学诊断，如鼻咽部，胃和宫颈等处的活组织检查。

（3）切开活检（incisional biopsy）：切取小块病变组织，如可能，包括邻近正常表现的组织供组织病理学诊断。此法常用于病变太大，手术无法完全切除或手术切除可引起功能障碍或毁容时，为进一步治疗提供确切的依据。

（4）切除活检（excisional biopsy）：将整个病变全部切除后供组织病理学诊断。此法本身能达到对良性肿瘤或某些体积较大的早期恶性肿瘤（如乳腺癌、甲状腺癌）的外科治疗目的。切除活检可仅为肿块本身或包括肿块边缘正常组织和区域淋巴结的各种类型广泛切除术和根治术标本。

2. 大体标本的处理　针芯穿刺、咬取和切开活检小标本的处理较简单，切除活检标本，尤其恶性肿瘤根治标本需按各类标本的要求做出恰当的处理。

在大体标本处理前，病理医师必须了解临床病史、实验室检查和影像学检查等结果，以确定如何取材，是否需要做特殊研究。外科医师应对标本作适当标记，以提供病变解剖方向、切缘等信息，并记载于病理申请单上。

活检标本送达病理科时，通常已固定在4%甲醛（10%福尔马林）或其他固定液中，此时已不宜再做一些特殊研究（如细菌培养、某些免疫组织化学染色、理想的电镜检查和遗传学检测），病理医师应在术前会诊，确定是否需留取新鲜组织供特殊研究，避免标本处理不当而再次活检。小块组织活检的目的常用于确定病变的良、恶性，如为恶性肿瘤，则可等待根治性切除标本后再做其他检查。

大体标本，尤其根治性标本应详细描述肿瘤的外形、大小、切面、颜色、质地、病变距切缘最近的距离，所有淋巴结都应分组，并注明部位。恶性肿瘤标本的表面应涂布专用墨水，以便于在光镜下正确判断肿瘤是否累及切缘。所有病变及可疑处、切缘和淋巴结均应取材镜检。

3. 制片的类型

（1）常规石蜡切片（routine paraffin section）：是病理学中最常用的制片方法。各种病理标本固定后，经取材、脱水、浸蜡、包埋、切片、染色和封片后光镜下观察。全部制片过程一般 1 天左右可完成，3 天内就可发出病理诊断报告。石蜡切片的优点是取材广泛而全面，制片质量较稳定，组织结构清晰，便于阅片。适用于针芯穿刺、咬取、切取和切除等各种标本的组织学检查。有时还可根据诊断或研究工作的需要，做成大切片，把部分或整个病变的切面制成一张切片，长达 2～5cm 或更大，以观察病变的全貌。

（2）快速石蜡切片（rapid paraffin section）：将上述常规制片过程简化，在加温下进行，依次用甲醛溶液固定，丙酮脱水和软石蜡浸蜡后包埋，切片和染色。整个制片过程需 20 分钟左右，约 30 分钟即可做出病理诊断。此法优点是设备简单，制片快速，只要有石蜡切片机的基层医院均可进行。切片质量近似常规石蜡切片，可适用于各种标本的快速诊断，尤其适用于宫颈锥形切除和软组织肿瘤标本。本法的缺点是耗费人力和试剂较多，取材不宜过大，制片质量有时不易掌握，现多已被冷冻切片取代。

（3）冷冻切片（Frozen section）：过去用氯乙烷法、二氧化碳法和半导体制冷法制片，由于易受工作环境气温的影响，制片技术要求较高，制片质量欠稳定，现除一些基层医院还在使用外，已被恒冷切片机制作的冷冻切片代替。恒冷切片机在制作切片时，整个切片过程均在恒冷箱内进行，制片质量良好且稳定，接近于常规石蜡切片，出片速度快，从组织冷冻、切片到观察，仅需 15 分钟左右即可做出病理诊断。此法还可用于不适宜固定、脱水和浸蜡等方法处理的某些组织化学和免疫组织化学检查的制片。恒冷切片机制作冷冻切片的成本较高，使用年限通常 8～10 年。

（4）印片：将巨检所见可疑组织与玻片接触，制成印片染色后观察，做出快速诊断，此法虽属细胞学诊断，但常与冷冻切片同时应用，以提高术中诊断的确诊率，也可作为无法进行冷冻切片时的应急措施。

（二）应用范围

1. 常规组织病理学检查 所有活组织标本均应送病理学检查，绝对不允许把标本随意丢弃，以致延误病情而影响诊治。如本院或本地无病理科时，应将标本及时送到邻近有条件的病理科（室）作病理学检查。在病理学检查中，约 80%～90% 病例应用常规石蜡切片，HE 染色后作病理学诊断。

2. 手术中快速组织病理学检查 这是临床医师在实施手术中，就与手术方案有关的疾病诊断问题请求病理医师进行紧急会诊的一种快速组织病理学检查，病理医师要在很短的时间内，（通常 15～30 分钟）向手术医师提供参考性病理学诊断意见。现大多采用快速冷冻切片技术，少数情况采用快速石蜡切片技术。

与常规石蜡切片的病理学诊断相比，快速冷冻切片会诊具有更多的局限性和误诊的可能性。因此，临床各科如需要做冷冻切片协助诊断，应事先向病理科提出申请，手术前一天向病理科递交快速活检申请单，填写患者的病史、重要的影像学、实验室检查等资料以及提请病理医师特别关注的问题，尽可能不要在手术进行过程中临时申请。负责冷冻切片诊断的主检病理医师应了解患者的相关临床情况，必要的术前检查和既往有关的病理学检查情况等。

（1）冷冻切片指征：由于冷冻切片耗费人力，有一定的局限性和无法确诊率，事后仍需用常规石蜡切片对照方能做出最后诊断，故冷冻切片主要用于手术中病理会诊，必须严格掌握应用的指征。

1）需要确定病变性质，如肿瘤或非肿瘤，若为肿瘤，需确定为良性、恶性或交界性，以决定手术方案。

2）了解恶性肿瘤的播散情况，包括肿瘤是否侵犯邻近组织、有无区域淋巴结转移。

3）确定手术切缘情况，有无肿瘤浸润，以判断手术范围是否合适。

4）帮助识别手术中某些意想不到的发现以及确定可疑的微小组织，如甲状旁腺、输卵管、输精管或交感神经节等。

5）取新鲜组织供特殊研究的需要，如组织化学和免疫组织化学检测、电镜取材、微生物培养、细胞或分子遗传学分析以及肿瘤药物敏感试验等。

（2）确诊率：冷冻切片诊断由于取材少而局限、时间紧迫、技术要求高，确诊率比常规石蜡切片低，有一定的误诊率和延迟诊断率。冷冻切片的确诊率一般为92%～97%，误诊率为1%～2%，延迟诊断率为2%～6%。

冷冻切片诊断对手术治疗有重大帮助和指导意义，Ackerman（1959）指出"冷冻切片的唯一目的在于做出治疗上的决策"。由于冷冻切片诊断有一定的局限性，有较高的误诊率和延迟诊断率，因此，除在手术前外科医师需与病理医师沟通外，在手术中如遇到疑难问题，病理医师应及时与手术医师联系或亲临手术室了解术中情况和取材部位。当冷冻切片诊断与临床不符或手术医师对冷冻诊断有疑问时，应立即与病理医师联系，共同商讨处理办法。对需截肢或手术范围广泛的根治性切除之前，冷冻切片诊断一般应有两位高年资病理医师共同确诊才可签发报告。

（三）诊断报告书

1. 基本内容

（1）患者基本情况：包括病理号、姓名、性别、年龄、送检医院或科室、住院号、门诊号、送检和收验日期。

（2）巨检和镜检要点描述：包括标本类型、大体表现、肿瘤的组织学类型、亚型或变型、病理分级（分化程度）、浸润深度、脉管和神经浸润情况、淋巴结转移情况、切除标本的切缘有无肿瘤浸润以及有无继发性病变或伴发性病变等。对于罕见或特殊的肿瘤、交界性肿瘤或生物学行为不明确的肿瘤，应在备注栏内注明意见或参考文献，以供临床参考。

（3）与病理学诊断相关特殊检查：包括免疫组织化学、电镜、细胞和分子遗传学等特殊检查的结果和解释。

（4）提供恶性肿瘤的预后和进一步治疗选择的指标：病理学报告还可提供恶性肿瘤的预后指标（癌基因、抑癌基因和增殖活性等）以及进一步治疗选择的指标（如雌、孕激素受体，CD20、CD117和c－erbB2表达情况）。

2. 诊断表述基本类型

（1）Ⅰ类：检材部位、疾病名称、病变性质明确和基本明确的病理学诊断。

（2）Ⅱ类：不能完全肯定疾病名称、病变性质，或是对于拟诊的疾病名称、病变性质有所保留的病理学诊断意向，可在拟诊疾病/病变名称之前冠以诸如病变"符合为"、"考虑为"、"倾向为"、"提示为"、"可能为"、"疑为"、"不能排除（除外）"之类词语。

（3）Ⅲ类：检材切片所显示的病变不足以诊断为某种疾病（即不能做出Ⅰ类或Ⅱ类病理学诊断），只能进行病变的形态描述。

（4）Ⅳ类：送检标本因过于细小、破碎、固定不当、自溶、严重受挤压（变形）、被烧灼、干涸等，无法做出病理诊断。

对于Ⅱ、Ⅲ类病理学诊断的病例，可酌情就病理学诊断及其相关问题附加建议、注释和讨论。Ⅳ类病理学诊断的病例，通常要求临床医师重取活组织检查。

（四）病理会诊

病理会诊是病理科常规工作之一，其目的是征询第二种或更多种意见，以提高病理学诊断的质量。由于用于病理学诊断的组织学切片可以永久保存，同时能够让不同或相同，一个或多个病理医师在相同或不同时间进行评价，这对疑难或有争议的病例进行会诊提供了可能。

我国现有的大多数医院病理科几乎每天都要面对涉及全身各部位的不同疾病做出病理学诊断，而病理医师由于自身经验、知识累积和工作条件所限，任何一位病理医师都不可能通晓所有疾病的诊断。临床医学的发展，各学科的分支越来越细，仅外科学就已分成神经外科、胸外科、普外科、泌尿科、矫形外科、小儿外科、肿瘤外科等十几个亚专科，对病理学诊断的要求也越来越高。综合性医院的病理科医师对专科疾病（如血液病理学、肾脏病理学、肝脏病理学、神经病理学和皮肤病理学等）的诊断标准较难于掌握，而专科医院的病理科医师一般也不熟悉本专科以外疾病的病理诊断和鉴别诊断。所以，对病理医师而言，需要病理会诊（pathological consultation）来解决一些疑难病例和少见病例的病理学诊断。

病理会诊可在病理诊断报告书签发前或后。病理诊断报告书签发前的病理会诊常因病例疑难或少见，主检病理医师难以做出明确诊断，递交科内或院外会诊。病理诊断报告书签发后的病理会诊原因较复杂。第一种情况是原诊治医院受医疗技术限制，无法治疗或无法进一步治疗而需要转院，收治医院的临床医师为确保在准确诊断前提下进行治疗，提出病理会诊；第二种情况是原诊治医院的临床医师认为病理学诊断结果与临床不符，与病理医师沟通后仍不能达成一致意见，提出院外会诊；第三种情况是患者及其家属对原诊治医院病理学诊断的报告存有疑虑而要求院外会诊，此时往往由患者或其家属到一家或多家医院要求会诊；第四种情况是基层医院病理科条件所限，不能进行一些特殊检查如免疫组织化学、电镜等，要求上一级有条件医院会诊；第五种情况是原诊治医院与患者发生医疗纠纷，患者及其家属提出法律诉讼，法院要求上一级医院予以会诊。

病理会诊可由申请方（医院或患方）将病理切片直接带至会诊方会诊，这称为直接会诊。申请方如通过图像传送系统要求会诊方进行远程切片会诊，称为间接会诊。无论何种情况，会诊方如接受会诊，应提出会诊意见。病理会诊报告是会诊方组织有关病理专家个人或集体阅片后的咨询意见。会诊意见书上应写明："病理医师个人会诊咨询意见，仅供原病理学诊断的病理医师参考。"原病理学诊断的病理医师应自行决定是否采纳病理会诊的咨询意见和采纳的程度。

二、肿瘤的细胞病理学诊断

（一）常用方法

正确采集肿瘤细胞是细胞病理学诊断的先决条件，也是提高确诊率的关键。采集样本要尽可能从病变处直接取样方能代表主要病变。采集方法应安全、简便，患者不适感小，且要防止引起严重并发症或促使肿瘤播散。

1. 脱落细胞学检查（Exfoliative cytological examination）　对体表、体腔或与体表相通的管腔内肿瘤，利用肿瘤细胞易于脱落的特点，取其自然脱落或分泌排出物，或用特殊器具吸取、刮取、刷取表面细胞进行涂片检查，亦可在冲洗后取冲洗液或抽取胸、腹水离心沉淀物进行涂片检查。

适用于脱落细胞学检查的标本有痰液、尿液、乳头排液、阴道液涂片；宫颈刮片、鼻咽涂片、食管拉网涂片、各种内镜刷片；抽取胸腔积液、腹水、心包积液和胸脊液离心涂片；支气管冲洗液沉淀涂片。

2. 穿刺细胞学检查（Aspiration cytology）　用直径 < 1mm 的细针刺入实体瘤内吸取细胞进行涂片检查。对浅表肿瘤可用手固定肿块后直接穿刺，对深部肿瘤则需在 B 型超声波、X 线或 CT 引导下进行穿刺。

3. 涂片制作　取材后应立即涂片，操作应轻巧，避免损伤细胞，涂片须厚薄均匀。涂片后应在干燥前立即置于95% 乙醇或乙醇乙醚（各半）混合液固定 15 分钟，以保持良好的细胞形态，避免自溶。常用的染色方法有苏木精伊红（HE）法、巴氏（Papanicoloau）法、吉姆萨（Giemsa）法和瑞氏（Wright）法等。

传统的涂片用手推，近年来应用一项在取材、涂片和固定等多个环节上均有革新的细胞学技术——液基细胞学（liquid based cytology）。此项技术最早用于宫颈细胞学检查，现已广泛应用于非妇科细胞学标本。该技术利用细胞保存液，将各类标本及时固定，并转化为液态标本，然后采用密度梯度离心或滤膜过滤等不同的核心技术，去除标本中可能掩盖有诊断意义细胞的物质，如红细胞、炎症细胞、黏液或坏死碎屑等，进而利用自动机械装置涂片，使细胞均匀薄层分布于直径 1～2cm 的较小区域内进行阅片。该技术可获得背景清晰的高质量涂片，可大大减少阅片时间，提高阳性诊断率。此外，细胞保存液延长了标本保存期，便于标本转运，并可重复制片，还能保护细胞中的 RNA、DNA 和蛋白质免受降解，有利于分子生物学和遗传学等技术的开展。除此之外，薄层涂片技术使计算机自动细胞图像分析筛选成为可能。

（二）应用范围

1. 脱落细胞学检查

（1）阴道脱落细胞学：吸取或刮取子宫颈或阴道穹隆的细胞制备涂片，通常用巴氏或HE 染色。最常用于子宫颈鳞状细胞癌的诊断和普查，诊断正确率可达90% 以上。此外，还可用来观察女性内分泌激素水平的变化。

（2）痰涂片和支气管刷片细胞学：可用于肺癌的诊断和组织学分型，如鳞状细胞癌、小细胞癌或腺癌。

（3）胸、腹水脱落细胞学：抽取胸、腹水，经离心后吸取沉淀物制备涂片，可用于肺癌、胃肠道癌、卵巢癌和恶性间皮瘤等诊断和鉴别诊断。

（4）尿液脱落细胞学：收集尿液，经离心后吸取沉淀物制备涂片，常用于膀胱肿瘤的诊断。

（5）乳房乳头溢液细胞学：可用于诊断乳腺炎症性疾病、导管上皮细胞增生、非典型增生和乳腺癌。

（6）其他：食管拉网涂片检查常用于食管鳞状细胞癌和其他病变的诊断；胃灌洗液涂片可用于胃腺癌的诊断；脑脊液和心包积液抽取后离心沉淀，制备涂片，分别用于神经系统炎症和肿瘤以及心包转移性肿瘤和恶性间皮瘤的诊断。

2. 穿刺细胞学检查　某些器官或组织既无自然脱落细胞，内镜又不能达到，需用穿刺细胞学检查。最常用于浅表可触及的肿块，如淋巴结、乳腺、涎腺、甲状腺、前列腺和体表软组织，也可在超声引导、X 线或 CT 定位下穿刺深部组织的肿块，如肝、肺、胰腺、肾脏、卵巢、腹膜后、软组织和骨等。

（1）淋巴结：是穿刺细胞学最常见的部位，可用于诊断淋巴结转移性癌，也可用于区分恶性淋巴瘤和反应性增生，结合免疫组化技术还可对某些类型恶性淋巴瘤进行组织学分型，对疑为恶性淋巴瘤者，为确保正确分型，最好作组织病理学检查。

（2）乳腺：穿刺细胞学检查有助于术前确定乳腺肿块的性质，便于制订治疗计划和决定手术方式，诊断正确率达 80% ～ 90%。穿刺涂片还可行雌、孕激素测定，以利于术前化疗药物的选择。

（3）涎腺：主要用于大涎腺（腮腺、颌下腺和舌下腺）的穿刺细胞学检查，以确定肿块性质和肿瘤的良、恶性。诊断的正确性较低，一般在 70% ～ 80%。由于涎腺肿瘤的上皮和间质成分变化多端，而良性肿瘤大多有包膜，有些学者认为应谨慎应用。

（4）甲状腺：穿刺细胞学检查对甲状腺炎、结节性甲状腺肿、乳头状癌、髓样癌和间变性癌有帮助，但不能用于滤泡性腺瘤和癌的诊断和鉴别诊断。

（5）胸、腹腔脏器：在超声、X 线或 CT 引导下的细针穿刺细胞学检查可用于肝、肺、胰腺、肾脏和卵巢等实质脏器肿块的诊断，诊断正确率达 80% ～ 90%。

（6）其他：纵隔、腹膜后、软组织和骨等部位也可用细针穿刺做细胞学检查，但诊断较困难，常难以正确区分肿瘤的良恶性或做出明确的组织学分型。

（三）诊断报告书

1. 基本内容　填写患者基本情况同组织病理学诊断报告书，包括病理号、姓名、性别、年龄、送检医院或科室、住院号、门诊号、送检日期和收验日期。

2. 诊断表述基本类型

（1）直接表述性诊断：适用于穿刺细胞学标本的诊断报告。根据形态学观察的实际情况，对于某种疾病或病变做出肯定性（Ⅰ类）、不同程度意向性（Ⅱ类）细胞学诊断，或是提供形态描述性（Ⅲ类）细胞学诊断，或是告知无法做出（Ⅳ类）细胞学诊断。

（2）间接分级性诊断用于查找恶性肿瘤细胞的细胞学诊断：

1）三级法：分阳性、可疑和阴性。阳性为找见肯定的恶性细胞，临床医师可依据细胞学诊断报告行手术切除、化学治疗或放射治疗；可疑为找见难以确诊的异型细胞，临床医师应重复细胞学检查或做活组织检查，如临床和影像学等检查强烈提示恶性，也可进行治疗；阴性为仅找见正常或炎症变性细胞。

2）四级法：分为阳性、可疑、非典型性和阴性。非典型性细胞属于狭义的癌前病变中见到的细胞，还可能包括异型显著的炎症变性细胞，甚或数量很少而形态不典型的癌细胞。非典型细胞的临床意义不明确，需进一步检查，不能单独依据此结果进行治疗。

3）五级法：Ⅰ级为无异型或不正常细胞；Ⅱ级为细胞学有异型（核异质细胞），但无恶性证据；Ⅲ级为细胞学怀疑为恶性；Ⅳ级为细胞学高度怀疑为恶性；Ⅴ级为细胞学确定恶性。

4）Bethesda 系统分级法：用于宫颈和阴道涂片细胞学检查，采用巴氏染色法。为两级法，即低级别鳞状上皮内病变（LGSIL）和高级别鳞状上皮内病变（HGSIL）。

世界卫生组织（WHO）不推荐用数字式分级诊断，建议细胞学报告应采用诊断性名称，如有可能还应说明类型（鳞状细胞癌、腺癌、小细胞癌等）。

（四）优点和局限性

1. 优点　细胞学检查取材方便，所需设备较简单，操作、制片和检查过程快速，给患者造成的痛苦很小，易于推广和重复检查，是一种较理性的肿瘤诊断方法。细胞学检查还适用于宫颈癌和食管癌等肿瘤的普查。

2. 局限性　细胞学检查有较高的假阴性率，一般为10%左右。因此，阴性结果并不能否定恶性肿瘤的存在；深部肿瘤如肝癌、肺癌、胰腺癌和肾癌等，常难以取得较理想的标本；早期食管癌、贲门癌和肺癌，尽管拉网或痰液细胞学检查为阳性，影像学检查往往不能显示出肿瘤的确切部位，难以精确定位而影响治疗，还需进一步做内镜检查来确定肿瘤的部位。细胞学检查结果如与临床不符或有争议的病例，应设法取活组织作组织病理学检查，明确诊断。

（陈　潍）

第三章 常见消化疾病的病理诊断

第一节 食管

一、先天性畸形

（一）食管闭锁、狭窄和瘘管

食管闭锁是新生儿常见的畸形，其发病率约1/4 000～1/2 000新生儿。在胚胎发育过程中食管和气管最初是一个共同管，以后由头尾方向生长的另一个侧褶在中线融合形成一纵行隔，此隔将气管和食管分隔成两个管道。食管和气管发育和分隔过程中的异常就能造成种种畸形（图3-1）。最常见的是食管分成两段，上段末端成盲端，下段的上端形成瘘管与气管或右肺支气管主干相通。瘘管与气管相接处一般在气管分叉上0.5cm。较罕见的情况是气管食管没有分隔而保持一单个的共同管，或分隔后食管未发育而形成一纤维条索样完全闭锁的食管。图3-1中4型最常见，其次为3型。5型又称H形瘘管，6型又称K形瘘管。食管先天性原发性狭窄很少见，常发生在食管中段和下段。

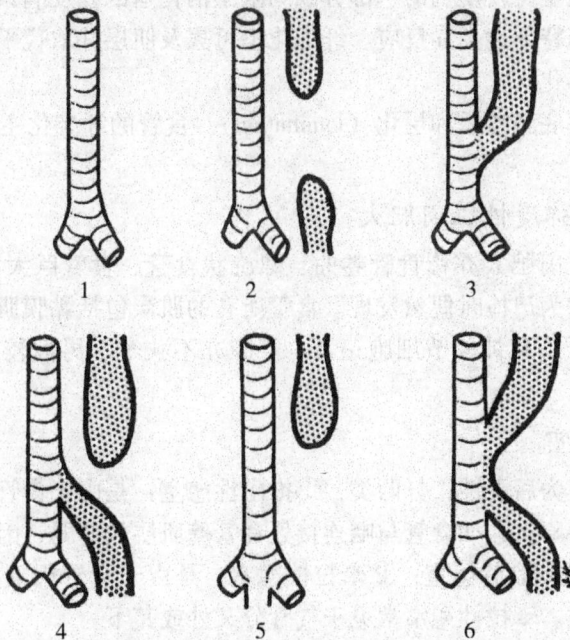

图3-1 各型食管及食管气管瘘，4型最常见

（二）食管重复、憩室和囊肿

这三种情况目前认为是同一先天性畸形不同程度的表现。食管重复是指不同长度的食管完全或部分重复，重复的食管可两端封闭，从而形成重复囊肿（duplication cyst）。重复囊肿可呈球形或管状，内壁被覆鳞状上皮、柱状上皮、立方上皮或纤毛上皮，囊壁含两层平滑肌。此型囊肿60%见于食管下1/3。支气管源性囊肿（bronchogenic cyst）位于食管前，这也是气管食管分隔不全的一种缺陷。支气管源性囊肿被覆呼吸道纤毛柱状上皮，囊壁内含软骨，70%位于食管下1/3。胃囊肿（gastric cyst）具有胃黏膜，可分泌盐酸，囊壁有两层平滑肌。包涵性囊肿（inclusion cyst）被覆呼吸道上皮或鳞状上皮，囊壁不含软骨或完整的平滑肌层。神经肠囊肿（neuroenteric cyst）不是从胃道发生而是由原始脊索发生并伴脊柱不融合。这种囊肿亦常被覆鳞状上皮、纤毛柱状上皮或胃上皮，位于食管背侧。

先天性憩室罕见，有一种是发生在食管与咽连接处（因该处肌层较薄弱）的咽食管憩室。

（三）组织异位（heterotopia）

胚胎发育过程中食管最早被覆的上皮是纤毛柱状上皮，因此在婴幼儿甚至成人食管的任何部位出现纤毛柱状上皮不能算是真正的异位。食管的胃黏膜异位很少是先天性的，多数是后天性化生即Barrett食管。食管中下段可出现皮脂腺异位。

二、肌肉运动性疾病及其他病变

（一）硬皮病

食管硬皮病可以是全身硬皮病的一部分或局限于消化道的硬皮病累及食管。病变食管显示黏膜下层纤维化和非特异性炎症反应。纤维化也可累及肌层并取代平滑肌，小动脉显示弹力纤维变性和内膜纤维化。

电镜：毛细血管基底膜增厚和层化（lamination）。食管的纤维化主要是由于血管病变引起缺血所致。

（二）下段食管弥漫性肌肉肥大

下段食管弥漫性肌肉肥大亦称食管卷曲、螺旋状食管、食管巨大肌性肥大或弥漫性痉挛。成人型无症状，均为尸检时偶然发现。食管所有的肌层包括黏膜肌层均增厚，以环肌增厚最明显，管壁神经纤维和神经节细胞正常。管腔亦不狭窄。男性较多见。儿童型可累及小肠。

（三）后天性憩室

绝大多数食管憩室为后天性，分两类：①推出性憩室：是由于食管腔内压力增加，使食管壁从肌层薄弱处向外膨出，如食管与咽连接处食管壁肌层较薄弱，因此很易形成推出性憩室，称为Zenker憩室或咽食管憩室；②牵拉性憩室：是由于食管周围炎症纤维化或粘连的淋巴结牵拉食管壁所致。牵拉性憩室常见于气管分叉处或其下。

膈上憩室是一种推出性憩室。憩室含鳞状上皮黏膜、黏膜下层甚至肌层，常合并炎症。咽食管憩室和膈上憩室可癌变，咽食管憩室的癌变率为0.3%。

最近有报道一种弥漫性食管壁内憩室病（diffuse intra - mural esophageal diverticulosis）

或称假性憩室病（pseudodi - verticulosis）。患者有吞咽困难的症状，影像学和内镜下可见无数1～3mm烧瓶状憩室，有一针尖大的小口，这些憩室多见于食管上1/3，与食管长径平行排列。憩室被覆鳞状上皮。这些小憩室可能代表扩张的食管腺导管，腔内可充以黏稠的黏液或炎性渗出物。

（四）后天性裂孔疝

后天性裂孔疝有三类：①所谓的滑动性疝（sliding her - nia）：由于横膈肌缺陷或食管—膈韧带的牵引使裂孔扩大，从而使胃及食管下1～2cm疝入胸腔。滑动性疝的发生与腹内压增加、肥胖和脊柱后凸等因素有关，有的有家族倾向。②食管旁疝（paraesophaealher-nia）：部分胃和肠可沿食管疝入胸腔。③损伤性疝：由于横膈裂口（破裂）所致。

（五）食管失弛缓症

食管失弛缓症（achalasia）亦称贲门痉挛（cardiospasm），是由于贲门生理性括约肌不能松弛，食管下段痉挛收缩，近段食管扩张，失去正常的蠕动节律。此病多见于60岁以上男性，患者主诉为吞咽困难、疼痛和食物反流。食物反流可导致呼吸道感染。病变主要是肌肉神经丛内神经节细胞减少或完全缺如，有髓鞘的神经纤维脱鞘和断裂，小的神经纤维大量丢失。平滑肌本身无改变。黏膜、黏膜下层和肌层有不同程度的炎性反应。黏膜上皮可发生化生甚至不典型增生（异型增生）。

食管失弛缓症与巨结肠症（Hirschsprung病）有相似之处。其不同点在于食管失弛缓症是神经节细胞的减少或缺如，发生在近段扩张的食管壁，而巨结肠症则发生在远端收缩的肠壁。长期的失弛缓症可发生癌变，但发生率极低。

（六）食管蹼和环

有些吞咽困难的患者在影像学下可观察到食管蹼（web）或环（rings）形成。位于上段食管蹼的妇女常伴缺铁性贫血和萎缩性舌炎，为Plummer - Vinson综合征或Pater - son - Kelly综合征的组成部分，蹼亦可位于食管下端，蹼是薄层纤维组织。它的上面和下面均被覆鳞状上皮。食管环发生在胃食管交界处，使管腔呈环形狭窄但不堵塞管腔，环可由横行的黏膜褶构成或由环形增厚的肌层形成，被覆鳞状上皮黏膜或贲门黏膜。

（七）食管管型

偶尔整个食管鳞状上皮可完整脱落而呕吐出来形成管型。这常常是由于吞饮极热的流质饮食或自然脱落，可伴有食管壁内破裂。

（八）食管静脉曲张

门脉高压时食管下段和食管–胃交界处静脉曲张呈串珠状结节状，灰蓝色。黏膜和黏膜下层静脉高度扩张，使表面上皮或黏膜破裂，可导致致命性大出血。静脉血滞留和缺氧使黏膜上皮变性坏死，更加重了破裂的危险性。上腔静脉被纵隔肿瘤阻塞时食管上段和中段静脉曲张。

（九）糖原性棘皮症（glycogenic acanthosis）

食管黏膜面有散在白色隆起、不连续的、圆形、表面光滑的斑，直径<3cm，蒂位于食管黏膜纵褶的表面。

光镜：鳞状上皮表面浅层细胞增生肥大和空泡性变，这些细胞含丰富的糖原。此病变无临床意义。

三、食管炎

（一）急性食管炎

多种细菌、病毒和真菌均能引起急性食管炎。较常见的有单纯疱疹病毒（HSV）引起的食管炎、巨细胞病毒（CMV）性食管炎和念珠菌性食管炎。这些多见于免疫缺陷患者。HSV 性食管炎初起时食管中下段黏膜多发性水疱，水疱破溃后形成溃疡伴有中性粒细胞和大量单核细胞浸润。受累的上皮细胞核肿胀，核染色质沿核膜分布，整个细胞核呈毛玻璃样，有多核的细胞形成。食管刷片如发现这种毛玻璃样细胞有很高的诊断价值。活检中如有大量单核细胞性渗出物可提示疱疹病毒感染。内镜下溃疡呈火山状。食管双重对比造影可见弥漫散在的浅溃疡。巨细胞病毒性食管炎可在病变处的内皮细胞、成纤维细胞和上皮细胞内找到 CMV 包涵体。念珠菌性食管炎可为疱疹性、消化性和恶性溃疡的继发感染或发生于免疫缺陷的儿童和成人。食管中下段多见，病变处为多发性脐形出血性斑块。

光镜：溃疡处及周围黏膜中有真菌菌丝和芽孢，用 PAS 染色有助于诊断。

吞食高热饮食和腐蚀性液体如酚、煤酚皂溶液、酸及碱液等可造成腐蚀性食管炎（Corroslve esophagitis）。严重病例的黏膜可成片脱落，形成黏膜管型。食管显示弥漫性急性炎症和溃疡形成，愈合后可造成食管狭窄。一些片剂或胶囊药物如果没有顺利吞入胃内，可滞留在食管内而刺激食管黏膜，造成炎症和溃疡。

（二）放射性食管炎

胸部放疗可合并放射性食管炎并继发溃疡、纤维化和食管狭窄。

光镜：病变处血管扩张、内皮细胞肿胀、成纤维细胞肥大和奇形怪状。鳞状上皮除变性坏死形成溃疡外亦可出现异型增生。

（三）慢性食管炎

结核、结节病、梅毒和克罗恩病等都可累及食管，但均罕见。由克鲁斯锥虫（Trypanosoma Cruzi）引起的 Chagas 病除侵犯心肌外，亦可侵犯消化道，损伤肌内神经丛，使神经丛内神经节细胞显著减少（可减少 90%），从而导致巨食管症（megaesophagus）。嗜酸性胃肠炎亦可累及食管。反流性食管炎时食管上皮内亦可出现大量嗜酸性粒细胞，所以单就食管活检不能鉴别这两种病变。

（四）反流性食管炎（reflux esophagitis）

正常情况下由于：①食管下端内括约肌的作用；②贲门与食管下端有一定的角度；③食管贲门交界处附着于横膈裂孔处等的作用防止了胃液反流至食管。但任何情况使上述机制减弱就可引起胃液的反流。例如食管裂孔疝患者胃底部分疝入胸腔，使正常贲门－食管角度消失，胃液遂反流至食管。引起胃液反流的原因还有幽门梗阻和腹内压增加（如妊娠），其他少见的原因有糖尿病性自主神经系统病和硬皮病等。反流性食管炎主要症状为反胃、胃灼热、胸骨后疼痛和吞咽困难。

食管鳞状上皮对酸性的胃液较敏感，在长期持续的胃液刺激下，食管下段黏膜发生改变。黏膜最初的反应是鳞状上皮基底细胞增生增厚，上皮内有嗜酸性粒细胞、中性粒细胞和（或）淋巴细胞特别是 T 淋巴细胞浸润，固有膜乳头变长，可伸到上皮的表层下。胃酸的刺激可进一步引起食管下段的消化性溃疡和纤维化或发生柱状上皮化生形成 Barrett 食管。柱状上皮化生的目的是抵抗胃酸的刺激和消化，因柱状上皮较能耐受胃酸的消化和能较快地修复。

正常食管鳞状上皮基底层厚度约占全层的 15%，固有膜乳头伸入上皮达上皮厚度的 65%。基底层厚超过 15%，乳头深入上皮超过 65% 以及上皮内出现淋巴细胞、嗜酸性粒细胞和（或）中性粒细胞都是诊断反流性食管炎的要点。病变可呈灶性分布，以食管下端为重。严重的胃液反流所致的消化性溃疡，其形态与胃及十二指肠消化性溃疡同。溃疡边缘鳞状上皮可呈不同程度增生，溃疡底肉芽组织除大量炎细胞浸润外，有时可有核巨大而深染的成纤维细胞，这些增生的上皮和巨核成纤维细胞很容易误诊为恶性肿瘤，特别是活检材料。溃疡愈合可产生纤维化甚至食管狭窄。

（五）Barrett 食管

Barrett 食管曾被称为先天性短食管或下段被覆柱状上皮的食管，多数是由于反流性食管炎所引起的食管黏膜柱状上皮化生。近年 Takubo 等认为可能是一种发育异常。故他们发现 87.5% 的 Barrett 食管有双重黏膜肌层即固有膜下有浅黏膜肌层，其下为深固有膜，深固有膜下有一深黏膜肌层，深黏膜肌层的近端与食管正常的黏膜肌层相连，远端与胃的黏膜肌层相连。

Barrett 食管的柱状上皮黏膜可成片被覆食管下段或呈岛状散在于鳞状上皮黏膜内（图 3-2），柱状上皮黏膜的组织学形态可像贲门黏膜、胃底胃体黏膜或肠化（常为不完全肠化）的胃黏膜，由于食管鳞状上皮和贲门柱状上皮交界为一齿状交叉线，所以要确诊 Barrett 食管所取的活检必须是在食管-贲门交界 3~5cm 以上的食管黏膜。内镜下 Barrett 食管黏膜呈红色天鹅绒状。Barrett 管为癌前病变。上述三种黏膜上皮均可发生异型增生（dysplasia）。异型增生的上皮像结肠腺瘤上皮，亦可分低级别和高级别两级，高级别异型增生为肯定的癌前病变，Barrett 食管患者发生腺癌的危险性高于正常人群 30~60 倍。

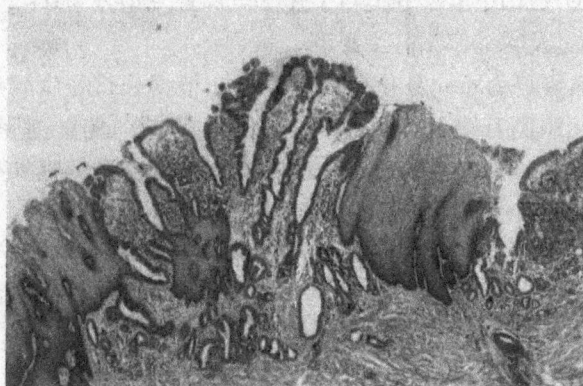

图 3-2　Barrett 食管

四、食管肿瘤

（一）食管癌

食管癌是常见的恶性肿瘤之一，遍及世界各地，但其地理分布极不平衡，国内国外都有一些集中高发区和相对高发区。我国是食管癌的高发国，国内高发区主要分布在太行山区、秦岭地区和闽粤交界地区等处。从中国东北经前苏联中亚细亚到土耳其、伊朗北部为一带状高发地带。

我国食管癌好发年龄为 40 ~ 60 岁，国外报道为 50 ~ 70 岁。男性多见，男女比例从 2：1 ~ 20：1 不等，平均 4：1。患者的主要症状为哽噎、吞咽困难、胸骨后或剑突下痛，少数可伴高钙血症。

主要病因因素有：①饮食习惯和食物因素：高发区居民喜食高热、粗糙和质硬的食物，酗酒和吸烟亦有一定的影响；②亚硝胺和真菌毒素；③其他病因因素有土壤中微量元素如：钼、铁、锌、氟、硅等的缺乏以及可能存在的遗传因素等。

食管癌好发部位为食管中段，其次为食管下段，食管上段最少。国内高发区河南林县用脱落细胞学及影像学相结合检查的 3633 例食管癌，上段 426 例（11.7%）、中段 2301 例（63.3%）、下段 906 例（25%）。

早期食管癌的定义是指癌组织位于黏膜下层以上，同时不能有局部淋巴结转移。如癌局限于上皮内称为原位癌或上皮内癌，如癌已侵入肌层则为中期食管癌。晚期食管癌是指癌已侵透肌层达外膜或外膜外组织。

1. 大体　早期食管癌可看不出病变或仅黏膜粗糙、糜烂或呈斑块乳头状隆起，以糜烂和斑块状为多见。

中晚期食管癌的大体类型有：①髓样型：肿瘤在食管壁内浸润性生长，使管壁弥漫性增厚，表面可形成浅溃疡，切面增厚的食管壁灰白色、均匀、质软；②息肉蕈伞型：肿瘤形成卵圆形或扁平肿块，或呈蘑菇样肿物突入食管腔，表面都有浅溃疡；③溃疡型：肿瘤形成大小不一、深浅不等的溃疡，溃疡边缘隆起，底部凹凸不平；④缩窄型：癌组织浸润性生长处伴明显的纤维组织反应，使食管明显变硬，管腔狭窄（环形缩窄），切面肿瘤处食管壁增厚，灰白色，条纹状。以上各型中髓样型最多见，占 60% 左右，其次为息肉蕈伞型和溃疡型，缩窄型最少。WHO（2010 年）分类将上述②息肉蕈伞型分为 0 ~ I 型；③溃疡型分为 II 型（进展型）；①髓样型及④缩窄型分为 IV 型（进展型）。

2. 光镜　90% 的食管癌为不同分化程度的鳞癌。根据分化程度鳞癌可分为高分化、中分化和低分化，高分化鳞癌有明显的角化珠（癌珠）形成，癌细胞胞浆丰富，核分裂少。低分化鳞癌癌细胞分化差，多数已无鳞状上皮的排列结构，癌细胞异型性明显，核分裂多见。中分化鳞癌的组织形态介于高分化和低分化鳞癌之间。

其他组织学类型的癌：①腺癌：约占食管癌的 5% ~ 10%，主要发生在 Barrett 食管（图 3 - 3），而且癌旁的 Barrett 食管黏膜上皮常伴不同程度的异型增生。腺癌的形态与胃肠道腺癌同。②疣状癌：呈粗大乳头状生长，鳞状上皮分化好，表面有角化不全和角化过度，底部呈膨胀性生长，浸润常不明显，这种癌可误诊为良性。③腺样囊性癌：形态与涎腺相应肿瘤相同。④基底细胞样鳞癌（basaloid squamouscarclnoma）：是一种恶性度较高的癌，好发于食管上段，老年男性多见，癌细胞形成实性或筛状小叶、小腺样结构，可有粉刺状坏死，同时可见通常的鳞癌区（图 3 - 4）。⑤黏液表皮样癌：其恶性度较低，形态与涎腺的黏液表皮样癌同。⑥腺鳞癌：癌组织具有明确的鳞癌和腺癌成分，而且二者混合存在。⑦神经内分泌癌：包括类癌和小细胞未分化癌，食管类癌（神经内分泌肿瘤）极罕见，主要为小细胞神经内分泌癌。肿瘤较大，直径 >4cm，可位于食管的任何部位，但以中段多见。组织学形态与肺内相应的癌同，瘤细胞可形成菊形团，有腺样或鳞状细胞分化，甚至有灶性黏液分泌。

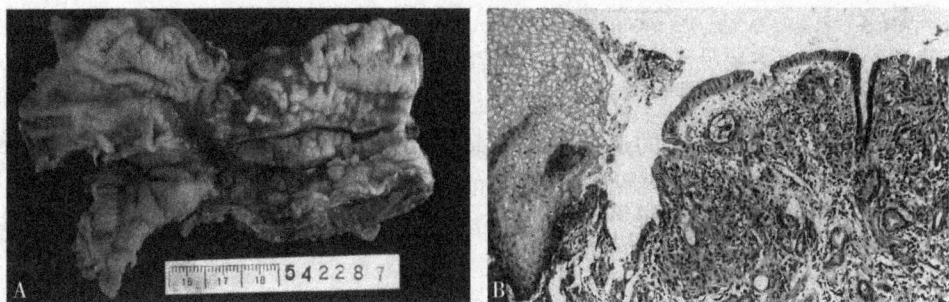

图 3 - 3
A. Barrett 食管腺癌，大体形态；B. Barrett 食管腺癌，镜下形态

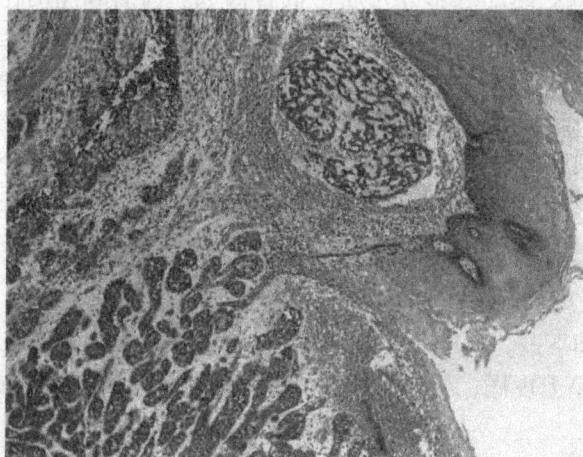

图 3 - 4 基底细胞样鳞癌

3. 免疫组化 显示 Chromogranin A、CD56、synaptophys - in 等神经内分泌标记均阳性，并可有异位激素如 ACTH、calcitonin、VIP 和 5 - HT 等分泌。

4. 电镜 神经内分泌颗粒直径 80 ~ 200nm。此癌恶性度高。

5. 癌前病变 食管癌癌前病变以往称为食管鳞状上皮不典型增生，现称为上皮内肿瘤（intraepithelial neoplasia）或称为异型增生（dysplasia）。上皮内肿瘤根据病变程度可分为低级别（LGIEN）和高级别（HGIEN），如上皮全层均有病变可称原位癌，30% 的食管癌癌旁有原位癌。约 1/4 的鳞状上皮 HGIEN 可发展成癌。HGIEN 和原位癌不是浸润性癌的向侧侧延伸，而是作为癌的原发起点，由此发展成浸润性癌。

6. 浸润转移

（1）直接浸润蔓延：食管上段癌可侵入喉、气管、甲状腺和颈部软组织。中段癌可侵犯纵隔大血管、支气管、肺、胸膜、心包和脊椎等。下段癌常累及贲门、横膈和肝左叶等处。直接蔓延以上段癌最多见（60%），下段癌最少（30%）。

（2）淋巴管转移：食管有丰富的淋巴管，所以淋巴结转移率高。根据食管淋巴引流，上段癌常转移至食管旁、喉后、锁骨上、颈深部和上纵隔淋巴结。中段癌转移至食管旁和肺门淋巴结。下段癌转移至食管旁、贲门周、胃左和腹腔淋巴结，亦可通过黏膜下淋巴管转移至胃黏膜下。

（3）血行转移：主要见于晚期患者，可转移至全身，但以肝、肺和肾上腺为多见。

7. 分子病理　TP53 基因（17p13）的突变和过表达在食管癌中检出率很高，TP53 被认为是食管癌发生、发展中重要的遗传事件（genetic event）。20% ~ 40% 食管鳞癌 cyclinD1（11q13）扩增，这种鳞癌常常保留有 Rb 基因的表达。

8. 预后　早期食管鳞癌手术后 5 年存活率可达 90%，中晚期癌手术后 5 年存活率仅10% ~ 30%。

（二）食管癌肉瘤

食管癌肉瘤（carcinosarcoma）又称肉瘤样癌、鳞癌伴梭形细胞间质、假肉瘤、梭形细胞癌、息肉状癌、化生性癌等。此癌常长成息肉状。有一长短不等的蒂，突向食管腔。肿瘤由肉瘤成分和癌（鳞癌、腺癌或未分化癌）混合而成。肉瘤和癌的比例，不同病例不同。表面常为溃疡面或灶性被覆原位癌或鳞癌，肉瘤成分多数像恶性纤维组织细胞瘤并可向软骨、骨或横纹肌分化，有关此瘤的性质始终有不同意见。有认为此瘤基本上是癌伴肉瘤间质，因免疫组织化学显示肉瘤成分部分亦为 keratin 阳性，电镜下大部分肉瘤细胞具肌纤维母细胞或其他间充质细胞的超微结构，更重要的是此瘤有与食管癌完全不同的生物学特性：①肿瘤总是呈息肉状生长；②此瘤的转移灶多数为纯肉瘤成分；③预后好，5 年存活率达50% 以上。

（三）恶性黑色素瘤

好发于食管中段和下段。老年人多见。肿瘤常呈灰色或黑色息肉状肿物突入食管腔。

1. 光镜　瘤细胞呈上皮样、梭形、二者混合或多形性，黑色素一般较多，所以诊断不困难。

2. 电镜　有多量黑色素小体。食管原发性恶性黑色素瘤周围黏膜鳞状上皮常显交界活性或有散在卫星状瘤结节。有些病例瘤周黏膜有灶性或弥漫性黑变（melanosis）。此瘤恶性度高，预后差。

（四）间充质肿瘤（mesenchymal tumor）

1. 平滑肌瘤　平滑肌瘤是食管最常见的非上皮性良性肿瘤，半数患者无症状，有症状者主诉为吞咽困难和胸部不适，下段较上段食管多见，通常为单发亦可多发，肿瘤形成息肉或巨块突入管腔，表面黏膜光滑或有溃疡形成，或呈哑铃状部分突入管腔，部分突至食管外；或呈扁平形主要是壁内生长的肿物。肿瘤切面界限清楚，灰白色编织状，常伴钙化，光镜所见与身体其他部位的平滑肌瘤同。食管平滑肌肉瘤少见，体积一般较大，质软。切面常有出血坏死。光镜下瘤细胞密集，核分裂可见或多见。分化好的平滑肌肉瘤与平滑肌瘤有时很难鉴别。由于消化道平滑肌肿瘤的生物学行为较发生于子宫者恶性度高，所以对于食管平滑肌肿瘤核分裂 >2/10HPF 者均应作平滑肌肉瘤处理为妥。

一种罕见的弥漫性平滑肌瘤病（diffuse leiomyomatosis）主要见于青少年，累及食管的一段，有时可累及食管和胃。病变处食管狭窄。

光镜：食管壁平滑肌弥漫增生，呈旋涡状。增生的平滑肌间夹杂多量纤维组织，神经和血管成分亦增生并有淋巴细胞和浆细胞浸润，使食管壁弥漫性增厚。这种病变可能是一种畸形而非肿瘤。

2. 胃肠道间质肿瘤（GIST） 食管 GIST 罕见，约占食管间充质肿瘤的 10% ~ 20%，多数为食管远端腔内肿物，造成吞咽困难。多数 GIST 为梭形细胞肿瘤，呈肉瘤样结构，有一定量核分裂。有时可呈上皮样，形态及免疫组化与胃 GIST 相同。

（五）其他肿瘤和瘤样病变

1. 鳞状上皮乳头状瘤和腺瘤 两者均罕见。鳞状上皮乳头状瘤为外生性乳头状肿物。

光镜：鳞状上皮分化好，无异型性。由 HPV 引起的乳头状瘤可见凹空细胞（koilocyte）。腺瘤只见于 Barrett 食管。腺瘤的大体和光镜形态与发生于胃和肠的腺瘤同。

2. 纤维血管性息肉（fibrovascular polyps） 亦称纤维性息肉、炎性纤维性息肉或炎性假瘤。可发生于食管的任何部位，以食管上段多见。体积可很大，致使食管腔显著扩张。息肉有一长蒂附着于食管壁。

（1）大体：息肉呈分叶状，表面粉白色光滑，偶有浅溃疡形成。

（2）光镜：息肉由水肿的纤维结缔组织构成，其中含不等量的成熟脂肪组织和丰富的薄血管，息肉表面被覆有鳞状上皮。

3. 颗粒细胞肿瘤（granular cell tumor） 胃肠道发生的颗粒细胞肿瘤以食管最多见。肿瘤为单发或多发黏膜下肿物，表面有完整的鳞状上皮黏膜被覆，上皮可呈假上皮瘤样增生。瘤细胞胞浆丰富，嗜酸性颗粒状。瘤细胞排列成索或巢。恶性颗粒细胞肿瘤很罕见。近年根据电镜和免疫组织化学研究的结果认为颗粒细胞肿瘤来自神经周细胞（perineural cell）。

4. 其他肿瘤 文献中报道的食管肿瘤还有毛细血管瘤、血管外皮瘤、神经纤维瘤、淋巴瘤、浆细胞瘤、横纹肌肉瘤、滑膜肉瘤、软骨肉瘤和骨肉瘤等。原发性食管的淋巴瘤极罕见，常常是邻近器官的累及。食管淋巴瘤最常见的类型为弥漫性大 B 细胞淋巴瘤及 MALToma。

（六）转移瘤

食管的转移瘤可由肺、甲状腺、喉和胃的肿瘤直接累及，或经淋巴管血管转移至食管，如来自睾丸、前列腺、子宫内膜、肾和胰腺的恶性肿瘤，各种白血病和淋巴瘤均可累及食管。

五、食管活检

食管内镜检查和活检对食管病变的诊断和治疗起很大的推动作用，如明确食管炎的病因（HSV、CMV、念珠菌或其他），确诊反流性食管炎和 Barrett 食管以及明确肿瘤的性质等。内镜活检在诊断鳞状上皮异型增生 Dysplasia/上皮内肿瘤 EIN 较其他手段如脱落细胞学、刷片等有更大的优越性。

（蒋春舫）

第二节 胃肿瘤及瘤样病变

一、胃腺瘤和息肉

1. 胃腺瘤（肿瘤性息肉） 多数位于胃窦，体积较大，单个，广基或有蒂（图 3 - 5），来自肠上皮化生的腺上皮。外形像结肠的腺管状腺瘤、绒毛状腺瘤或绒毛腺管状腺瘤。

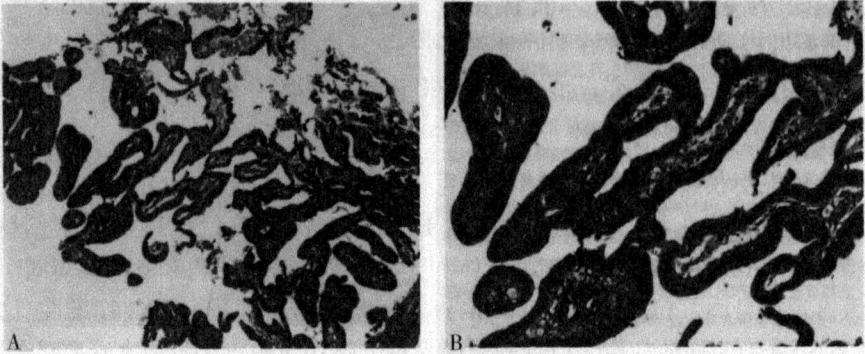

图 3 - 5　胃腺瘤

光镜：腺瘤上皮显示不同级别的异型增生（dysplasia），上皮内有散在的神经内分泌细胞。腺瘤可癌变，特别是高级别异型增生（H. G. dysplasia）和直径 > 2cm 者易发生癌变，但癌变率较低，仅 3.4%。

2. 增生性（再生性）息肉　来自增生的腺窝上皮。体积一般较小，直径 1cm 左右，常为多发，有蒂或广基，表面光滑，略呈分叶状。多发的增生性息肉常集中于胃体胃窦交界处。

光镜：息肉表面为增生肥大的腺窝上皮构成的大型腺管，中心部为增生的幽门腺或胃体腺，夹杂血管纤维平滑肌组织，深部腺体常呈囊性扩张。增生的腺体上皮无异型性。有些增生性息肉中心可见由表面上皮内褶成洋葱皮样结构。增生性息肉无癌变倾向。

3. 混合型息肉　即腺瘤和增生性息肉的混合型。

4. 胃底腺息肉　胃底胃体黏膜形成多发性广基息肉状隆起，直径一般 < 5mm。息肉内有被覆胃底腺上皮即含有壁细胞和主细胞的囊肿，表面腺窝短或缺如。这种息肉表面被覆单层腺窝上皮。

5. 幽门腺息肉　由紧密排列的幽门腺构成，腺上皮立方或短柱状，表达幽门腺黏液（MUC6）。

6. 炎性纤维样息肉（inflammatory fibroid polyps）　又名嗜酸细胞肉芽肿性息肉（eosinophilic granulomatous polyps）。这种息肉少见，好发于胃窦部，直径很少超过 2cm，常呈广基的息肉样肿物突入胃腔，表面被覆胃黏膜并可有溃疡形成。

光镜：息肉由许多小血管和成纤维细胞呈旋涡状生长。这种细胞具有肌成纤维细胞的性质。息肉内有大量嗜酸性粒细胞和淋巴细胞质细胞浸润，炎性纤维样息肉的性质尚有争论，有人认为是神经源性，但多数认为是炎症性质。

7. 其他类型息肉和息肉病　有幼年型息肉（juvenilepolyps），黑斑息肉综合征的息肉（Peutz - Jeghers polyps）和息肉病（polyposis）等。

二、胃癌

胃癌是常见的恶性肿瘤之一，在消化道癌中占第一位。主要分布在亚洲、拉丁美洲和中欧，世界范围的高发国有日本、中国、新加坡、智利、哥斯达黎加、委内瑞拉、匈牙利、波兰、德国、冰岛、保加利亚、罗马尼亚和马耳他等。我国胃癌发病率很高，主要高发区在西北、东南沿海各省以及东北和西南局部地区。我国胃癌的发病从沿海向内地方向、从东到西和从北到南有逐渐降低的趋势。

胃癌的病因因素已知的有饮食因素、地理条件、种族因素、遗传因素、血型、真菌毒素和化学物质如亚硝胺等。其中饮食因素（如高盐饮食、油煎、熏制和粗糙食物等）、真菌毒素和亚硝胺吸引了大量研究人员的注意力。

（一）癌前状态和癌前病变

癌前状态（precancerous conditions）是指某种临床状态伴有很高的发生癌的危险性如恶性贫血、残胃和 Menetrier 病。癌前病变（precancerous lesions）是指一些很易发生癌的组织病理学异常如萎缩性胃炎伴肠化、胃黏膜上皮异型增生（dysplasia）、胃溃疡和胃腺瘤。

1. 残胃（gastric stump）　因良性病变作胃部分切除后 5 年以上的患者发生残胃癌的危险性要比一般人群高 2~6 倍，手术后到发生癌的间隔约 20~30 年。大多数癌发生在吻合口附近，亦可发生在残胃的其他部分。残胃癌的发生与手术前胃内病变性质、手术方式等均无关。手术后切口附近的黏膜可发生炎症、萎缩性胃炎、腺体囊性扩张、炎性息肉或增生性息肉。约 7%~21% 伴不同程度的异型增生。

2. Menetrier 病和恶性贫血　这两种在我国均很少。国外报道二者均可合并胃癌。

3. 慢性胃溃疡（慢性消化性溃疡）　近年来应用影像学技术和纤维内镜动态地观察胃内病变已证实有溃疡病史者合并癌可从溃疡以外的黏膜发生而不一定来自溃疡本身。癌溃疡和良性溃疡一样可以愈合、瘢痕化和再反复发作，此外，癌组织较正常黏膜容易发生糜烂和溃疡，早期胃癌可较长时期存在而不进展等事实都说明胃溃疡在胃癌的组织发生中不是很重要的病变。目前一致认为胃溃疡可以癌变，但癌变率较低，不超过 5%。

4. H. pylori 感染　与胃癌的发生有一定的关系。

5. 胃腺瘤　少数直径 >2cm 的广基腺瘤特别是伴高级别异型增生者可癌变，但腺瘤的癌变率很低，加之胃腺瘤少见而胃癌很常见，二者发生率的差别也说明腺瘤并不是真正的胃癌癌前病变。

6. 萎缩性胃炎　作为癌前病变的依据主要是流行病学显示萎缩性胃炎与胃癌关系密切。国内外流行病学资料均表明胃癌高发区萎缩性胃炎的发病率也高，胃癌低发区萎缩性胃炎的发病率也低。临床随诊萎缩性胃炎 10~20 年后约 8% 病例有胃癌，但还没有动态地观察到从萎缩性胃炎发展成癌的资料。

长期被认为是癌前病变的肠上皮化生实质上是一种半生理现象，因为胃黏膜肠化随年龄增长而增多，目前认为含硫酸黏液的肠化即Ⅱb 型肠化与胃癌的关系密切，不过到底是这型肠化发展成癌呢，还是在癌形成过程中发生肠化还有待进一步证实。

7. 异型增生和上皮内肿瘤（dysplasia, intraepithelial neoplasia）　以往对胃黏膜上皮的不典型增生在 2010 年版 WHO 消化系统肿瘤分类中，已改用异型增生或上皮内肿瘤（dysplasia/intraepithelial neoplasia），而不典型增生只是指那些炎症修复或再生上皮的细胞异型改变。异型增生可分低级别（low grade）和高级别（high grade）2 类（图 3-6、图 3-7）。国内外资料均表明胃癌形成的潜力与细胞的异型增生的严重程度成正比。低级别异型增生黏膜腺体结构轻度异常，细胞轻至中度不典型性，核长形，位于基底部，核分裂轻中等量。高级别异型增生，核呈立方形，核浆比例失常，细胞和腺体结构明显异常，核分裂多见。黏膜内癌是指异型增生腺体或细胞侵入固有膜，浸润癌是指异型增生腺体或细胞已侵至固有膜外。

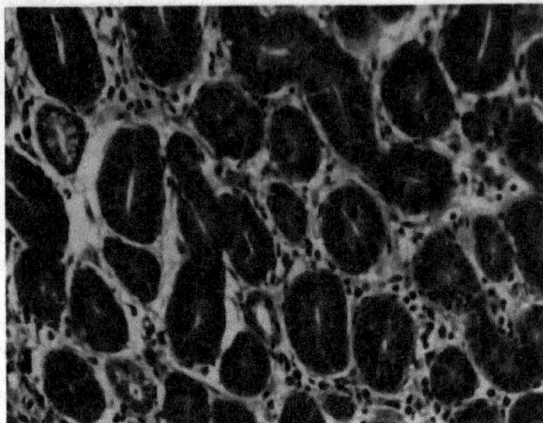

图 3 - 6　胃低级别异型增生/上皮内肿瘤

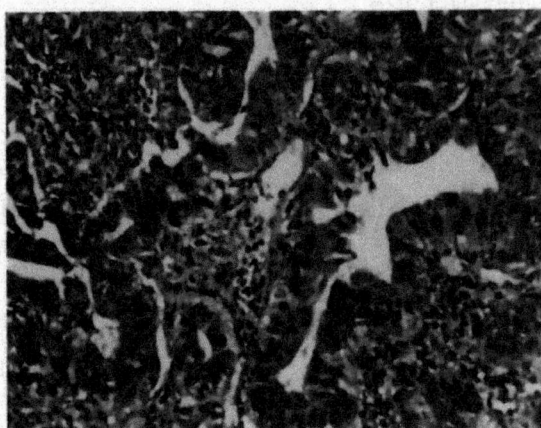

图 3 - 7　胃高级别异型增生/上皮内肿瘤

　　胃癌男性多见，胃的任何部位都能发生，好发部位依次为胃窦（包括幽门前区）、小弯、贲门、胃底和胃体。

　　Borrmann（1926 年）将胃癌大体分成 Ⅰ ~ Ⅳ 型。Ⅰ 型：肿瘤主要向腔内突起形成巨块、息肉或结节，表面可有糜烂，癌呈膨胀性生长，切面与周围胃壁界限清楚；Ⅱ 型：肿瘤向胃壁内生长，中心形成大溃疡，溃疡边缘隆起呈火山口状，呈膨胀性生长，切面与周围胃壁界限清楚；Ⅲ 型：形态与 Ⅱ 型相似但癌的底盘较溃疡大，呈浸润性生长，切面与周围胃壁界限不清；Ⅳ 型：肿瘤在胃壁内弥漫浸润性生长，切面与周围胃壁界限不清，表面可有糜烂或浅溃疡。此型如累及胃的大部或全部者即为皮革胃。1942 年 Stout 又描述了一型胃癌称为浅表扩散型胃癌（superficial spreading carcinoma），此型癌的特点是癌组织主要沿黏膜扩散，不形成突向腔内或侵入胃壁的瘤块，癌的面积明显大于浸润深度。大部分癌组织限于黏膜和黏膜下层，灶性地区亦可深入肌层甚至浆膜或浆膜外。目前国内采用的大体分型不外乎上述五种基本型的改良，如分为巨块型（包括息肉状、结节状、蕈伞状和盘状巨块）、溃疡型、溃疡浸润型、浸润型（根据浸润范围又分成弥漫浸润型和局部浸润型两型）、浅表扩散型、混合型和溃疡 - 癌（ulcer - cancer）。溃疡 - 癌是指在已存在的慢性胃溃疡基础上发生癌。诊断条件是：①慢性胃溃疡即 U1 - 4，溃疡底部肌层完全破坏被瘢痕组织代替，溃疡边缘的黏膜肌层与肌层融合；②溃疡边缘的再生黏膜中（最好是仅在一侧黏膜内）有小的癌灶，溃疡底部绝对不应有癌。这种癌只有在它的早期才能诊断，到晚期时已与一般胃癌不能鉴别。

胃癌绝大部分为腺癌。胃癌的组织学分类种类繁多，主要根据腺体分化程度、间质的量和性质以及分泌黏液的量将胃腺癌分成许多种类型。国内常用的组织学分类：乳头状腺癌、腺癌或称管状腺癌（高分化、中分化、低分化）、黏液腺癌、印戒细胞癌、硬癌（间质有多量纤维组织）和未分化癌。

1965 年 Lauren 根据 1344 例手术切除胃癌的组织结构、黏液分泌和生长方式将胃癌分成肠型胃癌和胃型（弥漫型）胃癌两大类：肠型胃癌来自肠化的上皮，癌细胞形成腺管或腺样结构，黏液分泌主要在腺腔内或细胞外。大体上 60% 为巨块型，25% 为溃疡型，15% 为弥漫型。胃型胃癌来自胃上皮，为黏附力差的小圆形细胞，单个分散在胃壁中，大多数细胞分泌黏液而且黏液在胞质内均匀分布，少量在细胞外。大体上 31% 为巨块型，26% 为溃疡型，43% 为浸润型。肠型和胃型胃癌不仅在形态上有区别，在患者年龄、性别和流行病学等方面都有明显的不同。肠型胃癌多见于老年人，男性多见。胃癌高发区多见。癌周胃黏膜常伴广泛的萎缩性胃炎，预后较好。胃型胃癌多见于青壮年，女性多见，胃癌低发区多见，癌周胃黏膜无或仅有小片萎缩性胃炎，预后差。Lauren 分析的 1344 例中 53% 为肠型，33% 为胃型，另有 14% 不能分类。

（二）早期胃癌

早期胃癌是指位于黏膜下层以上的癌。不管其面积多大和有无淋巴结转移。诊断早期胃癌的关键是必须把病变部和其他周围的胃壁，甚至是全部胃标本作连续切块检查以保证所有的病型均在黏膜下层以上。早期胃癌的大体分型都按照日本内镜学会的分型（图 3 - 8）。各型的混合称为复合型如表面凹陷型的中心有溃疡就形成 Ⅱc + Ⅲ 型。或表面凹陷型边缘又有表面隆起则成 Ⅱc + Ⅱa 型。复合型的命名是把优势的病变写在前面，中间用加号连接。国内外资料都表明早期胃癌以 Ⅱc 型最多见，其次为 Ⅱc + Ⅲ、Ⅲ + Ⅱc 型、Ⅱa 型和其他复合型，Ⅱb 型最少见。

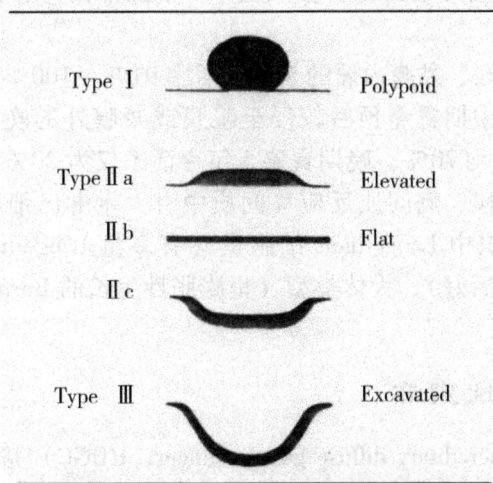

图 3 - 8　早期胃癌大体分型

早期胃癌的组织学类型与一般胃癌同。限于黏膜内的癌称黏膜内癌，浸润黏膜下层者称黏膜下层癌。最大径 <0.5cm 的癌称微小癌。

（三）少见的胃癌

1. 鳞癌和腺鳞癌　纯鳞癌极罕见。腺鳞癌含不同比例的腺癌和鳞癌成分。电镜下可见到一种既含黏液又含张力纤维的中间型细胞。

2. 腺癌伴神经内分泌细胞分化　由于免疫组织化学技术的广泛应用，已发现越来越多的胃腺癌中含有多少不等的神经内分泌细胞。

3. 肝样腺癌（hepatoid adenocarcinoma）　这种癌含腺癌和肝细胞样分化的癌细胞，a-FP 阳性。常长成结节或巨块状。有广泛的静脉瘤栓。预后差。

4. 壁细胞癌（parietal cell carcinoma）　癌细胞有丰富的嗜酸性颗粒状胞质。

电镜：癌细胞质内有大量线粒体、管泡、细胞内小管和细胞内腔。

5. 胃绒癌　胃原发性绒癌多见于老年男性，文献报道的胃绒癌中半数为纯绒癌，形态与子宫绒癌同，半数为合并腺癌的混合型。

免疫组化：显示 HCG 阳性。

6. 其他　还有癌肉瘤、黏液表皮样癌、恶性 Rhabdoid 瘤等。

（四）胃癌的扩散

1. 局部蔓延种植　胃癌侵至浆膜外后可沿腹膜种植，在浆膜下淋巴管内播散，使淋巴管形成白色条纹称为癌性淋巴管炎（lymphangitis carcinomatosa）。癌细胞蔓延侵袭邻近脏器如食管、肝、胰、胆总管、横膈、脾、十二指肠和横结肠，癌细胞可经腹腔或腹膜淋巴管转移至双侧卵巢，称为 Krukenberg 瘤。

2. 淋巴管转移　胃癌转移至胃周和远处淋巴结的顺序为：①贲门、小弯、大弯、幽门上下和胃左动脉旁；②肝动脉旁、腹腔动脉旁和脾动脉旁；③肝十二指肠韧带内淋巴结；④胰十二指肠后；⑤肠系膜根部；⑥结肠中动脉旁；⑦腹主动脉旁；⑧胸腔和胸导管周围淋巴结；⑨左锁骨上（Virchow 淋巴结）。

3. 血行转移　晚期胃癌可经血行转移至全身，常见部位为肝、肺、骨、肾上腺、肾、脑和皮肤等处。

预后：早期胃癌预后好，黏膜内癌的 5 年存活率91% ~100%，黏膜下癌 5 年存活率80% ~90%。侵及肌层的中期胃癌预后较侵至浆膜或浆膜外的晚期胃癌好，中期胃癌 5 年存活率29% ~88%，平均70%。晚期胃癌 5 年存活率仅为20% ~30%。影响预后的因素有浸润深度、淋巴结转移、癌间质反应（间质中有大量淋巴细胞、浆细胞或嗜酸性粒细胞者预后较好）、癌组织中 Langerhans 细胞量（有多量 Langerhans 细胞者预后较好）、组织学类型（肠型胃癌预后好）、大体类型（呈膨胀性生长的 Borrmann Ⅰ 和Ⅱ型预后好）和肿瘤大小。

三、遗传性弥漫性胃癌

遗传性弥漫性胃癌（hereditary diffuse gastric cancer，HDGC）是一种常染色体显性癌-易感综合征，特点是患者患有弥漫性印戒细胞胃癌和乳腺小叶癌。1998 年 Guilford 等首次发现患者有 E-cadherin（CDH1）基因种系（germline）突变。1999 年国际胃癌联合会（Intemational GastricCancer Linkage Consortion，IGCLC）提出诊断 HDGC 的标准为：

（1）在第一代和第二代亲属中有 2 个或 2 个以上诊断为 HDGC 患者，至少有 1 人是在 50 岁以前确诊。

（2）第一代和第二代亲属中有 3 个以上证实为 HDGC 患者，不管诊断时患者年龄大小，而且女性有小叶癌的危险性增加。

（3）40 岁以前确诊为 HDGC，无家族史。

（4）诊断为 HDGC 及乳腺小叶癌家族者至少有 1 人在 50 岁之前确诊为乳腺小叶癌或 HDGC。

（一）流行病学

绝大部分胃癌为散发性，但有 1% ~3% 有遗传倾向性。胃癌发病率低的国家 CDHl 基因种系突变 >40%；而胃癌中一高发国家，CDH1 基因种系突变约 20%。

（二）部位

有症状者可与散发性皮革胃相似，无症状者 CDH1 基因携带者可不形成肿块而可以呈散在黏膜内印戒细胞癌斑块，并弥散及全胃。因此切缘应包括上至食管，下至十二指肠。内镜下 T1 和 T1a 期癌（早期癌）可 <1mm，位于正常黏膜表面上皮下，而且不会扭曲小凹和腺体结构。

（三）病理

早期 HDGC 具 CDH1 突变者胃内多发 T1a 灶，表面黏膜光滑，无淋巴结转移，癌灶位于黏膜内，表面光滑，肉眼看不出肿块。T1a 病灶从 1 个至数百个，大小 0.1 ~10mm，多数 <1mm。病灶在黏膜腺顶部的癌细胞小，表面大，无症状。CDH1 突变者染色浅，肠化和幽门螺杆菌感染少见。TIS（原位）和 T1a（侵至固有膜）背景可有慢性胃炎、肉芽肿性炎和淋巴细胞性胃炎。

（四）癌前病变

1. TIS 印戒细胞位于基底膜内，替代正常上皮细胞，一般核染色深而且极向不正常（图 3 -9）。

2. Pagetoid 样扩散 T1a 的数量远远超过 TIS。CDH1 基因位于 16q22.1，有 16 个外显子，4.5kb mRNA，编码 E – cadherin。

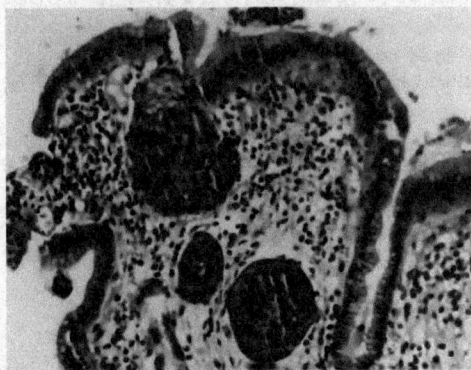

图 3 -9　胃遗传性弥漫性胃癌（HDGC）/原位印戒细胞癌（TIS）

四、胃淋巴瘤

约 25% ~50% 非霍奇金淋巴瘤发生于结外，其中胃肠道最多见。在亚洲、北美及欧洲国家，胃肠淋巴瘤约占所有非霍奇金淋巴瘤的 4% ~20%，中东达 25%。胃肠淋巴瘤中以胃窦最常见（50% ~75%），其次为小肠（10% ~30%）和大肠（5% ~10%）。胃淋巴瘤中主要为黏膜相关淋巴组织淋巴瘤（MALToma），其次为弥漫性大 B 细胞淋巴瘤（DLBCL）。

流行病学及实验室研究证明胃淋巴瘤的发生与幽门螺杆菌（Hp）密切相关。

1. 黏膜相关淋巴组织淋巴瘤（MALToma）　此瘤形态特点是弥漫小 B 细胞［边缘带细胞（故 MALToma 又称结外边缘带细胞淋巴瘤）］，有滤泡形成以及瘤细胞侵犯上皮形成淋巴上皮性病变（图 3 - 10）。

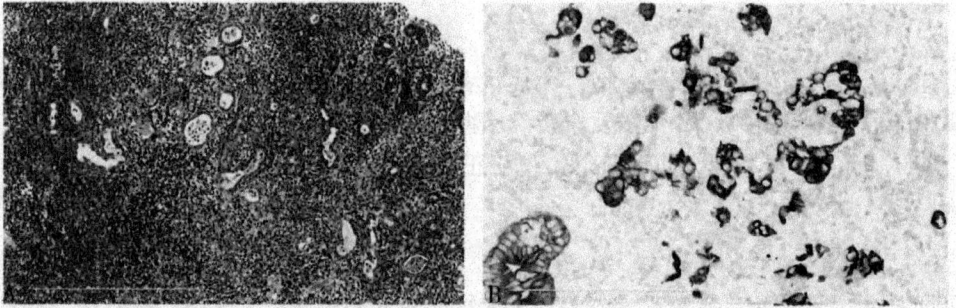

图 3 - 10　胃 MALToma
A. HE 低倍镜下形态；B. 淋巴上皮病变 AE1/AE3

免疫组织化学：CD20、CD79a、Bcl - 2 及 IgM 均阳性；CD5、CD10、CD23 均阴性，CD43 + / -，CD11c + / -。

2. 弥漫性大 B 细胞淋巴瘤（DLBCL）　确定地应称为胃原发性弥漫性大 B 细胞淋巴瘤（primary gastric diffuselarge B cell lymphoma，PCDLBCL）。原发于胃的 DLBCL 可原发或由 MALToma 转化而来。组织学与其他部位 DLBCL 同，但约 30% ~50% 含 MALToma 成分。区别转化的 DLBCL 和新生长的 DLBCL 没有临床意义。原发胃 DLBCL 由 ABC 或 GCB 发生。

免疫组织化学：CD19、CD20、CD22、CD79α 均阳性；而 CD10、Bcl - 6 和 IRF4/mum1 表达率各家报道不同。

3. 套细胞淋巴瘤（mantle cell lymphoma）　除肠道多发性息肉状的套细胞淋巴瘤外，胃的套细胞淋巴瘤少见。

免疫组织化学：Cyclin - D1 阳性。

4. 胃还可以发生其他淋巴瘤　如 T 细胞白血病/淋巴瘤，Burkitt 淋巴瘤、霍奇金淋巴瘤等。

五、转移瘤

胃的转移瘤多数来自乳腺癌和黑色素瘤，但其他恶性肿瘤亦可转移至胃。

（蒋春樊）

第三节　小肠

一、先天性畸形

（一）小肠闭锁和狭窄

可发生在小肠的任何部位但多见于十二指肠或回肠。这种畸形可多发并合并其他器官的畸形。多数情况下仅累及一小段肠管。闭锁肠管形成一纤维条索，闭锁或狭窄上方的肠管扩张，肠壁肌层肥厚，下方肠管萎缩塌陷。

（二）小肠旋转不良（malrotation）

胚胎5周时小肠疝入胚胎外体腔并开始旋转。约10周时回到腹腔继续旋转直到转270°。如肠发育时期旋转不良就能产生种种畸形：①脐部保存疝入的肠管称为腹部肠膨出（intestinal eventration）或脐膨出（exomphalos）；②盲肠、阑尾和升结肠左位，小肠位于右半腹腔；③盲肠未能下降到适当位置；④阑尾位于腹膜后。

（三）小肠重复

极少见。常累及一小段肠管，特别是回肠，偶尔亦可累及整个空肠和回肠。重复的肠管呈球形或管状，可有它们自己的系膜，但多数是与正常系膜相连。重复肠有正常的黏膜、黏膜下层和内环肌，纵行肌常不发育。可有胃腺异位并能继发感染或发生肿瘤。

（四）胰腺异位

最常发生的部位是十二指肠，特别是壶腹区。异位的胰腺导管和腺泡形成小结节位于黏膜下层或更深部，很少含胰岛。异位的胰腺可发生胰腺炎和肿瘤。

（五）胃黏膜异位

形成孤立的小结节或广基息肉，多见于十二指肠。异位黏膜为胃底胃体腺黏膜，含壁细胞和主细胞，可发生增生和肿瘤。

（六）憩室

多数憩室为后天性，常合并吸收不良。小肠最常见的先天性憩室为梅克尔憩室（Meckel diverticulum）。梅克尔憩室位于回肠的肠系膜对侧，约在回盲瓣上方1m处（婴儿约在30cm处）。憩室长2~8cm，直径与所在肠的直径相同。梅克尔憩室是卵黄肠导管（vitelline – intestinal duct）近端的残留物，憩室的盲端游离，有时可有一纤维索连接脐部；有时憩室直接开口于脐，这时称为梅克尔瘘或回肠脐瘘。如卵黄肠导管的肠端闭锁而脐端开放则形成卵黄窦（vitelline sinus），可分泌少量黏液。另一些情况下导管的两端均闭锁，中段扩张，由于所分泌的黏液的积聚而形成卵黄囊肿（vitelline cyst），亦称肠囊瘤（enterocystomas）。偶尔从卵黄窦或囊肿可发生腺癌，这是脐部极罕见的腺癌来源之一，另一些可来自脐尿管残留物（urachal remnant）。梅克尔憩室含正常肠壁四层。黏膜多数为邻近小肠黏膜，亦可是十二指肠或结肠黏膜，黏膜内可有胃黏膜异位，故可发生消化性溃疡；亦可有胰腺异位。憩室可并发急性和慢性憩室炎、套叠、黏液囊肿和良恶性肿瘤。黏液囊肿破裂可导致腹膜假黏液瘤。

十二指肠憩室为单个，位于第二段，体积可很大而造成肠梗阻性黄疸、胰腺炎、瘘、出血和穿孔。有的憩室突入腔内形成息肉，但多数沿胚胎腹胰和背胰融合线突入胰腺。

空肠憩室多数在上段空肠，位于系膜缘，多发，壁薄。有些是先天性，多数是由于空肠肌层缺陷而形成的后天性憩室。憩室底部可有异位胰腺。憩室可并发出血、穿孔、感染和气囊肿等。

二、炎症

（一）十二指肠炎和慢性十二指肠溃疡

十二指肠炎的形态从单纯的淋巴细胞浆细胞增多到绒毛萎缩变形。表面上皮内有中性粒细胞浸润，上皮细胞变性坏死形成糜烂。有时表面上皮呈合体细胞样或化生成胃黏膜样，有时可合并急性炎，黏膜侧的 Brunner 腺增多。十二指肠炎与十二指肠溃疡（消化性溃疡）可能有一定的关系，即在十二指肠炎的基础上加上酸的侵袭就发展成溃疡。近年对幽门螺杆菌的研究结果认为幽门螺杆菌与十二指肠炎有一定关系。正常十二指肠黏膜无幽门螺杆菌，此菌只在胃黏膜化生的十二指肠黏膜上繁殖。在有胃黏膜化生处常可见幽门螺杆菌和中性粒细胞浸润。十二指肠溃疡多见于球部，前壁较后壁多见．亦可发生在十二指肠第二段。直径一般 1cm 左右。主要并发症为穿孔和幽门梗阻。十二指肠溃疡无癌变倾向。

（二）急性蜂窝织炎性小肠炎

急性蜂窝织炎性小肠炎（acute phlegmonous enteritis）多见于空肠，侵犯十二指肠和回肠较少。由化脓菌特别是链球菌感染引起。病变的肠由于显著充血水肿而使肠壁明显增厚。

光镜：肠壁各层特别是黏膜层有大量中性粒细胞浸润甚至脓肿形成。黏膜可坏死脱落而形成浅溃疡，浆膜面有纤维素渗出，肠系膜亦可有脓肿形成。淋巴结显急性炎，此病常为重症肝病的并发症。

（三）耶尔森小肠结肠炎

耶尔森小肠结肠炎（Yersinla enterocolitis）小肠病变类似伤寒。耶尔森菌主要侵犯肠相关的淋巴组织（GALT）。肠壁 B 细胞增生，灶性中性粒细胞浸润，中心坏死。形成溃疡，溃疡长圆形，底部淋巴组织增生。亦可有小的鹅口疮样溃疡。耶尔森菌可引起小肠结肠炎、急性阑尾炎和（或）肠系膜淋巴结炎，感染的淋巴结滤泡发生中心坏死，周围有中性粒细胞浸润。

（四）急性非特异性末段回肠炎和非特异性肠系膜淋巴结炎

多数患者是儿童，临床症状像急性阑尾炎，但剖腹探查无急性阑尾炎，仅末段回肠充血水肿，肠系膜和回盲部淋巴结肿大。

光镜：淋巴结和末段回肠均为非特异性炎症，有时末段回肠炎较重而导致局限性腹膜炎和纤维素性粘连，病因不明。

（五）伤寒和副伤寒

是一种急性传染病，主要累及末段回肠的淋巴组织。伤寒病原菌为伤寒杆菌（Salm - onella typhi）。感染后第一周末患者血内出现特异的凝集抗体，其滴定度在第三周末达最高峰，临床以此诊断伤寒，称为 widal 反应，由于抗体的出现，经集合淋巴结再吸收的伤寒杆菌在局部发生抗原抗体反应。从而导致黏膜坏死和溃疡。

按病程小肠病变可分为：

1. 髓样肿胀期 末段回肠的孤立淋巴结和集合淋巴结明显肿胀形成圆形或卵圆形结节，质软，灰红色，表面呈脑回状。

光镜：肠壁充血水肿。黏膜淋巴组织和肠壁各层有大量单核细胞浸润，部分单核细胞吞噬有红细胞、淋巴细胞、细胞碎片和伤寒杆菌，这种单核细胞称为伤寒细胞，伤寒细胞聚集成堆称为伤寒小结。除单核细胞外各层尚有淋巴细胞和浆细胞浸润，中性粒细胞极少。

2. 坏死期 黏膜淋巴组织表面的黏膜坏死。

3. 溃疡期 溃疡呈圆形或卵圆形，卵圆形溃疡的长径与肠的长轴平行。

光镜：溃疡底的表层为渗出物和坏死组织，其下为薄层肉芽组织。溃疡底和附近的肠壁中有大量伤寒细胞、淋巴细胞和浆细胞浸润。伤寒的肠溃疡一般较浅，仅及黏膜下层；有时也可深达肌层或浆膜，从而引起肠穿孔或腐蚀血管引起大出血。

4. 愈合期 溃疡由周围黏膜上皮修复愈合，愈合时很少形成瘢痕，因此伤寒性肠狭窄少见。

并发症：常见并发症为出血和穿孔，亦是伤寒患者死亡的主要原因。其他有急性伤寒性胆囊炎、肠麻痹、肝脾大、心肌炎、腹壁肌肉 Zenker 变性、急性支气管炎、脑膜炎、肾炎、睾丸炎、关节炎和骨炎等，临床恢复后伤寒菌仍可留在胆道（特别是胆囊）和肾内，继续由粪便和尿内排出。这种患者就成为带菌者。

副伤寒由 Salmonella paratyphi 引起，病变与伤寒同但较轻，限于回肠的一个小区域内，并发症少。

（六）嗜酸性肠炎（eosinophilic enteritis）

有时胃肠同时累及称为嗜酸性胃肠病（eoslnophilicgastroenteropathy）。小肠的一段或数段肠壁弥漫性增厚、水肿和大量嗜酸性粒细胞浸润。腹膜有纤维素渗出。肠系膜淋巴结肿大，常伴有外周血嗜酸性粒细胞增多。原因不明，可能是对某些食物或寄生虫过敏，因70%患者有个人或家族过敏史。

（七）肠结核

发达国家肠结核已很少见，但第三世界国家仍较多见。

1. 大体 可分为溃疡型和增殖型：①溃疡型肠结核：病变起始于黏膜淋巴小结，使之坏死形成溃疡。病变沿肠壁淋巴管向四周扩散，溃疡逐渐增大，因肠壁淋巴管围绕肠管走行，所以结核性溃疡为环形，其长径与肠长轴垂直，边缘参差不齐如鼠咬状。溃疡底的浆膜面可见白色粟粒状结核结节。肠系膜淋巴结肿大，有干酪样坏死。②增殖型肠结核：肠壁纤维组织增生而增厚。黏膜面有多数炎性息肉形成，亦可伴黏膜大小不等的溃疡，疾病后期由于肠壁增生的纤维组织收缩可形成肠狭窄。狭窄呈环形，可单发或多发。

2. 光镜 肠壁各层均可见有干酪样坏死或无干酪样坏死的结核结节。结核结节边缘有较厚的淋巴细胞套，结核结节常相互融合成片。肠壁各层纤维组织增生，黏膜下层闭锁或变窄。肌层破坏有瘢痕形成。黏膜下层和肌层神经纤维增生，黏膜可有幽门腺化生，经抗结核治疗后，肠壁结核可萎缩、玻璃样变甚至消失。局部淋巴结的结核病灶不会因抗结核治疗而完全消失。

3. 并发症 急性结核性溃疡易穿孔而导致结核性腹膜炎。增殖性肠结核的主要并发症是肠狭窄所引起的肠梗阻。

（八）克罗恩病

1932 年克罗恩及其同事报道此病时作为只发生在末段回肠的一种炎症。以后越来越多的临床和病理实践证明克罗恩病（Crohn's clisease）可发生在消化道的任何部位，从口腔到肛门以及消化道外的部位如皮肤和关节，有时消化道病变不明显而主要病变在消化道外。好发部位为末段回肠和回盲部。Morson 等分析消化道克罗恩病的分布：小肠 66%，大肠 17%，同时累及大小肠者 17%。北京协和医院资料：小肠 15%，大肠 7.5%，同时累及回肠、回盲部及大肠者 77.5%。

克罗恩病的病因至今不明，曾研究过的发病因素有遗传、饮食和生活习惯、种族、环境、损伤、精神因子、生物因子（细菌、原虫、病毒、真菌等）和免疫缺陷等，但均未能充分证实。近期发现克罗恩病与 16 号染色体上 CARD15（NOD2）基因移码突变有关，最近发现与 1 号染色体 IL23R 基因的某些变异相关。

克罗恩病多见于北欧，斯堪的纳维亚国家、北美和英国、法国、意大利等，非洲、中东、亚洲和南美少见。可发生在任何年龄组，有两个年龄高峰：20～40 岁和 60～70 岁。男女发病率相近。克罗恩病为反复发作的慢性进行性炎症。

克罗恩病为非连续性节段性病变。

1. 大体 ①黏膜溃疡：多数为匐行溃疡（serpiginousulcer），不连续，大小不等。形态不规则，边缘清楚，溃疡之间的黏膜正常。另一种为纵行溃疡（longitudinal ulcer），这种溃疡位于肠系膜附着侧的黏膜面。早期病变为鹅口疮样溃疡（aphthoid ulcer）。这是在黏膜淋巴小结上形成的小溃疡，从针尖大的出血性病灶到小而边缘清楚的浅溃疡，如手术切除缘附近有这种小溃疡则可成为以后复发的病理基础。早期病变可经过若干年发展成有临床和影像学特征的病变，但克罗恩病的早、晚期病变可在一段肠管内同时存在。②肠狭窄：狭窄区长短不一。单个或多发。最典型的狭窄是末段回肠的长管（hosepipe type）狭窄。这种狭窄的长度从数厘米到数十厘米。狭窄处肠壁弥漫性增厚，管腔狭窄，整段肠如救火用的水管。近年由于诊断技术的提高，这种典型的在疾病晚期才出现的长管状狭窄已很少见。③黏膜鹅卵石样改变（cobblestone appearance）：约 1/4 病例可见典型的黏膜鹅卵石样改变。这是由于黏膜裂缝（crevices）和裂隙（fissures）之间的黏膜下层高度充血水肿而使黏膜隆起所致。④炎性息肉：形态与慢性增殖性肠结核和溃疡性结肠炎的炎性息肉同。有些克罗恩病的肠黏膜面可布满大小不等的炎性息肉。⑤肿块形成：克罗恩病肠的浆膜和肠系膜都有炎症和纤维组织增生，常引起肠襻之间和与邻近脏器粘连，增厚的肠襻因粘连扭曲而形成"肿块"，特别是回盲部更常见，这种肿块常使临床和影像学误诊为肿瘤。

以上病变可单独或混合存在，病变的大体特点为跳跃式不连续病变（skip lesions）。病灶之间的肠壁正常，肠浆膜由于炎症纤维化而与肠周脂肪组织粘连，从而使手术切除的肠标本看起来像脂肪组织增生。肠周脂肪组织由于粘连而增多亦见于慢性肠结核。肠周淋巴结多数肿大。

克罗恩病的光镜下特点为不连续的全壁炎、裂隙状溃疡、黏膜下层高度增宽、淋巴细胞聚集和结节病样肉芽肿形成。①全壁炎（transmural inflammation）：病变处肠壁全层有淋巴细胞和浆细胞浸润。②裂隙状溃疡（fissuring ulcer）：为刀切样纵行裂隙，深入肠壁，有时可达浆膜，这是克罗恩病常并发肠瘘的病理基础。裂隙状溃疡有时可呈分支状，溃疡的内壁为炎性渗出物和肉芽组织（图 3 - 11）。裂隙状溃疡的横切面即成壁内脓肿（intramural abscess）。裂隙状溃疡虽然也可见于急性溃疡性结肠炎和肠结核，但前者浅，后者数量很少，所以裂隙状溃疡对克罗恩病有诊断价值。③淋巴细胞聚集（lynphoid aggregation）：肠壁各层特别是黏膜下层和浆膜层有大量淋巴细胞，形成结节并有生发中心。④黏膜下层高度增宽：这是由于黏膜下层高度水肿、淋巴管血管扩张、神经纤维及纤维组织增生等使黏膜下层高度增厚，其厚度可数倍于正常。⑤结节病样肉芽肿（sar - coid - like granuloma）。即非干酪样坏死性肉芽肿。50%～70%的克罗恩病肠壁可找到这种肉芽肿。结节病样肉芽肿与结核结节的区别在于无干酪样坏死、体积小而孤立、周围淋巴细胞套薄而不显（图3-12）。肉芽肿的巨细胞胞浆内常可找到Schaumann小体。小肠和大肠克罗恩病肉芽肿少而直肠肛门克罗恩病肉芽肿较多，病程长者肉芽肿少。因此肉芽肿是克罗恩病的早期改变。直肠或肛门病变常常可能是最早发现的克罗恩病病变的部位。肛门直肠活检或其他部位活检诊断克罗恩病需要找到肉芽肿才具有诊断意义。

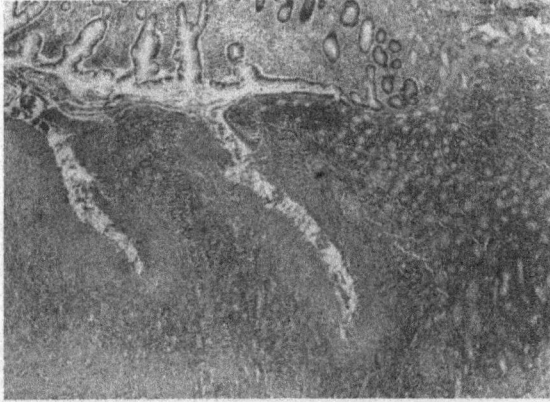

图3-11　克罗恩病裂隙状溃疡

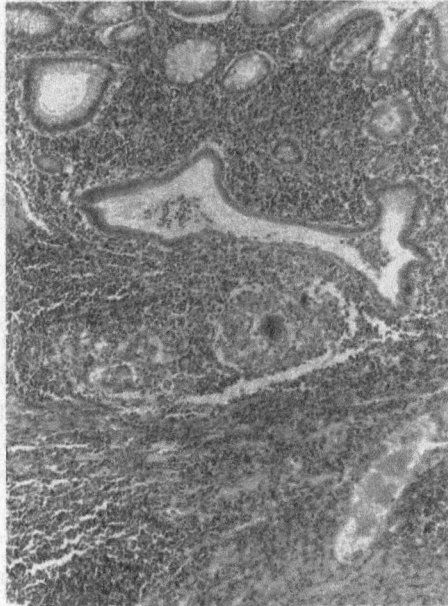

图3-12　克罗恩病肉芽肿

其他病变有幽门腺化生、神经纤维瘤样增生、血管炎、黏膜下层和浆膜纤维化、肠系膜炎等。肠周淋巴结显非特异性炎，约 1/4 可找到结节病样肉芽肿。

2. 并发症

（1）肠梗阻：由于肠壁纤维化肠狭窄而导致肠梗阻，多数为亚急性梗阻，急性梗阻少见。

（2）肠瘘：有 3 种：肠襻之间的内瘘、肠皮肤瘘和肛门瘘。约 10% ~20% 克罗恩病患者发生内瘘，最常见的是回肠 - 回肠瘘和回肠 - 结肠瘘。有时病变肠襻与盆腔腹膜粘连形成慢性盆腔脓肿，脓肿破入直肠而形成回肠 - 直肠瘘，偶尔亦可见回肠 - 膀胱瘘或回肠 - 阴道瘘。肠皮肤瘘最容易发生的部位是腹部手术切口或手术瘢痕处。肛门瘘可发生在肠病变出现之前、之后或同时。有时因为出现肛门瘘而找出潜在的肠克罗恩病，肛门病变区水肿、灰蓝色。镜下可找到结节病样肉芽肿，无结核杆菌。

（3）吸收不良：由于肠黏膜广泛炎症和溃疡，从而造成对脂肪、维生素 B_{12} 和蛋白质吸收不良。

（4）癌变：克罗恩病小肠癌变的发生率较正常对照高 6 ~20 倍。大肠克罗恩病癌变率较正常对照高 20 倍。小肠癌较多发生在远段，年轻人多见。大肠癌则近段较多，多发，亦是年轻人多见，食管和胃克罗恩病亦可癌变但极罕见。

（5）其他少见的并发症：有关节强直性脊椎炎、多关节炎、眼炎、肝硬化、淀粉样变性和皮肤病变。皮肤病变中常见的是会阴皮肤溃疡。这种溃疡能扩展延伸到腹股沟并累及外生殖器，所以称之为扩展性溃疡（spreading ulcers），多见于肛门手术后。扩展性溃疡只是在结肠直肠有广泛病变时才出现。此外，在结肠造瘘口和回肠造瘘口周围皮肤，当克罗恩病复发时亦可出现溃疡，但手术治疗后即消失。远离消化道的皮肤如阴茎、乳房下、前腹壁褶痕处、外阴和腋窝等处亦能出现溃疡，这种溃疡称为转移性皮肤溃疡。诊断克罗恩病皮肤病变必须找到结节病样肉芽肿。其他合并的皮肤病变还有坏疽性脓皮病、结节性红斑和全身性湿疹等。

3. 鉴别诊断　克罗恩病主要与溃疡性结肠炎、缺血性肠病和肠结核相鉴别。①溃疡性结肠炎：为连续性病变。从直肠到回盲部，仅 10% 累及末段回肠。溃疡浅，通常限于黏膜及黏膜下层。有明显的隐窝脓肿。无结节病样肉芽肿。②缺血性肠病：亦为连续性病变，病变肠壁肉芽组织和瘢痕组织多，有多量含铁血黄素沉着。③肠结核：肠结核的黏膜下层变狭窄或闭锁，肌层破坏有瘢痕形成，肠壁有干酪样坏死的结核结节，结核杆菌阳性。结核结节大、融合、周围淋巴细胞套明显。局部淋巴结有干酪样坏死。

4. 病程和预后　克罗恩病是一种慢性进行性炎症，可反复发作和缓解，病程可持续许多年，有些病例肠病变仅导致轻度临床症状，引起患者就医的却是并发症如肠梗阻、内瘘、肛门瘘或吸收不良等。另一些病例临床症状重，近期并有发作，但手术切除的肠仅有已消退的病变。克罗恩病复发率高，但死亡率不高。

三、小肠缺血和梗死

任何原因影响肠血液循环如肠套叠、肠绞窄、肠扭转和肠系膜血管血栓形成或栓子栓塞都能引起肠梗死。梗死为出血性。早期时病变肠高度充血，呈暗黑色至紫红色，浆膜下和黏膜下有大小不等的出血斑。随着病变的发展，肠壁因充血、出血和水肿而增厚。黏膜坏死形成溃疡，肠壁全层出血，肠腔内含血性液甚至血液。浆膜有纤维素性或纤维素脓性渗出物，使浆膜变混浊和颗粒状。

肠系膜血管急性堵塞时发生肠梗死，慢性或不完全堵塞时肠壁呈慢性缺血状态。缺血肠外观色泽可正常或有斑点状紫红色区，肠腔稍扩张，黏膜出血坏死，形成匐行或纵行溃疡。

光镜：早期病变呈斑点状分布，有时仅累及绒毛顶端。黏膜下层显著充血水肿及出血。血管内有纤维素性血栓形成。严重病例肌层亦可出血。后期肠壁纤维组织增生。

四、小肠吸收不良

食物在胃内受胃酸－胃蛋白酶的作用分解成巨分子营养物，这些营养物进入小肠在胆汁和多种胰酶的作用下分解成氨基酸、单糖和脂肪酸等。这些小分子营养物被小肠黏膜吸收入血液，运送到全身各脏器和组织。小肠黏膜的绒毛使吸收面积很大，而吸收细胞腔面的微绒毛又使吸收面积进一步扩大。食物的消化分解成营养物、营养物的吸收以及营养物的运送这三个环节中任何一个发生障碍就能产生吸收不良综合征。临床特点是脂肪泻（steatorrhea）、食欲减退、消瘦和贫血等。

（一）乳糜泻

乳糜泻（celiac sprue）又名麦胶诱发的小肠病（gluten－induced enteropathy）。此病系对麦胶过敏。临床有严重的脂肪泻。乳糜泻的特点：①对所有营养物均吸收不良；②小肠黏膜有典型的病变；③用不含麦胶的食物后临床有明显改善。

小肠黏膜呈不同程度萎缩，变扁平，绒毛部分或大部分萎缩，大大减少了吸收营养物质的面积。立体显微镜下黏膜绒毛呈桥形、脑回状或扁干镶嵌状。完全萎缩的小肠黏膜形如大肠黏膜。

1. 光镜　绒毛变短变宽，隐窝底部核分裂增多，Paneth 细胞可增多。固有膜淋巴细胞和浆细胞增多，表面上皮细胞变矮甚至立方形。核形态与排列均不规则。上皮内淋巴细胞明显增多，严重者上皮内淋巴细胞数可与上皮细胞数相等或超过。上皮下有一胶原纤维带形成。病变以空肠上段和十二指肠为重，越往远端病变越轻。儿童和成人病变相同。

2. 电镜　肠细胞的微绒毛显著变形缩短。线粒体大小形态异常，嵴变形，核糖体丰富，肌层有脂褐素沉着。

大量临床随访资料证实乳糜泻易合并恶性肿瘤，特别是淋巴瘤（多数为外周 T 细胞淋巴瘤）和消化道癌（食管、胃和结肠癌）。从乳糜泻发病到发生恶性肿瘤的时间可长达 20 ~ 30 年，其他并发症有慢性非特异性溃疡性十二指肠空肠炎。

（二）热带口炎性腹泻

热带口炎性腹泻（tropical sprue）流行于南亚、东南亚、非洲和加勒比海地区，其他热带和亚热带地区亦有散在发病。儿童与成人均能发病，临床特点是脂肪泻和叶酸缺乏性贫血。小肠病变较乳糜泻轻。绒毛部分萎缩，固有膜有多量淋巴细胞和浆细胞浸润。

热带口炎性腹泻原因不明。对不含麦胶的饮食治疗无效，对抗生素有一定的疗效，因此有人认为是一种细菌感染，也有些患者对叶酸和维生素 B_{12} 有明显疗效。

（三）Whipple 病

1907 年 Whipple 最早描述，是一种较少见的病。多见于中老年男性，男女之比为 8 ：

1。临床特点为游走性多关节炎、间歇性慢性腹泻和脂肪泻、吸收不良。病变累及小肠（特别是近端小肠）、肠系膜和主动脉旁淋巴结和全身其他脏器。

1. 光镜 小肠黏膜固有膜内有大量巨噬细胞，许多巨噬细胞胞浆内含颗粒状物。这种颗粒状物脂肪染色阴性，但 PAS 染色阳性。

2. 电镜 巨噬细胞胞浆内 PAS 阳性颗粒状物内有杆菌样小体（bacilliform bodies）。患者经抗生素治疗后这种杆菌样小体消失。小肠黏膜绒毛由于大量巨噬细胞浸润而变钝增粗，病变的小肠黏膜外观像熊毛毡样。上皮细胞扁平，胞浆空泡状，小肠壁增厚。浆膜和肠系膜混浊增厚；浆膜面可见细网状的淋巴管网。除小肠外消化道的其他部位、腹腔淋巴结、肝、脾、肾、心、肺、肾上腺、中枢神经系统和横纹肌均可有上述巨噬细胞浸润。心瓣膜可发生非细菌性心内膜炎。

（四）无 β 脂蛋白血症

无 β 脂蛋白血症（a beta – LipoproLeinemla 或 acanthocyto – SiS）是一种常染色体隐性基因遗传病。由于不能合成一种蛋白质 – ape – LP – ser，所以肠细胞内甘油三酯不能运送到固有膜淋巴管内。空肠黏膜绒毛形态相对正常，绒毛上 2/3 的肠细胞（enterocytes）胞浆呈空泡状，空泡中为中性脂肪。

（五）小肠淋巴管扩张症（intestinal lymphangiecta – sias）

小肠固有膜淋巴管扩张，使富含蛋白的液体进入细胞外空间和肠腔，造成蛋白丢失性肠病。

（六）芥蓝虫病

芥蓝虫病（Giardiasis）由芥蓝虫（Giardia lamblia）感染引起。芥蓝虫感染全世界均有散发。患者有腹泻，可持续数日至数月，亦有患者无临床症状。芥蓝虫病是患低 γ 球蛋白血症（hypogammaglobulinemia）伴肠症状者的最常见原因。十二指肠活检可找到虫体。芥蓝虫常位于黏膜表面或绒毛之间，亦可深入到黏膜内。黏膜绒毛萎缩，上皮扁平，但程度较轻。

五、肿瘤和瘤样病变

小肠各种类型的肿瘤均少见。小肠肿瘤约占消化道肿瘤的 10%，而其中 60% 为良性，消化道良性肿瘤中 25% 发生在小肠，而恶性肿瘤仅 5% 发生在小肠。

（一）腺瘤和息肉

小肠的腺瘤和息肉均少见。

1. 十二指肠腺腺瘤（Brunner's gland adenomas） 此瘤罕见。好发于十二指肠第一和第二段交界处的十二指肠后壁。单发，呈息肉状，有蒂。大小不等，直径 0.5～6cm。

光镜：为大量增生而分化成熟的 Brunner 腺，其间间以平滑肌纤维，使腺瘤呈小叶状结构。腺上皮无异型性。Brunner 腺腺瘤男性多见。各种年龄都能发生，可引起黑便或十二指肠梗阻。

2. 炎性纤维样息肉 息肉直径 2～13cm. 平均 4.4cm，广基，灰色或蓝色。表面黏膜常有溃疡形成，镜下形态与胃内相应息肉相同。常引起肠套叠。

3. Peutz – Jeghers 息肉（P – J 息肉） Peutz – Jeghers 综合征包括三个部分：①胃肠道

P-J息肉；②常染色体显性遗传；③皮肤黏膜黑色素沉着。P-J综合征又称皮肤黏膜黑斑息肉病。男女发病率相等，多见于儿童和青少年。临床特点是唇和口腔黏膜有过多黑色素沉着，有时手指、足趾皮肤也有黑色素沉着。息肉最多见于小肠，特别是空肠，其次为胃和大肠。多数患者的息肉为多发性，但少数亦可仅有一个息肉，息肉直径从数毫米到 5 cm，小者无蒂，大者有蒂。外形如大肠腺瘤。

光镜：由黏膜肌层的肌纤维增生形成树枝样结构，其上被覆其所在部位消化道正常黏膜上皮、腺体和固有膜。黏膜与平滑肌核心保持正常的黏膜与黏膜肌层的关系。所以一般认为P-J息肉是一种错构瘤，但有少数报道 P-J 息肉发生癌变并转移至局部淋巴结。P-J 息肉可合并消化道其他部位的癌、卵巢环管状性索肿瘤、宫颈高分化腺癌（恶性腺瘤）、卵巢黏液性肿瘤和乳腺癌等。

4. 腺瘤　小肠腺瘤可单发或多发，十二指肠和空肠较回肠多见，形态与大肠腺瘤同。腺瘤的癌变率与腺瘤大小、类型和上皮异型增生的程度有关。大腺瘤、绒毛状腺瘤和伴重度异型增生者易癌变，十二指肠和壶腹区腺瘤易癌变，特别是壶腹区绒毛状腺瘤的癌变率可高达 86%。

（二）小肠癌

小肠癌的发病率在消化道癌中不足 1%，为什么小肠癌的发病率如此低，原因不清楚。小肠癌的好发部位为十二指肠，上段空肠和下段回肠这些部位的癌与腺瘤恶变、乳糜泻和克罗恩病可能有关。十二指肠癌占小肠癌的 1/4，其中以壶腹区癌多见。

1. 大体　小肠癌常长成环形引起肠腔狭窄，少数可长成乳头、息肉或结节状。组织学类型绝大多数为不同分化程度的腺癌。其他少见类型有小细胞癌与腺癌混合型和分化不良型癌（肉瘤样癌）。除转移至淋巴结外可种植至腹膜。5 年存活率约 20%。

2. 免疫组化：小肠癌 50% CK7（+），40% CK20（+）。

（三）神经内分泌肿瘤

1. 空肠回肠主要 NETG1　即类癌，分泌 5-HT，多见于老年人，年龄高峰 60~70 岁。好发部位为回肠下段，70% 回肠，11% 空肠，3% 发生在梅克尔憩室亦能发生类癌。肿瘤多数为单发，偶尔可多发。生长缓慢，确诊时常常已转移至局部淋巴结和肝。肿瘤所分泌的5-HT（5-羟色胺）的作用常在发生肝转移后才充分表现出来，可能是因为肿瘤长至足够大能分泌相当浓度的 5-羟色胺时才能引起临床症状，所以类癌综合征（carcinoid syndrome）被视作长期亚临床病程的终末表现。

NETG1（类癌）体积一般较小，13% <1cm，47% <2cm。25%~30% 为多发，位于黏膜深部或黏膜下层向肠壁深部生长；或形成有蒂息肉突向肠腔，表面黏膜坏死而形成溃疡。如局部淋巴结已发生转移，则转移灶常较原发灶大。肿瘤质实，经甲醛固定后常呈亮黄色，而手术时原发瘤和继发瘤均为白色。

（1）光镜：典型的 NETG1（类癌）为大小一致的多角形细胞或柱状细胞，细胞排列成实性巢或条索，亦可呈管状或腺泡样（图 3-13）。细胞巢边缘的细胞为柱状，呈栅栏状排列，形如基底细胞癌。HE 染色切片有时可见胞浆中红色颗粒。银反应为亲银性（argentaffin），银颗粒位于核下部与基底膜之间。瘤细胞可浸润神经鞘或侵犯淋巴管和血管。肿瘤周围常可见肥大的平滑肌纤维，如瘤组织不及时固定可使 5-羟色胺氧化或弥散到细胞外，这样使银反应呈阴性。间质纤维组织增生。判断恶性（NEC）主要是肿瘤侵入肌层和（或）有转移，常见为淋巴结及肝转移。

（2）免疫组化：除一般神经内分泌细胞标记如 chro - mogranin A、CDX2、synaptophysin 等阳性外，可分泌 5 - 羟色胺和多种肽类激素。

（3）电镜：神经分泌颗粒核心电子密度高，形态不规则，大小不一，直径约 300nm 左右。

（4）临床症状：主要在 NET 发生转移后出现症状"所谓类癌综合征"，表现为哮喘样发作、四肢抽搐、休克、右心功能不全等。颜面潮红很像绝经后的面部潮红。这种潮红特别鲜艳，其诱因常为感情冲动、进食、饮热的饮料或饮酒。一旦潮红持续长时间后受累处皮肤发生永久性改变即毛细血管持续性扩张，局部发绀和明显的血管扩张，继之玫瑰疹样改变，最后呈糙皮病样（pellagra - like）。颜面潮红的机制尚不清楚。心脏病变主要累及肺动脉瓣和三尖瓣，瓣膜狭窄或闭锁不全。常常是肺动脉瓣狭窄而三尖瓣闭锁不全，瓣叶的纤维化导致像愈合的风湿性心内膜样改变。右心房心内膜可有纤维化或弹力纤维增生斑，右心室病变较轻。心内膜病变早期为局灶性黏多糖减少和散在肥大细胞、淋巴细胞、浆细胞浸润，后期纤维组织增生。个别病例亦可累及左心。

2. 十二指肠类癌（NET）　好发部位依次为十二指肠第二段，第一段、第三段。年龄 22～84 岁，平均 55 岁。男女发病率差别不大。十二指肠类癌（NET）是很特殊的一种类癌，常合并 von Recklinghausen 病、Zollinger - Ellison 综合征和多发性内分泌肿瘤（MEN）。肿瘤大体形态与空肠回肠类癌相似，但肿瘤为灰白色而不是亮黄色，而且肿瘤体积较小（<2cm），13% 为多发性。

（1）光镜：瘤细胞主要排列成花带状或腺样。银反应大多数为嗜银性（argyrophilic）。于壶腹区的类癌常有砂粒体形成。

（2）免疫组化：除一般神经内分泌细胞标记阳性外可分泌多种肽类激素如生长抑素、胃泌素、降钙素、胰多肽和胰岛素等。

（3）电镜：分泌颗粒根据所分泌的激素而异。

十二指肠和壶腹底部还可发生杯状细胞类癌（腺类癌）和小细胞神经内分泌癌。杯状细胞类癌又称腺类癌或黏液类癌，其形态特点是散在成簇的杯状细胞内夹杂有内分泌细胞，常常呈嗜银反应阳性。

3. 其他神经内分泌肿瘤　小肠还可发生引起临床 Zollinger - Ellison 综合征的胃泌素瘤，分泌 Somatostatin 的生长抑素瘤，分泌 VIP 的 VIP 瘤和分泌胰高血糖素的高血糖素瘤，甚至罕见的胰岛素瘤。肿瘤为灰白色而不是亮黄色，形态与上述类癌相似，根据临床症状和免疫组织化学可确定其性质。

转移和扩散：神经内分泌肿瘤很难从形态判断其良恶性，主要依靠有无转移来决定。恶性类癌可经腹膜扩散到腹腔。经血行转移到肝，偶尔可转移至肺、皮肤和骨等。Finn 等报道一例回肠类癌转移至卵巢腺癌。

4. 神经节细胞性副神经节瘤（gangliocytic paraganglioma）　亦称副神经节神经瘤（paraganglioneuroma），此瘤多见于十二指肠第二段（壶腹的近端），偶尔见于空肠或回肠，瘤体小、有蒂。位于黏膜下，表面黏膜可破溃出血。

（1）光镜：像类癌样的瘤细胞排列成巢或小梁，其中有散在的神经节细胞和梭形的

Schwann 细胞和（或）支持细胞（sustentacular cell）。间质可含淀粉样物质。

（2）免疫组化：类癌样瘤细胞为胰多肽和（或）生长抑素阳性，神经节细胞为 NSE 或其他神经标记阳性，Schwann 细胞和支持细胞为 S-100 阳性，此瘤为良性。

（四）小肠间充质肿瘤

1. GIST　十二指肠及小肠 GIST 主要发生于成人，临床表现与胃 GIST 相似，但急性并发症常见：为肠梗阻、肿瘤破裂。小肠 GIST 的恶性率约 35% ~40%，二倍于胃 GIST，而且腹腔内扩散亦较胃 GIST 多见。

小肠 GIST 可呈小的肠壁内结节到巨大肿瘤，主要部分向壁外突出形成有蒂或哑铃状肿物。大肿瘤可囊性变和出血。

镜下多见的为梭形细胞，低危性肿瘤常含细胞外阮元球，即所谓的 "skenoid tubes"，核异型性少见，核分裂象低。上皮型 GIST 常合并高核分裂，反映其高危性质。

（1）IHC：CD117 即 Dog-1 几乎总是阳性，部分肿瘤可呈现 SMA 和（或）S-100 阳性，但 CD34 阳性率低。

（2）分子病理：小肠 GIST 的 kit 激活性突变是其特点，像胃 GIST 那样，缺失可见，但插入罕见。Kit 外显子 9 中 Ay502-503 重复，是小肠 GIST 独有。

与预后密切相关的因素是肿瘤的大小和核分裂数（per 50HPF）。

2. 平滑肌瘤　小肠平滑肌瘤和平滑肌肉瘤不如胃和直肠多见。三段小肠平滑肌瘤的分布：十二指肠 10%，空肠 37%，回肠 53%。起初是壁内肿瘤，以后突向肠腔。表面黏膜光滑，中心有溃疡，可引起便血。镜下形态与胃平滑肌瘤同。

3. 透明细胞肉瘤　多见于小肠，亦可发生于胃及结肠。青年人多见。肿瘤形成壁内肿物（2 ~5cm 或更大），表面可有溃疡。常转移至淋巴结及肝。镜下为成片圆形至轻度梭形胞浆透明细胞，可有破骨细胞样多核巨细胞。

IHC：S-100（+），HMB45 和 Melan-A 均阴性。

4. 其他肉瘤　有血管肉瘤、炎性肌纤维母细胞瘤、纤维瘤病（desmoid）。

（五）小肠淋巴瘤

1. B 细胞淋巴瘤　小肠 B 细胞淋巴瘤较胃 B 细胞淋巴瘤为少见。其中最常见的是弥漫大 B 细胞淋巴瘤（DL-BCL）及 MALToma，其次为免疫增生性小肠病（immunopro-liferative small intestinal disease，IPSID）、滤泡性淋巴瘤、套细胞淋巴瘤和 Burkitt 淋巴瘤。临床表现取决于淋巴瘤类型，如 indolent 淋巴瘤仅有腹痛、消瘦和肠梗阻，而恶性度高的淋巴瘤为 Burkitt 淋巴瘤，可出现腹腔巨大肿块伴肠穿孔。IPSID 常表现为腹痛、慢性严重的间歇性腹泻、消瘦，腹泻常为脂肪泻和蛋白丢失性肠病，直肠出血少见。Bur-kitt 淋巴瘤常见于末端回肠或回盲部而导致肠套叠。

（1）病理：DLBCL、FL、Burkitt 病理形态与相应的结内淋巴瘤相同，小肠 MALToma 与胃 MALToma 相同，但淋巴上皮病变不如胃 MALToma 明显。

免疫增生性小肠病（IPSID）是小肠独有的 MALToma，主要发生于中东和地中海区域。IPSID 包括重链病（aH-CD），IPSID/aHCD 是小肠 MALToma 的同义词。此瘤中有大量浆细胞分化，IPSID 可分为 3 期：Stage A，淋巴浆细胞浸润限于黏膜及肠系膜淋巴结，此期对抗生素治疗有效；Stage B，黏膜结节状浸润，并可至黏膜肌层以下，细胞有轻度异型性，此期抗生素已无效；Stage C，有大的肿块形成，瘤细胞转化成 DLBCL，有许多免疫母细胞和浆母细胞，细胞异型性明显，核分裂增加。

免疫组化显示 α 重链而无轻链合成，分泌 IgA 型，小淋巴细胞表达 CD19、LCD20 和 CD138。

套细胞淋巴瘤（mantle cell lymphoma）胃肠道套细胞淋巴瘤常表现为多发性息肉，称为多发性淋巴瘤样息肉（MLP），息肉大小 0.5 ~ 2cm（图 3 – 13）。免疫组化 Cyclin – D（ + ）、CD20（ + ）、CD19（ + ）。

其他 B 细胞淋巴瘤为小淋巴细胞淋巴瘤、淋巴浆细胞淋巴瘤等，也可发生于小肠。

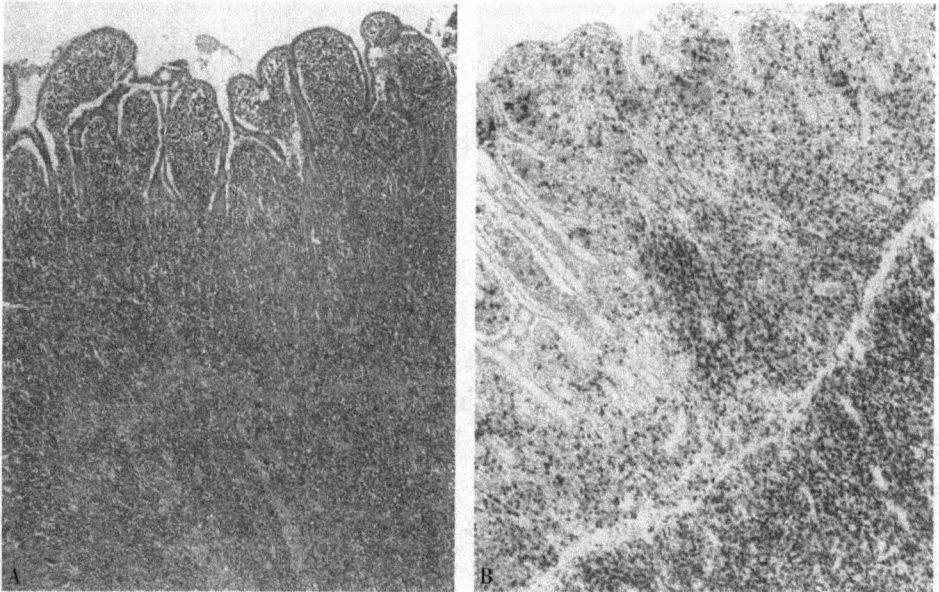

图 3 – 13 小肠 B 细胞淋巴瘤
A. HE；B. CD20

2. T 细胞淋巴瘤 来自上皮内 T 淋巴细胞，分两型：①肠病相关 T 细胞淋巴瘤（enteropathy – type intestinal T celllymphoma，EATL）；②CD56 + （NCAMl）肠 T 细胞淋巴瘤。

（1）肠病相关性小肠 T 细胞淋巴瘤：亦称 I 型 EATL，占小肠 T 细胞淋巴瘤的80% ~ 90%，肠病主要指乳糜泻，因此多见于北欧，东方极少见。好发部位为空肠及近段回肠、十二指肠、胃、结肠，GI 以外部位亦可发生，但极罕见。临床主要症状为乳糜泻，可出现急腹症症状伴肠穿孔或肠梗阻，或仅显肠溃疡（溃疡性空肠炎）。

1）病理：病变肠显多发性累及，多发溃疡或黏膜肿物，可呈大的外生性肿瘤，多灶性病变之间的肠黏膜可正常或皱襞（fold）增厚。

瘤细胞形态变异大，大多病变为中至大转化的淋巴样细胞，其次为异型性明显，并有多核瘤巨细胞。像分化不良大细胞淋巴瘤，瘤组织中有多量炎细胞，为组织细胞、嗜酸性粒细胞。部分肠腺（隐窝）上皮内有瘤细胞浸润（图 3 – 14）。

2）IHC：CD56（ – ）为此型淋巴瘤特点，CD3、CD7、CD103、TIA1、Granzyme B、performn 均可阳性，部分肿瘤 CD30 阳性。

（2）单型性 CD56 +（NCAM1）小肠细胞淋巴瘤（亦称 Ⅱ 型 EATL）：占小肠淋巴瘤 10% ~ 20%，合并乳糜泻者少，病因不清。病变部位与 I 型同，但可累及下段 GI，至回盲部甚至结肠。

1）病理：由小至中圆形和形态单一的瘤细胞构成，弥漫浸润小肠隐窝（肠腺）上皮和肠全壁，部分近肠型可显绒毛萎缩和隐窝增生伴上皮内淋巴细胞浸润。

2）IHC：CD56（+）为此型特点，CD3、CD8、TCRαβ 均阳性，但 EBV（－），有别于鼻型 NK/T 细胞淋巴瘤。

小肠 T 细胞淋巴瘤预后均差，由于肠穿孔、腹膜炎以及早期出现肺转移。

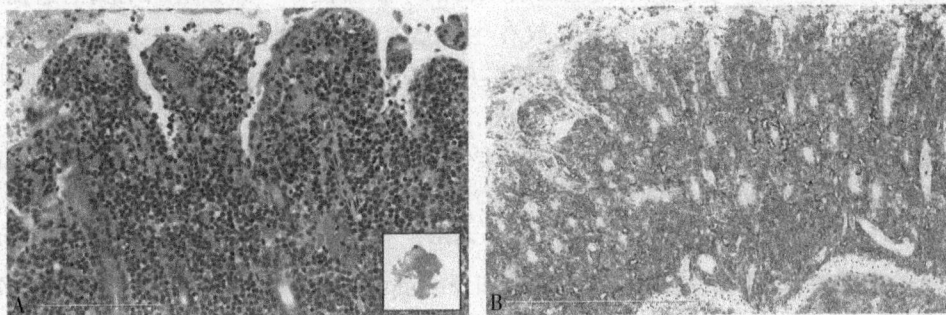

图 3 - 14　小肠 T 细胞淋巴瘤
A. HE；B. CD3

（六）转移瘤

主要来自黑色素瘤、肺癌、乳腺癌和绒癌等。

六、其他病变

（一）肠气囊肿

婴儿和成人都能发生肠气囊肿（gas cysts, pneumatosis intestinalis）。男性多见。年龄 30 ~ 50 岁。空肠最常累及，但胃及大肠亦能发生，病变弥漫分布或仅累及一段或数段不相连的肠管。气囊肿直径自数毫米至数厘米。多数位于黏膜下层，但亦可在浆膜下，偶尔亦见于肠壁邻近的肠系膜内或淋巴结中。黏膜下层的气囊肿很少超过 1cm，突入肠腔形成息肉状隆起。浆膜下和肠系膜的气囊肿可较大，气囊肿之间互不交通。偶尔黏膜下层气囊肿表面的黏膜可溃烂出血，浆膜下和肠系膜气囊肿可破入腹腔引起气腹。多数情况下气囊肿不引起症状，常为影像学或内镜、剖腹探查甚至尸检时偶然发现。气囊肿内气体 80% 为氮。少部分为氧、二氧化碳、氢和甲烷。

光镜：气囊肿为薄壁囊肿，无上皮。囊内壁被以扁平细胞、组织细胞和多核巨细胞。

（二）子宫内膜异位

小肠的子宫内膜异位较大肠少见。好发于回肠。主要位于浆膜，亦可见于肌层和黏膜下层。异位的子宫内膜应包括腺体和间质，病灶周围的肠壁常有纤维组织增生，由此而引起肠粘连、肠扭转和导致肠梗死。

（三）棕色肠综合征

棕色肠综合征（brown - bowel syndrome）小肠（有时亦累及胃）外观棕色，这是由于肌层、黏膜肌层甚至小动脉壁肌层的平滑肌细胞内含有金黄色的颗粒。这种颗粒直径 1 ~ 2μm，可能是一种脂褐素的混合物。色素沉着处无炎症反应。这是一种由于维生素 E 缺乏的线粒体性肌病。

七、小肠活检

无论是用内镜、Crosby 小囊或其他工具取出的小肠活检，一部分组织用扫描电镜观察，另一部分应贴在滤纸上（黏膜面向上）放在生理盐水中经立体显微镜观察绒毛的形态后，连同滤纸固定，常规制片。切片中绒毛和隐窝应垂直于黏膜肌层上，这样才能正确地测量绒毛高度和隐窝高度。绒毛高度（villous height，VH）与隐窝高度（crypt height，CH）的比例是诊断营养不良（吸收不良）性疾病的必要依据。正常人小肠 CH∶VH = 0.43 + 0.1，热带地区人的绒毛高度和隐窝高度均较低，CH∶VH = 0.45 + 0.13。乳糜泻患者的绒毛萎缩，黏膜变平，但隐窝上皮增生。严重者绒毛完全萎缩，黏膜表面呈脑回或镶嵌状。小肠黏膜内浸润细胞的性质对一些病的诊断也很重要，如 W hipple 病时绒毛变形，固有膜内有多量巨噬细胞浸润，IgA 缺乏时固有膜浆细胞减少等。

十二指肠和壶腹区腺瘤容易癌变。活检组织有时只有表面的腺瘤，这种病例应要求内镜医师再取腺瘤基底部组织检查，以明确有无病变。

（蒋春樊）

第四节　大肠

一、先天性畸形

（一）肠重复和囊肿

大肠重复和囊肿均极罕见，重复可见于盲肠、横结肠和直肠。重复肠管位于正常肠的系膜侧，有黏膜及黏膜肌层，但肌层不完整。先天性囊肿可能是尾肠（tailgut）的残留物。

（二）Hirschsprung 病

Hirschsprung 病（Hirschsprung's disease）又名先天性巨结肠或结肠神经节细胞缺如症（aganglionosis）。是一种少见病，发病率为 1/30 000 ~ 1/20 000 活产的新生儿。此病见于婴幼儿和儿童，偶见于成人。男孩比女孩多 6 ~ 9 倍，男孩常有家族史。婴幼儿症状为便秘、腹部胀气和反复发作的肠梗阻。较大儿童主要症状为持久性便秘。Hirschsprung 病的结肠显著扩张肥大，其下端连接一段狭小的直肠，所以临床检查时肛门正常，而肛管直肠狭小而空虚，直肠以上肠管明显扩张。90% Hirschsprung 病患者的狭窄段长 3 ~ 40cm 不等。多数仅累及肛管和直肠或直肠和乙状结肠，称为短段（short segment）Hirschsprung 病，少数病例狭窄段可很长，甚至包括大部或全部结肠，称为长段（longsegment）Hirschsprung 病，这样的患儿在出生前就死亡。Hirschsprung 病的病理基础是狭窄段肠壁黏膜下和肌内神经丛发育异常，无神经节细胞。由于无神经节细胞，狭窄段长期痉挛收缩，狭窄段以上的肠管扩张。扩张段自降结肠至回盲瓣，肠管直径可达 15~20cm，形如一长形气球。肠壁一般肥厚，但肠腔极度扩张者，肠壁可变薄。扩张肥厚的肠管内积有大量的气体、粪便或粪石。粪石的长期压迫侵蚀黏膜可引起黏膜炎症和溃疡形成。检查狭窄段肠壁，黏膜下和肌内神经丛中无神经节细胞，伴以致密波浪状的无鞘神经纤维增多，特别是肌内神经丛中神经纤维增生和变性，Schwann 细胞增多。

诊断 Hirschsprung 病通常用切取或吸取活检，活检必须取自肛门上 2~3cm，应包括肠黏膜、黏膜肌层和至少部分黏膜下层，用组织化学方法染乙酰胆碱酯酶（acetylcholin esterase），固有膜和黏膜肌层此酶活性明显增加，免疫组化 NSE 和 S-100 效果更好，可显示无神经节细胞而且增生肥大的神经纤维。黏膜内分泌细胞减少。假性 Hirschsprung 病是指一组具有此病症状但肠壁尚有一定数量的神经节细胞，神经纤维亦不一定增生肥大。假性 Hirschsprung 病包括少神经节细胞症（hypoganglionosis）、节段性或带状少神经节细胞症（zonal hypoganglionosis）、原因不明性便秘和神经元异型增生（neuronal dysplasia）。神经元异型增生是指黏膜下层和肌层神经节细胞增生，形成巨大神经节，偶尔固有膜内亦能见到神经节细胞。

后天性巨结肠见于慢性器质性肠梗阻如因炎症或肿瘤引起的肠梗阻，由于 CMV 感染或 Chagas 病引起的肠壁神经丛变性，或由于功能性紊乱如患者有精神因素或长期慢性便秘等，后天性巨结肠肠壁神经节细胞正常，肠管的扩张也不如 Hirschsprung 病明显。

（三）先天性肛门闭锁

75% 先天性肛门闭锁的患儿其直肠为盲端。直肠盲端与体表之间有一很宽的分隔。肛门部仅见一小的皮肤凹陷，肛管和肛门不发育。10% 的患儿肛门发育正常，但直肠下部为盲端，5% 或更少的病例肛门和直肠间有一薄膜分隔（肛门膜），其他都正常。另有 10% 为单纯性肛门狭窄。

二、炎症

（一）溃疡性结肠炎

溃疡性结肠炎（ulcerative colitis）是一种反复发作和缓解的炎症，与克罗恩病一起统称为炎性肠病（inflammatorybowel disease）。虽经广泛研究溃疡性结肠炎的病因至今不明，曾考虑过的发病因素有感染、食物因素、免疫缺陷、分泌的黏液异常、基因缺陷和心理性不正常等。

溃疡性结肠炎的发病以北美和欧洲为高。但全世界均有散发，犹太人易患此病，美国白人比黑人发病率高。年龄高峰为 20~40 岁。成人患者中女性多于男性，而 14 岁以下的儿童则男女发病率相近。

溃疡性结肠炎的病变特点为连续性弥漫性黏膜和黏膜下层炎症。很少累及肌层和浆膜。炎症为渗出性和出血性，一般不形成肉芽和瘢痕组织，所以溃疡性结肠炎不发生肠狭窄。

病变起始于直肠，向近端蔓延至脾曲，亦可累及整个结肠甚至末段回肠。

（1）大体：手术切除的肠管浆膜保持其光滑、光泽的外观，血管充血明显，结肠长度缩短，这是由于肌肉痉挛收缩所致而不是由于肠壁纤维化。肠管缩短以远段结肠和直肠明显，直肠缩短可造成骶骨－直肠间距离增宽，这是溃疡性结肠炎重要的影像学依据。肠长度缩短的同时可伴肠周径变小。剪开肠管有大量血性液涌出,黏膜呈颗粒状或天鹅绒状,质极脆,黏膜可大片剥脱而暴露肠壁肌层。溃疡一般表浅,呈线状沿结肠带分布或呈斑块状分布。黏膜病变为连续性,溃疡之间的黏膜亦有病变。病变先从直肠或直肠乙状结肠开始,所以有特发性直肠炎之称。病变总是远段重,近段轻,左半结肠重,右半结肠轻,随着炎症的发展,黏膜面可出现许多炎性息肉。炎性息肉是由于黏膜全层溃疡后其周围黏膜潜行隆起并突入肠腔所致。这些炎性息肉大小形态各异,并相互粘连成黏膜桥,多发性炎性息肉多见于结肠,直肠较少见。10% 可累及末段回肠,回肠病变与结肠病变相连续,回盲瓣变硬、扩大和闭锁不全。60% 可累及阑尾:

(2)光镜:黏膜和黏膜下层血管高度扩张充血和水肿,有弥漫性炎细胞浸润。炎症最初限于黏膜,上皮和腺体受损后炎症可蔓延至黏膜下层。肌层和浆膜一般正常。溃疡较表浅,从黏膜浅糜烂到黏膜全层溃疡。溃疡底位于黏膜下层,深者达肌层表面。溃疡底仅有薄层肉芽组织。黏膜隐窝因肠腺开口堵塞而扩张积脓,形成隐窝脓肿(图3-15、图3-16)。

隐窝脓肿亦见于克罗恩病、细菌性结肠炎、阑尾炎和肠癌继发感染时,但在溃疡性结肠炎特别多见。隐窝脓肿一方面把脓液排入肠腔,另一方面向固有膜和黏膜下层破溃,炎症遂沿黏膜和黏膜下层纵深扩散,使该处组织坏死形成溃疡,周围黏膜潜行并形成炎性息肉。黏膜表面上皮和隐窝上皮增生,核增大深染。杯状细胞减少。溃疡愈合后黏膜萎缩,隐窝不规则分支状,排列紊乱,隐窝底与黏膜肌层表面之间有一空隙,黏膜肌层增厚。杯状细胞数逐渐恢复正常。

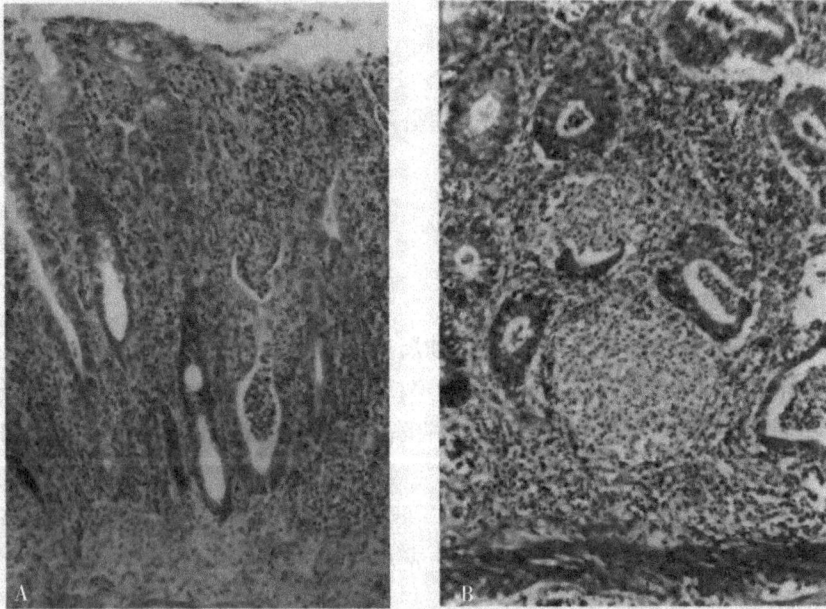

图3-15 溃疡性结肠炎
A、B. 隐窝脓肿

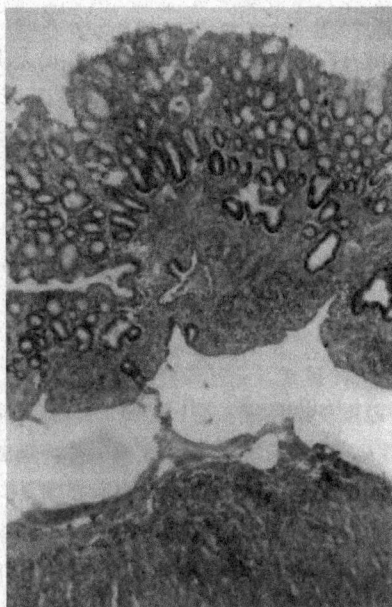

图3-16 溃疡性结肠炎，浅表溃疡

（3）并发症：

1）中毒性巨结肠（toxic megacolon）：约5%~13%，溃疡性结肠炎呈暴发型。一段结肠（通常是横结肠）呈急性极度扩张，肠壁变薄而脆，像一张蘸湿的滤纸，常伴有自发的或手术引起的单个或多发性穿孔伴以纤维素性腹膜炎或纤维素性脓性腹膜炎，黏膜有广泛溃疡甚至完全剥脱暴露肌层。

光镜：显肠壁全层炎和急性血管炎。中毒性巨结肠如不急症手术可致死，死亡率很高。

2）癌变：炎性肠病（包括克罗恩病和溃疡性结肠炎）合并肠癌的发病率比正常人群高5~10倍，癌变率与病程成正比。病变处黏膜如出现异型增生（或称上皮内肿瘤），则癌变的几率更高，异型增生的上皮一般高表达p53和核β-catenin。全结肠炎比仅限于远段的溃疡性结肠炎更易癌变。长期慢性病例比急性反复发作者易癌变。由溃疡性结肠炎发展来的癌有三个特点：①多发性；②病灶呈扁平浸润灶，边缘不清楚，像胃的浸润性癌；③低分化癌和黏液腺癌多见。

光镜：可见上皮异型增生到原位癌和浸润癌的不同阶段，呈斑点状分布。因此要多作切片或多作活检以检出那些肉眼看不到的小癌灶。癌变与炎性息肉无关，事实上癌更多的是从扁平萎缩的黏膜发生。

3）其他并发症：肝病（脂肪肝、慢性肝炎、肝硬化和硬化性胆管炎）、皮肤病（结节性红斑和坏疽性脓皮病）、关节病和眼病等。

（二）克罗恩病

结肠克罗恩病形态与小肠克罗恩病同。

（三）不确定的结肠炎（indeterminate colonitis）

虽然临床、影像学和病理形态方面，克罗恩病和溃疡性结肠炎各有特点，但亦有一些患者的肠炎介于克罗恩病和溃疡性结肠炎之间，例如病变弥漫而浅表，但有较深的溃疡和裂隙状溃疡，又如结肠病变呈弥漫和表浅，但有一长段跳跃式或无炎症区，或直肠无病变等。这种患者的肠病型如 CD 和 UC 杂交型，对于这类患者的活检不要随意诊断为不确定的结肠炎，最好用慢性炎性肠病，非特异型（CIBD，NOS）。对切除的结肠可用不确定的结肠炎（indeterminatecolonitis，IC）或炎性肠病不能分类（IBD unclassified，IBDU）。这些 IC 或 IBDU 在随后的治疗和随诊过程中，不少可明确诊断为 UC，部分为 CD。104 例最初诊断为 IC 的病例随诊 5 年后，仅有一例仍可诊断为 IC，大部分确诊为 uc，部分为 CD，部分为 IBD。Yantuss 称结肠活检用 Dog－1 和 CG3 免疫组化可鉴别这类活检。

（四）非特异性细菌性结肠炎

Shigella、Salnzonella、Campylobacter、E. coli 等均能引起结肠炎，形态与早期溃疡性结肠炎相似。黏膜有散在匐行溃疡，表面有黏液脓性渗出物。黏膜及黏膜下层水肿充血和急性炎反应。溃疡一般较浅，很少引起肠穿孔。Shigella 引起的结肠炎即杆菌痢疾可合并心肌炎、脾炎、肝脓肿和关节积液等。一种暴发型的杆菌痢疾称为中毒性痢疾，患者有全身中毒症状，病情急骤，患者常死于中毒性休克或呼吸循环衰竭。尸检见肠道病变不明显，仅有充血水肿及轻度炎反应。

（五）阿米巴痢疾

由 Entamoeba histolytica 引起。全世界均有发病，热带比温带多见，盲肠和升结肠较多见。50%～10% 发生穿孔。早期病变是黏膜面出现黄色隆起灶，内含半液体状坏死组织，坏死组织中有阿米巴滋养体。这些隆起灶破溃后形成溃疡，阿米巴滋养体继续繁殖并渗入溃疡底和溃疡周围的黏膜下层，从而形成口小底大烧瓶状溃疡。溃疡常呈卵圆形，边缘潜行，底部覆以絮状坏死物质，严重病例溃疡可融合成片，残留的黏膜呈散在孤立的小岛分布在溃疡之间。

光镜：肠壁充血水肿和白细胞浸润于渗出物中。溃疡周围和溃疡底部坏死组织中可找到阿米巴滋养体，特别是坏死组织和健全组织交界处为多见。肠壁血管内亦能见到阿米巴滋养体。阿米巴滋养体在 HE 染色切片中呈灰蓝色，较巨噬细胞略大，有 1～4 个核，胞浆内含有被吞噬的红细胞，滋养体在 PAS 和糖原染色均阳性。

阿米巴滋养体可随静脉血回流至肝，在肝内形成单个和多发性阿米巴性肝脓肿。脓肿可破人腹腔，或与横膈粘连后破入胸腔和肺，肺内形成阿米巴性肺脓肿。亦可随血流至脑、肾、脾等处形成病灶。阿米巴痢疾的其他并发症还有肛门周围阿米巴性溃疡或肉芽肿、多发性关节炎和长期慢性阿米巴痢疾所引起的肠壁纤维化甚至肠狭窄。

（六）假膜性结肠炎

假膜性结肠炎（pseudomembranous colitis）是由厌氧菌 clostridium difficile 毒素引起，患者的大便经特殊培养基培养，可分离出 C. difficile 菌及其毒素。病变肠呈暗紫色，肠腔扩张，内含血性内容物。早期病变是黏膜表面有散在黄白色的斑，自针尖大小至直径 1cm 或更大，随着病变的进展，黄白色的斑逐渐扩大融合成片状或桥形的假膜覆盖在黏膜皱襞的表面。

光镜：在黄白色斑下的黏膜隐窝（肠腺）上皮分泌亢进，分泌大量黏液充塞隐窝腔，隐窝腔因多黏液和中性粒细胞的浸润而明显扩张。随着病变的发展隐窝上皮变性坏死，随同黏液和中性粒细胞一起排至黏膜表面，形成一蘑菇云样覆盖在病变黏膜的表面，病变后期隐窝上皮完全坏死脱落只剩隐窝的轮廓（鬼影）。病变处黏膜及黏膜下层充血水肿和炎细胞浸润，而病变之间的黏膜正常或显轻度炎反应（图3－17）。炎症限于肌层以上。严重的假膜性结肠炎亦可合并中毒性巨结肠。

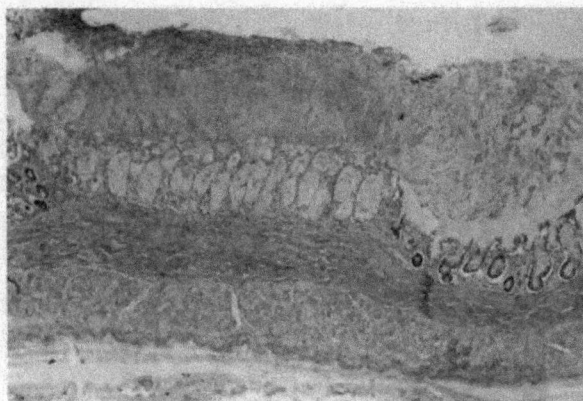

图3－17　假膜性结肠炎镜下形态

（七）病毒性结肠直肠炎

主要发生在免疫缺陷的患者。巨细胞病毒（CMV）感染的肠黏膜有散在大小不等的溃疡形成。在隐窝上皮细胞、巨噬细胞、成纤维细胞和血管内皮细胞的核和胞浆内可见巨细胞病毒包涵体。单纯性疱疹病毒（HSV）感染主要累及直肠远段10cm的直肠，黏膜脆，有溃疡形成。

光镜：直肠黏膜内有多核巨细胞、核内包涵体和血管周围淋巴细胞浸润。

（八）过敏性结肠直肠炎

这是由于食物过敏特别是牛奶过敏引起的肠炎。婴幼儿多见。主要为腹泻和直肠出血。

光镜：肠壁特别是上皮和固有膜内有大量嗜酸性粒细胞浸润。

（九）胶原性结肠炎和淋巴细胞性结肠炎

淋巴细胞性结肠炎（lymphocytic colitis）和胶原性结肠炎（collagenous colitis）密切相关，两者统称"水样泻结肠炎综合征"。主要症状为持续性或间断性（可持续数周、数月甚至数年）的肠绞痛。并有长期水样泻，但患者无明显消瘦或脱水。影像学及内镜检查基本正常。两者除累及结肠外，亦可累及末端回肠。

（1）光镜：胶原性结肠炎上皮下有明显增厚的胶原纤维带（图3－18）。正常上皮下的胶原纤维带厚度 $3\sim7\mu m$，胶原性结肠炎时厚度 $10\sim70\mu m$，一般均在 $15\mu m$ 以上，这种胶原纤维带的增厚以隐窝间的表面上皮下为最明显。胶原纤维带为致密的网织纤维丝构成的网，偏光显微镜下为双折光，淀粉样物染色阴性。胶原纤维带中包裹有一些浆细胞、淋巴细胞、组织细胞和成纤维细胞。黏膜固有膜中有淋巴细胞、浆细胞和肥大细胞浸润。上皮内可有淋巴细胞浸润。淋巴细胞性结肠炎是上皮内有大量T淋巴细胞，绒毛萎缩，上皮细胞可变性坏死，但上皮下无胶原纤维带。

（2）电镜：带内的成纤维细胞实为肌纤维母细胞。

（3）免疫组化：胶原纤维带为Ⅲ型胶原强阳性，而正常的基底膜为Ⅳ胶原、层素（laminin）和纤维连接蛋白（fibronectin）。诊断胶原性结肠炎应将胶原纤维带的增厚和炎反应结合考虑，而且标本应避免斜切，这样才能正确测出带的厚度。淋巴细胞性结肠炎上皮内淋巴细胞 CD3、CD8 阳性（图 3 - 18）。

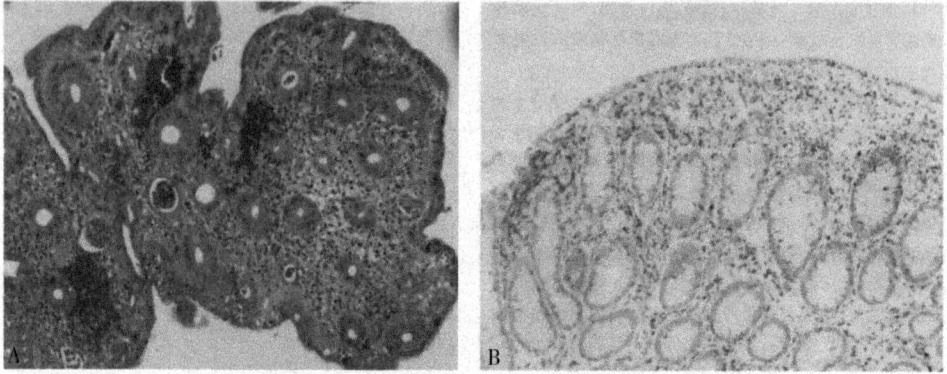

图 3 - 18

A. 胶原性结肠炎；B. 淋巴细胞性结肠炎 CD3 染色，表面上皮变性，上皮及固有膜内见较多 T 淋巴细胞浸润

（十）Behcet 病

Behcet 病的大肠和小肠都可出现病变，主要是黏膜溃疡，单个或多发，溃疡限于一段肠管（主要是回盲部）或弥漫分布，主要累及结肠，溃疡一般较深，50% 可合并穿孔。亦可见到裂隙状溃疡、鹅口疮样溃疡和长 3～5cm 的线形溃疡。溃疡之间的黏膜正常（与溃疡性结肠炎不同），也不发生纤维化和肠狭窄（与克罗恩病不同）。除溃疡外还有血管炎，主要为炎细胞浸润血管壁，累及血管为静脉和小静脉。

（十一）血吸虫病（Schistosomiasis）

亚洲流行的血吸虫为日本血吸虫（Schistosoma japonicum），埃及血吸虫（S. hematobium）流行于非洲、中东及埃及，梅氏血吸虫（S. mansom）流行于非洲和中南美洲。

污染水中的尾蚴穿入皮肤后经血液循环至肝，在肝内变成成虫后移居肠系膜静脉，特别是肠黏膜下层静脉，在该处产卵。肠壁病变主要是虫卵引起，在虫卵周围有大量嗜酸性粒细胞浸润和假结核结节形成。黏膜可有溃疡形成。慢性期黏膜面有多量炎性息肉。肠壁由于肉芽肿形成和纤维化而引起肠狭窄。

（十二）肠结核

大肠结核比小肠结核少见，多数发生在回盲部。形态与小肠结核同。增殖性肠结核有时与克罗恩病很难鉴别。诊断肠结核的依据是干酪样坏死和有结核杆菌。肠系膜淋巴结的检查很重要，因有些增殖性结核，肠壁病变可以与克罗恩病完全相同，但肠系膜淋巴结通常有干酪样坏死。

（十三）耶尔森结肠炎（Yersinia colitis）

耶尔森菌可引起末段回肠炎、阑尾炎、肠系膜淋巴结炎和结肠炎。回肠、阑尾和肠系膜淋巴结病变均为淋巴组织细胞增生和中心有小脓肿的上皮样细胞肉芽肿形成，肠黏膜可发生坏死和溃疡形成。结肠病变主要为深浅不一的溃疡形成和非特异性炎症。

三、缺血性结肠炎

缺血性结肠炎（ischemic colitis）多见于 50 岁以上人群。常伴有动脉硬化、糖尿病、胶原血管病如硬皮病、类风湿和 Wegener 肉芽肿以及口服避孕药或其他引起血管收缩的药物。病变部位：右半结肠 8%，横结肠 15%，脾曲 23%，降结肠 27%，乙状结肠 23%，直肠 24%。病变常为节段性，上下均有正常的肠管。病变分两个阶段。

1. **急性缺血性坏死** 症状为发作性腹痛和便血。影像学见病变肠有典型的指纹症（thumb‐printing sign），这是由黏膜下层出血水肿所致。肠管病变从轻的黏膜水肿、溃疡到严重的梗死样病变。黏膜有鹅卵石样改变。由于坏死，黏膜显著变薄。黏膜下层因高度水肿出血而显著增宽。血管内有血栓形成。肌层多数正常，有时可有斑点状坏死，但很少发生肌层全层坏死而致肠穿孔者。

2. **缺血性狭窄** 上述急性期可毫不察觉地进入狭窄期。

（1）大体：狭窄段肠管呈梭形，长短不一。长的可达数十厘米，短的仅数厘米。狭窄处两端变细。有时肠壁呈不规则的囊性扩张，这是由肌层的灶性纤维化所致。黏膜面有散在纵行和匐行溃疡。肠系膜静脉常有机化血栓。

（2）光镜：黏膜全层溃疡。黏膜下层有肉芽组织和瘢痕组织形成，炎细胞浸润和多量含铁血黄素沉着。小动脉硬化，管壁增厚，管腔狭窄，溃疡周围血管有时有纤维素样坏死。纤维化可累及黏膜肌层、黏膜下层和浅表肌层。

四、憩室、憩室病和憩室炎

大肠先天性憩室很少见，好发于盲肠和升结肠。先天性憩室具正常肠壁的四层结构。

后天性大肠憩室多见于 50 岁以上老人。欧美和澳大利亚多见，亚洲、非洲和南美洲部分地区少见。左半结肠特别是乙状结肠多见，但大肠各段均能发生。后天性憩室主要是一种推出性憩室。憩室壁只含黏膜层，外包以薄层外纵肌、浆膜和脂肪组织。憩室呈球状，与肠腔交通处为一狭窄的颈。后天性憩室很少单发，多数为多发性即憩室病。憩室病 80% 发生在乙状结肠，其次为降结肠、升结肠和盲肠。偶尔整个结肠均为憩室病。憩室主要位于肠系膜和肠系膜对侧结肠带之间的肠壁，很少发生在肠系膜对侧两个结肠带之间的肠壁。憩室黏膜自肠壁肌层薄弱处突向肠壁外。打开憩室病的肠管，在肠系膜和它对侧的结肠带之间可见两排憩室口，每一憩室有一窄颈，肠内容常滞留在憩室内并形成粪石。肠壁环肌增厚呈波纹状。肌波之间的肠壁膨出，其尖端突入肠周脂肪组织内即成憩室。结肠带增厚，质如软骨。

憩室病的主要并发症是憩室炎、穿孔、出血、肠梗阻和膀胱结肠瘘等。

五、肿瘤和瘤样病变

（一）息肉和息肉病

多发性息肉（polyp）称为息肉病（polyposis）。大肠息肉和息肉病有以下几种：

1. **炎性息肉病** 又称假息肉病。是由于肠黏膜在某些肠炎如溃疡性结肠炎、克罗恩病和肠结核时形成溃疡，溃疡边缘黏膜潜行、隆起并突入肠腔而成。炎性息肉病的息肉可很多。

2. 良性淋巴样息肉和良性淋巴样息肉病　淋巴样息肉通常为小圆形广基肿物。多见于直肠的下 1/3。常为单个，有时亦可有 4 ~ 5 个。男性较多见，年龄高峰 20 ~ 40 岁。无症状，常为体检时偶然发现，直径自数毫米至 3cm。表面很少破溃。

光镜：为增生的淋巴组织，有淋巴滤泡形成，其形态像正常淋巴结但无包膜和淋巴窦。表面黏膜随息肉的增大而呈不同程度萎缩。淋巴样息肉病很少见。结肠和直肠淋巴组织增生，形成息肉。

3. 增生性（化生性）息肉　是一种良性广基扁平的小息肉。多见于直肠和左半结肠。亦见于大肠的其他部位甚至阑尾，息肉随年龄增长而增多。增生性息肉直径自数毫米到 1cm，多数为 0. 2 ~ 0. 5cm。有时可自行消退。常常为多发，尤其是大肠癌周多见，但与癌的发生无关。表面与周围黏膜的色泽相同。

光镜：息肉由变长扩张的隐窝构成，杯状细胞减少，隐窝上皮增多呈假复层排列并形成小乳头突入隐窝腔内，使隐窝腔面呈锯齿状。整个形态像分泌期子宫内膜（图 3 - 19），隐窝底部和中部核分裂多见，固有膜有淋巴细胞和浆细胞浸润，增生性息肉是隐窝上皮细胞过成熟，向表面移动慢以致许多细胞堆积在一起，形成假复层和小乳头。

4. 幼年性息肉和息肉病　幼年性息肉（juvenile polyps）又名滞留性息肉（retention polyp）。多见于儿童和青少年。约 10% 可发生在成人。直肠多见，临床特点为便血，有时息肉可自行脱落随粪便排出。

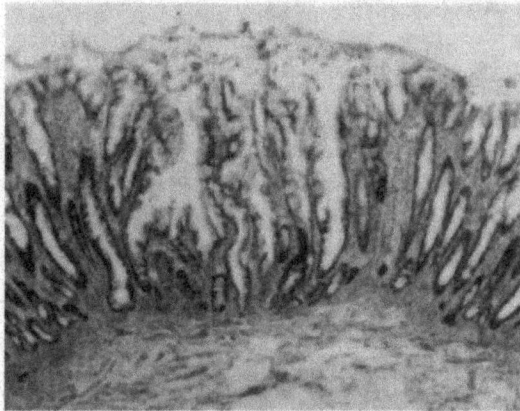

图 3 - 19　结肠增生性息肉

（1）大体：为球形有蒂肿物，表面光滑，切面有多数囊性扩张区。

（2）光镜：息肉内腺体呈不同程度囊性扩张，腺上皮分化成熟无增生或异型增生。间质丰富，由大量肉芽组织构成，其中有大量炎细胞，特别是嗜酸性粒细胞浸润。息肉表面上皮常坏死脱落而形成溃疡面。一般认为幼年性息肉病（juvenile polyposis）可癌变，单个幼年性息肉不会癌变，但北京协和医院曾遇到一例单个幼年性息肉癌变成印戒细胞癌（图3 - 20、图 3 - 21）并转移到局部淋巴结。息肉的蒂部和周围肠壁均无癌。幼年性息肉可合并腺瘤，形成混合型。

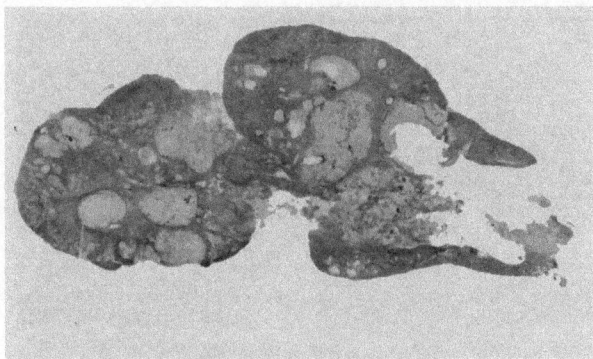

图 3 – 20 幼年性息肉癌变

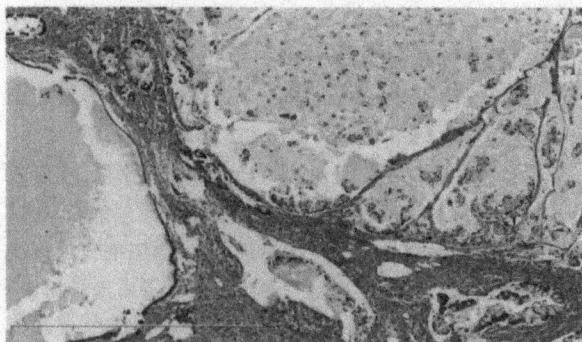

图 3 – 21 幼年性息肉癌变

5. Peutz – Jeghers 息肉和息肉病　与小肠 P – J 息肉同。

（二）腺瘤

腺瘤是大肠最常见的良性肿瘤。目前通用的分类为：腺管状腺瘤、绒毛状腺瘤和绒毛腺管状腺瘤。诊断腺瘤的依据是腺瘤上皮应显示不同程度的异型增生。

1. 腺管状腺瘤初起时为广基圆丘状肿物，以后逐渐长大成球形，有蒂。直径 1 ～ 3cm。有时可 >5cm。表面光滑，略呈分叶状。此型腺瘤最多见。

光镜：由排列紧密的腺体构成，腺体背靠背，固有膜很少。腺上皮显异型增生。蒂是由正常的黏膜及黏膜下层构成。

2. 绒毛状腺瘤　广基，体积较大。表面粗糙，由无数指状突起构成。腺瘤边界不如腺管状腺瘤清楚，手术不易切净，所以易复发。

光镜：指状突起中心为黏膜固有膜，表面为增生和异型增生的腺上皮。指状突起与黏膜肌垂直，紧贴在黏膜肌层之上。

3. 绒毛腺管状腺瘤　为腺管状腺瘤和绒毛状腺瘤之间的一系列混合型。

光镜：具有腺管状腺瘤和绒毛状腺瘤的结构，但绒毛较短而宽（图 3 – 22、图 3 – 23）。腺瘤体积大，广基，伴高级别异型增生者易癌变。绒毛状腺瘤易癌变。

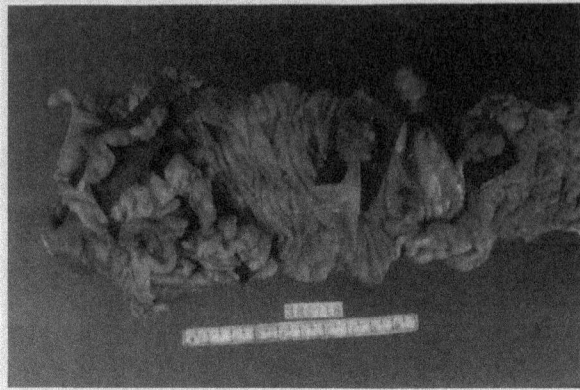

图 3 – 22　结肠腺瘤，腺管状腺瘤

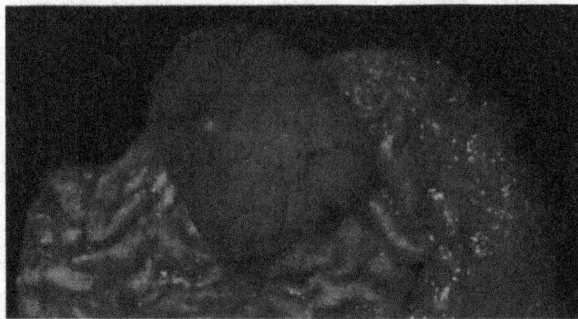

图 3 – 23　结肠腺瘤，绒毛腺管状腺瘤

4. 扁平腺瘤（flat adenoma）　体积小，直径＜1cm。

（1）大体：为广基扁平稍隆起的斑块。

（2）光镜：40%以上合并高级别异型增生。这种扁平腺瘤可能是小的扁平溃疡型癌的癌前病变。

（3）假性浸润：腺瘤中异型增生的腺上皮细胞侵入黏膜下层为真正的腺瘤癌变。有时黏膜下层有异型增生的腺体，腺体周围有黏膜固有膜包绕并有含铁血黄素沉着或新鲜出血。黏膜下层这些有固有膜包绕的腺体是由于腺瘤的蒂反复扭转出血后异位到黏膜下层的，所以称为假性浸润（pseudoinvasion）。假性浸润多见于有长蒂并较大的腺瘤，特别是乙状结肠的腺瘤，由于该处肠肌蠕动活跃，所以最易发生假性浸润。

（三）家族性腺瘤病

家族性腺瘤病（familial adenomatosis）亦称家族性腺瘤样息肉病（familial adenomatous polyposis）或结肠家族性息肉病（familial polyposis coli），是由显性基因遗传的遗传病。理论上如父母中的一个受累，则子女中的一半都有可能发病。实际上只有上述的 8% 发病，所以实际数字要比理论数为少。家族性腺瘤病的整个大肠黏膜可布满大小不等、形态不一的息肉。数目为 150 ~ 5 000 个或更多，多数 500 ~ 2 500 个，平均 1 000 个。诊断家族性腺瘤病，以 100 个为界，超过 100 个腺瘤为家族性腺瘤病，少于 100 个者为多发性腺瘤。腺瘤以直肠为多。家族性腺瘤病不累及小肠，如末段回肠有"息肉"则多半是淋巴样息肉而非真性腺瘤。家族性腺瘤病小的腺瘤仅为黏膜粟粒状隆起（图 3 – 24）。

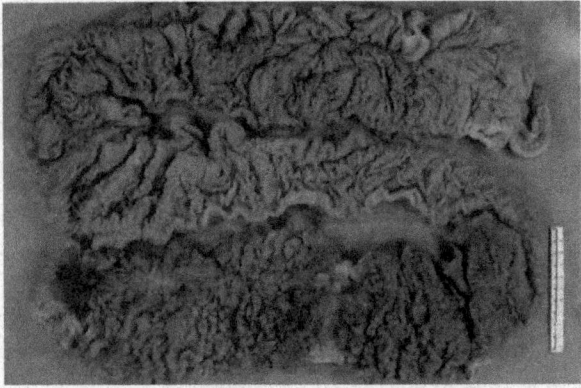

图 3 – 24　家族性腺瘤病大体形态

光镜：仅一群甚至单个腺管的腺瘤样变。大腺瘤形成广基或有蒂的各种类型的腺瘤（图 3 – 25）。

家族性腺瘤病很易癌变。患者第一次就诊时常常已有 2/3 的病例合并癌。癌总是从腺瘤发生，而不从腺瘤之间的黏膜发生。从腺瘤发展到癌一般需 10 年以上。

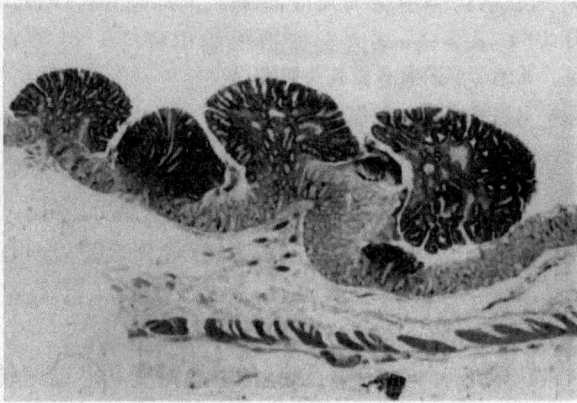

图 3 – 25　家族性腺瘤病镜下形态

（四）与腺瘤或息肉有关的综合征

1. Cronkhite – Canada 综合征　包括胃肠息肉病（幼年性息肉病）伴外胚层改变如秃发、皮肤色素过多、指甲萎缩、腹泻、吸收不良、大量蛋白质由肠道丢失和电解质紊乱。

2. Gardner 综合征　包括大肠家族性腺瘤病、扁平骨多发性骨瘤、多发性上皮样囊肿、软组织肿瘤和腹腔内纤维瘤病。

3. Turcot 综合征　包括大肠家族性腺瘤病和中枢神经系统恶性肿瘤，常为胶母细胞瘤型。

4. Cowden 综合征　包括幼年性息肉病、皮肤错构瘤、乳腺和甲状腺增生性病变。

（五）大肠癌

西方国家大肠癌发病率高，仅次于肺癌。北美、北欧较南美、南欧高，亚洲和非洲国家低。白人发病率比黑人高，城市居民比农村居民高。在美国此癌是男女性第三种最常见的癌，已成为因癌死亡的第二位。随着生活方式的西方化，我国大肠癌已占消化道癌的第二位。

大肠癌的发生与遗传和环境因素（饮食和社会经济状况）有关。病因因素有食物中含动物蛋白及脂肪量高、肥胖，家族性腺瘤病，腺瘤和溃疡性结肠炎等。年龄高峰我国为 30～50 岁，国外报道为 50～60 岁，结肠癌女性较多见，而直肠癌男性较多见。临床症状为腹痛、腹块、便血、便秘或便秘与腹泻交替、大便次数增多、消瘦、贫血和肠梗阻等。

发病部位以直肠最多，向近端逐渐减少，到盲肠又稍增多。1/2 的大肠癌发生在直肠和直肠乙状结肠区。乙状结肠癌占 1/4，其余 1/4 分布在盲肠、升结肠、降结肠和横结肠。2.8%～8% 大肠癌为多发性。

大体形态分为：①溃疡型；②巨块息肉型；③浸润型。其中溃疡型最常见。浸润型可使肠管局部狭窄，但很少形成像皮革胃那样的弥漫浸润型癌。

（1）光镜：80% 为不同分化程度的腺癌，多数分化较好，10%～150% 为黏液腺癌。纯印戒细胞癌和未分化癌少见。其他罕见的癌有微乳头腺癌、梭形细胞癌、未分化癌、腺鳞癌和鳞癌等。年轻患者黏液腺癌和印戒细胞癌较多见。癌组织偶尔可钙化和骨化。钙化灶有时可呈砂粒体样。癌位于黏膜下层以上不管有无局部淋巴结转移均属早期癌范畴。

（2）免疫组化：CK20（＋），CDX2（＋），但分化差的大肠癌 CK7 可（＋）。大肠癌的黏液为 MUCl、MUC3 和 MUC13。

（3）分子病理：大多数结肠癌由腺瘤发展而来，正常黏膜经 APC 基因（5q 丢失）的失活导致隐窝异型增生。加上 K-ras 基因突变造成腺瘤样变，再经 CIN 缺陷，18q 丢失和 TP53（17q 丢失）失活，最终而形成癌。

另有约 20% 结肠癌是由于错配修复基因（mismatchrepair，MMR）突变性失活，或错配修复基因甲基化失活，导致微卫星不稳定（MSI-H），伴 MSI 的癌常常是遗传性非息肉病性结肠癌（HNPCC）；散发病例常位于右侧，黏液癌或分化差的多见，有时肿瘤中有较多淋巴细胞浸润（这是预示 MSI 最好的标志）。癌变过程中累及的癌基因有 K-ras、BraF、PIK3 和 B-catenin。约 40% 结肠癌 K-ras 突变，预示对抗 EGFR 治疗无效。癌变过程中累及的抑癌基因有 TP53、APC、DPC4/SMAD4、DCC 和 MCC。

影响预后的形态因素：癌的分化程度、浸润肠壁的深度和淋巴结转移率。手术切除后一般 5 年生存率为 40%～60%。

高分化的癌淋巴结转移率低，5 年存活率高；反之低分化癌如低分化腺癌、印戒细胞癌和未分化癌淋巴结转移率高，5 年存活率低。癌细胞分泌黏液如黏液腺癌和印戒细胞癌预后差。Dukes 根据癌浸润壁的深度和淋巴结有无转移将大肠癌分为三期：①A 期：占手术病例的 15%。癌不超过肌层，无淋巴结转移，校正后 5 年存活率 100%。②B 期：占手术病例的 25%。癌已侵透肠壁达肠周脂肪组织，但无淋巴结转移，5 年存活率为 75%。③C 期：占手术病例的 50%。癌的范围同 B 期，但已有淋巴结转移，5 年存活率仅 35%。

扩散和转移：主要为局部浸润、腹腔腹膜种植和淋巴管转移至局部淋巴结。晚期可转移至远处淋巴结如锁骨上淋巴结。晚期癌可经血行转移至肝、肺、骨、脑、卵巢、脾、肾、胰、肾上腺、乳腺、甲状腺和皮肤等处。

（六）神经内分泌肿瘤

直肠是消化道神经内分泌肿瘤（NET）好发部位之一，但很少发生类癌综合征。大体上有两种形态：①小而硬的黏膜下结节，直径<1cm，无症状，常常在肛管内诊时发现；②直径>1cm，可形成溃疡、息肉或蕈样肿物，形如恶性肿瘤。

（1）光镜：由小的低柱状细胞排列成花带、条索或腺样，有时可形成实心细胞巢。细胞核圆而规则，无或很少核分裂。间质含平滑肌纤维。肿瘤浸润黏膜和周围的黏膜下层，很少浸润至肠壁深部，大多数直肠 NET 亲银和嗜银反应均阴性。免疫组织化学染色除神经内分泌细胞标记阳性外，还有多种肽类激素如 somatostatin、glucagon、substance P、PYY、PP、gastrin、CCK、calcitonin、hCG 和 PSAP 等免疫阳性反应（图 3 - 26）。

分化差的神经内分泌癌（NEC），恶性度高，多见于中老年患者，确诊时已有转移。肿瘤体积较大。

（2）电镜：分泌颗粒直径 90~280nm。

（3）免疫组化：显示 cytokeratin、EMA、CD56、c hromogra - nin A 和 synaptophysin 阳性。预后较腺癌差，死亡率高。一组 24 例中 54% 死于肿瘤。

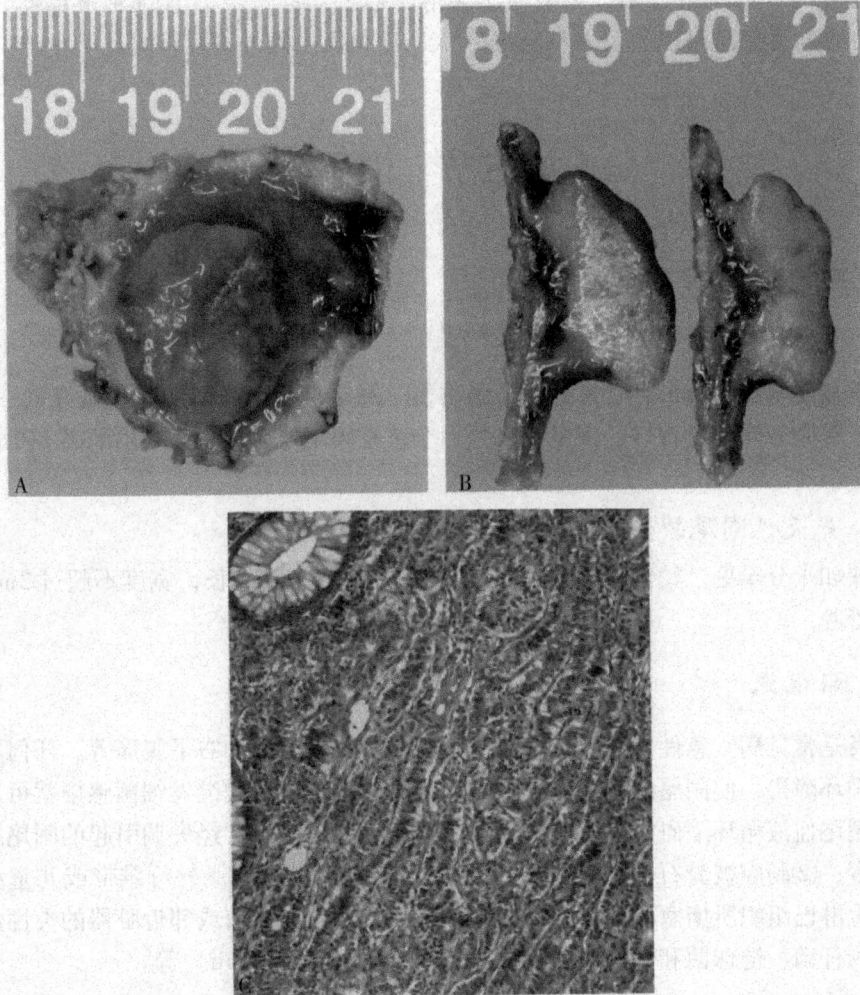

图 3 - 26 结肠神经内分泌肿瘤（类癌）
A. 大体形态；B. 切面；C. 镜下 HE 形态

（七）间充质肿瘤

1. CIST　少见，仅占消化道 GIST 的 1%，好发于乙状结肠。大体为小的壁内结节到大的盆腔肿物，引起肠梗阻及 GI 出血，镜下形态及 IHC 与胃及小肠 GIST 相同。Kit 突变大多在 11 外显子，少数为 q13 或 17 外显子。

2. 大肠平滑肌肿瘤　较少见。形态与胃和小肠的平滑肌肿瘤同。平滑肌肉瘤多见于直肠，肿瘤形成结节状隆起，表面有完整的黏膜，中心有溃疡。直肠平滑肌肉瘤的特点是分化好，单凭形态特别是小块活检组织不能鉴别良恶性。直肠平滑肌肉瘤易侵入肠壁血管而转移到肝和肺等处，预后差。

3. 其他　神经鞘瘤、节细胞神经瘤、颗粒细胞瘤及脂肪瘤等。

（八）淋巴瘤

大肠淋巴瘤较小肠淋巴瘤少见。好发部位为盲肠，其次为直肠，因这两处有较丰富的淋巴组织。主要为 B 细胞淋巴瘤，类型与小肠淋巴瘤相同：一般为 B 细胞淋巴瘤、DLBCL、Burkitt 淋巴瘤、套细胞淋巴瘤及 MALToma。大肠亦可发生髓外浆细胞瘤。

（王长武）

第五节　阑尾

一、先天性畸形

（一）阑尾重复

阑尾重复是罕见的畸形，常常并发盲肠重复。阑尾重复可呈双筒状包裹在同一肌层内，或形成两个完全分隔的发育好的阑尾，或是一个正常阑尾伴有从盲肠长出的另一个发育不全的阑尾。

（二）先天性阑尾缺如

阑尾缺如十分罕见。较常见的是阑尾发育不全，仅 1~2cm 长，宽度不超过 3mm。常无黏膜亦无管腔。

二、阑尾炎

阑尾炎是常见病。急性发病时有发热、呕吐、白细胞增多和右下腹痛等。任何原因引起阑尾血液循环障碍，使阑尾缺血就能导致阑尾黏膜损伤，这时如继发细菌感染就可造成阑尾炎。引起阑尾血液循环障碍的因素有：①由于蠕动障碍或血管神经失调引起的阑尾肌层痉挛或血管痉挛；②肠腔被粪石、寄生虫（如蛲虫）、异物、肿瘤、肠外纤维带或儿童和青少年的黏膜增生淋巴组织所堵塞。继发感染的细菌可来自粪便、血液或邻近脏器的炎性病灶。致病菌有大肠杆菌、链球菌和魏氏产气荚膜杆菌（clostridiumWelchii）等。

（一）急性阑尾炎

1. 单纯性阑尾炎（卡他性阑尾炎）　阑尾表面充血，浆膜稍混浊，黏膜糜烂或形成浅溃疡，腔内有中性粒细胞渗出。肠壁各层有中性粒细胞浸润，血管充血。如浆膜外有白细胞和纤维素渗出即阑尾周围炎。

2. 化脓性阑尾炎 阑尾表面有灰白色脓性渗出物，腔内充满中性粒细胞。各层有大量中性粒细胞浸润及充血水肿。肌层可破坏而导致穿孔和局限性或弥漫性腹膜炎。浆膜外有大量纤维素性脓性渗出物。

3. 坏疽性阑尾炎 常为化脓性阑尾炎继续发展的结果。由于系膜炎症使阑尾静脉血栓形成，从而引起阑尾广泛出血梗死。阑尾呈暗紫红色或发黑，阑尾各层广泛出血坏死和急性炎细胞浸润。肌层出血坏死严重者可引起穿孔。

（二）亚急性阑尾炎

急性单纯性阑尾炎可转为亚急性。特点是阑尾各层特别是肌层内有嗜酸性粒细胞浸润。

（三）慢性阑尾炎

由急性或亚急性阑尾炎发展而来，亦可一开始就是慢性炎。主要病变为阑尾各层不同程度纤维化和淋巴细胞浆细胞浸润。

急性阑尾炎可自然愈合或反复发作成慢性，最后阑尾管腔闭锁，管壁广泛纤维化使阑尾成一纤维条索。阑尾周围炎愈合时亦可形成纤维带，使周围脏器组织粘连或引起肠梗阻。阑尾近端如发生堵塞，阑尾内容物不能排入盲肠，则可引起阑尾积脓、阑尾积气和黏液囊肿。

（四）特殊类型阑尾炎

1. 阑尾结核、结节病和耶尔森菌感染 阑尾结核可继发于肺结核、腹膜结核或回盲部结核。阑尾壁内有干酪样坏死性结核结节。如果没有干酪样坏死，则应找到结核杆菌才能确诊。结节病亦能累及阑尾，但罕见；耶尔森（Yersinia）菌感染时可形成耶尔森假结核结节，结节中心坏死，形成小脓肿。有少量朗汉斯巨细胞。

2. 阑尾克罗恩病 克罗恩病患者常有急性或慢性阑尾炎史。阑尾克罗恩的病变与消化道其他部位的克罗恩病相同。

3. 阑尾寄生虫感染 常见的寄生虫感染有蛲虫、血吸虫和粪类圆线虫（Strongyloidesstercoralis）等感染。许多切除的阑尾腔内常见蛲虫、蛔虫和鞭虫等虫卵。血吸虫感染后阑尾各层有大量血吸虫虫卵沉积伴嗜酸性粒细胞浸润，嗜酸性脓肿和假结核结节形成。粪类圆线虫感染时有大量嗜酸性粒细胞浸润和伴坏死的肉芽肿形成。

4. 放线菌病 阑尾放线菌病十分罕见。一般呈慢性化脓性炎症，有大量纤维组织形成，并形成窦道通过腹壁开口于皮肤。有些病例在阑尾切除后形成持久的粪瘘，这种病例应考虑有放线菌病的可能。化脓性炎处可找到放线菌。

5. 病毒感染 病毒感染时阑尾淋巴组织可显著增生，固有膜增宽。淋巴细胞和免疫母细胞浸润，后者可像 R－S 细胞，麻疹前驱期可出现阑尾炎，阑尾淋巴组织显著增生并有 Warthin – Finkeldey 型多核巨细胞。

三、肿瘤和瘤样病变

（一）阑尾黏液囊肿和腹膜假黏液瘤

阑尾黏液囊肿是指阑尾腔内充满积存的黏液，使阑尾显著增粗。黏液囊肿可由炎症、粪石等堵塞近端肠腔后远端肠腔扩张而形成的单纯性黏液囊肿，或由阑尾黏液性囊腺瘤或黏液性囊腺癌引起。单纯性黏液囊肿黏膜萎缩，黏膜上皮扁平，无增生或不典型增生。阑尾黏液囊肿可破裂，黏液溢入腹腔形成腹膜假黏液瘤（pseuclomyxoma perito‐nei）。腹膜假黏液瘤亦可来自卵巢黏液性囊腺瘤或囊腺癌破裂。溢入腹腔的上皮细胞（良性或恶性）均能继续分泌黏液，使腹腔脏器广泛粘连。单从形态很难判断假黏液瘤的良恶性，可能许多例子是分化好的黏液腺癌在腹腔内的播散，其中癌细胞被其分泌的大量黏液所掩盖。阑尾的黏液性肿瘤与卵巢黏液性肿瘤形态相同，亦可同时发生。如卵巢肿瘤为双侧性，卵巢表面有黏液和不典型的黏液细胞，则卵巢黏液性肿瘤很可能是继发性。阑尾黏液球状体病（myxoglobulosis）是黏液囊肿的一种变异，占黏液囊肿的 10%～20%。特点是扩张的阑尾腔内充有许多直径 0.3～1cm 的白色透明珍珠样的小球，部分小球可钙化。小球的中心为含细胞碎片和含铁血黄素的嗜酸性颗粒状物构成的核心，外周为无细胞的层状黏液凝结物。

（二）息肉和腺瘤

阑尾偶尔发生增生性（化生性）息肉、幼年性息肉和 P‐J 息肉，幼年性息肉和 P‐J 息肉通常是这两种息肉病（polyp‐osis）累及阑尾。

阑尾亦可发生腺管状、绒毛状和绒毛腺管状腺瘤，有蒂或广基，但均罕见。腺瘤形态与大肠腺瘤相同。

（三）神经内分泌肿瘤

阑尾是类癌的好发部位。阑尾类癌占阑尾肿瘤的 85%。多见于青年人，20～30 岁。男女发病率无差别。最常见的部位是在阑尾的盲端或其邻近。常常是在因阑尾炎切除的阑尾中偶然发现。多数呈局限的结节，70% 直径 <1cm。银反应有亲银和嗜银两种，前者呈亮黄色，后者呈灰白色。

1. 光镜　瘤细胞主要排列成实心细胞巢，少数可呈花带、腺样或菊形团样。类癌可侵入肌层，少数可弥漫浸润阑尾壁达浆膜。

2. 免疫组化　除一般神经内分泌细胞标记阳性外，可显示多种肽类和胺类激素如 so‐matostatin、P 物质、PYY、VIP、ACTH、GHRH、enteroglucagon 和 5‐HT 等免疫反应性。阑尾可发生杯状细胞类癌（腺类癌、黏液类癌），在呈小簇或条索的杯状细胞内夹杂有神经内分泌细胞。这种双向分化的类癌免疫组化显示 CEA 阳性，神经内分泌细胞标记亦是阳性。

3. 电镜　可见黏液颗粒和神经分泌颗粒。

阑尾类癌很少发生类癌综合征，这可能是由于阑尾类癌常合并阑尾炎而容易被发现，另外还有阑尾类癌很少转移的原因。杯状细胞类癌较一般类癌恶性 15% 可发生转移。

（四）腺癌

除盲肠癌累及阑尾或阑尾原发性黏液性囊腺癌外，阑尾原发的腺癌很罕见。症状像阑尾炎或为右髂窝包块。手术时常见阑尾已为癌代替，有些癌已破溃入盲肠。

1. 光镜　形态与各种类型的大肠腺癌同。黏液性囊腺癌与卵巢的黏液性囊腺癌形态相同。有一种印戒细胞癌需要与杯状细胞类癌相区别，前者像皮革胃，浸润广泛。核异型性明显；后者神经内分泌细胞标记阳性。

2. 电镜　可找到分泌颗粒和肿瘤较局限。

（五）淋巴瘤

常为全身淋巴瘤的一部分。预后远较消化道其他部位的淋巴瘤差。

（六）其他肿瘤

阑尾平滑肌瘤、脂肪瘤、血管瘤、血管肉瘤、神经纤维瘤（作为单个肿瘤或 von Recklinghausen 病的一部分）均极少见。阑尾颗粒细胞瘤应与阑尾非肿瘤性平滑肌颗粒细胞变性相区别，后者 PAS 强阳性，前者 PAS 弱阳性。

（七）转移瘤

阑尾转移瘤主要来自消化道、乳腺和女性生殖器的原发瘤。

四、其他病变

阑尾的其他非肿瘤性病变有胃或食管黏膜异位、子宫内膜异位和蜕膜反应、憩室或憩室病和阑尾淋巴组织增生导致阑尾套叠入盲肠。憩室病一般合并囊性纤维化（黏液黏稠症），由于黏稠的黏液堵塞，使阑尾腔内压力增加而形成多数憩室。憩室可继发炎症即憩室炎。

（王长武）

第二篇 疾病篇

第四章 消化系统常见症状处理

第一节 消化吸收不良

食物中的营养物质必须首先在胃肠道内经过消化酶的水解，成为小分子的物质才能被人体吸收利用。小肠是糖、脂肪消化吸收的主要场所，小肠对营养物质吸收障碍会引起营养不良。营养物质在肠腔内和小肠黏膜上皮细胞刷状缘的消化过程受影响，则为消化不良（maldigestion）。吸收不良（malabsorption）则指营养物质的吸收过程受损。

生理状况下，食物淀粉经过淀粉酶水解成双糖后，在小肠内双糖酶的作用下，双糖被消化成单糖才能被小肠黏膜上皮吸收。小肠对单糖的吸收根据肠腔内单糖浓度而异。当肠腔内单糖浓度高于血液循环水平时，单糖由小肠上皮细胞 Na^+ – 依赖型葡萄糖转运体（Na^+ – dependent glucose transporter，SGLT – 1）顺浓度梯度被动转运入上皮细胞。当两侧浓度接近平衡时，肠腔内的单糖靠上皮细胞基底膜的 Na^+ – 非依赖型葡萄糖和果糖转运体（glucose transporter，GLUT – 2）逆浓度梯度主动转运入血液循环。

脂肪在胃内经蠕动后被乳化成分散在水相中的细小油滴。当其进入十二指肠后，胆盐和卵磷脂、溶血性卵磷脂、甘油一酯的混合物具有很强的乳化力。而乳化可以降低脂肪的表面张力，增加脂肪酶与脂肪作用的面积。经胆盐乳化、直径约 20nm 的脂性微团极性增大，被肠黏膜细胞吸收后，在其光面内质网脂酰 CoA 转移酶的催化下，由 ATP 供能再合成脂肪，后者与载脂蛋白 B48 等结合形成乳糜微粒，经淋巴进入血液循环。小肠上皮细胞的脂酰 CoA 转移酶及载脂蛋白 B48 功能状态决定了脂肪的吸收速率。

蛋白质在胃中的消化是很不完全的，小肠是消化蛋白质的主要部位。分泌入小肠的胰蛋白酶原在肠激酶的作用下被激活，从而迅速将胰液中的其他蛋白酶都转变成具有活性的酶。这些酶可水解蛋白质肽链内部的一些肽键，使之分解为氨基酸或 2 ~ 6 个氨基酸残基组成的寡肽。在小肠黏膜细胞的刷状缘及胞质中均含有寡肽酶，它能进一步水解寡肽，使之在小肠被吸收。

小肠上皮细胞膜转运系统的先天性缺陷及黏膜上皮吸收面积的获得性缺陷均可导致吸收不良，前者称为原发性吸收不良，后者称为继发性吸收不良。从病理生理的角度看，消化不良和吸收不良是两个不同的过程，但由于消化和吸收相互依赖，密不可分，消化不良也可以干扰营养物质的吸收。

一、病因

（一）上消化道疾病

如胃十二指肠溃疡、胃癌、慢性胃炎。

（二）肝胆胰疾病

如慢性肝炎、肝硬化、慢性胆囊炎、胆石症、慢性胰腺炎及肿瘤。

（三）小肠疾病

克罗恩病、肠结核、乳糜泻、热带口炎性腹泻、Whipple病、肠淋巴管扩张症、盲袢综合征、短肠综合征、慢性假性肠梗阻、小肠肿瘤、放射性肠炎、肠道气囊肿综合征、肠瘘。

（四）全身性疾病

如糖尿病、甲状腺功能亢进（甲亢）、甲状腺功能减退（甲减）、慢性阻塞性肺炎、慢性右心衰竭等，亦可因胃肠道瘀血、代谢性紊乱或胃肠运动、分泌受累而引起上述症状。

二、临床表现

消化吸收不良的临床表现多样，取决于引起消化吸收不良的基础疾病及其严重程度。常见的临床表现包括腹泻、腹部不适、食欲下降、腹胀、肠鸣音多及营养不良。腹泻特点为大便量多、多油、有恶臭味。由于营养物质吸收减少，虽然患者进食量正常，但仍有体重下降。

三、诊断

（一）病史

1. 饮食与临床症状的关系　如饮用牛奶或进食奶制品可引起腹泻，提示乳糖不耐受症，进食含麦麸的食品，提示乳糜泻的可能。

2. 外科手术史　有无胃、小肠或胰腺切除手术史。如有，应仔细了解切除的部位、范围，是全部切除，还是部分切除。

3. 慢性胰腺炎病史　慢性胰腺炎是引起胰腺外分泌功能不全的主要原因。

4. 慢性胆汁淤积（黄疸）的病史　慢性胆汁淤积可引起胆汁酸不足，胆汁酸不足可引起脂肪吸收不良，导致脂肪泻。

5. 放射治疗史　腹部放射治疗可引起发射性肠炎，影响肠道的吸收功能。

6. 家族史　有些吸收不良患者有家族聚集倾向，如乳糜泻、克罗恩病、胰纤维囊肿病、囊性纤维化、双糖酶缺乏症（如乳糖酶缺乏）。

（二）实验室及其他检查

常规实验室检查可为吸收不良的病因诊断提供线索。如血常规可以提示贫血的类型，是小细胞低色素性贫血还是巨幼细胞贫血。大便常规可发现有无红白细胞、脂肪滴、寄生虫或虫卵存在，是否有隐性出血。腹泻患者应行大便致病菌培养。血清总蛋白、白蛋白、胆固醇、铁及铁蛋白、钙浓度、镁浓度、凝血酶原时间等检查均可提供是否有某些营养物质缺乏的证据。如果上述筛查有异常发现，可进行如下检查：

1. 氢呼气试验　对诊断双糖酶缺乏症有帮助。

2. 腹部超声　可探查肝、胆囊、胰腺、肠壁、腹腔内淋巴结情况。

3. 胃肠镜　根据情况在胃、十二指肠降段取黏膜活检，对慢性萎缩性胃体胃炎、乳糜泻及克罗恩病的诊断有帮助。结肠镜可观察回肠末段并取活检，对回肠末段病变所致的胆盐吸收障碍及维生素 B_{12} 吸收障碍的诊断有帮助。

通过以上检查，如怀疑以下情况，应进行进一步相关检查：

1. 怀疑消化吸收不良由胰腺外分泌功能不足引起　测定大便弹力蛋白酶及糜蛋白酶量。CT、磁共振或 ERCP 检查有无慢性胰腺炎或胰腺占位性病变。如果临床怀疑消化吸收不良由胰腺外分泌功能不全所致，也可考虑胰腺外分泌功能替代试验性治疗，即补充胰酶制剂，如病情有好转，可间接说明胰腺外分泌功能不足。

2. 怀疑消化吸收不良由小肠疾病所致　行右旋木糖吸收试验以检查近段小肠的吸收功能；行维生素 B_{12} 吸收试验检查末段回肠的吸收功能；行葡萄糖氢呼气试验检查有无小肠细菌过度生长；行抗胰蛋白酶清除试验检测有无肠蛋白丢失；行小肠 X 线钡灌检查有无瘘管、憩室、盲袢、短肠综合征等情况；CT 小肠成像可以观察有无小肠肠壁增厚、肠腔狭窄或扩张等病变，正逐渐成为小肠病变的重要检查手段；腹腔动脉造影或肠系膜动脉造影可以检测有无肠缺血性疾病；胶囊内镜与推进式小肠镜检查为小肠疾病的诊断提供了十分有用的手段。

四、治疗

包括原发病的治疗、对症治疗和营养支持治疗。原发病的治疗是根本的治疗方法，只有引起消化吸收不良的原发病得以控制或去除，才能从根本上纠正消化吸收不良。

（一）对症治疗

多数情况下消化吸收不良伴有腹泻。对于引起消化吸收不良的病因一时难以纠正而又伴有腹泻的患者来说，止泻是十分重要的治疗措施。常用的止泻药有洛哌丁胺和复方地芬诺酯（含地芬诺酯和阿托品）。首选洛哌丁胺，因为该药主要由肝脏首过代谢清除，不易透过血脑屏障，中枢神经系统不良反应少。

（二）饮食调节

如果消化吸收不良是由某种特定的食物成分引起，限制该食物成分的摄入可以使症状缓解，消化道黏膜功能恢复正常，营养不良状况得以纠正。例如乳糜泻患者的食谱应去除含麦胶的食物，原发性乳糖不耐受症的患者不应饮用牛奶或进食奶制品。如乳糖不耐受是由于广泛的小肠病变（如克罗恩病）所致，造成乳糖吸收不良的原因是肠道细菌负荷量过大，小肠转运时间短等因素，而非肠黏膜乳糖酶活性低，通过基础疾病的治疗，病情好转后乳糖吸收不良的状况可以得到改善，因此只需要在疾病活动期限制乳糖摄入。

（三）胰腺外分泌功能不全的治疗

低脂膳食和补充胰酶是胰腺外分泌功能不全所致消化吸收不良的主要治疗手段。采用微胶囊技术制造的胰酶可延缓胰酶的释放，避免胰酶在胃内被胃酸提前激活。每餐口服 30 000 国际单位的胰脂肪酶，可以减少脂肪泻和防止体重下降。如疗效欠佳，可试合用 H_2 受体阻滞剂或质子泵抑制剂以增加胰酶效果。

（四）营养支持治疗

一般认为在疾病状态下当体重下降超过 10%，出现营养不良时死亡率升高。积极的营养支持治疗对提高基础疾病的治愈率与降低死亡率十分重要。如果消化吸收不良患者体重下降不明显，营养不良状况严重，且引起消化吸收不良的基础疾病可以在短期内得到控制，此类患者只需维持正常饮食或通过胃肠道补充营养即可。同时应注意补充维生素、矿物质及微量元素。病史长、病情复杂的病例常存在多种营养物质的缺乏与失衡，需要临床医师与营养师共同制订治疗方案。制订营养支持方案应考虑到营养物质的生理需要量、营养素缺乏程度、预计疗程、可利用的胃肠道功能，以及蛋白和热量的理想供给途径。必要时可行部分或全静脉内营养支持治疗。

严重脂肪泻的患者常存在脂溶性维生素缺乏，应注意补充脂溶性维生素，如维生素 D 及维生素 A 的补充。短肠综合征及其他各种存在严重脂肪吸收不良的患者肠腔内的脂肪酸与游离钙和镁结合，导致钙镁吸收障碍，维生素 D 缺乏进一步加重钙的缺乏，应注意补充钙和镁。值得注意的是，血镁浓度正常并不代表细胞内镁正常，这种类型的镁缺乏很可能是顽固性低钾血症及难以解释的低钙血症的原因。当出现难以解释的低钾血症和低钙血症时，应注意镁的补充。乳糜泻患者通常需补充铁和叶酸。

（王长武）

第二节　吞咽困难

吞咽困难（dysphagia）是指患者的正常吞咽功能发生障碍所导致的吞咽食物或饮水时有梗阻感觉或发噎感，它可由口咽部、食管或贲门的功能或器质性病变引起，它是常见的消化道症状之一。常见的原因有食管癌、贲门癌、食管狭窄和食管动力性疾病（如贲门失弛缓症）等。

一、病因

根据病变部位不同，吞咽困难分为口咽性和食管源性吞咽困难，根据梗阻原因不同分为机械性梗阻和动力障碍性梗阻。常见原因列于表 4-1。

表 4-1　常见吞咽困难病因

口咽性吞咽困难	食管源性吞咽困难
口炎、外伤、咽炎、咽后壁脓肿、咽喉结核、急性化脓性扁桃体炎、扁桃体周围脓肿、咽喉部肿瘤、中枢神经系统疾病（脑血管意外、帕金森病、肌萎缩性侧索硬化症、脑干肿瘤等）、周围神经系统疾病（脊髓灰质炎、周围神经病变等）、肌肉疾病（原发性肌病、代谢性肌病、重症肌无力、皮肌炎、多发性肌炎等）、全身感染中毒性疾病（破伤风、狂犬病等）、环咽肌失弛缓症	急慢性食管炎、食管憩室炎、食管结核、Barrett 食管、食管黏膜下脓肿、食管癌、贲门癌、手术后吻合口狭窄、放疗后、酸碱烧伤瘢痕、食管先天性疾病（食管蹼、先天性食管闭锁、先天性食管狭窄）、食管良性肿瘤、食管内异物、食管裂孔疝、食管受压（纵隔疾病、心血管疾病、甲状腺肿大）、风湿免疫性疾病（皮肌炎、硬皮病等）、贲门失弛缓症、弥漫性食管痉挛

二、发病机制

正常吞咽过程是指食物在口腔内咀嚼后经过口咽部进入食管，再通过食管进入胃内的过程。包括口咽部吞咽、食管上括约肌（upper esophageal sphincter, UES）松弛、食管原发性蠕动和食管下括约肌（LES）松弛四个阶段，其中任何一个阶段发生障碍，均可引起吞咽困难。

（一）口咽性吞咽困难

是指食团不能或难以从咽部进入食管。主要影响的是吞咽的前两个阶段。当口咽部有炎症或创伤时，患者可因疼痛不敢吞咽。脑血管意外时，由于损伤了吞咽中枢或控制咽下部及食管上段横纹肌的运动神经节而引起吞咽困难。重症肌无力患者由于咽部肌肉、UES 和食管横纹肌运动终板病变，反复吞咽引起横纹肌疲劳，进而导致吞咽困难。皮肌炎、多发性肌炎可累及咽肌和食管横纹肌，导致咽肌收缩减弱或无力，进而引起吞咽困难。

（二）食管源性吞咽困难

是指食团在食管内通过困难，不能顺利达到胃内。主要影响的是吞咽的后两个阶段。食管的梗阻性病变是其主要原因。当食管腔内机械性梗阻或闭塞，如食管癌、贲门癌、食管良性狭窄等；或食管壁外来性压迫，如纵隔肿瘤、主动脉瘤等；以及食管蠕动减弱、消失或异常，如弥漫性食管痉挛、皮肌炎、硬皮病等，均可引起吞咽困难。食管下括约肌（loweresophageal sphincter, LES）引起吞咽困难的主要机制是食管下括约肌松弛障碍，多见于贲门失弛缓症。

三、诊断

对吞咽困难的患者应仔细询问病史、查体并结合相关检查，首先确定病变部位，是口咽性吞咽困难还是食管源性吞咽困难；对后者应进一步确定其是梗阻性还是动力性；并确定病变性质是良性还是恶性。

（一）病史

1. 年龄　出生后或哺乳期即有频繁反食者，要考虑先天性食管疾病，如先天性食管狭窄、先天性食管闭锁；先天性食管过短等；儿童突然出现吞咽困难，多考虑食管异物可能；青壮年出现吞咽困难，要考虑动力障碍性疾病，如贲门失弛缓症；老年人出现吞咽困难，应考虑有无食管癌等恶性疾病。

2. 前驱病史　患者有反流、反食、胸骨后疼痛等病史应考虑反流性食管炎；既往有食管、胃手术史，应考虑食管胃吻合口狭窄；吞咽困难同情绪有关，应考虑弥漫性食管痉挛或贲门失弛缓症。

3. 与饮食的关系　进行性吞咽困难应考虑食管恶性肿瘤，进干食和流质均有梗阻感则应考虑动力障碍性疾病。

4. 吞咽疼痛　口咽部的炎症、溃疡或外伤，进食时吞咽疼痛；食管源性吞咽困难伴有轻重不一的疼痛，部位亦不确切，涉及胸骨后、剑突下、肩胛区、背部、肩部、颈部等处。如果进食酸性饮食或酒精，即刻引起疼痛，多见于食管炎症和溃疡；如进食过冷或过热饮食诱发疼痛，多为弥漫性食管痉挛。

5. 食物反流 进流质饮食立即反流至鼻腔及呛咳者,应考虑咽部神经肌肉病变;餐后较久才有反流,多为食管梗阻的近段有扩张或食管憩室内有潴留引起;贲门失弛缓反流物量常较多,常在夜间平卧位时出现,并引起呛咳。

6. 声音嘶哑 吞咽困难伴有声音嘶哑,应考虑食管癌引起的纵隔浸润侵及喉返神经;或主动脉瘤、纵隔肿瘤或纵隔淋巴结结核压迫喉返神经。

7. 呛咳 吞咽困难伴发呛咳,应考虑是否患有食管癌、贲门癌、贲门失弛缓症或食管憩室等疾病;呛咳较重者须考虑咽部神经肌肉病变或食管癌并发食管气管瘘。

（二）体格检查

体格检查时应注意患者的营养状况,有无消瘦、贫血,有无浅表淋巴结肿大、甲状腺肿大、颈部包块,有无口咽炎、溃疡或外伤,有无舌和软腭麻痹等,必要时做神经系统检查以确定与吞咽有关的脑神经（第Ⅸ、Ⅹ、Ⅻ对脑神经）功能有无障碍。

（三）辅助检查

1. X线检查 胸部 X 线片可以了解有无肺部炎症、纵隔增大、主动脉瘤、左心房增大或心包积液。食管钡餐造影有助于鉴别机械性梗阻和动力性梗阻,腔内梗阻或食管外压迫。

2. 内镜检查 内镜检查可直接观察到病变部位、范围、形态,结合病理组织学检查可确定病变的良恶性,确定病变是黏膜内还是黏膜下,对食管癌、食管良性肿瘤、食管良性狭窄、食管异物、食管裂孔疝、食管结核、食管真菌感染等疾病具有鉴别诊断意义。

3. 超声内镜检查 可确定病变来自黏膜下还是食管外,并可确定恶性病变的浸润深度。

4. 食管测压检查 食管测压检查对判断食管的运动功能十分重要。对一些运动功能异常的疾病具有诊断价值。

5. CT 或 MRI 检查 有助于发现有无纵隔占位性病变,以及食管癌或贲门癌的浸润情况和淋巴结转移情况;头颈部 CT 或 MRI 还可发现颅内病变。

四、治疗

引起吞咽困难最常见的原因是各种食管疾病,其次是口咽部疾病、与吞咽有关的神经肌肉病变及某些全身性疾病,由于病因不同,因此治疗的措施也不尽相同,但总的原则是减轻或缓解症状,治疗原发病,预防并发症,提高生活质量。

（一）生活方式指导

有机械性梗阻的患者应进少渣食物或流质食物;有动力障碍性梗阻的患者应进食温热食物,避免不良刺激;有反流的患者应避免睡前进食,睡觉时抬高床头;口咽部吞咽困难,由于易引起气道吸入或鼻咽反流,患者宜进较稠食物,严重者需经胃管鼻饲。

（二）药物治疗

1. 动力药物 对反流性食管炎、系统性硬化病可应用多潘立酮、莫沙必利、伊托必利等促胃肠动力药物促进食管蠕动;对贲门失弛缓症、弥漫性食管痉挛等可选用硝酸异山梨酯（消心痛）10mg,每日 3 次,或硝苯地平（心痛定）10mg,每日 3 次,有助于改善症状;对重症肌无力可予以新斯的明 0.5mg,肌内注射,能迅速缓解症状。

2. 抑酸剂 对反流性食管炎及 Barrett 食管患者应用质子泵抑制剂（proton pumpinhibi-

tor，PPI）或 H_2 受体拮抗剂，可降低反流物的酸度，有助于黏膜修复、症状缓解。

3. 其他　肿瘤患者应用化疗药物，可使部分患者肿瘤缩小，皮肌炎等风湿免疫性疾病应用糖皮质激素治疗可明显减轻吞咽困难等症状，严重贫血导致的吞咽困难应积极纠正贫血，贫血改善后，吞咽困难即可消除。

（三）内镜治疗

1. 食管扩张治疗　分为探条扩张、水囊扩张和气囊扩张等方法。前两者适用于机械性梗阻（如各种炎性狭窄等），后者适用于动力障碍性狭窄（如贲门失弛缓症等）。

2. 肉毒杆菌毒素注射　内镜直视下 LES 注射肉毒杆菌毒素治疗贲门失弛缓，有较好的近期疗效。

3. 食管支架　对失去手术机会的食管贲门恶性病变，置入食管支架可缓解梗阻症状，改善生活质量。对食管炎性狭窄、术后吻合口狭窄反复扩张效果不佳、合并食管、胸腔或气管、支气管瘘的患者以及反复扩张效果不好的贲门失弛缓症患者，置入食管支架，有助于病变的修复及巩固内镜扩张治疗的效果。

4. 内镜下食管息肉、黏膜下良性包块切除术　在内镜下采用氩气刀、高频电刀及激光等器械切除包块，一般适用于 <3cm 的包块，但如果包块未侵及外膜层，内镜下切除的指征不严格限于包块的大小。

（四）营养支持

鼻胃管适于短期（几周内）应用，根据患者的耐受程度，营养液可通过注射器注入，也可用泵持续滴注。经皮内镜下胃造瘘术能减少胃食管反流机会及鼻咽不适，可在家中管饲，操作简单、创伤小，临床应用甚广。

（五）手术治疗

主要用于食管癌或侵及外膜的间质瘤切除，对内镜扩张效果不佳和（或）支架治疗效果不佳的贲门失弛缓症及炎性狭窄的患者以及严重的食管酸碱烧伤患者，也可考虑手术解除梗阻。

（王长武）

第三节　消化道出血

消化道出血（gastrointestinal bleeding）是指从食管到肛门之间消化道的出血，是消化系统常见的危急重症，严重者危及生命，死亡率高达5%～12%。轻症可无症状，仅在慢性贫血寻找病因时才得以发现。部分患者出血可以自行停止，但40%的患者可以反复出血，5%～10%的患者需要内镜下或手术治疗，随着消化内镜的发展，目前可将消化道出血部位大致分为上消化道出血、小肠出血和下消化道出血。

一、病因

引起消化道出血的病因众多，可由消化道本身的炎症、血管病变、机械损伤、肿瘤等因素引起，也可因邻近器官或全身疾病累及消化道所致。按消化道病变部位分述如下：

（一）上消化道出血

消化性溃疡、食管胃底静脉曲张、出血糜烂性胃炎及食管、胃恶性肿瘤等是上消化道出血的最常见病因。其他常见原因有：贲门黏膜撕裂伤、食管炎、恒径动脉溃疡、胆道和胰腺出血、胸或腹主动脉瘤或纵隔肿瘤或脓肿破入消化道。全身疾病，如凝血机制障碍、尿毒症、结缔组织病等亦可引起出血。

（二）小肠出血

见于肠血管畸形、小肠炎症性疾病、小肠平滑肌瘤、缺血性肠病、肠系膜动脉栓塞、肠憩室、肠套叠、肠寄生虫病（血吸虫及钩虫病等）以及一些全身出血性疾病等。

（三）下消化道出血

痔、肛裂是最常见的原因，其他常见的病因有结肠癌、肠息肉、肠道炎症性病变（感染性肠炎、溃疡性结肠炎、缺血性肠病等）、肠道憩室、血管病变等。

二、临床表现

消化道出血的临床表现取决于失血量及速度、出血部位及性质，与患者的年龄、心肾功能等全身情况也有关。

（一）呕血、黑便、血便、隐血

呕血、黑便及血便是消化道出血的明确临床表现。如急性上消化道出血，出血量大且速度快，可呕鲜红色血；如出血后血液在胃内潴留时间较长，与胃酸作用生成酸化血红蛋白，呕血常呈咖啡色。黑便是血红蛋白经肠内硫化物作用形成硫化铁所致，典型者呈柏油样，见于上消化道、小肠或少量右半结肠出血。鲜红色或暗红色血便多来自下消化道或急性上消化道大量出血。消化道少量出血（<5ml）时，大便颜色无明显变化，隐血试验可呈阳性。

（二）贫血、体循环失代偿

贫血常表现为乏力、活动后心悸、头晕、耳鸣以及皮肤、甲床苍白。急性大出血导致的贫血症状容易识别，贫血严重时可导致器官功能障碍。慢性少量消化道出血所致贫血症状常不明显，易被忽略。当患者无明确黑便而以贫血就诊时，应进行大便隐血试验，协助其分析病因。

大量失血初期交感神经兴奋，患者有出冷汗、心悸、口渴等表现，随着失血量进一步增加，各器官灌注减少，可有头晕、晕厥，甚至休克。体循环失代偿的发生个体差异较大，老年、体弱患者发生较早，有些甚至可无呕血、黑便、血便等症状。

（三）氮质血症

消化道出血时血红蛋白的分解产物在肠道被吸收，致血中尿素氮升高，形成肠源性氮质血症，但一般不超过14.2mmol/L，持续3~4d可恢复正常。如果升高的BUN持续不降，提示活动性出血。

三、诊断

（一）判断是否为消化道出血

根据上述临床表现，对大多数患者诊断消化道出血并不困难。值得注意的是，对于呕血，应注意与口腔、鼻、咽喉出血以及咯血（表4-2）鉴别。对于黑便：①应注意患者描述是否正确，必要时请患者摄下照片或医师亲自观看；②注意有无进食动物血、服用铁剂或铋剂等经历；③大便隐血试验阴性，可排除消化道出血。当患者以体循环失代偿为突出表现时，应注意与感染性休克、过敏性休克、心源性休克、重症急性胰腺炎以及腹腔内实质脏器破裂等疾病相鉴别。

表4-2　呕血与咯血的鉴别

	呕血	咯血
病因	消化性溃疡、肝硬化、急性胃黏膜出血、胃癌等	肺结核、支气管扩张、肺脓肿、肺癌、心脏病等
出血前症状	上腹不适、恶心、呕吐等	咳嗽、胸闷、喉头发痒
出血方式	呕出	咯出
血色	棕褐色、暗红色，有时呈鲜红色	鲜红色
血中混合物	食物残渣、胃液	痰、泡沫
pH	酸性	碱性
黑便	有，柏油样	少有
痰的性状	无痰	血痰数日

（二）评估失血量及严重度

当失血量 <400ml 时，由于轻度的血容量减少可很快被组织间液和脾脏贮血所补充，一般无症状。失血量 >500ml、失血速度快时，患者可有直立性低血压，即立位较卧位血压低10mmHg 以上，伴有头晕、乏力、心动过速和血压下降等表现。表4-3 总结了生命体征与失血量的大致关系。

表4-3　根据休克指数判断失血量

心率（次/分）	收缩压（mmHg）	休克指数	失血量（%）
70	140	0.5	0
100	100	1	30
120	80	1.5	30～50
140	70	2	50～70

（三）判断出血是否停止

肠道积血一般需经 3d 才能排尽，故不能以黑便作为活动性出血的指标。下列表现应考虑活动性出血：①仍反复呕血、黑便，肠鸣音活跃；②周围循环不稳定：脉率快、收缩压低、中心静脉压低；③红细胞计数、血红蛋白测定持续下降；④补液与尿量足够的情况下，血尿素氮持续或再次升高。

（四）判断出血部位及病因

1. 病史和查体　在扑朔迷离的出血部位及众多病因中，如何尽早、准确获得结论，需要有正确的诊断思路，病史和查体对于诊断思路至关重要。基于此，借助各种检查方法获得客观证据，最后完成诊断。

常见的典型病史和阳性体征对诊断的提示如下：呕血、黑便，伴中上腹周期性、节律性、慢性疼痛，提示消化性溃疡；大量呕鲜血，有慢性肝病史，查体发现肝掌、蜘蛛痣、脾肿大、腹水等，多系肝硬化门脉高压导致食管胃底静脉曲张破裂出血；剧烈恶心、呕吐后呕出鲜血，提示食管贲门黏膜撕裂伤；慢性持续黑便或大便隐血阳性伴消瘦，要警惕胃癌；有服用损伤胃黏膜药物（如非甾体抗炎药、肾上腺皮质激素等）或严重创伤史，要考虑急性出血性胃炎；60 岁以上有肠梗阻和便血者，要考虑结肠肿瘤；60 岁以上有冠心病、心房颤动病史者出现腹痛及便血，应考虑缺血性肠病；黄疸、发热、腹痛伴消化道出血，应考虑胆道出血。

2. 提供客观证据的常用检查

（1）内镜检查：对于消化道大出血者，一般应在体循环稳定后 24h 内进行。经积极止血、补充血容量等措施后，仍有活动性大出血时，应创造保障体循环相对稳定的时机，进行内镜检查，根据病变特点行内镜下止血治疗，有利于及时逆转病情，减少输血量及缩短住院时间。

对内镜下出血病灶进行分型（表 4 - 4）有助于评估上消化道病灶再出血的概率。

表 4 - 4　上消化道出血 Forrest 分型

分型	特征	再出血率（%）	治疗策略
Ⅰa	活动性动脉出血	90	
Ⅰb	明显渗血	55	PPI + 内镜治疗 + PPI
Ⅱa	裸露血管	50	
Ⅱb	血凝块	25 ~ 30	PPI，必要时内镜治疗
Ⅱc	少量渗血	10	
Ⅲ	仅有溃疡，无血迹	3	PPI

当胃肠镜未能发现出血病灶时，首选胶囊内镜了解小肠情况。推进式小肠镜因通常难以观察完整小肠而不宜作为一线选择，多在胶囊内镜的基础上有针对性地进行深入观察、取活检或治疗时使用。

（2）选择性血管造影（DSA）：当内镜未能发现病灶，估计有消化道动脉性出血时，应行选择性血管造影及血管介入治疗。在动脉造影前半小时，若病情允许，应停用缩血管药物，以提高动脉造影的阳性率。

（3）CT：腹部 CT 对于有腹部包块、肠梗阻征象的患者有一定的诊断价值，特别是既往有腹部血管手术史（如腹主动脉瘤修补术）后便血，怀疑有主动脉小肠瘘的患者可安排此项检查。

（4）临时放置胃管：当消化道出血部位不明时，临时放置胃管有助于判断出血部位。

四、治疗

（一）监护

（1）患者宜平卧，保持呼吸道通畅，防止误吸；

（2）监测生命体征；

（3）暂禁食；

（4）观察活动性出血情况。

（二）液体复苏

输液开始宜快，可选用生理盐水、林格液等，补液量根据失血量而定，必要时输血，改善组织供氧和纠正出血倾向。一般年轻且没有持续活动性出血者，血红蛋白维持在 70g/L 以上即可，老年或有明确心血管病、活动性出血者，血红蛋白应维持在 100g/L 左右。当活动性大出血时，往往需要建立多个静脉通道，迅速稳定患者的生命体征。

（三）上消化道出血的治疗

1. 非曲张静脉出血的治疗

（1）药物：

1）抑制胃酸：迅速将胃内 pH 提升至 6.0 以上，有助于促进血小板黏附、聚集而止血，同时也减少胃蛋白酶对血痂的"消化"作用，是止血的关键措施。首选质子泵抑制剂（protonpump inhibitors，PPI），如奥美拉唑 40mg，静脉滴注，每日 1～2 次；对于出血程度不重、再出血可能性小的患者可将 H_2 受体拮抗剂，如法莫替丁 20～40mg 加入葡萄糖或生理盐水中，静脉滴注，每日 1～2 次。

2）减少内脏血流：生长抑素（somatostatin）及其类似物奥曲肽（octreotide）可减少内脏血流及抑制胃酸分泌而常用于消化道出血治疗。生长抑素首次以 250μg 静脉注射，再以 250μg/h 静脉持续滴注；生长抑素类似物奥曲肽 0.1mg 静脉注射，然后以 25μg/h 的速度持续静脉滴注，必要时剂量可加倍。

3）收缩毛细血管：①卡络磺钠能增进毛细血管断裂端的回缩作用，有助于止血。将卡络磺钠 40mg 加入生理盐水 250ml 中，静脉滴注，每日 2 次。②去甲肾上腺素 8mg 加入生理盐水 100ml 中，分次口服，促使小血管收缩。

4）其他局部止血用药：①口服铝碳酸镁或硫糖铝凝胶，在出血创面上形成保护膜；②凝血酶 1 000～4 000U 加水稀释，分次口服；③云南白药 0.5g 加水溶解后口服，每日 3 次，亦有助于止血。

5）氨甲环酸：凝血块的溶解是上消化道病变持续出血或再出血的原因，一般使用 PPI 即可。因纤溶酶原抑制剂氨甲环酸等可引起心脑肺等多脏器的血栓形成，对于老年、糖尿病、血管炎等患者应慎用，一般不作为首选。

（2）内镜：对于上消化道 Forrest Ⅰ～Ⅱb 型出血病灶应在内镜下给予注射药物、电凝及使用止血夹等止血治疗。对Ⅱc～Ⅲ型出血病灶，可仅给予 PPI 治疗。

（3）手术：大部分患者经过药物及微创治疗后，可避免手术治疗。手术治疗的目的在于明确出血部位，确切止血，消除出血病灶，防止再出血。

（四）下消化道出血的治疗

1. 炎症/免疫性病变　下消化道出血是重症溃疡性结肠炎、Crohn 病、过敏性紫癜、多发性结节性动脉炎、类风湿性血管炎、系统性红斑狼疮等疾病常见的临床表现，抗炎、止血措施如下。感染性腹泻，通常出血量少，抗感染治疗后即可止血。

（1）糖皮质激素：大出血时，应予琥珀酸氢化可的松 300～400mg/d 或甲泼尼龙 40～

60mg/d 静脉滴注，总有效率约 67%。病情缓解后可改口服泼尼松 20~60mg/d。

（2）生长抑素或奥曲肽：大出血时使用方法同前。少量慢性出血，可皮下注射奥曲肽 0.1mg，每日 1~3 次。

（3）5-氨基水杨酸类：适用于少量慢性出血。

2. 血管畸形　小肠、结肠黏膜下静脉和黏膜毛细血管发育不良，出血常可自行停止，但再出血率高，可达 50%。内镜下高频电凝或氩离子凝固器（APC）烧灼治疗可使黏膜下层小血管残端凝固，是肠血管发育不良简便、经济和有效的治疗方法，适用于病灶较局限的患者。

3. 肠息肉　可在内镜下切除。

（五）手术治疗

大部分消化道出血患者经过药物及微创治疗后，可避免手术治疗。手术治疗的目的在于明确出血部位，确切止血，消除出血病灶，防止再出血。

1. 消化道出血外科治疗适应证　①经内科、微创治疗无效或反复的大出血，危及生命；②出血同时合并内科难以治愈且需要外科手术治疗的疾病，如肿瘤、溃疡穿孔及肠道憩室等。

2. 禁忌证　①内科、内镜及血管介入治疗有效；②患者一般情况差，难以耐受手术；③有严重的器官功能不全。

3. 手术方式　根据具体疾病选择，对于一般情况差的患者，手术力求简单有效，先以挽救患者生命为主，待患者情况允许，择期追加手术，争取根治疾病。恶性肿瘤患者，如条件允许，应尽早考虑根治性手术。

4. 术后并发症

（1）术后出血：术中止血不确切，术后再出血发生率高。当术中病变无法切除或术后疾病活动，均可引起术后再次出血，如十二指肠溃疡等。表现为术后早期引流管中血液量大，且不减少，出血部位可为原出血病灶或新出现的病灶。术后出血应根据具体病情给予药物、内镜及介入治疗，无效者需考虑再次手术，妥善止血。

（2）凝血功能障碍：大量出血导致凝血物质丢失，引起凝血功能障碍。术后应注意监测患者凝血功能，警惕 DIC 的发生。如果术后患者出现出血倾向，且血小板计数减少、凝血酶原时间延长、纤维蛋白原降低等，应考虑 DIC。

（3）多器官功能障碍、衰竭：术后因凝血、呼吸、心血管等功能障碍，发展为多器官功能衰竭。

（4）内环境紊乱和低蛋白血症：病情危重、术前血容量不足、手术应激等致使术后容易出现内环境紊乱，如低钾、低钠、低蛋白血症等，一般如无慢性器官功能障碍，经积极内科治疗，多可逐渐恢复。

术前明确出血部位是手术成功的保证。术前尽可能纠正患者的贫血、维持有效循环血容量及内环境稳定，有助于减少术后并发症，提高手术安全性。

（王长武）

第四节 急性腹痛

急性腹痛具有起病急、变化快的特点，内、外、妇、儿临床各科均可引起。

一、病因

引起急性腹痛的疾病分为腹腔内脏器病变与腹腔外（全身疾病）两大类。

1. 腹膜急性炎症　腹膜有炎症时，可引起相应部位的疼痛，具有以下特点：①疼痛定位明确，一般位于炎症所在部位；②疼痛呈持续性锐痛；③因体位改变、加压、咳嗽或喷嚏而加剧，患者被迫静卧；④局部压痛、反跳痛与肌紧张；⑤肠鸣音消失。

2. 腹腔内脏器急性炎症　如急性胃炎、急性胆囊炎、急性胰腺炎、急性肝炎等。

3. 空腔脏器梗阻或扩张　腹内空腔脏器阻塞引起的典型疼痛为阵发性或绞痛性。在病情加重时空腔脏器扩张也可引起持续性疼痛。

4. 脏器扭转或破裂　腹内有蒂器官（卵巢、胆、脾、妊娠子宫、肠系膜、大网膜等）扭转时，可引起剧烈的绞痛或持续性疼痛，有时并发休克。脏器急性破裂，如肝破裂、脾破裂、异位妊娠破裂等，疼痛急剧并呈持续性，常有内出血征象，严重时发生休克。

5. 腹腔血管阻塞　如肠系膜血管血栓形成或夹层动脉瘤和腹主动脉瘤将要破裂时。

6. 中毒与代谢障碍　中毒与代谢障碍所致的腹痛特点是腹痛剧烈而无明确定位，症状虽剧烈而腹部体征轻微，有原发病的临床表现与实验室证据。可引起急性腹痛的中毒及代谢障碍性疾病有铅中毒、血卟啉病、尿毒症与糖尿病酮症酸中毒等。

7. 变态反应性疾病　如过敏性紫癜、腹型风湿热等。

8. 胸腔疾病牵涉痛　胸腔疾病如下叶肺炎、肺梗死、急性心肌梗死与食管疾病均可引起腹部牵涉痛。症状可类似急腹症，但腹部一般无压痛。胸部体征、X线胸片与心电图的阳性结果有助明确诊断。

二、诊断

结合问诊、体格检查、实验室与器械检查，必要时还须进行剖腹探查，方能明确诊断。

（一）问诊

重点注意如下几方面：

1. 起病诱因与既往史　急性胃肠炎、急性胰腺炎、消化性溃疡急性穿孔多因暴食而诱发。胆绞痛往往发作于高脂肪餐后。育龄妇女停经后的急性腹痛须注意异位妊娠破裂。既往有腹腔手术史或腹腔结核史者应注意急性机械性肠梗阻。患有高血压动脉硬化者应注意急性心肌梗死与夹层动脉瘤，以及肠血管栓塞。

2. 起病方式　突起疼痛者，常见于胆道蛔虫、胃穿孔及心肌梗死。其他如结石嵌顿、急性梗阻、肠血管栓塞、急性炎症等也呈急性起病，但疼痛开始较轻，在10余分钟到半小时内增剧到高峰，与前者略有不同。

3. 腹痛性质　小肠病变如炎症或梗阻和胆道蛔虫引起的急性腹痛多呈阵发性绞痛；而持续性剧痛伴阵发性加剧者，多为炎症伴有管道痉挛或结石嵌顿，如胰腺炎、胆结石、肾结石等；仅有持续性剧痛者，多为炎症而无管道痉挛，如腹膜炎、肝脓肿、内出血等。

4. **腹痛部位与疾病的关系** 一般腹痛部位即为病变部位，但也有不符合者：①痛在腹中线部，而病变在侧腹或胸腔（如阑尾炎的早期或心肌梗死等）。②痛在侧腹部，而病变在胸腔或脊柱（如肺炎、脊神经受压或炎症所致的刺激性疼痛）。

5. **腹痛与其他症状的关系** ①发热与腹痛：发热在先，腹痛在后者，多为不需手术的内科疾病所致。反之，先腹痛后发热，多属需手术的外科疾病。②腹泻与腹痛：腹泻伴腹痛者，须注意急性胃肠炎、细菌性食物中毒、急性出血坏死性肠炎等。③腹痛与血尿：多见于泌尿系统疾病。④腹痛伴呕吐：急性腹痛伴呕吐、腹胀、肛门停止排气排便，应注意肠梗阻。

6. **急性腹痛的放射痛** 急性胰腺炎的疼痛可向左腰背部放射，胆囊炎、胆石症的疼痛可向右肩背部放射，输尿管结石绞痛常向会阴部或大腿内侧放射。

（二）体格检查

有所侧重而又系统的体格检查有助于急性腹痛的病因诊断。特别注意患者腹痛时的体位，有否黄疸、发热，心肺有否阳性体征。腹部检查是重点，注意腹式呼吸是否存在、有无胃肠型或蠕动波。腹部压痛、肌紧张与反跳痛是腹膜炎的指征。腹部压痛最明显处往往是病变所在，如麦氏点压痛往往提示急性阑尾炎，墨菲征阳性提示胆囊疾患。叩诊发现肝浊音界缩小或消失，是急性胃肠穿孔或高度肠胀气的指征。腹移动性浊音阳性则提示腹腔内积液或积血。听诊发现肠鸣音亢进、气过水声、金属音，是肠梗阻的表现；若肠鸣音明显减弱或消失，则提示肠麻痹。对疑有腹腔内出血者，应及早行腹腔穿刺予以确诊。

（三）辅助检查

血、尿常规及淀粉酶、血生化、X线胸腹部透视或摄片、心电图检查是病因未明的急生腹痛患者的必检项目，可以筛选大部分的腹痛常见病因。根据具体病情再选择其他检查，如B超、CT等。

三、治疗

准确、全面询问病史与体格检查，抓住主要矛盾，进行诊断与治疗。特别注意以下几点：对伴有休克等危重征象者，应先进行抗休克等抢救措施，而不要忙于作有关检查；对有腹腔内出血、肠梗阻或腹膜刺激征等征象者，应紧急处理，并请外科医生进行诊治；先考虑常见病，后考虑少见病。诊断未明确前，特别是未排除外科急腹症时，禁用吗啡、哌替啶等麻醉药；部分患者早期症状、体征不典型，应严密观察，及时做有关检查，以求尽早明确诊断。

（王长武）

第五节 慢性腹痛

慢性腹痛是指起病缓慢、病程长、或急性起病后时发时愈的腹痛。

一、病因

引起慢性腹痛的原因很多，可为单一因素，也可为多种因素共同参与：①腹腔慢性炎症：如结核性腹膜炎、慢性胰腺炎、慢性盆腔炎等；②化学性刺激：如消化性溃疡；③腹腔或脏器包膜的牵张：各种原因引起的肝大、手术后或炎症后遗的腹膜粘连；④脏器慢性扭转或梗阻：如慢性胃扭转、肠粘连引起的腹痛；⑤中毒与代谢障碍：铅中毒、血卟啉病、尿毒症；⑥肿瘤压迫或浸润；⑦神经精神因素：功能性消化不良、肠易激综合征、胆道运动功能障碍等。

慢性腹痛的部位大多和罹患器官的部位相一致，而中毒与代谢障碍，以及神经精神因素引起的慢性腹痛则部位不固定或范围较广泛。

二、诊断

需结合病史、体格检查、实验室及器械检查资料，做出正确诊断。

1. 过去史　急性胰腺炎、急性胆囊炎、腹部手术等病史，对提供慢性腹痛的病因诊断有帮助。

2. 腹痛的部位　腹痛的部位与相应部位的器官往往有关系。

3. 腹痛的性质　饥饿或夜间出现的上腹部烧灼样痛是十二指肠溃疡的特征性症状；结肠、直肠疾病常为阵发性痉挛性腹痛，排便后疼痛常可缓解。

4. 腹痛与体位的关系　胃黏膜脱垂症患者左侧卧位可使疼痛减轻或缓解，而右侧卧位则可使疼痛加剧；在胃下垂、肾下垂与游动肾患者，站立过久及运动后疼痛出现或加剧，在前倾坐位或俯卧位时出现。良性十二指肠梗阻餐后仰卧位可使上腹痛加重，而俯卧位时缓解。

5. 腹痛与其他症状的关系

（1）慢性腹痛伴发热：提示有炎症、脓肿或肿瘤的可能性。

（2）慢性腹痛伴呕吐：慢性上腹部疼痛伴呕吐宿食应注意幽门梗阻（溃疡病或胃癌引起）；若呕吐物含胆汁成分，则应注意各种原因引起的十二指肠壅积症。

（3）慢性腹痛伴腹泻：多见于肠道慢性炎症，也可见于肿瘤、肠易激综合征或慢性肝脏或胰腺疾病。若伴腹泻血便，应注意慢性细菌性痢疾、溃疡性结肠炎、克罗恩病，特别注意排除结肠癌。

（4）慢性腹痛伴有包块：可见于腹腔内肿瘤、炎症性包块、慢性脏器扭转。若左下腹包块表面光滑、时有时消，应注意痉挛性结肠或粪块。

根据患者的具体情况，选择恰当的实验室与器械检查，进行全面分析，一般可做出正确的诊断。对经过各项检查仍未发现器质性病变而做出功能性腹痛（如肠易激综合征、功能性消化不良等）的患者，仍应定期追踪复查，以免遗漏器质性疾病的诊断。

三、治疗

针对病因进行治疗及对症治疗。

（王长武）

第六节 急性腹泻

急性腹泻的临床表现是排便次数增多，粪质稀薄，病程在两个月之内。

一、病因

最常见病因是肠道感染与细菌性食物中毒。

1. 食物中毒 细菌性食物中毒如沙门氏菌、金黄色葡萄球菌、嗜盐菌、变形杆菌、致病性大肠杆菌、肉毒杆菌毒素中毒等。非细菌性食物中毒如毒蕈、河豚鱼等。

2. 急性肠道感染 如病毒性肠炎、急性细菌性痢疾、霍乱、副霍乱、急性阿米巴痢疾等。

3. 肠变态反应性病 如进食鱼、虾、乳类、菠萝等致敏原。

4. 药物和化学毒物 如硫酸镁、新斯的明、利血平等药物，以及有机磷中毒等。

5. 饮食不当 如进食过多生冷或油腻食物。

二、诊断

（一）病史询问

注意以下几点：

（1）共同进餐者同时发病应考虑食物中毒，包括细菌性、化学毒物或其他食物中毒。

（2）以发热起病的腹泻，应注意急性全身性感染。

（3）大手术后，特别是接受长期广谱抗生素治疗的患者，突然发生腹泻，须考虑抗生素相关性肠炎（难辨梭状杆菌引起）。

（4）长期接受广谱抗生素、肾上腺皮质激素或抗癌药物治疗的衰弱患者出现腹泻，尚应注意白色念珠菌性肠炎。

（二）大便性状及有关检查

细菌性食物中毒的粪便常呈糊样或水样，红、白细胞少或无。急性腹泻伴里急后重、大便量少，伴黏液脓血，镜检见较多红、白细胞，提示急性细菌性痢疾，志贺菌培养可呈阳性。急性腹泻量大伴泔水样便而腹痛不明显者，见于霍乱与副霍乱。腹泻腥臭血样便，伴有剧烈腹痛，应注意急性坏死性肠炎。

大便常规检查与培养，对急性腹泻的病因诊断有重要帮助。常规镜检可发现红、白细胞，致病性肠道原虫与寄生虫卵。致病菌培养可对肠道感染做出病原诊断，且可根据药敏试验指导临床合理用药，但应注意在抗生素使用前送检。

三、治疗

（1）病因治疗。

（2）必要时补充液体与电解质，尤其注意补钾。

（3）对症处理：地芬诺酯（diphenoxylate，止泻宁）2.5～5mg，每日2～4次。氯苯哌酰胺（loperamide，易蒙停）首次口服4mg，以后每腹泻一次再服2mg，至腹泻停止或用量达 16mg/d。对中毒症状明显或感染性腹泻者慎用，以免加重中毒症状。

（王长武）

第七节　慢性腹泻

慢性腹泻指病程在两个月以上的腹泻或间歇期在 2~4 周内的复发性腹泻。

一、病因

1. 肠道感染性疾病　慢性阿米巴痢疾；慢性细菌性痢疾；慢性血吸虫病；肠结核；其他寄生虫病：梨形鞭毛虫、肠道滴虫、钩虫、姜片虫和鞭虫感染；肠道真菌病：肠道念珠菌病、胃肠型毛霉菌病。

2. 肿瘤　大肠癌；结肠腺瘤（息肉）；小肠淋巴瘤；胃肠道激素细胞瘤：胃泌素瘤、癌、胰性霍乱综合征。

3. 小肠吸收不良　①原发性小肠吸收不良（吸收不良综合征）；②继发性小肠吸收不良：如慢性胰腺疾病引起的胰酶缺乏、胆汁排出受阻和结合胆盐不足、小肠内细菌过度生长等引起的消化不良；小肠切除过多、近段小肠—结肠吻合术或瘘道等引起的小肠吸收面积减少；α-重链病、系统性硬化症和 Whipple 病等小肠浸润性疾病。

4. 非感染性炎症　炎症性肠病：溃疡性结肠炎和克罗恩病；放射性肠炎；缺血性结肠炎；憩室炎；尿毒症性肠炎。

5. 功能性腹泻　肠易激综合征、甲状腺功能亢进、肾上腺皮质功能减退等。

6. 药源性腹泻　各种泻药；抗生素如林可霉素、克林霉素、新霉素等；降压药如利血平、胍乙啶等。

二、诊断

（一）病史询问

1. 起病与病程　炎症性肠病、肠结核、肠易激综合征多见于青壮年，大肠癌多见于中老年男性患者，而乳糖酶缺乏的腹泻则多从儿童期开始。变态反应性腹泻常因服用某些异种蛋白质而诱发。起病急、伴有发热、腹泻次数频繁者多考虑肠道感染性疾病。炎症性肠病、肠易激综合征、吸收不良综合征等引起的腹泻病程长而症状反复。大肠癌则病情进行性恶化。

2. 排便情况与粪便外观　小肠病变的腹泻量较多、血便较少见，腹痛往往位于脐周，伴肠鸣音亢进。直肠和乙状结肠的病变每次排便量少，常混有黏液或脓血，伴有里急后重感，腹痛多位于左下腹。肠易激综合征的腹泻多于清晨起床后和早餐后发生，进食生冷食物可诱发，粪便含有黏液，但无脓血，常腹泻与便秘交替。

3. 伴随症状　慢性腹泻伴发热时，要考虑溃疡性结肠炎、克罗恩病、肠结核、淋巴瘤、肠道阿米巴病。显著消瘦和营养不良要考虑引起吸收不良的各种疾病。而较短时间内出现的腹泻伴进行性贫血、消瘦则应注意肠道肿瘤。溃疡性结肠炎、克罗恩病等除腹泻等肠道症状外尚可有关节痛、虹膜睫状体炎等肠外表现。肠易激综合征则常伴有头昏、失眠、健忘等自主神经功能紊乱症状。

（二）体格检查

全面、仔细的全身与腹部检查有时可为诊断提供重要线索。腹块常提示肿瘤或炎性病变，恶性肿瘤的腹块常较硬，而克罗恩病或腹腔结核的肿块则常有较明显压痛。对慢性腹泻患者，尚应常规进行直肠指检，以免遗漏直肠癌的诊断。

（三）辅助检查与器械检查

1. 粪便检查　反复多次的粪便常规检查可发现红细胞、白细胞、原虫、寄生虫卵、脂肪滴、未消化食物。隐血试验可检查不显性出血。致病菌培养可发现致病微生物，有时需进行厌氧菌或真菌培养，以发现厌氧菌或真菌等引起的腹泻。

2. 小肠吸收功能试验

（1）粪脂测定：粪涂片用苏丹染色在镜下观察脂肪滴，粪脂含量在15%以上者多为阳性。其他粪脂测定的方法尚有脂肪平衡试验、^{131}碘—甘油三酯和^{131}碘油酸吸收试验等。

（2）D－木糖吸收试验：反映小肠的吸收功能。阳性者提示空肠疾病或小肠细菌过度生长引起的吸收不良。

（3）维生素B_{12}吸收试验：反映回肠功能的检查方法，在回肠吸收功能不良或切除过多，肠内细菌过度生长，以及恶性贫血时，维生素B_{12}吸收试验异常。

（4）胰功能试验：常用的方法有胰功肽试验，检查胰腺外分泌功能低下引起的腹泻。

（5）呼气试验：①^{14}C－甘氨酸－呼气试验：在回肠功能不良或切除过多或肠内细菌过多时，肺呼出的$^{14}CO_2$明显增多；②氢呼气试验：对诊断乳糖或其他双糖吸收不良、小肠内细菌过度生长、或小肠传递过速有价值。

3. 影像学检查

（1）内镜检查：结肠镜可送达回肠末端，对直肠至回肠末端的器质性病变可作观察并做活检。胶囊内镜及全小肠镜对小肠疾病的诊断有重要价值，前者属无创检查，较易为患者所接受，后者可行黏膜活检做组织学检查或电镜检查，对弥漫性小肠黏膜病变，如热带性口炎性腹泻、乳糜泻、Whipple病、弥漫性小肠淋巴瘤等有诊断价值。有条件的单位可根据具体情况进行相应检查。

（2）X线检查：X线钡灌肠对不宜行结肠镜检查或结肠镜检查不能送达回盲部者尤为重要，可显示结肠的病变。逆行胰胆管造影（ERCP）可对胆道和胰腺疾病有诊断价值。若疑有腹腔实质器官肿瘤，可行CT扫描或磁共振成像检查。

三、治疗

（1）病因治疗。

（2）对由于胰酶缺乏而导致消化吸收不良的慢性腹泻者，可使用胰酶制剂如得每通，每次1~2粒，每日3次，餐中服用。

（3）止泻药的应用：鞣酸蛋白每次1~2g，每日3次；碱式碳酸铋每次0.3~0.9g，每日3次；腹泻明显者可试用地芬诺酯或氯苯哌酰胺。

（王长武）

第八节　肥胖

一、概述

肥胖是一种发生于多基因、多因素基础上的常见代谢失调症。遗传因素约占25% ~ 40%，包括肥胖基因、瘦素（leptin）、神经肽Y基因等。现已认识到，脂肪组织是一复杂的具有内分泌及代谢功能的器官，它参与体内能量平衡和生理功能。脂肪细胞分泌许多生物活性因子，如肿瘤坏死因子（TNF）- α、胰岛素样生长因子（IGF）-1等，近来又发现脂联素（adiponectin）是由脂肪细胞分泌的一种特异蛋白质，统称脂肪细胞因子（adipocyto-kines）。它们对全身各器官系统，包括脂肪组织本身，不仅有调节功能，还可介导肥胖对人体健康的影响。另外，环境因素如不良习惯、高脂膳食、营养过剩及缺乏运动的生活方式，均为引起肥胖的重要因素，与肥胖相关的疾病亦随之增多。正常男性成人脂肪组织重量约占体重的15% ~ 18%，女性约占20% ~ 25%。

评估肥胖的方法有很多，但较简便且最常用的方法是体质指数（body mass index，BMI），BMI = 体重（kg）/身高^2（m^2）。1999年世界卫生组织根据欧洲人群统计资料对肥胖进行了分类：BMI 25 ~ 29.9为肥胖前期，BMI 30 ~ 34.9为Ⅰ级肥胖，BMI 35 ~ 39.9为Ⅱ级肥胖，而BMI大于等于40为Ⅲ级肥胖。

我国专家认为，中国人虽属亚洲人种，但体重指数的正常范围上限却应比亚洲标准低些，在具体运用体重指数判断胖与不胖时应区别对待。因为我国肥胖人群有两大特点：体型小、指数小；肚皮大、危害大。体型小决定了体重指数的正常上限要低些。一项针对中国人的调查表明，BMI大于22.6的中国人，其平均血压、血糖、甘油三酯水平都较小于22.6的人增高，而有益于人体的高密度脂蛋白胆固醇水平却低。因此专家们认为，我国人正常体重指数上限不应大于22.6，应比欧美的24.9和亚洲的22.9还低。

有专家建议，中国人体重指数的最佳值应该是20 ~ 22，BMI大于26为超重，BMI大于30为肥胖。腹型肥胖比例大是中国人肥胖的特点和潜在危险。国人体重指数超过25的比例明显小于欧美人，但腹型肥胖的比例比欧美人大。研究中发现，体重指数正常或不很高的人，若腹围男性大于101cm，女性大于89cm，或腰围/臀围比值男性大于0.9、女性大于0.85的腹型肥胖者，其危害与体重指数高者一样大。这就提醒人们，在判断胖与不胖和危害大小时，不仅要重视体重指数的高低，更要测量腰围的粗细，因为中国人的肥胖有自己的特点。

45 ~ 65岁为肥胖好发年龄，近年来随着我国经济发展和生活方式的改变，肥胖发病有明显上升，发病年龄有下降趋势。如无明显病因可循者称为单纯性肥胖；具有明确病因者称为继发性肥胖。

儿童青少年处在生长发育阶段，因此，不可能用一个固定的BMI来判定超重肥胖。目前有些国家，如新加坡、瑞典和英国等都发展了本国儿童少年年龄别的BMI曲线来判断超重肥胖。国际肥胖工作组也发展了一个年龄别的BMI国际标准曲线，规定每个年龄组BMI在第95个百分位以上者定义为肥胖，在第85个百分位以上者定义为超重。

二、分类

根据引发肥胖的不同因素，将肥胖分为外因性肥胖与内因性肥胖两类。前者主要指的是由于多食等原因造成营养过剩所引起的肥胖。后者则指的是由于机体内分泌激素分泌紊乱，以及代谢障碍所导致的肥胖。近年来有人更进一步的将内因性肥胖分为因下丘脑疾病引起的下丘脑性肥胖、因内分泌疾病所引起的内分泌性肥胖、因运动量不足引起的能量代谢性肥胖、因摄入食物过多引起的饮食过多性肥胖、因遗传性疾病引起的遗传性肥胖、因药物使用不当引起的药物性肥胖及因个人素质引起的体质性肥胖七类。

根据全身脂肪组织分布部位的不同（体型的不同）来进行肥胖分类。例如有人将肥胖分为上身肥胖和下身肥胖、中心性（向心性）肥胖和周围性（全身匀称性）肥胖、男性肥胖和女性肥胖等不同的类型。由于这些分类方法仅仅是依据皮下脂肪组织的分布情况而确定的，并未考虑到内脏脂肪的情况，因此有日本学者又提出了依据皮下脂肪和内脏脂肪分布情况进行分类的方法，即将肥胖分为内脏脂肪蓄积型肥胖和皮下脂肪蓄积型肥胖两类。

根据患者有无明显的内分泌与代谢性疾病的病因而将肥胖症分为单纯性肥胖症和继发性肥胖症两大类。

单纯性肥胖是肥胖症中最常见的一种，是多种严重危害健康疾病（如糖尿病、冠状动脉粥样硬化心脏病、脑血管疾病、高血压、高脂血症等）的危险因子，因此，肥胖的防治有着十分重要的临床意义。

三、危害

1. 肥胖对儿童健康的危害

（1）对心血管系统的影响：肥胖导致儿童全血黏度增高，血总胆固醇（TC）、低密度脂蛋白（LDL）和载脂蛋白（APO – β）等浓度显著增加；左室射血时间和心搏出量高于正常体重儿童，血压明显增高。提示肥胖儿童具有心血管疾病的潜在危险。

（2）对呼吸系统的影响：肥胖儿童的肺活量和每分钟通气量明显低于正常儿童。说明肥胖症能导致混合型肺功能障碍。

（3）对内分泌系统和免疫系统的影响：肥胖儿童的生长激素和泌乳激素大都处于正常低值，甲状腺素 T_3 升高，男孩性激素降低，女孩则雌激素代谢亢进，可发生高雌激素血症，肥胖儿糖代谢障碍，很容易发生糖尿病。细胞免疫功能低下。

（4）对体力和智力发育的影响：男女肥胖儿骨龄均值大于正常儿，第 2 性征发育均显著早于正常儿。肥胖男生倾向于抑郁和情绪不稳，肥胖女生倾向于自卑和不协调。

2. 肥胖对成年人健康的危害

（1）肥胖患者常并发高脂血症，增加心脑血管疾病的发病率。

（2）肥胖是引起高血压患病率增加的危险因素：肥胖者周围动脉阻力增加，从而使血压升高。肥胖也能增加心脏负担，引起心肌病并伴有充血性心力衰竭。

（3）肥胖者易患糖尿病：常表现为对葡萄糖的不能耐受，对胰岛素的抵抗性。

（4）极度肥胖者肺功能可能发生异常，表现为明显的储备容积减少和动脉氧饱和度降低。肥胖患者最严重的肺部问题是梗阻性睡眠呼吸暂停和肥胖性低通气量综合征。

（5）肥胖妇女常月经不调，男性的游离睾酮浓度也可能下降。一项研究发现43%有月经失调的妇女是超重者。而且肥胖妇女闭经也较早。

四、流行病学

由于生活方式、饮食习惯及体力活动减少，欧美一些发达国家超重肥胖的患病率很高。WHO 统计 1999 年度全球 84 个国家的资料，全球肥胖的患病率为 8.2%；按照经济发展水平划分，发达的市场经济国家的肥胖率为 20.4%，经济转型国家为 17.1%，发展中国家为 4.8%，最不发达国家为 1.8%。从地区来看，北美地区流行率较高，在 20%~25%，如美国第 3 次全国健康与营养调查结果是成年人肥胖率为 22.5%，超重率超过 50%。亚太地区超重肥胖率稍低，如韩国 1995 年超重和肥胖率分别为 20.5% 和 1.5%；泰国人群超重和肥胖率分别为 16% 和 4%。中国成人 1996 年超重（BMI≥25）和肥胖（BMI≥30）的标化患病率分别为 18.28% 和 2.48%，女性高于男性，北方高于南方，城市高于农村。由于儿童青少年肥胖的定义不同，国际上的资料缺乏可比性。根据 1992 年全国营养调查结果，我国学龄儿童肥胖率大约是 10%。日本最近的资料表明，日本 6~14 岁学龄儿童肥胖率在 5%~11%。

近几十年来，全世界的肥胖率成持续上升趋势。WHO 估计 1995 年全球约有 2 亿肥胖成年人和 0.18 亿 5 岁以下的超重儿童，2000 年肥胖成年人数迅速上升到 3 亿。美国调查表明：1991 年美国成人肥胖率为 12.0%，1994 年上升到 14.4%，1998 年进一步上升为 17.9%，肥胖率增加最快的年龄组是 18~29 岁，因此，肥胖有年轻化趋势。根据我国 1992 年全国营养调查资料，肥胖患病率城市中男性为 1.0%，女性为 1.7%；农村男性为 0.5%，女性为 0.7%。儿童少年肥胖率同样呈现出迅速上升的势头，如德国 7~14 岁学生 1975—1995 年男生超重率从 10.0% 上升到 16.3%，女生从 11.7% 上升到 20.7%；肥胖率男生从 5.1% 上升到 8.2%，女生从 4.7% 上升到 9.7%。我国 1986—1996 年，城市学龄前男生肥胖率从 0.93% 上升到 2.2%，女生肥胖率从 0.9% 上升到 1.9%。

（一）成年人肥胖

我国超重合肥胖患病形势严峻。根据陈捷等的调查显示，我国成年人超重肥胖总患病率为 49.90%，已基本接近欧美国家同期的患病率水平（约为 50%~60%，其调查人群为 18~74 岁），粗略估计我国 30~80 岁人群超重合肥胖患者约 3 亿（其中超重者约 2.3 亿，肥胖者约 0.8 亿），数量相当庞大，开展防治工作刻不容缓。

我国卫生部 2003 年的重点工作之一，就是自 2002 年 6 月启动的"中国居民营养与健康状况"调——这是我过国首次对肥胖发病状况进行调查。此前，有多种有关我国肥胖病发生率的数据。一份被广泛引用的资料表明：我国肥胖患者已经超过 7 000 万。目前全国体重超标的人数为 23%，北京市超过 40%，部分沿海城市高达 50% 以上，接近于西方发达国家的水平。

中国疾控中心慢性非传染性疾病研究中心的王文娟教授告诉记者："我国各地的肥胖率不相同，北方高于南方，女性高于男性，城市高于农村。由于统计口径、指标不尽相同，所以肥胖发病率结果也不会相同。"按照体重指数大于 30 统计，则我国的肥胖患者为 2 000 万以上，超重者在 1.5 亿以上，男性、女性的比率分别为 21.25%、21.71%。

肥胖不仅对人类的健康造成了巨大的威胁，对经济也产生了重要影响。

（二）儿童肥胖

不仅成年人的肥胖日益成为人们关注的问题，随着社会总体经济的发展，儿童肥胖的问题日益严峻。

近年来随着经济发展和生活水平的提高，必然会带来儿童饮食结构和生活方式的变化，单纯性肥胖的检出率逐年提高，这是经济发展的必然趋势，应予以高度重视，如何预防与有效的治疗是儿保工作者面临的重大课题。

从调查来看，1 岁内婴儿肥胖检出率最低，为 4.12%，我们认为这与近年来大力提倡母乳喂养，宣传科学喂养知识有一定的关系。6~7 岁组儿童检出率最高，达 7.71%，有 50% 的家长确认自己的孩子是 5 岁以后开始发胖的，这与从该年龄起儿童的食谱增宽、食量增大、自我控制力差，在食欲良好而市场食品极大丰富的情况下，摄入过量的高脂肪、高热卡食品有关。故我们认为预防儿童单纯性肥胖的重点应放在学龄前期。

据墨西哥媒体日前援引世界卫生组织的报告说，全球肥胖儿童日益增多，这些人在成长过程中患心脏病或中风的机率比那些体重正常的同龄人要高 3~5 倍。报告说，高热量饮食、缺少体育锻炼、长时间沉湎于电视和电脑等不健康的生活方式导致近年来儿童肥胖激增。据估计目前全球 10% 的儿童即至少 1.55 亿儿童超重或肥胖。全世界有 2/3 的儿童缺乏足够的体育锻炼，5 岁以下的超重和肥胖儿童达 2 200 万。例如，从 20 世纪 60 年代以来，美国 6~11 岁的男女儿童中小胖墩的人数增加了 1 倍多，占儿童总数的 15%，北欧地区超重和肥胖儿童人数也占儿童总数的 10%~20%，而意大利南部地区肥胖儿童的比例高达 36%，日本和墨西哥小胖墩的人数也大幅度增加。肥胖儿童患高血压的风险比正常体重儿童高出 3 倍，患糖尿病的可能性也高出许多。报告警告说，儿童改变不良的生活习惯，才能防止心血管等疾病。这份报告指出，心脏病是一种以前只在成年人中发作的疾病，但如今肥胖儿童心脏病患者日益增多，而这些儿童长大后如果体重仍得不到控制，其心脏病发病机率将一直高于同龄人。设在日内瓦的世界心脏联合会的首席执行官珍妮特·武特指出："超重及肥胖儿童从现在直到 65 岁之前都将随时面临心脏病、中风、糖尿病等疾病的威胁。"

儿童肥胖，责任主要在于喂养者，而预防比治疗更重要。由于缺乏足够的营养学常识，父母在喂养过程中盲目补进、加餐，使婴幼儿经常处于超营养状态。而超营养状态会严重干扰机体的代谢秩序，导致宝宝的体重不断增加。母亲们大多弄不清婴幼儿的标准体重范围，单纯地认为胖比瘦好。其实这是极其错误的。

儿童肥胖易延续至成年，是成年后患糖尿病、心脑血管疾病、呼吸系统疾病等多种慢性非传染性疾病和社会心理障碍的重要危险性因素，是导致早死、致残、影响生命质量和增加国家财政负担重要的全球性的公共卫生问题。澳大利亚、法国、荷兰和美国肥胖的经济费用占国家卫生费用的 2%~7%，1998 年，美国直接用于肥胖的费用是 516 亿美元，肥胖被认为是继吸烟之后美国可预防的死亡的第 2 主要原因。预防肥胖的流行是 21 世纪前 50 年世界各国面临的最大公共卫生挑战之一。

（三）儿童肥胖流行病学特征

1. 国外儿童肥胖现状　根据卫生与营养检测 1999 年调查（HANES）资料，美国在过去 15~20 年中，6~11 岁小儿肥胖者较前增加 54%，12~17 岁青少年肥胖者增加 30%。1986 年到 1998 年，白人儿童肥胖率从 8% 升至 12%，黑人儿童肥胖率从 8% 升至 22%，西班牙儿童肥胖率从 10% 上升到 22%。英国 1980 年 16～64 岁男性的肥胖率为 6%，女性为 8%，1995 年则分别为 15% 和 17%。加拿大 7～12 岁儿童肥胖率达 24%，大约每 5 个孩子中就有一个超重或单纯性肥胖。西方国家报道患病率为 10%～30% 不等。据私营的国际肥胖问题工作小组研究人员玛利亚·贝利齐在 2002 年的报道，非洲某些地区肥胖儿童超过了营养不良的儿童，如在摩洛哥和赞比亚，20% 的 4 岁儿童超重或肥胖，埃及 25% 以上 4 岁儿童超重或肥胖，墨西哥、智利和秘鲁 1/4 的 4～10 岁的儿童超重或肥胖。

2. 肥胖的时间分布　根据，2000 年全国学生体质健康调研结果，2000 年与 1995 年相比，7～18 岁学生肥胖检出率，城市男生由 5.9% 上升为 10.1%，城市女生由 3.0% 上升为 4.9%；乡村男生由 1.6% 上升为 2.4%，乡村女生由 1.2% 上升为 2.4%，其中 7～12 岁小学生是肥胖检出率最高的人群，尤其是城市男生，肥胖检出率上升最快，由 6.97% 上升为 10.7%。但据广州、上海、北京三城市的调查，7～17 岁儿童的超重率是 12%，肥胖率是 11%。12～16 岁是上海市男童超重的高峰，可达 51%，是女童的 2 倍。台湾城市小学儿童 1974 年肥胖者仅为 2%，1990 年其肥胖率已达 17.4%。

3. 肥胖的地区分布　我国学龄前儿童肥胖率在 1986 年显示北部、南部高，中部低，但 1986—1996 年的 10 年间，学龄前儿童肥胖率在南方上升最快，为 17.5%，其次为中部的 12.2%，北部最慢，仅为 1.4%。马冠生等对广州、上海、济南、哈尔滨四城市儿童进行抽样调查，发现我国儿童肥胖率东北地区最高，为 13.2%；华东地区次之，为 12.2%；中南地区最低，为 10.2%。三地之间儿童肥胖率差异具有显著意义。

4. 肥胖的城乡分布　根据 2000 年全国学生体质健康调研结果，城市男生肥胖率为 10.1%。城市女生肥胖率为 4.9%；乡村男生肥胖率为 2.4%，乡村女生肥胖率为 2.4%。有调查显示，城市学生肥胖率为 9.06%（男生 11.08%，女生 7.04%），农村学生肥胖率为 5.25%（男生 4.5%，女生 6.01%），总肥胖率城市高于农村。

5. 肥胖的性别分布　研究显示肥胖与性别有关，男性 BMI 较女性高。可能的原因推测有：一方面与中老年男性不喜欢运动的比例较高有关，另一方面与性激素水平有关。女性在绝经前肥胖较少，只在绝经后由于雌激素水平的下降，肥胖才明显增多。另外，也有可能与女性为了保持身材美观比较注意节制饮食有关。而男性饮酒的比例较大，进食高脂肪食物的机会较多。肥胖在男女性别上的差异的确切原因还需进一步调查证实。由于研究对象的不同，国内有些学者报道女性超重及肥胖的比例超过男性，但也有学者认为性别与 BMI 无关，但腰围臀围比仍存在性别差异，男性明显高于女性。

马冠生等对广州、上海、济南、哈尔滨四城市儿童进行抽样调查发现男女生肥胖率分别为 14.8% 和 9.3%，男孩肥胖率均显著高于女孩，男孩肥胖危险性是女孩的 1.5 倍。

6. 肥胖的年龄分布　1999 年有调查发现，各年级肥胖儿童检出率一年级组最低为 12.6%，二年级起迅速增高，至五年级增至 20.8%。1～5 年级男生肥胖率依次是 11.8%、15.2%、13.6%、19.5% 和 22.5%，女生依次为 8.1%、11.6%、10.5%、6.8% 和 7.9%。肥胖流行在 1～5 年级男生有明显差别，但女生各年级间差别不显著。

7. 肥胖的家庭分布　儿童肥胖率在经济收入较高的家庭中为 12.8%，中等经济收入家庭中为 11.9%，在低收入家庭中为 11.6%，儿童肥胖率有随家庭经济收入增高而升高的趋势。调查还表明，父母文化程度越高，儿童发生肥胖的可能性越大。

（四）肥胖与民族

陈青云等调查了广西籍壮族、广西籍汉族及其他民族（多数为外省籍的汉族，少数为外省籍的少数民族及广西籍除壮、汉族以外的民族）与肥胖的关系，发现不同的民族对 BMI 的影响不同，其他民族的人群 BMI 较高，其次是广西籍汉族人群，BMI 最小的是广西壮族人群，广西籍的壮族及汉族成为 BMI 的保护因素。不同民族影响 BMI 的可能原因有：①与生活水平有关。因其他民族多为非广西籍的外省籍人群，相对而言外省的总体生活水平较广西高，容易出现肥胖。而广西的汉族人群多数来自南宁市，壮族人群多数来自县城，长期在不同的生活环境中生活，其生活水平也是有差别的，总体而言，省会城市的生活水平高于县城，这是造成广西汉族 BMI 高于壮族的主要原因；②与生活习惯有关。广西籍壮族及汉族与其他民族比较，可能存在生活习惯或运动习惯方面的差别；③与人种有关，此需进一步研究证实。

五、病因和发病机制

（一）分类

1. 按发病机制及病因分类　可分为单纯性和病理性两大类。

（1）单纯性肥胖：

1）体质性肥胖：原因，先天性，体内物质代谢较慢，物质合成的速度大于分解的速度；现象：脂肪细胞大而多，遍布全身。

2）获得性肥胖：原因，由饮食过量引起，食物中甜食、油腻食物多；脂肪多分布于躯干。现象：脂肪细胞大，但数量不增多。

（2）病理性肥胖：

1）库欣综合征：原因，肾上腺皮质功能亢进，皮质醇分泌过多；现象：脸、脖子和身体肥大，但四肢则脂肪不多。

2）胰源性：原因，胰岛素分泌过多，代谢率降低，使脂肪分解减少而合成增加；现象：全身肥胖。

3）性功能降低：原因，脑性肥胖病，伴有性功能丧失或性欲减退；现象：乳房、下腹部、生殖器附近肥胖。包括两方面：女性绝经期及少数多囊卵巢综合征；男性无睾或类无睾症。

4）垂体性：原因，脑垂体病变导致垂体前叶分泌过多生长激素；现象：全身骨头、软组织、内脏组织增生和肥大。主要见于轻型腺垂体功能减退症、垂体瘤（尤其是嫌色细胞瘤）、空蝶鞍综合征。

5）甲状腺功能减退：原因，甲状腺功能减退；现象，肥胖和黏液型水肿。

6）药源性：原因，药物的不良反应引起，如服用肾上腺皮质激素类药物；现象：在服药一段时间后出现肥胖，比如有些患有过敏性疾病、类风湿病、哮喘病的患者。

2. 按脂肪的分布情况分类　可分为皮下肥胖和内脏肥胖。

（1）皮下肥胖：脂肪主要分布于腹部、臀部和大腿部的皮下组织内。

（2）内脏肥胖：脂肪主要分布于腹腔内的腹膜。

（二）发病机制

如前所述，肥胖是多基因、多因素基础上的代谢失调，其发生机制非常复杂，总结如下。

1. **脂联素** 血清脂联素由脂肪组织分泌，有证据表明其在肥胖的发生中具有一定作用，尤其与腹型肥胖的发生成负相关。但其具体机制尚待进一步研究。

2. **肥胖的发生与基因多态性的关系** 人类肥胖相关基因有 300 多个，除 Y 以外的所有染色体均分布有肥胖相关基因，但与人类肥胖密切相关的基因多分布在 2、5、10、11 和 20 号染色体上。主要包括肥胖基因、瘦素受体基因、β_3、肾上腺素能受体（beta3 - adrenergic receptor，β_3 - AR）基因、神经肽 Y 及其受体基因、促黑激素皮质素受体 4（melanocortin - 4receptor，MC4R）、阿片促黑激素皮质素原基因（proopiomelanocortin，POMC）、解偶联蛋白基因（uncoupling protein，UCP）及其他。有研究发现 LPLHind Ⅲ 基因多态性对肥胖患者的血脂水平及脂肪分布有影响。具有 Hind Ⅲ 酶切位点的 H^+ 等位基因可能是单纯性肥胖患者出现腹型肥胖和脂代谢紊乱的遗传易感因素之一。

3. **瘦素** 瘦素分子是在 1994 年报道的，它的发现重新燃起了人们对肥胖症进行生理学和生化学研究的热潮。在肥胖小鼠中，产生这种蛋白因子的基因有缺损。这种蛋白因子在脂肪细胞中生成，在正常情况下起着饱足感因子的作用。给肥胖小鼠使用瘦素，3 周内体重下降了 30%。亦有文献报道了瘦素受体（有多种形式）。这种受体全身都存在，但是饱足感的作用是通过下丘脑受体介导的。

人类肥胖基因位于 7q 31.3，由 3 个外显子和 2 个内含子构成，编码翻译成 16 000 的瘦素。肥胖者的肥胖基因异常是从巴基斯坦旁遮普地区的近亲结婚家系中 2 名高度肥胖的 8 岁女孩（86kg）和 2 岁男孩（29kg）中发现的。基因解析的结果表明，肥胖基因中编码第 133 位密码子的 G 碱基缺失，突变为终止密码子，最终产生了无功能的瘦素。

人瘦素受体基因位于 lp31，长度超过 70kb，由 20 个外显子和 19 个内含子组成。肥胖患者瘦素受体基因存在多部位的多态性。瘦素受体基因内含子 2 发生碱基改变（T - C）可引起瘦素受体基因 mRNA 剪切异常，产生变异的瘦素受体，外显子 18 的碱基改变（C - A），导致 Ala968Asp 突变，氨基酸的改变影响了受体的空间构象，从而引发功能改变。

β_3 - AR 主要由内脏脂肪组织细胞分泌，具有促进脂肪分解和运送游离脂肪酸到门静脉的作用。刺激 β_3 - AR 能明显增加能量消耗，使棕色脂肪组织产热增多，白色脂肪组织脂质分解加强，其基因多态性研究多集中在（β_3 - AR 的 Trp64Arg 变异，其突变频率与性别、体内激素水平有关。

Itokawa 等在神经肽 Y 基因启动子区发现了 9 个位点的多态性，只有 C485T 碱基突变才见神经肽 Y 基因转录明显减少。神经肽 Y 受体有 Y1 ~ Y5 等 5 种，其中 Y1 在介导神经肽 Y 调节能量平衡中起着关键作用。至目前，已有几十个 MC4R 突变位点被相继报道，其突变类型包括：移码突变、Arg35Stop 突变、错义突变、同义突变等。MC4R 基因突变后果的共性就是食欲极好，表现为狂吃行为。可见，MC4R 基因突变在遗传性肥胖致病中意义重大，但是 MC4R 基因位点突变较广泛，哪些突变位点与肥胖的发生密切相关尚待进一步研究。UCP 基因包括 UCP_1、UCP_2、UCP_3 和 UCP_4 等 4 个基因，分别在不同组织细胞中丰富表达，它们是线粒体膜的转运子，能够消除膜的质子电化学梯度，从而以热的形式释放储存的能量。这就预示着 UCP 一旦功能出现障碍就可能引起肥胖及进食紊乱。其中，UCP_1 与 UCP_2 基因的多态性与肥胖关系的研究较多。

根据最新更新的人类肥胖基因图，除了 Y 染色体之外，其他所有染色体上均发现了肥胖的候选基因或相关位点，至少已有 430 个基因或染色体片断被发现与肥胖有关，并以每年新发现数十个的速度递增，我们相信终有一天会完全揭示肥胖的成因。

4. 内分泌因素　有许多神经内分泌疾病可以出现肥胖表现。常见的伴有肥胖的内分泌疾病包括：

（1）皮质醇增多症：又叫作库欣综合征，这是最主要的伴肥胖的内分泌疾病。这种疾病的主要表现是腹部型肥胖，也就是脂肪主要集中在躯干部位，而四肢的脂肪相对较少。而单纯性肥胖的脂肪分布相对均匀。皮质醇增多症的其他表现还有满月脸、水牛背、锁骨上脂肪垫、皮肤紫纹、多毛等，严重的还会有胰岛素抵抗、高血压和骨质疏松。这种病大多数由脑下垂体或肾上腺的肿瘤引起，多数可以通过手术治愈，所以应该引起注意。

（2）下丘脑性肥胖：由于下丘脑存在着调节进食的中枢，包括摄食中枢和饱感中枢，所以下丘脑的疾患可能影响这些中枢，从而导致多食性肥胖。这些疾患可能有外伤、肿瘤、炎症，或者颅内压增高对下丘脑的压迫等。下丘脑性肥胖往往伴随其他症状，如头痛、视力下降、发育迟缓、性功能减退、尿崩症、嗜睡以及行为改变等。

（3）多囊卵巢综合征：患这种疾病的多为青年妇女，主要临床表现除了肥胖以外，还有多毛、闭经等。患者的卵巢有许多闭锁卵泡，不能排卵。卵巢产生过多的男性激素，导致多毛，患者通常还有胰岛素抵抗。多囊卵巢综合征引起肥胖的机制还不清楚。

（4）甲状腺功能低减：也可以引起体重明显增加，然而值得注意的是，大部分患者的体重只是由于水肿导致的组织间水肿，只有少数是真正的脂肪增多。

（5）其他引起肥胖的疾病：生长激素缺乏、假性甲状旁腺功能低减、性腺功能低减、胰岛素分泌肿瘤等。然而必须强调的是，只有不到 1% 的肥胖是由内分泌疾病引起的。

5. 神经精神因素　已知人类与多种动物的下丘脑中存在着两对与摄食行为有关的神经核。一对为腹对侧核（VMH），又称饱中枢；另一对为腹外侧核（LHA），又称饥中枢。饱中枢兴奋时有饱感而拒食，破坏时则食欲大增；饥饿中枢兴奋时食欲旺盛，破坏时则厌食拒食。二者相互调节，相互制约，在生理条件下处于动态平衡状态，使食欲调节于正常范围而维持正常体重。精神因素常影响食欲，食饵中枢的功能受制于精神状态，当精神过度紧张而交感神经兴奋或肾上腺素能神经受刺激时（尤其是 α 受体占优势），食欲受抑制；当迷走神经兴奋而胰岛素分泌增多时，食欲常亢进。研究证实，刺激下丘脑腹外侧核促使胰岛素分泌，则食欲亢进；刺激腹内侧核则抑制胰岛素分泌并加强胰高糖素分泌，故食欲减退。腹内侧核为交感神经中枢，腹外侧核为副交感神经中枢，二者在本症发病机制中起重要作用。

6. 褐色脂肪组织异常　褐色脂肪组织主要与分布于皮下及内脏周围的百色脂肪组织相对应，其分布范围有限，仅分布于肩胛间、颈背部、腋窝部、纵隔及肾周围。其在功能上是一种产热器官，即当机体摄食或受寒冷刺激时，褐色脂肪细胞内脂肪燃烧，从而决定机体的能量代谢水平。

有人在肥胖实验动物研究中，探讨了肥胖及消瘦与褐色脂肪之间的关系。下丘脑旁室核遭破坏的下丘脑性肥胖、遗传性肥胖、内分泌性肥胖（卵巢摘除术后）和饮食性肥胖动物，其褐色脂肪细胞功能低下；相反，消瘦性动物（下丘脑外侧部遭破坏的 S_5B/P_1）褐色脂肪细胞功能亢进。

褐脂组织的特殊性质早已为人们所认识，但是它在成年人中作用一直存在疑问。由于新近发现了另外的解偶联蛋白（褐脂组织产生热量的专门渠道）和这些偶联蛋白的多聚体，因而发现了正常线粒体的功能丧失以及可能造成体重增加和/或难以减轻的一种机制。这些解偶联蛋白在肥胖症中的重要性究竟如何，它们的作用能否因改变营养的摄入参加活动或接受新的药物治疗而受到影响，仍须拭目以待。

7. 胆汁酸的影响　来自澳大利亚昆士兰大学的一项研究表明，肥胖可能是因为消化系统的胆汁酸活性率较高所致。研究发现，肥胖患者无论使用什么类型的食物和进食量如何，其胆汁酸的周转率均有所增高。菲琳认为，其原因可能是由于这些肥胖者吸收脂肪的能力较强，因此较高的胆汁酸周转率导致肥胖。膳食中的脂肪必须在小肠经胆汁中的胆汁酸盐乳化作用后方能被消化吸收。肝脏合成胆汁酸能力有限，需经过肠肝循环满足机体的生理需要，正常人每天进行 6 ~ 12 次肠肝循环，经门静脉回流的胆汁酸，80% 以上被肝细胞窦膜有效摄取，仅少量未被摄取的胆汁酸，直接经中央静脉进入肝静脉入外周血循环。肥胖患者胆汁酸周转率增高，意味着他们的脂肪吸收能力较非肥胖者强。

有研究发现，肥胖患者脂肪肝、胆石症患病率较非肥胖者明显增多，且脂肪肝、胆石症患者血清 TBA 较无脂肪肝、胆石症者明显增高，这表明脂肪肝、胆石症患者存在明显的胆汁酸代谢改变。宗春华等在脂肪肝和胆石症的血清胆汁酸分析研究中，也发现脂肪肝与正常对照相比，血清总结合胆汁酸显著升高。这主要是由于脂肪肝患者胆汁酸合成降低，使得胆汁酸池体积缩小，而胆汁酸池体积大小与肠肝循环率呈负相关，因而使血液中血清总结合胆汁酸量升高。

六、临床表现

肥胖开始于不同的年龄。有自幼肥胖者，成年型多起病于 20 ~ 25 岁，有从 40 ~ 50 岁开始肥胖者，而以 40 ~ 50 岁开始者较多，其中又以女性多见。

（一）一般表现

男性肥胖患者的脂肪分布以颈及躯干为主，四肢较少；女性肥胖者的脂肪分布以下腹部、臀部及四肢为主。肥胖者在外观上表现为：身体一般肥大，体重超过一般的人，脸面圆形，眼裂狭小，双下巴，颈较短，胸部较宽；妇女则乳腺明显肥大，腹部隆起而膨大，且成悬垂腹，严重肥胖者其下腹部可与大腿部接触，乳房下部等皮肤皱褶处可由于摩擦接触而出现摩擦疹；皮肤的皮脂腺分泌亢进。

（二）常见症状体征

（1）黑棘皮病：主要表现为皮肤色素沉着、角质增多，严重时有天鹅绒状的突起，令人总有一种洗不干净的感觉，以颈后和腋下最为常见。黑棘皮病的出现是病理的信号，与高胰岛素血症有关，发展下去会出现 2 型糖尿病、高血压以及脂质代谢紊乱等。

（2）紫纹：主要表现为腹部两侧、大腿内侧呈梭形、淡紫红色条纹，患者还会出现满月脸、水牛背、将军肚。这些症状说明已经出现了皮质醇的增多，发展下去会引起骨质疏松、高血压、无力、低钾等。有的患者也可能是垂体和肾上腺的病变所引起的。

（3）男性乳房发育：儿童在青春发育期出现的生理性男性乳房发育，多可自行恢复。但肥胖儿童内分泌紊乱、雌雄激素失调也会引起男性乳房发育、性腺发育不良、男性女性化的异常改变。

（4）月经紊乱：育龄期女性出现的闭经、绝经和月经失调等症状，一定要加以重视。肥胖本身和减重治疗都会引起月经失调，正常的脂肪含量对于维持女性激素的作用必不可少。肥胖伴停经在年轻女性中最常见的为多囊卵巢综合征和高泌乳素血症，如出现泌乳、头痛、胸闷等症状，应及时检查和治疗。

（5）睡眠呼吸暂停综合征：肥胖过度可造成肺的功能性和器质性损害，脂肪过度堆积引起肺扩张受限，氧交换降低，长期以往则会导致白天嗜睡、夜间睡眠不良的"肥胖通气不良综合征"，严重者则会出现"睡眠呼吸暂停综合征"，出现注意力不集中、记忆力减退等症状，甚至导致慢性肺功能和心功能衰竭等并发症。儿童时期肥胖如出现较严重的打鼾，家长应予以足够的重视。

（6）脂肪肝：约60%的肥胖患者可出现肝细胞脂肪变厚。大部分患者无症状，严重者体检时可发现肝大，B超检查可见明显的脂肪浸润，肝功能检查出转氨酶升高等异常。此时，减轻体重可使肝功能恢复正常。

（7）腰围增粗：有些体重正常的患者仅仅表现为腰围增粗，也会出现肥胖并发症，如糖尿病、高脂血症和冠心病等。中国人男性腰围大于90cm、女性腰围大于80cm就要引起警惕。

（8）食欲异常：感觉天天吃不饱，刚吃过饭就饿，越吃越饿，也应引起重视。因为食欲亢进有时是下丘脑综合征和胰岛素瘤的表现。

（9）皮肤发黄，眼睑水肿：多发生在分娩后女性或绝经期前后的女性肥胖患者，表现为体重越来越重，全身无力，胸闷气急，眼皮肿胀和手脚僵硬，这往往是产后甲状腺炎和慢性淋巴细胞性甲状腺炎引起的甲状腺功能减退所致。

（10）多毛：肥胖儿童如果伴有多毛，极可能为先天性遗传性疾病或性腺异常所致，应引起家长的重视。如果同时还伴有性早熟和骨骼异常，切莫放松警惕，需要到正规医院进行染色体和内分泌腺体的系统检查。

（三）呼吸系统的临床表现

在轻度肥胖时多无明显症状，中度肥胖病患者可伴有胸闷，活动时气短，这是因为胸壁和腹腔脂肪沉积太多，限制胸部呼吸肌的运动，使腹压增高，膈肌上抬，全胸顺应性降低，加之脂肪在肺内沉积，引起肺部通气不良，可交换气体量（潮气量）减少的缘故。重度肥胖病患者因颈部脂肪沉积，舌体肥大，舌根后坠，可导致不同程度的上呼吸道阻塞；加上通气量进一步减少，换气受限，结果并发二氧化碳潴留及低氧血症。表现为呼吸困难、不能平卧、睡眠时间歇呼吸、发绀，严重时血中二氧化碳积蓄过多，导致呼吸性酸中毒，可出现神志不清及嗜睡。重度肥胖病患者往往同时伴有总循环血量增加引起的左心负荷过重及静脉回流障碍，静脉压升高，肺动脉高压和右心负荷加重，出现水肿，颈静脉怒张甚至心功能不全，称之为肺心综合征。由于肥胖等原因，患者容易出现慢性支气管炎，伴有剧烈的咳嗽，大量咳痰，呼吸困难或端坐呼吸。而心脏病变又进一步促使慢性支气管炎症加重与肺炎的易于发生，极易导致死亡。

（四）消化系统表现

由于肥胖，腹壁脂肪增多、腹腔狭小、腹压减退、横膈运动减少、身体运动减少等原因，可导致便秘。肥胖病患者亦容易发生痔疮，此种情况与排便困难形成恶性循环。肥胖患者有时可能发生腹膜下的直肠裂隙及筋膜间隙中脂肪沉积，从而可能发生肠道某部分嵌入其间。当便秘或咳嗽等使腹压加大时，往往引起肠嵌顿。

肥胖患者肝脏容易发生脂肪沉着和瘀血，肝脏容易肿大，40 岁以上的肥胖患者，由于腹腔狭小及横膈运动受限而妨碍胆汁流出，常易发生胆结石。因此，肥胖的妇女常容易发生胆囊疾患、偏头痛综合征。

脂肪浸润亦会导致胰腺实质细胞发生不同程度的萎缩，然而其临床症状并不明显。但是肥胖者常易发生急性胰腺坏死。肥胖与亚急性肝功能衰竭：Caldwell 等报告 5 例中年肥胖妇女（BMI > 30），1 例有 2 型糖尿病，单纯饮食治疗。所有 5 例均无已知的肝病史，2 例亦无用药史，无明显诱因于 4 ~ 16 周内发生亚急性肝功能衰竭。除 1 例进行了紧急肝脏移植，4 例患者在出现疲乏、昏睡、肝性脑病、腹腔积液、黄疸后 4 ~ 16 周死于肝功能衰竭并多脏器功能衰竭。经 CT 或磁共振成像（MRI）检查显示这些患者有未被认识的早期肝硬化；肝组织检查显示（3 例为活检标本，尸体解剖和移植出的肝组织标本中），肝硬化结节有非酒精性脂肪肝炎（nonalcoholic steatohepatitis，NASH）特点，另 2 例肝硬化结节中伴有坏死的气球样细胞。提示患者既往有隐匿性 NASH 向肝硬化发展的亚急性肝功能衰竭表现（机制不明），促成肝功能衰竭。

肥胖与原发性肝癌：Bugianesi 等报道隐匿性肝硬化组肥胖、糖尿病检出率以及血糖、TC、TG、IR 等显著高于对照组。提示隐匿性肝癌可能是非酒精性脂肪性肝硬化的晚期并发症。Nair 等对美国 19 271 例肝移植病例中 659 例原发性肝癌进行危险因素分析，结果发现肥胖者肝癌检出率显著高于消瘦者；并且肥胖为隐源性肝硬化和酒精性肝硬化并发肝癌的独立危险因素，但其与病毒性肝炎肝硬化以及自身免疫性肝病并发肝癌无关。

（五）神经系统及精神方面的表现

肥胖患者可以发生气质与性格上的变化，即表现为倦怠，对事物不关心，常有乏力及疲惫之感，对许多事情感觉麻痹与迟钝。有些肥胖患者的认知能力与智力亦较低。

部分 30 ~ 50 岁女性肥胖者其精神迟钝较为显著。较早即可出现脑血管硬化症状，这是因为肥胖者体内存在着糖、脂肪代谢异常，增加了脑血管硬化及血管壁脂质沉积发生的危险性；加上高血压对血液动力学的影响，导致脑血管破裂出血或闭塞梗阻的发病率高于非肥胖人群。

糖、脂肪代谢异常，可使血液黏稠度增高，红细胞携氧能力下降，脑细胞可有不同程度的缺氧。过度肥胖的患者缺氧症状较明显，可伴有上面所说的嗜睡、记忆力减退及对外界事物反应迟钝；如合并有肺心综合征、低氧血症，还可出现意识障碍。

有的报道，肥胖者伴有多种神经肽分泌异常，包括一些神经递质，如 5 - 羟色胺、β 内啡肽、胰多肽等。这些异常分泌的物质对大脑功能的影响尚不清楚，但多在体重减轻以后可恢复正常。

在临床上发现精神分裂症者在发病时可伴有多食易饥，体重明显增加到肥胖标准。其原因尚不清楚，推测与下丘脑—垂体轴功能紊乱有关。抗精神病药物的服用，也可引起肥胖。这类药物对大脑中枢有抑制作用，服用后患者可有嗜睡、怠动、多食，常有体重增加。抗精神病药物引起肥胖的发生率为 40% ~ 60%。

七、实验室检查及特殊检查

(一) 体格检查

身高体重的测量，BMI 的计算以及腰围的测量等。

超重/肥胖的标准，WHO 的标准为 BMI $\geqslant 25$kg/m^2 为超重，$\geqslant 30$kg/m^2 为肥胖，国人 BMI $\geqslant 30$kg/m^2 者仅占 5% ~ 10%。然而，国人 BMI $\geqslant 22.3$kg/m^2 时心血管危险性已经增加，韩国的一项调查显示，BMI $\geqslant 23$ ~ 24kg/m^2 时成人糖尿病、高血压及血脂紊乱患病率增加 1 倍，当 BMI $\geqslant 26$kg/m^2 时将增加 2 倍。因此，WHO 及有关国际肥胖研究专家建议将亚太地区人群的肥胖标准定义为 BMI $\geqslant 25$kg/m^2，BMI $\geqslant 23$kg/m^2 为超重。

由于亚洲人体内脂肪的组成、分布及其与心血管危险因素的关系不同于欧美人群，同样 BMI 水平亚洲人有更高的脂肪比例和更多的内脏脂肪，因此有学者建议，作为独立的代谢组成成分和心血管疾病预测因子，脂肪组织分布检测指标应使用腹围或腰围，比用 WHR (腹围/臀围) 更为敏感，故 WHO 推荐首选腰围而不是 WHR 来测量腹部脂肪。WHO 亚太地区标准 (男 > 90cm；女 > 80cm) 和中国肥胖标准 (男 > 85cm；女 > 80cm)。腰围为肋骨下缘至髂前上棘之间的中点的径线，臀围为股骨粗隆水平的径线。

(二) 实验室检查

1. 血液检查

(1) 血脂代谢紊乱：可有血单项胆固醇升高或单项甘油三酯升高，亦有的人胆固醇和甘油三酯两项均升高。

(2) 血糖代谢紊乱：部分患者伴有糖代谢的异常，可出现高血糖。

2. 并发症的检查 当伴有脂肪肝出现时，可有谷丙转氨酶、尿酸的升高。

胆石症患者常伴高密度脂蛋白胆固醇的升高。

(三) 特殊检查

1. 超声检查 应用 CT 和 MRI 评价皮下及内脏脂肪组织，由于费用高和射线的危害性等原因，不适于普遍使用。有研究已经验证超声法可测量皮下脂肪的含量，确定皮下和脏器脂肪的分布情况。肥胖患者可伴随脂肪肝、胆结石等表现。超声下可见相应的超声表现、脂肪肝：①肝区近场弥漫性点状高回声，回声强度高于脾脏和肾脏，少数表现为灶性高回声；②远场回声衰减，光点稀疏；③肝内管道结构显示不清；④肝脏轻度或中度肿大，肝前缘变钝。胆结石：可见强回声光团，后伴声影。

2. CT 过去，人体脂肪组织虽可通过身体密度测量、皮肤皱褶测量、软组织 X 线摄影、超声、全身钾 (40 K) 含量测定、全身导电率以及质子活化等多种方法进行估价，但重复测量的误差范围在 3% ~ 15%，并且都不能进行区域脂肪组织定量。而 CT 的诊断可以摒除以上的缺点。CT 的脂肪组织面积定量方法有两种：①直接画出脂肪组织兴趣区，测出面积，实用于四肢、纵隔、面颊等处成片分布的脂肪组织定量。②使用代表脂肪组织的衰减范围，由计算机完成身体某一区域内该衰减范围内全部像素面积的定量。适用于腹内肌肉等处散在分布的或不规则形的脂肪组织定量，也适用于成片分布的脂肪组织定量。

正常人腹内与皮下脂肪面积的比值应 < 0.6，当比值 $\geqslant 0.6$ 时，则各种并发症出现的机率大大增加。

可见皮下较厚脂肪层。合并脂肪肝时，肝脏密度普遍低于脾脏或肝/脾 CT 比值≤1。

3. MRI　MRI 虽可以测量体内脂肪组织，但是由于其价格昂贵，仅在研究中有应用，临床应用较少。

八、诊断和鉴别诊断

（一）肥胖的诊断标准

严重的肥胖一眼就看得出来，但多数人需要进行身高、体重的测定和体质指数的计算。知道标准体重和理想体重范围的确定方法后，衡量一个人是否肥胖就没有困难了。根据患者的年龄及身高查出标准体重，或以下列公式计算：标准体重（kg）=［身高（cm）－100］× 0.9，如果患者的实际体重超过标准体重 20% 即可诊断为肥胖。但必须除外由于肌肉发达或水分潴留的因素。临床上除根据体征及体重外，可采用下列方法诊断：

（1）皮肤皱褶卡钳测量皮下脂肪厚度：人体脂肪总量的 1/2～2/3 存在于皮下，所以测量其皮下脂肪厚度有一定的代表性，且测量简便、可重复。常用测量部位为三角肌外皮脂厚度及肩胛角下。成人两处相加，男性≥4cm，女性≥5cm 即可诊断为肥胖。如能多处测量则更可靠。

（2）X 线片估计皮下脂肪厚度。

（3）根据身高、体重算体重指数：体重（kg）/身高^2（m^2）≥25 为肥胖，BMI 为临床上常用的诊断肥胖的指标。

（4）内脏型肥胖：腰臀比（WHR）=腰围/臀围，按 WHR 男≥85cm；女≥80cm 标准判定。

近期的研究证实，WHR 和腰围是反映内脏型肥胖的较好指标，而 BMI 是胰岛素抵抗的敏感因子，WHR、BMI、腰围都是评估肥胖的良好指标，但侧重不同。

（二）鉴别诊断

肥胖确定后可结合病史、体征及实验室资料等鉴别单纯性抑或继发性肥胖。

如有高血压、向心性肥胖、紫纹、闭经等伴 24h 尿 17 - 羟类固醇偏高者，则应考虑为皮质醇增多症，宜进行小剂量（2mg）地塞米松抑制试验等以鉴别。

代谢率偏低者亦进一步检查 T_3、T_4 及 TSH 等甲状腺功能试验，以明确有否甲状腺功能减退症。有腺垂体功能低下或伴有下丘脑综合征者亦进行垂体及靶腺内分泌实验、检查蝶鞍扩大者应考虑垂体瘤并除外空蝶鞍综合征。闭经、不育或有男性化者应除外多囊卵巢。无明显内分泌紊乱，午后脚肿、早晨减轻者应除外水、钠潴留性肥胖，立卧位水试验颇有帮助。

九、治疗

（一）肥胖的治疗

预防肥胖要比治疗更重要，特别是有肥胖家族史者应从小注意，妇女产后及绝经期，男性中年以上或病后恢复期，尤其应预防肥胖，其方法是适当控制进食量，避免高糖、高脂肪及高热量饮食，经常进行体力劳动和锻炼。

治疗肥胖以控制饮食及增加体力活动为主，不能仅靠药物，长期服药不免发生不良反应，且未必能持久见效。因此必须使患者明确肥胖的危害性，自觉地长期坚持饮食控制及体育锻炼，儿童少年控制饮食时必须考虑满足其生长发育所需，尽量避免用药物减肥。

轻度肥胖者，仅需限制脂肪、甜食糕点、啤酒等，使每日总热量低于消耗量，多做体力劳动和体育锻炼，如能使体重每月减轻500~1 000g而渐渐达到正常标准体重，不必用药物治疗。

中度以上肥胖更须严格控制总热量，女性患者要求进食量在5~6.3MJ（1 200~1 500kal）/d，如超过5~6.3MJ/d者，常无效。男性应控制在6.3~7.6MJ（1 500~1 800kal）/d。食物中宜保证适量含必需氨基酸的动物性蛋白（占总蛋白量的1/3较为合适），蛋白质摄入量每日每公斤体重不少于1g，脂肪摄入量应严格控制，无论是动物性脂肪（含饱和脂肪酸）或植物性脂肪（含人体所必需的不饱和脂肪酸）均应加以限制，特别是动物性脂肪摄入过多可导致胆固醇增高而并发动脉粥样硬化，更应严格控制其摄入量（控制在总热量的10%左右）。同时应限制钠的摄入，以免体重减轻时发生水钠潴留，并对降低血压及减少食欲也有好处。

如经以上饮食控制数周体重仍不能降低者，可将每日总热量减至3.4~5MJ（800~1 200kal）/d，但热量过少，患者易感疲乏软弱、畏寒乏力、精神萎顿等，必须严密观察。有时在饮食控制早期有效，但数周数月后可渐失效。在此种情况下，以鼓励运动疗法以增加热量消耗。

运动疗法和饮食疗法都是肥胖的基础治疗。运动形式有两种，即全身运动和静态运动。前者有促进体脂运动、增加肌组织血流量和增强心肺功能作用。后者则有增强肌力，防止瘦组织块丢失，提高末梢组织对胰岛素敏感性的作用。

1. 饮食治疗　合理控制每日热量摄入是饮食治疗肥胖的首要原则，肥胖成人如将每日热量摄入比维持现有体重所需摄入量减少2092~4184kJ，则每周体重可减少1.5kg。在总热能固定的前提下，调整饮食结构。蛋白质摄入占总热能的15%~20%，脂肪占20%~25%，其余为碳水化合物，但需限制甜食，单双糖的摄入<10g/d。饱和脂肪酸和多不饱和脂肪酸均应小于总热能的10%，单不饱和脂肪酸则在10%~15%。尽可能多吃新鲜蔬菜，膳食纤维可由20g/d增至40~60g/d，儿童膳食纤维含量则为年龄（岁）+5g/d。细嚼慢咽，合理分配三餐，做到"早吃饱、中吃好、晚吃少"，多吃茶水，不喝饮料。

2. 运动治疗　中等强度的有氧运动，运动量为最大心率的70%~80%。每次运动持续30~45min以上，每周坚持3~5次，并与饮食疗法相结合。对于肥胖者运动减肥比节食减肥更为重要，因前者可有效减少腹部内脏脂肪和显著改善胰岛素抵抗。建议每周锻炼时间不少于150min。如此锻炼每天可消耗热量1255.2kJ，4个月内体重即可下降4.5kg。

3. 行为治疗　通过行为治疗纠正诱发肥胖的心理和生活方式偏差，以建立相适应的思维、饮食和运动习惯。成功的行为治疗可提高饮食、运动和药物治疗的减肥效果，但是改变生活方式极其困难。对于大多数肥胖患者而言，行为治疗常常是"说了没听见，听见了没明白，明白了不接受，接受了不执行，执行了坚持不了多久。"为此须重视行为治疗的监督实施。

4. 药物治疗　当饮食及运动疗法未能奏效时，可采用药物辅助治疗。药物主要分为六类。

（1）食欲抑制剂：包括中枢性食欲抑制剂、肽类激素、短链有机酸三类，代表药物为：

苯丙胺类作用机制为兴奋下丘脑饱食中枢，抑制食饵中枢，由于有中枢神经兴奋作用，故可引起失眠、紧张等；刺激交感神经可有心悸、血压增高、头晕、出汗、口干等；此外还可有恶心、呕吐、便秘等。由于药物不良反应较大故治疗不理想。

西布曲明可抑制去甲肾上腺素和 5 - 羟色胺的再摄取，增强生理性饱胀感，从而减少能量的摄入；另外尚可增加能量的消耗。用量一般为每次 5mg，每日 3 次，疗程为 3~6 个月。不良反应可见轻度急躁、失眠、血压轻微增高及心率加快等。

（2）消化吸收阻滞剂：包括糖类吸收阻滞剂、脂类吸收阻滞剂两类，其代表药物为：

奥利司他（Xenical，Orlistat）：系胰脂肪酶抑制剂，能有效地组织脂肪分解吸收，其减少脂肪吸收率约为 30%，故对有摄入脂肪口味者尤有应用价值。由于该剂几乎不被肠道吸收，故无全身不良反应。局部反应有胃肠道的腹泻等。用量一般为 100mg，每日 3 次。

有研究表明奥利司他结合低热量饮食可减少非酒精性脂肪性肝病肝内脂肪沉积，改善常规肝功能和相关代谢综合征，可以作为肥胖伴非酒精性脂肪性肝病的药物治疗选择。

壳聚糖及其衍生物：壳聚糖是天然、无毒、可生物降解的化合物，有优良的生物相容性、抗菌性和吸附性，对脂肪和胆固醇具有良好的吸附性能。这些优良的生理活性使其开始应用于肥胖及其并发症的预防和治疗上，成为一种新型的减肥药物（食品）。壳聚糖对脂肪有明显的吸附作用，据 Sugano 报道，壳聚糖可与胆酸结合阻断胆酸的肠肝循环而促使其排出体外。壳聚糖带正电荷，壳聚糖结合胆酸盐的能力主要取决于其阳离子化程度。修饰后的壳聚糖可以引入更多的胺基或铵基，使结合胆酸盐的能力增强，与带负电荷的脂肪滴互相吸引，形成大颗粒物，在肠腔的碱性环境中又形成更大体积的结块而排出体外，从而减少了人体对外界脂肪的吸收，使机体必须消耗自身脂肪来减轻身体质量，减少体内脂肪含量。日本学者小林明隆认为，壳聚糖在胃中能与胃酸作用形成凝胶，并进一步吸附胆汁酸和胆固醇。吸附了胆汁酸和胆固醇的壳聚糖凝胶随粪便排出体外，同样也减少脂肪的吸收。另外，壳聚糖还具有黏滞性，可黏着油脂而减少脂肪的吸收。

（3）脂肪合成阻滞剂。

（4）胰岛素分泌抑制剂。

（5）代谢刺激剂：主要通过增高代谢率降低体重。代表药物为甲状腺激素类，甲状腺片每日 30mg 开始逐渐加量，或用三碘甲状腺原氨酸（T_3），每日从 10μg 开始，每周增加一次剂量，甲状腺片可用至 240mg 或 T_3 100μg，剂量逐渐增加，对于有心血管并发症者用此药须非常谨慎。如有心悸、兴奋、失眠、激动、多汗、心动过速，甚至房颤、心绞痛等应停药或减量。

（6）脂肪细胞增殖抑制剂。

5. 手术治疗　对 BMI≥40 或 BMI≥35 伴肥胖相关并发症患者可考虑胃成形手术或肠道旁路术等减肥手术，通过手术可引起摄食减少、体重下降。但手术病死率高达 1% 以上，且有 20% 以上患者术后仍可恢复原有体重，故仍需坚持基础治疗以维持长期的减肥效果。

6. 其他　有报道说耳穴贴压可治疗单纯性肥胖，耳穴选择主穴——饥点、兴奋、内分泌；配穴——三焦、口、胃等。将胶布剪成 0.5cm×0.5cm 小块，以细小圆滑不易碎的中药种子或成药细丸（采用消毒后的白芥子）黏于胶布中心。贴于耳穴后按压 1~2min，每日自行按揉 3 次，每次 2~3min。每次贴一侧耳，两耳轮流贴压。5~7d 更换 1 次。嘱患者自耳穴贴压治疗开始，一切饮食生活习惯如前，不另加药物治疗。目前建议每周体重下降不超过1200g（儿童不超过每周 500g），然而体重下降的最佳速度及其效果尚待明确。减肥后尽可能维持 BMI < 23，防止体重反弹或降低反弹幅度，从而改善患者生活质量并延长其预期寿命。

总之，肥胖不能依赖于药物治疗，以适当的饮食控制和运动疗法为主，必要时辅以药物治疗。

（二）并发症的治疗

1. 肥胖相关肝病的防治策略

（1）预防措施：无论是正常人还是肝病患者，均应尽可能保持理想体重，避免脂肪过度堆积，特别要防治腰围增粗的内脏性肥胖。肥胖（特别是合并脂肪肝）患者必须禁酒，因其根本就无安全的饮酒剂量；肥胖患者应慎用肝毒药物和尽可能减少接触肝毒物质的机会；肥胖合并高脂血症的患者应强调改变生活方式的重要性，并从严掌握降血脂药物的应用指征，必要时适当减量并加用保肝药物。慢性嗜肝病毒感染患者（如 HBsAg 携带者）或各型病毒性肝炎患者应改变过分强调"营养和休息"的错误观点，以防近期内体重增长过快。重症肝病患者肝移植前应尽可能使体重指数降至 30 以下，大于 40 则不宜进行肝移植手术。

（2）治疗策略：对于"不明原因性"无症状性血清转氨酶持续增高者，如合并超重或肥胖，建议先行减肥治疗。超重或肥胖所致单纯性脂肪肝患者，减肥可能是惟一有效的治疗选择。超重或肥胖相关性脂肪肝患者，科学减肥可提高保肝药物的治疗效果。肥胖的慢性病毒性肝炎患者，须考虑同时进行减肥治疗，特别是在抗病毒药物治疗无效时。肝移植术后出现肥胖相关肝病者，应及时采取相关措施控制体重，以防脂肪肝复发。

2. 胆石症 多数肥胖者并发胆石症，尤其在减重过程中。当出现此类并发症时多有上腹痛、纳差、恶心等上消化道症状。确诊后可给予消炎利胆治疗，重症者甚至可考虑手术治疗。

十、预后

肥胖本身是一种慢性病，同时又是许多慢性非传染性疾病的危险因素。WHO 根据文献报道估计，肥胖可高度增加 II 型糖尿病、胆囊疾病、血脂混乱、代谢综合征等的危险性，相对危险度大于 3；中度增加心血管疾病、高血压、骨关节炎、高尿酸血症和痛风的危险性，相对危险度为 2~3；轻度增加某些癌症、生殖激素异常、多囊卵巢综合征、生殖力下降和出生缺陷等疾病，相对危险度为 1~2。

（一）肥胖与总死亡率的关系

肥胖可以导致死亡率增加，1979 年 Lew 等人进行了一项 75 万人的大规模前瞻性研究，发现平均体重增加 40%，人群的总死亡危险性增加了 1.9 倍。随后有许多研究表明：BMI 与死亡率成 J 型或 U 型关系，即体重太低或太高的人群，总死亡率都会增加。但最近有研究指出，以前得出体重太低增高死亡率的结论是由于方法学上偏倚所致，因为这些研究没有排除患有尚未诊断出癌症和其他疾病的低体重患者，使得低体重人群的死亡率升高。如果排除这些个体后，体重太低者将不增加总死亡率。

（二）肥胖的疾病负担

用现患率表示的疾病负担表明，全球肥胖负担呈现出迅速上升趋势，从死亡率来看，肥胖的疾病负担也是惊人的。据美国最近的研究，美国每年归因于肥胖的死亡人数为 280 184 人，而对于不吸烟者来说，归因于肥胖的死亡人数更高，达 325 000 人，因此，美国疾病控制中心声称肥胖仅次于吸烟成为美国人群死亡的一个主要原因，必须像对待感染性疾病一样对待肥胖。如果采取有效的措施预防肥胖，美国1993年可以节约卫生费用6.8%（458亿美元）。该研究还估计如果BMI为23~24.9，归因于肥胖的直接成本为58.9亿美元，BMI 25~29，则直接成本升为120.6亿美元，BMI大于等于30，直接成本达到226.2亿美元。1995年美国归因于肥胖的总成本迅速上升，为992亿美元，其中516亿美元为治疗肥胖相关疾病的直接成本，476亿美元是由于肥胖有关的疾病致使不能工作或残疾所致的间接成本。

（三）肥胖的防治策略和措施

肥胖的预防策略分三级预防：一级预防是指消除导致肥胖的危险因素，从而避免超重肥胖的发生；二级预防是指在减肥后避免再次增加体重；三级预防是指防止肥胖者继续增加体重。预防肥胖的措施很简单，主要是控制膳食，增加体力活动，但关键是如何提高干预对象的依从性，让他们实践这些简单的干预措施。国内外许多肥胖干预项目得出的成功经验是：对肥胖干预要想取得成功，干预活动不只是肥胖者的事情，而需要整个社会的努力。具体来说：①政策制定者要提供有利于进行肥胖干预的支持环境，比方说食物生产和销售政策要有利于群众选择低脂食物，要有足够的体育锻炼场地，城市建设要有宽阔的人行道、自行车道及其他可以代替车辆的设施；②卫生保健工作者要传播正确的信息给干预对象；③工作场所要提供健康的饮食和进行体力活动的场地；④学校要宣传体力活动的益处，并鼓励学生终生进行体力活动；⑤父母必须教育孩子少看电视和玩电子游戏，鼓励他们进行更多的户外活动。

（张淑枝）

第九节　便秘

健康人排便习惯多为1d 1~2次或1~2d 1次，粪便多为成形或为软便，少数健康人的排便次数可达每日3次，或3d 1次，粪便可呈半成形或呈腊肠样硬便。便秘（constipation）是指排大便困难、粪便干结、次数减少或便不尽感。便秘是临床上常见的症状，发病率为3.6%~12.9%，女性多于男性，男女之比为1：1.77~1：4.59，随着年龄的增长，发病率明显增高。便秘多长期存在，严重时影响患者的生活质量。由于排便的机制极其复杂，从产生便意到排便的过程中任何一个环节的障碍均可引起便秘，因此便秘的病因多种多样，但临床上以肠道疾病最常见，同时应慎重排除其他病因。

一、病因和发病机制

（一）排便生理

排便生理包括产生便意和排便动作两个过程。随着结肠的运动，粪便被逐渐推向结肠远段，到达直肠。直肠被充盈时，肛门内括约肌松弛，肛门外括约肌收缩，称为直肠肛门抑制反射。直肠壁受压力刺激并超过阈值时产生便意。睡醒及餐后，结肠的动作电位活动增强，更容易引发便意。这种神经冲动沿盆神经传至腰骶部脊髓的排便中枢，再上传到丘脑达大脑皮质。若条件允许排便，则耻骨直肠肌、肛门内括约肌和肛门外括约肌均松弛，两侧肛提肌收缩，盆底下降，腹肌和膈肌也协调收缩，腹压增高，促使粪便排出。

（二）便秘的病因

以上排便生理过程中任何一个环节的障碍均可引起便秘，病因主要包括肠道病变、全身性疾病和神经系统病变（表4-5）。此外，还有些患者便秘原因不清，治疗困难，又称为原发性便秘、慢性特发性或难治性便秘。

表4-5 便秘的病因

肠道	结肠梗阻：腔外（肿瘤、扭转、疝、直肠脱垂）、腔内（肿瘤、狭窄）
	结肠肌肉功能障碍：肠易激综合征、憩室病
	肛门狭窄/功能障碍
	其他：溃疡病、结肠冗长、纤维摄入及饮水不足
全身性	代谢性：糖尿病酮症、卟啉病、淀粉样变性、尿毒症、低钾血症
	内分泌：全垂体功能减退症、甲状腺功能减退症、甲状腺功能亢进症合并高钙血症、肠源性高血糖素过多、嗜铬细胞瘤
	肌肉：进行性系统性硬化病、皮肌炎、肌强直性营养不良
	药物：止痛剂、麻醉剂、抗胆碱能药、抗抑郁药、降压药等
神经病变	周围神经：Hirschsprung病、肠壁神经节细胞减少或缺如、神经节瘤病、自主神经病
	中枢神经：肠易激综合征、脑血管意外、大脑肿瘤、帕金森病、脊髓创伤、多发性硬化、马尾肿瘤、脑脊膜膨出、精神/人为性因素

二、诊断

首先明确有无便秘，其次明确便秘的原因。便秘的原因多种多样，首先应除外有无器质性疾病，尤其是有报警症状时，如便血、消瘦、贫血等。因此，采集病史时应详细询问，包括病程的长短、发生的缓急、饮食习惯、食物的质和量、排便习惯、是否服用引起便秘的药物、有无腹部手术史、工作是否过度紧张、个性及情绪，有无腹痛、便血、贫血等伴随症状。体格检查时，常可触及存留在乙状结肠内的粪块，需与结肠肿瘤、结肠痉挛相鉴别。肛门指检可为诊断提供重要线索，如发现直肠肿瘤、肛门狭窄、内痔、肛裂等，根据病史及查体的结果，确定是否需要进行其他诊断性检查。

（一）结肠、直肠的结构检查

1. 内镜 可直观地检查直肠、结肠有无肿瘤、憩室、炎症、狭窄等。必要时取活组织病理检查，可帮助确诊。

2. 钡剂灌肠 可了解直肠、结肠的结构，发现巨结肠和巨直肠。

3. 腹部平片 能显示肠腔扩张、粪便存留和气液平面。

（二）结肠、直肠的功能检查

对肠道解剖结构无异常，病程达6个月以上，一般治疗无效的严重便秘患者，可进一步做运动功能检查。

1. 胃肠通过时间（GITT）测定 口服不同形态的不透X线标志物，定时摄片，可测算胃肠通过时间和结肠通过时间，有助于判断便秘的部位和机制，将便秘区分为慢通过便秘、排出道阻滞性便秘和通过正常的便秘，对后2种情况，可安排有关直肠肛门功能检查。

2. 肛门直肠测压检查　采用灌注或气囊法进行测定，可测定肛门内括约肌和肛门外括约肌的功能。痉挛性盆底综合征患者在排便时，肛门外括约肌、耻骨直肠肌及肛提肌不松弛。Hirschsprung 病时，肛门直肠抑制反射明显减弱或消失。

3. 其他　包括肛门括约肌、直肠壁的感觉检查，肌电记录及直肠排便摄片检查等。

（三）其他相关检查

在询问病史及查体时，还应注意有无可引起便秘的全身性疾病或神经病变的线索，如发现异常，则安排相应的检查以明确诊断。

三、治疗

应采取主动的综合措施和整体治疗，注意引起便秘的病理生理及其可能的环节，合理应用通便药。治疗措施包括：

（1）治疗原发病和伴随疾病。

（2）改变生活方式，使其符合胃肠道通过和排便生理：膳食纤维本身不被吸收，能使粪便膨胀，刺激结肠运动，因此对膳食纤维摄取少的便秘患者，通过增加膳食纤维可能有效缓解便秘。含膳食纤维多的食物有麦麸、水果、蔬菜、大豆等。对有粪便嵌塞的患者，应先排出粪便，再补充膳食纤维。

（3）定时排便，建立正常排便反射：定时排便能防止粪便堆积，这对于有粪便嵌塞的患者尤其重要，需注意训练前先清肠。另外，要及时抓住排便的最佳时机，清晨醒来和餐后，结肠推进性收缩增加，有助于排便。因此，应鼓励、训练患者醒来和餐后排便，使患者逐渐恢复正常的排便习惯。

（4）适当选用通便药，避免滥用造成药物依赖甚至加重便秘：容积性泻剂能起到膳食纤维的作用，使粪便膨胀，刺激结肠运动，以利于排便。高渗性泻剂，包括聚乙烯乙二醇、乳果糖、山梨醇及高渗电解质液等，由于高渗透性，使肠腔内保留足够的水分，软化粪便，并刺激直肠产生便意，以利于排便。刺激性泻剂，如蓖麻油、蒽醌类药物、酚酞等，能刺激肠蠕动，增加肠动力，减少吸收，这些药物多在肝脏代谢，长期服用可引起结肠黑便病，反而加重便秘。润滑性泻剂，如液状石蜡能软化粪便，可口服或灌肠。

（5）尽可能避免药物因素，减少药物引起便秘。

（6）手术治疗：对 Hirschsprung 病，手术治疗可取得显著疗效。对顽固性慢通过性便秘，可考虑手术切除无动力的结肠，但应严格掌握手术适应证，必须具备以下几点：①有明确的结肠无张力的证据；②无出口梗阻的表现，不能以单项检查确诊出口梗阻性便秘；③肛管收缩有足够的张力；④患者无明显焦虑、抑郁及其他精神异常；⑤无肠易激综合征等弥漫性肠道运动的证据；⑥发病时间足够长，对发病时间短的或轻型患者，首选保守治疗，长期保守治疗无效才考虑手术治疗。

四、Hirschsprung 病（先天性巨结肠）

先天性巨结肠是由于胚胎时期肠管肌层副交感神经细胞白头端向尾端迁移过程中出现障碍所致。由于无神经节细胞的肠管无正常的肠蠕动波，因此对扩张反应表现为整体收缩，从而导致功能性肠梗阻。1888 年 Hirschsprung 系统描述该病以"结肠扩张与肥大引起新生儿便秘"为特征，因此国际上命名该病为 Hirschsprung 病，翻译为无神经节性巨结肠、肠无神经节症等。

发病率：性别差异很大，男女比为 3：1 ~ 4：1。5% ~ 10% 的病例有家族史，以女性患者为甚。临床分型：神经细胞的缺如总是起始于肛门，而以不同的距离终止于近端肠管。临床上按照无神经节细胞肠管延伸的范围分为五型。①短段型：肠无神经节症仅累及直肠末端，约占该病的 10%；②普通型：病变累及乙状结肠，约占 75%；③长段型：病变累及降结肠以上，约占 10%；④全结肠型：全结肠及部分末段回肠受累，约占 5%；⑤全肠无神经节细胞症：罕见。

病理生理：正常肠管的运动是由肌间神经丛的神经节细胞支配，并与副交感神经纤维即节后胆碱能神经元相连接形成肌间 Auerbach 神经丛，自主地发动和调节肠管蠕动。本病的无神经节细胞肠管的肠壁肌间神经丛和黏膜下神经丛的神经节细胞缺如，丧失了对副交感神经的调节，直肠环肌不断地受副交感神经兴奋影响，经常呈痉挛状态；同时副交感神经纤维增生，释放乙酰胆碱增多，胆碱酯酶活性增强，导致肠管呈持续痉挛状态。临床上表现为功能性肠梗阻症状。

（一）诊断

1. 临床表现

（1）胎粪排出延迟：约 90% 病例出生后 24h 内无胎粪排出或仅排出极少量，2 ~ 3d 后方排出少量胎粪，严重者甚至延迟至生后 10d 以上，因而出现肠梗阻症状，当胎粪排出后症状多能缓解。

（2）便秘、腹胀：经常出现慢性便秘或间歇性便秘，继之出现进行性腹胀、食欲不振、腹泻、乏力、生长发育不良等。

（3）呕吐：约 60% 病例出现胆汁性呕吐，其严重程度与便秘和腹胀程度成正比。临床上所见病变肠管越短，腹胀、呕吐等症状越明显。

2. 辅助检查

（1）肛门检查：对短段型，肛门指诊可探及直肠内括约肌痉挛和直肠壶腹部的空虚感；对普通型，食指可达到移行区而感到有一缩窄环。指检同时可激发排便反射，当手指退出时，有大量粪便和气体随手指呈喷射状排出。对长段型，可用肛管检查，当肛管顶端进入扩张肠段后同样有大量稀便和气体由肛管溢出。

（2）影像学检查：①腹部 X 线平片，为新生儿肠梗阻的常规检查，显示广泛的肠腔扩张、胀气，有液平面及呈弧形扩张的肠袢，直肠内多数不充气。②钡剂灌肠 X 线片是目前最常用的方法，可观察到肛管、直肠、乙状结肠及各段结肠的形态及蠕动。通常无神经节肠管呈痉挛状，其结肠袋袋形消失，变平直，无蠕动，有时因不规则异常的肠蠕动波而呈锯齿状；扩张段肠腔扩大，袋形消失，蠕动减弱；移行段多呈猪尾状，蠕动到此消失。在 24 ~ 48d 后重拍腹部正位 X 线片，可见肠道钡剂滞留，这种延迟拍片比最初检查时更能清楚显示移行段及异常的不规则蠕动波。

（3）直肠内测压检查：正常小儿直肠扩张时，内括约肌表现为松弛现象。因此，当安置双腔测压管于齿状线上方 5 ~ 6cm 处扩张气囊时，可看到肛门管的收缩波，2 ~ 3s 后，即见内括约肌压力下降现象，然后慢慢恢复到基线。巨结肠患儿当直肠扩张时并不出现内括约肌压力下降，反而表现为明显的收缩压力增高。但是由于新生儿的直肠内括约肌反射尚未建立，因此除了年长患儿外，这种检查很少应用。

（4）直肠活检：是最准确的确诊方法。正常的直肠壁内，副交感神经纤维细而少，胆碱酯酶活性低。先天性巨结肠症直肠壁内，无髓的副交感神经纤维释放乙酰胆碱酯酶增多，活性增强，副交感神经纤维增多并变粗，直肠活检表现为黏膜及黏膜下 Meissner 神经丛、肌间 Auerbach 神经丛内特征性的神经节细胞缺如及神经干增生。

（二）鉴别诊断

首先应与先天性肛门、直肠闭锁和狭窄，以及新生儿器质性肠梗阻等相鉴别。此外，尚需与下列疾病进行鉴别：

（1）胎粪塞综合征或胎粪性肠梗阻：多发生在未成熟儿，由于胎粪过于黏稠而填塞直肠下端。表现为胎粪排出延迟、腹胀，但很少呕吐。通过开塞露诱导或温盐水灌肠排出胎粪后，粪便即可自行排泄，不遗留任何后遗症状。

（2）特发性便秘：其症状与先天性巨结肠相似，但较轻缓，并常有污粪表现，而先天性巨结肠患儿的便秘无污粪表现。病理切片检查，肠壁的神经组织完全正常。

（3）内分泌巨结肠：多见于甲状腺功能减退等疾病，应用甲状腺素等治疗可以改善便秘。

（4）高镁血症、低钙血症、低钾血症等。

（三）治疗

婴幼儿先天性巨结肠病情变化很多，如不及时治疗，婴儿期有 80% 的患儿将因并发非细菌性非病毒性小肠结肠炎而死亡。目前建议在新生儿期即开展巨结肠根治手术。

新生儿期便秘首先进行肛门检查，在排除肛门狭窄等导致的器质性便秘后，进行温盐水低压灌肠，严重时留置肛管持续排出结肠内的积气、积液，缓解便秘导致的腹胀。

手术的主要原则：切除大部或全部无神经节肠管，保留其周围支配盆腔器官的神经，在齿状线上 0.5cm 处行有神经节肠管与直肠吻合术。术前必须进行充分的肠道准备，包括至少 2 周的每日温盐水低压灌肠、口服甲硝唑和庆大霉素肠道杀菌、术前 1d 清洁灌肠等。传统的手术均通过下腹部切开进行，近年来，经腹腔镜途径成为一种新的可供选择的方法。单纯经肛门黏膜切除术仅适用于短段型巨结肠，对于全结肠病变的患者，需行回肠造瘘术。

（张淑枝）

第十节　呕吐

一、概述

呕吐是由胃失和降而引起的病证。临床上可单独出现，亦常并发于其他疾病之中。呕吐之发生，必先感胃脘不适或心中懊恼、恶心，而后将食物吐出。

历代医家以有物有声谓之呕，有物无声为之吐，有声无物为之干呕（或谓"哕"）。但实际上呕之与吐常常是同时出现，很少单独发生的。

呕吐之症皆由胃失和降，气逆而上所引起，然脏腑相连，阴阳会通，其他脏腑有病也可引起胃气之和降失职，上逆而为呕吐。

应该指出，如胃中有痈脓、痰饮、食滞，或误吞毒物等而致的呕吐，乃人体正气奋起抗邪，驱邪外出之机，不可遏止，而应因势利导，荡涤病邪，以冀邪去病除。

呕吐与反胃，噎膈之病无论在病因、病机症状等方面均有相似之处，然三者同中有异，必须严加区别；"呕吐与反胃、噎膈不同。呕吐是胃失和降，气逆于上；反胃是朝食暮吐，暮食朝吐，为虚寒瘀滞，胃之下口阻碍，幽门不放所致；噎膈是食入则吐，或食已则吐，为胃之上口阻碍，贲门不纳所形成"

呕吐的病因虽然很复杂，但总的来说，可以归纳概括为虚实两大类：实者多为外邪内迫，饮食所伤，情志过激，饮痰内阻，瘀积留滞等因素所致；虚者多由饥饱劳倦，久病耗伤，中气衰败，胃阴亏乏所致。

一般来说，新病多实，若呕吐久久不止，损伤胃气，饮食水谷不化精微，则每多转为虚证。现代临床依据病因、八纲、脏腑辨证的方法，将呕吐分成7个症候类型：①外邪犯胃；②饮食停滞；③痰停内阻；④肝气郁结；⑤胃热（火）；⑥脾胃虚弱；⑦胃阴不足；⑧胃寒。以上证型中，①～⑤为实证；⑥～⑧为虚证。

西医学中急、慢性胃炎、食源性呕吐，胃黏膜脱垂症，贲门痉挛，幽门梗阻，肠梗阻、肝炎、胆囊炎、颅脑病证，以呕吐为主要表现时，可参考本篇辨证论治。

二、辨证治疗

（一）外邪犯胃

主症：突然呕吐，发病暴急，脘部痞痛，泛恶，心中懊恼，或腹泻，伴有恶寒，发热头痛等，舌苔薄白或白腻，脉浮。

治法：解表和中，理气化浊。

首选方剂：藿香正气散。方解：藿香芳香辟秽，理气和中；紫苏、白芷、桔梗解表邪，利气机；厚朴、大腹皮燥湿除满；半夏、陈皮理气化痰；茯苓、白术、甘草和中健脾化湿。诸药合用则有解表和中，理气化浊的作用。本方对四时感冒，外客表寒，内有湿浊阻滞中焦，气机升降失常而引起的胃气上逆之呕吐用之有效。

备用方剂：小柴胡汤加减。方解：柴胡透达少阳半表之邪；黄芩清泄少阳半里之热；半夏、生姜以和胃降逆；人参、甘草、大枣以扶正达邪。同时姜、枣相配，可以调和营卫，通行津液。小柴胡汤为和剂诸方之首。本方亦适应于半表半里证之少阳病呕吐。

随症加减：兼有宿滞，胸闷脘胀者，可加鸡内金、焦三仙；如表邪偏重，寒热无汗，可加防风、荆芥穗以祛风解表；兼心烦，呕吐不止，口苦脉数者，多为胃火上逆，去厚朴之类香燥药，加栀子、枇杷叶、竹茹；中暑呕吐多为感受秽浊之气，来势较凶，可加用玉枢丹以辟秽止呕；夏令感受暑湿，呕吐而兼心烦口渴者，本方去甘温之药，加入黄连、佩兰、荷叶、六一散之属，以清暑解热。

（二）饮食停滞

主症：呕吐酸腐，脘腹痞闷，嗳气厌食，疼痛拒按，得食尤甚，吐后感觉舒畅，大便秘结或泄利腐臭，舌苔厚腻，脉滑实。

治法：消食化滞，和胃降逆。

首选方剂：保和丸加减。方解：山楂酸温，消肉食最佳；神曲辛温，能醒酒悦胃、善除陈腐之积；莱菔子善消面积，更兼豁痰下气，宽畅胸膈；半夏、陈皮、茯苓和胃利湿；连翘散结清脾热。诸药合用，有和胃消食之功，对食滞中脘而致呕吐者，用之颇宜。

备用方剂：

（1）越鞠丸加减。方解：香附开郁散滞；川芎行气活血，气血通畅，郁结自解，脾胃自和；苍术燥湿健脾；神曲消食和胃；栀子清热泻火。本方着重于行气解郁，气行则血行，气畅则痰、火、湿、食诸郁自解，呕吐自止。

（2）小承气汤。方解：大黄通涤肠胃，破结行瘀；厚朴下气除满、宽胸厚肠胃；枳实破气消积、化痰除痞。本方宜用于因宿食停滞化热结于肠胃，中焦痞满不通而致呕吐，兼见大便秘结或泄利腐臭者。

随症加减：腹满便秘，可加枳实、大黄以导滞通腑，使浊气下行；伴有发热、舌苔黄腻，酌加黄连、黄芩、连翘。消导积滞，当根据患者伤于何种食物，而选用相应药物，如猪、羊肉积滞者重用山楂；由于米、麦食积者加谷麦芽；若积面食者重用莱菔子；酒积滞者用豆蔻仁、葛花、枳椇子；鱼蟹积滞者加紫苏叶、生姜；豆类及其制品积滞者加用生萝卜汁。如误食不洁食物，兼见腹中疼痛，欲吐不得者，先用盐汤探吐，促使吐尽宿食，然后再用上方施治。

（三）痰饮内阻

主症：呕吐清水痰涎，胸脘满闷，脘中水声辘辘，不欲纳食，头眩、心悸、舌苔白滑腻，脉沉弦滑。

治法：温化痰饮，和胃降逆。

首选方剂：小半夏汤合苓桂术甘汤。方解：小半夏汤。半夏燥湿化痰，降逆止呕；生姜散寒、温中、止呕、化饮。苓桂术甘：茯苓健脾利水，为君；桂枝温阳化气，为臣；佐以白术健脾燥湿；使以甘草调和脾胃。本方具有健脾燥湿，温化痰饮之效。两方合用，适宜于痰饮内阻，呕吐偏寒者。

备用方剂：温胆汤。方解：二陈汤燥湿化痰，理气和中。竹茹清热利痰，降浊止呕；枳实破气消积，化痰除痞。本方具燥湿化痰、清胆和胃之功。采用于痰饮内阻，呕吐偏热者。

（四）肝气郁结

主症：呕吐吞酸，干呕泛恶，嗳气太息，咽中如梗塞状。胸胁满闷，脘胁胀痛，精神抑郁，心烦易怒。妇女还可见乳房结块，少腹胀痛，月经不调等。每遇情志异常改变，则发作更著。舌边红赤、苔薄腻或微黄，脉弦。

治法：理气降逆。如气郁化热，宜清肝和胃。

首选方剂：半夏厚朴汤。方解：半夏散结除痰；厚朴降气除满，紫苏宽中散郁，茯苓渗湿消饮，生姜降逆散寒。合而用之，具有辛以散结，苦以降逆，宣气化痰之功。宜用于肝逆犯胃引起之呕吐（初起）。

备用方剂：半夏泻心汤。方解：黄连、黄芩苦降以和阳；干姜、半夏辛开散痞以和阴；党参、甘草、大枣补脾和中。本方为寒热并用，以调和阴阳。苦辛并进，以顺其升降。对肝气犯胃引起之呕吐肠鸣，心下痞满，脾肾升降失调，上热下寒，寒热错杂者较为适宜。

随症加减：若肝郁化热；心烦口渴者，酌加黄连、吴茱萸、竹茹、黄芩；口苦、嘈杂、大便干结者，加大黄、枳实；如郁而化火伤阴，症见口燥咽干，胃中灼热，舌红少苔者，去川厚朴、紫苏梗等香燥药，酌加沙参、麦冬、石斛；心下痞满者可加小陷胸汤。

（五）胃热（火）

主症：呕吐时作，或食入即吐，善饥多食，面红燥热，口渴喜饮，恶热多汗，大便秽臭不爽或干结难出，小便黄少，舌红苔黄，脉数有力。

治法：清热泻火，通腑和胃。

首选方剂：大黄黄连泻心汤。方解：大黄、黄连均系苦寒之品，意在清胃热，通腑气。适用于胃热炽盛火冲上逆引起的呕吐。

备用方剂：大黄甘草汤。方解：方中用大黄泄热通腑，甘草清热和中，并缓和大黄峻猛之性，以成缓降之势，共达泄热降逆止呕之功。此方系治胃热呕吐之轻剂。

随症加减：上两方原服法为开水浸泡数分钟，绞去药渣，分次温服。不煎煮而取渍其意在取其气味轻扬清淡，以清泄阳明胃热，不在取其攻里泻实之力，使邪热得清，胃气得和，呕吐自止。胃热呕吐之轻证，或无大便干结难出之症者，可用开水浸泡取汁服用。上两方均可酌加竹茹、生姜，以增强其清热和胃，降逆止呕之功；若心下痞闷，按之痛甚者，可加瓜蒌、枳实；若热盛，面赤烦躁，恶热多汗，口渴喜饮者，加生石膏、知母；如火热伤津，口燥咽干，舌红苔少者，加石斛、天花粉、玄参、麦冬。

（六）脾胃虚弱

主症：呕吐时作时止，饮食稍多即吐，面色㿠白，脘部痞闷，食欲不振，倦怠乏力，口干而不欲饮，四肢不温，大便溏薄，舌质淡，脉缓或濡弱。

治法：温中健脾，和胃降逆。

首选方剂：香砂六君子汤。加吴茱萸、生姜。方解：其中四君子汤益气健脾；二陈汤燥湿化痰，理气和中。加入木香理气散寒，砂仁开胃行气。加生姜、吴茱萸温中降逆止呕。本方适宜于脾胃虚弱引起之呕吐。

备用方剂：理中汤加砂仁、半夏。方解：干姜温中祛寒，白术健脾燥湿，人参补气益脾，甘草和中补土，加砂仁开胃消食，半夏燥湿降逆和胃。全方温中补脾，降逆和胃。

随症加减：吐甚者可用伏龙肝30克先煎，连汤煎药。若呕恶频作，嗳气脘痞，酌加代赭石、旋覆花、枳壳，如呕吐不止，再加吴茱萸以温中降逆止吐，如泛吐清水较多，脘冷四肢不温者，宜加附子、肉桂。

注意：

（1）呕吐有虚有实，虚者主要为胃气虚，其呕吐特点为呕吐无常，时作时止。

（2）胃本属土，非火不生，非暖不化，故虚寒者当用温热之药以暖胃，《备急千金要方·呕吐哕逆》云："凡呕者多食生姜，此是呕家圣药。"或补君相之火以生土。

（七）胃阴不足

主症：反复呕吐，有时为干呕、恶心，或进食则呕，口燥咽干，饥而不欲食。低热、心烦。舌红津少，脉细数。

治法：滋养胃阴，降逆止呕。

首选方剂：麦门冬汤加减。方解：人参、麦冬、粳米、甘草益气生津养胃，半夏降逆止呕。此手太阴、足阳明之药。《金匮要略》曰："火逆上气，咽喉不利，止逆下气者，麦门冬汤主之。"本方适宜于肺胃阴伤所致之呕吐。

备用方剂：沙参麦冬汤去桑叶改枇杷叶。方解：沙参、麦冬清养肺胃；玉竹、天花粉生津解渴；生扁豆、生甘草益气培中；枇杷叶降气化痰，和胃。全方具有养胃阴，生津润燥之功。

随症加减：津伤甚者半夏宜少用，人参可改沙参，再加石斛、天花粉、竹茹、知母之类以生津养胃；若大便干结者加火麻仁、瓜蒌仁之类，润肠通便；呕吐较甚者，可加橘皮、竹茹、枇杷叶和降胃气；低热心烦者酌加紫苏叶、川黄连、炒栀子、淡豆豉。

（八）胃寒

主症：平素饮食喜温热之品，而不耐寒凉生冷，多食即吐。口淡，泛吐清涎，四肢不温，腹痛时作，大便稀溏。舌质淡，舌体胖，脉沉迟。

治法：温中散寒，降逆止呕。

首选方剂：附子理中汤加半夏。方解：干姜温中祛寒；白术健脾燥湿；人参补中益气，甘草和中；半夏降逆止呕，燥湿化痰。本方对胃寒引起之呕吐有效。

备用方剂：大建中汤。方解：蜀椒温中下气，降逆止痛；干姜温中祛寒，和胃止呕；人参补益脾胃，扶持正气；重用饴糖建中缓急，并能调和椒姜之燥烈。全方温中散寒，降逆止痛。

随症加减：血气虚弱，腹中冷痛，里急者加当归、黄芪、大枣；肾气虚寒，脐中冷痛，连及小腹者加胡芦巴、毕澄茄；四肢不温者加桂枝；胸胁满者加香附。

注意：

（1）呕吐一证，首当辨别外感与内伤。因外邪所致的，常突然发病，多伴寒热表证。内伤呕吐因于食滞的，多有饮食不节史，起病突然，吐物酸腐；由痰饮、肝郁所致的，常反复发作，每兼吐物多痰涎饮沫，头眩晕等症；属脾胃虚弱者，往往迁延日久不已；脾胃虚寒者，平时不耐寒凉生冷食品，口内多清涎，经常泛泛欲吐；胃阴虚者，多在温热病后出现，且兼有伤阴之候。

（2）久吐不止，长期迁延不愈，形体消瘦，或表现进行性吞咽困难，呕吐清水及少量食物者，当注意排除恶性病变之可能。

（3）呕吐在辨证施治当中，当注意其属虚属实。一般说来，实证呕吐多由外邪或饮食所伤而致病。病程短，来势急，呕吐量多，吐出物多有酸臭味，或伴寒热，脉实有力等症。虚证呕吐，多因脾胃不健所致，或因他病诱发，病程较长，或时作时止，吐出物不多，酸臭不甚，伴见精神疲倦，脉弱无力等症。

（4）呕吐的病理主要是胃失和降，其治疗应在辨证论治的基础上，再选配一些和胃降逆的药物如生姜、半夏等以提高疗效。

三、病案选录

杨××，女，39岁，1973年11月2日初诊。

病史：顽固性呕吐一个多星期。患者素日性情孤僻。少言寡语，近日因工作关系，情志不舒，食欲日减，胸闷嗳气，恶心呕吐，食后即吐，吐后则适，吐物为清水或食物，有时喝水也吐，近日呕吐加重，并感胁肋不适，气不够用，头昏脑涨，睡眠不实。曾服各种西药健胃止呕剂、镇静剂等，仍不能控制。脉弦，苔薄腻，胸透及消化道造影（-）。

辨证施治：情志不舒，肝气郁滞，横逆犯胃，胃气上逆而致呕吐。治以疏肝和胃。降逆止呕之法。

处方：陈皮 9g，半夏 9g，旋覆花 9g，代赭石 24g，茯苓 15g，白术 9g，竹茹 9g，柴胡 6g，香附 9g，白蔻仁 6g，藿香 9g，夜交藤 15g。水煎服。

二诊：药后呕吐减轻，次数减少，能饮少量开水。仍不能进食。

上方加麦芽 30g 去竹茹。

三诊：服药二剂，呕吐明显减轻，睡眠好转，嗳气减少，胁肋胀满减轻。

仍宗原方去竹茹、藿香，代赭石改 18g，加麦芽 30g。薄荷 6g 共服十余剂，病愈。

（王 丹）

第十一节 泄泻

一、概述

泄泻是一个病证，以排便次数增多，粪质稀溏，或泻物如水样为其主症。泄，有漏泄的含义，粪出稀溏，其势较缓。

泄泻一病证，有久暴之分。暴泻属实，多因外邪、饮食所伤；久泻多虚，或虚中挟实，多为久病体虚，或情志郁怒，脏腑功能失调而成。脾病湿盛是发病的关键，实证为寒湿、湿热、酒食中阻，脾不能运，肠胃不和，水谷清浊不分；虚证为脾虚生湿，或肝气乘脾，或命门火衰，腐熟无权，健运失司。总属脾胃运纳不健，小肠受损和大肠传导失常所致。治疗应以调理脾胃，去湿为主，但应随其所因而出入变化。

泄泻与西医所说腹泻含义相似，可见于多种疾病，凡因消化器官发生器质性或功能性病变而致的腹泻。有各种细菌性食物中毒，肉食中毒等，有急性肠道感染，如病毒性肠炎，急性细菌性痢疾、霍乱、副霍乱等。有其它原因的急性肠炎，如急性出血性坏死性肠炎等。还有肠结核、结肠炎、结肠过敏症等都包括在中医泄泻的范畴。

临证若见虚实相兼者，应补脾与祛邪并施，寒热错杂者，须温清同用。急性暴泻不可妄予补涩，慢性久泻不宜漫投分利。清热不可过于苦寒，太苦则伤脾。补虚不可纯用甘温，太甘则生湿，一般说来，急性泄泻，多易治疗，如迁延日久，则难期速效，且易反复发作。此外，本病在服药治疗的同时，还应做到饮食有节，忌生冷腥荤等食物，才能有助于提高疗效。

泄泻应与痢疾相鉴别，前者为大便稀溏或水样，色黄，泻下爽利，甚或滑脱不禁；后者为大便混杂红白脓血黏液，里急后重，利下不爽。

二、辨证治疗

（一）寒湿伤脾

主症：泄泻稀薄多水，腹部胀痛，肠鸣不已。饮食减少，甚则恶心欲吐。身体困倦，懒说懒动。或兼寒热，头痛如裹，肢体酸楚，口淡不渴，舌苔白，脉浮。

治法：温寒化湿，疏散表邪。

首选方剂：藿香正气散。方解：藿香温化中寒，芳香辟秽，理气和中，为主药；紫苏、白芷、桔梗辛温发散，解表邪而利气机；厚朴、大腹皮燥湿除满；半夏、陈皮理气化痰；茯苓、白术、甘草和中，健脾化湿。本方既能驱散表邪，又能燥湿除满，健脾宽中，调理肠胃，使湿浊得化，风寒外解，脾胃功能恢复而泻止。

备用方剂：甘草干姜茯苓白术汤。方解：干姜、甘草补中暖土，茯苓、白术健脾利湿。脾主运化，寒湿中阻，运化失常，发为泄泻，故使用暖土胜湿之法，使寒去湿化，则泄泻自止，凡寒湿伤脾，不兼表证者，宜此方。

随症加减：若表寒重者，可加荆芥、防风等增强疏散风寒之力。腹部胀痛、肠鸣，加砂仁、炮姜，以温寒行气。胸闷脘痞，肢体倦怠，舌苔垢腻者，加豆蔻仁、法半夏，以芳香化湿。尿少，加泽泻、车前子，以利小便而实大便。恶心欲吐，加生姜、砂仁，以和胃止呕。肢体怠倦，舌苔白腻，脉象濡缓者，加苍术、广木香，以助燥湿健脾之力。头痛如裹加藁本、羌活，以表散寒湿。

（二）湿热下注

主症：腹痛即泻，泻下急迫，势如水注，粪色黄褐而臭，肛门灼热，心烦口渴，小便短赤，舌苔黄而厚腻，脉濡滑而数。

本证应与寒湿伤脾相鉴别。二者皆为湿盛，但一寒一热，各不相同。《证治要诀》曰："冷泻不言而喻，热亦能泻者，盖冷泻譬之盐，见火热则凝，冷则复消；热泻譬之水，寒则结冰，热则复化为水。"寒湿伤脾者，粪便不臭；肛门不热，湿热下注者粪便多臭，肛门灼热，寒者肢体倦怠，懒说懒动；热者心烦意燥，声音壮亮。寒者小便清白不涩，不渴；热者小便赤黄而涩，烦渴。寒者苔白脉沉细，热者苔黄脉濡数。至于泄泻时间的久暂，不足为凭。

治法：清热化湿，利尿厚肠。

首选方剂：葛根黄芩黄连汤。方解：方中重用葛根，解肌清热，升举内陷之热邪，黄芩、黄连苦寒，清热燥湿厚肠为辅，甘草甘缓和中，协和诸药。诸药使湿热分消，而泄泻自止。本方外解肌表，内清肠胃之热，湿热泄泻而兼有表邪者尤宜之。

备用方剂：二妙散。方解：黄柏苦寒清热，苍术芳香燥湿，两者相合，有清热燥湿之功。

随症加减：湿偏重者，舌苔黄厚而腻，腹胀不适，加厚朴、苍术，苦温燥湿，行气宽中。挟滞者，脘腹胀闷，恶心呕吐，加山楂、神曲，消食导滞，和胃安中。热偏重者，烦渴尿少，肛门灼热，加连翘、地锦，清泄热邪，以防暴注下迫。若发于炎暑盛夏之时，感冒暑气，暑伤其外，而湿伤其中，症见泄泻如水，烦渴尿赤，自汗面垢，舌苔薄黄，脉象濡数，加藿香、香薷、扁豆衣、荷叶等清暑化湿。小便短赤，舌苔厚腻，加木通、金银花，消热利尿，利小便即实大便，湿热从小便中去，泄泻亦能速止。

（三）酒食伤中

主症：腹部胀痛拒按，泻下粪便臭如败卵，泻后痛减，或泻而不畅，胸脘痞闷，嗳气不欲食，舌苔垢腻，脉滑而数，或见沉弦。

伤食和伤酒，临床症状，各有不同。食泻的特点为：有伤食史，腹痛，腹泻，泻后腹痛减轻，泻出物为消化不良，且嗳气反酸。如《医学入门》曰："食泻食积痛甚，泻后痛减，如抱坏鸡子，嗳气作酸。"酒泻的特点是：有伤酒史，多晨起作泻，能食善饮，泻出物为水样便，带有酒臭味，午后反便结粪，或时有血。如《张氏医通》曰："有人患早起泄泻，或时有血，午后仍便结粪，能食善饮，此是酒积作泻。"二者大同小异。

治法：消食导滞，健脾和胃。

首选方剂：保和丸。方解：山楂酸温，消内食积；神曲辛燥，能醒酒洗胃，除陈腐之积；莱菔子善消面积，更兼豁痰下气，宽畅胸膈，配以半夏、陈皮、茯苓和胃利湿；连翘芳香，散结清热。诸药合用，以成和胃消食之功。饮食过度则脾运不及，势必停积而为食滞，食停上脘，有上逆之势，当以吐法引而越之。食停下脘，有坚结之形，又当以下法攻之。食停中脘，嗳腐不食，大便泄泻，既无上逆之势，又无坚结之形，如此则吐、下两法皆不相宜，惟以平和之品，消而化之，因此本方有"保和"之称，食滞一去，脾之运化复常，泻可自止。

备用方剂：枳实导滞丸。方解：枳实消痞导滞为君，大黄荡涤实积为臣，黄芩、黄连清热利湿为佐，茯苓、白术、泽泻、神曲渗湿和中为使，合用具有推荡积滞，清利湿热之功。对于湿热食滞互阻肠胃，痞闷不安，腹痛泄泻，甚为合适。因湿热积滞一日不去，则腹痛泄泻一日不出，只有湿热清，积滞去，泄泻才能自止。

随症加减：如腹痛胀甚，大便泻下不畅者，可加枳实、槟榔，通腑导滞。积滞化热，加连翘、黄连，清热厚肠。恶心呕吐，加半夏、豆蔻仁，和胃止呕。食欲不振，加藿香、佩兰，芳香醒胃。舌苔垢腻，加苍术、薏苡仁，芳香和淡渗同用，以增强去湿之功。

（四）寒热错杂

主症：心下痞满，按之柔软不痛，肠鸣不利，水谷不化，恶心呕吐，干噫食臭，心烦不安，苔多滑腻，或白或黄，脉象滑数。

治法：和中止泻，降逆消痞。

首选方剂：半夏泻心汤。方解：黄芩、黄连苦寒泻热，干姜、半夏辛温散寒，为辛开苦降、寒温并用，阴阳并调之法，从而达致恢复中焦升降，消除痞满、泄泻的目的。更佐以人参、甘草、大枣，补益脾胃，助其健运之力，使中焦得和，升降复常，泄泻自可痊愈。本方为和解剂，专为寒热错杂于中而设，治因寒热错杂，脾胃升降失常之泄泻有良效。

备用方剂：甘草泻心汤。方解：本方即半夏泻心汤加重甘草用量而成，重用甘草，取其调中补虚，余义相同，适用脾胃运化之力更显薄弱，下利频作，水谷不化者。

随症加减：若干噫食臭，腹中雷鸣，是寒热错杂于中，升降失常，气机痞塞之外，兼有饮食停滞和水气不化，用半夏泻心汤，减少干姜，另加生姜，名"生姜泻心汤"，以干姜配黄芩、黄连辛开苦降，调理脾胃，复其升降；生姜、半夏宣散水气，降逆止呕，更用人参、炙甘草、大枣补中益气，共为和胃消食，宣散水气之方。本方与主方、备用方，三方虽同名泻心，均治寒热错杂之痞满泄泻，而主治则同中有异。

（五）脾胃虚弱

主症：病程较长，反复发作，稍有饮食不慎，大便次数即显著增加，大便时溏时泻，内夹不消化食物，腹胀且鸣，或兼隐痛，纳谷不香，纳后脘痞不适，面色淡黄少华，精神倦怠，舌淡苔白，脉象缓弱。

泄泻一证，凡发病骤急，病程短，为实证；发病较缓，病程较长，多虚证。本证脾胃虚弱，故病程较长，反复发作。脾胃虚弱，则脾气不能升发，水谷不化，清阳易于下陷，故稍有饮食不慎，大便次数即显著增加，大便时溏时泻。脾虚气滞，水走肠间，故腹胀且鸣，或兼隐痛。脾胃不和，运化无权，故纳谷不香，纳后脘痞不适。久泻不已，脾胃愈弱，生化精微亦受影响，气血来源不足，是以面色淡黄少华，精神倦怠。舌淡苔白，脉象缓弱，均属脾胃虚弱之象。

治法：健胃补脾，温阳运中。

首选方剂：参苓白术散。方解：人参、白术、茯苓、甘草合为"四君子汤"，为治疗脾胃虚弱的基本方剂。现又加上补脾的山药、扁豆、莲肉，和胃气的砂仁，理脾渗湿的薏苡仁，载药上行的桔梗，从功效来说，较四君原方功宏，而且药性中和，无寒热偏胜之弊，对于脾胃虚弱，饮食不消，泄泻体虚者，补其虚，除其湿，行其滞，调其气，两和脾胃，本方最为妥当。

备用方剂：补中益气汤。方解：黄芪益气为君，人参、甘草补中为臣，此为方中主要部分，有益气升陷之妙。白术健脾，当归补血，陈皮理气，均为佐药；更用升举清阳的升麻、柴胡，以为引使。如此则升阳益气，补中固脱，气陷自举，泄泻可止。《八法效方举隅》曰："形气衰少，阳气下陷阴中，阴虚而生内热，内不化则外不和，其表证颇同外感；惟东垣知其机窍在里，而不在表，为劳倦伤脾，而立补中益气一法。遵《内经》劳者温之，损者益之之义，选用甘温之品，实脾益胃，以升清阳。盖风寒外伤，其形为有余；脾胃内伤，其气为不足。脾土喜甘而恶苦，喜补而恶攻，喜温而恶寒，喜通而恶滞，喜升而恶降，喜燥而恶湿，此方正中奥窍。"

随症加减：脾阳不振，伴见形寒肢冷，脉沉迟，腹部冷痛绵绵者，加附子、肉桂、干姜，以温运脾阳。久利中气下陷，脱肛或肛门有下坠感者，可加黄芪、升麻、柴胡，以益气升陷。夹食滞，伴见嗳气呕恶者，加莱菔子、山楂、鸡内金，以消食导滞。若泄泻日久脾虚夹湿，肠鸣辘辘，舌苔厚腻，或食已即泻，当于健脾止泻药中加升阳化湿的药物，原方去白术，加苍术、厚朴、羌活、防风，以升阳燥湿。如脾虚而夹湿热，大便泻下黄褐者加黄连、厚朴、地锦草，以清化湿热。

（六）肝气乘脾

主症：泄泻发作常与情志因素有关，每因愤怒，情绪激动，即发生腹痛泄泻。胸胁痞满，嗳气食少，腹鸣攻痛，腹痛即泻，泻后痛减，矢气频作，舌苔白或两旁偏腻，脉细弦。

治法：顺肝之气，补脾之虚。

首选方剂：痛泻要方。方解：白芍泻肝抑木，白术健运补脾，陈皮理气醒中，防风散肝舒脾。四药相配，可以泻肝木而补脾土，调气机以止痛泻。本方长于治疗肝木乘脾，脾失克制，运化失常，而致泄泻者。

备用方剂：四逆散。方解：柴胡疏肝，白芍柔肝，共为抑肝之剂；枳实行气通滞，甘草益气建中，共为扶脾之补。抑肝扶脾，木土得和而气机流畅，腹痛泄泻可瘥。本方对于肝脾不调，气机阻塞，泄泻而兼四肢逆冷者，尤为相宜。

随症加减：若久泻不止，应加酸收之品，如乌梅、木瓜等，以涩肠止泻。脾虚，食少，神疲，加党参、山药，以补益脾气。如便秘和腹泻交替发作时，加槟榔、沉香，以疏导积滞。若两胁刺痛，加川楝子、青皮，以疏肝止痛。若腹胀腹痛，加枳实、厚朴，以行气消胀。若嗳气呕恶，加旋覆花、代赭石，以降逆止呕。若情怀郁结，不思饮食，加代代花、玫瑰花，以疏肝醒胃。

（七）命门火衰

主症：病程已久，黎明之前，脐下作痛，继则肠鸣而泻，完谷不化，泻后稍安，腹部发凉，喜暖畏寒，有时作胀，食欲不振，伴有腰膝酸软，形寒怕冷，舌淡苔白，脉象沉细。

本证辨证的重点，一是病程已久，因病延日久，穷必及肾，如《医宗必读》曰："五更溏泄，久而不愈。"《景岳全书》也曰："有经月连年弗止者，或暂愈而复作者。"二是泄泻多发生在天将明时，《景岳全书》认为"阳气未复，阴气极盛，命门火衰，胃关不固而生泄泻。"三是伴有一系列肾阳虚衰的症状，如腰膝酸软，形寒畏冷等，如《仁斋直指方》曰："诸泄泻……抑且腹痛走上走下，或脐间隐痛，腰脊疼酸，骨节软弱，面色黧悴，尺脉虚弱，病安在哉？曰：此肾泻也。"

治法：温肾运脾，涩肠止泻。

首选方剂：四神丸。方解：补骨脂补命门之火；吴茱萸温中祛寒；肉豆蔻行气消食，暖胃涩肠；五味子敛阴益气，固涩止泻；生姜可以暖胃，大枣可以补土，合为温肾暖脾，涩肠止泻之方，治疗五更泻甚效。《八法效方举隅》曰："查此方为温肾暖脾，兴奋中下机能之方。故纸、豆蔻为二神丸，加五味子、吴茱萸为四神丸。故纸温补肾气，豆蔻宣发脾气，中下焦火化不足，脾泻肾泻，不思食，不化食，宜此方两两兴奋之。盖故纸一名补骨脂，涩而能固，润而多脂，煞具异秉。其性温涩，其脂柔润，为刚中之柔。豆蔻则刺激胃肠黏膜，增加分泌，且芳香醒豁，为开胃健食之要药，二药合用，温而不烈，香而不破，不仅宣利中焦，而且固涩下焦。再加五味子，酸以益肝之体；加吴茱萸，辛以振肝之用。五味子收坎宫耗散之火，吴茱萸启东土颓废之阳，一阖一辟，鼓之舞之。二神治脾，而求之肾；四神治脾，而更求之肝；精义如神，故名二神、四神。"

备用方剂：豆附丸。方解：附子、肉桂、肉蔻，辛大热，温补命门之火；干姜、茯苓，一辛热，一甘淡，互伍为用，温脾运湿；木香、丁香，芳香醒胃，行气止痛，合为温肾运脾，醒胃止泻之方。凡五更泻，泄泻如注，腹痛肠鸣，不思食，不化谷，手足厥冷者尤宜之。

随症加减：若泄泻日久，滑脱不禁，加赤石脂、诃子肉、禹余粮、米壳，以涩肠止泻。若虽为五更泻，脾肾阳虚不显，反见心烦嘈杂，而有寒热错杂症状者，宜去补骨脂、吴茱萸，加黄连、干姜，寒温并用，温脾止泻。若年老力衰，气陷于下，久泻脱肛，宜加升麻、柴胡，以升提阳气而固下脱。

（八）痰湿（饮）留滞

主症：形体肥盛，便泻稀溏或如鱼胨状，时或不泻，泻下或多或少，臭气不甚，多食后作泻，泻而不爽，或脘痞腹胀，身重息惰，舌淡，舌体胖大，苔白腻，脉濡滑或沉滑。

本证多见于形盛痰湿之体。长期过食肥甘油腻、酒醴荤腥之物，或多食而食后多卧少动，或未及细嚼即下咽，脾胃难以磨消，久则滋酿痰湿，痰浊内蕴，脾为痰浊所遏而不振，运化不健，饮食不能化作精微反化为痰浊，痰浊内盛，故渐致形体肥盛；痰浊内积，日久不化，留滞肠中，故便泻稀溏或如鱼胨状，且多食后作泻，泻下或多或少；痰湿内阻，气机不利，故泻下不爽，脘痞腹胀；痰为湿聚，湿性重着，故见身重息惰；舌体胖大，苔白腻，脉濡滑或沉滑为痰湿内阻之征。

亦有偏于水饮之邪留滞肠中而作泄泻者，症见形体消瘦，便泻清水，如注水状，伴见肠鸣辘辘有声，腹胀，苔白滑等水饮内停之象。

痰湿与水饮致泻，临床症状有所区别。痰湿留滞之泻表现为形体肥盛，便泻稀溏或如鱼胨状，多食后作泻，泻下不爽，且苔腻，脉沉滑。水饮留滞之泻则多便泻清水，如水注下，苔多白滑。两者均为痰湿水饮为患，然同中有异。

治法：消痰理气，燥湿和中。

首选方剂：导痰汤。方解：方中陈皮理气消痰，半夏、天南星燥湿化痰，枳实行气除痰，茯苓健脾渗湿，甘草和中培土。合用而成消痰燥湿之功，发挥其化痰行气，燥湿和中之效。

备用方剂：二陈平胃散。本方是由二陈汤与平胃散合方而成。二陈汤中半夏辛温性燥，功能燥湿化痰；气行则痰易化，故用陈皮理气消痰；痰由湿生，湿去则痰易消，故以茯苓健脾利湿；甘草和中补土。平胃散中用苍术燥湿健脾，厚朴燥湿行气，与陈皮、甘草合用成为燥湿健脾主方。痰湿留滞肠中所致泄泻，系痰湿内蕴，脾失健运而成，故取两方辛温香燥，祛其痰湿阻滞，理其脾胃，使中运得复，则泄泻易止，对舌苔白腻而厚，腹胀食少，身重怠惰者，尤为适宜。

随症加减：若舌苔厚腻，泻下频作，水湿偏盛者，可合五苓散；若脘闷少食者，可加白蔻仁、砂仁化湿醒胃；急惰嗜卧，身重困倦甚者，加羌活、防风、独活胜湿通络；痰湿兼寒见手足冷、口泛涎沫者，加干姜、吴茱萸；口流涎或吐痰涎如蛋清者，加党参、白术、益智仁。

三、病案选录

病案一：

贺某，女，30岁。1942年6月以久患泄泻腿肿，侯诊，六脉缓小，舌苔白，口不渴，腹中不舒，大便溏泻，四肢厥冷，虽盛暑亦必裹以厚棉，小便清长，经愈不止。是乃中焦湿郁较深，宿食停积日久之故。宜先禁绝一切复杂饮食，服药方可收效。方拟：藿香6克，陈皮6克，麦芽9克，莱菔子9克，苍术9克，厚朴6克，法半夏9克，茯苓皮9克，枳壳9克，神曲9克，薄荷5克，大腹皮9克，甘草3克。

服10余剂。诸症悉除。再服归脾汤8剂，月事遂调。

按语：泄泻日久，必伤阳耗阴。本案出现下肢浮肿，四肢厥冷，脉缓小，颇似阳虚，而实乃湿邪内郁，阳气不达所致。故用化湿燥湿、运脾健胃之药而效。

病案二：久泻案

尹某，女，一岁半。食后腹胀吐泻，泻后稍松，顷刻胀泻如故。日夜20余次，病历半月，面色淡白，肌肉瘦削，肢冷神疲。症见指纹青，沉而伏，泻便夹有黏液，里急后重。此乃过食生冷，泄泻日久，脾胃虚寒，湿热内蕴，证属虚实夹杂，寒热并见，治当温中扶脾，清利湿热，寒热同用，虚实兼顾。红参3克，附片6克，干姜3克，白术6克，诃子6克，黄连3克，3剂。

次诊：药后呕吐腹泻止，精神稍振，但腹胀未除，下肢水肿，再以扶脾健胃、利湿消肿为治。条参6克，白术6克，茯苓皮6克，大腹皮6克，陈皮6克，商陆6克，3剂。

三诊：诸症皆除。

按语：钱仲阳："小儿不能食乳，泻褐色，身冷无阳也"。本例泄泻日久，虽以虚寒为主，但虚中夹实，寒中有热，故用药宜寒热同用，虚实兼顾，方获效验。

病案三：暑泻案

李某，男，1岁。2天前发热，午后较剧，大便稀溏，带少量白色胨子；烦啼咳嗽，不食。1961 年 6 月 3 日住院。检查：双眼轻度下凹，舌微红，扁桃体肿大。治疗月余，体温总在 38℃以上，腹泻如故，至 7 月 5 日，要求中医诊治。指纹色紫，舌尖红，苔白，身热有汗，口干喜饮，脉证合参，乃暑邪为病。以甘寒清热生津为治。台党参 3 克，知母 3 克，石膏 9 克，竹叶 3 克，粳米一撮，甘草 2 克，2 剂。

次诊：体温稍降，饮食渐进，大便日行 3 次。台党参 3 克，知母 3 克，黄芩 5 克，白术 3 克，甘草 3 克，半夏 2 克，五味子 3 克，茯苓 5 克，

三诊：服上方 2 剂，发热未退，不食，小便黄，大便稀，指纹紫，精神疲倦，此发热泄泻日久，阴液已伤，宜用和解之剂，兼养阴生津，健脾利湿。银柴胡 3 克，黄芩 3 克，半夏 2 克，麦冬 3 克，生地黄 3 克，木通 3 克，白术 3 克，白芍 3 克，车前子 3 克，石斛 3 克，当归 3 克，沙参 3 克，粉甘草 3 克。

四诊：发热腹泻等症完全消失，饮食正常。

按语：本例暑热腹泻，初用知母、石膏、竹叶清泻肺胃实热，台党参、甘草、粳米益气养胃；后用和解兼养阴生津，健脾利湿收功。暑泻要注意实热和津伤两方面的病机特点及转化，用药方能中的。

（王 丹）

第五章 食管疾病

第一节 贲门失弛缓症

贲门失弛缓症（achalasia）是一种食管运动障碍性疾病，以食管缺乏蠕动和食管下括约肌（LES）松弛不良为特征。临床上贲门失弛缓症表现为患者对液体和固体食物均有吞咽困难、体重减轻、餐后反食、夜间呛咳以及胸骨后不适或疼痛。本病曾称为贲门痉挛。

一、流行病学

贲门失弛缓症是一种少见疾病。欧美国家较多，发病率每年为 0.5/10 万 ~ 8/10 万，男女发病率接近，约为 1 : 1.15。本病多见于 30 ~ 40 岁的成年人，其他年龄亦可发病。国内尚缺乏流行病学资料。

二、病因和发病机制

病因可能与基因遗传、病毒感染、自身免疫及心理社会因素有关。贲门失弛缓症的发病机制有先天性、肌源性和神经源性学说。先天性学说认为本病是常染色体隐性遗传；肌源性学说认为贲门失弛缓症 LES 压力升高是由 LES 本身病变引起，但最近的研究表明，贲门失弛缓症患者的病理改变主要在神经而不在肌肉，目前人们广泛接受的是神经源性学说。

三、临床表现

主要症状为吞咽困难、反食、胸痛，也可有呼吸道感染、贫血、体重减轻等表现。

1. 吞咽困难 几乎所有的患者均有程度不同的吞咽困难。起病多较缓慢，病初吞咽困难时有时无，时轻时重，后期则转为持续性。吞咽困难多呈间歇性发作，常因与人共餐、情绪波动、发怒、忧虑、惊骇或进食过冷和辛辣等刺激性食物而诱发。大多数患者吞咽固体和液体食物同样困难，少部分患者吞咽液体食物较固体食物更困难，故以此征象与其他食管器质性狭窄所产生的吞咽困难相鉴别。

2. 反食 多数患者合并反食症状。随着咽下困难的加重，食管的进一步扩张，相当量的内容物可潴留在食管内达数小时或数日之久，而在体位改变时反流出来。尤其是在夜间平卧位更易发生。从食管反流出来的内容因未进入过胃腔，故无胃内呕吐物酸臭的特点，但可混有大量黏液和唾液。

3. 胸痛 是发病早期的主要症状之一，发生率为 40% ~ 90%，性质不一，可为闷痛、灼痛或针刺痛。疼痛部位多在胸骨后及中上腹，疼痛发作有时酷似心绞痛，甚至舌下含化硝酸甘油片后可获缓解。疼痛发生的原因可能是食管平滑肌强烈收缩，或食物滞留性食管炎所致。随着吞咽困难的逐渐加剧，梗阻以上食管的进一步扩张，疼痛反而逐渐减轻。

4. 体重减轻 此症与吞咽困难的程度相关，严重吞咽困难可有明显的体重下降，但很少有恶病质样变。

5. 呼吸道症状 由于食物反流，尤其是夜间反流，误入呼吸道引起吸入性感染。出现刺激性咳嗽、咳痰、气喘等症状。

6. 出血和贫血 患者可有贫血表现。偶有出血，多为食管炎所致。

7. 其他 在后期病例，极度扩张的食管可压迫胸腔内器官而产生干咳、气急、发绀和声音嘶哑等。患者很少发生呃逆，为本病的重要特征。

8. 并发症 本病可继发食管炎、食管溃疡、巨食管症、自发性食管破裂、食管癌等。贲门失弛缓症患者患食管癌的风险为正常人的 14～140 倍。有研究报道，贲门失弛缓症治疗 30 年后，19% 的患者死于食管癌。因其合并食管癌时，临床症状可无任何变化，临床诊断比较困难，容易漏诊。

四、实验室及其他检查

（一）X 线检查

X 线检查是诊断本病的首选方法。

1. 胸部平片 本病初期，胸片可无异常。随着食管扩张，可在后前位胸片见到纵隔右上边缘膨出。在食管高度扩张、伸延与弯曲时，可见纵隔增宽而超过心脏右缘，有时可被误诊为纵隔肿瘤。当食管内潴留大量食物和气体时，食管内可见液平面。大部分病例可见胃泡消失。

2. 食管钡餐检查 动态造影可见食管的收缩具有紊乱和非蠕动性质，吞咽时 LES 不松弛，钡餐常难以通过贲门部而潴留于食管下端，并显示远端食管扩张、黏膜光滑，末端变细呈鸟嘴形或漏斗形。

（二）内镜检查

内镜下可见食管体部扩张呈憩室样膨出，无张力，蠕动差。食管内见大量食物和液体潴留，贲门口紧闭，内镜通过有阻力，但均能通过。若不能通过则要考虑有无其他器质性原因所致狭窄。

（三）食管测压

本病最重要的特点是吞咽后 LES 松弛障碍，食管体部无蠕动收缩，LES 压力升高［> 4kPa（30mmHg）］，不能松弛、松弛不完全或短暂松弛（<6s），食管内压高于胃内压。

（四）放射性核素检查

用 ^{99m}Tc 标记液体后吞服，显示食管通过时间和节段性食管通过时间，同时也显示食管影像。立位时，食管通过时间平均为 7s，最长不超过 15s。卧位时比立位时要慢。

五、诊断

根据病史有典型的吞咽困难、反食、胸痛等临床表现，结合典型的食管钡餐影像及食管测压结果即可确诊本病。

六、鉴别诊断

1. 反流性食管炎伴食管狭窄　本病反流物有酸臭味，或混有胆汁，胃灼热症状明显，应用 PPI 治疗有效。食管钡餐检查无典型的鸟嘴样改变，LES 压力降低，且低于胃内压力。

2. 恶性肿瘤　恶性肿瘤细胞侵犯肌间神经丛，或肿瘤环绕食管远端压迫食管，可见与贲门失弛缓症相似的临床表现，包括食管钡餐影像。常见的肿瘤有食管癌、贲门胃底癌等，内镜下活检具有重要的鉴别作用。如果内镜不能达到病变处则应行扩张后取活检，或行 CT 检查以明确诊断。

3. 弥漫性食管痉挛　本病亦为食管动力障碍性疾病，与贲门失弛缓症有相同的症状。但食管钡餐显示为强烈的不协调的非推进型收缩，呈现串珠样或螺旋状改变。食管测压显示为吞咽时食管各段同期收缩，重复收缩，LES 压力大部分是正常的。

4. 继发性贲门失弛缓症　锥虫病、淀粉样变性、特发性假性肠梗阻、迷走神经切断术后等也可以引起类似贲门失弛缓症的表现，食管测压无法区别病变是原发性或继发性。但这些疾病均累及食管以外的消化道或其他器官，借此与本病鉴别。

七、治疗

目前尚无有效的方法恢复受损的肌间神经丛功能，主要是针对 LES，不同程度解除 LES 的松弛障碍，降低 LES 压力，预防并发症。主要治疗手段有药物治疗、内镜下治疗和手术治疗。

（一）药物治疗

目前可用的药物有硝酸甘油类和钙离子拮抗剂，如硝酸甘油 0.6mg，每日 3 次，餐前 15min 舌下含化，或硝酸异山梨酯 10mg，每日 3 次，或硝苯地平 10mg，每日 3 次。由于药物治疗的效果并不完全，且作用时间较短，一般仅用于贲门失弛缓症的早期、老年高危患者或拒绝其他治疗的患者。

（二）内镜治疗

1. 内镜下 LES 内注射肉毒毒素　肉毒毒素是肉毒梭状杆菌产生的外毒素，是一种神经肌肉胆碱能阻断剂。它能与神经肌肉接头处突触前胆碱能末梢快速而强烈地结合，阻断神经冲动的传导而使骨骼肌麻痹，还可抑制平滑肌的活动，抑制胃肠道平滑肌的收缩。内镜下注射肉毒毒素是一种简单、安全且有效的治疗手段，但由于肉毒毒素在几天后降解，其对神经肌肉接头处突触前胆碱能末梢的作用减弱或消失，因此，若要维持疗效，需要反复注射。

2. 食管扩张　球囊扩张术是目前治疗贲门失迟缓症最为有效的非手术疗法，它的近期及远期疗效明显优于其他非手术治疗，但并发症发生率较高，尤以穿孔最为严重，发生率为 1%～5%。球囊扩张的原理主要是通过强力作用，使 LES 发生部分撕裂，解除食管远端梗阻，缓解临床症状。

3. 手术治疗　Heller 肌切开术是迄今治疗贲门失弛缓症的标准手术，其目的是降低 LES 压力，缓解吞咽困难，同时保持一定的 LES 压力，防止食管反流的发生。手术方式分为开放性手术和微创性手术两种，开放性手术术后症状缓解率可达 80%～90%，但 10%～46% 的患者可能发生食管反流。因此大多数学者主张加做防反流手术。尽管开放性手术的远期效果是肯定的，但是由于其创伤大、术后恢复时间长、费用昂贵，一般不作为贲门失弛缓症的一线治疗手段，仅在其他治疗方法失败，且患者适合手术时才选用开放性手术。

腔镜技术的迅速发展使贲门失弛缓症的治疗发生了巨大的变化，从开放性手术到经胸腔镜，再到经腹腔镜肌切开术，这种微创性手术的疗效与开放性手术相似，且创伤小，缩短了手术和住院时间，减少了手术并发症，有望成为治疗贲门失弛缓症的首选方法。

（陈洪颖）

第二节　胃食管反流病

一、概述

胃食管反流病（gastroesophageal reflux disease，GERD）是一种内源性化学性炎症。最近在加拿大蒙特利尔就 GERD 的定义和分类提出了全球性的循证共识，将 GERD 定义为：当胃内容物反流造成令人不快的症状和（或）并发症时所发生的状况。事实上，胃内容物可能包括反流到胃腔的十二指肠内容物，当这些含有胃酸－胃蛋白酶，或连同胆汁的胃内容物反流入食管，甚至咽、喉、口腔或呼吸道等处时，就可造成局部炎症性病损，并因此而可产生烧心、反酸、胸痛、吞咽困难等食管症状，以及声音嘶哑、咽喉疼痛、呛咳等食管外症状，且可能发生食管狭窄、Barrett 食管和食管腺癌等并发症。

二、流行病学

GERD 是一种临床上十分常见的胃肠道疾病。世界不同地区的患病率不一，在西方国家中该病发病率颇高，国内亦呈升高趋势。据估计，有过 GERD 症状经历者约占总体人群的 1/3 ~ 1/2。在美国，45% 成人群体中每月至少有一次烧心症状，而另 20% 具有间断性的酸反流；50% 烧心症状的患者罹患反流性食管炎（reflux esophagitis，RE）；Barrett 食管发生率约为 0.4%，其癌变率为 0.4%，每年有 2 ~ 4 人转变成食管腺癌。上海地区成人胃食管反流相关症状发生率为 7.68%，GERD 患病率为 3.86%。

GERD 可发生于所有年龄段。男性 RE 的发病率比女性高 1 倍，Barrett 食管高 10 倍以上；白种人 Barrett 食管和食管腺癌的发病率比非白种人高数倍。一些并发症的发生率亦因性别、种族不同而有差异。

三、病因和发病机制

GERD 的发生是多因性的。总的来说是局部保护机制不足以抵御增强的甚至正常的含有胃酸－胃蛋白酶或加上胆汁等因素的胃内容物对于食管黏膜或食管之上器官的黏膜化学性侵袭作用，以及防止胃内容物反流的机制障碍的综合结果。

（一）攻击因素的增强

1. 胃内容物的致病性　胃食管反流物中的胃酸－胃蛋白酶、胆汁和胰酶都是侵害、损伤食管等器官黏膜的致病因素，且受损的程度与反流物中上述化学物的质和量、与黏膜接触时间的长短，以及体位等有相关性。pH < 3 时，胃蛋白酶活性明显增加，消化黏膜上皮的蛋白质。反流入胃囊的胆盐、胰酶可形成溶血性卵磷脂等"去垢物质"，影响上皮细胞的完整

性，其随胃内容物一起反流到食管内时，能增加食管黏膜的通透性，加重对食管黏膜的损害作用。

2. 幽门螺杆菌（HP）感染　对于 HP 感染与 GERD 的相关性一直有所争论。有文献称，HP 阳性患者在根除后 GERD 的发病危险增加、加重 GERD 的症状或降低抑酸治疗的疗效。但也有相反结论者，或称两者无相关性。HP 对于抗胃食管反流屏障并无影响，但因其可能与胃酸分泌有关联而间接影响 GERD 的发病和治疗。

3. 药物的影响　非甾体消炎药（NSAIDs）等若干药物可因削弱黏膜屏障功能或增加胃酸分泌而致病。钙拮抗剂如地尔硫草、硝苯地平等可使下食管括约肌（LES）压力下降而利于反流。

（二）防御因素的削弱

1. LES 功能减退　虽说 LES 处的肌层较邻近的食管肌层为厚，且不甚对称，但严格来说，LES 是一生理学概念，是指位于食管下端、近贲门处的高压带（high pressure zone, HPZ），长度为 3~5cm，一部分位于胸腔，一部分位于腹腔。在绝大多数时间，LES 压力（10~30mmHg）超过胃内静息压，起括约肌的作用。该处肌层的厚度与压力呈正相关。其压力受某些胃肠激素和神经介质的调控，而使在正常情况下 LES 压力稳定在一定范围内。在胃窦的移行性运动复合波（MMC）Ⅲ相时，LES 压力明显升高，甚至达 80mmHg，这是届时抗反流机制的表现。餐后 LES 压力明显下降，当接近于 0mmHg 时，胃与食管腔之间已无压力差，甚易发生反流。此外，在横膈水平的食管外面还有膈脚、膈食管韧带等包裹，吸气时膈肌收缩，膈脚靠拢，使压力增高数倍，在食管外加固 LES，犹如在 LES 外再有一层括约肌，此即"双括约肌"学说。如若膈脚功能良好，则即便 LES 压力明显低下，也不一定会发生反流。一旦某些因素致使 LES 功能削弱，如严重 GERD 者的膈脚作用减弱，LES 压力下降，当腹内压急剧上升时，就使胃内容物易于反流而发病。

2. 暂时性下食管括约肌松弛（tLESR）　研究发现，除在进食、吞咽、胃扩张时食管内压力大于 LES 压力而使之松弛外，在非吞咽期间也可发生 LES 的自发性松弛，只是发生频率低，每分钟 2~6 次，持续时间短，每次 8~10s，故称为 tLESR。膈脚也参与 tLESR 的发生。可伴食管基础压的轻度上升，但食管体部并无蠕动收缩。因为由此而造成的食管黏膜与胃内容物的接触时间甚短，故无致病作用，属生理性。tLESR 系通过胃底、咽喉部的感受器，经迷走神经传入纤维到达脑干的孤束核和迷走神经运动背核，然后经迷走神经的传出纤维而发生。神经递质一氧化氮（NO）和血管活性肠肽（VIP）是重要的促发 tLESR 的物质。研究表明，tLESR 发生频率高、持续时间长者易发生 GERD。内镜阴性的 GERD 患者半数以上缘于频繁发生的 tLESR。

3. 食管－胃底角（His 角）异常　His 角是食管和胃底之间所形成的夹角，成年人呈锐角。该处结构在进食胃膨胀时被推向对侧，犹如一个单向活瓣阀门，起阻止胃内容物反流的作用。His 角异常变大时将失去活瓣作用而易发生胃－食管反流。

4. 存在食管裂孔疝　多数 GERD 患者伴滑动性食管裂孔疝，胃－食管连接处结构和部分胃底疝入胸段食管内。大多学者认为疝囊的存在和 LES 屏障功能的降低与 GERD 发生密切相关。不少疝囊较大的患者常伴有中、重度 RE，但两者间的因果关系尚未阐明。多数认为 His 角的破坏、膈脚张力的降低，加之 tLESR 出现频繁是其原因。食管裂孔疝不仅是反流性食管炎的病因，还可以是 GERD 的结果。

5. 食管廓清能力降低 食管下端具有对反流物的廓清作用。一般而言，这是一种耗能过程，使反流物滞留时间尽可能缩短而不致病。一旦该廓清功能低下，则易发病。

（1）食管的排空能力下降：吞咽所启动的原发性蠕动和通过神经反射所促发的继发性蠕动都有清除反流物的功效。研究发现 GERD 患者的清除功能下降，提示这种功能的减弱利于 GERD 的发生。膈疝的存在也妨碍食管排空。

（2）涎腺和食管腺分泌能力下降：唾液和食管腺所分泌的黏液 pH 接近 7，能有效地中和反流物中的化学成分。各种原因导致的这两者的分泌减少，如吸烟、干燥综合征等，都可导致食管与反流物暴露时间延长，罹患食管炎的概率高。

6. 食管黏膜防御能力减弱 食管黏膜的完整性，上皮细胞膜、细胞间的紧密连接，以及表面附着的黏液层、不移动水层等组成食管黏膜的屏障，抵御反流物中化学成分的侵袭。鳞状上皮细胞可以通过 $Na^+ - H^+$ 和 $Cl^- - HCl$ 交换机制将进入细胞的 H^+ 排出细胞，进入血液循环；而血液又提供缓冲 H^+ 作用的 HCO_3^-。此外，黏膜下的丰富血液循环有利于上皮免受损害和及时修复，是维持上述屏障功能所必需的保障。上述能力的削弱，黏膜细胞间隙的扩大可招致反流物中化学成分的损害而产生炎症，并因此接触到感觉神经末梢而出现烧心。

（三）其他因素

1. 近端胃扩张及胃的排空功能延缓 餐后近端胃扩张和胃排空延缓见于约半数的 GERD 患者。这不仅有机械因素参与，还可通过迷走神经反射途径而为。这易诱发 LES 松弛，减弱 LES 的屏障作用，胃排空延迟引起胃扩张，可进一步刺激胃酸分泌和增加 tLESR。摄入量大者更易造成餐后 tLESR 频发，从而参与 GERD 的发病。

2. 自主神经功能异常 GERD 患者常出现自主神经功能紊乱，以副交感神经为明显，可导致食管清除功能下降和胃排空功能延缓。其受损程度与反流症状之间呈正相关。

3. 内脏感觉敏感性异常 临床上反流相关性症状的感知与胃内容物的暴露程度并不呈正相关，表明不同个体对胃内容物刺激的感觉敏感性不一，GERD 症状的产生与个体内脏感觉敏感性增高有关。本病患者所出现的非心源性胸痛可能与食管黏膜下的感觉神经末梢的敏感性增高有关。这种敏感性不同的机制，迄今尚不清楚。

4. 心理因素 临床上种种现象表明，上述发病机制不足以完全解释所有 GERD 患者的症状，因此推测在 GERD 发病中有心理因素起一定的作用。与健康者相比，GERD 患者中发生负性生活事件较多，出现焦虑、抑郁、强迫症等表现亦明显为多。

神经－心理异常可能通过影响食管的运动、食管内脏感觉敏感性改变、胃酸分泌以及其他行为特征等，而引发或加重 GERD。同样，在 GERD 的治疗中，精神行为疗法可获得一定疗效。

四、病理

就反流性食管炎本身而言，其基本病理改变为食管下段黏膜的炎症，乃至溃疡形成，但每因程度不同而异。轻者，鳞状上皮的基底细胞增生，基底层占上皮层总厚度的 15% 以上；黏膜固有层乳头向表面延伸，达上皮层厚度的 2/3；此外，尚有有丝分裂相增加、上皮血管化伴血管扩张，或在乳头顶部可见"血管湖"，以及气球样细胞等。后者可能是由于反流损伤致使细胞渗透性增加的结果。重者，上皮严重损伤或破坏，出现糜烂、溃疡形成；黏膜中有中性粒细胞或嗜酸性粒细胞的浸润。主要是限于食管黏膜、固有膜以及黏膜肌层。在上皮的细胞间隙可见淋巴细胞。溃疡修复可导致消化性狭窄、假憩室，以及瘢痕形成等。有时出现假膜、炎性息肉伴肉芽组织形成和（或）纤维化，以及酷似增殖不良的反应性改变。极重者，食管腔内形成隔而出现双桶样征或食管瘘（包括主动脉 - 食管瘘）。

在 Barrett 食管，食管黏膜由异型增生的柱状上皮取代原有的鳞状上皮，故齿状缘上移，食管下段鳞状上皮黏膜中有呈现为圆片状、柱状上皮的黏膜岛，或在齿状缘处向上呈指样凸出。Barrett 食管有多种细胞类型和组织病理学特征，包括胃、小肠、胰腺和结肠的上皮组分。同一患者可显示一种或多种组织病理学表现，呈镶嵌状或带状分布。绝大多数成人患者有特异的柱状上皮，其特征为有杯状细胞和绒毛状结构。

五、临床表现

随着对本病认识的深入，在加拿大共识会议上将本病的症状按食管综合征和食管外综合征提出。而食管外综合征又被分为肯定的和可能相关的两类。

（一）食管综合征

为各食管症状的不同组合，基本的食管症状主要是下列几项。不过，加拿大会议认为，在临床实践中，患者应断定其症状是否为令其无法忍受，因为有症状但并不令人无法忍受时不应诊断为 GERD。在以人群为基础的研究中，每周发生 2d 或多日轻微症状，每周发生 1 次以上中、重度症状时，常被患者认为"无法忍受"。此外，一些患者体育锻炼可能产生无法忍受的症状而平时并无或只有轻微的不适是因为锻炼诱发胃食管反流。

1. 烧心　为 GERD 的最主要症状。烧心是一种胸骨后区域烧灼感，常起源于上腹部，向胸部、背部和咽喉部放射。胃食管反流是烧心的最常见原因。烧心可能有许多非反流相关的原因，其患病率不详。

2. 反胃　是一种反流的胃内容物流到口腔或下咽部的感觉。部分患者有频发、反复和长期的反胃症状，通常发生于夜间。

烧心和反胃是典型反流综合征的特征性症状。

3. 胸痛　是另一项相对特异的症状。本病可能引起酷似缺血性心脏病的胸痛发作，而无烧心或反胃；再者，不能与缺血性心脏病相鉴别的胸痛很可能由 GERD 所致；此外，食管动力性疾病也可引起酷似缺血性心脏病的胸痛，但发生机制有别于胃食管反流者，而后者比前者更常引起胸痛。故对于胸痛患者，应明确排除心源性和其他胸部脏器、结构的病变。诚然，少部分患者食管源性胸痛可以通过神经反射而影响冠状动脉的功能，出现心绞痛发作及（或）心电图改变，对此，诊断 GERD 必须证实其食管内存在较明显的胃酸（或胃酸 - 胆汁）暴露（24h pH 监测或双倍剂量 PPI 治疗试验等）。

4. 其他　此外，还有反酸、吞咽不适、吞咽不畅甚至吞咽梗阻等症状。

（二）食管外综合征

为各食管外症状的不同组合。食管症状是由含有盐酸或盐酸 - 胆汁的胃内容物对食管外器官、组织如咽喉部、声带、呼吸道以及口腔等处黏膜的侵蚀，造成局部炎症所致。基本的食管外症状主要是下列几项。

1. 鼻部症状　研究发现，罹患长期或复发性鼻炎的 GERD 患者鼻 - 咽部 pH 监测有明显异常，提示酸反流在发病中的作用。部分鼻窦炎的发生也与 GERD 有关。DiBaise 等对 19 名难治性鼻窦炎患者进行24h的pH监测，其中78%的结果异常，在积极治疗后有67%患者症状得以改善。

2. 耳部症状　有研究表明，渗出性中耳炎患者也可能检测到鼻-咽部pH的异常，这可能经耳咽管而致中耳炎。

3. 口腔部症状　本病患者可出现口腔的烧灼感、舌感觉过敏等感觉异常，但口腔软组织甚少受明显损害。有些患者唾液增多，这可能是胃酸反流到食管下端，通过反射而造成。还有报道称酸反流造成牙侵蚀，其发生率远高于总体人群者。

4. 咽喉部和声带症状　GERD可因胃反流到咽部、声带而造成局部炎症，可见黏膜充血、水肿，上皮细胞增生、增厚，甚至出现胃酸或胃酸-胆汁接触性溃疡、声带炎甚至久之形成肉芽肿等，表现为长期或间歇性声音异常或嘶哑、咽喉部黏液过多、慢性咳嗽等；在儿童所见的反复发作的喉气管炎可能与GERD有关。

5. 呼吸道症状　本病常出现慢性咳嗽和哮喘等呼吸道症状，多系吸入反流物或经迷走反射所致。有报道称，约半数慢性咳嗽者出现酸反流，常在夜间平卧时出现呛咳，之后亦可在其他时间出现慢性咳嗽。长期的GERD则可造成慢性支气管炎、支气管扩张、反复发作性肺炎及特发性肺纤维化等。GERD促发的哮喘多在中年发病，往往无过敏病史；反之，哮喘患者也易患GERD。

6. 其他症状　部分患者可出现癔球症，发生机制不详。有学者将呃逆与GERD联系起来，但对两者的因果关系则持不同看法。GERD常伴睡眠障碍，也可出现睡眠性呼吸暂停。在婴儿，GERD可致婴儿猝死综合征，多于出生后4~5个月内发病。婴儿期食管的酸化可造成反射性喉痉挛而致阻塞性窒息；或是反流物刺激对酸敏感的食管受体导致窒息，终致猝死。加拿大会议还提出，上腹痛可能是GERD的主要症状。

六、临床分型

早先认为胃食管反流只造成的食管下端炎症称为反流性食管炎。但现已认识到胃食管的反流还可累及食管之外的脏器和组织，产生食管之外的症状，且临床表现和检查结果的组合各异，临床谱甚广。现在临床上，多数学者认同GERD是一个总称，包含了3个可能是独立的疾病。

1. 反流性食管炎　这是最为常见的一种。除有临床症状外，内镜检查时可窥见食管下段的黏膜有不同程度的糜烂或破损。活检标本的病理组织学检查可显示典型的局部炎症性改变。

2. 非糜烂性反流病（non-erosive reflux disease，NERD）　虽在临床上存在令人不适的与反流相关的症状，而内镜检查时未能发现食管黏膜明显破损者称NERD。然而，随着内镜技术的发展，用放大内镜或染色内镜还是可发现部分患者出现甚为轻微的糜烂，而另一部分则依然无此病变，故近有学者特将后部分患者称为内镜阴性反流病（endoscopy-negative reflux disease，ENRD）。

3. Barrett食管　对Barrett食管的解释当前并不完全一致，一般是指食管下段黏膜固有的复层鳞状上皮被胃底的单层柱状上皮所取代，并出现肠上皮化生而言。在此基础上，容易恶变成腺癌。

七、并发症

当前共识认为，除 Barrett 食管已属 GERD 的一部分外，GERD 的并发症主要是消化道出血、食管下段的溃疡和纤维狭窄，以及癌变。

1. 食管溃疡　在食管下端，取代鳞状上皮的单层柱状上皮中含有壁细胞和主细胞，也能在局部分泌胃酸和胃蛋白酶原，故在适合的情况下可以发生消化性溃疡，有学者将之称为 Barrett 溃疡。临床上出现疼痛、反酸等症状。

2. 消化道出血　食管炎症的本身及 Barrett 溃疡的病变可蚀及血管而出血，出血量各人不一，视血管受累的程度而异。量稍大者可出现呕血，色泽鲜红，多不伴胃内容物。

3. 食管下端纤维性狭窄　蒙特利尔共识将反流性狭窄的定义为由 GERD 引起的持续性食管腔变窄。长期炎症及反复修复多在食管下端造成环形的纤维组织增生，终致局部的纤维性狭窄，临床上出现渐进性吞咽困难，乃至继发性营养不良的表现。

4. 癌变　蒙特利尔共识认定食管腺癌是 GERD 的并发症，发生于 Barrett 食管的基础上。据报道称 10% ~ 15% 的 GERD 患者会发生 Barrett 食管，白人中更甚。国外数据表明，Barrett 食管患者发生食管腺癌的危险是总体人群的数十倍到 100 余倍。流行病学资料表明，Barrett 食管患者中腺癌发生率约 0.4%。食管发生腺癌的危险性随烧心的频度和持续时间的增加而增加。研究显示，每周有 1 次以上烧心、反流或 2 种症状的患者，其发生食管腺癌的危险性增加 7.7 倍；症状严重度和频度增加、病程 > 20 年的患者发生食管腺癌的危险性增加至 43.5 倍。目前认为，GERD 患者罹患 Barrett 食管的危险因素主要包括白人、男性、酒精、烟草和肥胖等。Barrett 食管发生癌的危险性还随食管柱状上皮的范围而异，癌的发生率随化生范围的增加而上升。蒙特利尔共识认为，长段 Barrett 食管伴肠型化生（病变长度 ≥ 3cm）是最重要的致危因子。

八、辅助检查

1. 质子泵抑制剂（PPI）试验　对疑有 GERD 的患者，使用奥美拉唑 20mg，每日 2 次，或相应剂量的其他 PPI，共 7d。如患者症状消失或显著好转，提示为明显的酸相关性疾病，在排除消化性溃疡等疾病后，可考虑 GERD 的诊断。

2. 食管酸滴注试验　本试验用于证实由胃酸造成的食管炎症状。空腹 8h 后，先以食管内测压定位 LES，将滴注管前端口置于 LES 上缘之上 5cm 处，经管滴注 0.1mol/L 盐酸，如在无症状状态下因滴注盐酸而症状再现则为阳性，表明患者原有的症状系由胃酸反流造成。此试验方便、易行，有一定的价值。如若结合体位变化再做此试验，可能会得到更多信息。

3. X 线钡餐检查　通常可借此检查食管黏膜的影像、是否并发膈疝、动态了解食管的运动情形、钡剂通过及被清除的情形，以及按压腹部所导致的反流情况。典型 RE 者可见食管下段痉挛、黏膜粗糙，但食管壁柔软，钡剂通过顺利。偶有食管内少许钡液滞留。按压腹部可能见到钡剂反流至食管内。

4. 消化道内镜检查及组织学检查　临床上常用内镜技术来诊断 GERD。内镜检查可直接观察黏膜病损情况，并取黏膜做组织病理检查以确定病变性质。另外，还可以观察有无胃食管反流征象、食管腔内有无反流物或食物潴留、贲门闭合功能，以及是否存在膈疝等。一般可见到齿状缘不同程度的上移，食管下段黏膜充血、水肿，血管纹模糊等。发现黏膜有糜烂、破损者即称为 RE。Barrett 食管的镜下表现为下段鳞状上皮黏膜中间有色泽不同的圆片状或柱状的，或自齿状缘处向上蔓延的指样凸出黏膜岛，但要确诊还必须有病理证实存在肠化。而部分 GERD 患者在常规内镜下未能发现有糜烂和破损的称非糜烂性反流病。

5. 食管测压　目前较好的测压设备是套袖式多通道压力传感器。本技术可以了解食管各部静态压力和动态收缩、传送功能，并确定上、下食管括约肌的位置、宽度和压力值等。本检查需在空腹时进行，也只能获得检查期间的数据。现已有使用压力监测检查者，所得资料更具生理性。此外，通过干咽和湿吞时测压等，可反映食管的运动情况。

6. 食管腔内动态 pH 监测　上述测定的 LES 压力只是在特定空腹时的数据，代表测定的这一时间点的压力值，难以反映受试者整天随生理活动及病理情况而发生的变化。随着技术的进步，通过置于食管下端的 pH 电极以测定局部的酸度，可以动态地、生理性地明确胃酸反流的形式、频率和持续时间，以及症状、生理活动与食管内酸度的关系。本方法可以明确酸性非糜烂性反流病的诊断，为确诊 GERD 的重要措施之一。

7. 食管内胆汁反流检测　研究结果表明，约 2/3GERD 患者为酸－碱混合反流，如以 pH 监测不足以发现，而前一时期开始应用的 24h 胆汁监测仪（Bilitec－2000）则可测定食管腔内的胆红素而明确碱反流。

8. 阻抗技术　应用阻抗技术可以检出 pH 监测所不能测得的非酸性反流。使用多道腔内阻抗监测仪检测，非酸性液胃食管反流时食管阻抗降低，因为液体（水）对电的传导甚于固体食物或黏膜者；反之，气体反流（嗳气）时食管阻抗增高，因为气体对电的传导劣于固体食物或黏膜者。如在食管内多部位同时测定阻抗，则能判断食团在食管内运动的方向。吞咽液体时产生阻抗减弱的顺行波，而液体反流时则产生阻抗减弱的逆行波。

九、诊断

典型的症状和病史有利于建立诊断。不同的诊断方法对于 GERD 有不同的诊断价值。典型的胃食管反流症状加下列数项中之一项或一项以上者可建立 GERD 的临床诊断：①食管测压或影像学有反流的动力学紊乱基础（LES 压力降低、食管清除功能减弱等）或结构异常（膈疝、食管过短等）；②影像学和（或）内镜发现食管下段黏膜破损，经病理证实存在黏膜损害；③食管下段动态 pH 检测或胆红素检测阳性；④诊断性治疗有效。根据学者的共识，典型的反流综合征可根据特征性症状诊断，而无需诊断检查。对症状不典型或者要进一步了解其严重程度和有关病因，以利于治疗方案选择的患者，需做进一步检查，需有明确的病理学改变和客观胃食管反流的证据。而食管腔内测压连同食管下端腔内 24h 非卧床 pH/胆红素监测依然是诊断本病的金标准。

十、治疗

GERD 的治疗原则应针对上述可能的发病机制，包括改善食管屏障－清除功能、增加 LES 压力、降低胃酸分泌、对抗可能存在的碱反流等。治疗措施依病情选择改进生活方式、药物治疗、内镜下治疗及手术治疗等。

（一）行为治疗

改善生活方式或生活习惯，以期避免 LES 的松弛或增强 LES 张力、减少反流、降低胃酸的分泌、保持胃肠道的正常运动等，在多数患者能起到一定的疗效，有时还可减少药物的使用。宜少食多餐，以减少胃腔的过度充盈。戒烟节酒和低脂、高蛋白饮食可增加 LES 压力、减少反流；不宜摄入辛辣和过甜、过咸饮食，以及巧克力、薄荷、浓茶、碳酸饮料、某些水果汁（橘子汁、番茄汁）等，以避免过多刺激胃酸分泌。睡前避免进食，以减少睡眠期间的胃酸分泌和 tLESR。应尽量避免使用促使反流或黏膜损伤的药物，如抗胆碱能药物、茶碱、地西泮、麻醉药、钙拮抗剂、β 受体激动剂、黄体酮、α 受体激动剂、非甾体消炎药等。鼓励患者适当咀嚼口香糖，通过正常的吞咽动作协调食管的运动功能，并增加唾液分泌以增强食管清除功能，并可一定程度地中和反流物中的胃酸和胆汁。衣着宽松、保持大便通畅都可以减少腹压增高。睡眠时抬高床头 $10 \sim 15 cm$（垫枕头无效），利用重力作用改善平卧位时食管的排空功能。建议患者适当控制体重，减少由于腹部脂肪过多引起的腹压增高。

（二）药物治疗

1. 制酸剂

（1）PPI：鉴于目前以 PPI 的制酸作用最强，临床上治疗本病亦以 PPI 最为有效，故为首选药物。无论是最先问世的奥美拉唑，还是相继上市的兰索拉唑、泮托拉唑、雷贝拉唑，和近期应用的埃索镁拉唑，都有佳效。因为这些药物的结构不全一致，临床使用各有优点和欠缺之处，且各人的病情不同，敏感性、耐受性等也不一致，故宜因人施治。临床医生对于 PPI 用药的时间也有不同看法，一般主张初治患者用药 $2 \sim 3$ 个月，$8 \sim 12$ 周的常规剂量治疗对于轻度和中度的 RE 患者而言，症状多明显缓解或消失，而后再以半剂量维持使用 $3 \sim 6$ 个月。鉴于 PPI 并不能制止反流，故大多数患者停药后易复发。因此，有人主张症状消失甚至内镜下明显改善或治愈后逐渐减少剂量，直至停药或者改用作用缓和的其他制剂如 H_2 受体阻滞剂，再逐渐停药，如有复发征兆时提前用药。临床上的长期应用已肯定了 PPI 维持治疗 GERD 的安全性。

（2）H_2 受体阻滞剂（H_2RA）：H_2RA，如西咪替丁、雷尼替丁、法莫替丁、尼扎替丁和罗沙替丁等也是制酸效果比较好的药物。对轻度 GERD 患者，除改进生活方式等措施外，宜应用一种常规剂量的 H_2RA，12 周内可使 $1/3 \sim 1/2$ 的患者症状缓解。虽增大 H_2RA 剂量可一定程度提高制酸效果，但在常规剂量 2 倍以上时收益不再增大。H_2RA 也可在 PPI 控制病情后使用，并逐渐减量作为维持治疗用。

（3）碱性药物：理论上碱性药物也可以通过中和作用而减少胃酸的致病作用，对 GERD 有一定治疗作用，但鉴于若干不良反应，加之有其他性价比更佳的药物，故目前甚少使用本类药物。

（4）新型制酸剂：最近又有不少新的制酸剂问世，但尚未正式用于临床。

1）H_3 受体（H_3R）激动剂：在胃肠道肠肌间丛、胃黏膜内分泌细胞和壁细胞胆碱能神经中存在 H_3 受体，调节胃酸分泌。在实验狗中，H_3R 激动剂可呈剂量依赖性抑制五肽胃泌素刺激的酸分泌，这种药物的膜穿透性甚差。

2）钾 - 竞争性酸阻断剂（potassium - competitive acidblockers，P - CAB）：为可逆性的 $H^+ - K^+ - ATP$ 酶抑制剂，其与质子泵细胞外部位离子结合，竞争性抑制 K^+ 进入壁细胞与 H^+ 交换，抑制质子泵活化。这类药的主要优点在于起效快，但可能有肝毒性存在。

3）胃泌素受体拮抗剂：胃泌素通过结合 CCK - 2 受体，刺激神经内分泌细胞、ECL 细胞分泌组胺，从而刺激胃酸分泌。若干高亲和力的 CCK - 2 受体拮抗剂能有效阻断胃泌素的作用，抑制胃酸分泌。此外，还有学者在进行抗胃泌素疫苗的研究。

2. 胆汁吸附剂 对于碱性反流，应该使用吸附胆汁的药物，以减少其对黏膜的损害作用。铝碳酸镁是目前用得比较多的药物，在胃内具有轻度的制酸作用，更是能较理想地与胆汁结合，而在碱性环境下又释出胆汁，不影响胆汁的生理作用。硫糖铝在胃内分解后形成的成分也具有一定的中和胃酸和吸附胆汁的作用，只是逊于铝碳酸镁，且由于药物制剂的崩解度欠佳而需要溶于水或充分咀嚼后服下。考来烯胺吸附胆汁的能力更强，但其在碱性的肠腔内并不释出胆汁，临床应用不多。

3. 藻酸盐 藻酸盐与酸性胃内容物接触即可形成一层泡沫状物，悬浮于胃液上，在坐位或立位时起阻隔作用，减少食管黏膜与胃内容物的接触。临床研究表明，藻酸盐加制酸剂的积极治疗对减轻 GERD 症状如烧心、疼痛，以及预防烧心和愈合食管炎方面优于安慰剂。需快速吞服药物，否则其在口腔内即可形成泡沫，且影响疗效。

4. 促动力药 促动力药可以通过增加 LES 张力、促进胃和食管排空以减少胃食管反流。甲氧氯普胺可有躁动、嗜睡，特别是不可逆的锥体外系症状等不良反应发生，尤多见于老年患者，故已基本上弃用。多潘立酮是一种多巴胺受体阻滞剂，可增加 LES 张力、协调胃 - 幽门 - 十二指肠的运动而促进胃排空，对 GERD 有治疗作用，但需维持治疗；少数女性患者使用后可产生高泌乳素血症，发生乳腺增生、泌乳和闭经等不良反应，但停药后数周内即可恢复。西沙比利是选择性 5 - HT$_4$ 受体激动剂，促进肠神经元释放乙酰胆碱，也能增加 LES 张力、刺激食管蠕动和胃排空，但因有 Q - T 间期延长和室性心律异常而致死的报道，现几乎在全球范围内遭弃用。莫沙比利也是选择性 5 - HT$_4$ 受体激动剂，但只是部分选择性，对全消化道有促动力作用，因临床应用时间尚短，需要进一步积累疗效和安全性资料。新型 5 - HT$_4$ 受体兴奋剂替加色罗兼有改善胃肠道运动和协调内脏敏感性的作用，现已开始用于 GERD 的治疗，同样处于疗效和安全性资料的积累中。

除一般治疗外，就制酸剂和促动力药而言，可根据临床特征用药。轻度 GERD 患者可单独选用 PPI、促动力药或 H$_2$RA；中度者宜采用 PPI 或 H$_2$RA 和促动力药联用；重度者宜加大 PPI 口服剂量，或 PPI 与促动力药联用。

5. 减少 tLESR 的药物

（1）抗胆碱能制剂：间断应用抗胆碱能制剂阿托品可减少近 60% 健康志愿者的 tLESR。不通过血脑屏障的抗胆碱制剂不能减少 tLESR。但其不良反应限制了临床应用。

（2）吗啡：人类的 LES 存在阿片神经递质，吗啡可抑制吞咽和气囊扩张引起的 LES 松弛。静注吗啡可减少 tLESR，减少反流事件的发生。吗啡作用部位是中枢神经，通过 μ 受体而调节 LES 压力。作用于外周的吗啡类药物无此作用。

（3）CCK 拮抗剂：CCK 可引发 tLESR，缘自胃扩张。CCK - 1 受体拮抗剂地伐西匹可阻断之，由此证明 CCK 是通过近处胃组织或近端传入神经发挥调控 tLESR 作用的。CCK - 1 受体拮抗剂氯谷胺可减少餐后胃扩张引起 tLESR 的频率。

（4）一氧化氮合酶抑制剂：一氧化氮是一种重要的节后神经抑制性递质，一氧化氮能神经存在于迷走神经背核。已证实一氧化氮合酶抑制剂 L - MNME 可抑制 tLESR 的频率，而 L - 精氨酸可抑制这种作用。抑制一氧化氮合酶会引发胃肠运动的复杂变化和心血管、泌尿系、呼吸系统的重要改变。

（5）GABAB 兴奋剂：GABAB 是主要的抑制性中枢神经递质。其受体存在于许多中枢和外周神经中。巴氯芬抑制神经 - 肌肉接头处神经递质的释放，也是 tLESR 的强烈抑制剂。

研究显示巴氯芬（40mg，每日2次）可减少健康人和GERD患者的酸反流和非酸反流。本品常见的不良反应包括嗜睡、恶心和降低癫痫发作的阈值。

6. 黏膜保护剂　用于胃部疾病的黏膜保护剂均可用于GERD，如铝制剂、铋剂等。除发挥局部直接的保护黏膜作用外，还可能刺激前列腺素等因子的分泌、增加血液循环等，间接有利于黏膜保护和修复。现已知叶酸、维生素C、胡萝卜素和维生素E等抗氧化维生素和硒、锌等微量元素可以通过稳定上皮细胞DNA转录水平、中和氧化黏膜表面有害物质和（或）增强黏膜修复能力等，起到防治GERD患者食管下段黏膜破损、化生、异型增生和癌变的作用。

（三）内镜下治疗

1. 内镜下贲门黏膜缝合皱褶成型术　在内镜下将贲门部黏膜及黏膜下层用缝合的方法建成黏膜皱褶，意在局部形成一屏障，起抗反流的作用。国内亦已开展此项技术。短期疗效显著，但因1~2个月后缝线易脱落，局部黏膜恢复原状而失效。

2. 氩离子凝固术（APC）　近期有学者称内镜下局部应用APC技术处理Barrett食管有一定疗效。

3. 内镜下食管扩张术　对于RE后期发生的食管纤维性狭窄，多采用内镜下局部的扩张术，以改善吞咽困难。操作较易，也颇为安全，但常在若干时日后需重复进行。迄今所使用的有气囊、金属、塑料及水囊扩张设备等。

（四）手术治疗

据国外资料，10%~15%GERD患者接受手术治疗。

手术指征包括：①出现严重的症状、镜下可见溃疡等，或有严重食管动力紊乱而积极药物治疗无效者；②药物控制下还经常发生反流性吸入性肺炎等严重并发症者；③不愿接受终身药物治疗或对大量制酸剂长期应用有顾虑而选择手术者；④需要长期大剂量药物维持治疗才能控制症状者，是手术治疗的相对指征；⑤对局部黏膜有重度异型增生或可疑癌变，或是食管严重狭窄而扩张无效者。

Barrett食管的治疗如前述，迄今无特异措施，只是从防治食管腺癌角度而言，需要严密观察，定期内镜随访，及早发现癌前病变而予以相应措施。

十一、预后

药物治疗可以使大多数患者的症状缓解，预后良好，但据多数学者的观察，完全停药后若干时日易复发，故提出宜长期维持治疗，只是所用的药品及其用量有个体差异。有报道手术治疗失败的患者，或纵然有效，但还有一定的复发率，约为10%。少数患者可发生食管溃疡、出血、狭窄、Barrett食管等并发症。一旦并发食管癌，则预后甚差。

（张淑枝）

第三节　食管动力性疾病

一、分类概述

食管是一个有独立运动形式及神经支配的器官。食物进入下咽部时诱发吞咽反射。吞咽是下咽部、上食管括约肌（upper esophageal sphincter，UES）、食管体部、下食管括约肌（lower esophageal sphincter，LES）松弛或收缩产生的协调运动。食管动力紊乱患者常有咽下困难、食物通过困难、心绞痛样胸骨后疼痛等表现。

研究食管动力性疾病首先要明确系原发性或继发性运动紊乱。继发性食管动力障碍可源于胃食管反流病（gastroesophageal reflux disease，GERD）、肿瘤（如食管癌、贲门癌）、炎症感染［如食管念珠菌病、北美锥虫病（即 Chagas 病）］、结缔组织疾病（如系统性硬化症）、神经肌肉病变（如糖尿病性神经病、肌萎缩侧索硬化、慢性特发性假性小肠梗阻）、代谢紊乱（淀粉样变、酒精中毒）等。原发性食管动力障碍包括贲门失弛缓症、胡桃夹食管、弥漫性食管痉挛、下食管括约肌高压症及非特异性食管动力障碍（nonspecific esophageal motor disorder，NEMD）等。食管动力障碍可表现为动力过强、动力减弱或紊乱。

弥漫性食管痉挛是以高压型食管蠕动异常为动力征的原发性食管运动障碍疾病，病变主要在食管中下段，表现为高幅的、为时甚长的、非推进性的重复性收缩，致使食管呈串珠状或螺旋状狭窄，而上食管及下食管括约肌常不受累。

胡桃夹食管（nutcracker esophagus，NE）是非心源性胸痛中最常见的食管动力异常性疾病，以心绞痛样胸痛发作和吞咽困难为特征。胡桃夹食管的特点为食管具有高振幅（可达150～200mmHg）、长时间（＞60秒）的蠕动性收缩，但食管 LES 功能正常，进餐时可松弛。

贲门失弛缓症（esophageal achalasia）临床报道较多。主要特征是食管缺乏蠕动，食管下端括约肌（LES）高压和对吞咽动作的松弛反应减弱。临床表现为咽下困难、食物反流和下端胸骨后不适或疼痛。

在有吞咽困难，胸骨后疼痛的患者中，若排除了继发于器质性疾病的可能，同时食管测压显示紊乱的运动波形且这种波形又不是典型的贲门失弛缓症、弥漫性食管痉挛或胡桃夹食管时，就用非特异性食管动力障碍（NEMD）来描述。

二、辅助检查

（一）食管测压

是经鼻将测压导管插入食管，测定 LES、LES 和食管体部动力功能的检查技术。测压方法有定点牵拉法和快速牵拉法。24 小时动态测压能获得大量食管运动的资料，与 pH 检测联合应用，就能更好地研究睡眠、清醒状态及进餐等各种生理情况下食管运动功能的改变。

（二）食管 pH 监测

是将 pH 电极放置在远端食管（通常是 LES 上方5cm 处），监测昼夜食管内酸反流情况。24 小时食管 pH 监测能详细显示酸反流、昼夜酸反流规律、酸反流与症状的关系以及患者对治疗的反应。另有 Biltec 2000 监测系统可以 24 小时监测食管胆汁反流，目前已能实现食管 pH 与胆汁反流监测同步进行。

（三）食管 X 线钡剂检查

贲门失弛缓症时动态造影可见食管的推进性收缩波消失，其收缩具有紊乱及非蠕动性质；LES 不随吞咽松弛，而呈间断开放，可见少许造影剂从食管漏入胃内。钡剂充盈时，食管体部，尤其是其远端明显扩张，末端变细呈鸟嘴状。弥漫性食管痉挛时钡餐可见食管蠕动波仅达主动脉弓水平，食管下段 2/3 为一种异常强烈的、不协调的、非推进性收缩所取代，因而食管腔出现一系列同轴性狭窄，致使食管呈螺旋状或串珠状，呈开塞钻样。

（四）食管传输时间测定

测定固体、半固态或液体从咽部至胃时通过食管全长的时间。可采用核素法、钡剂法或吞水音图检查等。主要用于估计食管动力障碍的程度，同时也可评判治疗疗效。其中，核素法还能测算节段性食管传输时间。

（五）食管感觉检查

1. Bernstein 酸灌注试验　如酸灌注试验激发心绞痛样胸痛发作，而盐水灌注不诱发胸痛则为试验阳性，提示为食管源性胸痛。

2. 气囊扩张试验　用气囊扩张食管下段，食管源性胸痛患者60%诱发胸痛，而正常组只有20%有胸痛，同时非心源性胸痛（non-cardiogenic chest pain，NCCP）患者引起胸痛的膨胀容量明显低于正常组。

3. 依酚氯铵（Tenslon）试验　依酚氯铵为胆碱酯酶抑制剂。在18%~30%的非心源性胸痛患者中可诱发胸痛，但在正常人中则不诱发。

三、发病机制

既往的研究认为贲门失弛缓症、弥漫性食管痉挛、胡桃夹食管和其他非特异性原发动力紊乱是食管肌肉抑制性和兴奋性失衡所致。一般认为，贲门失弛缓症属神经源性疾病，病变可见食管壁内迷走神经及其背核和食管壁肌间神经丛中神经节细胞减少，甚至完全缺如，但LES内的减少比食管体要轻。晚近的研究也显示贲门失弛缓症患者的LES肠神经丛抑制性神经缺乏。贲门失弛缓症分为典型型和强力型，前者食管明显扩张且蠕动缺乏；后者食管扩张较轻，有高振幅的同步。药理和生理学的研究证明弥漫性食管痉挛、胡桃夹食管患者有支配食管肌肉抑制性神经的减少或过度的神经兴奋性。尸解也证明弥漫性食管痉挛患者食管肌有过度肥厚。

四、临床表现

1. 胸痛　表现为胸骨后或剑突下挤压性绞痛，如源于反流性食管炎者可呈烧灼样疼痛。也可为钝痛。疼痛可向下颌、颈部、上肢或背部放射，部分患者疼痛发作与进食、体力活动和体位（如卧位和弯腰）有关。部分患者口服抗酸剂和硝酸甘油疼痛可缓解。食管源性胸痛患者胸痛发作可为自发性，如弥漫性食管痉挛。食管裂孔疝患者，胸痛是典型和经常性的，当嵌顿时发生呕吐、腹痛。疼痛机制不很明确，可能与食管平滑肌强烈收缩或食物潴留性食管炎有关。

2. 食管综合征　包括胃灼热、反酸、上腹部灼烧感、吞咽困难或吞咽痛等。其症状的轻重与原发病有关。例如弥漫性食管痉挛，患者多有进食疼痛、哽噎感，进食刺激性食物可诱发。贲门失弛缓时反流物因未进入胃腔，故无胃内呕吐物酸臭的特点，并发食管炎、食管溃疡时反流物可含有血液。

3. 食管外综合征　继发于胃食管反流的食管源性胸痛，当夜间反流严重时，吸入导致慢性肺支气管病变，患者主诉有咳嗽、咳痰和呼吸困难或哮喘。

五、诊断程序

食管动力性疾病必须结合临床表现和各种检查方法，才能作出正确的病因学诊断。对反复发作性胸骨后或胸骨下疼痛的患者，首先应进行心血管方面的检查，以排除心脏疾患。然后进行常规食管钡剂造影、内镜检查，以明确食管是否有功能或结构的异常，必要时进行食管动力学特殊监测。部分患者胸痛与食管异常的因果关系不易确立，因此尚需进行激发试验。为提高阳性检出率，可进行联合检查。

六、治疗

对于继发性食管动力疾病，需首先治疗其原发病。

1. 贲门失弛缓症的治疗　尚无有效方法恢复已损害的肌间神经丛功能。对本病的治疗目的在于解除 LES 的松弛障碍，降低 LES 的压力和预防并发症。目前可用于本病治疗的手段主要有药物治疗（硝酸甘油类和钙离子拮抗剂）、肉毒素注射、扩张和 LES 切开等四种。钙离子拮抗药（硝苯地平和硫氮酮）、平滑肌松弛剂（肼屈嗪等），均可缓解症状。Meta 荟萃分析显示药物治疗疗效最差，维持时间最短，其次是 BTX 注射治疗和球囊扩张，腹腔镜微创手术疗效最持久。但每种疗法都有其各自优缺点，究竟选择何种方法还需取决于当地的临床技术水平及患者的身体及经济耐受条件。

2. 食管蠕动失调和高张性食管动力紊乱的治疗　药物治疗可改善弥漫性食管痉挛、胡桃夹食管、高压性 LES 和非特异性食管运动障碍等的症状，常用药物有硝酸甘油类、抗胆碱能药、钙离子拮抗剂等。整个食管远端的纵行肌切开术可作为缓解症状的最后手段，但罕有施行。

3. 食管动力紊乱者躯体症状的治疗　首先使患者充分了解这是一个良性病变，从而解除其思想顾虑。焦虑、抑郁明显者可进行心理暗示治疗消除患者的精神紧张，同时可给予镇静或安眠类药物如地西泮、曲唑酮、多塞平、选择性 5 - 羟色胺再吸收抑制剂等治疗。

（赵　婕）

第四节　食管裂孔疝

食管裂孔疝（hiatus hernia）系指部分胃囊经正常横膈上的食管裂孔而凸入胸腔。在西方国家属一种常见病，发病率可高达 10% ~ 13%，好发年龄多在 50 岁以上，女性较多。我国自广泛开展内镜检查及食管 pH 值和压力测定以来，其检出率有所增加。

一、概述

发病原因可为先天性因素如横膈脚的发育不足、食管—横膈韧带薄弱，再加上后天因素如腹压增高、肥胖等，把上部胃推向松弛裂孔所致。

裂孔疝可分为以下三种：①滑动裂孔疝，最常见，约占 80% ~ 90%，易使胃酸反流而引起胃灼热、灼热感；②食管旁疝，通过膈食管裂孔，在食管旁有一小腹膜囊卷入胸腔，胃大弯也跟着卷入，可引起胸内堵塞感和心绞痛样的胸痛，若造成嵌顿易引起食管和胃黏膜糜烂、溃疡、出血；③混合型裂孔疝，以上两型同时存在，若疝囊过大，发生部分或全部阻塞，可出现急性或慢性梗阻症状如上腹痛、呕吐甚至出血，还可伴心律不齐、呼吸困难等心肺功能障碍。

二、临床表现

1. 症状与体征　滑动裂孔疝可完全无症状，而仅在 X 线吞钡检查时才被发现。若出现症状而就诊者，可归纳有以下几组症状：①胸骨后疼痛伴胃灼热、灼热感；②类似肠梗阻的症状如上腹痛、恶心、呕吐、不排便排气；③进食发噎；④上消化道出血；⑤呼吸困难、心悸、心律失常（如房性早搏、室性早搏、窦性心动过缓等）。

2. 辅助检查

（1）X 线检查：①滑动裂孔疝检查时需采取俯卧位，右前斜位进行憋气试验最易于发现，也可在头低位加压的情况下出现。典型 X 线征象为三环征的出现。此种改变的可逆性为其特点，反之是胸腔胃而不是滑动裂孔疝；②食管旁疝的 X 线表现是固定征象，诊断较易，立位时见胃泡位于膈上，贲门多在横膈下方。

（2）内镜检查：①食管下段可见齿状线上移，其下方为胃底黏膜接续（食管旁疝无上移）；②反转法观察可见贲门口宽阔，其内或旁侧可见胃底黏膜构成的疝囊；③判断齿状线上移的高度及疝囊深度，轻度时疝囊深度小于 2cm，中度小于 4cm，重度大于 4cm。

三、诊断

1. 诊断

（1）症状：凡有以下临床表现者应考虑有食管裂孔疝，尤其多见于滑动裂孔疝：①上腹痛伴恶心、呕吐，常与体位有关，如平卧、弯腰、用力、外伤引起腹压增大时为显著；②胸骨后痛伴烧灼感；③上消化道出血无其他原因可寻者；④胸骨后疼痛向左肩放射而心电图检查无心肌梗死表现者。

（2）X 线钡餐检查。

（3）胃镜检查：①贲门部松弛宽大；②齿状线上移 2～3cm；③齿状线胃黏膜显著充血、糜烂、溃疡；④反流性食管炎；⑤进入食管的胃黏膜充血或出血，患者恶心时可见橘红色胃黏膜疝入食管；⑥胃镜插入胃腔把镜头向上抬时可见疝囊。

（4）手术：可确诊。

2. 病情危重指标　出现肠梗阻表现；胃在胸腔可影响心肺，使心肺受压，出现心或肺功能不全，如呼吸困难或心律失常等。

3. 误诊漏诊原因分析　食管裂孔疝症状常涉及心、胸、腹、背、咽等，临床变化多，各种症状交替出现，易误诊，需提高诊断水平。

4. 鉴别诊断　作 X 线吞钡检查即可明确诊断及鉴别其他的疾病。

四、治疗

1. 内科治疗

（1）治疗目的：降低腹压，减少反流，保护黏膜，抑制胃酸，增加排空。

（2）治疗措施：①减少和避免腹压增加，睡卧时将床头抬高，腰带和腹部衣着不宜过紧，食量不宜过大，少量多餐，减轻体重，不饮酒；②服用 H_2 受体阻滞剂或酸泵抑制剂；

③吞饮黏膜保护剂；④增加下食管括约肌压力及服用促进胃排空药。

2. 手术治疗　手术的目的除将食管及胃恢复至原解剖位置及缝合食管裂孔外，应注意防止胃食管反流的发生。

（赵　婕）

第五节　食管癌

食管癌（esophageal carcinoma）指来源于食管上皮（包括黏膜下腺体上皮）的恶性肿瘤。临床上以进行性吞咽困难为其最典型的症状，手术切除仍是主要治疗方法，预后取决于诊断治疗时的分期。

一、概述

全世界每年约 40 万人死于食管癌，几乎所有国家及民族均有发病，我国是食管癌发病大国，占半数以上。食管癌的流行病学有以下几个特点：①地域性分布：不同的地区发病率差别巨大。我国北部是食管癌的高发地区，河南省发病率达 130/10 万；②男性多于女性：低发区平均为 2∶1，高发区约为 1.5∶1；③年龄因素：食管癌的发病率随年龄增加而增加，35 岁以前极少患食管癌，50 岁后发病可占全部患者的 80％ 以上；④种族差别：我国以新疆哈萨克族发病率最高，苗族最低。

食管癌的具体病因目前仍不清楚，但流行病学的研究表明，食管癌有高发区提示这些地区具有其发生的高危因素，如存在强致癌物、促癌物、缺乏一些食管癌的保护因素及该区域居民的遗传易感性等。关于吸烟与饮酒、亚硝胺类化合物、营养与微量元素、真菌感染、环境污染、遗传易感性等与其他肿瘤具有相似之处。

在食管癌的众多病因中，食管上皮的慢性物理损伤应引起重视。过烫、干硬、粗糙食物及进餐速度过快等是食管癌发病的重要危险因素之一。实验表明，70℃以上的烫食严重影响食管黏膜上皮细胞的增殖周期，并为细胞在有害代谢产物作用下产生癌变创造有利条件。

二、病理

与其他肿瘤类似，食管癌的发生也常经历一个长期演变过程，是一个漫长的过程，但在吞咽梗阻等临床症状出现后，病情发展即明显加快。研究发现从重度不典型增生发展到原位癌，可能需要 5 年甚至更长的时间，而从原位癌进展到出现明显临床症状，X 线发现明显的食管黏膜中断、充盈缺损、管腔狭窄及溃疡等进展期癌，还需要 3 ~ 5 年的时间，而由进展期食管癌到最终死亡的自然病程一般不超过 1 年。因此认识食管癌的发展规律，及早发现治疗食管癌是提高生存率的关键。尽管癌前病变可以长期稳定不变，但仍应引起病理学家和临床医师的高度重视。

（一）食管癌的癌前病变

1. Barrett 食管及其不典型增生　正常食管下段鳞状上皮（粉红色）与胃黏膜柱状上皮（橘红色）交界形成齿状线。食管下端的鳞状上皮在长期反流性损伤及修复过程中逐渐化生为柱状上皮，称为 Barrett 食管。此时。齿状线形态变化，橘红色柱状上皮化生常向食管侧舌样或岛样伸展，也可在食管下段见孤立的橘红色柱状上皮化生岛。Barrett 食管被公认为是食管腺癌的癌前病变，其患癌的危险性为正常人的 40~120 倍。在西方国家，近 30 年来食管腺癌的发病率迅速上升，目前已超过鳞癌，其演进过程可概括为：长期胃食管反流→反流性食管炎→Barrett 食管→不典型增生→原位癌→进展期腺癌。

2. 食管鳞状上皮异型增生　对早期食管癌的研究发现，食管中存在着单纯增生→不典型增生→癌多点病变，且各点独立，呈现一连续病变过程，原位癌处于不典型增生的包围中。食管癌的周围组织也常见不同程度的不典型增生的鳞状上皮。

（二）食管癌的大体病理

1. 早期食管癌　早期食管癌指原位癌（肿瘤局限于基底膜内）和无淋巴结转移的早期浸润癌（肿瘤局限于黏膜或黏膜下层），形态上大体分为四型：

（1）隐伏型：此为食管癌的最早期，食管黏膜仅有轻度充血或黏膜粗糙，内镜下不易辨认，需要特殊染色或内镜窄带光成像才能发现。

（2）糜烂型：黏膜可见浅的糜烂，形状大小不一，边界分界清楚，状如地图。原位癌与早期浸润癌约各占一半。

（3）斑块型：表面黏膜稍隆起，高低不平，病变范围大小不一，大约原位癌占 1/3，早期浸润癌占 2/3。

（4）乳头型：肿瘤呈乳头样向腔内突出，癌细胞分化较好，绝大多数是早期浸润癌，是早期癌最晚的类型。

2. 中晚期食管癌的大体病理

（1）肿块型：此型肿瘤最常见，约占 70%，肿瘤呈结节状或菜花状突出管腔，使管腔有不同程度的狭窄。

（2）溃疡型：约占 20%，病变呈大小、形状不一的溃疡，边缘不光滑，呈堤坎状隆起，溃疡底部凹凸不平，常有坏死组织覆盖。

（3）缩窄型：约占 10%，病变食管形成环状狭窄，表面粗糙不平，可有糜烂及结节，触之易出血，严重狭窄可致内镜无法通过。

（三）食管癌的组织病理

食管癌是来源于食管上皮包括黏膜下腺体上皮的恶性肿瘤，主要有以下四种组织学类型：

1. 鳞状细胞癌　简称鳞癌，为来自食管鳞状上皮的实体肿瘤，在我国是最常见的组织类型，占 90%~95%。镜检：分化好或较好，鳞癌镜下常见癌细胞呈不同程度的角化现象，形成癌株，也可见细胞间桥。

2. 腺癌　在我国，食管原发腺癌仅占 7%，但在西方国家，腺癌与鳞癌的发病率相当。食管腺癌多来源于 Barrett 食管的柱状上皮，故食管腺癌大多数（约 80%）位于食管下段。

3. 腺鳞癌　指腺癌与鳞癌两种成分共存于一个瘤体内，但其中任意一成分必须占瘤体的 20% 以上。否则只占瘤体成分 >80% 的细胞类型而不能称为腺鳞癌。因鳞状细胞更易化生，腺鳞癌的生物学行为近似于腺癌。

4. 神经内分泌癌　较罕见，分为小细胞癌与非小细胞癌。小细胞癌称为燕麦细胞癌，起源于神经内分泌细胞，可能来自鳞状上皮基底部的嗜银细胞。在结构和特征上与肺的小细胞癌相似，食管是除肺以外发生小细胞癌的最常见器官。

（四）食管癌的扩散

食管癌常见的转移方式包括直接浸润、淋巴和血行转移。

1. 直接浸润　癌肿随病期进展可逐渐侵犯黏膜下、食管肌层及外膜，穿透食管壁后可累及邻近的器官和组织，还可沿食管长轴及周径蔓延。颈段食管癌可累及喉、气管等。胸段食管癌可累及气管、支气管、肺门、胸主动脉、奇静脉、胸导管、下肺静脉、心包、左心房、膈肌等。腹段食管癌可累及贲门、胃、肝脏、胰腺等。

2. 淋巴转移　淋巴转移是食管癌的主要转移方式，手术标本约40%可查到淋巴结转移。主要是沿食管纵轴向上或向下进行，上段者多向上，下段者多向下。向上转移可达纵隔和颈部，向下可至腹部。

3. 血行转移　肿瘤经血行转移较淋巴转移的发生率低，但如果出现，提示为晚期食管癌征象，可转移至肺、胸膜、肝、脑、骨、肾和肾上腺等。

三、临床表现

患者症状的严重程度并不完全反映食管癌的病期，比如缩窄型食管癌很早就可出现吞咽困难症状，而溃疡型食管癌、腔内型食管癌可以在很晚才出现吞咽困难。

（一）早期症状

多数早期食管癌患者可无明显症状，常见的症状有：①进食时，尤其是大口进食或进干硬食物时，出现轻微的哽噎感；②胸骨后不适感，闷胀、疼痛或烧灼感；③吞咽异物感，进食时感觉到食管有异物存留，或进食食物挂在食管上不能咽下；④胸骨后疼痛，吞咽时胸骨后食管内刺痛或隐痛感。上述症状常常间歇出现，持续数年，但总体是缓慢、进行性加重。

（二）进展期症状

1. 进行性吞咽困难　这是进展期食管癌最常见、最典型的临床表现，绝大多数（大于90%）的进展期食管癌患者出现此症状。特点为，短时间（数月）内，患者呈现持续性、进行性加重的吞咽困难，即先咽下干硬食物困难，继之为半流质，最后连进食流质食物也困难，并伴有进食呕吐。值得注意的是，患者的吞咽困难可因肿瘤坏死脱落而一时缓解，也可因食物阻塞食管腔而突然加重到滴水不入。

2. 吞咽疼痛　患者在吞咽困难的同时，可发生咽部、胸骨后、剑突下或上腹部的烧灼痛、刺痛或钝痛等，其发生原因可能与肿瘤和炎症刺激引起食管肌肉的痉挛、食物潴留食管诱发的食管肌肉强力收缩试图将食物推送下行，或食物的物理因素（温度、pH、渗透压、硬度）刺激肿瘤溃疡面或肿瘤邻近食管黏膜的炎症面有关，因此患者服用解痉药、黏膜保护剂，改变饮食习惯等可能缓解。

3. 食物反流　可在吞咽困难早期出现，但最多发生于吞咽困难明显时，原因为食管癌病变引起病理性唾液和食管黏液分泌增多，受食管梗阻所限而滞留于食管内并刺激食管发生逆蠕动而吐出。呕吐成分以黏液和泡沫为主，呈蛋清样，有时混入血迹或食物残渣，偶尔有脱落坏死的肿瘤组织。呕吐量可达每日数百毫升甚至数千毫升，如果在呕吐时发生误吸，可致呛咳和吸入性肺炎。

4. 胸背疼痛　表现为胸骨后、背部持续性隐痛、钝痛、烧灼痛或沉重不适感，尤以溃疡性或髓质型伴有表面溃疡患者多见，为肿瘤溃疡面受刺激或肿瘤生长累及食管及周围感觉神经所致，如出现剧烈疼痛，或伴有呕血、发热者，多为肿瘤侵犯椎体或行将穿孔破溃的表现。

5. 消瘦或体重下降　也是食管癌的一个常见表现，食管癌患者的体重减轻较其他癌症患者更严重，因为食管癌直接影响患者进食，由营养下降及肿瘤消耗双重原因所致。

6. 其他症状　由于肿瘤坏死及表面溃疡破坏血管，可发生呕血；肿瘤明显外侵，压迫喉返神经引起声音嘶哑；肿瘤明显增大压迫纵隔器官，尤其是气管，可引起通气功能障碍，患者出现呼吸困难，如发生肿瘤溃烂穿通气管、支气管，可发生进食饮水呛咳。长期摄食不足导致明显慢性脱水、营养不良、消瘦及恶病质，伴有肝转移出现黄疸、腹水等。

四、诊断与鉴别诊断

（一）食管癌的诊断

40 岁以上、来自食管癌高发区的患者因吞咽困难就诊时，应首先考虑食管癌的可能性，应注意了解吞咽困难的进展情况、体重变化、有无声音嘶哑、呛咳、呕血或黑便，体格检查应注意触诊锁骨上淋巴结。

1. 内镜检查　只要患者没有内镜检查的禁忌，应首选内镜检查，尽早获得病理学依据。内镜是直视食管癌大体病理的最好方法，通过内镜可取组织活检，从而明确组织病理诊断，明显优于食管吞钡造影、CT 等影像学检查。

2. 食管吞钡造影　当患者不适宜行内镜检查时，可选用此方法。中晚期食管癌典型的 X 线表现为管腔狭窄、充盈缺损、龛影，病变段食管僵硬，蠕动中断，近端食管扩张（图 5-1）。

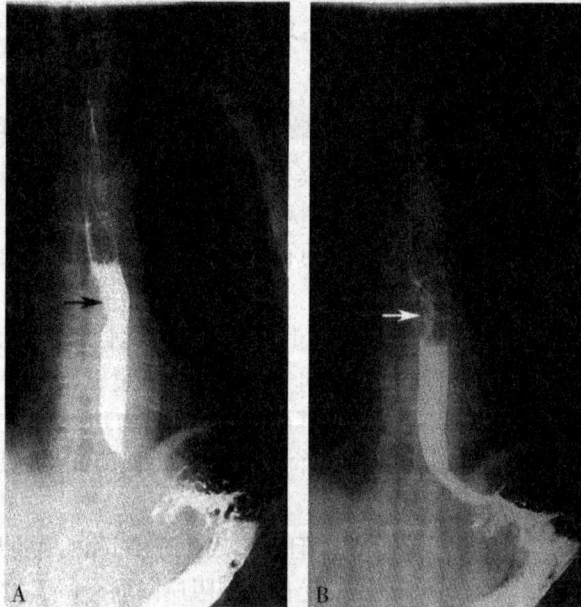

图 5-1　食管吞钡造影显示食管癌

3. 胸部 CT 检查　食管癌的 CT 表现为食管腔内软组织肿块，管壁增厚，管腔呈不规则或偏心性狭窄，并可显示纵隔淋巴结肿大以及有无肺部转移。通过注射造影剂的增强 CT 扫描，有助于判断食管癌对邻近脏器的侵犯情况，了解肿瘤分期，判断肿块能否切除，对合理制订食管癌的治疗方案有一定帮助。

（二）食管癌的鉴别诊断

1. 早期食管癌的鉴别诊断

（1）慢性咽炎：慢性咽炎为咽部黏膜、黏膜下组织的慢性炎症及淋巴滤泡增生，表现为咽部干燥、异物感、灼痛感等，常伴有咽喉部黏稠分泌物，急性发作时甚至可因咽部组织水肿引起吞咽困难，甚至呼吸困难。一般慢性咽炎症状病程时间长、不会随吞咽动作加重。咽喉镜检查可见咽部黏膜充血、肿胀及淋巴滤泡增生等。但有时仍需行内镜及黏膜染色活检以除外早期食管癌变。

（2）反流性食管炎。

（3）食管静脉曲张。

（4）癔症球：多见于青年女性，时有咽部球样异物感，无吞咽梗阻，症状受心理状态影响较大，内镜检查无器质性食管病变证据。

2. 中晚期食管癌的鉴别诊断

（1）贲门失弛缓症：贲门失弛缓症是指由于食管下段肌层的神经节细胞变性、减少，妨碍了正常神经冲动的传递，而致食管下端贲门部不能松弛，且食管体部失去正常蠕动功能。贲门管的功能性狭窄常继发狭窄近端食管病理性扩张。本病多见于 20～50 岁的青壮年，主要症状为间歇性吞咽梗阻，呕吐食物无酸味，胸骨后饱胀不适，症状时轻时重，多数病程较长。发作常与精神紧张有关，过冷或过热的食物可使症状加重。诊断应先行内镜检查，可见食管扩张，贲门部闭合，但胃镜通过无阻力。然后再行食管吞钡造影，特征性表现为食管体部蠕动消失，食管下端及贲门部呈鸟嘴状（图 5-2），边缘整齐，上段食管常明显扩张。

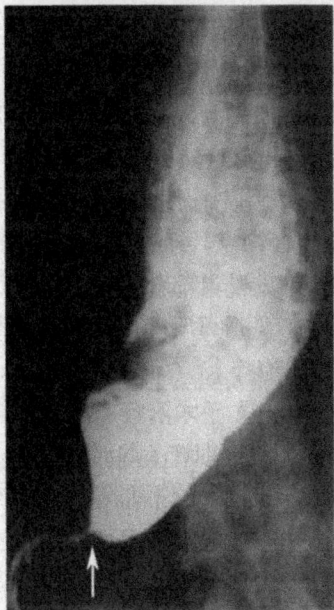

图 5-2　贲门失弛缓症

食管下端及贲门部呈鸟嘴状（箭头所示），边缘整齐，上段食管明显扩张

（2）食管良性肿瘤：较少见，平滑肌瘤是最常见的食管良性肿瘤。其临床表现主要取决于肿瘤的部位和大小，可有不同程度的吞吐困难、呕吐、消瘦、咳嗽和胸骨后压迫感。内镜可见突向食管腔内的肿瘤，表面覆盖正常食管黏膜，发现时多在 2～8cm 大小（图5-3A）。超声内镜显示肿瘤（图5-3B，白色箭头所示）起源于食管固有肌层。食管钡餐造影可见食管平滑肌瘤导致的钡剂充盈缺损（图5-3C，黑色箭头所示）。

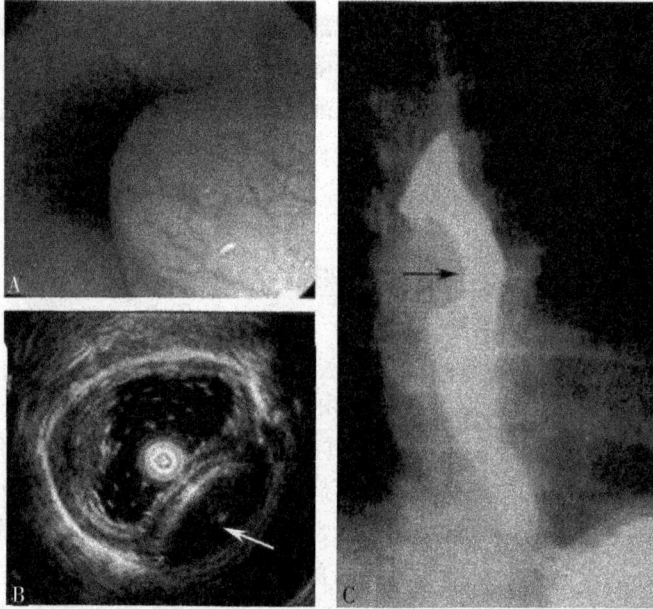

图5-3　食管平滑肌瘤

（3）食管良性狭窄：一般有吞服强酸、强碱史，或有长期反酸、胃灼热史，吞咽困难病史长，进展缓慢。内镜见食管腔内可有慢性炎症、瘢痕等改变，应行黏膜活检以除外癌变。食管钡餐造影呈食管狭窄、黏膜皱襞消失，管壁僵硬、光滑，管腔狭窄与正常食管逐渐过渡。

（4）食管结核：比较少见，以食管周围淋巴结结核累及食管壁常见，患者可有进食哽噎及吞咽疼痛。患者发病年龄早于食管癌患者，钡餐造影呈食管腔狭窄、管壁僵硬、可有较大溃疡，但充盈缺损及黏膜破坏较轻。确诊需内镜取活检，抗酸染色明确诊断。

（5）食管外压性狭窄：某些疾病如肺癌纵隔、肺门淋巴结转移、纵隔肿瘤、纵隔淋巴结增生以及先天性血管畸形等，均可压迫食管造成管腔狭窄，严重者引起吞咽困难症状，可误诊为食管癌。通过 CT 检查及胃镜检查，可以发现病变在食管腔外，尤其是腔内超声胃镜检查，可见受累部食管管壁结构完整，可排除食管癌诊断。对于异常走行的异位迷走血管，增强 CT 检查可明确血管发出部位、走行情况及与食管的关系。

五、治疗

（一）手术治疗

对 Tis 或 $T_{1-2}N_0$ 期的食管癌，手术切除能达到根治效果，应属首选治疗方法。随着外科、麻醉技术的不断发展，高位食管癌和高龄有并存疾病的食管癌手术切除比例增加，手术范围扩大，近年手术切除率已达90%以上，并发症发生率下降，死亡率降至1%～3%。不幸的是，大部分患者在诊断时已进入中晚期，即使提高手术切除率，远期效果仍不令人满意。

（二）放射治疗

1. 术前放疗　术前给予适当剂量的放疗，目的是要使瘤体缩小，外侵的瘤组织退变软化，与相邻器官的癌性粘连转变为纤维性粘连而便于手术切除。对于术前检查病变位置较高、瘤体较大、外侵较多、估计手术切除困难的患者均可行术前放疗。至于放疗剂量，目前认为以30～40Gy为好，手术时间一般以放疗后间隔2～3周为佳。

2. 术后放疗　对术中发现癌组织已侵及邻近器官而不能彻底切除或术中发现食管旁纵隔有淋巴结行清扫可能不彻底者应行术后放疗。一般认为术后放疗可提高局部控制率，但在改善远期生存率上无意义，术后放疗不宜作为根治性食管鳞癌的辅助治疗手段。

3. 单纯放疗　多用于颈段、胸上段食管癌，因手术难度大，手术并发症多，疗效常不满意，也可用于有手术禁忌证而病变不长，尚可耐受放疗者。

（三）化学治疗

1. 术前化疗　对于预防和治疗肿瘤全身转移，化疗是目前唯一确切有效的方法。近年来，化疗已逐步成为食管癌综合治疗的重要组成部分。食管癌术前化疗的目的，首先是控制食管原发灶，使肿瘤体积缩小，临床分期降低，以利于手术切除；第二是提高对微小转移灶的控制，以减少术后复发和播散。

2. 术后化疗　术后辅助性化疗又称保驾化疗，是指食管癌经根治性切除术后，为了进一步消灭体内可能存在的微小转移灶而加用的化疗。目前认为化疗时机越早越好，一般要求在术后2周内进行，最迟不超过4周。

放疗、手术、化疗三者联用，是目前治疗食管癌的流行趋势。目的是更彻底地治疗食管癌，以求得更好的局部控制率、无病生存期和远期生存率。

（四）食管癌的微创治疗

1. 内镜下黏膜切除术及剥离术　内镜下黏膜切除术（endoscopic mucosal resection，EMR）及内镜下黏膜剥离术（endoscopic submucosal dissection，ESD）适合于0～ⅠA级黏膜内病灶的治疗，其T分期在术前依靠超声内镜明确肿瘤侵犯深度，术后病检再次确定其肿瘤分期，若发现癌症病变超过黏膜肌层时，应追加手术治疗。基于正确肿瘤分期基础上的这种微创治疗，其5年生存率可达91.5%，与外科手术治疗肿瘤的效果相同。由于微创治疗保留了食管的结构，因此，从保护食管功能、减少术后并发症等方面优于传统外科手术。

2. 内镜局部注射化疗药物　是一种微创的姑息治疗，内镜下对肿瘤注射化疗药物可提高肿瘤局部药物浓度，药物可以通过淋巴引流到相应淋巴结起治疗作用，全身毒副作用小。这种治疗方式常与放疗联合应用，具有放射增效作用。

3. 食管支架置入　当患者失去手术机会，吞咽梗阻严重时，可通过内镜在狭窄的食管部位置入记忆合金支架（图5-4），术后即可解除吞咽困难症状，改善生活质量，这种微创的症状姑息治疗对癌细胞没有杀伤作用，因此必须配合放疗及化疗。近年应用于临床的^{125}I-离子支架，由于在支架表面覆有一层^{125}I，起到局部放疗作用，具有缓解吞咽梗阻和抑制肿瘤细胞的双重作用。

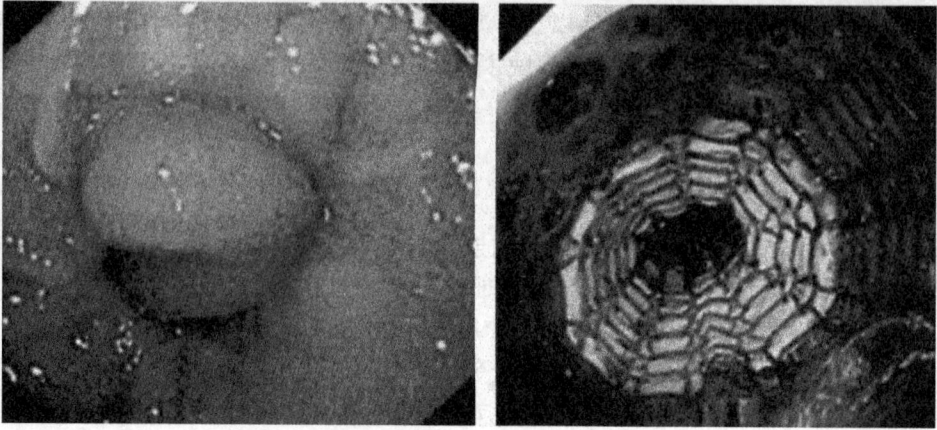

图 5-4　食管癌支架置入术前（左）后（右）

4.光动力学疗法　是利用光敏剂对肿瘤组织特殊的亲和力，经激光或普通光源照射肿瘤组织后产生生物化学反应，即光敏效应，杀灭肿瘤细胞。食管癌的光动力治疗对晚期患者也只有姑息性疗效。

（赵　婕）

第六节　功能性食管疾病

一、概述

功能性食管疾病是指以食管疾病症状为特征，但又无可识别的原因导致该症状的结构和代谢异常的一组疾病。它包括功能性烧心、食管源性功能性胸痛、功能性吞咽困难及癔球症。国外报道，社区人群中约20%～40%的人诉有烧心症状，但在应用内镜检查和食管 pH值监测客观地排除胃食管反流病（gastroesophagealreflux disease，GERD）后，功能性烧心占因烧心而求助于消化科医生的患者数的比例不到10%。食管源性功能性胸痛是一种常见疾病，一项社区调查显示15～34岁的不明胸痛患者，比45岁以上患者高出一倍，而且没有性别差异。有关功能性吞咽困难的流行病学资料很少，是这些功能性食管疾病中流行率最低者。吞咽困难与反流事件无关联，但如果两者间有联系，按 Rome 标准则将其归因于 GERD而不是功能性疾病，即使没有其他诊断 GERD 的客观指标。癔球症常呈发作性，不伴有疼痛并常在进食时得到缓解，与吞咽困难、吞咽疼痛无关。癔球症用食管结构性病变、GERD或其他组织病理学证实的食管动力异常疾病均不能解释。癔球症是常见症状，据报道在健康人群中的患病率是46%，且在中年发病率最高，20岁以下此病比较少见。该病无性别差异，但女性患者更倾向于因该症状求医。正如其他功能性食管疾病一样，若该症状和酸反流事件直接相关，则倾向于诊断 GERD，尽管没有其他 GERD 的客观证据。

二、病因和发病机制

有关功能性食管疾病的病因和发病机制，目前并不太了解，但生理因素和心理因素可能在其症状发生、发展中起到重要的作用。

1. **内脏感觉异常** 像其他功能性胃肠病的发病因素一样,内脏感觉异常在功能性食管疾病发病中的作用是被较为认可的,尤其在功能性烧心患者中。内脏感觉异常包括外周感受器感觉、传导异常和中枢感受器处理异常。电刺激、脑诱发电位和心率变异测定研究提示食管的局部刺激伴有胸痛患者的中枢感受器处理异常,但有关中枢感受器处理异常的直接证据很少报道。

2. **食管敏感性增加** 食管内 pH 值的轻微变化可能引起不少患者食管的敏感性增加。酸反流和自发的吞气、嗳气引起的食管扩张可能与胸痛有一定的关系。吞咽过急和频繁吞咽可能使空气滞留在食管近端而导致癔球症症状发作。

3. **食管动力异常** 在食管源性功能性胸痛患者中,常可观察到食管动力异常尤其是痉挛性运动功能障碍,但其真正作用并不清楚。食管腔内超声也观察到纵形肌的持久收缩,并与胸痛存在一定的关联性。食管蠕动功能失调在功能性吞咽困难患者起一定作用,不成功的或低幅度收缩顺序影响食管排空功能可致吞咽困难。

4. **精神心理因素** 对于食管内酸反流在正常范围和存在异常酸反流的烧心患者,其精神心理因素并无差异;但在 pH 监测时显示烧心与酸反流完全无关的患者,确实存在明显的焦虑和躯体化症状。慢性胸痛患者存在较为明显的心理障碍性疾病,包括焦虑、抑郁和躯体化症状。96%的癔球症患者诉在精神紧张时症状加重。

三、诊断

(一)病史采集要点

(1)烧心:是指胸骨后烧灼感,并对患者生活质量产生明显负面影响时就称为不适的症状。在临床实践中,要注意询问烧心症状的频率和程度,是否为不适症状应由患者自己来决定。

(2)胸痛:具有内脏痛的特点,疼痛部位和性质与心绞痛不同。

(3)吞咽困难:其特点是咽下的食物不能顺利通过食管。

(4)咽喉部异物感:癔球症患者常有某种说不清楚的东西或团块,在咽底部环状软骨水平处引起胀满、受压或阻塞等不适感。

(5)上述症状常常出现时间较长,可间歇或反复出现。

(6)可能伴有其他功能性胃肠病的症状,如腹痛、腹胀、腹泻及便秘等。

(7)无报警症状,如吞咽痛、声音嘶哑、便血、消瘦等。

(8)需注意患者的心理状态,有无焦虑、抑郁症状,必要时借助精神心理量表衡量或请心理专科医生协助诊断。

(二)体格检查

一般无特殊。

(三)辅助检查

排除性检查,主要是用来排除 GERD 或其他器质性病变。

1. **内镜检查** 常规行内镜检查可以排除大部分相关疾病,尤其是对存在报警症状者。对于烧心患者,行内镜检查的目的是排除有无反流性食管炎的存在;对于吞咽困难者,则主要是排除有无食管癌等器质性病变,必要辅以活检排除嗜酸性食管炎等。对于癔球症患者,咽喉镜检查可以排除咽喉部器质性病变。

2. 24 小时食管 pH 监测　对于内镜检查阴性的烧心患者，食管 pH 监测有助于将功能性烧心和非糜烂性反流病鉴别开来。功能性烧心患者 24 小时食管 pH 监测阴性且症状指数阴性，即烧心症状与酸反流无关。食管 pH 监测也有助于将食管源性功能性胸痛、功能性吞咽困难与 GERD 相关的胸痛、吞咽困难等症状区分开，从而排除存在 GERD 的可能。

3. 食管测压　可以了解食管的蠕动功能、食管下括约肌的静息压和短暂性松弛的发生频率。如果内镜等无法明确诊断则建议采用食管测压，食管测压主要用于判断是否有贲门失弛缓症等食管动力性疾病。

4. 质子泵抑制剂诊断性治疗（PPI 试验）　根据罗马Ⅲ标准，对于 24 小时食管 pH 监测阴性且症状指数阴性的烧心患者，若对 PPI 治疗无反应者，则考虑为功能性烧心。PPI 试验也有助于区分功能性吞咽困难与 GERD 相关的吞咽困难。而对尚未接受检查的表现有癔球症的患者可以采用试验性 PP1 治疗，特别对于那些同时伴有典型反流症状的患者。

5. 精神心理量表　虽然有关功能性胃肠疾病的罗马标准并未包括精神心理因素的评估，但对于存在明显焦虑、抑郁症状的患者，必要时可辅以 SAS、SDS 及 SCL‑90 等精神心理量表进行评估，判断患者的心理状态，有利于针对性治疗。

四、诊断对策

（一）诊断要点

临床上，若患者以烧心、胸痛、吞咽困难等为主诉，内镜检查阴性，且无心脏病史，24 小时食管 pH 监测和 PPI 试验排除了 GERD 等，则诊断可以成立。当确立功能性食管疾病的诊断后，需询问有无其他胃肠症状如腹痛、腹胀等，注意有无症状重叠的问题。功能性食管疾病的诊断标准主要有罗马Ⅲ标准，罗马Ⅲ标准中功能性食管疾病共分四种，分别是功能性烧心、食管源性功能性胸痛、功能性吞咽困难及癔球症。症状更多的是与胃十二指肠功能紊乱相关。删去了罗马Ⅱ标准中非特异性食管功能障碍。

功能性食管疾病的罗马Ⅲ诊断标准及分类如下：

1. 功能性烧心　必须包括以下所有条件：①胸骨后烧灼样不适或疼痛；②无胃食管酸反流导致该症状的证据；③没有以组织病理学为基础的食管运动障碍。诊断前症状出现至少 6 个月，近 3 个月满足以上标准。

2. 食管源性功能性胸痛　必须包括以下所有条件：①胸骨后非烧灼样疼痛或不适；②无胃食管酸反流导致该症状的证据；③没有以组织病理学为基础的食管运动障碍。诊断前症状出现至少 6 个月，近 3 个月满足以上标准。

3. 功能性吞咽困难　必须包括以下所有条件：①固体和（或）液体食物通过食管有黏附、存留或通过异常的感觉；②无胃食管酸反流导致该症状的证据；③没有以组织病理学为基础的食管运动障碍。诊断前症状出现至少 6 个月，近 3 个月满足以上标准。

4. 癔球症　必须包括以下所有条件：①喉部持续或间断的无痛性团块或异物感；②感觉出现在两餐之间；③没有吞咽困难或吞咽痛；④没有胃食管酸反流导致该症状的证据；⑤没有以组织病理学为基础的食管运动障碍。诊断前症状出现至少 6 个月，近 3 个月满足以上标准。

（二）鉴别诊断

1. GERD　常有烧心、胸痛等症状，但内镜检查可发现食管炎，或 24 小时食管 pH 监测提示存在病理性酸反流或症状与酸反流相关。

2. 食管癌　有吞咽困难等症状，但常有消瘦、出血等报警症状，内镜检查结合组织病理学检查可明确诊断。

3. 心绞痛　其胸痛特点是常与进食无关，心电图、平板试验等有助于明确诊断。

4. 贲门失弛缓症　常出现吞咽困难等症状，食管 X 线吞钡检查可见食管与胃交界处呈鸟嘴状征象，上方食管明显扩张。内镜检查可见食管扩张，但无梗阻性病变；食管测压显示蠕动停止。

（三）临床亚型

按罗马Ⅲ标准，将功能性食管疾病分为四大类：

1. 功能性烧心　是指患者有胸骨后烧灼感，但应该除外 GERD 并满足其他诊断功能性食管疾病的先决条件。

2. 食管源性的功能性胸痛　表现为反复发作的无法解释的胸痛，疼痛常位于中间且具有内脏痛的特点。

3. 功能性吞咽困难　特征是有异物通过食管体部的感觉。

4. 癔球症　是指咽喉部有食团残留的感觉或紧缩感。

五、治疗对策

（一）治疗原则

尽管功能性食管疾病的患病率很高，但始终未得到很好的研究，尚未摸索出十分有效的治疗策略。由于功能性食管疾病的病因尚未完全阐明，也难用单一的发病机制来解释其症状的产生，所以目前对功能性食管疾病的处理只能是对症处理，并且遵循综合治疗和个体治疗相结合的原则。

（二）治疗计划

1. 一般治疗　仔细询问病史，寻找促进症状发生的可能因素，并尽可能地避免。在排除 GERD 及其他器质性疾病后，治疗的其中一个重要步骤是建立良好的医患关系，向患者尽量解释疾病的本质及其症状产生的可能原因，让患者消除疑虑、确立信心。改变生活方式可能有一定的帮助，如每餐不宜过饱，睡前也不宜进食，白天进餐后亦不宜立即卧床。

2. 药物治疗

（1）质子泵抑制剂（PPI）：使用 PPI 的目的是排除由胃食管酸反流或食管酸敏感引起的不适症状。使用剂量往往比较大，如奥美拉唑（40mg bid）、雷贝拉唑（20mg bid）及埃索美拉唑（40mg bid）等。若试用 1～2 周后，效果不佳则予以停用。

（2）平滑肌松弛剂：已证明对食管源性的功能性胸痛无效，但可试用于功能性吞咽困难的患者。

（3）肉毒杆菌毒素：在食管下括约肌处和食管体部注入肉毒杆菌毒素，对一些食管痉挛的功能性胸痛和功能性吞咽困难患者可能有效。

3. 心理干预治疗

（1）一般处理：消化内科医生应具备一定的精神心理医学知识，能够识别焦虑、抑郁等常见精神症状，努力寻找其产生的根源，并注意区分这种精神症状是身心反应还是心身反应。身心反应是指患躯体疾病后出现的一系列心理变化，心身反应是指与心理因素密切相关的躯体疾病。注意有无不良生活事件的刺激。可进行心理量表的评估，必要时借助于会诊联络精神医生的帮助。

（2）三环类抗抑郁药：已有一些安慰剂对照的临床试验证实，三环类抗抑郁药是治疗功能性食管疾病比较有前景的药物，而且其作用并不依赖于患者的精神心理特征。常用的有丙咪嗪、阿米替林、多虑平及氯丙咪嗪等。

（3）心理和行为疗法：包括催眠术、生物反馈等治疗方法，均有一定帮助。

4. 手术治疗　抗反流手术治疗功能性烧心的效果虽然没有系统地评估，但应该不如GERD 那么理想，原则上不主张手术。

（三）治疗方案的选择

（1）经过仔细临床评估及相应检查，排除器质性疾病引起的相应症状。通过耐心的解释，使患者理解疾病性质，寻找并避免可能的诱因，建立战胜疾病的信心。

（2）若患者以烧心、胸痛、吞咽困难等为主诉时，可首先使用 PPI 治疗，但功能性食管疾病常常对 PPI 反应较差。

（3）无论哪种功能性食管疾病，心理干预治疗是比较有前途的，但须注意与精神心理专科医生保持沟通。

六、病程观察及处理

（一）病情观察要点

（1）功能性食管疾病无须反复进行内镜等检查，当患者出现报警症状时，则须重新进行系统评估。

（2）由于功能性食管疾病患者并无客观诊断指标，治疗过程中可使用症状评分，对症状出现的频率和程度进行等级评分。进行相关科研时，可采用日记卡的形式。

（3）功能性食管疾病的危害主要是对患者的生活质量造成负面影响，所以治疗前后可采用 SF－36 等量表进行生活质量的评估。若治疗有效，患者生活质量会有所提高。

（4）对于患者合并存在的精神心理因素，也可进行评估。

（二）疗效判断及处理

1. 疗效判断　功能性食管疾病的疗效主要根据患者的自我感觉，包括主要症状的改善和生活质量的提高。

2. 处理　若使用 PPI 等治疗后有效，则常规治疗 2 个月左右；若效果不佳，则须进行心理干预治疗，必要时重新评估患者病情。

七、预后评估

功能性食管疾病的症状容易反复，但一般呈良性经过。有研究表明，除了对患者生活质量有影响及增加误工、误学次数的可能，一般对患者的寿命并无影响。

（雷　鸽）

第七节　Barrett 食管

一、概述

Barrett 食管（BE）是指食管下段的正常复层鳞状上皮被化生的单层柱状上皮所取代。以食管与贲门黏膜交界的连接线（齿状线）为界，在齿状线 2cm 以上出现柱状上皮者即为 Barrett 食管。可分为短段 Barrett 食管（<3cm）和长段 Barrett 食管（≥3cm）。据国外资料，在因 GERD 症状而行内镜检查者中，BE 的检出率约为 6%~12%；所有内镜检查者中，检出率为 0.41%~0.89%。由于本病与食管腺癌的关系密切而被普遍认为是一种癌前病变。

二、病因和发病机制

Barrett 食管的发生可分为先天性和继发性，前者极为罕见，是先天性异常所致，即由胚胎期食管上皮发育障碍引起。继发性改变被认为是 BE 的主要类型，与长期胃－食管反流有关，凡可引起胃－食管反流的原因都可以成为 BE 的病因。

其发病机制主要是由于 GERD 者的胃酸和胃蛋白酶反流，胃酸和胃蛋白酶反复刺激，使食管下段复层鳞状上皮受损伤，从而激活黏膜上皮中多潜能干细胞向着柱状细胞分化，在损伤修复过程中定置而形成 Barrett 上皮化生。随着食管内 24 小时 pH 值及胆汁酸水平测定的应用，胆汁反流在 BE 形成的作用正日益受到重视。柱状上皮具有抗酸侵蚀的作用，但长期反流时已经发生的 Barrett 上皮化生仍然有损伤作用，不仅引起相应的并发症，还会促进黏膜发生异型性增生改变。BE 的长度、范围取决于食管与酸接触时间及 LESP 下降程度。Hp 与 BE 的关系也引起人们的重视。

三、临床表现

Barrett 食管常见于中年以上，平均年龄为 40 岁，而确诊的平均年龄为 55~63 岁，男女均可发病，男女之比为 3：1。由于柱状上皮比鳞状上皮更能抵御酸液的损伤，Barrett 食管本身无症状。大多数患者因为食管炎、溃疡、癌变等，才出现相应的临床症状。主要症状为非心源性胸骨后疼痛、反酸、烧心、嗳气、呕吐、吞咽困难，反流物误入呼吸道发生阵发性呛咳、窒息和肺部感染。还可并发上消化道出血、穿孔、癌变。Barrett 食管是胃食管交界处发生腺癌单一、重要的危险因素，癌变率为 2.5%~41%，平均 10%。

四、诊断方法

1. 内镜检查　内镜直视下齿状线消失或上移，见有橙红、紫红或鲜红色柱状上皮黏膜，与食管鳞状上皮有鲜明的对比，可分为环周型、岛型及不规则舌型。病灶区见充血、水肿、糜烂或溃疡。溃疡较深者，底部覆黄白色苔，周围明显充血、水肿、糜烂。反复溃疡不愈者可因瘢痕化而致食管狭窄。可伴有食管裂孔疝，表现为食管下段黏膜充血、水肿，His 角变钝，食管黏膜色泽灰白色，通常血管网消失，齿状线上移，黏膜粗糙，可有结节样增生或小息肉形成，贲门松弛开放。黏膜染色有助于诊断，喷洒30%复方碘溶液（Lugol液）呈不染区（正常食管黏膜呈棕黄色），0.5%甲苯胺蓝或2%亚甲蓝染色则出现蓝染（正常食管黏膜不着色）。内镜下需记录BE的长度及形状，可作为判断BE及筛选随诊的临床考虑指标。

Barrett食管与食管腺癌发生关系密切，因此受到临床的高度重视，有人建议采用内镜检查对Barrett食管进行筛查，其意义在于观察异型性增生的发生，并指导临床干预的时机。报道指出，这种追踪监测指导临床干预的结果与无追踪监测的对照组比较，平均生存期延长。总的来说，对Barrett食管内镜追踪的临床意义是肯定的，但追踪检测间隔的时间尚无确切的报道。有报道建议：无不典型增生者每2~3年1次，低度不典型增生者每6个月1次，至少1年，以后为每年1次，高度不典型增生者每3个月1次或手术切除。

2. X线检查　X线钡剂造影可显示食管溃疡、狭窄和食管裂孔疝。类似于胃溃疡龛影，食管溃疡位于食管下段，长轴多与食管纵轴一致，有较宽的口部或狭颈。周围黏膜正常或水肿。龛影多为单个，有时可多发，炎症或溃疡愈合可致向心性狭窄，狭窄段较规则，轮廓线清楚。但癌变时可见管壁轮廓线不均匀或略僵硬。

3. 放射性核素扫描　过锝酸盐^{99m}Tc选择性地浓集于胃的黏膜上皮，利用这一现象，可对异位胃黏膜进行阳性显像。静脉注射^{99m}Tc后，进行闪烁照相，可发现食管下段明显的放射性浓聚。

4. 组织病理学检查　组织病理学检查是唯一确诊方法。取材部位必须位于齿状线2cm以上病灶。多点间隔式内镜下取样可以减少高度异型增生和恶性变的遗漏，对追踪早期癌变十分重要。Reid等人的报道指出Barrett食管的活组织取样应在2cm间隔取4块组织样本为好。正常黏膜为鳞状上皮，若出现柱状上皮取代的现象，结合内镜所见即可诊断。

按Barrett食管上皮病理组织学特点将其分为三种类型：特殊型肠化生（特殊型柱状上皮），移行性上皮（贲门型上皮），胃底腺型上皮。以前者最为常见。

五、诊断标准

BE的病理学标准：①柱状上皮黏膜下层有食管腺；②食管肌层和上皮无先天性异常；③有特殊型上皮和残余的鳞状上皮岛。BE癌变特点：①癌全部或大部分位于食管内；②组织类型属胃肠型腺癌；③癌周食管有良性或不典型增生的柱状上皮，癌多发生于特殊型上皮中；④食管黏膜有反流性炎症改变。

六、治疗

Barret食管的治疗宗旨是长期消除食管反流症状，促进食管黏膜的愈合。其治疗主要分为内科药物治疗、外科手术治疗两方面。内科药物治疗主要采用抑酸药，最常用的是质子泵抑制药（pronton pump inhibitor，PPI）和H_2受体拮抗药。治疗成功的指标应是基础胃酸分泌减至<1mmol/h，同时食物刺激后的酸分泌亦显著减少。奥美拉唑20mg/d使用8周后，只有60%左右的严重消化性食管炎患者痊愈。治疗失败是因奥美拉唑尚未足够抑制酸。用量增至40mg/d时，疗效比20mg/d稍好。大剂量的疗效尚无随机对照研究。目前临床研究集中于评价维持疗效所需的最低制酸作用。据报道，用奥美拉唑20mg/d使消化性食管炎愈合后再用雷尼替丁150mg每日2次作维持治疗，效果不佳，但持续用奥美拉唑20mg/d，则疗效满意可长达12个月。患者还可调整自身的生活方式，如抬高床头15~20cm，控制体

重，戒烟酒、少食影响食管下端括约肌的食物和药物等。

Barrett食管的内镜治疗方法包括激光、热探头、氩气刀（APC）、光动力（PDT）、内镜下黏膜切除术等。理想的治疗是彻底破坏化生上皮、不典型增生上皮，但不损伤深层组织，以免发生狭窄和穿孔等严重并发症。APC治疗的深度一般＜3mm，治疗时氩气流量一般为1～2L/min，功率50W左右，间隔4～6周治疗1次。联合PPI治疗平均2次APC治疗后化生上皮可被新生的鳞状上皮取代，也会有少许残留BE上皮。其缺点是因充入氩气会产生腹胀，或治疗后有短暂胸骨后不适、严重的可持续数天和发生食管狭窄，发病率为5%。在治疗重度不典型增生和局限于黏膜层的Barrett癌时可首选EMR。此方法不但可达到治疗目的，还可取得组织标本，提供病理诊断依据。但在内镜下对病变的深度及范围不好判断，这给使用EMR治疗带来了困难。

Barrett食管的外科治疗有Nissen手术（360°全周胃底折叠术）、Hill手术（经腹胃后固定术）、Dor手术（贲门前胃底固定术）、腹腔镜抗反流术等，主要针对抗反流治疗，使用较少。

（陈洪颖）

第八节　食管裂孔疝

一、概述

食管裂孔疝是指腹腔内脏器（主要是胃）通过膈－食管裂孔进入胸腔所致的疾病。是膈疝中最常见者，占90%以上。因本病多无症状或症状轻微，故难以得出其确切的发病率。女性多于男性，约为1.5∶1～3.0∶1。

二、病因和发病机制

本病的病因包括先天性和后天性两种，以后天性常见。先天性食管裂孔疝主要由于发育不良，如膈肌右脚部分或全部缺失，膈－食管裂比正常宽大松弛。后天性因素包括膈－食管以及食管周围韧带松弛和腹腔内压力增高等。随着年龄的增长，裂孔周围组织和膈食管膜弹力组织萎缩，使食管裂孔增宽，因而食管裂孔疝的发生率随着年龄的增长而增高。妊娠、肥胖、腹水、呕吐均可致腹内压增高，从而诱发本病。此外，引起食管挛缩的一些疾病及手术、外伤等，亦能引起本病。

三、临床分型

1. 滑动型裂孔疝　最常见，占75%～90%，是指食管－胃连接部通过食管裂孔向上疝入后纵隔。裂孔大时甚至结肠、大网膜等亦可疝入胸腔。因食管抗反流机制遭到破坏，常会出现不同程度的胃－食管反流。

2. 食管旁裂孔疝　此型较少见，约占5%～20%，表现为胃的一部分从食管左前方疝入胸腔。由于食管－胃连接部仍保持在正常位置，所以较少发生胃－食管反流。但旁疝可出现嵌顿、绞窄、穿孔等后果。

3. 混合型裂孔疝　最少见，仅占5%，常由食管旁疝发展而来。

4. 短食管性裂孔疝　食管过短可以是慢性食管炎的后果，或是因为食管下段切除后把胃拉入胸腔作食管胃吻合术所致。此型不管卧位或站位，贲门固定于膈上疝囊呈钟形。

四、临床表现

大多数滑动性疝患者无明显症状，就诊者多表现为反流性食管炎的症状。即发作性疼痛，位于胸骨下段后方或上腹部，可伴发嗳气或呃逆。在做腹压增高的动作（如弯腰、屏气）及平卧和摄入酸性食物后加重，部分有"第一口咀嚼综合征"。

食管旁疝很少出现胃－食管反流症状。部分可表现为进食后上腹饱胀明显。疝入的胃可引起吞咽困难，造成胃炎和胃溃疡，引起慢性失血及贫血。当出现嵌顿、扭转及绞窄时，会出现剧烈胸痛、吞咽困难及大出血。

五、诊断方法

1. X线检查　本病确诊主要依靠 X 线钡餐检查。必要时需给予头低脚高位并腹部加压，以帮助疝囊的出现。滑动性疝的直接 X 线表现：①膈上食管胃环征（Schatski 环）。在膈上，可见深浅不一的对称性膈状切迹，深度 2～5cm；②疝囊内胃黏膜皱襞影，黏膜粗大，与膈下胃黏膜相连续；③膈上疝囊征，这是诊断的主要依据。间接 X 线表现：①膈食管裂孔增宽 >2cm；②钡剂反流入膈上囊大于 4cm；③食管胃角变钝；④膈上 3cm 以上部位出现功能性收缩环。

食管旁裂孔疝 X 线钡餐可发现一部分胃进入膈上，位于食管左前方，而贲门仍在膈下。混合型裂孔疝胃底和贲门均通过增宽的裂孔进入胸腔。短食管性裂孔疝的胃及食管前庭段上升至膈上，在疝囊上方可见深浅不一的单侧或双侧切迹，是由于食管－胃舒张较差引起。

2. 内镜检查　不作为本病的常规诊断方法。部分患者可有黏膜充血、水肿、糜烂、浅溃疡等食管炎镜下表现。典型的滑动型裂孔疝可见齿状线上移，距门齿距离小于 40cm。疝囊较大时内镜通过食管，胃连接部下方可见橘红色疝囊，在此远段又可见到狭窄的胃通过横膈食管裂孔形似葫芦状。胃镜倒镜观察贲门时，可见贲门口增大及疝囊的存在。可根据齿状线上抬的程度来代表疝的程度。轻度：上抬的距离约 2～3cm；中度：上抬距离约 4cm；重度：上抬的距离约 6cm。食管旁型裂孔疝由于食管胃连接部位位置正常，只能依靠倒镜观察。可在大弯侧见到一轮齿凹陷，类似憩室，此即突入胸腔之疝囊。

3. CT、MRI 检查　CT 下食管胃交界处有软组织团块影。外缘光整，内腔可见气体和造影剂显示出的胃黏膜皱襞结构，向上层面可出现疝囊结构。MRI 的冠状和矢状面图像很容易分清膈上疝囊与食管裂孔及膈下胃体的关系。

六、治疗原则

1. 内科治疗　目的在于减少和防止胃食管反流、尽量避免胃底疝入胸腔，治疗主要靠生活调理。医生应向患者介绍有关裂孔疝的科普知识，让患者在生活中主动地避开一些诱因。

一般治疗：①慢进食；②不饱食；③少吃大油、太黏、太辣、太甜、太稀及较难消化的食物；④不吸烟、不饮酒；⑤午饭后不宜上床平卧；⑥夜间若仍有症状出现时，可将床头抬高；⑦保持大便通畅，每日 1 次；⑧不用力猛抬重物；⑨腹部避免挤压。

药物治疗：可用抗酸药（硫糖铝 1g，每日 3 次）、抑酸药（西咪替丁 80mg，每日 1 次；法莫替丁 20mg，每日 2 次）及促胃肠动力药（多潘立酮 10mg，每日 3 次）。

2. 外科治疗　手术治疗没有绝对的适应证，如反流症状明显，并经消化内科正规治疗 1 年，疗效不明显或停药后短期复发者，应考虑手术治疗，特别是微创内镜手术治疗。

（雷　鸽）

第六章　胃肠道的吸收与分泌

第一节　胃的分泌

胃分泌指水、电解质、脂类、蛋白质和多肽激素等物质向胃腔的耗能与不耗能移行过程和结果。胃液由这些分泌物构成，是所有这些分泌物的总称。胃液为无色、呈酸性反应（pH 0.9~1.5）的液体。人每日分泌的胃液量为 1.5~2L。胃液的主要成分有盐酸、碳酸氢盐、胃蛋白酶原、黏液和内因子。

胃黏膜层是胃进行化学消化的最重要的部分。在活体，空胃的黏膜形成许多皱襞，这种皱襞是由于黏膜肌的收缩形成的。此外，还有一些浅沟将黏膜表面划分为许多略为隆起的、小的胃区，即胃小凹。胃小凹的底部通常有 3~5 个胃腺开口。

胃黏膜由上皮、固有层和黏膜肌层三部分组成。整个胃黏膜表面和胃小凹都由单层柱状上皮衬成。固有层为类似于网状组织的结缔组织，其中含有分散的平滑肌、淋巴细胞、浆细胞等。固有层内有大量的腺体紧密排列，根据其分布部位和结构特点，将胃腺分为贲门腺、胃底腺和幽门腺。

贲门腺：位于贲门周围 5~30mm 的环形狭窄区。主要为单管腺或复管腺，由黏液细胞组成，分泌黏液，其分泌活动不受神经的影响，而受内分泌物质的调节。

胃底腺：又名胃固有腺或泌酸腺。胃底腺位于胃底和胃体部分，可分为颈、体、底三部。胃底腺含有主细胞、壁细胞、颈黏液细胞、未分化细胞和内分泌细胞。胃底腺越靠近幽门侧，壁细胞数量也越多，主细胞的分布则与此相反，越靠近贲门侧主细胞的数量越多。

幽门腺：分布于胃的尾侧部，约占胃黏膜总面积的 1/5。幽门腺区与胃底腺区的界线不十分清楚。在两个腺区之间有一个移行带，宽有数毫米，有人称其为中间腺。幽门腺与胃底腺的颈黏液细胞相似，分泌黏液。幽门腺的 G 细胞释放胃泌素。

（一）盐酸的分泌

1. 壁细胞的结构　盐酸由壁细胞分泌，壁细胞又称盐酸细胞，是胃底腺区别于其他腺体的代表性细胞。壁细胞分布于胃底腺各段，以颈部和体部较多。在与幽门腺和贲门腺的移行区，偶尔在黏液细胞之间也可见到壁细胞。壁细胞胞质较大，呈大球形或锥形挤入邻近的主细胞之间，基底朝向固有层。壁细胞通常含有一个圆形核，胞浆容易被伊红着色，这种染色特性与其线粒体有关。壁细胞含有大量的杆状或球形线粒体，但无分泌颗粒。在细胞核与底侧膜之间有高尔基复合体。

壁细胞的另一个结构特征是，在细胞核周围有互相交叉的小管，称细胞内小管或分泌小管。一般认为，这些小管是细胞膜的顶端内陷而成的。细胞处于分泌期时，细胞内小管开口于胃底腺的腺腔中。细胞内小管的数目随细胞的机能状态的变化而发生明显的变化。当酸分泌旺盛时，这些小管的数目迅速减少。在壁细胞的游离缘和细胞内小管壁衬以大量微绒毛。

微绒毛扩大了小管的表面积，当细胞的分泌活动增强时，这些微绒毛变长，数量增多。在小鼠上的观察表明，壁细胞在泌酸时，其微绒毛的表面积至少增加4倍，而其侧膜和底膜只增加50%。与此同时，细胞内小管膜减少90%。在细胞内小管附近，有表面光滑的膜性小管、小泡或小管泡等，称之为微管泡系统（tubulovesiular system）。微管泡依壁细胞的不同分泌时相而呈显著差异。细胞内小管内的pH为1.4，而壁细胞内的pH则偏碱性。因此认为盐酸是在小管壁上形成的（图6-1）。

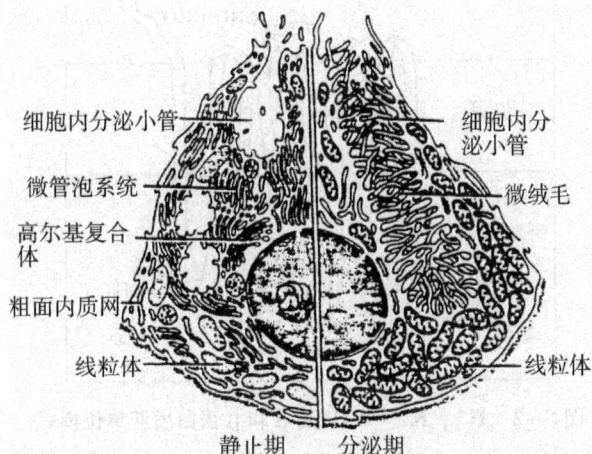

图6-1 壁细胞超微结构

壁细胞的胞浆含有很多大的线粒体，约占胞浆容积的30% ~ 40%，是胞浆内主要结构之一。线粒体嵴呈横位，具有明显的角形结构。早年认为，线粒体与分泌活动有关，但超微结构的研究结果尚未证实线粒体与泌酸活动之间的关系。壁细胞的高尔基体较小，高尔基体由密集的滑面池组成，散在于胞浆各处。此外，还有数量不定的溶酶体和散在的糖原颗粒、游离核糖体及少量的粗面内质网。在人体和其他一些哺乳动物中，这些核糖体很可能参与内因子的合成过程，但其机制尚不明了。内因子与食物中的维生素 B_{12} 结合，并使 B_{12} 容易被肠吸收。维生素 B_{12} 若不能被肠吸收，可影响骨髓内红细胞的成熟，结果引起恶性贫血。恶性贫血患者的过氧化物酶 - 壁细胞抗体的免疫反应部位提示，其对应抗原位于壁细胞的微绒毛膜。这种抗体与微绒毛的外表特异结合，而不与细胞内小管膜反应。

2. 胃酸分泌机制　胃酸是壁细胞的分泌产物已得到公认。壁细胞分泌盐酸的观点，主要建立在下述证据的基础上：即胃酸只在有壁细胞的胃黏膜中被检出；胃酸的分泌量同壁细胞的数量成正比；胃酸在胎儿胃内的出现与壁细胞的分化相一致；转运氢离子的 ATP 酶位于壁细胞。

（1）对 H^+ 的分泌：质子泵又称酸泵，是一种镶嵌于膜内的大分子蛋白质，具有转运 H^+、K^+ 和催化 ATP 水解的功能，被称为 H^+, K^+ - ATP 酶。质子泵在壁细胞内，当壁细胞处于安静状态时，大量的质子泵便贮存管泡膜内。当壁细胞受到刺激时，则发生显著变化，小管泡迅速与分泌小管膜融合，从而使小管膜大为扩展，绒毛数目增加并延长，通过这种变化，实现了质子泵向分泌小管膜的转移，从而增加壁细胞的泌酸能力。刺激停止后，壁细胞内发生与上述相反的变化。

质子泵分子结构包括 α、β 两个蛋白质亚单位（图6-2）。α 亚单位又称催化亚单位，它折叠往返通过小管膜 7~8 次，伸入胞浆的部分占分子的 80% 左右，称胞浆区，该区可结合和水解 ATP，为 H^+，K^+ 离子转运提供能量。膜内部分为 15%，称膜区，允许离子通过小管膜；另 5% 位于小管区，将转运的 H^+ 释放入小管腔，同时与管腔内的 K^+ 结合，实现 H^+ 与 K^+ 的交换。B 亚单位的作用机制目前还不清楚。

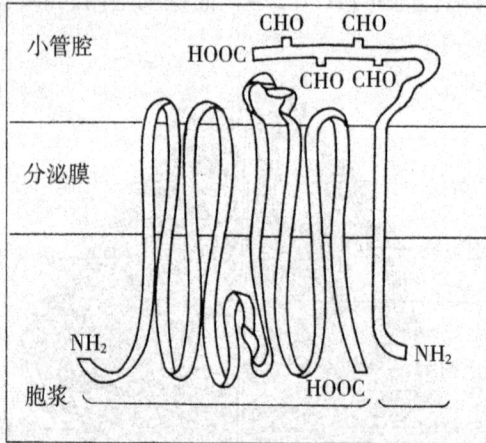

图 6-2 H^+，K^+ - ATP 酶 α 和 β 蛋白质亚单位模式

质子泵对离子的转运过程如图（图 6-3）所示：①ATP 水解产生的高能磷酸残基附着于 H^+，K^+ - ATP 酶（E_1）的胞浆区，酶的磷酸化引起分子构象的变化，使离子结合位点朝向胞浆中的 H^+（或水合质子 H_3O^+）结合；②H^+ 被转运跨过分泌小管膜，由于这种跨膜运动对能量的消耗，而使质子泵变为低能状态，其分子构象随之发生变化，由 E_1 变为 E_2，此时离子结合位点转向小管腔，同时对较小的 H^+ 离子的亲和力降低，而对较大的 K^+ 的亲和力增高；③H^+ 被释放入小管腔，同时小管腔内的 K^+ 与质子泵结合；④质子泵返回原态的过程中释放出磷酸；⑤K^+ 被转运通过小管膜，同时酶的构象由 E_2 重新变为 E_1；⑥K^+ 释放壁细胞浆。

由上述过程可见，离子转运所消耗的能量来自 ATP 水解所释放的化学能，H^+，K^+ - ATP 酶每催化一分子的 ATP 水解为 ADP 所释放的能量，可驱动一个 H^+ 从壁细胞浆进入分泌小管腔和一个 K^+ 从小管腔进入胞浆。值得指出的是，H^+ 的分泌必须在分泌小管内存在足够浓度的 K^+ 的条件下才能进行。

质子泵的活动是任何因素引起的酸分泌的最后通道，因此抑制质子泵是减少胃酸分泌最有效的措施。奥美拉唑（omeprazol）是目前用于临床的一种直接抑制 H^+，K^+ - ATP 酶的抑酸剂。奥美拉唑是一种弱碱，在生理 pH 下可自由通过生物膜，但在酸性环境下，奥美拉唑获得一个质子而带正电荷，便不能通透了。因此当它进入壁细胞的分泌小管时（pH 接近 1）便因带上正电荷而被滞留在该处，其浓度可达到 10 000 倍，但它在分泌小管可转变为有活性的次黄胺，后者与 H^+，K^+ - ATP 酶 α 亚单位的巯基反应形成无活性的复合物，从而阻断酸的分泌。

（2）分泌的其他离子：在壁细胞分泌小管膜和底侧膜还发生一系列离子转运过程（图 6-4）。

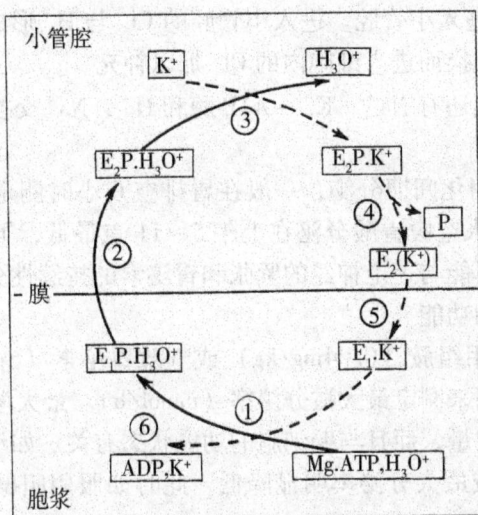

图 6-3　H^+-K^+-ATP 酶转运离子过程的图解

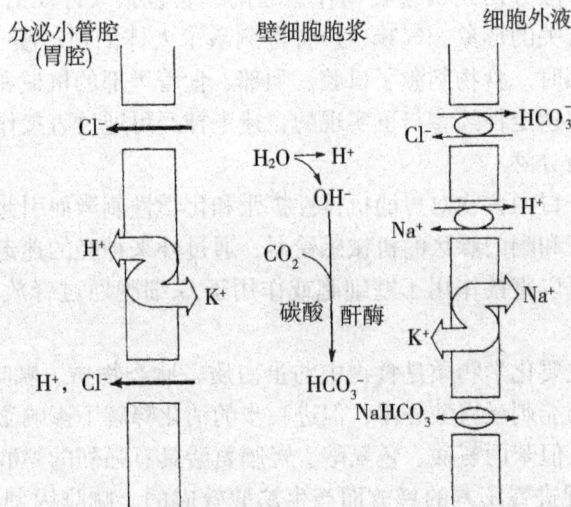

图 6-4　泌酸时离子跨过细胞顶膜和底侧膜的转运

H^+　泌酸所需 H^+ 来源于壁细胞胞浆内的水。

$$H_2O \rightarrow H^+ + OH^+$$

当 H^+ 被泵出细胞后，留下的 OH^+ 在碳酸酐酶的催化下与 CO_2 形成 HCO_3^-。

$$OH^- + CO_2 \rightarrow HCO_3^-$$

HCO_3^- 生成后，在底侧膜与 Cl^- 交换进入血流，这便是饭后血浆 HCO_3^- 浓度增加，尿中排出较多 HCO_3^- 的原因。这种现象称为"碱潮"。

K^+　H^+，K^+ 交换所需的 K^+ 是由壁细胞本身提供的，当壁细胞兴奋时，分泌小管膜对 K^+ 的通透性增加，K^+ 顺浓度被动的扩散入小管腔。进入小管腔的 K^+ 又被酸泵主动的泵回胞浆以与 H^+ 进行交换。

Cl^-　当壁细胞受刺激时，分泌小管膜对 Cl^- 的通透性增加，Cl^- 通过特异性地 Cl^- 通道

以及伴随 K^+ 通过 K^+ 通道进入小管腔。进入小管腔的 Cl^- 与 H^+ 形成盐酸。此时壁细胞所丢失的 Cl^- 则通过与 HCO_3^- 交换而进入细胞内的 Cl^- 加以补充。

此外，在壁细胞底侧膜还有 Na^+，K^+ – ATP 酶和 H^+，Na^+ 交换机制等。

3. 酸分泌的调节

（1）基础分泌：亦称消化间期分泌，一般在胃排空 6 小时测定。正常人晨起禁食后的胃酸分泌量为 0 ~ 5mmol。人空腹胃酸分泌在上午 5 ~ 11 点最低，下午 6 点以后最高，具有昼夜节律性。这种节律性可能与迷走神经的紧张和胃泌素的持续性分泌有关。基础胃酸分泌量还取决于壁细胞的数量和功能。

（2）最大酸分泌率：用组胺（0.04mg/kg）或五肽胃泌素（6μg/kg）做皮下注射，可刺激全部壁细胞泌酸，可用来测定最大酸分泌率（mmol/h）。最大酸分泌率反映胃的分泌能力，它不仅反映壁细胞的数量，而且与壁细胞的功能状态有关。如切断胃迷走神经后，虽然壁细胞的数量无变化，但酸最大分泌率明显降低，此时如服用胆碱能药物，则可使泌酸率升高。

（3）胃酸分泌的时相及机制：

头期：这一期的胃酸分泌是由进食动作引起的，它包括条件反射和非条件反射性胃分泌。前者是由与食物有关的形象、气味、声音等刺激了人体的视、嗅、听等感受器引起的；后者则是在咀嚼和吞咽时，食物刺激了口腔、咽部、食管等部的机械和化学感受器引起的。

头期胃酸分泌是在迷走神经参与下实现的，迷走神经可通过直接作用或促进胃泌素释放的间接作用来刺激胃酸分泌。

胃期：这是指由于胃内食物对胃的机械性扩张和化学性刺激而引起的胃酸分泌。扩张胃壁可以刺激胃泌酸腺区和幽门腺区的机械感受器，通过外来神经的迷走 – 迷走反射或胃壁内神经丛的局部反射都可以直接作用于壁细胞或作用于 G 细胞通过释放胃泌素间接地引起胃酸分泌。

引起胃酸分泌的主要化学物质是食物中的蛋白质、肽类物质、咖啡、乙醇及钙离子等。蛋白质的初级消化产物能刺激胃酸分泌，但进一步的消化降解不影响泌酸效应，说明肽类是刺激泌酸的主要成分。但苯丙氨酸、色氨酸、羟脯氨酸具有强烈的泌酸效应。这些物质是通过直接作用于 G 细胞促进胃泌素的释放而产生泌酸效应的。咖啡因刺激胃酸分泌的机制可能是通过磷酸二酯酶对 cAMP 分解的抑制作用实现的。钙在胃腔或血清内浓度的升高都可刺激胃泌素释放和胃酸分泌。

此外，可口可乐、牛奶、茶和啤酒等饮料对胃酸分泌都有很强的刺激作用。

肠期：食物的机械性或化学性刺激作用于小肠黏膜可使胃酸分泌轻度增加，约占消化期总分泌量的 10%。肠期始动因素主要是扩张和蛋白质消化产物。氨基酸在小肠吸收后，经血液循环可刺激胃酸分泌。十二指肠上部有较高浓度的胃泌素，但进食能否引起它的释放，尚未肯定。

（4）胃酸分泌的抑制性调节：在消化期内，抑制胃酸分泌最主要因素为盐酸和脂肪。

当胃内盐酸达到一定浓度时，会通过负反馈机制抑制胃酸的分泌。首先胃窦 pH 降低，会刺激 D 细胞释放生长抑素，通过旁分泌或内分泌的方式抑制胃泌素释放。在十二指肠内，盐酸可引起促胰液素的释放，大量的促胰液素对胃泌素引起的胃酸分泌有明显的抑制作用。

脂肪及其消化产物在十二指肠可抑制胃酸分泌。现已知脂肪可刺激肠黏膜产生 6 种以上有抑酸作用的激素或肽类，包括生长抑素、神经降压素、促胰液素、GIP、PYY 和 CCK。其中生长抑素可能是其中的主要成分。

（5）调节壁细胞分泌的内源性物质：内源性促分泌物质为乙酰胆碱、胃泌素和组胺；主要的抑制因素为生长抑素（图 6 - 5）。

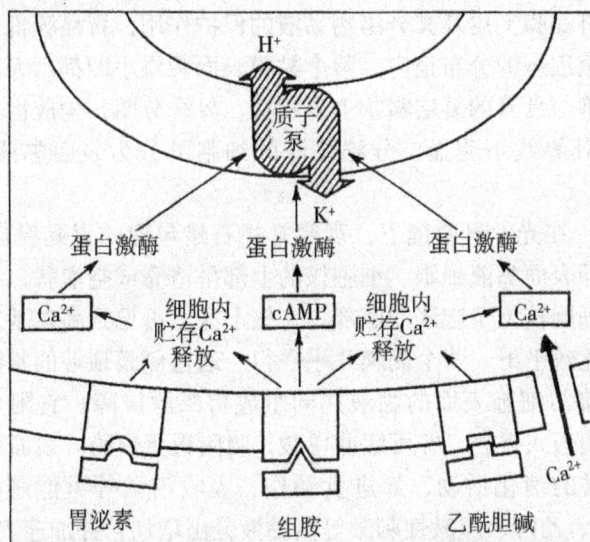

图 6 - 5　壁细胞受体、泌酸刺激物与细胞内第 2 信使

乙酰胆碱：支配胃腺的迷走神经节后纤维释放乙酰胆碱。乙酰胆碱与壁细胞上的 M_3 受体结合后，动员细胞内储存钙和促进细胞外 Ca^{2+} 的进入而提高细胞浆内游离 Ca^{2+} 的水平，以 Ca^{2+} 作为第 2 信使刺激盐酸分泌。

胃泌素：刺激胃酸分泌是胃泌素的最主要的作用，此外，它能刺激胃蛋白酶和内因子的分泌及增加胃黏膜的血流量，能促进胃肠黏膜的生长。引起胃泌素释放的因素是经过消化的蛋白质和氨基酸。迷走神经对胃泌素释放的作用较复杂。迷走神经中的胆碱能纤维和肽能纤维可兴奋胃泌素的释放，迷走神经中还有抑制性纤维。

组胺：组胺是一种由胃黏膜局部释放的，通过旁分泌途径作用于壁细胞的非常强的促泌物质。泌酸黏膜的组胺储存在两种细胞内，一种是肥大细胞（mast cell）；另一种是肠嗜铬样细胞（enterochromaffin cell，ECL）。近年证明调节胃酸分泌的组胺是由 ECL 细胞释放的。ECL 细胞释放的组胺受胃泌素和迷走神经的调节，在 ECL 细胞膜上存在胃泌素受体和 M 受体。肥大细胞中组胺的储存量很大，但组胺的释放不受胃泌素和迷走神经的调节，在细胞膜上也没有相应的受体。肥大细胞的功能是参与胃黏膜对抗原的反应。壁细胞膜上的组胺受体为 H_2 型，组胺与受体结合可激活腺苷环化酶而导致 cAMP 的生成，也可引起壁细胞游离钙的升高。

生长抑素：D 细胞释放的生长抑素对酸的分泌有很强的抑制作用，它具有多种作用途径：①直接抑制壁细胞；②抑制 G 细胞释放胃泌素；③抑制 ECL 细胞释放组胺。其中抑制组胺的释放起主要作用。迷走神经可通过胆碱能 M 受体抑制生长抑素的释放，从而加强其对酸分泌的刺激作用。胃泌素/CCK 可刺激生长抑素的释放。此外，肾上腺素可通过其 β 受体刺激生长抑素的释放。

（二）胃黏液的分泌

人体不断地从外界摄取各种营养物质，这些营养物质的物理性质与化学特性差异悬殊，对胃黏膜是一个强烈的刺激。此外，胃黏膜还经常接触乙醇、各类药品和胆盐等损伤胃黏膜的因素。但是，由于有黏膜上皮及其分泌物黏液的保护作用，胃黏膜得以维持其正常功能。

在胃黏膜中，黏液细胞的分布很广。整个黏膜表面和胃小凹都由表面黏液细胞衬成，在贲门处，表面黏液细胞与食管的复层鳞状上皮相接，界线分明，构成齿状线。在幽门处逐渐由小肠上皮所代替，其界线不明显。分泌黏液的细胞可分为表面黏液细胞和颈黏液细胞两种。

1. 表面黏液细胞　在光学显微镜下，观察常规石蜡包埋的胃黏膜标本时可见到排列整齐的单层柱状上皮，即表面黏液细胞。细胞核的上部呈清亮或空泡状，粘原颗粒分泌中性黏液。在电镜图像中，细胞核位于胞浆的底部。在核上区，可见到高尔基复合体，粘原颗粒在此合成。细胞的侧膜比较平滑，两个侧膜几乎平行。通过侧膜顶端的紧密连接复合体，与邻接细胞相连。紧密连接与细胞表面的黏液共同组成胃黏膜屏障。它阻止 H^+ 从胃腔进入黏膜，也防止 Na^+ 从黏膜透入胃腔，并可缓冲胃酸，吸附胃蛋白酶。表面黏液细胞的分泌活动不受神经的影响。正常的消化活动，如进食动作、吸收活动等可能刺激黏液分泌。此外，5-羟色胺、阿司匹林、乙醇、应激性刺激等使黏液分泌增加，并加速表面黏液细胞的脱落。表面黏液细胞有惊人的修复和更新能力。该细胞平均 3~5 天更新一次。胃的表面黏液细胞可在数小时内，从乙醇的实验性损伤中恢复过来。

2. 颈黏液细胞　颈黏液细胞主要分布于胃底腺颈部，其形状不规整，常为略扁平，核位于细胞底部。在常规标本中，胃底腺深处的颈黏液细胞同主细胞不易区别。二者的不同点在于：颈黏液细胞的粘原颗粒可被 PAS 反应深染，但主细胞的酶原颗粒则不着色。此外，颈黏液细胞比表面黏液细胞含有更丰富的游离核糖体和粗面内质网。颈黏液细胞的粘原颗粒比表面黏液细胞的颗粒大，常见于核旁，并具有不同的电子密度。颈黏液细胞分泌可溶性黏液，呈酸性，其结构和功能与表面黏液细胞分泌的黏液不同。

（三）胃蛋白酶原的分泌

胃蛋白酶原由主细胞分泌。主细胞又名胃酶细胞，是单层立方上皮或低柱状上皮，衬贴于胃底腺的体和底部。细胞核呈圆形，位于细胞的基底部。核上区含有粗大的圆形酶原颗粒，内含胃蛋白酶原。线粒体多位于基底部。在电镜下，主细胞的游离面有排列不整齐的微绒毛。有发达的粗面内质网积集于细胞的下半部，核糖体很丰富，多数附着于粗面内质网的表面，少部分散在于胞浆各处。高尔基体也很发达，主要分布于核上区。

主细胞是一个典型的分泌蛋白质的外分泌细胞（图 6-6）在形态上与胰腺的腺泡细胞相似。主细胞分泌 3 种胃蛋白酶原，通常所说的胃蛋白酶原指胃蛋白酶原 II。胃蛋白酶原被胃酸激活后变成小分子的胃蛋白酶，能使蛋白质水解为多肽。胃蛋白酶只能在酸性环境中发挥其作用。当 pH 超过 6 以上时失去活性。

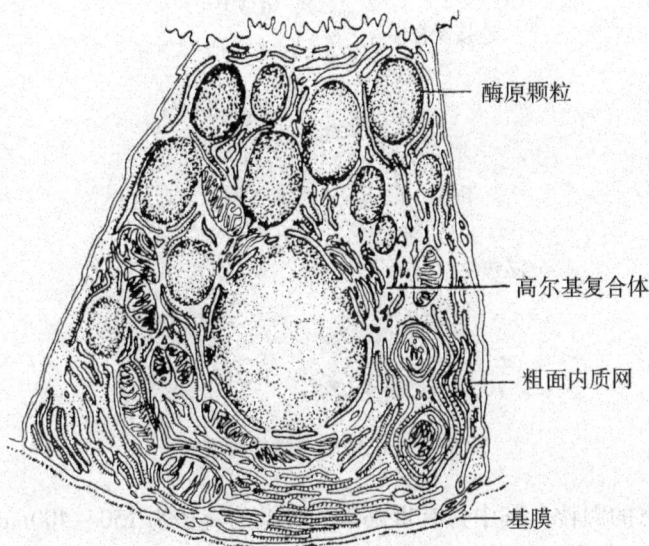

图 6-6　主细胞超微结构

（四）胃内分泌细胞

虽然胃内分泌细胞的种类和数量不如肠内分泌细胞多，但它作为肽类激素和生物胺的重要来源，有其特殊的生理意义。

1. APUD 细胞　1870 年，Heidenhain 曾在主细胞基底部之间的上皮细胞中发现了分散而具有颗粒的小细胞。此后在整个胃肠道黏膜中也发现了类似的细胞。当初，这些细胞是根据它们的着色特点被命名的，结果造成了一些混乱。根据胞浆内的颗粒对银盐的反应特点，将这类细胞大致分为两种：①亲银细胞（argentaffincell），此类细胞的颗粒不需事先特殊处理即可将银盐还原。②嗜银细胞（argyrophile cell），在颗粒与银盐发生反应以前，需要接触一些还原物质。产生这些差别的原因及两种细胞的关系不甚了解。因为这些细胞容易被含有各种固定剂的铬酸着色，通常称为嗜铬细胞。

近 20 年来，由于蛋白质化学、放射免疫技术和免疫细胞化学等新技术的兴起为胃肠内分泌学的迅猛发展开辟了广阔的前景，据不完全统计，在哺乳类的胃内至少有 7 ~ 9 种内分泌细胞。Pearse 等观察到，产生肽类激素的细胞具有共同的细胞化学特性和超微结构的特征。它们最明显的生化特性是，具有摄取胺的前体，脱去其羧基而变为活性胺的能力，这称为 APUD 特性（amine precursor uptake and decarboxv - lation property）。在胃底腺和幽门腺中，可见到呈 APUD 反应的细胞。其中 FC 细胞含有直径约为 300nm，呈扁平或卵圆形颗粒，含有 5 - 羟色胺。ECL 细胞的颗粒较大，直径约为 450nm，含有组胺。此外，还有 A 细胞，含有胃源性高血糖素。

2. G 细胞　又名胃泌素细胞，是最早被确认的胃肠内分泌细胞之一。G 细胞主要分布于胃窦黏膜的幽门腺中，少量分布在小肠上段。G 细胞形似烧杯，底宽顶狭。细胞的游离端借微绒毛与胃内容物接触。该细胞的底部有典型的基底层。侧膜以连接复合体与邻近细胞相接（图 6 - 7）。慢性刺激胃窦，使 G 细胞增生。

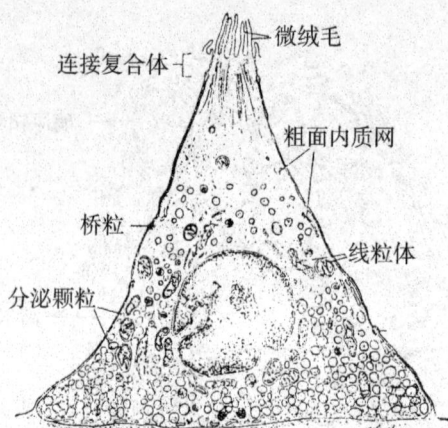

图 6-7　G 细胞超微结构模式

G 细胞含有特殊的颗粒，其中含有胃泌素。颗粒的直径为 150~400nm，电子密度不一。分泌颗粒在胞浆底部密集。此外还有少量的线粒体、粗面内质网、游离的核糖体及高尔基体。

胃泌素的释放靠出胞作用或全浆分泌方式进行，Larsson 曾报道，在胃窦部的 G 细胞中有促肾上腺皮质激素样物质，但其确切的分子结构与生理意义不明了。

（五）碳酸氢盐的分泌

胃内 HCO_3^- 主要是由黏膜上皮细胞分泌的。早在 1892 年即被丹麦生理学家 Schierbeck 提出，他在狗的实验中观察到假饲不仅能引起胃酸的增加，同时还使狗胃内的二氧化碳分压（PCO_2）升高，于是他推论在狗胃中有一种含 HCO_3^- 的碱性分泌液，并认为这种碱性分泌液参与对胃酸的中和。

1. 碳酸氢盐分泌的机制　基础状态下胃液中 HCO_3^- 浓度为 10mmol/L，左右，其分泌速率约为 H^+ 分泌速率的 5%~10%，在受刺激情况下，胃液分泌速率增加时，HCO_3^- 的分泌速率也见增加，但此时 HCO_3^- 的分泌速率仍在 H^+ 分泌速率的 5%~10%，这说明 HCO_3^- 的分泌变化和 H^+ 的分泌变化是平行的。

无论是在体或是离体的胃黏膜 HCO_3^- 分泌都能被抗代谢药如氰化物、2，4-二硝基酚所阻断，这表明胃内 HCO_3^- 分泌是一个需能的主动转运过程。这一主动分泌过程发生在胃黏膜表面上皮细胞的腔面细胞膜上，因为：①胃窦部没有壁细胞，但与胃底部一样能分泌 HCO_3^-，而且二者具有共同的主动转运特征，表明 HCO_3^- 是非壁细胞源性的。②胃黏膜表面上皮细胞占有胃黏膜绝大部分催化 HCO_3^- 生成的碳酸酐酶，并且碳酸酐酶大部分集中在上皮细胞内顶端浆液和微绒毛中心。对离体蛙胃黏膜的腔面和浆膜面分别加入碳酸酐酶抑制乙酰唑胺，发现 HCO_3^- 分泌对黏膜腔面营养液施加乙酰唑胺尤为敏感。③对离体蛙胃黏膜 HCO_3^- 分泌机制的研究发现 HCO_3^- 的分泌还依赖黏膜腔面营养液中 Cl^- 的存在，如果去除营养液中 Cl^- 或用 SO_4^{2-} 替换 Cl^-，即可引起黏膜腔面溶液 pH 降低，重新加入 Cl^- 又可使 pH 回升。这一实验不仅为 HCO_3^- 分泌发生在上皮细胞腔面细胞膜上的理论提供了又一证据，而且提示 HCO_3^- 的分泌可能是一个 HCO_3^-/Cl^- 离子交换的过程（图 6-8）。

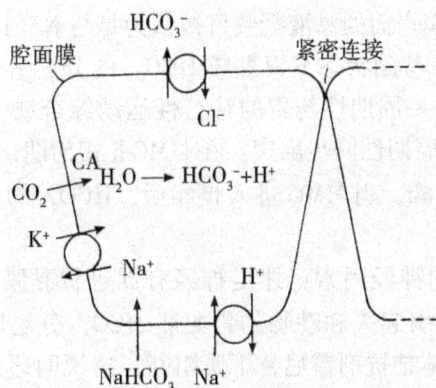

图 6－8　胃上皮细胞 HCO_3^- 分泌机制

2. 碳酸氢盐的作用

（1）胃黏液屏障及碳酸氢盐对胃黏膜的保护作用：胃内 H^+ 浓度高达 150mol/l，pH 低至 $0.8 \sim 1.5$。然而胃内 HCO_3^- 的最大分泌速率仅为 H^+ 分泌速率的 $5\% \sim 10\%$，如果分泌的 HCO_3^- 直接进入胃液中，由于 H^+ 和 HCO_3^- 之间的浓度巨差，分泌的 HCO_3^- 对胃内 pH 显然不会有多大的作用。目前认为 HCO_3^- 中和 H^+ 的作用发生在覆盖于胃黏膜表面的一层连续性的黏液凝胶中，黏液凝胶由颈黏液细胞和表面上皮细胞分泌而来，厚度约为 $200\mu m$，其主要成分是黏液糖蛋白，具有形成固体和液体凝胶的双重特性。黏液的黏稠度为水的 $30 \sim 260$ 倍，它起着一个非流动液层作用，使 H^+、HCO_3^- 等离子在黏液层内的扩散速度明显减慢，黏液层下面上皮细胞不断分泌 HCO_3^-，并逐渐从底层向表面扩散，截拦并中和弥散入黏液层内的 H^+。这样，在 H^+ 向黏液凝胶深层的弥散过程中，它不断地遭到 HCO_3^- 的中和而变得愈来愈稀释，它遇到的 HCO_3^- 其浓度也愈来愈大，两个离子在黏液层内便形成互为相反的浓度梯度分布，这个梯度的大小决定于 H^+ 和 HCO_3^- 在黏液层内扩散的量、速度、其他离子的影响、黏液的结构与带电特性等因素。

用 pH 测量电极测得在胃黏液凝胶层存在着一个 pH 梯度，黏液层靠近胃腔面一侧呈酸性；pH 2 左右，靠近上皮细胞面的黏液则呈中性或稍偏碱性，pH $7 \sim 7.5$。所以，由黏液和 HCO_3^- 共同构筑的这一道屏障能有效阻挡胃内 H^+ 向胃黏膜上皮的逆向弥散，保护胃黏膜免受 H^+ 的侵蚀。这一结构屏障称为"胃黏液屏障"。胃黏液屏障除了能有效阻挡 H^+ 的反向弥散外，由于其对高分子蛋白质的不透性，亦能有效阻止胃蛋白酶向胃黏膜表面上皮的弥散，有少量胃蛋白酶即使进入了凝胶黏液层内，也由于黏液层内接近中性的 pH 环境而丧失了酶的活性，胃黏液屏障还由于黏液凝胶的润滑作用，具有保护胃黏膜免受食物中坚硬物质的机械性损伤的作用。

（2）碳酸氢盐维持胃内酸浓度恒定的作用：在基础状态下，胃泌酸细胞分泌 H^+ 也是持续不断的，但胃液内 H^+ 浓度却始终恒定在 20mmol/L 左右，H^+ 的产生与消除在这个水平上维持着动态平衡。发生在胃黏液屏障中 HCO_3^- 与 H^+ 之间的中和反应不仅对保护胃黏膜有重要意义，而且也是消除胃内多余 H^+ 的一条重要途径。当人胃 HCO_3^- 的分泌速率达到泌 H^+ 最大速率的 $1\% \sim 2\%$，便足以维持胃内酸度平衡。由于 Na^+ 伴随着 HCO_3^- 起分泌，所以从现象上看一个 H^+ 进入胃黏液屏障，被一个 HCO_3^- 截拦、中和，其结果是有一个 Na^+ 分泌入胃腔。H^+ 逆向弥散进入胃黏膜表面的黏液凝胶可被认为是与 Na^+ 进行了离子间的交换。

3. 碳酸氢盐分泌的调节　基础状态下胃黏膜 HCO_3^- 的分泌呈一个周期性的分泌高峰与低潮循环出现的现象，而且这一周期性与胃的移行性运动综合波（migrating motor complex，MMC）、胃运动、胃酸分泌的周期性同步出现。在 MMC Ⅱ 相初期，HCO_3^- 分泌开始增加，到Ⅱ相末期和Ⅲ相，分泌达到高峰，当 MMC 进入Ⅳ相后，HCO_3^- 的分泌迅速降低，至Ⅰ相降至最低点。

（1）调节碳酸氢盐分泌的神经因素：迷走神经有促进胃黏膜 HCO_3^- 分泌的调节作用。已知假饲或胰岛素性低血糖可引起人和动物的胃黏膜 HCO_3^- 分泌增加，且这一效应可被阿托品所阻断，而不能被 H_2 受体拮抗剂雷尼替丁所阻断。这说明迷走神经胆碱能纤维对胃黏膜的 HCO_3^- 分泌和 H^+ 分泌的调节是各自独立的。由此认为胃内 HCO_3^- 分泌是由迷走反射控制的。支配胃黏膜的迷走神经纤维中有血管活性肠肽、神经降压素、胆囊收缩素等肽能神经纤维存在，而这些肽类物质都有促胃黏膜分泌 HCO_3^- 的作用。于是，推测迷走神经刺激 HCO_3^- 的分泌可能部分经由这类肽能神经纤维介导。α 肾上腺素能受体激动剂如去甲肾上腺素等具有抑制离体蛙胃黏膜 HCO_3^- 分泌的作用，提示交感神经系统可能作为与迷走神经相拮抗的一面而发挥抑制胃黏膜分泌 HCO_3^- 的作用。

（2）体液因素对碳酸氢盐分泌的调节：胃液中 H^+ 有强烈的刺激胃黏膜分泌 HCO_3^- 的效应，哺乳动物胃内 H^+ 只要达到 10mmol/L 即能刺激 HCO_3^- 的分泌，但这一效应并非 H^+ 对黏膜上皮细胞直接作用的结果，而是通过某种激素介导途径，目前最为明确的介导激素是前列腺素。胃内 H^+ 作用于胃黏膜，诱发黏膜局部合成与释放前列腺素，然后由前列腺素刺激上皮细胞分泌 HCO_3^-。目前还发现一些胃肠激素如胰高血糖素、胆囊收缩素、神经降压素、血管活性肠肽等具有促胃黏膜分泌 HCO_3^- 的效应。

胃泌素、促胰液素和组胺等胃酸分泌刺激因子对胃黏膜 HCO_3^- 的分泌却无影响。具有刺激胃黏膜分泌 HCO_3^- 作用的体液因子还有 Ca^{2+}，Ca^{2+} 可能作用于黏膜内在的神经从，使后者释放乙酰胆碱，继由乙酰胆碱刺激上皮细胞释放 HCO_3^-。

（雷　鸽）

第二节　水、电解质在小肠和大肠的吸收与分泌

消化道的吸收是指食物的消化产物及水和无机盐等物质通过胃肠道的黏膜上皮进入血液和淋巴的过程。机体为了维持正常的生命活动必须不断地从外界吸收营养物质，同时不断地向外界排出代谢产物。机体所需要的营养物质均来自消化道。可见消化道的吸收功能对机体是至关重要的。

（一）吸收的形态学基础和基本过程

1. 吸收的形态学基础

（1）吸收面积：小肠具有强大的吸收能力，与其具有很大的吸收面积有关。假设小肠是一个直径 4cm、长 280cm 的长管，则其黏膜面积约为 3 500cm^2。由于小肠黏膜的固有层和部分黏膜下层向肠腔突入形成许多环行皱襞，结果使小肠的吸收面积增加了近 3 倍左右。此外，在小肠皱襞上还有由固有层和黏膜上皮伸向肠腔而形成的小肠绒毛，又使小肠的吸收面积

增加了10倍左右。小肠绒毛上皮中每个柱状细胞的游离面有600~1 000个微绒毛，它们又进一步使小肠的吸收面积增加20~24倍。所有这些结构最终使小肠的吸收面积达2 000 000cm²，约相当于原面积的600倍。

与小肠相比，大肠的吸收能力要小得多，其皱襞和绒毛等结构也远不如小肠发达。它们只有皱襞而无绒毛，柱状细胞游离面的微绒毛短而稀少。

（2）血管和淋巴管：胃肠道黏膜中的血管和淋巴管能够把经上皮所吸收的物质转运到身体的其他部位，以供利用。分布于胃肠道的动脉先在浆膜下走行，然后发出分枝，穿过肌肉层，在黏膜下层形成动脉丛。在结肠，动脉丛向表面发出分枝进入黏膜层，随后进一步分枝形成毛细血管，由毛细血管汇聚的微静脉进入黏膜下层形成静脉丛，由黏膜下静脉丛发出较大的静脉，伴随动脉通过肌肉层进入浆膜下层。在小肠，黏膜下动脉丛发出一条中央小动脉沿绒毛固有层的中部上行，并分枝形成毛细血管网，然后汇成微静脉，入黏膜下静脉丛。此后的静脉走行与结肠相同。几乎所有来自胃肠道的静脉最后都汇入门静脉，由门静脉转运到肝脏和全身血液循环。

胃肠道黏膜中的毛细血管的最大特点是内皮细胞上有小孔，其直径为0.05~0.1μm，有隔膜。在靠近上皮的毛细血管，小孔朝向上皮的基底面。这种结构有利于所吸收的物质进入毛细血管。

结肠的毛细淋巴管在黏膜中以盲端起始，互相吻合形成丛，其分支进入黏膜下层形成具有瓣膜的黏膜下淋巴管丛，由此发出较大的淋巴管穿过外肌层走行。小肠的淋巴管比较特殊。小肠绒毛的中轴有1~2条纵行的中央乳糜管，它以盲端起于绒毛的顶端，然后下行，穿过黏膜肌层而形成淋巴管。中央乳糜管在脂肪的吸收和转运中有重要意义。

（3）上皮细胞及其连接：为适应吸收功能的需要，小肠绒毛上皮高度分化。顶膜不仅形成许多微绒毛以扩大吸收面积，而且还具有许多与吸收功能有关的转运蛋白质。在基底膜也有特殊功能的蛋白质，如Na^+、K^+-ATP酶。此外，上皮细胞的许多细胞器参与食物吸收后的加工、贮存、代谢和转运。小肠上皮由吸收细胞、杯状细胞和内分泌细胞组成。其中吸收细胞占上皮细胞的90%以上，且具有重要的生理功能。

除上皮细胞本身外，上皮细胞之间的连接在吸收过程中也起重要作用，对水和无机盐的吸收尤为重要。连接上皮细胞的主要结构有3种：从顶部开始依次为紧密连接、中间连接和桥粒，三者构成连接复合体。根据上皮细胞之间连接复合体的通透性，可将上皮分为3种：①紧密上皮，可将离子成分和渗透压显著不同的两种液体分隔开。②漏流上皮，小肠、胆囊、肾近曲小管属于此类。对小离子和水的通透性高，利于水和无机盐的吸收。③中紧上皮，大肠属于此类。它们能在上皮的两侧维持一定的离子成分和渗透压差。

2. 吸收的基本过程　消化管内的营养物质必须经过3个环节才能进入血液和淋巴液中：①被黏膜上皮细胞摄取；②参与上皮细胞内的代谢过程；③由上皮细胞进入血液和淋巴。从吸收方式上看，有以下3种。

（1）被动转运：这是一种不需耗能的转运方式，包括以下3种：

扩散：即溶液的溶质从高浓度向低浓度的移动过程。单纯扩散指物质通过膜的扩散不依赖于膜蛋白，易化扩散是物质借助于膜蛋白而通过膜的扩散过程，或以载体为中介，如葡萄糖、氨基酸的扩散方式；或以通道为中介，如Na^+、K^+、Cl^-等离子的扩散方式。

渗透：液体从低渗区向高渗区的移动过程。水分在小肠、大肠的吸收主要靠渗透进行的。

滤过：液体在滤过压的作用下从高压区到低压区的移动过程。

（2）主动转运：主动转运是物质逆着电化学梯度进行的耗能的转运过程。物质在转运过程中所需要的能量来自细胞膜和膜所属的细胞。通过易化扩散进入到肠黏膜上皮细胞中的 Na^+ 从底侧膜排出就是主动转运的典型例子。这种转运过程需要一种耗能的泵机制。如细胞膜上的 Na^+，K^+ - ATP 酶，它可以分解 ATP 获能，把 Na^+ 从细胞内泵出，同时把 K^+ 从细胞外泵入。

（3）吞饮作用：吞饮作用是主动转运的另一种形式，是入胞作用的一种。细胞首先伸出伪足或在细胞膜上出现一个凹陷，然后把细胞外的物质包围起来形成吞饮小泡运到细胞内。结果溶解在液体中的营养物质被吸收。蛋白质等大分子物质不能通过细胞膜上的小孔，主要通过吞饮作用被吸收。

一种物质的吸收往往是通过几种转运形式配合进行的，不能互相截然分开。例如，Na^+ 从肠腔进入上皮细胞是被动转运，而从细胞进入组织液和血液则是主动转运。相反，葡萄糖和氨基酸从肠腔进入上皮细胞是主动转运，而从细胞排出则是被动转运。物质从肠腔被吸收到血液的途径有两种：一是直接通过细胞的跨细胞途径，即通过肠绒毛柱状上皮细胞的顶膜进入细胞内。如葡萄糖和氨基酸的吸收。二是通过细胞间隙的细胞旁路，即水和电解质通过肠上皮细胞间的紧密连接进入细胞间隙，然后再入血液。其中水分和某些小离子可以同时通过两种途径被吸收。小肠上皮细胞的紧密连接对水和小离子的通透性较高，从而使小肠吸收或分泌的液体具有等渗性。

（二）水的吸收

水在人体具有十分重要的生理意义。它是构成体液的主要成分，水占人体总重量的 60% 左右，其中细胞内液约占 40%，细胞外液约为 200%。正常成人每日对水的最低需要量为 1 500ml。但每日从食物及饮料中摄取的水约 2 500ml。消化道中的水除来自饮料和食物外，还来自消化液的分泌，后者每日约为 8 300ml。这些消化道中的水只有少量（150ml）随粪便排出，其余绝大部分都被消化道吸收。可见消化道对水的吸收能力远远超过机体的需要量。

1. 小肠　小肠黏膜对水的通透性很高，水可以很容易地依渗透梯度通过小肠黏膜。在正常情况下，水分一方面被吸收到血液和淋巴中；另一方面又可从血液流入到肠腔中。净吸收量等于肠腔与血液之间两方向水流量之差。在正常成人，每日有 5 000 ~ 10 000ml 的水分进入小肠，其中只有 1 000ml 左右水进入结肠。由此可推测小肠吸收水的平均速率约为 200 ~ 400ml/h。

水在小肠的吸收机制以"稳定渗透梯度模型"来解释。①水的吸收伴随溶质的吸收而进行；漏流上皮所吸收的液体和肠腔内液始终等渗。②紧密连接可以使水和小离子通过，漏流上皮的顶膜和底侧膜对水有较大的通透性。根据稳定渗透梯度模型，水的吸收过程如下：溶质（主要为 Na^+ 和 Cl^-）首先经过上皮细胞和具有漏流性的紧密连接进入细胞间隙。这将导致细胞间隙液体的渗透压升高，水在渗透压差的作用下进入细胞间隙。随着水向细胞间隙流动，细胞间隙液体的流体静压将会不断升高，后者能够驱使液体缓慢地通过上皮下的基膜流向组织液和附近的毛细血管。与此同时，该液体将由于不断地吸引水而由高渗状态逐渐变为等渗状态。由于紧密连接的漏流性及细胞膜对水的通透性很强，结果，一方面使细胞间隙中的一部分离子和水通过紧密连接回漏到肠腔，而驱使水吸收的渗透压差却变得很小，另一方面又使等渗水的吸收即使在渗透压很小的条件下成为可能。

2. 大肠　人结肠正常情况下每日可以从回肠接受 500～1 000ml 水，其中的 80% 左右可被吸收。但据估计，人结肠每日至少可以吸收 2 500ml 水。所以结肠对水的吸收具有巨大潜力，在维持机体水、电解质平衡中起重要作用。

哺乳动物结肠吸收水的机制还没有被直接研究。但许多间接研究说明，水的吸收伴随或依赖溶质的吸收。在狗体内证实水通过结肠黏膜的净移动量与 Na^+ 和 K^+ 的净移动量呈直线关系。然而，结肠可以吸收高渗液。即水在结肠可以逆着渗透压梯度被吸收，而粪便中的液体最后与血浆相比呈低渗状态。结肠吸收高渗液的能力可能和它的上皮相对紧密有关。这与小肠的漏流上皮吸收等渗液的特性形成明显对照。

结肠是肠管中惟一受醛固酮控制 Na^+ 吸收的部位。在失代偿性肝硬化、肾病、原发性醛固酮增多症时，可使结肠吸收 Na^+ 明显增加，从而引起 Na^+ 的潴留。

（三）钠和氯的吸收

Na^+ 和 Cl^- 主要来自调味品 NaCl。其每日摄取量常随饮食习惯、食物性质和生活情况不同而异。一般成人每日摄取钠约 250～300mmol，消化腺也分泌相同的钠，但粪便中仅排出 4mmol。说明 95%～99% 的钠被吸收了。其中 50% 在空肠吸收，25% 在回肠被吸收，其余的在结肠被吸收。体重 60kg 的人，约含钠 60g 左右。细胞外液占有钠总量的 45%，其浓度为 142mEq/L，细胞内含钠不多，以肌肉为主，约占总量的 7%，其余 45% 则贮存在骨骼中。Na^+ 和 Cl^- 构成细胞外液的主要电解质。其在体内的主要功能是维持细胞外液的晶体渗透压，因而影响水在细胞内外之间的流动方向，在维持正常血容量中起着重要作用。

1. 小肠　Na^+ 和 Cl^- 在小肠的吸收主要还是通过跨细胞途径吸收的。这是一种主动的吸收过程，主要有 3 种形式。

（1）Na^+ 的非耦联吸收：小肠黏膜上皮细胞中的电位比肠液负 40mV，细胞内 Na^+ 的活度只有其周围溶液的 1/10。由此推测，Na^+ 从肠液进入上皮细胞是顺着电化学梯度的易化扩散过程。Na^+ 从细胞底侧膜进入组织液或血浆是逆着电化学梯度的耗能的主动转运过程。该能量来自 ATP 的水解，而促使 ATP 水解的酶就是普遍存在于动物细胞的 Na^+，K^+ – ATP 酶。支持这种理论的证据有：能够抑制 Na^+，K^+ – ATP 酶活性的哇巴因可以抑制 Na^+ 的吸收。上皮细胞不仅主动从底侧膜排出 Na^+，同时也从细胞外摄入 K^+。由于 Na^+ 的排出率高于 K^+ 的摄取率，结果使泵机制具有"生电"作用。其意义是：使组织液的电位比黏液正 3～5mV，从而使 Cl^- 顺着该电位梯度被吸收。Cl^- 的吸收途径主要是细胞旁路。

（2）Na^+ 的耦联吸收：小肠对各种有机溶质的吸收依赖于 Na^+ 的吸收，并且与 Na^+ 的吸收相耦联，这些溶质包括 D – 己糖、L – 氨基酸、甘油二酯、甘油三酯、某些维生素和胆盐。至今，尚无证据证明水溶性有机物是以非 Na^+ 依赖机制被主动吸收的。在小肠绒毛上皮细胞的顶膜存在一种"载体"，它能使 Na^+ 和有机溶质耦联进入上皮细胞。进入上皮细胞的 Na^+ 借助于 Na^+，K^+ – ATP 酶从基底膜排出。Na^+ 排出对吸收过程有重要意义：一是维持顶膜两侧的电化学梯度，为 Na^+ 和有机溶质进入上皮细胞提供"电化学"动力；二是能够使组织液和血液的电位正于黏液，可以促进 Cl^- 的被动吸收。

（3）中性 NaCl 的吸收：中性 NaCl 的吸收是指 Na^+ 和 Cl^- 以 1：1 的比例从肠道转运到

组织液和血液的过程。关于中性 NaCl 吸收的机制，目前见解不一。根据对人回肠的在体研究和对大鼠小肠的体外研究的结果提出，Na^+ 和 Cl^- 的吸收不是中性同向转运，而是两个中性反向转运过程。其中，一个是 Na^+，H^+ 交换，另一个是 Cl^-–HCO_3^- 交换。细胞内的 H^+ 和 HCO_3^- 是通过内源性或外源性的 CO_2 的水合作用产生的。然后，HCO_3^- 与 Cl^-，H^+ 与 Na^+ 分别进行反向转运，使 Na^+ 和 Cl^- 以 1：1 的比例被吸收，而 H^+ 和 HCO_3^- 以 1：1 的比例被分泌到肠腔，形成 H_2O 和 CO_2。

2. 大肠　在体研究表明，大肠粪便液体中 Na^+ 和 Cl^- 的浓度远低于血浆，且肠腔中的电位比参考点（皮下组织或腹膜腔）低 10～50mV。由此推测，Na^+ 和 Cl^- 在大肠均是被主动吸收的。Na^+ 和 Cl^- 在大肠的吸收机制也可以分为 3 种形式。

（1）Na^+ 的非耦联吸收：Na^+ 的非耦联吸收的机制，有人提出了与小肠 Na^+ 耦联吸收机制相类似的细胞模型。在这一模型中，由于细胞内的电位比黏液负 30mV，细胞内 Na^+ 的活度约为黏液的 1/10，故 Na^+ 可以顺着电化学梯度进入结肠黏膜上皮细胞，然后借助于底侧膜的 Na^+，K^+–ATP 酶从细胞排出。Na^+ 的吸收使上皮两侧建立了一个约 20mV 的电位差（肠腔为负）。该电位差有利于 Cl^- 的被动吸收。Na^+ 进入上皮细胞除受 Na^+ 浓度的影响外，还受哌嗪类利尿药阿米洛利和醛固酮以及有机和无机阴离子的影响。

（2）中性 NaCl 的吸收：Na^+ 和 Cl^- 的吸收基本不影响跨上皮电位差，是中性的吸收过程；Na^+ 和 Cl^- 的吸收是密切联系的。为此，有人提出了大鼠结肠中性 NaCl 吸收的模型，该模型与小肠中性 NaCl 的吸收模型基本一致。

（3）Cl^-，HCO_3^- 交换：许多在体研究的结果表明，Cl^- 的吸收与 HCO_3^- 的分泌相耦联；肠腔中 Cl^- 的浓度与 HCO_3^- 的浓度呈反比关系。在大鼠，乙酰唑胺同时抑制 Cl^- 的吸收和 HCO_3^- 的分泌；HCO_3^- 的分泌依赖于灌流液中 Cl^- 的存在。研究表明：Cl^- 的吸收和 HCO_3^- 的分泌可能受顶膜阴离子交换机制的控制。有人发现豚鼠结肠黏膜有较高的碳酸酐酶活性。同时还在大鼠体内发现，HCO_3^- 的分泌和 Cl^- 的吸收同受乙酰唑胺的抑制。因此，他们认为所分泌的 HCO_3^- 很可能来自内源性的有氧代谢。

Na^+ 和 Cl^- 在小肠的吸收与它们在大肠的吸收有着明显的不同。第一，Na^+ 和 Cl^- 在小肠的吸收是不受限制的，其吸收量只随食物中 NaCl 的含量而变化。但它们在大肠的吸收量则随机体的需要而变化。第二，Na^+ 和 Cl^- 在小肠可以通过跨细胞途径和细胞旁路途径被吸收，其中溶媒曳力是细胞旁路吸收的动力。溶媒曳力，指的是液体中的溶质在摩擦力的作用下，跟着水一起流动的现象。但在大肠，由于其上皮的紧密连接对离子的通透性很低，且肠腔中 Na^+ 和 Cl^- 的浓度显著低于血浆。第三，在小肠，由于上皮的漏流性，Na^+ 和 Cl^- 不但能被吸收入血，而且还可以从血浆逆流到肠腔，净吸收量等于二者之差。但大肠的紧密上皮使 Na^+ 和 Cl^- 的回漏量极少。

（四）碳酸氢盐的吸收

胃肠道中的碳酸氢盐（HCO_3^-）来自胰腺、胆囊和胃肠道的分泌。正常情况下，在胃肠道同时存在 HCO_3^- 的分泌和吸收。其净吸收量等于吸收和分泌量之差。HCO_3^- 的吸收与肠腔中 HCO_3^- 的浓度有关。在空肠，当 HCO_3^- 的浓度大于 6mmol/L 时，可以被迅速地吸收。但在回肠或结肠，如果 HCO_3^- 的浓度低于 40～50mmol/L，则 Cl^- 被吸收而 HCO_3^- 可被分泌到肠腔。HCO_3^- 能逆电化学梯度被吸收，是主动的吸收过程。HCO_3^- 既可以直接转运，也可

以通过分泌 H^+ 而吸收。分泌 H^+ 以形成 CO_2 是 HCO_3^- 吸收的主要步骤。

（五）钾的吸收

钾主要来自食物。每人每日约需 K^+ 2～3g。钾盐以离子形式极易被吸收，故一般食物中可以提供足够的钾盐。体重 60kg 的人约含钾 120g，其中 98% 在细胞内液，浓度为 150mmol/L，2% 在细胞外液，浓度为 5mmol/L。钾在糖原合成、肌肉兴奋性的维持以及酸碱平衡的调节等多方面都具有重要作用。

K^+ 主要在小肠吸收，大肠也可吸收一部分。和 Na^+ 及 HCO_3^- 一样，K^+ 的净吸收量等于吸收量和分泌量之差。绝大多数 K^+ 都是经过细胞旁路被吸收的。K^+ 在结肠的吸收是耗能的主动转运过程。每日从粪便丢失钾约 9mmol。

（六）钙和磷酸盐的吸收

钙在机体的主要作用是维持肌肉的正常工作和神经的正常兴奋性，参与调节细胞的活动及作为骨和牙的重要组成部分。无机磷酸盐也是骨和牙的重要组成部分。此外，机体中一些重要的化合物都有磷参加，它们在代谢、催化和调控中起重要作用。

1. 钙的吸收　肠道中的钙主要来自食物。此外还有一部分来自机体本身。正常人每日钙的净吸收量约为 100mg，食物中的结合钙必须变成离子钙才能被机体吸收。钙的净吸收量是食物中钙含量的函数：当食物中钙含量增高时，钙的吸收率呈直线升高，并可达到一个最大值，约 3mmol/kg·d；当每日摄入的钙量为 0.1mmol/kg 体重或更少时，钙的吸收便为零甚或负数。

钙在小肠和结肠全长均可被吸收，但主要在小肠吸收。肠黏膜细胞的微绒毛上有一种与 Ca^{2+} 有高度亲和力的钙结合蛋白（Ca-BP），1 分子 Ca-BP 可与 4 个 Ca^{2+} 结合，参与钙的运载而促进 Ca^{2+} 的吸收。

钙的吸收受很多因素的影响，主要有以下几个方面：①肠道的 pH 是影响钙吸收的重要因素之一。当 pH 小于 3 时，食物中化合物形式的钙可以转变为离子形式的钙，因而有利于钙的吸收。凡是能降低肠道 pH 的食物（如乳酸、乳糖和某些氨基酸等）均可促进钙的吸收。②脂肪食物对促进钙的吸收也有重要意义。脂肪在分解中释放的脂肪酸可与钙结合成皂钙，后者可和胆汁酸结合形成水溶性复合物而被吸收。③某些钙沉淀剂（如碱性磷酸盐、草酸盐及植酸）因能和钙结合生成不溶解的钙盐沉淀而影响钙的吸收。钙的吸收有年龄差异。如婴儿对食物钙的吸收率为 50% 以上，儿童为 40% 左右，成人为 20% 左右。60 岁后，钙的吸收率直线下降。

钙的吸收还受某些激素的调节。维生素 D 可以促进钙的吸收，维生素 D 缺乏导致机体缺钙。维生素 D 促进小肠对钙吸收的原理是，维生素 D 经肝脏和肾脏代谢转变为具有较强活性的 1，25(OH)$_2$D$_3$，后者经血液运转到小肠黏膜细胞内，与胞浆内的受体结合进入细胞核，促成 DNA 转录 mRNA，从而使细胞合成 Ca-BP 而促进钙的吸收。甲状旁腺素能促进 1，25(OH)$_2$D$_3$ 的合成，因此具有促进钙吸收的作用。而降钙素则能抑制其合成。这两种激素间接影响肠黏膜对钙的吸收。

一般认为，肠道对钙的吸收主要有两种方式。一种是跨细胞进行的饱和吸收方式。另一种是经由细胞旁路的非饱和吸收方式。在人体小肠，当肠道内钙浓度为 1～5mmol/L 时，钙被主动吸收，超过此浓度对主动吸收机制饱和，但钙仍可以被动扩散的方式继续被吸收。主动吸收很可能属于饱和吸收方式，而被动扩散则可能属于非饱和吸收方式。

饱和吸收方式主要见于肠道上部，受维生素 D 的调节。由于维生素 D 可以诱导钙结合蛋白的合成并增强 Ca^{2+}，$Mg - ATP$ 酶的活性，故可促进钙的吸收。钙的非饱和吸收方式存在于整个肠道，且各部位的吸收率相同。这种吸收方式不受维生素 D 的调节，与钙结合蛋白的含量无关，吸收率的大小取决于肠道中钙的含量。

2. 磷酸盐的吸收　食物中的磷大部分是以磷酸盐的形式存在的。磷酸盐可在小肠的各段吸收。食物中的钙、镁及铁离子等过多时，因与磷酸生成不溶解的磷酸盐而影响磷酸的吸收。小肠上部 pH 较低时，有利于磷酸盐的吸收。钙在体内的利用情况也可影响磷的吸收。若钙在体内利用不佳，磷在小肠下段排出增多，则极易在 pH 较高的小肠下段生成不溶解的磷酸钙，从而妨碍磷酸盐的吸收。

磷酸盐的吸收有被动扩散和主动转运两种方式。在大鼠空肠上研究的结果表明，磷酸盐的吸收可分饱和吸收和非饱和吸收两种方式。前者受维生素 D 的调节和肠道中 Na^+ 浓度的影响。当 Na^+ 浓度从 0 增加到 100mmol/L 时，磷酸盐的吸收也随之增加。

（七）铁的吸收

铁是人体合成各种含铁蛋白质的原料。正常成年男子全身含铁总量约 3～4g，女性稍低。其中血红蛋白铁约占 60%～70%，肌红蛋白铁约占 5%，细胞色素等酶类所含的铁约占 1%，其余为贮存形式的铁，约占 25%。人体内贮存的铁主要以铁蛋白及血铁黄素形式存在。

人体铁的来源有二：即食物中的铁和血红蛋白破坏释放出的血红素铁。由于后者可被机体利用，很少丢失，故正常成人对铁的需要量很少。人体对铁的需要量因年龄、性别、生理状况不同而略有差异。成年男性和绝经后妇女的每日需要量约为 0.5～1.0mg，青春期妇女约为 2mg，妊娠妇女为 2.5mg，各年龄的儿童为 1mg 左右。被吸收的铁主要用于补充胃肠道黏膜脱落、皮肤脱屑和通过泌尿道而丢失的铁。

人体对铁的吸收率约为 10%。在每天膳食中铁的含量通常为 10～15mg，可以保证机体的需要。铁的吸收与机体对铁的需要有关，服用同样剂量铁剂时，缺铁的患者铁的吸收量比正常人大 2～5 倍。长时间铁负荷过多则抑制铁的吸收。急性失血 3～4 天后，铁的吸收量暂时增加。

胃肠道对食物铁的吸收与其存在状态有关。只有溶解状态的铁和血红素中的铁才可被吸收。低价铁（Fe^{2+}）比高价铁（Fe^{3+}）易于吸收。因胃酸可促进食物中的有机铁分解为铁离子或变成结合较松的有机铁，故可促进铁的吸收。反之，胃大部切除和患萎缩性胃炎时，由于胃酸减少，因而影响铁的吸收。碱和碱性药物可使铁形成难溶的氢氧化铁而阻碍铁的吸收。维生素 C 和半胱氨酸可使 Fe^{3+} 抖还原为 Fe^{2+} 而有利于铁的吸收。氨基酸与铁形成可溶性螯合物，促进铁的吸收。磷酸盐、植酸、鞣酸、草酸等可与铁形成不溶解的盐，故阻碍铁的吸收。

铁的吸收部位主要在十二指肠和空肠。胃、小肠下段和结肠仅能吸收微量的铁。

铁的吸收过程为：食物中的铁以 Fe^{2+} 和血红素等形式进入肠黏膜细胞。其中，血红素受血红素氧化酶的作用而分解为胆红素、一氧化碳和游离铁。细胞中的 Fe^{2+} 经氧化变为 Fe^{3+} 后，与阿朴铁蛋白结合为铁蛋白而贮存于黏膜细胞中。在细胞衰老脱落时，这部分铁即丢失。当机体需要时，黏膜细胞中的铁即与阿朴运铁蛋白结合成为运铁蛋白，经血液循环运到所需要的部位。铁的吸收是按机体的需要进行的，在吸收过程中，Fe^{2+}和血红素进入肠黏膜细胞并无困难，但由黏膜细胞进入毛细血管则受到控制。铁的吸收受机体对铁的需要所调节，机体对铁的需要状态能影响正在分裂的绒毛基底部的黏膜细胞中的特异性受体的含量，从而控制铁的吸收。当机体需铁量增加时，吸收的铁主要进入血液，黏膜细胞中的铁蛋白很少或没有。当机体的贮存铁过剩时，则肠黏膜细胞内的铁蛋白增多甚至饱和，部分铁进入溶酶体，待黏膜细胞脱落时，排入肠腔。小肠绒毛吸收细胞的寿命约为 2 ~ 4 天，体内缺铁或铁过剩对铁吸收的影响需经 2 ~ 8 天的潜伏期。

（雷　鸽）

第三节　胰腺分泌

（一）胰腺外分泌的组织结构

胰腺是来源于内胚层的腺体，有外分泌部和内分泌部。外分泌部有腺泡和导管，腺泡是在胚胎期由细胞团增生所形成，与腺泡相连的细胞索形成各级胰导管，贯穿背胰中央的一条大导管，称为背胰管，腹胰也有一条导管贯穿中央，称腹胰管。腺泡分泌胰液由导管排入十二指肠。内分泌部称胰岛，分散在外分泌部腺泡之间，无导管，所分泌的激素直接进入血管。

胰腺表面的被膜很薄，其结缔组织深入腺内，将它分成小叶，并分到腺泡之间。结缔组织内有血管、淋巴管和神经。

腺泡为中空的球形或卵圆形，其细胞呈锥形，细胞顶端直接与腺泡的中心腔相连，细胞的体积大并有很发达的细胞核，胞浆内富含酶原颗粒。

内衬于腺泡的导管细胞称为泡心细胞，泡心细胞楔嵌于腺泡细胞之间，其形态不规则，这些细胞组成闰管。内衬于小叶内导管和小叶间导管，或称小叶外导管的细胞，其结构与泡心细胞相似，但形态较规则，呈方形，这些细胞没有分泌泡，只含有较小的高尔基复合体和不发达的内质网，有较发达的线粒体和张力原纤维。细胞的腔面膜有许多微绒毛和纤毛，纤毛可能有推动黏稠的腺泡分泌物流动的作用。

远端小叶间导管和主导管壁的细胞呈柱形，其高度和管腔大小有关。这些细胞含有黏蛋白颗粒，有较发达的粗面内质网。管壁还有杯状细胞。胰主导管上皮内有小囊泡和分枝的管腺凸入周围的结缔组织内，它们是一些导管腺，分泌涎糖蛋白，为一种黏蛋白。此外，尚有多种内分泌细胞位于小叶间导管和主导管内，它们与管腔不相通，可能是胰腺内分泌瘤的来源（图 6 - 9）。

胰导管没有肌上皮细胞。哺乳动物的许多外分泌腺内均有肌上皮细胞，其作用是推动贮存于导管内的分泌物排放，更可能是阻止因导管内压上升引起导管末端扩张或破裂。由于胰导管缺乏肌上皮细胞，故胰导管阻塞后腺泡易破裂。

一些无髓鞘神经纤维进入胰的腺泡和导管上皮下面的固有层，这些纤维属于胆碱能或肾上腺素能纤维和肽能纤维。

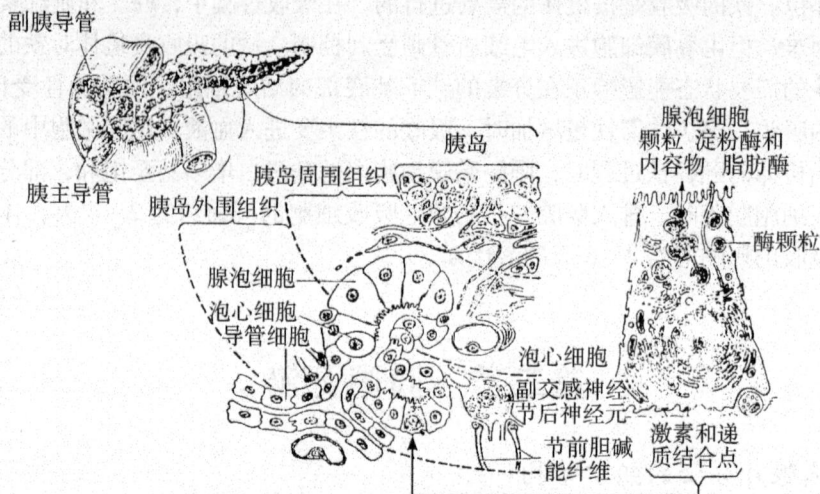

图 6-9 胰外分泌腺的结构

（二）胰液的电解质和作用

1. 电解质的种类和作用　胰液是一种碱性液体，pH 约为 8.0~8.3，成人每日胰液分泌量约 1.0~1.5L。胰液的主要成分为水、电解质和蛋白质。其渗透压与血浆相等。其中主要的阳离子为钠和钾，二者在胰液中的浓度与血浆的相近。Na^+ 和 K^+ 浓度比较恒定，不随胰液分泌率快慢而发生改变。胰液中的钙和镁有两个来源：一为随胰液的电解质分泌而来；另一为随胰酶的分泌而来。Ca^{2+} 的浓度较血浆低。胰液中最重要的阴离子为碳酸氢盐和氯。人胰液中 HCO_3^- 的浓度为 60~140mmol/l，阴离子的总浓度和阳离子的总浓度相等，即 $[HCO_3^-] + [Cl^-] = [Na^+] + [K^+]$。

在一定的胰液分泌速率范围内，胰液分泌率加快，胰液中 HCO_3^- 浓度增加，Cl^- 浓度减少。胰液分泌率最低时，HCO_3^- 浓度约 25mmol/L，最高时可达 140mmol/L。在代谢性碱中毒或酸中毒而致血浆 HCO_3^- 浓度升高或降低时，胰液内 HCO_3^- 出现相应改变。然而，这种关系可因疾病而发生改变，如慢性胰腺炎时，胰液分泌率高而 HCO_3^- 浓度低。又如用抗胆碱药后，胰液分泌率低而 HCO_3^- 浓度高。用促胰液素长期刺激人的胰液分泌，虽然分泌率可保持恒定，但 HCO_3^- 浓度渐趋下降。胰液中离子浓度的这种变化与 HCO_3^- 与 Cl^- 在流经胰导管时发生 HCO_3^- 与 Cl^- 的交换有关。

碳酸氢盐对肠内消化有重要作用。胰液和肠液内的许多酶只有在碱性环境中才能发挥作用，而肠内的碱性环境则主要由碳酸氢盐所造成。进食后胃酸大量分泌，使得十二指肠内酸负荷增加，胰碳酸氢盐不仅能迅速中和胃酸，还能保护肠黏膜免受强酸的侵蚀。

2. 碳酸氢盐和氯的分泌

（1）电解质分泌的部位：胰的腺泡细胞能分泌某些电解质，但导管细胞则起主要分泌作用。如果将四氧嘧啶给动物以破坏胰导管，则胰液中的电解质减少，而酶的分泌却不受影响。相反，如果静脉注射乙硫氨酸以毁坏腺泡细胞，则胰液中的酶减少，而电解质分泌不受影响。如果大鼠的膳食中缺乏胆碱和铜，胰腺泡细胞几乎全被破坏，这种动物接受促胰液素后仍能出现胰电解质分泌增多的现象，而注射胆囊收缩素（CCK）则不出现胰酶分泌增多的现象。胰腺内的碳酸酐酶几乎全部存在于胰导管和泡心细胞，注射碳酸酐酶抑制剂，如乙酰唑胺，可减少 HCO_3^- 分泌而对酶分泌无影响。现认为泡心细胞和导管细胞是分泌 HCO_3^- 主要部位，Cl^- 则由腺泡细胞分泌。

（2）碳酸氢盐与氯离子的交换：实验证实，在腺泡中心抽出的液体，Cl^- 浓度高，约112mmol/l，而 HCO_3^- 浓度低，约为52mmol/L，这是由于 Cl^- 主要由腺泡细胞分泌的缘故。但从胰主导管收集的胰液，其中 Cl^- 浓度低，约为46mmol/L，而 HCO_3^- 浓度升高。其所以有这样的变化，乃是腺泡所分泌的液体流经胰导管系统时，发生了 HCO_3^-，Cl^- 的交换。导管内 HCO_3^-，Cl^- 变换为 1∶1，即导管细胞每向管腔分泌 1mmol/l。HCO_3^-，就有 1mmol/L Cl^- 由管腔转入细胞。胰主导管内无 HCO_3^-，Cl^- 交换。氯的浓度沿着导管系统下降，在较小的小叶间导管内氯浓度下降速度较快，而较大的小叶间导管则下降较慢。

如果胰腺受到刺激而至高分泌率时，液体在导管内流动迅速，HCO_3^-，Cl^- 交换时间少，从胰主导管收集的胰液成分将接近实际分泌情况。如果胰液分泌率低，流动缓慢，在导管内有充分时间进行交换，则从胰主导管收集的胰液中 HCO_3^- 和 Cl^- 的浓度将发生改变。一般来说，导管内 HCO_3^-，Cl^- 交换量大约占总量的 20%~30%（图6-10）。

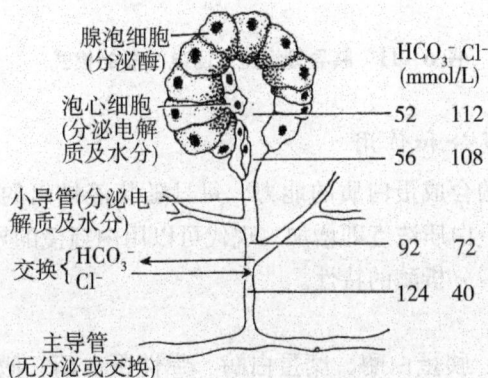

图6-10　胰小导管细胞及泡心细胞的分泌

（三）碳酸氢盐分泌的机制

关于 HCO_3^- 分泌的机制尚未研究清楚，已知的事实为：①细胞分泌 HCO_3 需要消耗能，此能量来源于三磷酸腺苷。②碳酸氢盐的产生有赖酶的参与，应用碳酸酐酶抑制剂——乙酰唑胺可降低促胰液素刺激的胰碳酸氢盐分泌量。③HCO_3^- 分泌过程可被代谢抑制剂——喹巴因所抑制。推测 HCO_3^- 生成尚与 Na^+ 的转运有关。故可认为胰导管细胞分泌 HCO_3^- 乃是一个主动的有酶参与的并消耗能量的过程。这个分泌过程与泌酸细胞分泌 HCl 的过程相似，但方向相反。

关于 HCO_3^- 分泌过程与 Na^+ 的转运，目前认为，导管上皮含有 Na 泵和 HCO_3 泵。Na 泵促使 Na^+ 由组织向胰液中移动，从而使细胞中保持低浓度的 Na^+ 和高浓度的 K^+。Na 泵由 ATP 供能使其活动，它将细胞内 Na^+ 泵出的同时，将细胞外 K^+ 泵入，其结果使细胞内 Na^+ 浓度降低，维持细胞内外具有一定的 Na^+ 浓度梯度。细胞外 Na^+ 浓度高，细胞内 Na^+ 浓度低，细胞外钠可以从高浓度处透过底侧膜向细胞内低浓度处扩散，此一运动所产生的能量可

推动底侧膜上另一 H^+，Na^+ 泵活动，引起 H^+，Na^+ 耦联转运，即 H^+ 由细胞内泵入细胞外液或血浆。

HCO_3 泵是一个促使阴离子主动运转的机制，与胰液中高浓度 HCO_3 的生成有关。当 HCO_3^- 由导管上皮细胞向管腔转运时，激活 ATP 酶，所产生的能量可用于将电解质主动转运到管腔中以便与 Cl^- 进行交换（图 6 - 11）。

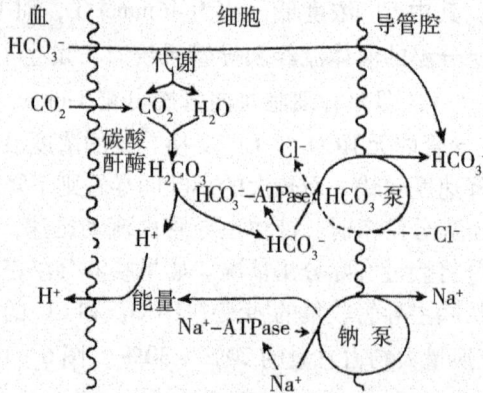

图 6 - 11　胰导管细胞分泌电解质的模式

（四）胰液的有机成分和作用

人类的胰腺具有很强的合成蛋白质的能力，每日随胰液排出的蛋白质为 6～20g。当胰酶分泌增加时，胰液中的蛋白质浓度即增加，现代可以用内窥镜的导管直接插入人胰主导管内，以收集纯净胰液，然后分析酶的特性。

1. 胰酶

（1）丝氨酸蛋白酶类：胰蛋白酶、糜蛋白酶、弹性蛋白酶、激肽释放酶以及其他许多酶都属于丝氨酸蛋白酶类，因为这些酶的活性部分都具有丝氨酸残基的反应性，活性丝氨酸的羟基与连续的酰化和脱酰化作用有关。这一类酶也属于内肽酶，它们对天然底物——蛋白质的解裂，只限于肽链内部某些特殊位置。

（2）胰蛋白酶（原）：胰蛋白酶在消化中起关键作用，因为它是一个触发酶，可以激活胰液中其他酶原。胰蛋白酶（原）有 3 种变体，即阴离子性胰蛋白酶（原）1、中间型胰蛋白酶（原）2 和阳离子性胰蛋白酶（原）3。健康人胰液内主要为胰蛋白酶（原）3，其次为胰蛋白酶（原）1，胰蛋白酶（原）2 的活性为总胰蛋白酶活性的 5%，它受肠激酶激活，能对抗胰液中抑制物，这一点为它与其他胰蛋白酶原不同之处。

胰蛋白酶原的自我激活：胰蛋白酶原具有微弱地激活本身的能力，从而改变其分子组成，释放活性肽，即胰蛋白酶。当 pH 低于 6 时，胰蛋白酶原的自我激活占优势；当 pH 为 8 时，胰蛋白酶原的自我消化占优势。当钙浓度大于 1mmol/L 时，由于它使胰蛋白酶稳定，故可促进胰蛋白酶原的激活，在正常情况下，胰内 pH 多高于 8，钙浓度低于 1mmol/L，故胰蛋白酶原主要发生自我消化，降解为无活性物质。

肠激酶的激活作用：在十二指肠黏膜和肠液内含有肠激酶，它惟一的功能是激活胰蛋白酶原。它裂解酶原分子 N 端赖氨酸与异亮氨酸间的肽键，从而释放出有活性的胰蛋白酶。

胰蛋白酶活性具有高度特异性，它只裂解底物的精氨酸和赖氨酸间的肽键。胰蛋白酶 2 的作用最强。

胰蛋白酶还是糜蛋白酶原、前弹性蛋白酶、激肽释放酶原、前羧肽酶 A 和 B、前磷脂酶 A_2 等的激活物。在正常情况下，这些酶原在胰腺外激活，因为胰内存在有胰蛋白酶抑制物。胰蛋白酶激活其他酶原比激活本身酶原更有效，例如它激活糜蛋白酶原的速率比激活它本身酶原高 3 个数量级。

（3）糜蛋白酶（原）：人胰液内含有两种糜蛋白酶（原）：一为含量多，在酸性环境中较稳定的糜蛋白酶（原）A；另一为含量少，在酸性环境中不稳定的糜蛋白酶（原）B。前者占糜蛋白酶总活性的 70%，后者则占 7%。糜蛋白酶原被胰蛋白酶激活后，并不释放激活的肽，因为胰蛋白酶裂解糜蛋白酶原分子内的精氨酸和异亮氨酸之间的肽键后，所产生的两个片段仍被二硫键所连接。天然的糜蛋白酶原被氧化后才游离出活性肽。

糜蛋白酶特异地作用底物内芳香族氨基酸（苯丙氨酸、酪氨酸、色氨酸）的肽键，而对底物中的亮氨酸和蛋氨酸的作用较弱。

（4）（前）弹性蛋白酶：人胰液中含前弹性蛋白酶 1 和前弹性蛋白酶 2 两种。前弹性蛋白酶易被小量胰蛋白酶激活，分出的活性肽通过二硫键仍与另一片段相连接。氧化过程才使被活化的前弹性蛋白酶的二片段分开。

胰弹性蛋白酶又称胰肽酶，它是惟一能水解硬蛋白的酶。因此，在急性胰腺炎中它损伤血管，并在动脉粥样硬化、肺气肿和老化中起着一定的作用。弹性蛋白酶尚可分解一般蛋白质的活性。

（5）激肽释放酶（原）：人的胰激肽释放酶原是胰分泌物中的一个小组分，含量小于胰分泌蛋白质的 0.4%，它是一种含负离子的糖蛋白。在 pH 2.6 时此酶迅即灭活，在 pH 8 时则很稳定

激肽释放酶具有高度特异性，其主要作用为使激肽原（一种血浆 α_2 - 球蛋白）转变成激肽。如果给狗的静脉内注射激肽释放酶，即使剂量小到 1μg 也可产生低血压，而注射胰蛋白酶，其剂量甚至比激肽释放酶大 10 倍，也不能产生低血压。此外，激肽释放酶还可以激活胰岛素原。

2. 肽链端解酶 肽链端解酶能裂解蛋白质或多肽等底物的羧基末端（C - 末端）和氨基末端（N - 末端）的氨基酸。

（1）（前）羧肽酶 A：前羧肽酶 A 分 A_1 和 A_2 两种，它们是含金属的酶，在酶的活性部分含有一个锌原子。锌有两个作用，一为加强酶的反应性；另一为协助酶作用的定位。锌可被钴、镍、钼、铜所替换。羧肽酶 A 的有效抑制剂为：金属螯合物、β 苯基丙酸和吲哚乙酸等。

（2）（前）羧肽酶 B：胰液中可分离出 3 种羧肽酶 B（即 B，B_1 和 B_2）。天然的羧肽酶 B 含有一个原子的锌。B_1 可能是胰液长期贮存所产生的。前羧肽酶与胰蛋白肽共同温育时可产生羧肽酶 B_2。天然的羧肽酶 B 比由胰蛋白酶所裂解成的羧肽酶 B 碱性更强，二者免疫学反应不相同。

羧肽酶 B 能迅速水解蛋白质 C - 末端的肽键而释放精氨酸和赖氨酸。在健康的人体中，前羧肽酶 B 可从胰腺小量地分泌到外周循环血液中。患胰腺炎病人的血清中，前羧肽酶 B 浓度升高。

3. 其他消化酶

（1）（前）磷脂酶 A_2：可被小量胰蛋白酶迅速激活，从酶原的 N - 末端裂解出 7 肽，并发生构型改变，形成对脂/水界面有特异性作用的界面识别部位。凝血酶也可以激活此酶原。激活的酶称为磷脂酶 A_2。

磷脂酶 A_2 对膜磷脂有消化作用，故它可能是胰腺炎的病因。磷脂酶 A_2 是引起有高度细胞毒性物产生，如从卵磷脂转变成溶血卵磷脂，后者可破坏细胞膜。存在于微胶粒、分子溶液或单分子表面层的磷脂酶 A_2 均可作用于底物。磷脂酶 A_2 需有钙离子存在才具有活性，但钙离子浓度增加，酶活性降低。钙离子浓度为 0.4mmol/L 时，此酶的活性只有其最大活性的 25%。患急性胰腺炎的患者，其血清磷脂酶 A_2 水平升高。此酶的血清浓度与疾病的严重程度和死亡率密切有关。

（2）脂酶（三脂酰甘油酸酯水解酶）：人体消化道内，长链三酸甘油酯的水解至少由 3 种脂酶来完成，即舌脂酶、肠脂酶和胰脂酶，而以胰脂酶最重要。胰脂酶为一种糖蛋白，在急性胰腺炎时，血清脂酶则明显增多。此现象可用于诊断。

（3）共脂肪酶：它可能由共脂肪酶原（procolipase）的 N - 末端 5 肽被解裂而来。共脂肪酶是一种小糖蛋白，含有 93 或 94 个氨基酸残基。在十二指肠内，胆汁酸抑制脂酶水解甘油三酯，而共脂肪酶可对抗这种抑制。已知脂酶只对底物的疏水部分发生作用，而对亲水性底物无作用。由于共脂肪酶对胆盐微胶粒和其他极性界面有较强的亲和性，故脂酶—共脂肪酶 – 胆盐形成三元络合物，使得脂酶与更多的界面联接，从而扩大脂酶与底物作用的范围，故共脂肪酶是脂酶的一种辅因子。

（4）α – 淀粉酶：人类的淀粉酶存在于胰腺、腮腺、血清和尿中，也可能存在于肺、肝和生殖组织中。而胰淀粉酶是其中最重要的一种。由于它在血清中易于检测，故长期来用作诊断胰腺炎的指标。

胰淀粉酶胰裂解淀粉内的 1，4 - 糖苷键，使成为短链的多糖，称为糊精，并产生小量麦芽糖。随后，通过肠内低聚 – 1，6 - 葡萄糖苷酶和麦芽糖酶而完成淀粉的消化。此酶可裂解淀粉中多个键。

4. 抑制胰酶（原）的物质　一般认为，急性胰腺炎的发生乃是酶原在胰腺内被胰蛋白酶激活，激活的酶对胰本身进行自我消化，从而发生炎症和坏死。然而，胰腺通过一系列机制来保护它自身，免受胰酶的潜在消化作用。如：①酶和酶原以无活性前身在腺内合成。②在腺泡内酶和酶原存在于酶原颗粒内，被脂蛋白膜包裹，而与胞浆分隔开来。③许多胰酶原需要激活酶，如胰蛋白酶来激活，而胰蛋白酶原只有在胰腺外受肠激酶作用才能激活。④胰内胰蛋白酶所激活的酶原产物，他们可使胰蛋白酶原和其他酶降解成无活性的物质。⑤胰腺内尚含有一些抑制物，它们具有抑制胰蛋白酶的作用。

胰蛋白酶抑制物（PSTI），存在于人和哺乳动物的胰腺内，它与胰蛋白酶形成无活性复合物，从而对胰蛋白酶起着抑制作用。PSTI 有一个反应部分—赖氨酸 - 异亮氨酸，此部分也是胰蛋白酶的特异性靶物质。将抑制物和胰蛋白酶按等摩尔量放在一起温育，在 3 分钟内就产生一稳定复合物，此复合物在胰蛋白酶的丝氨酸残基和抑制物的赖氨酸羧基之间有共价键，从而使胰蛋白酶失活。抑制物也可以与胰蛋白酶原形成复合物，不过，这种复合物更容易解离。PSTI 浓度与抑制作用呈线性关系，最高可抑制胰蛋白酶活性达 90%。随后，即使再增加抑制物浓度，胰蛋白酶仍保持较低的活性，这是由于酶 - 抑制物的复合物具有高速率解离的缘故。

PSTI 也少量地释放入血液循环，可用放射免疫法测定，也可用胰蛋白酶和 PSTI 共同温育，然后测所剩余胰蛋白酶的活性。

5. 黏液　胰导管内有 4 种分泌黏液的细胞：即立方形、低柱形、高柱形和杯形细胞。在较小的小叶内导管中，有典型的分泌黏液的细胞，胞浆内的黏蛋白颗粒从细胞的核上区伸至腔面膜。在大的小叶内导管中，有柱形细胞，其中也有黏液颗粒。在小叶内导管中黏蛋白于 pH 1.0 时易被 Alican 蓝染色，这是高硫化黏蛋白所具有的特性。口径越大的胰导管所分泌黏蛋白的硫酸酯化程度越低，而中性的和唾液黏蛋白的含量则增多。整个胰导管都有分泌黏蛋白的能力。

胰腺癌多发生于胰导管，其分泌黏液的细胞常发生明显的变化。胰腺癌患者的血清中含有高浓度抗原，此抗原可与人胰腺癌细胞系 19 - 9 号单克隆抗体发生反应。即使在癌组织中主要的抗原是糖脂，然而血液中的抗原则为黏蛋白。在胰腺癌的恶性细胞内有 19 - 9 号胃肠和胰癌抗原，小叶间导管内杯状细胞增生多与胰腺组织死亡有关，特别与导管周围区域发生纤维变化和瘢痕化有关。

（五）胰腺分泌的调节

1. 胰腺的结构与神经支配　胰腺为混合性分泌腺体，由外分泌的腺体和内分泌的胰岛两部分组成。外分泌腺体是一种复泡状结构，占整个胰腺体积的 84%。在腺体内有互相交错的导管系统，导管末端与含有酶原颗粒的锥形细胞相连，这些细胞称为腺泡细胞，分布在腺小叶内，其主要功能是分泌酶，内衬于腺泡细胞的导管细胞称为泡心细胞（centroacinar cell），由这些细胞组成闰管，通向小叶导管并集合进入主导管。衬在导管壁内有一层柱状细胞，它的功能是分泌液体和碳酸氢盐。主导管与胰腺长轴平行，起自胰尾，收纳各小叶导管后，会合胆总管，穿十二指肠壁，开口于十二指肠乳头。分泌的胰液即由此进入肠腔。

分布遍及胰腺实体的是分离的胰岛，这是内分泌细胞，只占整个胰腺重量的 2%。目前已知胰岛含有 4 种细胞形式：B（75%）、A（20%）、D（6%）及小量的 C 细胞。B 细胞分泌胰岛素，A 细胞分泌胰高血糖素，D 细胞分泌生长抑素、胰多肽和胃泌素等。所有这些激素都可以影响胰腺外分泌。腺泡细胞有胰岛素受体存在，并发现胰岛与外分泌腺的毛细血管间有交通支联系，据认为在这个胰岛 - 腺泡系统中，胰岛内各种激素可与腺泡细胞直接发生作用。

支配胰腺的外来神经是迷走神经和交感神经。胰头部神经支配要比尾部丰富。头部和颈部神经是来自于右腹腔丛、肝丛和肠系膜上神经丛，而体部和尾部的神经支配则来自腹腔丛和内脏神经网。胰岛的神经支配一般比腺泡丰富，神经终末可直接到达胰岛细胞质膜上。

2. 胰腺分泌的神经支配

（1）迷走神经的作用：俄国生理学家巴甫洛夫第 1 次发现迷走神经是胰腺的分泌神经。在刺激迷走神经的影响下，胰液的分泌量不大，可是这种胰液所含的各种酶却非常丰富。腺体细胞在安静时所特有的酶原颗粒在数量上明显减少，而且酶原颗粒也移动到朝向导管的细胞顶端。进一步研究证实，电刺激迷走神经外周端都可以引起水分、碳酸氢盐和酶分泌增加，同时并不伴随门静脉血浆促胰液素含量的升高。这些现象明确表明，迷走神经是直接作用于胰腺细胞的。

阿托品可以阻断或降低由刺激迷走神经而引起的酶分泌和水分及碳酸氢盐的分泌反应，

阿托品可以阻断胰腺细胞去极化，提示胰腺细胞受胆碱能神经的影响。六烃季铵（节前纤维阻断剂），可以减少或取消对迷走神经刺激的所有反应。在腺泡细胞有毒蕈碱样（M样）受体存在，给乙酰胆碱或类似物作用于胰腺小叶或离体腺泡细胞可使酶释放。

（2）交感神经的作用：支配胰腺的交感神经有两种成分，一为肾上腺素能纤维；一为胆碱能纤维。刺激内脏大神经的肾上腺素能纤维可使胰液分泌减少，并能明显地抑制由迷走神经兴奋所引起的胰酶和碳酸氢盐分泌。应用拟交感药异丙（去甲）肾上腺素可抑制胰液分泌。而切除内脏大神经或用肾上腺素能 α，β 阻断剂可使胰液分泌增加，应用 α 受体阻断剂酚苄明可以逆转由去甲肾上腺素减少胰液分泌的作用。

胆碱能分泌纤维直接到达胰腺，刺激其神经，均获得胰液分泌的效应。但其刺激分泌效应要比刺激迷走神经的作用小。这种交感神经胆碱能纤维的作用可被阿托品所阻断。

3. 胰液分泌的激素调节　在胰液分泌活动中，激素的调节占主导地位，这些肽类激素释放多由食糜进入十二指肠引起的。

（1）兴奋胰液分泌的激素和多肽：

1）促胰液素：十二指肠的 pH 亦与促胰液素分泌密切相关。当进食以后，肠内 pH 降至 4~5 时，促胰液素浓度明显增加，并伴有碳酸氢盐排出增高。说明在正常消化活动中，餐后血浆促胰液素浓度增加，是由于胃酸进入十二指肠所致。胃酸是引起促胰液素释放的主要因素。盐酸可以使内源性促胰液素释放，这一作用不受迷走神经和阿托品的影响。但促胰液素刺激碳酸氢盐的分泌则受胆碱能神经的影响，迷走神经可增强这一作用。酸在许多刺激促胰液素释放的刺激物中占有很重要的地位，但它并不是自然状态下惟一的刺激物。否则，没有胃酸或整个胃切除的患者就会受严重的胰外分泌机能不全的影响。在近端小肠的油酸钠、甘油三酯的消化产物、胆汁等也可以引起血浆促胰液素的增高。

虽然，十二指肠的酸化使促胰液素释放不受胆碱能神经刺激的影响，但是，生理剂量的促胰液素的刺激作用却被阿托品或切断迷走神经而大大地减弱。所以，胆碱能神经在促胰液素刺激胰腺分泌的过程中起重要作用。

2）胆囊收缩素：胆囊收缩素（CCK）是由小肠黏膜"I"细胞释放的一种激素。它的主要作用是促进胆囊收缩并刺激胰腺分泌各种酶，而对水分和碳酸氢盐的分泌只起很弱的作用。胆囊收缩素由 33 个氨基酸组成的多肽（CCK - 33），以后又发现在体内有 CCK - 8，是由 CCK 羧基端 8 个氨基酸组成，具有胆囊收缩素的全部生物活性。

引起小肠黏膜释放 CCK 的因素（按强弱顺序排列）有：蛋白质分解产物、脂肪酸、盐酸等，而糖类无作用。在蛋白质分解产物中，某些氨基酸如苯丙氨酸、缬氨酸、蛋氨酸和色氨酸对人的胰酶分泌作用最强。在脂肪酸中，超过 8 个碳原子的长链脂肪酸作用最强，如棕榈酸、硬脂酸、油酸等。给人在十二指肠内灌入 6~25mmol/L 的 Ca^{2+} 也可引起 CCK 释放。在消化间期，内源性 CCK 呈周期性释放，其释放高峰又与酶分泌高峰时间相适应，特别是这一反应可被阿托品所阻断，提示血中 CCK 周期性增加的变化可能受胆碱能神经的控制。

关于循环中的 CCK - 8 对胰腺的分泌作用，相同摩尔浓度的 CCK - 8 刺激人胰酶分泌作用比 CCK - 33 强 3~10 倍。从细胞水平看，通过离体胰腺腺泡细胞实验证明，CCK 作用于靶细胞膜受体，导致 cGMP 水平增加和 Ca^{2+} 的释放，促进胞浆膜与酶原颗粒融合，通过胞吐作用，酶原颗粒进入腺腔，沿导管进入小肠。关于细胞内 Ca^{2+} 如何传递信息引起酶的分泌机制，目前仍不清楚。可能是通过激化某种依赖于 Ca^{2+} 的蛋白激酶系统起作用。

3）胃泌素：胃泌素也能促进胰液分泌，其作用与迷走神经相似。胃泌素的 C 端有 5 个氨基酸与 CCK 相同，它有着与 CCK 对胰腺分泌的相似作用，可促进胰液中胰蛋白酶、糜蛋白酶和淀粉酶的分泌，而对水分和碳酸氢盐的促分泌作用较弱。胃泌素对胰腺有效刺激剂量低于刺激胃酸分泌剂量，因而认为胃泌素对胰液的分泌作用是生理作用。

4）血管活性肠肽：血管活性肠肽（VIP）是由 28 个氨基酸组成的多肽，在体内分布很广。应用药理剂量 VIP 与促胰液素作用相同，可以刺激胰腺水、碳酸氢盐的分泌。其促碳酸氢盐分泌作用只有促胰液素效应的 15% ~20%，当 VIP 与 CCK -8 合用时，可使胰液分泌增加 2 ~5 倍。而 VIP 与促胰液素合用时，则胰腺分泌受到明显抑制。VIP 与 CCK 相互加强的作用是通过细胞内作用，而不是在细胞膜水平。VIP 与促胰液素合用所产生的明显抑制作用，是由两者共同作用于同一结合点所致。

5）神经降压素：神经降压素可以刺激胰腺的分泌。生理剂量的神经降压素能增强胰液中碳酸氢盐的排出。有人认为，进食脂肪餐以后，消化过程中胰腺的分泌机制可能有神经降压素参与。

6）胰岛素：胰腺激素如胰岛素和胰高血糖素可以影响胰腺外分泌作用。胰岛素可以增强 CCK 对胰腺淀粉酶的分泌。糖尿患者对外源性促胰液素和 CCK 的胰腺分泌反应中，其淀粉酶比正常人少。

抗胰岛素血清能够阻断由促胰液素和 CCK -8 兴奋所引起的胰碳酸氢盐和淀粉酶分泌效应，提示这两种激素对胰液分泌的作用有胰岛素参与。

7）糜蛋白酶素：糜蛋白酶素是由十二指肠黏膜分泌的一种胃肠激素。分子量约 9 000，它能引起胰液中糜蛋白酶原的分泌，而对其他胰酶则不起刺激作用。这种作用表明，胰腺对各种不同的自然刺激能产生特异性酶的分泌。

（2）抑制胰液分泌的激素和多肽：

1）胰高血糖素：胰高血糖素是在胃肠黏膜的 A 细胞产生。它不仅是一种抑制胃分泌和运动的激素，而且对胰液量、碳酸氢盐和酶的分泌都有抑制作用，并可抑制由促胰液素和 CCK 所引起的碳酸氢盐和酶的分泌。胰高血糖素在化学结构上与促胰液素相似，其中有 14 个氨基酸与促胰液素相同，属于促胰液素族激素，但它与促胰液素生理作用不同，可能与促胰液素产生竞争性抑制有关。

2）生长抑素：生长抑素最早是从绵羊下丘脑发现的一种多肽激素，后来发现这种激素在胰岛 D 细胞中大量存在，是一种具有广泛生理功能的物质。生长抑素是抑制胰分泌的激素中抑制能力最强的一种，它可以强烈地抑制促胰液素引起的水、碳酸氢盐的分泌。同时对由 CCK 或促胰液素引起的胰液分泌有明显的抑制作用。生长抑素对胰腺分泌的抑制机制是通过抑制内源性促胰液素释放而实现的。

3）胰多肽：胰多肽是由胰岛周围的 D 细胞所分泌，在胰腺泡细胞中间亦有对胰多肽抗体产生免疫荧光反应的细胞。胰多肽对胰液分泌起抑制作用，其抑制反应分两个阶段，先刺激胰液量和碳酸氢盐的排出量增加，然后降低。而对胰酶的分泌则始终是被抑制的。如果用促胰液素和 CCK 联合刺激胰分泌，则水分、碳酸氢盐和胰酶的分泌完全被抑制，这表示胰多肽对胆囊收缩素有特殊的对抗作用。胰多肽是调节胰分泌的一种重要激素，可能是作为餐后胰液及胆汁分泌的抑制物。

4）脑啡肽：脑啡肽可以减少胰液分泌。在迷走神经干和胰腺传入神经都发现有脑啡肽免疫活性。脑啡肽对进食或十二指肠酸化所引起的促胰液素释放有抑制作用，这种作用可被纳洛酮所逆转。阿片肽在肠黏膜胃肠激素释放调节中起主要作用。但它是否影响肠黏膜释放CCK，目前还不清楚。在胰腺的神经元内存在有脑啡肽样免疫反应，脑啡肽可能以神经调节物或神经递质影响着胰的外分泌。

5）促甲状腺素释放激素：静脉给予促甲状腺激素释放激素（TRH），可明显抑制由促胰液素和 CCK 所引起的胰酯酶和胰凝乳蛋白酶的分泌，但不影响液，体和碳酸氢盐分泌。TRH 也可抑制肠对木糖和葡萄糖的吸收以及抑制由 5 肽胃泌素刺激的胃酸分泌和胃的运动。

（雷　鸽）

第四节　胆汁的分泌与淤胆

胆汁由肝脏分泌，与其他消化腺分泌的不同之处是肝细胞系持续分泌。在两餐之间的消化间期，分泌的胆汁进入胆囊，进行浓缩、贮存，而在进餐时的消化期间，在神经 – 激素的影响下，胆囊收缩，Oddi 括约肌舒张，胆汁排入小肠。

（一）胆汁分泌的结构基础

正常人的肝脏由 50 万～100 万个肝小叶组成，肝小叶是肝的结构和功能单位。棱柱形肝小叶的中轴贯穿着一条中央静脉，肝小叶的横切面上可见其周围呈放射状排列的肝板和肝血窦。肝板互相连接成网，网孔中分布着血窦。肝板中相邻肝细胞之间具有微细的管道，称胆小管。相邻肝小叶之间为汇管区。汇管区由小叶间动脉、静脉及小胆管组成（图 6 – 12）。

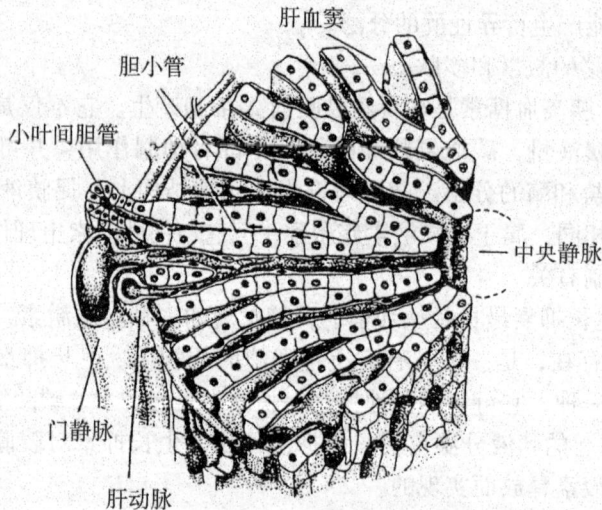

图 6－12　肝小叶立体构造模式

肝血窦是肝板与肝板之间的血流通道，经肝板之间的孔隙彼此相连，构成血窦网。肝血窦的腔较大、不规则，血窦壁由内皮细胞围成。内皮细胞呈扁平状，有大小不等的窗孔，形成筛状结构。血浆可以通过内皮上的窗孔、相邻细胞之间的间隙与肝细胞直接相接触。血窦壁和血窦腔有许多星状多突的细胞，称库普弗细胞，其细胞的突起镶嵌在内皮细胞之间。具有吞噬细菌异物以及衰老伤亡的红细胞，分解血红素成胆红素，运转铁质的功能。

内皮细胞与肝细胞之间（血窦壁与肝细胞板之间）的狭窄间隙称为狄氏间隙（Disse space）或窦周间隙，该间隙中有血浆及肝细胞的微绒毛，从而增加了肝细胞与血浆的物质交换。此外，在狄氏间隙内有少量的胶原纤维和储脂细胞。在一些病理状态下，狄氏间隙中储脂细胞增多，并转化为成纤维细胞，产生胶原纤维（图6-13）。

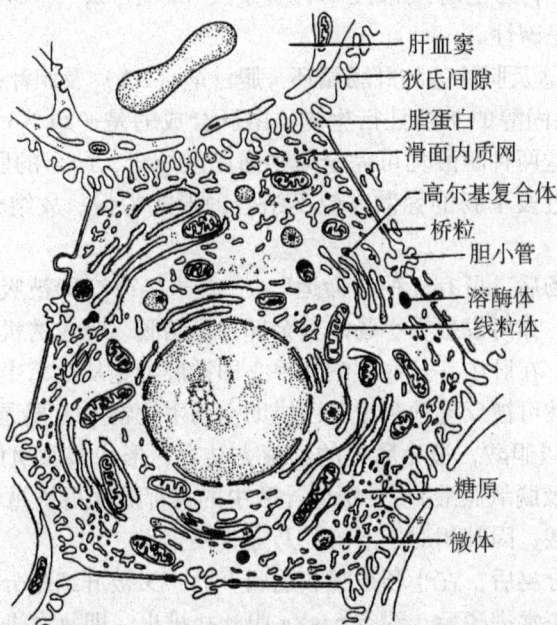

图6-13 肝细胞超微结构及血窦、狄氏间隙示意

微胆管为胆管树的最终小分支，位于肝细胞板中，组成三相交通网环绕肝细胞。这样，肝细胞板就，好像一堵狭窄的墙，位于血流与胆汁流之间。微胆管位于两个肝细胞之间，一端为盲端，微胆管的壁就是肝细胞的外侧质膜，故实际上微胆管可认为是肝细胞间隙的膨大部分。肝细胞外侧质膜有微绒毛伸入微胆管腔中，微胆管的两侧，相邻肝细胞的质膜紧紧相靠，形成紧密联结或闭式接触点，而使微胆管腔与其他的细胞间隙及血窦不相交通。微胆管的表面积很大，不包括微绒毛在内，可供水分及溶质转运的面积为7 000cm²/100g肝组织。这种结构十分有利于水及溶质的转运。

肝细胞膜分为三部分。面临血窦的称窦面膜，约占总质膜表面积的37%；面朝微胆管的称管面膜，约占总表面积的13%；余为侧面膜，约占总质膜表面积的50%。在微胆管周围的细胞浆中，有高尔基体、核蛋白体、空泡及颜色深暗的圆形小体等。这些结构就好像在胰腺腺泡中所见的那样，被认为与细胞的分泌功能有关。

肝的分泌单位是由两个肝细胞及与其对应的微胆管及血窦组成。肝细胞可主动地或被动地向血窦中提取物质而转运入微胆管中。应注意到，血流的方向与胆汁流动的方向是相反的，这就为逆流交换及逆流倍增提供了形态学的基础。

（二）胆汁的成分、性质及作用

胆汁是一种苦味的有色液体。由肝细胞分泌的称肝胆汁，较稀薄，色金黄，弱碱性。在胆囊内贮存的胆汁称胆囊胆汁，较浓稠，深暗色，弱酸性。胆汁的颜色取决于所含胆汁色素的种类及浓度，人和肉食动物以含胆红素为主，而草食动物则主要含胆红素的氧化物——胆绿素。胆汁的渗透压与血浆同。胆汁的成分主要是水分（96.5%~97.5%），固形成分仅占2.5%~3.5%，其中胆盐占0.9%~1.8%，胆色素及黏蛋白占0.4%~0.5%，胆固醇及其他脂类占0.2%~0.4%，无机盐占0.7%~0.8%。

1. 电解质　胆汁中的电解质浓度 Na^+、K^+、Ca^+、Mg^{2+}、Cl^- 与血浆大致相同，而 HCO_3^- 较血浆高，略呈碱性。

2. 胆汁酸、胆汁盐及胆汁盐的肝肠循环　胆汁酸（BA）及胆汁盐（Bs）是胆汁中主要的有机溶质。BA是胆固醇的水溶性衍生物。由肝合成的是一级BA，有胆酸（cholic acid）及鹅去氧胆酸两种。这两种胆酸均可完全与牛磺胆酸结合，结合的胆酸较不易为酸及 Ca^{2+} 沉淀，结合的形式在近段小肠的弥散亦较不结合的形式为慢。故结合过程具有一定的生理意义。

一级胆酸进入小肠后，可有几种"命运"。一是未经改变即被吸收，此部分约占75%；吸收主要发生在回肠，亦可发生在小肠的其余部分及结肠。吸收的机制是主动转运。吸收的胆酸经门静脉回至肝。在肝中，这些胆酸几乎立即被肝细胞从血窦中摄取而又重新被分泌入胆汁中，这样，胆汁酸可被反复地利用，以协助空肠中食物（主要是脂肪）的消化和吸收。二是余下的25%的一级胆酸，被小肠中的细菌去结合，形成鹅脱氧胆酸及胆酸，继而形成二级胆汁酸（石胆酸及脱氧胆酸）。二级胆汁酸中的大部分又可被重新吸收至肝再结合；剩下的小部分，如石胆酸，因其相对不溶解，乃随粪便排出。

胆汁酸被肝细胞分泌后，在小肠被吸收返回至肝，又被肝细胞分泌——这一过程就称为胆汁酸的肠肝循环。正常进餐后，约有6~8g胆汁盐排出，即每次进餐，可使贮池中的胆汁盐循环2次。胆汁盐的半衰期约为3天，每天合成率约为25%。尽管有肠肝循环，但每天仍有小部分（不到10%）的一级胆汁酸丢失，据估计，某一胆汁酸分子在随粪便排出前，一般约循环18次。

3. 胆固醇　血中的胆固醇浓度为2g/L（5mmol/L），由于胆囊的浓缩作用，胆囊胆汁中胆固醇的浓度可升高，甚至形成结晶，此结晶又可成为胆汁色素、Ca^{2+} 结晶的核心，以致形成结石。胆固醇变成胆汁酸是机体排除胆固醇的主要途径。再者，胆固醇本身亦可经胆汁排出。

4. 胆汁色素　胆汁的主要色素是胆红素，是机体排出血红蛋白分解产物——血红素的最重要形式。胆汁色素，仅使胆汁着色，并无消化功能。

5. 胆汁的作用　胆汁的作用主要是胆汁酸的作用。

（1）与脂肪的消化和吸收有关：①胆汁酸、胆固醇、卵磷脂等都可作为乳化剂以乳化脂肪，降低脂肪的表面张力，使其形成微滴，从而增加胰脂肪酶的作用面积。②激活胰脂肪酶，使其分解脂肪的作用加速。③胆汁可中和胃酸，又可给胰脂肪酶提供更合适的作用条件。④胆汁酸与脂肪酸结合，形成水溶性复合物，加速吸收。

（2）促进脂溶性维生素（A，D，E，K）的吸收。

（3）参与胆固醇代谢的调节：胆汁酸调节胆固醇代谢几乎涉及每一个步骤，包括胆固醇的合成、排泄及胆汁酸的形成。在合成阶段，还具有一种稳态性的调节作用，以致在不同的生理情况下，胆固醇的合成，吸收方面与排泄、降解方面，都能取得平衡，不使胆固醇的含量过多或不足。胆汁酸是一个中极两性物（amphiphilic），其分子的一侧为嗜水性，另一侧为疏水性。这一特性可降低水溶液的表面张力，从而形成脂肪物质的稳定溶液或乳化。并可使胆固醇等非极性物质溶解于混合性微团（micelle）中，以致胆固醇等容易被吸收。

（4）作为促胆汁分泌剂，引起胆汁分泌。

（5）有些胆汁酸可引起结肠的分泌及运动，具轻泻剂的作用。促进分泌主要是促进阴离子（Cl^-）的主动分泌（可能与细胞内 cAMP 增加有关），因而有净的液体分泌增加。

（6）排泄功能：某些有机物质，如胆红素及某些药物可随胆汁排出。

（三）胆汁形成的机制

肝细胞形成的胆汁，均进入微胆管中，故肝胆汁又称微胆管胆汁。微胆管胆汁在流经胆道系统（微胆管、小胆管、胆管）时，又受到重吸收和分泌作用的加工。微胆汁的形成可分为：①胆汁酸依赖性胆汁分泌；②非胆汁酸依赖性胆汁分泌；③毛细胆管分泌加工。

1. 胆汁酸依赖性胆汁分泌　由肝细胞主动分泌胆汁酸进入微胆管，造成局部高渗，高渗吸引水分而形成。实验证实：①微胆管中的胆汁酸浓度为 10～100mmol/l，为血浆中的胆汁酸浓度的 100～1 000 倍，说明肝细胞分泌胆汁酸是一个逆浓度差的过程。②有转运极限（Tm），肝细胞分泌胆汁酸的量可随血中胆汁酸浓度的升高而增加，但当血中浓度达到某一水平后，胆汁中的浓度就不再升高了，即转运已达极限。Tm 意味着这一物质的转运是一个"载体"介导过程，当血中浓度进一步增加，载体的使用"饱和"时，转运就不会再升高了。这个载体分别是 48K 蛋白和 54K 蛋白。③竞争性抑制，这是指能同时有几种物质被肝细胞转运时，可以互相影响，竞争一个共同的转运机制。此外，胆汁分泌被认为与高尔基复合体及内质网功能有关，细胞膜有胆汁酸受体（可能是一种蛋白质），胆汁酸分泌系 Na^+ 依赖性等，均从不同侧面提示胆汁酸转运是一个主动过程。实验证实，肝细胞从血中提取胆汁酸的最大容量为 3.5～4.5μmol/（S·100g 肝组织），Na^+ 依赖性又提示肝提取胆汁酸是一个由 Na^+ 梯度提供能量的 Na－胆汁酸同向转运（synport）的过程。

水分转运的途径，认为可能的途径有 3 条：①水分经窦面膜进入细胞内，再经管面膜进入微胆管中，此为细胞内途径。②从细胞间隙穿经紧密联结而进入微胆管中，此为细胞旁途径。③跨经窦面膜进入细胞内，穿经侧面膜进入细胞间隙，再穿经紧密联结而进入微胆管中，此为细胞内和细胞旁两途径的混合途径。

2. 非胆汁酸依赖性胆汁分泌　啮齿类的胆汁酸分泌量，如以单位体重计要比人类低，但胆汁流量却比人类高 10～20 倍，说明胆汁酸并不是形成胆汁分泌的惟一因素。实验表明，当胆汁酸池耗竭后，胆汁酸的分泌量等于 0 时，仍有一定量的胆汁分泌，说明这部分胆汁流是不依赖胆汁酸而生成的。目前，倾向于认为这部分胆汁分泌量是由于 Na^+ 主动转运入微胆管造成局部高渗进而吸引水分而形成的，因而非胆汁酸依赖性胆汁分泌又可称为"钠离子性胆汁分泌"。支持这一论点的实验证据有：

（1）局部存在有转运 Na^+ 的动力——Na 泵（Na，K^+－ATP 酶），此酶系位于窦面膜及侧面膜上。

（2）ATP 酶抑制剂毒毛花苷可使这一部分胆汁分泌量下降，而 ATP 酶的加强剂苯巴比妥则可使这一部分胆汁分泌量增加，证实这一部分胆汁是与 Na^+ 的主动转运有关。

胆汁分泌除了与胆汁酸和 Na^+ 有关之外，还与 HCO_3^- 有关，HCO_3^- 的转运机制与 50%

的非胆汁酸依赖性胆汁分泌有关。HCO_3^- 的输送或扩散至毛细胆管，是由于 Cl^-/HCO_3^- 在毛细胆管膜上的交换。HCO_3^- 的产生是依赖于碳酸酐酶的参与。因此，影响碳酸酐酶的药物可直接影响胆汁的分泌。

3. 毛细胆管分泌加工　肝内胆管系统的超显微结构特点是：具微绒毛，扩大的细胞下或细胞间隙。由于这些特点，因此它们不仅仅是一个被动的运输管道，而且具有分泌及吸收功能。

（1）分泌作用：狗的游离胆总管段每小时可产生 0.55～0.81ml 的液体；兔的游离胆总管段亦可分泌等张电解液，且这一作用可被二硝基酚所抑制，提示分泌过程可能与 Na^+ 的主动转运有关。在病理情况下，还可见人的小胆管亦具分泌活动。例如：先天性肝内胆管树扩大患者的胆汁分泌量增加，这是由于胆道上皮面积增加所致；胰腺的非 β 胰岛细胞瘤患者的胆汁分泌量增加，这是促胰液素增加所引起的，促胰液素可使胆管分泌活动加剧。

（2）吸收作用：支持小胆管及胆管具有重吸收作用的证据有：有些物质，如赤藓醇、甘露醇，它们在胆管中的浓度可大于血浆中的浓度；胆囊切除的狗，其胆管胆汁的成分与正常情况下胆囊胆汁的成分相等，说明胆总管上皮与胆囊上皮一样，具有重吸收功能。

（四）胆汁分泌的调节

1. 植物性神经　植物性神经对胆汁分泌的调节，目前仍未清楚。一般认为刺激迷走神经可使人及狗的胆汁分泌量增加。作用机制可能是直接作用或通过使胃泌素释放的间接作用。交感神经对胆汁的分泌可能起抑制作用。

2. 体液因素　促进胆汁分泌的物质称为"促胆汁分泌剂"（choleretics）。在诸多的促胆汁分泌剂中，作用最强的是胆汁酸。其作用机制是直接刺激肝细胞使胆汁酸分泌及胆汁流量增加。

3. 胃肠激素　对胆汁分泌有影响的胃肠激素有：

（1）促胰液素：可使胆汁分泌量，胆汁中 HCO_3^-、Cl^-、pH 及渗透压均增加；但胆汁酸及胆色素含量却下降。促胰液素主要作用于胆管系统而非作用于肝细胞。

（2）胃泌素：胃泌素亦作用于胆管，可使胆汁分泌量增加，HCO_3^- 排出亦增加，但最大效应不如促胰液素。

（3）胆囊收缩素：胆囊收缩素有利胆作用，可使胆汁分泌量、胆汁中 HCO_3^- 及 Cl^- 均增加。

（4）血管活性肠肽（VIP）：血管活性肠肽可使胆汁分泌增加。

（5）P 物质（SP）：SP 抑制 CCK 或 VIP 引起的胆汁分泌。

（6）生长抑素：使胆汁流量下降，HCO_3^- 排出亦下降，胆汁酸、胆汁盐排出不变，生长抑素使胆汁流量下降的原因是使小管的重吸收增加或使小管分泌减少所致。

（7）胰高血糖素：胰高血糖素使胆汁分泌量增加，胰高血糖素可使肝细胞质膜超极化。超极化系由于 K^+ 通透性提高及激活生电性 Na^+，K^+ – ATP 酶泵。

4. 其他因素　使胆汁分泌增加的物质有：氢化可的松、茶碱、组胺、胰岛素、MgSO4 等。组胺可使胆汁分泌增加，Cl^- 含量增加，但 HCO_3^- 则下降，组胺促胆汁分泌作用的最大强度不如促胰液素。

使胆汁分泌量减少的因素有：某些胆汁酸（如石胆酸，鹅脱氧胆酸）、雌激素类、测定肝功能的酞类染料、低温、饥饿等。

（五）淤胆

肝细胞合成及分泌胆汁，是非常复杂的过程，涉及到细胞、细胞间的各个部分。当某一部分或几个部分同时受到损害，均可引起胆汁分泌障碍，甚至导致淤胆。

1. 胆汁淤滞的发病机制　Na^+，$K^+ - ATP$ 酶泵：钠泵靠 ATP 供给能量才能完成其使命，能量来源于线粒体，故若线粒体产生能量不足势必影响钠泵功能。钠泵位于肝细胞膜的侧面，如果细胞膜受损更可引起钠泵功能改变。临床常见的有：细菌感染产生的内毒素、化学物质、中毒引起的肝损伤、由于心力衰竭和各种原因引起的休克、甲状腺和脑下垂体功能低下、氯丙嗪和雌激素治疗等均能引起钠泵的功能失调。从而导致肝内淤胆。

肝细胞质的状态：胆汁在肝细胞内合成及输送，与肝细胞器有密切关系。线粒体供给能量，使钠泵保持正常功能。光面内质网能合成胆固醇，再转变为初级胆酸，然后与甘氨酸或牛磺酸结合，形成结合胆汁酸以利排泄。高尔基复合体接近毛细胆管，当淤胆时增大，胆郁恢复后缩小，说明对胆汁排泌有密切关系。此外胞质还有载体蛋白对胆盐的输送，也非常重要，雌激素也可以减低其作用。细胞构架的微丝和微管对胆盐的输送也有影响，氯丙嗪可使肌动蛋白聚合产生长时间作用，甲睾酮可使微丝崩解，蕈毒素和松胞素均能使微丝失去功能。

肝细胞间的状态：两细胞之间有连接复体，起着连续加固作用。主要的是紧密连接，此外尚有桥粒、中间连接和缝隙连接。紧密连接最接近毛细胆管，因其结构关系以致胆汁不能外溢，另外局部钙浓度对连接的通透性起重要作用，降低钙水平，可导致胆郁，紧密连接通透性增加，胆盐反渗。蕈毒素、求偶素和氯丙嗪均能使紧密连接的通透性增加。

毛细胆管的机能状态：毛细胆管周围有丰富的由微丝构成的网状组织并伸展到毛细胆管绒毛内。相当平滑肌的肌动蛋白和肌凝蛋白，可以聚合也可以解聚，司胆管收缩。毛细胆管每 5~6 分钟收缩 1 次，每次持续约 60 秒。钙离子可促进其活动；而 calmodulin 则相反。微丝毒素（松胞素及蕈毒碱）均能减少毛细胆管的运动而影响胆汁流动。

2. 肝内胆汁郁滞的病理变化　各种病因形成的淤胆有其共同病理特点。光镜下表现为小叶中央区肝细胞及库普弗细胞内胆色素沉着，毛细胆管扩张并形成胆栓。病变部肝细胞呈羽毛状变性。电镜下可见：毛细胆管扩张，绒毛减少甚至消失。细胞器也有明显变化，线粒体肿大，嵴卷曲。高尔基复合体肿大并有空泡变。光面内质网也肿胀甚至破裂。溶酶体增多，以及许多无定形的物质沉着。

引起肝内胆汁郁滞的疾病常见于：良性特发性反复性胆汁淤滞、妊娠反复性黄疸、药物性黄疸、各种细菌感染，主要与内毒素、瘀血性胆汁淤滞、手术后胆汁淤滞、休克、缺氧、严重溶血、病毒性肝炎等有关。

（王长武）

第七章　胃部疾病

第一节　胃、十二指肠的解剖与功能

一、胃的解剖

胃是消化系统的重要器官，上连食管，下续十二指肠，有收纳食物、分泌胃液消化食物的作用，而且还具备分泌功能。胃的大小、形态、位置可因其充盈程度、体位、年龄和体型等状况而有不同，成人胃的容量为1 000～3 000ml，在中等度充盈时，平均长度为25～30cm。胃大部分位于左季肋区，小部分位于腹上区。胃的位置常因体型、体位、胃内容物的多少及呼吸而改变，有时胃大弯可达脐下甚至盆腔。

胃有上下二口，大小二弯，前后二壁，并分为四部。胃的上口称贲门，即胃的入口，上接食管。下口称幽门，即胃的出口，与十二指肠相接。胃小弯相当于胃的右上缘，凹向右后上方，胃小弯在近幽门处有一凹陷，称角切迹，此角在钡剂造影时为胃小弯的最底处，是胃体与幽门部在胃小弯的分界。胃大弯起始于贲门切迹，此切迹为食管左缘与胃大弯起始处所构成的夹角。胃大弯从起始处呈弧形凸向左上方，形成胃底的上界，其后胃大弯凸向左前下方，形成胃的下缘。胃在空虚时有明确的前后壁，充盈时胃就不存在明显的前后壁。

（一）胃的分区

一般将胃分为5个区域（图7-1）。

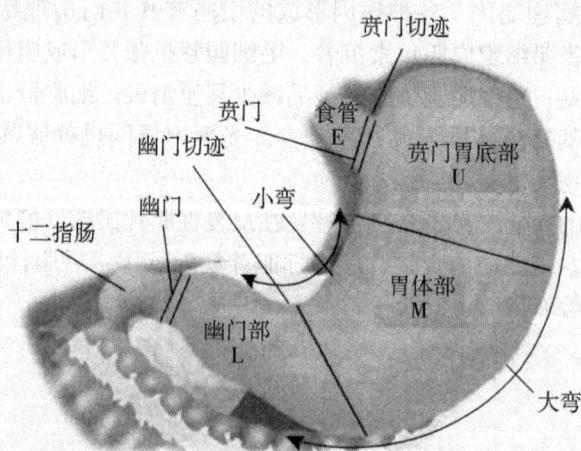

图7-1　胃的分部图

1. 贲门　食管与胃交界处，在第11胸椎左侧，其近端为食管下端括约肌，位于膈食管裂孔下 2~3cm，与第 7 肋软骨胸骨关节处于同一平面。食管腹段与胃大弯和交角叫贲门切迹，该切迹的胃黏膜面有贲门皱襞，具有防止胃内容物向食管反流的作用。贲门部为贲门周围的部分，与胃的其他部分无明显的分界线。

2. 胃底　胃的最上部分，位于贲门至胃大弯水平连线之上。胃底上界为横膈，其外侧为脾，食管与胃底的左侧为 His 角。胃底指贲门切迹平面以上膨出的部分，其中含有空气，于 X 线片上可见此气泡，在放射学中称胃泡。

3. 胃体　胃底以下部分为胃体，其左界为胃大弯，右界为胃小弯；胃小弯垂直向下突然转向右，其交界处为胃角切迹，胃角切迹到对应的胃大弯连线为其下界。胃体所占面积最大，含大多数壁细胞。

4. 胃窦　胃角切迹向右至幽门的部分称为胃窦部，主要为 G 细胞。

5. 幽门　位于第 1 腰椎右侧，幽门括约肌连接胃窦和十二指肠。幽门为胃的出口，连接十二指肠，相连接处的浆膜表面见一环形浅沟，幽门前静脉沿此沟的腹侧面下行，该静脉是术中区分幽门与十二指肠的解剖的标志。幽门部又可分为左侧部较膨大的幽门窦，临床上称此处为胃窦；右侧部近幽门处呈管状的幽门管，幽门管长 2~3cm。胃溃疡和胃癌易发生于幽门窦近胃小弯处。

（二）胃的毗邻与韧带

胃前壁左侧与左半肝邻近，右侧与膈邻近，其后壁隔网膜囊与胰腺、左肾上腺、左肾、脾、横结肠及其系膜相邻，胃的前后壁均有腹膜覆盖，腹膜自胃大、小弯移行到附近器官，即为韧带和网膜（图 7-2）。

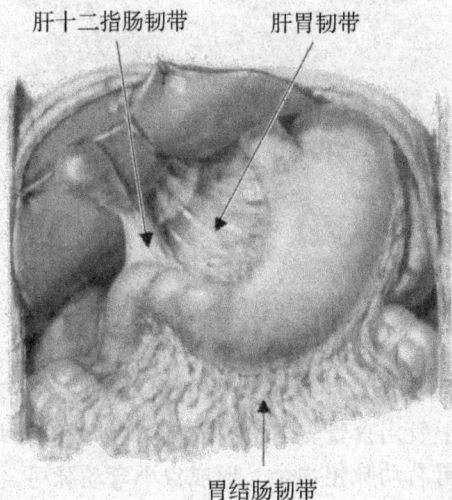

图 7-2　胃的毗邻与韧带

1. 肝胃韧带与肝十二指肠韧带　肝胃韧带连接肝左叶下横沟和胃小弯，肝十二指肠韧带连接肝门与十二指肠，共同构成小网膜，为双层腹膜结构。肝十二指肠韧带中含胆总管、肝动脉和门静脉。

2. 胃结肠韧带　连接胃和横结肠，向下延伸为大网膜，为 4 层腹膜结构。大网膜后层与横结肠系膜的上层相连，在横结肠肝区与脾区处，二者之间相连较松，容易解剖分离；而在中间，两者相连较紧，解剖胃结肠韧带时，注意避免伤及横结肠系膜中的结肠中动脉。

3. 胃脾韧带　连接脾门与胃大弯左侧，内有胃短血管。

4. 胃膈韧带　由胃大弯上部胃底连接膈肌，全胃切除术时，游离胃贲门及食管下段需切断此韧带。

5. 胃胰韧带　胃窦部后壁连接胰头颈部的腹膜皱襞，此外，胃小弯贲门处至胰腺的腹膜皱襞，其内有胃左静脉。在门静脉高压时，血液可经胃左静脉至食管静脉、奇静脉流入上腔静脉，可发生食管胃底静脉曲张。胃的韧带有肝胃韧带、胃膈韧带、胃脾韧带、胃结肠韧带和胃胰韧带。胃胰韧带位于胃后方，小网膜囊的后壁上，循胃左动脉的走行而形成一个半月形的皱襞，丛腹腔动脉起始处向上至胃、贲门，是手术时显露胃左动脉和腹腔动脉的标志。

（三）胃的血管

1. 胃的动脉　胃是胃肠道中血供最丰富的器官，来自腹腔动脉及其分支。沿胃大、小弯形成两个动脉弓，再发出许多分支到胃前后壁（图7-3）。

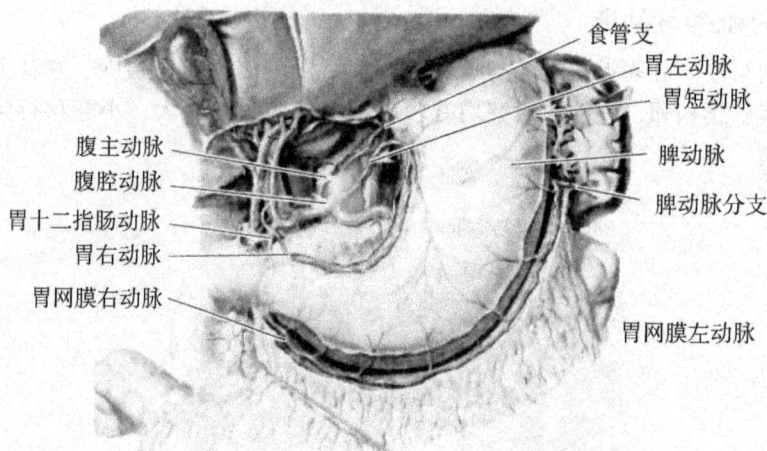

食管支
胃左动脉
胃短动脉
腹主动脉
腹腔动脉
脾动脉
胃十二指肠动脉
脾动脉分支
胃右动脉
胃网膜右动脉
胃网膜左动脉

图7-3　胃的动脉

（1）胃左动脉：起于腹腔动脉，是腹腔动脉的最小分支，而是胃的最大动脉。左上方经胃胰腹膜皱襞达贲门，向上发出食管支与贲门支，然后向下沿胃小弯在肝胃韧带中分支到胃前后壁，在胃角切迹处与胃右动脉相吻合，形成胃小弯动脉弓。15%～20%左肝动脉可起自胃左动脉，与左迷走神经肝支一起，到达肝脏，偶尔这是左肝叶唯一动脉血流。于根部结扎胃左动脉，可导致急性左肝坏死，手术时应注意。

（2）胃右动脉：起源自肝固有动脉或胃十二指肠动脉，行走至幽门上缘，转向左，在肝胃韧带中沿胃小弯，从左向右，沿途分支至胃前、后壁，到胃角切迹处与胃左动脉吻合。

（3）胃网膜左动脉：起于脾动脉末端，从脾门经脾胃韧带进入大网膜前叶两层腹膜间，沿胃大弯左行，有分支到胃前后壁及大网膜，分布于胃体部大弯侧左下部，与胃网膜右动脉吻合，形成胃大弯动脉弓。胃大部切除术常从第一支胃短动脉处在胃大弯侧切断胃壁。

（4）胃网膜右动脉：起自胃十二指肠动脉，在大网膜前叶两层腹膜间沿胃大弯由右向左，沿途分支到胃前后壁及大网膜，与胃网膜左动脉相吻合，分布至胃大弯左半部分。

（5）胃短动脉：脾动脉末端的分支，一般4～5支，经胃脾韧带至胃底前后壁。

（6）胃后动脉：系脾动脉分支，一般1～2支，自胰腺上缘经胃膈韧带，到达胃底部后壁。

（7）左膈下动脉：由腹主动脉分出，沿胃膈韧带，分布于胃底上部和贲门。胃大部切除术后左膈下动脉对残胃血供有一定作用。胃的动脉间有广泛吻合支，如结扎胃左动脉、胃右动脉、胃网膜左动脉及胃网膜右动脉4根动脉中的任何3条，只要胃大弯、胃小弯动脉弓未受损，胃仍能得到良好血供。

2. **胃的静脉** 胃的静脉与各同名动脉伴行，均汇入门静脉系统。冠状静脉（即胃左静脉）的血液可直接或经过脾静脉汇入门静脉；胃右静脉直接注入门静脉。胃短静脉、胃网膜左静脉均回流入脾静脉；胃网膜右静脉则回流入肠系膜上静脉。远端脾肾静脉吻合术能有效地为胃食管静脉曲张减压，足以证明胃内广泛的静脉吻合网络。

（1）胃左静脉：即胃冠状静脉，汇入门静脉。

（2）胃右静脉：途中收纳幽门前静脉，位于幽门与十二指肠交界处前面上行进入门静脉，幽门前静脉是辨认幽门的标志。

（3）胃网膜左静脉：注入脾静脉。

（4）胃网膜右静脉：注入肠系膜上静脉，也是有用的解剖标志。

（5）胃短静脉：经胃脾韧带入脾静脉。

（6）胃后静脉：经胃膈韧带，注入脾静脉。胃的动脉来源于腹腔动脉干。沿胃大弯有发自脾大弯的动脉弓。沿胃短动脉发自脾动脉并走行到胃底。胃后动脉可以是一支或两支，发自脾动脉主干或其分支，于小网膜囊后壁的腹膜后面伴同名静脉上行，经胃膈韧带分布于胃体后壁的上部。稍偏胃小弯侧的胃膈韧带，在向腹后壁延续处的腹膜常形成-腹膜皱襞，该皱襞是手术中寻找胃后动脉的标志。

（四）**胃的淋巴引流**

胃壁各层具有丰富的毛细淋巴管，起始于胃黏膜的固有层。在黏膜下层，肌层和浆膜下层内交织成网，分别流入各胃周淋巴结，最后均纳入腹腔淋巴结而达胸导管。淋巴引流一般伴随血管而行，汇入相应的胃周四个淋巴结区（图7-4）。

1. **胃左淋巴结区** 贲门部、胃小弯左半和胃底的右半侧前后壁，分别注入贲门旁淋巴结、胃上淋巴结，最后至腹腔淋巴结。

2. **胃右淋巴结区** 胃幽门部、胃小弯右半的前后壁，引流入幽门上淋巴结，由此经肝总动脉淋巴结，最后流入腹腔淋巴结。

3. **胃网膜左淋巴结区** 胃底左半侧和胃大弯左半分别流入胃左下淋巴结，脾门淋巴结及胰脾淋巴结，然后进入腹腔淋巴结。

4. **胃网膜右淋巴结区** 胃大弯右半及幽门部，引流入胃幽门下淋巴结，然后沿肝总动脉淋巴结，进入腹腔淋巴结。

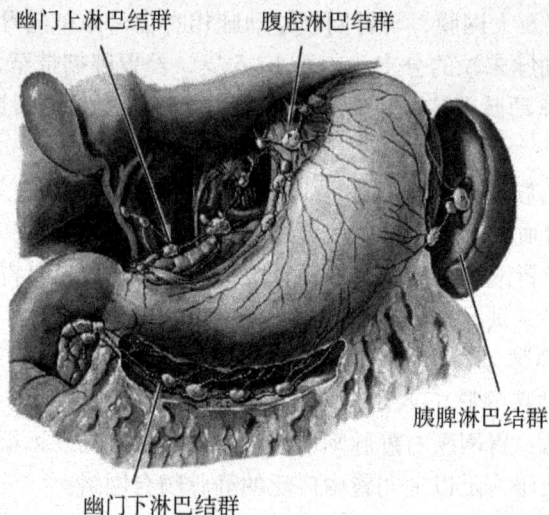

图7-4 胃的淋巴引流

（五）胃的神经

支配胃的神经有副交感神经和交感神经。

1. 副交感神经　胃的副交感神经来自迷走神经，迷走神经核位于第四脑室基底经颈部颈动脉鞘进入纵隔障，形成几个分支围绕食管，到膈食管裂孔上方融合成左右迷走神经，于贲门处左迷走神经位前，约在食管中线附近浆膜深面，手术时需切开此处浆膜，方可显露。右迷走神经位后，于食管右后方下行。前干在贲门前分为肝支和胃前支（前 Latarget 神经），肝支在小网膜内右行入肝，胃前支伴胃左动脉在小网膜内距胃小弯约 1cm 处右行，一般发出 4~6 支到胃前壁，于角切迹处形成终末支称为鸦爪支，分布于幽门窦及幽门管前壁。后干在贲门背侧分为腹腔支和胃后支。腹腔支随胃左动脉起始段进入腹腔神经丛。胃后支（后 Latarget 神经）沿胃小弯行走，分支分布于胃后壁，其终末支也呈鸦爪状分布于幽门窦和幽门管后壁。后迷走神经有分支分布于胃底大弯侧称为 Grassi 神经或罪恶神经，壁细胞迷走神经切断术时，应予切断，以减少复发。迷走神经大部分纤维为传入型，将刺激由肠传入脑，胃的牵拉感和饥饿感冲动，则由迷走神经传入延髓，手术过度牵拉，强烈刺激迷走神经可致心搏骤停。迷走神经各胃支在胃壁神经丛内换发节后纤维，支配胃腺和肌层，通过乙酰胆碱作为传递增强胃运动和促进胃酸和胃蛋白酶分泌。选择性迷走神经切断术是保留肝支和腹腔支的迷走神经切断术，壁细胞迷走神经切断术保留肝支、腹腔支和前后鸦爪支，仅切断支配壁细胞的胃前支和胃后支及其全部胃壁分支。减少胃酸分泌，达到治疗溃疡的目的，又可保留胃的排空功能及避免肝、胆、胰肠功能障碍。

2. 交感神经　胃交感神经节前纤维起自脊髓 $T_5 \sim T_{10}$，经交感神经至腹腔神经丛内腹腔神经节，节后纤维沿腹腔动脉系统分布于胃壁，其作用为抑制胃的分泌和蠕动，增强幽门括约肌的张力，并使胃的血管收缩。胃的痛感冲动随交感神经，通过腹腔丛交感神经干进入 $T_5 \sim T_{10}$ 封闭腹腔丛神经丛可阻断痛觉传入。包括运动神经、感觉神经以及由它们发出的神经纤维和神经细胞共同构成肌间丛、黏膜下神经丛。胃的运动神经包括交感神经与副交感神经，前者的作用是抑制胃的分泌和运动功能，后者是促进胃的分泌和运动功能。交感神经与副交感神经纤维共同在肌层间和黏膜下层组成神经网，以协调胃的分泌和运动功能。胃的交感受神经来自腹腔神经丛。胃的副交感神经来自左、右迷走神经。左迷走神经在贲门前面，分出肝支和胃前支。迷走神经的胃前、后支都沿胃小弯行埋头，分别发出分支和胃动、后支都沿胃小弯行走，分别发出分支和胃动、静脉分支伴行，分别进入胃前后壁。最后的终末支，在距幽门 5～7cm 处进入胃窦，形似"鸦爪"，可作为高选择性胃迷走神经切断术的标志。

（六）胃壁的细微结构

胃壁组织由外而内分为 4 层，即浆膜层，肌层，黏膜下层和黏膜层。

1. 浆膜层　覆盖于胃表面的腹膜，由结缔组织和间皮组成，形成各种胃的韧带，与邻近器官相连接，于胃大弯处形成大网膜。

2. 肌层　浆膜下较厚的固有肌层，由 3 层不同方向的平滑肌组成。外层纵行肌与食管外层纵行平滑肌相连，在胃大小弯处较厚，中层环行肌，在幽门处增厚形成幽门括约肌。内层斜行肌，胃肌层内有 Auerbach 神经丛。

3. 黏膜下层　肌层与黏膜之间，是胃壁内最富于胶原的结缔组织层，有丰富的血管淋巴网，含有自主神经 Meissner 丛。

4. 黏膜层　胃壁内形成数条较大的皱襞，其表面被浅沟划分成很多形状不规则的黏膜隆起区，称胃小区。胃小区表面分布许多小的凹陷，称胃小凹。整个胃黏膜约有 350 万个胃小凹，每个小凹底部有 3～5 条胃腺开口。黏膜层包括表面上皮、固有层和黏膜肌层。

（1）上皮：黏膜腔面及胃小凹表面均衬以单层柱状上皮，细胞核位于基底部，细胞质染色浅呈透明状。这种细胞分泌特殊的黏液样物质，故又称表面黏液细胞，其分泌的黏液不能被盐酸所溶解。表面黏液细胞不断退化死亡脱落，再由小凹深部和胃腺颈部未成熟的表面黏液细胞不断增殖并向上移动加以补充，每 4～5d 更新 1 次。

（2）固有层：由细密的结缔组织组成。含有较多的淋巴细胞，浆细胞及嗜酸性粒细胞。有时可见孤立淋巴小结。固有层被大量排列紧密的胃腺所占据。根据部位和结构不同，可将胃腺分为胃底腺、贲门腺和幽门腺。

1）胃底腺：分布于胃底和胃体的固有层内，是一种较长的管状腺，故通常把它分为颈部、体部和底部，底部常有 2～3 个分支。胃底腺由壁细胞、主细胞、颈黏液细胞和内分泌细胞组成。壁细胞：分泌盐酸和内因子，主要在胃底和胃体。少量在幽门窦近侧。黏液细胞：分泌黏液。主细胞：分泌胃蛋白酶原，主要在胃底或胃体。内分泌细胞：G 细胞分泌胃泌素，D 细胞分泌生长抑素，EC 细胞释放 5－羟色胺呈嗜银或嗜银染色。

2）贲门腺：位于贲门部固有层内的黏液腺。

3）幽门腺：位于幽门部固有层内，亦为黏液腺。幽门腺有较多的分泌细胞。

（3）黏膜肌层：分内环、外纵两层。黏膜肌层的收缩和弛缓可改变黏膜形态，有助于胃腺分泌物排出。

二、十二指肠的解剖

十二指肠是小肠最上段的部分，始于胃幽门，位于第 1 腰椎右侧，呈 C 字形，包绕胰头部，于十二指肠空肠曲处与空肠相接，位第 2 腰椎左侧，长 25～30cm。与其他小肠不同处：部位较深，紧贴腹后壁 1~3 腰椎的右前方；较固定，除始末两处外，均在腹膜后；肠腔较大；与胰胆管关系密切。

（一）十二指肠的分部

十二指肠据其形态可分成 4 部分（图 7-5）。

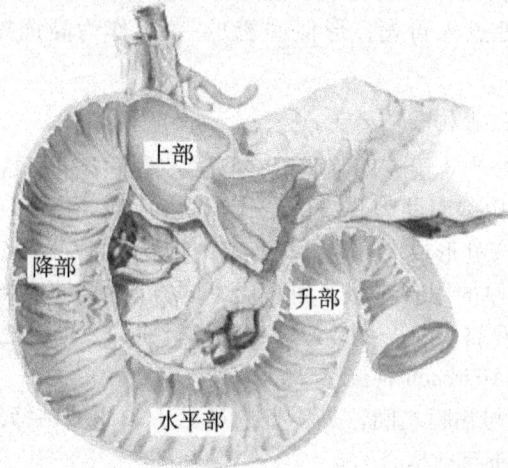

图 7-5 十二指肠的分部

1. **球部** 幽门向右并向后上，到肝门下胆囊颈处转向下，形成十二指肠上曲，接第二段降部，长 5cm，近端一半有大小网膜附着，为十二指肠球部属腹膜内位，能活动，其余部分在腹膜外，无活动性。此段上方为肝方叶、胆囊及肝十二指肠韧带。其下方为胰头，后方为胆总管、胃十二指肠动脉、门静脉通过，与下腔静脉间仅隔一层疏松结缔组织。球部黏膜面平坦无皱襞，钡剂 X 线检查呈三角形阴影，前壁溃疡易穿孔，涉及结肠上区，后壁溃疡穿孔则累及网膜囊。

2. **降部** 始于十二指肠上曲，沿腰椎右侧垂直下降至第 3 腰椎转向右形成十二指肠下曲，接第三段水平部，长 7~8cm，位腹膜外，横结肠及系膜于其前跨越，后方为右肾及右输尿管，内侧为胰头，胆总管末端降部黏膜多为环状皱襞，其后内侧壁有纵行皱襞，下端为 Vater 乳头，位于降部中、下 1/3 交界处。胆总管、胰管开口于此，其左上方 1cm 处另见一小乳头为体胰管（Santorini）开口处，胃十二指肠动脉的分支胰十二指肠上动脉支行走于胰头与十二指肠降部沟内。

3. **水平部** 长 12~13cm，十二指肠下曲开始，于输尿管、下腔静脉、腰椎和主动脉前方，水平方向至第 3 腰椎左侧，位腹膜外，上方为胰头，前方右侧为腹膜，左侧为空回肠系膜根部跨越，肠系膜上动脉于水平部前下降进入肠系膜根部。如肠系膜上动脉起点过低，可引起肠系膜上动脉压迫症（Wilkes 综合征）。肠系膜上动脉分支胰十二指肠下动脉位于胰腺及水平部上缘沟内。

4. **升部** 水平部向左上斜升，到达第 2 腰椎左侧折转向下前和左侧形成十二指肠空肠曲，与空肠相连，长 2~3cm。十二指肠空肠曲左缘，横结肠系膜下方，为十二指肠悬韧带，即屈氏（Treitz）韧带，韧带较小呈三角形的肌纤维组织带，伸入腹膜后，位于胰腺和脾静脉后，左肾静脉前由左右膈脚在腹膜后附着于末端十二指肠上缘，有时达附近空肠。小肠梗阻探查时或胃空肠吻合时均需以十二指肠空肠曲为标记，由于十二指肠被坚硬的腹膜固定，因此有时在严重的腹部钝性损伤时，易挤压至脊柱而致撕裂。

（二）十二指肠的血管

1. 动脉　十二指肠的血供主要来自胰十二指肠上动脉和胰十二指肠下动脉，胰十二指肠上动脉是胃十二指肠的分支，又分为胰十二指肠上前动脉和胰十二指肠上后动脉，分别沿胰头前后与十二指肠降部间沟内下行。胰十二指肠下动脉是肠系膜上动脉分支，也分为前后两支，沿胰头前后与十二指肠水平部间沟内上行，分别与相应的胰十二指肠上前、后动脉吻合，形成前后两动脉弓，于腹腔动脉和肠系膜上动脉间形成广泛动脉吻合网。由于胰头和十二指肠均由此二动脉供应，因此不可能单独切除胰头或十二指肠，十二指肠周围丰富的动脉吻合网，要靠外科结扎或动脉栓塞 1～2 支主要血管，达到控制十二指肠后壁溃疡出血是非常困难的。此外十二指肠上部尚有来自胃十二指肠动脉的十二指肠上动脉和十二指肠后动脉以及胃网膜右动脉和胃右动脉的小分支供应（图 7－6）。

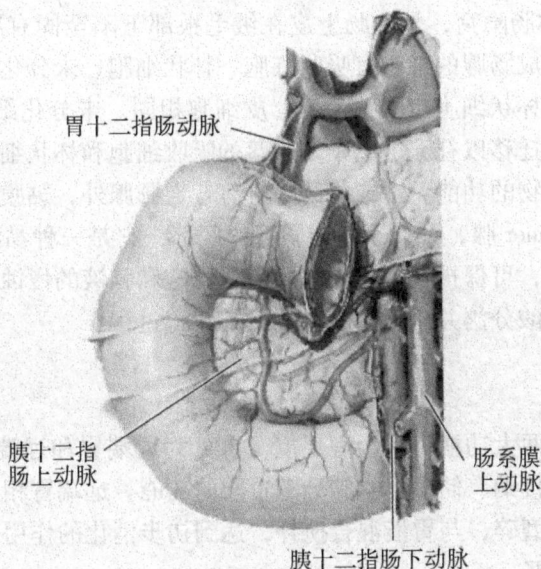

图 7－6　十二指肠的动脉

2. 静脉　十二指肠静脉多与相应动脉伴行，除胰十二指肠上后静脉直接汇入门静脉外，其他静脉均汇入肠系膜上静脉。

（三）十二指肠的淋巴引流和神经

十二指肠淋巴引流一般与血管伴行，原发性十二指肠癌可直接侵犯或通过淋巴浸润胰腺，通常首先扩散到十二指肠周围淋巴结和肝脏，胰腺癌转移往往到十二指肠上曲和十二指肠后淋巴结。

十二指肠内部神经支配源自 Auerbach 和 Meissner 神经丛，副交感神经来自迷走神经的前支和腹腔支。交感神经来自腹腔神经节的内脏神经。

（四）十二指肠壁的微细结构

小肠是消化和吸收的重要部位，绒毛和肠腺是与小肠功能相适应的特殊结构。十二指肠作为小肠的一部分，也具有小肠管壁的典型四层结构，包括黏膜、黏膜下层、肌层和浆膜层。在距幽门 2～5cm 处的小肠壁上开始出现环形皱襞，它是黏膜和黏膜下层共同向肠腔突出所形成的，在十二指肠的远侧部及空肠近侧部最发达。黏膜的表面可见许多细小的突起，称肠绒毛，由上皮和固有层共同向肠腔突出而形成。绒毛根部的上皮向固有层内凹陷形成肠腺。绒毛及肠腺的上皮相连续，肠腺直接开口于肠腔。

1. 肠绒毛　肠绒毛长 0.5～1.5mm，形状不一，十二指肠的绒毛呈叶状。上皮覆盖绒毛的表面，为单层柱状上皮，大部分是吸收细胞，少部分是分泌黏液的杯状细胞，作用为分泌黏液，对黏膜有保护和润滑作用。固有层是绒毛的中轴，由细密的结缔组织构成，其中含有较多的淋巴细胞、浆细胞、巨噬细胞、嗜酸性粒细胞等细胞成分，并有丰富的毛细血管，以利于氨基酸和葡萄糖的吸收。在绒毛中央可见中央乳糜管，可收集运送上皮细胞吸收进来的脂肪。

2. 肠腺　肠腺又称肠隐窝，是小肠上皮在绒毛根部下陷至固有层而形成的管状腺，开口于相邻绒毛之间，构成肠腺的细胞有吸收细胞、杯状细胞、未分化细胞、帕内特细胞和内分泌细胞。吸收细胞和杯状细胞与肠绒毛的上皮细胞相同。未分化细胞通过不断分裂增殖，从肠腺下部向绒毛顶端迁移以补充绒毛顶端脱落的吸收细胞和杯状细胞。帕内特细胞则具有合成蛋白质和多糖复合物的功能。十二指肠除含有普通肠腺外，黏膜下层还有分支管泡状的十二指肠腺，又称 Brunner 腺，开口于普通肠腺的底部，它是一种黏液腺，腺细胞可以产生中性糖蛋白及碳酸氢盐，可保护十二指肠黏膜免受胃酸和胰液的侵蚀。十二指肠腺还分泌尿抑胃素，能强烈抑制胃酸分泌并刺激小肠上皮生长转化过程。

三、胃的生理

胃具有运动和分泌两大功能。从生理观点，胃分为近端胃和远端胃，近端胃包括贲门、胃底部和胃体部，有着接纳、储藏食物和分泌胃酸的功能。远端胃相当于胃窦部，分泌碱性胃液，同时将所进食物磨碎，与胃液混合搅拌，达到初步消化的作用，形成食糜，并逐步分次地自幽门排至十二指肠。

（一）胃的运动

食物由胃进入十二指肠的过程称为胃排空。食物从胃完全排空需 4～6h，以往认为幽门及幽门括约肌的自律性是控制胃排空与十二指肠内容物向胃反流的最主要因素，这一传统观点现已被完全更新。实验证明幽门括约肌并不具有充分管制食物通过幽门的作用。幽门窦、幽门括约肌和十二指肠第一部在解剖结构与生理功能上成为一个统一体，三者紧张性改变和对里蠕动波到达时产生的反应具有一致性，由于幽门括约肌收缩持续时间比其他二者长，因此可阻止十二指肠内容物的倒流。胃内液体食物的排空取决于幽门两侧的胃和十二指肠内的压力差。固体食物必须先经胃幽门窦研磨至直径在 2mm 以下，并经胃内的初步消化，固体食物变为液态食糜后方右排至十二指肠。胃既有接纳和储存食物的功能，又有泵的功能。胃底和胃体的前部（也称头区）运动较好，主要功能为储存食物。胃体的远端和胃窦（称尾区）有较明显的运动，其功能是研磨食物，使食物与胃液充分混合，逐步排入十二指肠。

1. 容受性舒张　咀嚼和吞咽食物时刺激了口腔、咽和食管的感受器，通过迷走神经反射地使胃底和胃体的胃壁舒张，准备接纳入胃食物，这种现象称为容受性舒张。胃容量由空腹时 50ml 进食后增加到 500～5 000ml 而胃腔内的压力变化不大。胃底和胃体的平滑肌纤维具有弹性，其长度较原来增加 2～3 倍，可容纳数十倍于原来体积食物。胃的容受性舒张是通过迷走神经的传入和传出通路反射实现的，切断两侧迷走神经后，容受性舒张不再出现。这个反射中，迷走神经的传出通路是抑制性纤维，其末梢释放的递质既非乙酰胆碱，也非去甲肾上腺素，而可能是某种肽类物质。此外胃头区有持续缓慢性收缩和胃底波，保持一定压力有利于食物缓慢向尾区移动。

2. 胃的蠕动　食物进入胃后约 5min，蠕动即开始。蠕动是从胃的中部开始，有节律地向幽门方向进行。胃饱满时，尾区的运动主要是蠕动。胃的基本电节律起源于胃体大弯侧近端 1/3 和远端 2/3 连接处的纵行肌，为起搏点（pacemaker）由此沿胃体和胃窦向幽门方向扩散，节律约 3/min，其速度愈近胃窦愈快，大弯侧略快于小弯侧，这样把胃内容物向前推移，蠕动波到达胃窦时，速度加快。蠕动的生理意义是：一方面是食物与胃液充分混合，以利于胃液发挥消化作用；另一方面，则可搅拌和粉碎食物，并推进胃内容物通过幽门向十二指肠移行。

3. 胃的排空　胃的排空是食物由胃排入十二指肠的过程。胃蠕动将食糜送入终末胃窦时，胃窦内压力升高，超过幽门和十二指肠压力，使一部分食糜送入十二指肠，由于终末胃窦持续收缩，幽门闭合，而终末胃窦处压力持续升高，超过胃窦近侧内压力，食糜（颗粒直径 >1mm）又被持续收缩送向近侧胃窦，食糜反复推进与后退，食糜与消化液充分混合，反复在胃内研磨，形成很小颗粒，（颗粒直径 <0.5cm），待幽门开放，十二指肠松弛时，再使一部分食物进入十二指肠，待下一蠕动波传来时再行重复。

胃的排空率受来自胃和十二指肠两方面因素的控制。

（1）胃内因素促进排空：

1）胃内食物量对排空率的影响：胃内容物作为扩张胃的机械刺激，通过壁内神经反射或迷走-迷走神经反射，引起胃运动的加强。一般，食物由胃排空的速率和留在胃内食物量的平方根成正比。食物的渗透压和化学成分也对排空产生影响。糖类的排空时间较蛋白质类为短，脂肪类食物排空时间最长，胃完全排空通常为 4～6h。

2）胃泌素对胃排空的影响：扩张刺激以及食物的某些成分，主要是蛋白质消化产物，可引起胃窦黏膜释放胃泌素。胃泌素除了引起胃酸分泌外，对胃的运动也有中等程度的刺激作用，可提高幽门泵的活动，但使幽门舒张，因而对胃排空有重要的促进作用。

（2）十二指肠因素抑制排空：

1）肠-胃反射对胃运动的抑制：十二指肠壁上存在多种感受器，酸、脂肪、渗透压及机械扩张，都可刺激这些感受器，反射性的抑制胃运动，引起胃排空减慢，这个反射称为肠-胃反射，其传出冲动可通过迷走神经、壁内神经，甚至还可能通过交感神经等几条途径传到胃。肠-胃反射对酸的刺激特别敏感，当 pH 降到 3.5～4.5 时，反射即可引起，它抑制幽门泵的活动，从而阻止酸性食糜进入十二指肠。

2）十二指肠产生的激素对胃排空的抑制：当过量的食糜，特别是酸或脂肪由胃进入十二指肠后，可引起小肠黏膜释放几种不同的激素，抑制胃的运动，延缓胃的排空。促胰液素、抑胃肽等都具有这种作用，统称为肠抑胃素。

上述在十二指肠内具有抑制胃运动的各项因素并不是经常存在的，随着盐酸在肠内被中和，食物消化产物的被吸收，它们对胃的抑制性影响便逐渐消失，胃运动便又逐渐增强，因而又推送另一部分食糜进入十二指肠。

胃运动还受神经调节：①迷走神经为混合性神经，其内脏运动（副交感）纤维主要通过神经递质如乙酰胆碱和激平滑肌运动。迷走神经所含的内脏感觉纤维使胃底在进食时产生容受性舒张。②交感神经主要是通过胆碱能神经元释放神经递质或直接作用于平滑肌细胞而抑制胃平滑肌运动。

（二）胃的分泌

胃液分泌分为基础分泌（或称消化间期分泌）和刺激性分泌（即消化期分泌）。基础分泌是指不受食物刺激时的基础胃液分泌，其量甚小。刺激性分泌则可以分为三个时相：①迷走相或称头相；②胃相；③肠相。

1. 胃液的成分

（1）盐酸：胃液中的盐酸称胃酸，为壁细胞分泌，胃分泌盐酸的能力取决于壁细胞的数量和功能状态，胃液中 H^+ 的最大浓度可高至 $150 \sim 170mmol/L$，比血液 H^+ 浓度高百万倍以上。壁细胞内的 H^+ 由水解离而来，依靠分泌小管侧细胞膜上的离子泵或 $H^+ - K^+ - ATP$ 酶，将 H^+ 主动转入小管内，同时将小管内的 K^+ 置换进入细胞，血浆 Cl^- 通过壁细胞进入小管内与 H^+ 结合成 HCl。

壁细胞基底膜上有胆碱能、胃泌素和组胺受体。迷走神经胆碱能兴奋可直接作用于壁细胞胆碱能受体分泌盐酸，也可通过中间神经元刺激胃窦部神经介质胃泌素释放肽（gastrin releasing peptide，GRP）或铃蟾肽（bombesin）分泌胃泌素。胃泌素可通过血液循环直接作用于壁细胞胃泌素受体，促进胃酸分泌。局部刺激胃肥大细胞分泌组胺，直接作用于壁细胞组胺受体分泌胃酸。

盐酸的作用为激活胃蛋白酶原；杀灭胃内细菌，使胃和小肠内呈无菌状态；盐酸到小肠后引起胰泌素释放，促进胰液胆汁和小肠液分泌；盐酸的酸性环境有助于小肠对铁和钙的吸收。

（2）胃蛋白酶原：胃腺的主细胞产生胃蛋白酶原，幽门腺和 Brunner 腺也可分泌胃蛋白酶原，经胃酸的作用，胃腔内 pH 降至 5.0 以下，无活性的胃蛋白酶原能变为活性的胃蛋白酶，pH 为 $1.8 \sim 3.5$ 时酶的活性最强，随着 pH 升高，其活性降低；pH6 以上则被灭活。此外胃蛋白酶原可通过分离出小分子多肽的途径，自我激活为胃蛋白酶，分子量由 42 500 降至 35 000。

胃蛋白酶是一种内肽酶能水解摄入食物中的蛋白质肽键，产生多肽和氨基酸较少，胃泌素、组胺及迷走神经兴奋等刺激胃酸分泌的因素，也能促使胃蛋白酶原分泌，阿托品则抑制其分泌。

（3）内因子：壁细胞分泌的一种糖蛋白，能与维生素 B_{12} 相结合，在回肠远端黏膜吸收，保护维生素 B_{12} 不被小肠水解酶破坏。缺乏内因子时，维生素 B_{12} 吸收不良，影响红细胞生成，产生巨幼红细胞性贫血。增加胃酸蛋白酶原分泌的因素，同样能增加内因子分泌。

（4）黏液：胃黏膜上皮细胞、胃腺体黏液颈细胞以及贲门腺和幽门腺均分泌黏液，无色透明为碱性，黏液中主要为糖蛋白，还有黏多糖、黏蛋白等。黏膜上皮分泌的黏液呈胶冻状，黏稠度甚大，覆盖胃黏膜表面，为不溶性黏液。胃腺体分泌的黏液为透明水样液体，为可溶性黏液。

黏液与胃黏膜分泌的 HCO_3^- 组成"黏液碳酸氢盐屏障"保护胃黏膜，胃腔内 H^+ 向胃壁扩散，通过胶冻黏液层的速度很慢，H^+ 和 HCO_3^- 在此层中和，因此黏液层腔侧的 pH 为 2，呈酸性，而上皮细胞侧 pH 为 7，呈中性或偏碱性，使胃蛋白酶丧失分解蛋白质的作用，有效地防止 H^+ 逆向弥散，使胃黏膜免受 H^+ 侵蚀。

2. 胃液分泌的调节　胃液分泌可分为基础分泌和刺激性分泌。基础分泌调节因素主要是迷走神经张力和胃泌素释放，胃液呈中性或碱性。刺激性分泌有三个时相。

（1）头相：食物的气味、形状和声音对视觉、嗅觉、听觉等刺激通过大脑皮质以条件反射形式引起胃液分泌，食物在口腔咀嚼和吞咽，刺激口腔、咽和食管的感受器，也能引起胃液分泌，由于这些感受器主要集中在头面部位，其传出神经为迷走神经，通过末梢释放乙酰胆碱引起胃酸分泌，称为头相分泌。分泌量大，占餐后泌酸量的 20%～30%，酸度高，胃蛋白酶含量更高，此外，迷走神经兴奋胃窦部释放胃泌素，通过血循环作用于壁细胞使胃酸分泌增加。引起胃泌素释放的迷走神经纤维非胆碱能可能是肽类物质，不能被阿托品阻断，胃迷走神经切断后，头相分泌即消失。

（2）胃相：食物进入胃底和胃体，膨胀对胃壁引起机械性刺激，通过迷走神经兴奋和壁内神经丛的局部反射，增加胃酸分泌，食物特别是蛋白质消化产物，直接作用于胃窦部 G 细胞，大量释放胃泌素特别是肥大细胞释放组胺，促使壁细胞分泌大量增加，这种分泌称为胃相分泌。其特点为胃液量大，酸度高，胃蛋白酶含量较低。胃内盐酸的浓度对胃液分泌呈负反馈调节，pH >3 时分泌增加，pH 1.2～1.5 时，胃液分泌明显抑制，盐酸通过刺激 D 细胞释放生长抑素，抑制胃泌素及胃酸分泌，并能直接抑制 G 细胞，减少胃泌素释放。十二指肠溃疡患者胃酸高于正常，但其胃相分泌中，胃泌素值并不降低，可能与反馈机制缺陷有关。

（3）肠相：食物进入十二指肠和空肠近端，十二指肠黏膜释放胃泌素，空肠黏膜释放肠泌酸素（entero-oxyntin），氨基酸在小肠吸收后也能引起胃液分泌，称为肠相分泌。但胃液分泌量较小，占餐后胃酸分泌量的 5%～10%。盐酸对十二指肠黏膜刺激，使其释放促胰液素、胆囊收缩素、脂肪消化产物也能刺激十二指肠黏膜释放抑胃肽，这些肠抑胃素均能抑制胃液分泌。另外这些胃肠激素对胃运动和胃排空也有调节作用，胃排空受神经和体液因素的调控。胃肠激素在这两方面均发挥重要作用，它们以内分泌、神经内分泌或作为肽能神经递质等方式对胃排空进行精细调节。

胃液的分泌还受一些内源性物质的影响，包括乙酰胆碱、胃泌素及组胺。

（1）乙酰胆碱：大部分支配胃的副交感神经节后纤维末梢释放乙酰胆碱。乙酰胆碱直接作用于壁细胞膜上的胆碱能受体，引起盐酸分泌增加。该作用能被胆碱能受体阻断药（如阿托品）阻断。

（2）胃泌素：主要由胃的 G 细胞分泌，释放后通过血液循环作用于壁细胞，刺激其分泌盐酸。

（3）组胺：产生组胺的细胞是存在于固有膜中的肥大细胞，正常情况下，胃黏膜恒定的释放少量组胺，通过局部弥散到邻近的壁细胞，刺激其分泌。

以上三种内源性促分泌物，一方面可通过各自在壁细胞上的特异性受体，独立地发挥刺激胃酸分泌的作用，另一方面，三者又相互影响，具有协同作用。

四、十二指肠的生理

（一）十二指肠的分泌

十二指肠黏膜下层中十二指肠腺（Brunner 腺），分泌碱性液，内含黏蛋白，黏稠度很高，保护十二指肠黏膜上皮，不被胃酸侵蚀。全部小肠黏膜均有肠腺又称 Lieberkuhn 腺，分泌小肠液。十二指肠黏膜上皮还有许多不同的内分泌细胞，分泌各种内分泌素调节消化分泌和运动功能。

1. S 细胞 分泌胰泌素，使胰腺导管上皮细胞分泌大量水分和碳酸氢盐，胰液分泌量大为增加，酶的含量不高。尚能刺激肝胆汁分泌，胆盐不增加，抑制胃酸分泌和胃的运动。胰泌素分泌受十二指肠腔内 pH 调节，当 $pH < 4.5$ 以下，十二指肠黏膜即分泌，否则即反馈抑制，与胆囊收缩素有协同作用。

2. I 细胞 分泌胆囊收缩素，引起胆囊强烈收缩，Oddi 括约肌松弛，促使胆囊胆汁排放，促进胰酶分泌，促进胰组织蛋白质和核糖核酸合成对胰腺组织有营养作用，抑制胃酸分泌延迟胃排空，十二指肠腔内脂肪和蛋白质激起胆囊收缩素分泌。

3. K 细胞 分泌抑胃肽（gastin releasing peptide，GIP），抑制胃酸分泌及胃蠕动，葡萄糖和脂肪可促使其分泌，进食糖类后可加强胰岛素分泌。

4. D 细胞 分泌生长抑素，对胃肠道功能起抑制作用，胃液分泌和动力，胆囊收缩，小肠动力和血流量，胰高血糖素，胰岛素、胰多肽均呈抑制作用，可用以治疗食管静脉曲张出血、肠外瘘及消化性溃疡等。

5. EC 细胞 分泌胃动素，十二指肠及小肠内的肠嗜铬细胞释放胃泌素，可定时调节肠移行性运动综合波（migrating myoelectric complexes，MMC）。

此外尚有 EC 细胞分泌 5 - 羟色胺以及血管活性肠肽（vasoactive intestinal peptide，VIP）P 物质等，十二指肠黏膜腺体分泌的肠液中含有多种消化酶如脂肪酶、蔗糖酶、乳糖酶、蛋白酶等，对消化起补充作用。

（二）十二指肠的运动

十二指肠和小肠的运动有紧张性收缩、分节运动和蠕动三种形式，使食糜与消化液充分混合，进行化学性消化，并向远端推进，小肠平滑肌的基本电节律起搏点位于十二指肠近胆管入口处的纵行肌细胞，其频率为 11/min，在禁食时或消化间期，小肠的运动形式为移行性运动综合波（MMC），以一定间隔于十二指肠发生，沿着小肠向远端移行，周期性一波又一波进行。

十二指肠运动的调节，除纵行肌和环行肌间内在神经丛起主要作用，一般副交感神经的兴奋加强肠运动，而交感神经兴奋则起抑制作用。但有时要依肠肌当时的状态决定。除神经递质乙酰胆碱和去甲肾上腺素外，肽类激素如脑啡肽、P 物质和 5 - 羟色胺均有兴奋作用。

五、常用的胃、十二指肠动力研究方法

（一）胃排空的检测

胃排空的监测方法较多，包括：核素法、B 超、X 线及呼气试验等方法。

1. 核素法 核素测定方法是将放射性标记的药物，混均于标准食物内，口服后用伽玛

照相机在胃区进行连续照相，不仅可获得胃区的动态图像，同时可经计算机处理获得胃排空时间，因此称为放射性同位素闪烁照相法。由于所用的放射性药物的化学性能稳定，不被胃肠道及胃肠道黏膜所吸收，在胃内的运动过程与食物的运动过程完全一致。常见的适应证包括：①具有持续或反复的上腹不适、疼痛、早饱、腹胀、恶心和呕吐等症状，需明确或除外胃动力异常；②为胃轻瘫和功能性消化不良等胃动力异常疾病提供诊断依据，明确严重程度，以及帮助分析病因；③食管或胃疾病需要手术，手术前帮助确立诊断，手术后了解胃排空的变化；④评价胃动力药物的治疗效果，并协助寻找更好的治疗胃动力异常的药物；⑤胃的生理和病理研究。

2. B超　实时超声对胃运动功能的检查包括：胃窦、幽门的运动频率及强度；十二指肠胃逆蠕动的观察；胃内容物的排空等。超声波胃排空的检查方法目前常用的是Boloni法，以胃窦面积和胃窦体积为基础。胃窦面积是渔根据患者不同体位时胃窦的面积的变化反映胃的排空速度。而胃窦体积法则通过试餐前后胃窦体积的变化反映胃的排空。该方法与核素法有较好的一致性。

超声波检查无创、患者易于接受，可在短期内重复进行。因此，临床上多用于对胃肠动力药物的疗效观察。但是超声波胃排空技术需要经验丰富的操作者且耗时较长，在普通的混合试餐中此技术无法区分液体和固体，仅能用来观察液体和固液体混合食物的排空；另外，超声波图像还受胃肠气体的干扰。

3. ^{13}C呼气试验　放射性同位素闪烁照相法无论在基础研究还是临床应用上目前均认为是评估胃排空的金标准，尤其是双重标记同位素法的应用不仅能同时观察胃液体及固体的排空状况，还可了解食物在胃内的分布情况。但是该方法的放射性及需要较高的核医学条件而限制了它的应用。^{13}C是一种稳定的同位素，具有同碳元素相同的化学特性但无放射性。水溶性的醋酸或辛酸不在胃内分解吸收而以原型排入十二指肠，在十二指肠近端迅速被吸收并经肝脏代谢产生CO_2呼出体外，根据呼气中^{13}C丰度变化反映胃对液体食物的排空。因此应用^{13}C标记的试餐可测定胃排空状况。$^{13}CO_2$呼吸试验胃排空检测法由于其操作简便、无放射性，结果稳定、可靠而适用于基础和临床科研，尤其是用于对胃肠动力药物的临床疗效评价。但与闪烁照相法相比，单纯$^{13}CO_2$呼吸试验不能同时检测胃液相和固相排空、$^{13}CO_2$呼吸试验无法显示食物在胃内的分布。

4. 不透X线标志物法　用不透X线标志物的测定原理是口服一种或一种以上不透X线标志物后定期摄片，计算在一定时间内不透X线标志物通过胃的情况。不透X线标志物可用硫酸钡做成钡条，长度为10mm，直径为1mm。进试餐时，分4~5次吞服不透X线的标志物20个，餐后定期摄腹部平片，直至标志物从胃内全部排出，或摄片至餐后一段时间，在拍片之前，可口服少许钡剂，使之勾画出胃的轮廓，以便于观察。

该方法操作简单，仪器要求不高，只要能进行腹部平片，均可进行该检查。而且该方法目前已经简化成餐后5h照一张腹平片，很容易完成。可用于功能性消化不良、各种病因的胃轻瘫及胃动力紊乱情况的胃排空功能的测定，并用于观察促动力药对胃排空的反应。由于钡条是不消化的标志物，因此从某一种程度上来说，胃钡条排空检查也反映胃消化间期的功能。

（二）胃电图的应用

胃电图（EGG）可检测异常胃电节律，该方法利用皮肤电极从人体腹壁体表记录胃电活动，作为胃功能活动的客观生物电指标。根据胃电图波形及参数的特异性，可对胃的疾病患者作出参考诊断，同时亦可对治疗效果作出判定。该设备包括电极、记录仪及分析软件等。正常胃电主频为 2～4 周/分，餐后应占 75% 以上。临床上用来检查胃轻瘫、评估提示有胃动力障碍症状的患者（恶心、呕吐、餐后饱胀、餐后腹痛等）、检测改变胃肌电活动的药物疗效（止呕药、促胃肠动力药）、检测有胃肠道其他部位症状的患者，是否也存在胃运动功能异常。

该检查的缺点在于检查时间过短，可能会漏诊短暂的胃电节律失常、运动可导致胃电节律失常样误差、记录到结肠电信号、与十二指肠电节律重叠（10～12 周/分）、皮肤准备不足可能会放大运动或其他电波（例如手提电话）干扰所致的误差。

由于胃电图检查结果与临床实际情况存在较多的不确定性，目前认为胃电图检查只用于临床研究，暂不宜用于临床诊断。

（三）顺应性的检测

胃的顺应性与弹性有关，顺应性大小主要由结缔组织和平滑肌决定。胃的顺应性以压力变化和容积变化的比和表示，即在同样的压力状态下容积越大，顺应性越大；同样容积状态下压力越大，顺应性越小。胃顺应性检测与胃内压力、排空及症状发生等均有密切关系，其检测具有重要的临床意义，主要用来检查近端胃压力及容积关系。

顺应性的检测的设备为电子恒压器，由一个应力传感器通过电子转换器连接于一个注气（抽气）系统（气泵）。该检查通过在胃内置入一个双腔气囊，分别外连应力传感器和气泵。电子恒压器通过一个电子反馈机制来改变囊内的气体量以维持气囊内的恒压状态。当囊内压力升高时，气泵开始抽气，当囊内压力降低时，气泵开始注气。因此，在恒压状态下电子恒压器可以根据气囊内体积（缩小或扩大）的变化来测定胃底运动（收缩或舒张）的变化。

（四）胆汁 – 胃反流的检测

利用放射性核素在胆汁内浓聚，而不被胃肠道黏膜所吸收，并经肠道排出的特点，来观察有无胆汁 – 胃反流。所用的核素包括^{99m}Tc – 二乙基乙酰苯胺基亚氨二醋酸（^{99m}Tc – EHIDA）患者需空腹 12h，检查时患者仰卧于伽玛照相机探头下，视野包括上腹部，自肘静脉注入核素，按胆道显像方法照相，待胆囊显影、肠道内出现放射性，即给患者口服另一种核素，以显示胃的轮廓和位置，若有胆汁 – 胃反流，即可在胃的区域内，出现放射性填充。

（五）胃、十二指肠压力监测

消化道的压力测定是指通过压力传感器，将消化道腔内的压力变化的机械性信号变为电信号，经多导生理仪记录下来的一种技术。该技术是胃肠动力生理和病理生理及临床诊断的重要研究和检查手段。由于消化道各部分有其运动生理特点，因此各部分的压力测定有所不同。而胃和十二指肠的测压要求观察消化间期和消化期的运动模式。

胃和十二指肠压力监测系统包括，微型传感器、监测导管、生理记录仪及灌注系统。压力监测的内容包括，移行性复合运动的参数、胃窦幽门十二指肠协调收缩的情况、孤立性幽门收缩波及餐后压力形式等。

测压能提供有关消化间期和消化期的动力信息，有助于确定病理生理改变如肌源性还是神经源性；有助于确定病变的部位，还能监测病程和对治疗的反应。测压可避免一些更具侵入性的检查。胃窦、幽门、十二指肠压力测定主要用于排除代谢、黏膜损害和机械性梗阻后可疑有胃动力异常。下列情况可行胃窦、幽门、十二指肠压力测定：①有消化不良症状，经内镜或 X 线检查排除器质性病变；②有梗阻症状但经内镜或造影排除机械性梗阻；③一些内分泌、代谢、神经性和精神性疾病如有明确胃排空的延缓或小肠通过时间延长。该检查的禁忌证主要与经口插管有关。如有解剖异常、憩室和瘘管、有呼吸道疾病或对窒息反射高敏的患者耐受差。

（陈洪颖）

第二节　幽门螺杆菌感染的诊治

一、概述

幽门螺杆菌（Helicobacter pylori，H. pylori）是定植于胃黏膜上皮表面的一种微需氧革兰阴性菌。螺旋杆菌属螺菌科，由活动的螺旋形菌体和数根带鞘鞭毛组成。1982 年澳大利亚学者 Marshall 和 Warren 首先从人胃黏膜中分离培养出幽门螺杆菌，并证明其与胃、十二指肠疾病，尤其是慢性胃炎和消化性溃疡的发病相关。此后的 20 多年，全世界范围内大量的研究结果进一步证明了幽门螺杆菌对慢性胃炎和消化性溃疡的致病性，而且这种细菌与胃腺癌和胃黏膜相关淋巴组织淋巴瘤（mucosa - associated lymphoid tissue lymphoma，MALT）发病也密切相关。澳大利亚学者 Warren 和 Marshall 因为他们对幽门螺杆菌的发现，并证明该细菌感染会导致胃炎和消化性溃疡，赢取了 2005 年诺贝尔生理学及医学奖。

二、流行病学和自然病史

流行病学资料表明，幽门螺杆菌在全球自然人群中的感染率超过 50%，但各地差异甚大，发展中国家幽门螺杆菌感染率明显高于发达国家。在不同人群中，儿童幽门螺杆菌的感染率为 10% ~ 80%。10 岁前，超过 50% 的儿童被感染。我国不同地区、不同民族的人群胃内幽门螺杆菌检出率在 30% ~ 80%。年龄、种族、性别、地理位置和社会经济状况都是影响幽门螺杆菌感染率的因素。其中首要因素为人群之间社会经济状况的差异。基础卫生设施、安全饮用水和基本卫生保健的缺乏以及不良饮食习惯和过于拥挤的居住环境均会增加幽门螺杆菌的感染率。

幽门螺杆菌主要通过口 - 口或粪 - 口途径传播。污染的胃镜可造成医源性传播。幽门螺杆菌感染者大多无症状。细菌的自发性清除也很少见。所有幽门螺杆菌感染者最终均会发展成胃炎；15% ~ 20% 的感染者会发展成消化性溃疡；少于 1% 的感染者会发展成胃癌，但存在地区差异。在慢性胃炎、胃溃疡和十二指肠溃疡患者，幽门螺杆菌的检出率显著超过对照组的自然人群，分别为 50% ~ 70%、70% ~ 80% 以及 90%。

三、致病机制

感染幽门螺杆菌后，机体难以自身清除之，往往造成终身感染。幽门螺杆菌通过其独特的螺旋形带鞭毛的形态结构，以及产生的适应性酶和蛋白，可以在胃腔酸性环境定植和生存。定植后的幽门螺杆菌可产生多种毒素和有毒性作用的酶破坏胃、十二指肠黏膜屏障，它的存在还使机体产生炎症和免疫反应，进一步损伤黏膜屏障，最终导致一系列疾病的形成。

需要指出的是虽然人群感染幽门螺杆菌相当普遍，但感染后的结局却大相径庭：所有幽门螺杆菌感染者最终均会发展成胃炎，但仅少部分发展为消化性溃疡，极少数发展为胃癌或MALT淋巴瘤。目前认为引起这种临床结局巨大差异的原因包括：①宿主因素如年龄、遗传背景、炎症和免疫反应的个体差异等；②环境因素如亚硝胺、高胃酸分泌、高盐饮食、吸烟和非甾体抗炎药（non-steroidal antiinflammatory drug，NSAID）等与幽门螺杆菌感染的协同作用；③幽门螺杆菌本身的因素，包括不同菌株的毒力、感染的不同阶段对感染者出现何种临床表现均有影响。

四、与疾病的相关性

（一）慢性胃炎

幽门螺杆菌感染是慢性胃炎的最常见病因。这一结论基于以下事实：①临床上大多数慢性胃炎患者的胃黏膜可检出幽门螺杆菌。②幽门螺杆菌在胃内的定植与胃炎分布基本一致。③健康志愿者的研究发现服幽门螺杆菌菌液后出现上腹不适和胃黏膜急性炎症过程，动物实验进一步证实灌胃幽门螺杆菌后实验动物出现胃黏膜急性炎症到慢性活动性炎症的动态变化；急性炎症以中性粒细胞浸润为主，慢性炎症以淋巴细胞、浆细胞为主，也见散在的单核细胞和嗜酸性粒细胞，淋巴滤泡常见。④根除幽门螺杆菌可使胃黏膜炎症消退。

幽门螺杆菌感染与胃黏膜活动性炎症密切相关，长期感染所致的炎症免疫反应可使部分患者发生胃黏膜萎缩和肠化。幽门螺杆菌相关慢性胃炎有两种主要类型，全胃炎胃窦为主和全胃炎胃体为主。前者常有高胃酸分泌，发生十二指肠溃疡的危险性增加；后者胃酸分泌常减少，胃溃疡和胃癌发生的危险性增加。宿主、环境和细菌因素的协同作用决定了幽门螺杆菌相关慢性胃炎的类型和胃黏膜萎缩及肠化的发生和发展。

多数幽门螺杆菌相关慢性胃炎患者无任何症状，部分患者可有非特异性的功能性消化不良（functional dyspepsia，FD）症状。临床上对这一部分慢性胃炎伴消化不良症状患者进行幽门螺杆菌根除治疗可使其中部分患者的症状得到改善。我国新的慢性胃炎共识意见（2006年）已将有胃黏膜萎缩、糜烂或有消化不良症状的幽门螺杆菌相关慢性胃炎作为根除幽门螺杆菌的适应证。

（二）消化性溃疡

确定幽门螺杆菌感染是消化性溃疡的主要病因无疑是消化性溃疡病因学和治疗学上的一场重大革命。幽门螺杆菌感染是消化性溃疡主要病因的依据包括：①大多数消化性溃疡患者都存在幽门螺杆菌感染，特别在十二指肠溃疡患者中幽门螺杆菌感染率甚至可高达90%以上；②根除幽门螺杆菌可显著降低消化性溃疡的复发率。

在此需要指出非甾体抗炎药（NSAID）相关性溃疡与幽门螺杆菌感染的关系。目前认为NSAID的应用与幽门螺杆菌感染是消化性溃疡发生的两个重要的独立危险因素。单纯根除幽门螺杆菌本身不足以预防NSAID相关溃疡；初次使用NSAID前根除幽门螺杆菌可降低NSAID相关溃疡的发生率，但在使用NSAID过程中根除幽门螺杆菌不能加速NSAID相关溃疡的愈合，能否降低溃疡的发生率也有待进一步研究。

（三）胃癌

胃癌的发生是一个多步骤过程，经典的模式是从慢性胃炎经过胃黏膜萎缩、肠化生和不典型增生，最后到胃癌。幽门螺杆菌主要与肠型胃癌的发生有关。胃癌的发生是幽门螺杆菌感染、宿主因素和环境因素共同作用的结果。现有研究结果表明：①幽门螺杆菌可增加胃癌发生的危险性；②幽门螺杆菌根除后可阻断或延缓萎缩性胃炎和肠化的进一步发展，但是否能使这两种病变逆转尚需进一步研究；③幽门螺杆菌根除后可降低早期胃癌术后的复发率；④目前尚未发现明确与胃癌发生相关的幽门螺杆菌毒力基因。

（四）MALT 淋巴瘤

幽门螺杆菌与 MALT 淋巴瘤发生密切相关，表现在：①幽门螺杆菌感染是 MALT 淋巴瘤发生的重要危险因素。幽门螺杆菌感染后，胃黏膜出现淋巴细胞浸润乃至淋巴滤泡，这种获得性的黏膜相关性淋巴样组织的出现，为淋巴瘤发生提供了活跃的组织学背景。幽门螺杆菌感染对局部炎症系统的持续刺激作用，增加了淋巴细胞恶性转化的可能性。②胃 MALT 淋巴瘤在幽门螺杆菌高发区常见、多发。③根除幽门螺杆菌可以治愈早期的低度恶性的胃 MALT 淋巴瘤。

（五）胃食管反流病（gastroesophageal refluxdisease. GERD）

幽门螺杆菌与 GERD 的关系仍未明确。临床流行病学资料表明幽门螺杆菌感染与 GERD 的发生存在某些负相关性，但其本质尚不明确，GERD 患者的幽门螺杆菌感染率低于非反流病患者；幽门螺杆菌感染率高的国家和地区 GERD 的发病率低，与之相应的是在某些发展中国家，随着幽门螺杆菌感染率的降低，与之相关的消化性溃疡，甚至胃癌发病率也相应降低，而 GERD 的发病率却上升了。虽然幽门螺杆菌感染与 GERD 的发生存在一定负相关性，但目前的观点倾向于两者之间不存在因果关系；根除幽门螺杆菌与多数 GERD 发生无关，一般也不加重已存在的 GERD。根除幽门螺杆菌不会影响 GERD 患者应用质子泵抑制药（proton pump inhibitor, PPI）的治疗效果，对于需长期应用 PPI 维持治疗的幽门螺杆菌阳性 GERD 患者，仍应根除幽门螺杆菌。原因在于长期应用 PPI 可升高胃内 pH，影响幽门螺杆菌在胃内的定植范围，由胃窦向胃体扩散，引起全胃炎，并进一步造成胃腺体的萎缩，导致萎缩性胃炎。

（六）胃肠外疾病

流行病学资料表明，定植于胃黏膜的幽门螺杆菌可能与某些胃肠外疾病的发生发展有关。这些报道多数是基于对相关疾病的人群进行幽门螺杆菌感染情况的分析。从目前为数不多的包括根除治疗效果分析的前瞻性研究结果看，对某些疾病根除幽门螺杆菌能不同程度地缓解症状或改善临床指标。目前报道可能与幽门螺杆菌感染有关的疾病涉及范围很广，比较多数的研究报道集中在粥样硬化相关血管疾病、某些血液系统疾病如缺铁性贫血和特发性血小板减少性紫癜，以及皮肤病如慢性荨麻疹等。但幽门螺杆菌感染在这些疾病发生中的机制和地位尚无定论。欧洲的共识意见倾向于认为幽门螺杆菌感染可能与部分缺铁性贫血及特发性血小板减少性紫癜有关；可能的机制涉及细菌感染所导致的交叉免疫反应、所引发的炎症因子激活与释放等。

五、诊断

（一）诊断方法

幽门螺杆菌感染的诊断方法：包括侵入性和非侵入性两类方法。侵入性方法依赖胃镜活检，包括快速尿素酶试验（rapid urease test，RUT）、胃黏膜直接涂片染色镜检、胃黏膜组织切片染色镜检（如 WS 银染、改良 Giemsa 染色、甲苯胺蓝染色、免疫组化染色）、细菌培养、基因检测方法（如聚合酶链反应、寡核苷酸探针杂交等）、免疫快速尿素酶试验。而非侵入性检测方法不依赖内镜检查，包括：^{13}C - 或 ^{14}C - 尿素呼气试验（^{13}C 或 ^{14}C - urea breathtest，UBT）、粪便幽门螺杆菌抗原检测（依检测抗体可分为单抗和多抗两类）、血清和分泌物（唾液、尿液等）抗体检测、基因芯片和蛋白芯片检测等。各种诊断方法均有其应用条件，同时存在各自的局限性，因此在实际应用时应该根据不同的条件和目的，对上述方法作出适当选择。

幽门螺杆菌感染诊断方法的使用说明。

（1）快速尿素酶试验和 ^{13}C 或 ^{14}C - 尿素呼气试验均属于尿素酶依赖性实验，其主要原理都是利用幽门螺杆菌尿素酶对尿素的分解来检测细菌的存在。前者是通过尿素被分解后试剂的 pH 变化引起颜色变化来判断细菌的感染状态；后者则通过让受试者口服被 ^{13}C 或 ^{14}C 标记的尿素，标记的尿素被其胃内的幽门螺杆菌尿素酶分解为 ^{13}C 或 ^{14}C 标记的二氧化碳后从肺呼出，检测呼出气体中 ^{13}C 或 ^{14}C 标记的二氧化碳含量即可诊断幽门螺杆菌感染。

（2）近期应用抗生素、质子泵抑制药、铋剂等药物对幽门螺杆菌可有暂时抑制作用，会使除血清抗体检测以外的检查出现假阴性。因此使用上述药物者应在停药至少 2 周后进行检查，而进行幽门螺杆菌根除治疗者应在治疗结束至少 4 周后进行复查。

（3）消化性溃疡出血、胃 MALT 淋巴瘤、萎缩性胃炎、近期或正在使用 PPI 或抗生素时，有可能使许多检测方法，包括 RUT、细菌培养、组织学以及 UBT 呈现假阴性，此时推荐血清学试验或通过多种检查方法确认现症感染。

（二）诊断标准

幽门螺杆菌感染诊断标准原则上要求可靠、简单，以便于实施和推广。根据我国 2007 年发布的最新的对幽门螺杆菌若干问题的共识意见，以下方法检查结果阳性者可诊断幽门螺杆菌现症感染：①胃黏膜组织 RUT、组织切片染色、幽门螺杆菌培养 3 项中任 1 项阳性；②^{13}C - 或 ^{14}C - UBT 阳性；③粪便幽门螺杆菌抗原检测（单克隆法）阳性；④血清幽门螺杆菌抗体检测阳性提示曾经感染（幽门螺杆菌根除后，抗体滴度在 5 ~ 6 个月后降至正常），从未治疗者可视为现症感染。幽门螺杆菌感染的根除标准：首选非侵入性方法，在根除治疗结束至少 4 周后进行。符合下述 3 项之一者可判断幽门螺杆菌根除：①^{13}C 或 ^{14}C - UBT 阴性；②粪便幽门螺杆菌抗原检测（单克隆法）阴性；③基于胃窦、胃体两个部位取材的 RUT 均阴性。

六、治疗

（一）治疗的适应证

幽门螺杆菌感染了世界上超过一半的人口，但感染后的结局却大相径庭，仅有少部分发展为消化性溃疡，极少数发展为胃癌或 MALT 淋巴瘤。考虑到治疗药物的不良反应、滥用抗生素可能引起的细菌耐药以及经济 - 效益比率，对幽门螺杆菌感染的治疗首先需确定适应证。关于幽门螺杆菌根除治疗的适应证，国内外都有大致相似的共识意见。我国 2007 年幽门螺杆菌根除适应证的共识意见见表 7 - 1。

表7-1　幽门螺杆菌根除适应证

幽门螺杆菌阳性疾病	必需	支持
消化性溃疡	√	
早期胃癌术后	√	
胃 MALT 淋巴瘤	√	
慢性胃炎伴胃黏膜萎缩、糜烂	√	
慢性胃炎伴消化不良症状		√
计划长期使用 NSAID		√
胃癌家族史		√
不明原因缺铁性贫血		√
特发性血小板减少性紫癜（ITP）		√
其他幽门螺杆菌相关性胃病（如淋巴性胃炎、胃增生性息肉、Menetrier 病）		√
个人要求治疗		√

需要说明的是以下几点。

（1）消化不良患者可伴或不伴有慢性胃炎，根除幽门螺杆菌仅对慢性胃炎伴消化不良症状的部分患者有改善症状的作用；在幽门螺杆菌阳性消化不良的治疗策略中，根除治疗前应对患者说明根除治疗的益处，可能的不良反应及费用，若患者理解及同意，可予根除治疗。

（2）由于幽门螺杆菌感染与 GERD 之间存在某些负相关性，其本质尚未明确，因此在新的国内外共识中已将 GERD 从根除幽门螺杆菌的适应证中删除。但对于需长期应用 PPI 维持治疗的幽门螺杆菌阳性 GERD 患者，仍应根除幽门螺杆菌，以最大限度预防萎缩性胃炎的发生。

（3）不明原因的缺铁性贫血、特发性血小板减少性紫癜已作为欧洲 Maastricht Ⅲ共识推荐的幽门螺杆菌根除适应证。随机对照研究证实根除幽门螺杆菌对淋巴细胞性胃炎、胃增生性息肉的治疗有效。多项报道证实根除幽门螺杆菌对 Menetrier 病的治疗有效。鉴于这些疾病临床上少见，或缺乏其他有效的治疗方法，且根除幽门螺杆菌治疗已显示有效，因此作为支持根幽门螺杆菌根除的适应证。

（4）对个人强烈要求治疗者指年龄＜45 岁，无报警症状者，支持根除幽门螺杆菌；年龄≥45 岁或有报警症状者则不主张先行根除幽门螺杆菌，建议先行内镜检查。在治疗前需向受治者解释清楚这一处理策略潜在的风险（漏检胃癌、掩盖病情、药物不良反应等）。

（二）常用治疗幽门螺杆菌感染的药物

多种抗生素，抑酸药和铋剂均用于幽门螺杆菌感染的治疗。现将常用的抗幽门螺杆菌药物介绍如下。

1. 抗生素

（1）阿莫西林（Amoxicillin，A），为 β－内酰胺类杀菌性抗生素：在酸性环境中较稳定，但抗菌活性明显降低，当胃内 pH 升至 7.0 时杀菌活性明显增强。药物不良反应主要为胃肠道不适如恶心、呕吐和腹泻等，其次为皮疹。幽门螺杆菌对阿莫西林的耐药比较少见。

（2）克拉霉素（Clarithromycin，C），为抑菌性大环内酯类抗生素：在胃酸中较稳定，但抗菌活性也会降低。根除治疗方案中凡加用克拉霉素者可使根除率提高10%以上。该药有恶心、腹泻、腹痛或消化不良等不良反应。现发现对本药的原发性耐药约10%，继发耐药率则可高达40%。

（3）甲硝唑（Metronidazole，M），为硝基咪唑类药物：在胃酸性环境下可维持高稳定性和高活性。甲硝唑的不良反应有口腔异味、恶心、腹痛、头痛、一过性白细胞降低和神经毒性反应等。随着临床广泛应用，对甲硝唑耐药的幽门螺杆菌株大量出现，我国大部分地区耐药率超过40%，部分地区已高达80%以上。

（4）四环素（Tetracycline，T）属广谱抗生素，抗幽门螺杆菌效果较好：在补救治疗措施中，四环素是常被选用的抗生素之一。但近年对四环素耐药的幽门螺杆菌株也已经开始出现。

（5）呋喃唑酮（Furazolidone，F）属硝基呋喃类广谱抗生素，已确认其对幽门螺杆菌有抗菌作用，且不易产生耐药性。长期用药可致末梢神经炎。

（6）其他抗生素：在目前幽门螺杆菌对克拉霉素、甲硝唑等常用抗生素耐药率越来越高的情况下，其他抗生素如大环内酯类抗生素阿奇霉素（Azithromycin）、喹诺酮类抗生素如左氧氟沙星（Levofloxacin，L）、莫西沙星（Moxifloxacin）等也开始用于幽门螺杆菌感染的治疗。

2. 抑酸药 包括组胺 H_2 受体阻滞药（H_2 receptor antagonist，H_2RA）（如雷尼替丁、法莫替丁等）和质子泵抑制药（proton pump inhibitor，PPI）（如奥美拉唑、雷贝拉唑等）。H_2 受体阻滞药由于抑酸强度有限，很少用于根除幽门螺杆菌的组方中。质子泵抑制药通过抑制壁细胞胃酸分泌终末步骤的关键酶 $H^+ - K^+ - ATP$ 酶，发挥强大的抑制胃酸分泌的作用。抑酸药本身并无杀灭幽门螺杆菌的作用，在根除幽门螺杆菌的治疗方案中主要与抗生素合用，以产生协同作用，提高根除率。其作用机制可能为：①提高胃内 pH，增加某些抗生素的抗菌活性；②胃内 pH 提高后影响幽门螺杆菌定植。

3. 铋剂 铋剂（Bismuth，B）如果胶铋、枸橼酸铋钾等，在保护胃黏膜的同时有明显抑制幽门螺杆菌的作用，且不受胃内 pH 影响，不产生耐药性，不会抑制正常肠道菌群，因此常与抗生素合用，根除幽门螺杆菌感染。雷尼替丁枸橼酸铋（ranitidinebismuth citrate，RBC）是雷尼替丁与枸橼酸铋在特定条件下反应生成的络合物，兼有铋剂和 H_2 受体拮抗药的生物活性。

（三）常用治疗方案

由于大多数抗生素在胃内低 pH 环境中活性降低和不能穿透黏液层直接杀灭细菌，因此幽门螺杆菌不易根除。迄今尚无单一药物能有效根除幽门螺杆菌，目前幽门螺杆菌的根除推荐以抑酸药和（或）铋剂为基础加上两种抗生素的联合治疗方案。实施幽门螺杆菌根除治疗时，应选择根除率高的治疗方案。一个理想的治疗方案应该满足如下条件：①根除率≥90%；②病变愈合迅速，症状消失快；③患者依从性好；④不产生耐药性；⑤疗程短，治疗简便；⑥价格便宜。实际上，目前任何一个治疗方案都很难同时达到以上标准。目前国内外大部分共识意见的主要观点如下：①所有共识意见均接受三联疗法-1种PPI+2种抗生素（通常是克拉霉素+阿莫西林）作为在没有铋剂的情况下的首选方案；②以铋剂为基础的四联疗法具有最高的效价比（若铋剂可得）；③需根据抗生素的耐药性选择不同抗生素；④疗程持续 7 ~ 14d，但仍有争议。

我国 2007 年的共识意见推荐根除幽门螺杆菌的第一线治疗方案如下。①PPI/RBC（标准剂量）＋C（0.5）＋A（1.0）；②PPI/RBC（标准剂量）＋C（05）/A（10）＋M（0.4）/F（0.1）；③PPI（标准剂量）＋B（标准剂量）＋C（0.5）＋A（1.0）；④PPI（标准剂量）＋B（标准剂量）＋C（0.5）＋M（0.4）/F（0.1）。治疗方法和疗程：各方案均为 1 日 2 次，疗程 7d 或 10d（对于耐药严重的地区，可考虑适当延长至 14d，但不要超过 14d）。服药方法：PPI 早晚餐前服用，抗生素餐后服用。需要说明的是：①PPI 三联 7d 疗法仍为首选（PPl ＋ 2 种抗生素）；②甲硝唑耐药率 ≤ 40% 时，首先考虑 PPI ＋ M ＋ C/A；③克拉霉素而药率 ≤ 15% 时，首先考虑 PPI ＋ C ＋ A/M；④RB（三联疗法（RBC ＋ 两种抗生素）仍可作为一线治疗方案；⑤为提高幽门螺杆菌根除率，避免继发耐药，也可以将含铋四联疗法作为一线治疗方案；⑥由于幽门螺杆菌对甲硝唑和克拉霉素耐药，呋喃唑酮、四环素和喹诺酮类（如左氧氟沙星和莫西沙星）因耐药率低、疗效相对较高，因而也可作为初次治疗方案的选择；⑦在幽门螺杆菌根除治疗前至少 2 周，不得使用对幽门螺杆菌有抑制作用的药物如 PPI、H_2 受体阻滞药和铋剂，以免影响疗效。

临床上即便选择最有效的治疗方案也会有 10% ~ 20% 的失败率。对于治疗失败后的患者再次进行治疗称为补救治疗或者再次治疗。补救治疗方案主要包括 PPI ＋ 铋剂 ＋ 2 种抗生素的四联疗法，疗程 7 ~ 14d。补救治疗应视初次治疗的情况而定，尽量避免重复初次治疗时的抗生素。补救治疗中的抗生素建议主要采用 M、T、F 和 L 等。较大剂量甲硝唑（0.4g，3/d）可克服其耐药，四环素耐药率低，两者价格均较便宜，与 PPI 和铋剂组成的四联疗法被推荐为补救治疗的首选方案。对于甲硝唑和克拉霉素耐药者应用喹诺酮类药如左氧氟沙星或莫西沙星作为补救治疗或再次治疗可取得较好的疗效。国内对喹诺酮类抗生素的应用经验甚少，选用时要注意观察药物的不良反应。

（四）根除失败的主要原因及补救措施

幽门螺杆菌根除治疗失败的原因有多方面，包括：①细菌本身的因素，如产生耐药性、不同菌株的毒力因子不同、不同基因型菌株的混合感染等；②宿主因素，如宿主的年龄、性别、基因型和免疫状态，宿主对治疗的依从性等；③医源性因素，包括不规范根除治疗或没有严格按照根除治疗适应证进行治疗。其中细菌对抗生素产生耐药性是导致根除失败最重要的原因。流行病学资料显示幽门螺杆菌对甲硝唑的耐药非常普遍，在我国已普遍达到 40% 以上，对克拉霉素的耐药也在逐年增加，目前约为 10%，但对阿莫西林耐药尚低。

避免根除治疗失败以及失败后的补救措施包括：①严格掌握幽门螺杆根除的适应证，选用正规、有效的治疗方案；②联合用药，避免使用单一抗生素；③加强医生对幽门螺杆菌治疗知识的普及与更新；④提高患者依从性。告知患者治疗的重要性，选择副作用较小的药物治疗，降低治疗费用，均有利于提高患者的依从性；⑤对根除治疗失败的病人，有条件的单位再次治疗前先做药物敏感试验，避免使用幽门螺杆菌已耐药的抗生素；⑥对一线治疗失败者，改用补救疗法时，在甲硝唑耐药高发地区尽量避免使用甲硝唑，应改用其他药物，如呋喃唑酮、四环素等；⑦近年文献报道序贯治疗（PPI ＋ A，5d，接着 PPI ＋ C ＋ 替硝唑 5d，均为 1 日 2 次）对初治者及初治失败者有较好疗效，但我国相关资料尚少，需在这方面进行研究；⑧寻找新的不易产生耐药的抗生素及研究幽门螺杆菌疫苗。

七、预防

作为一种慢性细菌感染，目前临床上广为使用的以质子泵抑制药或铋剂与抗生素联用的药物疗法虽然可以达到 80% 左右的根除率，但存在药物副作用较多、患者的依从性下降、耐药菌株的不断增多以及治疗费用较高等问题。鉴于免疫接种是预防和控制感染性疾病最经济而有效的方法，从 20 世纪 90 年代初开始，各国研究人员就开始了对幽门螺杆菌疫苗及其相关免疫机制的研究，目前已经取得了不少令人鼓舞的成果。然而距离找到一种能够有效应用于人体的预防或者治疗幽门螺杆菌感染的疫苗还有很长的路要走。筛选最佳抗原或抗原组合及无毒高效的佐剂，发展无需佐剂的疫苗如活载体疫苗或核酸疫苗，联合不同类型疫苗进行免疫，确定最佳免疫剂量、时间及接种年龄，确定简便有效的免疫途径；疫苗和药物联合使用治疗幽门螺杆菌感染等都还有大量工作需要去做。幽门螺杆菌与宿主之间复杂的相互作用，免疫接种后的保护性反应机制以及所涉及的不同免疫细胞的功能等都还需深入探讨。

（陈洪颖）

第三节　急性胃炎

急性胃炎是由多种不同的病因引起的急性胃黏膜炎症，包括急性单纯性胃炎、急性糜烂出血性胃炎（acute erosive and hemorrhagic gastritis）和吞服腐蚀物引起的急性腐蚀性胃炎（acute corrosivegastritis）与胃壁细菌感染所致的急性化脓性胃炎（acute phlegmonous gastritis）。其中，临床意义最大和发病率最高的是以胃黏膜糜烂、出血为主要表现的急性糜烂出血性胃炎。

（一）流行病学

迄今为止，目前国内外尚缺乏有关急性胃炎的流行病学调查。

（二）病因

急性胃炎的病因众多，大致有外源和内源两大类，包括急性应激、化学性损伤（如药物、乙醇、胆汁、胰液）和急性细菌感染等。

1. 外源因素

（1）药物：各种非甾体类抗炎药（NSAIDs），包括阿司匹林、吲哚美辛、吡罗昔康和多种含有该类成分复方药物。另外常见的有糖皮质激素和某些抗生素及氯化钾等均可导致胃黏膜损伤。

（2）乙醇：主要是大量酗酒可致急性胃黏膜胃糜烂甚或出血。

（3）生物性因素：沙门菌、嗜盐菌和葡萄球菌等细菌或其毒素可使胃黏膜充血水肿和糜烂。Hp 感染可引起急、慢性胃炎，致病机制类似，将在慢性胃炎节中叙述。

（4）其他：某些机械性损伤（包括胃内异物或胃柿石等）可损伤胃黏膜。放射疗法可致胃黏膜受损。偶可见因吞服腐蚀性化学物质（强酸或强碱或来苏尔及氯化汞、砷、磷等）引起的腐蚀性胃炎。

2. 内源因素

（1）应激因素：多种严重疾病如严重创伤、烧伤或大手术及颅脑病变和重要脏器功能衰竭等可导致胃黏膜缺血缺氧而损伤。通常称为应激性胃炎（stress – induced gastritis），如果系脑血管病变、头颅部外伤和脑手术后引起的胃、十二指肠急性溃疡谓之 Cushing 溃疡，而大面积烧灼伤所致溃疡称为 Curling 溃疡。

（2）局部血供缺乏：主要是腹腔动脉栓塞治疗后或少数因动脉硬化致胃动脉的血栓形成或栓塞引起供血不足。另外，还可见于肝硬化门静脉高压并发上消化道出血者。

（3）急性蜂窝织炎或化脓性胃炎：甚少见。

（三）病理生理学和病理组织学

1. 病理生理学　胃黏膜防御机制包括黏膜屏障、黏液屏障、黏膜上皮修复、黏膜和黏膜下层丰富的血流、前列腺素和肽类物质（表皮生长因子等）和自由基清除系统。上述结果破坏或保护因素减少，使胃腔中的 H^+ 逆弥散至胃壁，肥大细胞释放组胺，则血管充血甚或出血、黏膜水肿及间质液渗出，同时可刺激壁细胞分泌盐酸、主细胞分泌胃蛋白酶原。若致病因子损及腺颈部细胞，则胃黏膜修复延迟、更新受阻而出现糜烂。

严重创伤、大手术、大面积烧伤、脑血管意外和严重脏器功能衰竭及其休克或者败血症等所致的急性应激的发生机制为，急性应激→皮质 – 垂体前叶 – 肾上腺皮质轴活动亢进、交感 – 副交感神经系统失衡→机体的代偿功能不足→不能维持胃黏膜微循环的正常运行→黏膜缺血、缺氧→黏液和碳酸氢盐分泌减少以及内源性前列腺素合成不足→黏膜屏障破坏和氢离子反弥散→降低黏膜内 pH→进一步损伤血管与黏膜→糜烂和出血。

NSAID 所引起者则为抑制环氧合酶（cycloox ygenase，COX）致使前列腺素产生减少，黏膜缺血缺氧。氯化钾和某些抗生素或抗肿瘤药等则可直接刺激胃黏膜引起浅表损伤。

乙醇可致上皮细胞损伤和破坏，黏膜水肿、糜烂和出血。另外幽门关闭不全、胃切除（主要是 Billroth Ⅱ 式）术后可引起十二指肠 – 胃反流，则此时由胆汁和胰液等组成的碱性肠液中的胆盐、溶血卵磷脂、磷脂酶 A 和其他胰酶可破坏胃黏膜屏障，引起急性炎症。

门静脉高压可致胃黏膜毛细血管和小静脉扩张及黏膜水肿，组织学表现为只有轻度或无炎症细胞浸润，可有显性或非显性出血。

2. 病理学改变　急性胃炎主要病理和组织学表现以胃黏膜充血水肿，表面有片状渗出物或黏液覆盖为主。黏膜皱襞上可见局限性或弥漫性陈旧性或新鲜出血与糜烂，糜烂加深可累及胃腺体。

显微镜下则可见黏膜固有层多少不等的中性粒细胞、淋巴细胞、浆细胞和少量嗜酸性细胞浸润，可有水肿。表面的单层柱状上皮细胞和固有腺体细胞出现变性与坏死。重者黏膜下层亦有水肿和充血。

对于腐蚀性胃炎若系接触了高浓度的腐蚀物质且长时间，则胃黏膜出现凝固性坏死、糜烂和溃疡，重者穿孔或出血甚至腹膜炎。

另外少见的化脓性胃炎可表现为整个胃壁（主要是黏膜下层）炎性增厚，大量中性粒细胞浸润，黏膜坏死。可有胃壁脓性蜂窝织炎或胃壁脓肿。

（四）临床表现

1. 症状　部分患者可有上腹痛、腹胀、恶心、呕吐和嗳气及食欲缺乏等。如伴胃黏膜糜烂出血，则有呕血和（或）黑粪，大量出血可引起出血性休克。有时上腹胀气明显。细菌感染致者可出现腹泻等。并有疼痛、吞咽困难和呼吸困难（由于喉头水肿）。腐蚀性胃炎可吐出血性黏液，严重者可发生食管或胃穿孔，引起胸膜炎或弥漫性腹膜炎。化脓性胃炎起病常较急，有上腹剧痛、恶心和呕吐、寒战和高热，血压可下降，出现中毒性休克。

2. **体征**　上腹部压痛是常见体征，尤其多见于严重疾病引起的急性胃炎出血者。腐蚀性胃炎因口腔黏膜、食管黏膜和胃黏膜都有损害，口腔、咽喉黏膜充血、水肿和糜烂。化脓性胃炎有时体征酷似急腹症。

3. **辅助检查**　急性糜烂出血性胃炎的确诊有赖于急诊胃镜检查，一般应在出血后 24 ~ 48h 内进行，可见到以多发性糜烂、浅表溃疡和出血灶为特征的急性胃黏膜病损。黏液湖或者可有新鲜或陈旧血液。一般急性应激所致的胃黏膜病损以胃体、胃底部为主，而 NSAID 或乙醇所致的则以胃窦部为主。注意，X 线钡剂检查并无诊断价值。出血者作呕吐物或大便隐血试验，红细胞计数和血红蛋白测定。感染因素引起者，白细胞计数和分类检查，大便常规和培养。

（五）诊断和鉴别诊断

主要由病史和症状做出拟诊，而经胃镜检查得以确诊。但吞服腐蚀物质者禁忌胃镜检查。有长期服 NSAID、酗酒以及临床重危患者，均应想到急性胃炎可能。对于鉴别诊断，腹痛为主者，应通过反复询问病史而与急性胰腺炎、胆囊炎和急性阑尾炎等急腹症甚至急性心肌梗死相鉴别。

（六）治疗

1. **基础治疗**　包括给予安静、禁食、补液、解痉、止吐等对症支持治疗。此后给予流质或半流质饮食。

2. **针对病因治疗**　包括根除 Hp、去除 NSAID 或乙醇等诱因。

3. **对症处理**　表现为反酸、上腹隐痛、烧灼感和嘈杂者，给予 H_2 - 受体拮抗药或质子泵抑制药。以恶心、呕吐或上腹胀闷为主者可选用甲氧氯普胺、多潘立酮或莫沙必利等促动力药。以痉挛性疼痛为主者，可以莨菪碱等药物进行对症处理。

有胃黏膜糜烂、出血者，可用抑制胃酸分泌的 H_2 - 受体拮抗药或质子泵抑制药外，还可同时应用胃黏膜保护药如硫糖铝或铝碳酸镁等。对于较大量的出血则应采取综合措施进行抢救。当并发大量出血时，可以冰水洗胃或在冰水中加去甲肾上腺素（每 200ml 冰水中加 8ml），或同管内滴注碳酸氢钠，浓度为 1 000mmol/L，24h 滴 1L，使胃内 pH 保持在 5 以上。凝血酶是有效的局部止血药，并有促进创面愈合作用，大剂量时止血作用显著。常规的止血药，如卡巴克络、抗血栓溶芳酸和酚磺乙胺等可静脉应用，但效果一般。内镜下止血往往可收到较好效果。

其他具体的药物请参照慢性胃炎一节和消化性溃疡章节。

（七）并发症的诊断、预防和治疗

急性胃炎的并发症包括穿孔、腹膜炎、水电解质紊乱和酸碱失衡等。为预防之，细菌感染者选用抗生素治疗，因过度呕吐致脱水者及时补充水和电解质，并适时检测血气分析，必要时纠正紊乱。对于穿孔或腹膜炎者，则必要时外科治疗。

（八）预后

病因去除后，急性胃炎多在短期内恢复正常。相反病因长期持续存在，则可转为慢性胃炎。由于绝大多数慢性胃炎的发生与 Hp 感染有关，而 Hp 自发清除少见，故慢性胃炎可持续存在，但多数患者无症状。流行病学研究显示，部分 Hp 相关性胃窦炎（＜20%）可发生十二指肠溃疡。

（赵 婕）

第四节 慢性胃炎

慢性胃炎（chronic gastritis）是由各种病因引起的胃黏膜慢性炎症。根据新悉尼胃炎系统和我国 2006 年颁布的《中国慢性胃炎共识意见》标准，由内镜及病理组织学变化，将慢性胃炎分为非萎缩性（浅表性）胃炎及萎缩性胃炎两大基本类型和一些特殊类型胃炎。

一、流行病学

因为幽门螺旋杆菌（Hp）感染为慢性非萎缩性胃炎的主要病因。大致上说来，慢性非萎缩性胃炎发病率与 Hp 感染情况相平行，慢性非萎缩性胃炎流行情况因不同国家、不同地区 Hp 感染情况而异。一般 Hp 感染率发展中国家高于发达国家，感染率随年龄增加而升高。我国属 Hp 高感染率国家，估计人群中 Hp 感染率为 40% ~70%。慢性萎缩性胃炎是原因不明的慢性胃炎，在我国是一种常见病、多发病，在慢性胃炎中占 10% ~20%，

二、病因

（一）慢性非萎缩性胃炎的常见病因

1. Hp 感染 Hp 感染是慢性非萎缩性胃炎最主要的病因，二者的关系符合 Koch 提出的确定病原体为感染性疾病病因的 4 项基本要求（Koch'spostulates），即该病原体存在于该病的患者中，病原体的分布与体内病变分布一致，清除病原体后疾病可好转，在动物模型中该病原体可诱发与人相似的疾病。研究表明，80% ~95% 的慢性活动性胃炎患者胃黏膜中有 Hp 感染，5% ~20% 的 Hp 阴性率反映了慢性胃炎病因的多样性；Hp 相关胃炎者，Hp 胃内分布与炎症分布一致；根除 Hp 可使胃黏膜炎症消退，一般中性粒细胞消退较快，但淋巴细胞、浆细胞消退需要较长时间；志愿者和动物模型中已证实 Hp 感染可引起胃炎。

Hp 有一般生物学特性和致病性，其感染引起的慢性非萎缩性胃炎中胃窦为主全胃炎患者胃酸分泌可增加，十二指肠溃疡发生的危险度较高；而胃体为主全胃炎患者胃溃疡和胃癌发生的危险性增加。

2. 胆汁和其他碱性肠液反流 幽门括约肌功能不全时含胆汁和胰液的十二指肠液反流入胃，可削弱胃黏膜屏障功能，使胃黏膜遭到消化液作用，产生炎症、糜烂、出血和上皮化生等病变。

3. 其他外源因素 酗酒、服用 NSAID 等药物、某些刺激性食物等均可反复损伤胃黏膜。这类因素均可各自或与 Hp 感染协同作用而引起或加重胃黏膜慢性炎症。

（二）慢性萎缩性胃炎的主要病因

1973 年 Strickland 将慢性萎缩性胃炎分为 A、B 两型，A 型是胃体弥漫萎缩，导致胃酸分泌下降，影响维生素 B_{12} 及内因子的吸收，因此常合并恶性贫血，与自身免疫有关；B 型在胃窦部，少数人可发展成胃癌，与幽门螺杆菌、化学损伤（胆汁反流、非皮质激素消炎

药、吸烟、酗酒等）有关，我国80%以上的属于第二类。

胃内攻击因子与防御修复因子失衡是慢性萎缩性胃炎发生的根本原因。具体病因与慢性非萎缩性胃炎相似。包括Hp感染；长期饮浓茶、烈酒、咖啡、过热、过冷、过于粗糙的食物，可导致胃黏膜的反复损伤；长期大量服用非甾体类消炎药如阿司匹林、吲哚美辛等可抑制胃黏膜前列腺素的合成，破坏黏膜屏障；烟草中的尼古丁不仅影响胃黏膜的血液循环，还可导致幽门括约肌功能紊乱，造成胆汁反流；各种原因的胆汁反流均可破坏黏膜屏障造成胃黏膜慢性炎症改变。比较特殊的是壁细胞抗原和抗体结合形成免疫复合体在补体参与下，破坏壁细胞；胃黏膜营养因子（如胃泌素、表皮生长因子等）缺乏；心力衰竭、动脉硬化、肝硬化合并门脉高压、糖尿病、甲状腺病、慢性肾上腺皮质功能减退、尿毒症、干燥综合征、胃血流量不足以及精神因素等均可导致胃黏膜萎缩。

三、病理生理学和病理学

（一）病理生理学

1. Hp感染　Hp感染途径为粪-口或口-口途径，其外壁靠黏附素而紧贴胃上皮细胞。

Hp感染的持续存在，致使腺体破坏，最终发展成为萎缩性胃炎。而感染Hp后胃炎的严重程度则除了与细菌本身有关外，还决定与患者机体情况和外界环境。如带有空泡毒素（VacA）和细胞毒相关基因（CagA）者，胃黏膜损伤明显较重。患者的免疫应答反应强弱、其胃酸的分泌情况、血型、民族和年龄差异等也影响胃黏膜炎症程度。此外患者饮食情况也有一定作用。

2. 自身免疫机制　研究早已证明，以胃体萎缩为主的A型萎缩性胃炎患者血清中，存在壁细胞抗体（parietal ceii antibody，PCA）和内因子抗体（intrinsic factor antibody，IFA）。前者的抗原是壁细胞分泌小管微绒毛膜上的质子泵H^+-K^+-ATP酶，它破坏壁细胞而使胃酸分泌减少。而IFA则对抗内因子（壁细胞分泌的一种糖蛋白），使食物中的维生素B_{12}无法与后者结合被末端回肠吸收，最后引起维生素B_{12}吸收不良，甚至导致恶性贫血。IFA具有特异性，几乎仅见于胃萎缩伴恶性贫血者。

造成胃酸和内因子分泌减少或丧失，恶性贫血是A型萎缩性胃炎的终末阶段，是自身免疫性胃炎最严重的标志。当泌酸腺完全萎缩时称为胃萎缩。

另外，近年发现Hp感染者中也存在着自身免疫反应，其血清抗体能与宿主胃黏膜上皮以及黏液起交叉反应，如菌体Lewis X和Lewis Y抗原。

3. 外源损伤因素破坏胃黏膜屏障　碱性十二指肠液反流等，可减弱胃黏膜屏障功能。致使胃腔内H^+通过损害的屏障，反弥散入胃黏膜内，使炎症不易消散。长期慢性炎症，又加重屏障功能的减退，如此恶性循环使慢性胃炎久治不愈。

4. 生理因素和胃黏膜营养因子缺乏　萎缩性变化和肠化生等皆与衰老相关，而炎症细胞浸润程度与年龄关系不大。这主要是老龄者的退行性变——胃黏膜小血管扭曲，小动脉壁玻璃样变性，管腔狭窄导致黏膜营养不良、分泌功能下降。

新近研究证明，某些胃黏膜营养因子（胃泌素、表皮生长因子等）缺乏或胃黏膜感觉神经终器（end-organ）对这些因子不敏感可引起胃黏膜萎缩。如手术后残胃炎原因之一是G细胞数量减少，而引起胃泌素营养作用减弱。

5. 遗传因素 萎缩性胃炎、低酸或无酸、维生素 B_{12} 吸收不良的患病率和 PCA、IFA 的阳性率很高，提示可能有遗传因素的影响。

(二) 病理学

慢性胃炎病理变化是由胃黏膜损伤和修复过程所引起。病理组织学的描述包括活动性慢性炎症、萎缩和化生及异型增生等。此外，在慢性炎症过程中，胃黏膜也有反应性增生变化，如胃小凹上皮过形成、黏膜肌增厚、淋巴滤泡形成、纤维组织和腺管增生等。

近几年对于慢性胃炎尤其是慢性萎缩性胃炎的病理组织学，有不少新的进展。以下结合2006 年 9 月中华医学会消化病学分会的《全国第二次慢性胃炎共识会议》中制订的慢性胃炎诊治的共识意见，论述以下关键进展问题。

1. 萎缩的定义 1996 年新悉尼系统把萎缩定义为 "腺体的丧失"，这是模糊而易歧义的定义，反映了当时肠化是否属于萎缩，病理学家间有不同认识。其后国际上一个病理学家的自由组织——萎缩联谊会（Atrophy Club 2000）进行了 3 次研讨会，并在 2002 年发表了对萎缩的新分类，12 位作者中有 8 位也曾是悉尼系统的执笔者，故此意见可认为是悉尼系统的补充和发展，有很高权威性。

萎缩联谊会把萎缩新定义为 "萎缩是胃固有腺体的丧失"，将萎缩分为三种情况：无萎缩、未确定萎缩和萎缩，进而将萎缩分两个类型：非化生性萎缩和化生性萎缩。前者特点是腺体丧失伴有黏膜固有层中的纤维化或纤维肌增生；后者是胃黏膜腺体被化生的腺体所替换。这两类萎缩的程度分级仍用最初悉尼系统标准和新悉尼系统的模拟评分图，分为 4 级，即无、轻度、中度和重度萎缩。国际的萎缩新定义对我国来说不是新的，我国学者早年就认为 "肠化或假幽门腺化生不是胃固有腺体，因此尽管胃腺体数量未减少，但也属萎缩"，并在全国第一届慢性胃炎共识会议作了说明。

对于上述第二个问题，答案显然是肯定的。这是因为多灶性萎缩性胃炎的胃黏膜萎缩呈灶状分布，即使活检块数少，只要病理活检发现有萎缩，就可诊断为萎缩性胃炎。在此次全国慢性胃炎共识意见中强调，需注意取材于糜烂或溃疡边缘的组织易存在萎缩，但不能简单地视为萎缩性胃炎。此外，活检组织太浅、组织包埋方向不当等因素均可影响萎缩的判断。

"未确定萎缩" 是国际新提出的观点，认为黏膜层炎症很明显时，单核细胞密集浸润造成腺体被取代、移置或隐匿，以致难以判断这些 "看来似乎丧失" 的腺体是否真正丧失，此时暂先诊断为 "未确定萎缩"，最后诊断延期到炎症明显消退（大部分在 Hp 根除治疗3 ~ 6 个月后），再取活检时作出。对萎缩的诊断采取了比较谨慎的态度。

目前，我国共识意见并未采用此概念。因为：①炎症明显时腺体被破坏、数量减少，在这个时点上，病理按照萎缩的定义可以诊断为萎缩，非病理不能。②一般临床希望活检后有病理结论，病理如不作诊断，会出现临床难出诊断、对治疗效果无法评价的情况。尤其在临床研究上，设立此诊断项会使治疗前或后失去相当一部分统计资料。慢性胃炎是个动态过程，炎症可以有两个结局：完全修复和不完全修复（纤维化和肠化），炎症明显期病理无责任预言今后趋向哪个结局。可以预料对萎缩采用的诊断标准不一，治疗有效率也不一，采用"未确定萎缩" 的研究课题，因为事先去除了一部分可逆的萎缩，萎缩的可逆性就低。

2. 肠化分型的临床意义与价值 用 AB－PAS 和 HID－AB 黏液染色能区分肠化亚型，然而，肠化分型的意义并未明了。传统观念认为，肠化亚型中的小肠型和完全型肠化无明显癌前病变意义，而大肠型肠化的胃癌发生危险性增高，从而引起临床的重视。支持肠化分型有意义的学者认为化生是细胞表型的一种非肿瘤性改变，通常在长期不利环境作用下出现。这种表型改变可以是干细胞内出现体细胞突变的结果，或是表观遗传修饰的变化导致后代细胞向不同方向分化的结果。胃内肠化生部位发现很多遗传改变，这些改变甚至可出现在异型增生前。他们认为肠化生中不完全型结肠型者，具有大多数遗传学改变，有发生胃癌的危险性。但近年越来越多的临床资料显示其预测胃癌价值有限而更强调重视肠化范围，肠化分布范围越广，其发生胃癌的危险性越高。10 多年来罕有从大肠型肠化随访发展成癌的报道。另方面，从病理检测的实际情况看，肠化以混合型多见，大肠型肠化的检出率与活检块数有密切关系，即活检块数越多，大肠型肠化检出率越高。客观地讲，该型肠化生的遗传学改变和胃不典型增生（上皮内瘤）的改变相似。因此，对肠化分型的临床意义和价值的争论仍未有定论。

3. 关于异型增生　异型增生（上皮内瘤变）是重要的胃癌癌前病变。分为轻度和重度（或低级别和高级别）两级。异型增生（dysplasia）和上皮内瘤变（intraepithelial neoplasia）是同义词，后者是 WHO 国际癌症研究协会推荐使用的术语。

4. 萎缩和肠化发生过程是否存在不可逆转点　胃黏膜萎缩的产生主要有两种途径：一是干细胞区室（stem cell compartment）和（或）腺体被破坏；二是选择性破坏特定的上皮细胞而保留干细胞。这两种途径在慢性 Hp 感染中均可发生。

萎缩与肠化的逆转报道已经不在少数，但是否所有病患均有逆转可能？是否在萎缩的发生与发展过程中存在某一不可逆转点（the point of no return）。这一转折点是否可能为肠化生？已明确 Hp 感染可诱发慢性胃炎，经历慢性炎症→萎缩→肠化→异型增生等多个步骤最终发展至胃癌（Correa 模式）。可否通过根除 Hp 来降低胃癌发生危险性始终是近年来关注的热点。多数研究表明，根除 Hp 可防止胃黏膜萎缩和肠化的进一步发展，但萎缩、肠化是否能得到逆转尚待更多研究证实。

Mera 和 Correa 等最新报道了一项长达 12 年的大型前瞻性随机对照研究，纳入 795 例具有胃癌前病变的成人患者，随机给予他们抗 Hp 治疗和（或）抗氧化治疗。他们观察到萎缩黏膜在 Hp 根除后持续保持阴性 12 年后可以完全消退，而肠化黏膜也有逐渐消退的趋向，但可能需要随访更为长时间。他们认为通过抗 Hp 治疗来进行胃癌的化学预防是可行的策略。

但是，部分学者认为在考虑萎缩的可逆性时，需区分缺失腺体的恢复和腺体内特定细胞的再生。在后一种情况下，干细胞区室被保留，去除有害因素可使壁细胞和主细胞再生，并完全恢复腺体功能。当腺体及干细胞被完全破坏后，腺体的恢复只能由周围未被破坏的腺窝单元（pit gland units）来完成。

当萎缩伴有肠化生时，逆转机会进一步减小。如果肠化生是对不利因素的适应性反应，而且不利因素可以被确定和去除，此时肠化生有可能逆转。但是，肠化生还有很多其他原因，如胆汁反流、高盐饮食、乙醇。这意味着即使在 Hp 感染个体，感染以外的其他因素，亦可以引发或加速化生的发生。如果肠化生是稳定的干细胞内体细胞突变的结果，则改变黏膜的环境也许不能使肠化生逆转。

1992－2002 年文献 34 篇，根治 Hp 后萎缩可逆和无好转的基本各占一半，主要由于萎缩诊断标准、随访时间和间隔长短、活检取材部位和数量不统一所造成。建议今后制定统一随访方案，联合各医疗单位合作研究，使能得到大宗病例的统计资料。根治 Hp 可以产生某些有益效应，如消除炎症，消除活性氧所致的 DNA 损伤，缩短细胞更新周期，提高低胃酸者的泌酸量，并逐步恢复胃液维生素 C 的分泌。在预防胃癌方面，这些已被证实的结果可能比希望萎缩和肠化生逆转重要得多。

实际上，国际著名学者对有否此不可逆转点也有争论。如美国的 Correa 教授并不认同它的存在，而英国 Aberdeen 大学的 Emad Munir El – Omar 教授则强烈认为在异型增生发展至胃癌的过程中有某个节点，越过此则基本处于不可逆转阶段，但至今为止尚未明确此点的确切位置。

四、临床表现

流行病学研究表明，多数慢性非萎缩性胃炎患者无任何症状。少数患者可有上腹痛或不适、上腹胀、早饱、暖气、恶心等非特异性消化不良症状。某些慢性萎缩性胃炎患者可有上腹部灼痛、胀痛、钝痛或胀闷且以餐后为著，食欲缺乏、恶心、暖气、便秘或腹泻等症状。内镜检查和胃黏膜组织学检查结果与慢性胃炎患者症状的相关分析表明，患者的症状缺乏特异性，且症状之有无及严重程度与内镜所见及组织学分级并无肯定的相关性。

伴有胃黏膜糜烂者，可有少量或大量上消化道出血，长期少量出血可引起缺铁性贫血。胃体萎缩性胃炎可出现恶性贫血，常有全身衰弱、疲软、神情淡漠、隐性黄疸，消化道症状一般较少。

体征多不明显，有时上腹轻压痛，胃体胃炎严重时可有舌炎和贫血。

慢性萎缩性胃炎的临床表现不仅缺乏特异性，而且与病变程度并不完全一致。

五、辅助检查

（一）胃镜及活组织检查

1. 胃镜检查　随着内镜器械的长足发展，内镜观察更加清晰。内镜下慢性非萎缩性胃炎可见红斑（点状、片状、条状），黏膜粗糙不平，出血点（斑），黏膜水肿及渗出等基本表现，尚可见糜烂及胆汁反流。萎缩性胃炎则主要表现为黏膜色泽白，不同程度的皱襞变平或消失。在不过度充气状态下，可透见血管纹，轻度萎缩时见到模糊的血管，重度时看到明显血管分支。内镜下肠化黏膜呈灰白色颗粒状小隆起，重者贴近观察有绒毛状变化。肠化也可以呈平坦或凹陷外观的。如果喷撒亚甲蓝色素，肠化区可能出现被染上蓝色，非肠化黏膜不着色。

胃黏膜血管脆性增加可致黏膜下出血，谓之壁内出血，表现为水肿或充血胃黏膜上见点状、斑状或线状出血，可多发、新鲜和陈旧性出血相混杂。如观察到黑色附着物常提示糜烂等致出血。

值得注意的是，少数 Hp 感染性胃炎可有胃体部皱襞肥厚，甚至宽度达到 5mm 以上，且在适当充气后皱襞不能展平，用活检钳将黏膜提起时，可见帐篷征（tent sign），这是和恶性浸润性病变鉴别点之一。

2. 病理组织学检查　萎缩的确诊依赖于病理组织学检查。萎缩的肉眼与病理之符合率仅为 38% ~ 78%，这与萎缩或肠化甚至 Hp 的分布都是非均匀的，或者说多灶性萎缩性胃炎的胃黏膜萎缩呈灶状分布有关。当然，只要病理活检发现有萎缩，就可诊断为萎缩性胃炎。但如果未能发现萎缩，却不能轻易排除之。如果不取足够多的标本或者内镜医生并未在病变最重部位（这也需要内镜医生的经验）活检，则势必可能遗漏病灶。反之，当在糜烂或溃疡边缘的组织活检时，即使病理发现了萎缩，却不能简单地视为萎缩性胃炎，这是因为活检组织太浅、组织包埋方向不当等因素均可影响萎缩的判断。还有，根除 Hp 可使胃黏膜活动性炎症消退，慢性炎症程度减轻。一些因素可影响结果的判断，如①活检部位的差异；②Hp 感染时胃黏膜大量炎症细胞浸润，形如萎缩；但根除 Hp 后胃黏膜炎症细胞消退，黏膜萎缩、肠化可望恢复。然而在胃镜活检取材多少问题上，病理学家的要求与内镜医生出现了矛盾。从病理组织学观点来看，5 块或更多则有利于组织学的准确判断；然而，就内镜医生而言，考虑及病家的医疗费用，主张 2~3 块即可。

（二）Hp 检测

活组织病理学检查时可同时检测 Hp，并可在内镜检查时多取 1 块组织做快速尿素酶检查以增加诊断的可靠性。其他检查 Hp 的方法包括①胃黏膜直接涂片或组织切片，然后以 Gram 或 Giemsa 或 Warthin – Starry 染色（经典方法），甚至 HE 染色；免疫组化染色则有助于检测球形 Hp。②细菌培养，为金标准；需特殊培养基和微需氧环境，培养时间 3~7d，阳性率可能不高但特异性高，且可做药物敏感试验。③血清 Hp 抗体测定，多在流行病学调查时用。④尿素呼吸试验，是一种非侵入性诊断法，口服 ^{13}C 或 ^{14}C 标记的尿素后，检测患者呼气中的"CO_2 或"CO_2 量，结果准确；⑤多聚酶联反应法（PCR 法），能特异地检出不同来源标本中的 Hp。

根除 Hp 治疗后，可在胃镜复查时重复上述检查，亦可采用非侵入性检查手段，如 ^{13}C 或 ^{14}C 尿素呼气试验、粪便 Hp 抗原检测及血清学检查。应注意，近期使用抗生素、质子泵抑制药、铋剂等药物，因有暂时抑制 Hp 作用，会使上述检查（血清学检查除外）呈假阴性。

（三）X 线钡剂检查

主要是以很好地显示胃黏膜相的气钡双重造影。对于萎缩性胃炎，常常可见胃皱襞相对平坦和减少。但依靠 x 线诊断慢性胃炎价值不如胃镜和病理组织学。

（四）实验室检查

1. 胃酸分泌功能测定　非萎缩性胃炎胃酸分泌常正常，有时可以增高。萎缩性胃炎病变局限于胃窦时，胃酸可正常或低酸，低酸是由于泌酸细胞数量减少和 H^+ 向胃壁反弥散所致。测定基础胃液分泌量（BAO）及注射组胺或五肽胃泌素后测定最大泌酸量（MAO）和高峰泌酸量（PAO）以判断胃泌酸功能，有助于萎缩性胃炎的诊断及指导临床治疗。A 型慢性萎缩性胃炎患者多无酸或低酸，B 型慢性萎缩性胃炎患者可正常或低酸，往往在给予酸分泌刺激药后，亦不见胃液和胃酸分泌。

2. 胃蛋白酶原（pepsinogen，PG）测定　胃体黏膜萎缩时血清 PGI 水平及 PGI/Ⅱ 比例下降，严重时可伴餐后血清 G – 17 水平升高；胃窦黏膜萎缩时餐后血清 G – 17 水平下降，严重时可伴 PGI 水平及 PGI/Ⅱ 比例下降。然而，这主要是一种统计学上的差异（图 7 – 7）。

日本学者发现无症状胃癌患者，本法 85% 阳性，PGI 或比值降低者，推荐进一步胃镜检查，以检出伴有萎缩性胃炎的胃癌。该试剂盒用于诊断萎缩性胃炎和判断胃癌倾向在欧洲国家应用要多于我国。

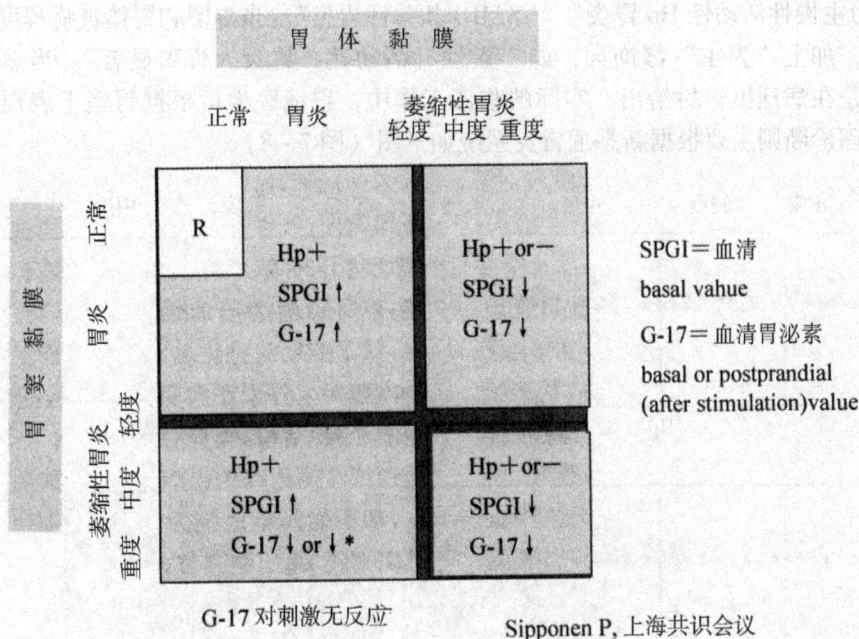

图 7-7 胃蛋白酶原测定

3. 血清胃泌素测定 如果以放射免疫法检测血清胃泌素，则正常值应 <100pg/ml。慢性萎缩性胃炎胃体为主者，因壁细胞分泌胃酸缺乏、反馈性地 G 细胞分泌胃泌素增多，致胃泌素中度升高。特别是当伴有恶性贫血时，该值可达 1000pg/ml 或更高。注意此时要与胃泌素瘤相鉴别，后者是高胃酸分泌。慢性萎缩性胃炎以胃窦为主时，空腹血清胃泌素正常或降低。

4. 自身抗体 血清 PCA 和 IFA 阳性对诊断慢性胃体萎缩性胃炎有帮助，尽管血清 IFA 阳性率较低，但胃液中 IFA 的阳性，则十分有助于恶性贫血的诊断。

5. 血清维生素 B_{12} 浓度和维生素 B_{12} 吸收试验 慢性胃体萎缩性胃炎时，维生素 B_{12} 缺乏，常低于 200ng/L。维生素 B_{12} 吸收试验（Schilling 试验）能检测维生素 B_{12} 在末端回肠吸收情况且可与回盲部疾病和严重肾功能障碍相鉴别。同时服用 ^{58}Co 和 ^{57}Co（加有内因子）标记的氰钴素胶囊。此后收集 24h 尿液。如两者排出率均大于 10% 则正常，若尿中 58Co 排出率低于 10%，而 57Co 的排出率则正常提示恶性贫血；而二者均降低的常常是回盲部疾病或者肾功能衰竭者。

六、诊断和鉴别诊断

（一）诊断

鉴于多数慢性胃炎患者无任何症状，或即使有症状也缺乏特异性，且缺乏特异性体征，因此根据症状和体征难以作出慢性胃炎的正确诊断。慢性胃炎的确诊主要依赖于内镜检查和胃黏膜活检组织学检查，尤其是后者的诊断价值更大。

按照悉尼胃炎标准要求，完整的诊断应包括病因、部位和形态学 3 方面。例如诊断为

"胃窦为主慢性活动性 Hp 胃炎""NSAIDs 相关性胃炎"。当胃窦和胃体炎症程度相差 2 级或以上时，加上"为主"修饰词，如"慢性（活动性）胃炎，胃窦显著"。当然这些诊断结论最好是在病理报告后给出，实际的临床工作中，胃镜医生可根据胃镜下表现给予初步诊断。病理诊断则主要根据新悉尼胃炎系统如下图（图 7-8）。

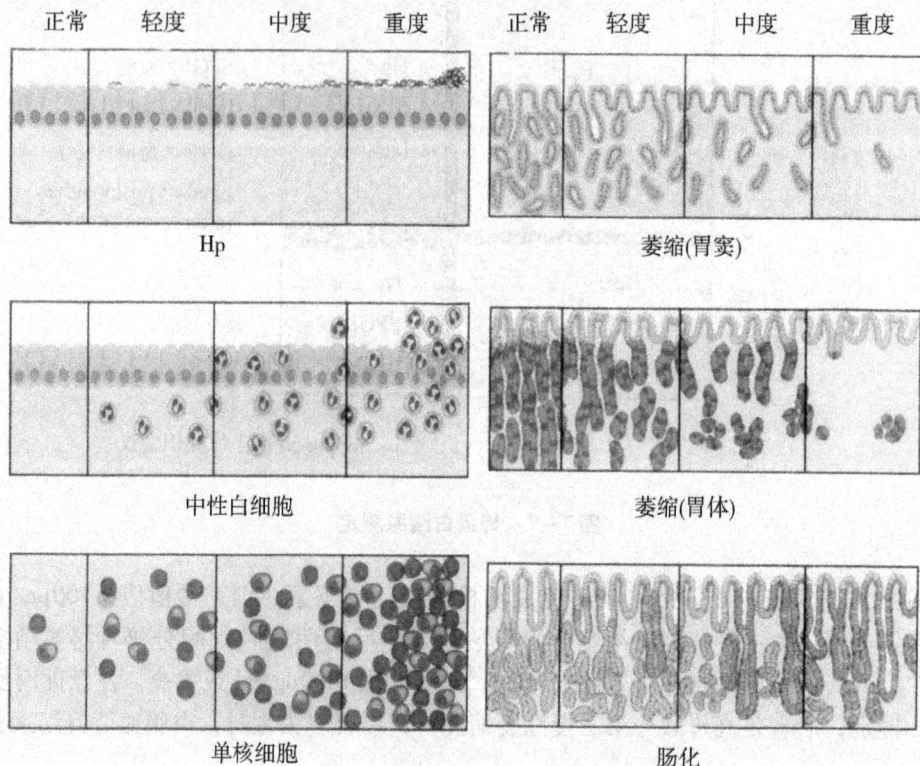

图 7-8　新悉尼胃炎系统

对于自身免疫性胃炎诊断，要予以足够的重视。因为胃体活检者甚少，或者很少开展 PCA 和 IFA 的检测，诊断该病者很少。为此，如果遇到以全身衰弱和贫血为主要表现，而上消化道症状往往不明显者，应做血清胃泌素测定和（或）胃液分析，异常者进一步做维生素 B_{12} 吸收试验，血清维生素 B_{12} 浓度测定可获确诊。注意不能仅仅凭活检组织学诊断本病，特别标本数少时，这是因为 Hp 感染性胃炎后期，胃窦肠化，Hp 上移，胃体炎症变得显著，可与自身免疫性胃炎表现相重叠，但后者胃窦黏膜的变化很轻微。另外淋巴细胞性胃炎也可出现类似情况，而其并无泌酸腺萎缩。

A 型、B 型萎缩性胃炎特点如下表（表 7-2）。

表 7-2　A 型和 B 型慢性萎缩性胃炎的鉴别

项目		A 型慢性萎缩性胃炎	B 型慢性萎缩性胃炎
部位	胃窦	正常	萎缩
	胃体	弥漫性萎缩	多灶性
血清胃泌素		明显升高	不定，可以降低或不变

项目	A 型慢性萎缩性胃炎	B 型慢性萎缩性胃炎
胃酸分泌	降低	降低或正常
自身免疫抗体（内因子抗体和壁细胞抗体）阳性率	90%	10%
恶性贫血发生率	90%	10%
可能的病因	自身免疫，遗传因素	幽门螺杆菌、化学损伤

（二）鉴别诊断

1. 功能性消化不良　2006 年《我国慢性胃炎共识意见》将消化不良症状与慢性胃炎作了对比，一方面慢性胃炎患者可有消化不良的各种症状，另一方面，一部分有消化不良症状者如果胃镜和病理检查无明显阳性发现，可能仅仅为功能性消化不良。当然，少数功能性消化不良患者可同时伴有慢性胃炎。这样在慢性胃炎 - 消化不良症状 - 功能性消化不良之间形成较为错综复杂的关系。但一般说来，消化不良症状的有无和严重程度与慢性胃炎的内镜所见或组织学分级并无明显相关性。

2. 早期胃癌和胃溃疡　几种疾病的症状有重叠或类似，但胃镜及病理检查可鉴别。重要的是，如遇到黏膜糜烂，尤其是隆起性糜烂，要多取活检和及时复查，以排除早期胃癌。这是因为即使是病理组织学诊断，恐也有一定局限性。原因为主要是：①胃黏膜组织学变化易受胃镜检查前夜的食物（如某些刺激性食物加重黏膜充血）性质、被检查者近日是否吸烟、胃镜操作者手法的熟练程度、患者恶心反应等诸种因素影响。②活检是点的调查，而慢性胃炎病变程度在整个黏膜面上并非一致，要多点活检才能作出全面估计，判断治疗效果时，尽量在黏膜病变较重的区域或部位活检。如系治疗前后比较，则应在相同或相近部位活检。③病理诊断易受病理医师主观经验的影响。

3. 慢性胆囊炎与胆石症　其与慢性胃炎症状十分相似，同时并存者亦较多。对于中年女性诊断慢性胃炎时，要仔细询问病史，必要时行胆囊 B 超检查，以了解胆囊情况。

4. 其他　慢性肝炎和慢性胰腺疾病等，也可出现与慢性胃炎类似症状，在详询病史后，行必要的影像学检查和特异的实验室检查。

七、预后

慢性萎缩性胃炎常合并肠上皮化生。慢性萎缩性胃炎绝大多数预后良好，少数可癌变，其癌变率为 1% ～3%。目前认为慢性萎缩性胃炎若早期发现，及时积极治疗，病变部位萎缩的腺体是可以恢复的，其可转化为非萎缩性胃炎或被治愈，改变了以往人们对慢性萎缩性胃炎不可逆转的认识。根据萎缩性胃炎每年的癌变率为 0.5% ～1%，那么，胃镜和病理检查的随访间期定位多长才既提高早期胃癌的诊断率，又方便患者和符合医药经济学要求？这也一直是不同地区和不同学者分歧较大的问题。在我国，城市和乡村由不同胃癌发生率和医疗条件差异。如果纯粹从疾病进展和预防角度考虑，一般认为，不伴有肠化和异型增生的萎缩性胃炎可 1～2 年做内镜和病理随访 1 次；活检有中—重度萎缩伴有肠化的萎缩性胃炎 1 年左右随访 1 次。伴有轻度异型增生并剔除取于癌旁者，根据内镜和临床情况缩短至 6～12 个月随访 1 次；而重度异型增生者需立即复查胃镜和病理，必要时手术治疗或内镜下局部治疗。

八、治疗

慢性非萎缩性胃炎的治疗目的是缓解消化不良症状和改善胃黏膜炎症。治疗应尽可能针对病因，遵循个体化原则。消化不良症状的处理与功能性消化不良相同。无症状、Hp 阴性的非萎缩性胃炎无须特殊治疗。

（一）一般治疗

慢性萎缩性胃炎患者，不论其病因如何，均应戒烟、忌酒，避免使用损害胃黏膜的药物如 NSAID 等，以及避免对胃黏膜有刺激性的食物和饮品，如过于酸、甜、咸、辛辣和过热、过冷食物，浓茶、咖啡等，饮食宜规律，少吃油炸、烟熏、腌制食物，不食腐烂变质的食物，多吃新鲜蔬菜和水果，所食食品要新鲜并富于营养，保证有足够的蛋白质、维生素（如维生素 C 和叶酸等）及铁质摄入，精神上乐观，生活要规律。

（二）针对病因或发病机制的治疗

1. 根除 Hp　具体方法和药物参见有关专门章节，慢性非萎缩性胃炎的主要症状为消化不良，其症状应归属于功能性消化不良范畴。目前国内、外均推荐对 Hp 阳性的功能性消化不良行根除治疗。因此，有消化不良症状的 Hp 阳性慢性非萎缩性胃炎患者均应根除 Hp。另外，如果伴有胃黏膜糜烂，也该根除 Hp。大量研究结果表明，根除 Hp 可使胃黏膜组织学得到改善；对预防消化性溃疡和胃癌等有重要意义；对改善或消除消化不良症状具有费用 – 疗效比优势。

2. 保护胃黏膜　关于胃黏膜屏障功能的研究由来已久。1964 年美国密歇根大学 Horace Willard Davenport 博士首次提出"胃黏膜具有阻止 H^+ 自胃腔向黏膜内扩散的屏障作用"。1975 年，美国密歇根州 Upjohn 公司的 A. Robert 博士发现前列腺素可明显防止或减轻 NSAID 和应激等对胃黏膜的损伤，其效果呈剂量依赖性。从而提出细胞保护（Cytoprotection）的概念"。1996 年加拿大的 Wallace 教授较全面阐述胃黏膜屏障，根据解剖和功能将胃黏膜的防御修复分为五个层次——黏液 – HCO_3^- 屏障、单层柱状上皮屏障、胃黏膜血流量、免疫细胞 – 炎症反应和修复重建因子作用等。至关重要的上皮屏障主要包括胃上皮细胞顶膜能抵御高浓度酸、胃上皮细胞之间紧密连接、胃上皮抗原递呈，免疫探及并限制潜在有害物质，并且它们大约每 72h 完全更新一次。这说明它起着关键作用。

近年来，有关前列腺素和胃黏膜血流量等成为胃黏膜保护领域的研究热点。这与 NSAID 药物的广泛应用带来的副作用日益引起学者的重视有关。美国加州大学戴维斯分校的 Tarnawski 教授的研究显示，前列腺素保护胃黏膜抵抗致溃疡及致坏死因素损害的机制不仅是抑制胃酸分泌。当然表皮生长因子（EGF）、成纤维生长因子（bFGF）和血管内皮生长因子（VEGF）及热休克蛋白等都是重要的黏膜保护因子，在抵御黏膜损害中起重要作用。

然而，当机体遇到有害因素强烈攻击时，仅依靠自身的防御修复能力是不够的，强化黏膜防卫能力，促进黏膜的修复是治疗胃黏膜损伤的重要环节之一。具有保护和增强胃黏膜防御功能或者防止胃黏膜屏障受到损害的一类药物统称为胃黏膜保护药。包括铝碳酸镁、硫糖铝、胶体铋剂、地诺前列酮（喜克溃）、替普瑞酮（又名施维舒）、吉法酯（又名惠加强 – G）、谷氨酰胺类（麦滋林 – S）、瑞巴派特（膜固思达）等药物。另外，合欢香叶酯能增加胃黏膜更新，提高细胞再生能力，增强胃黏膜对胃酸的抵抗能力，达到保护胃黏膜作用。

3. 抑制胆汁反流　促动力药如多潘立酮可防止或减少胆汁反流；胃黏膜保护药，特别是有结合胆酸作用的铝碳酸镁制剂，可增强胃黏膜屏障、结合胆酸，从而减轻或消除胆汁反流所致的胃黏膜损害。考来烯胺可络合反流至胃内的胆盐，防止胆汁酸破坏胃黏膜屏障，方法为每次 3～4g，1 日 3～4 次。

（三）对症处理

消化不良症状的治疗由于临床症状与慢性非萎缩性胃炎之间并不存在明确关系，因此症状治疗事实上属于功能性消化不良的经验性治疗。慢性胃炎伴胆汁反流者可应用促动力药（如多潘立酮）和（或）有结合胆酸作用的胃黏膜保护药（如铝碳酸镁制剂）。

（1）有胃黏膜糜烂和（或）以反酸、上腹痛等症状为主者，可根据病情或症状严重程度选用抗酸药、H_2 受体拮抗药或质子泵抑制药（PPI）。

（2）促动力药如多潘立酮、马来酸曲美布汀、莫沙必利、盐酸伊托必利主要用于上腹饱胀、恶心或呕吐等为主要症状者。

（3）胃黏膜保护药如硫糖铝、瑞巴派特、替普瑞酮、吉法酯、依卡倍特适用于有胆汁反流、胃黏膜损害和（或）症状明显者。

（4）抗抑郁药或抗焦虑治疗：可用于有明显精神因素的慢性胃炎伴消化不良症状患者，同时应予耐心解释或心理治疗。

（5）助消化治疗：对于伴有腹胀、食欲缺乏等消化不良症而无明显上述胃灼热、反酸、上腹饥饿痛症状者，可选用含有胃酶、胰酶和肠酶等复合酶制剂治疗。

（6）其他对症治疗：包括解痉止痛、止吐、改善贫血等。

（7）对于贫血，若为缺铁，应补充铁剂；大细胞贫血者根据维生素 B_{12} 或叶酸缺乏分别给予补充。

（四）中药治疗

可拓宽慢性胃炎的治疗途径。常用的中成药有温胃舒胶囊、阴虚胃痛冲剂、养胃舒胶囊、虚寒胃痛冲剂、三九胃泰、猴菇菌片、胃乃安胶囊、胃康灵胶囊、养胃冲剂、复方胃乐舒口服液。上述药物除具对症治疗作用外，对胃黏膜上皮修复及炎症也可能具有一定作用。

（五）治疗慢性萎缩性胃炎而预防其癌变

诚然，迄今为止尚缺乏公认的、十分有效的逆转萎缩、肠化和异型增生的药物，但是一些饮食方法或药物已经显示具有诱人的前景。

1. 根除 Hp 是否可逆转胃黏膜萎缩和肠化根除 Hp 治疗后萎缩可逆性的临床报告结果很不一致，1992－2002 年文献 34 篇，萎缩可逆和无好转的基本各占一半，主要由于萎缩诊断标准、随访时间和间隔长短、活检取材部位和数量不统一所造成。但是，根除 Hp 后炎症的消除、萎缩甚至肠化的好转却是不争的事实。

2. COX－2 抑制药的化学预防　环氧化酶（cycloo xygenase，COX）是前列腺素（PGs）合成过程中的限速酶，它将花生四烯酸代谢成各种前列腺素产物，后者参与维持机体的各种生理和病理功能。COX 是膜结合蛋白，存在于核膜和微粒体膜。胃上皮壁细胞、肠黏膜细胞、单核/巨噬细胞、平滑肌细胞、血管内皮细胞、滑膜细胞和成纤维细胞可表达 COX－2。COX－2 与炎症及肿瘤的发生、发展有密切关系，并且可作为预防、治疗炎症和肿瘤的靶分子，因而具有重要的临床意义。

3. 生物活性食物成分 除了满足人体必需的营养成分外，同时具有预防疾病、增强体质或延缓衰老等生理功能的食物与膳食成分称之为生物活性食物成分。近年来的研究显示饮食中的一些天然食物成分有一定的预防胃癌作用。

（1）叶酸：一种 B 族维生素。主要存在于蔬菜和水果，人体自身不能合成叶酸，必须从膳食获取，若蔬菜和水果摄入不足，极易造成叶酸缺乏，而叶酸缺乏将导致 DNA 甲基化紊乱和 DNA 修复机制减弱，并与人类肿瘤的发生有关。具有较高叶酸水平者发生贲门癌和非贲门胃癌的概率是低叶酸含量人群的 27% 和 33%。Mayne 等在美国进行的一项关于饮食营养素摄入与食管癌及胃癌发病风险的研究中发现，叶酸摄入量最低的人群患食管腺癌、食管鳞癌、贲门癌及胃癌的相对危险度比叶酸摄入量最高的人群分别高出 2.08 倍、1.72 倍、1.37 倍和 1.49 倍。萎缩性胃炎和胃癌发生中不仅有叶酸水平的降低，更有总基因组 DNA 和癌基因低甲基化的发生。我们实施的动物实验表明叶酸可预防犬胃癌的发生率。也曾进行了叶酸预防慢性萎缩性胃炎癌变的随机对照的临床研究，显示叶酸具有预防胃癌等消化道肿瘤的作用。也有研究者提出在肿瘤发展的不同阶段，叶酸可能具有双重调节作用：在正常上皮组织，叶酸缺乏可使其向肿瘤发展；适当补充叶酸则抑制其转变为肿瘤；而对进展期的肿瘤，补充叶酸则有可能促进其发展。因此补充叶酸需严格控制其干预剂量及时间，以便提供安全有效的肿瘤预防而不是盲目补充叶酸。

（2）维生素 C：传统的亚硝胺致癌假说和其他的研究结果提示，维生素 C 具有预防胃癌的作用，机制之一可能与纠正由 Hp 引起的高胺环境有关。维生素 C 是一种较好的抗氧化剂，能清除体内的自由基，提高机体的免疫力，对抗多种致癌物质，此外维生素 C 也具有抗炎和恢复细胞间交通的作用。有人曾给胃癌高发区居民补充足够的维生素 C，一定时间后发现这些居民体内及尿中致癌物亚硝胺类含量明显降低。胃病患者进行血清学检测和胃液分析，发现萎缩性胃炎和胃癌患者的胃液内维生素 C 水平都普遍低于其他胃病患者，并伴有 pH 和亚硝酸盐水平异常升高。当然，该方面也有一些矛盾之处：对 51 例多病灶萎缩性胃炎患者进行抗 Hp 及大剂量维生素 C（1g/d）治疗 3 个月后，发现鸟氨酸脱羧酶（ODC）和 COX-2 的表达明显减弱，并抑制了致炎细胞因子（IL-lbeta，IL-8. TNF-alpha）的释放，同时增加了表皮生长因子和转化生长因子的产物，明显改善了胃黏膜内外分泌活性。该研究显示维生素 C 不具备抗 Hp 的作用。但胃液维生素 C 预防胃癌的疗效在 Hp 感染时显著降低。如果 Hp 感染患者的维生素 C 浓度降低，则对胃癌细胞的抑制作用消失。值得注意的是，维生素 C 对胃癌的保护作用主要发生在肿瘤形成的起始阶段，这种保护作用在吸烟或酗酒者中无效。

（3）维生素 E：预防胃癌的作用目前仍有争议，且多认为无效。

（4）维生素 A 类衍生物：对胃癌可能有一定预防作用。不同的维生素 A 衍生物对胃癌的影响不同，其最佳剂量与肿瘤抑制的相关性还需进一步实验证明。

（5）茶多酚：富含茶多酚（如表没食子儿茶素没食子酸脂，又简称 EGCG）的绿茶有降低萎缩性胃炎发展为胃癌的危险性。饮茶可以减缓胃黏膜炎症的发生，从而降低慢性胃炎的发病。目前认为茶叶对胃癌的保护作用主要发生在那些大量饮茶者中。在一项国内的报道中，每年饮茶 3kg 以上者的胃癌发病率呈显著下降趋势。绿茶和红茶中的儿茶素可以诱导胃癌细胞凋亡，而对正常细胞影响较小。其中高分子量成分可以引起 G_2/M 期阻滞，并伴随

P^{21Wafl}的上调。

(6) 大蒜素：可减少 Hp 引起的萎缩性胃炎的胃癌发病率，可能与其影响代谢酶的活性及抑制肿瘤细胞增殖和诱导凋亡有关。研究显示大蒜素具有极强和广泛的杀菌能力，从而阻止 Hp 引起的胃炎，最终降低胃癌的发生。流行病学研究显示种大蒜以及素有吃大蒜习惯的地区和人群，胃癌的发病率较低，并且长期吃生大蒜者胃内亚硝酸盐的含量远低于其他人群。最近研究还发现大蒜的主要成分大蒜素可以抑制胃癌细胞 BGC823 的增殖，诱导其发生分化和凋亡。大蒜素可以在胃癌细胞中激发一系列与细胞凋亡通路相关蛋白质的表达响应，进一步抑制胃癌细胞。

(7) 微量元素硒：对胃癌的预防有一定的作用，但过量应用（如 3 200μg/d，1 年）却有一定的肝、肾毒性。其合适的剂量与疗程，尚待研究。

一般认为，无机硒（亚硒酸钠）毒性大，其吸收前必须先与肠道中的有机配体结合才能被机体吸收利用，而肠道中存在着多种元素与硒竞争有限配体，从而大大影响无机硒的吸收。有机硒是以主动运输机制通过肠壁被机体吸收利用，其吸收率高于无机硒；被人体吸收后可迅速地被人体利用，且安全较高。近年，有学者认为纳米硒的生物活性比有机硒、无机硒高且具有更高的安全性。以上问题值得重视和须深入研究。

（六）手术问题

中年以上的慢性萎缩性胃炎患者，如在治疗或随访过程中出现溃疡、息肉、出血，或即使未见明显病灶，但胃镜活检病理中出现中、重度异型增生者，结合患者临床情况可以考虑做部分胃切除，从这类患者的胃切除标本中可能检出早期胃癌。但要严格掌握指征，尤其是年轻患者。胃窦部重度萎缩性胃炎和肠化并不是手术的绝对指征，因为手术后残胃也很容易发生慢性萎缩性胃炎、肠化和癌变。

（赵　婕）

第五节　疣状胃炎

疣状胃炎（verrucosal gastritis）即痘疮性胃炎（variolifrom gastritis）或慢性糜烂性胃炎。

一、流行病学

有关报道较少，为 1.22% ~3.3%。

二、病因学

至今未明，可能与免疫异常和胃酸分泌过高有关，而与 Hp 感染的关系尚无定论。

三、病理学和病理生理学

在该病发生中，存在变态反应异常情形。其胃黏膜中有含有 IgE 的免疫细胞浸润（远高于萎缩性胃炎和正常胃黏膜）。另外与高酸分泌和 H$^+$ 逆弥散有关。

显微镜下可见糜烂中心覆有渗出物，周围的腺管和胃小凹上皮增生，部分再生腺管常有一定程度异型性。黏膜肌层常增厚。其实，现今不少疣状胃炎同时伴有萎缩性胃炎，或者在萎缩甚至肠上皮化生的基础上有疣状变化。

四、临床表现

多见于中壮年，男性较多。包括腹痛、恶心、呕吐，厌食，少数有消化道出血，体重下降，可有贫血，低蛋白血症。症状与糜烂数目多少无关。体征为上腹部压痛，可有贫血和消瘦。

五、辅助检查

胃镜下可见特征性的疣状糜烂，多分布于幽门腺区域和移行区，少数可见于整个胃，常沿皱襞顶部呈链状排列，圆或椭圆形，直径大小不一但多小于 0.5~1.5cm。其隆起的中央凹陷糜烂，色淡红或甚或覆有黄色薄膜。有学者根据其隆起之高低和凹陷之深浅分为成熟型和未成熟型。

六、预后

自然病程较长，有的几个月消退，有的持续多年。部分学者认为该病亦可成为胃癌的癌前疾病。

七、治疗

无特效治疗，有症状的可按溃疡病治疗，也有用激素和抗过敏药治疗的报道。

（张淑枝）

第六节　淋巴细胞性胃炎

淋巴细胞性胃炎（lymphocytic gastritis）为一原因不明的特殊类型胃炎，其病理特征是表面上皮和胃小凹上皮中有大量上皮内淋巴细胞（intraepithelial lymphocyte，IEI）浸润。

一、流行病学

有关报道较少，为 1.22%~3.3%。

二、病因学

本病原因不明，可能与 Hp 感染有关。一项多中心研究表明，Hp 阳性的淋巴细胞性胃炎在根除 Hp 后绝大多数患者（95.8%）的胃炎得到显著改善，而服用奥美拉唑或安慰剂的对照组仅 53.8% 得到改善，未改善者在根除 Hp 后均得到改善。此外有乳糜泻临床表现和小肠组织学变化患者中，胃黏膜活检 45% 有本病的组织学变化，提示该病可能与乳糜泻有关。

三、病理学和病理生理学

伴有固有膜显著的慢性炎性细胞浸润，有活动性和局灶性糜烂，或者相反只有少量慢性炎细胞浸润。

每 100 个上皮细胞只有 25~40 个淋巴细胞。诊断的界限是上皮内淋巴细胞（IEL）数每 100 个上皮细胞大于 25 个。IEL 几乎都是 T 淋巴细胞，且 90% 左右是 CD8 阳性的 T 抑制细胞。胃体和胃窦都可累及，但前者明显。

四、辅助检查

诊断主要靠胃镜和病理。通常胃镜下可有痘疹样胃炎、肥厚性淋巴细胞性胃炎（hypertrophiclymphocytic gastritis，HLG）。后者可表现为胃皱襞肥厚，缺乏 Menetrier 病的组织学改变，仅有小凹轻度增生，胃体腺正常。皱襞增厚是由于黏膜下层水肿致使胶质网变形膨胀引起，可见血管充盈扩张。临床有的病例伴有体重减轻和蛋白丢失性肠病表现。少数并无异常表现。

（张淑枝）

第七节　巨大胃黏膜肥厚症

巨大胃黏膜肥厚症（giant hypertrophic gastropathy）又称 Menetrier 病。以胃体底巨大黏膜皱襞和低蛋白血症和水肿为特征，其病因尚不清楚。

一、病因

是否与巨细胞病毒感染尚无定论。另外，已有若干 Hp 阳性的 Menetrier 病在根除 Hp 后得到缓解或痊愈的报道，因此对 Hp 阳性的 Menetrier 病应予根除治疗。

二、辅助检查

胃镜下常可见胃底胃体部黏膜皱襞巨大、曲折迂回呈脑回状，有的呈结节状或融合性息肉状隆起，大弯侧较显著，皱襞嵴上可有多发性糜烂或溃疡。组织学特征为胃小凹增生、延长，伴明显腺体囊状扩张。黏膜层增厚而炎细胞浸润并不明显。泌酸腺主细胞和壁细胞相对减少，代之以黏液细胞化生。

实验室检查可发现因血浆蛋白经增生的胃黏膜漏入胃腔后造成的低蛋白血症。高峰酸排量（PAO）低于 10mmol/h，但是无酸并不多见。

三、临床表现

中年以后多见，常有上腹痛、体重减轻、水肿和腹泻。体征无特异性，有上腹压痛、水肿、贫血。大便隐血试验常可阳性。

四、诊断和鉴别诊断

根据前述的典型临床表现和实验室检查可诊断本病，但注意由组织学特征鉴别胃恶性淋巴瘤、弥漫浸润性胃癌、Zollinger - Ellison 综合征、Cronkhite - Canada 综合征和淀粉样变性鉴别。

另外，Hp 感染也可以引起反应性胃黏膜肥厚，但后者的黏膜增厚和小凹增生较轻，而炎症却很明显，根除 Hp 后粗大黏膜可恢复正常。

五、治疗

虽本病预后良好，目前尚无有效药物。目前主要是对症治疗。上腹痛或有溃疡用 H₂ 受体阻断药，可改善症状和低蛋白血症。出血者予黏膜保护药、止血药。必要时可行胃部分切除，可改善低蛋白血症。有术后在切端再发的报告。

（张淑枝）

第八节　消化性溃疡

消化性溃疡（peptic ulcer，PU）是最常见的消化疾病之一，主要包括胃溃疡（gastric ulcer，GU）和十二指肠溃疡（duodenal ulcer，DU），此外亦可发生于食管下段、小肠、胃肠吻合口及附近肠襻以及异位胃黏膜。本文中胃溃疡特指胃消化性溃疡，区别于胃溃疡性病灶的总称，后者可包括各种良、恶性病灶。溃疡的黏膜缺损超过黏膜肌层，与糜烂不同。

一、流行病学

消化性溃疡是全球性多发性疾病，但在不同国家、地区的患病率可存在不同差异。通常认为大约10%的个体一生中曾患消化性溃疡。近年来消化性溃疡发病率有逐渐下降趋势，而随着药物与诊断技术的不断发展，严重并发症的发病率亦有降低。

本病好发于男性，十二指肠溃疡常较胃溃疡常见。国内统计资料显示男女消化性溃疡发病率之比在十二指肠溃疡为 4.4~6.8：1，胃溃疡为 3.6~4.7：1。消化性溃疡可发生于任何年龄，但十二指肠溃疡多见于青壮年，而胃溃疡多见于中老年，两者的发病高峰可相差10岁。统计显示我国南方发病率高于北方，城市高于农村，可能与饮食习惯、工作精神压力有关。自1980年代以来，随着社会老龄化与期望寿命的不断延长，中老年溃疡患者的比率呈增高趋势。溃疡病发作有季节性，秋冬和冬春之交是高发季节。

二、病因和发病机制

消化性溃疡的发生是由于对胃、十二指肠黏膜有损害作用的侵袭因素和黏膜自身防御、修复因素之间失衡的综合结果。具体在某一特例可表现为前者增强，或后者减弱，或兼而有之。十二指肠溃疡与胃溃疡在发病机制上存在不同，表现为前者主要是防御、修复因素减弱所致，而后者常为胃酸、药物、幽门螺杆菌（Helicobacter pylori，Hp）等侵袭因素增强。所以说，消化性溃疡是由多种病因导致相似结果的一类异质性疾病。

关于溃疡病的主导发病机制，经历了一个世纪的变迁。长久以来人们一直认为胃酸是发生溃疡的必需条件，因此1910年 Schwartz 提出的"无酸，无溃疡"的设想，在1971年被 Kirsner 更名为"酸消化性溃疡"的观点曾长期在溃疡的发病机制中占据统治地位。自1983年 Warren 和 Marshall 首先从人胃黏膜中分离出 Hp 后，这一理论逐渐受到挑战。近年来胃肠病学界盛行的溃疡病的病因是 Hp，因此又提出了"无 Hp，无溃疡"的论点，认为溃疡是 Hp 感染的结果。依照以上理论，联合应用抑酸药与根除 Hp，确实到了愈合溃疡、降低复发率的成果，Warren 和 Marshall 亦因此获得了2005年诺贝尔生理学和医学奖。然而进一步研究却发现上述药物虽可使溃疡愈合，但黏膜表层腺体结构排列紊乱，黏膜下结缔组织处于过度增生状态，从而影响细胞的氧合、营养和黏膜的防御功能，是溃疡复发的病理基础。临床工作中亦发现溃疡多在原来的部位或其邻近处复发。据此，1990 年 Tarnawski 提出了溃疡愈合质量（quality of ulcer healing. QOUH）的概念。近年来强化黏膜防御被作为消化性溃疡治疗的新途径，大量临床试验证实多种胃黏膜保护药与抑酸药联合使用，均可有效提高溃疡愈合质量，减少溃疡复发。

1. Hp 感染　大量研究证明 Hp 感染是消化性溃疡的重要病因。规范化试验证实十二指肠患者的 Hp 感染率超过 90%，而 80% ~ 90% 的胃溃疡患者亦存在 Hp 感染。因此，对于 Hp 感染阴性的消化性溃疡，应积极寻找原因，其中以 Hp 感染检测手法不当造成假阴性、非甾体类抗炎药（NSAIDs）应用史为常见，其他原因尚包括胃泌素瘤、特发性高酸分泌、克罗恩病、心境障碍等。反之，在存在 Hp 感染的个体中亦观察到了消化性溃疡发病率的显著上升。Hp 感染可使消化性溃疡出血的危险性增加 1.79 倍。若合并 NSAIDs 应用史，Hp 感染将使罹患溃疡的风险增加 3.53 倍。

Hp 凭借其黏附因子与黏膜表面的黏附因子受体结合，在胃型黏膜（胃黏膜，尤其是幽门腺黏膜和伴有胃上皮化生的十二指肠黏膜）上定植；凭借其毒力因子的作用，诱发局部炎症和免疫反应，损害黏膜的防御修复机制；通过增加胃泌素分泌形成高酸环境，增加了侵袭因素，此两者在十二指肠溃疡和胃溃疡的发生中各有侧重。空泡毒素 A（vacuolating cytotoxin A，Vac A）和细胞毒相关基因 A（cytotoxin - associated gene A，Cag A）是 Hp 的主要毒力标志，而其黏液酶、尿素酶、脂多糖、脂酶/磷脂酶 A、低分子蛋白及其自身抗原亦在破坏黏膜屏障、介导炎症反应方面各具作用。在 Hp 黏附的上皮细胞可见微绒毛减少、细胞间连接丧失、细胞肿胀、表面不规则、胞内黏液颗粒耗竭、空泡样变、细菌与细胞间形成黏着蒂和浅杯样结构等改变。

幽门螺杆菌致胃、十二指肠黏膜损伤有以下 4 种学说，各学说之间可相互补充。

"漏雨的屋顶"学说 Goodwin 把 Hp 感染引起的炎症胃黏膜比喻为"漏雨的屋顶"，无雨（无胃酸）仅是暂时的干燥（无溃疡）。而根除 Hp 相当于修好屋顶，房屋不易漏雨，则溃疡不易复发。许多研究显示溃疡自然病程复发率超过 70%，而 Hp 根除后溃疡的复发率明显降低。

胃泌素相关学说：指 Hp 尿素酶分解尿素产生氨，在菌体周围形成"氨云"，使胃窦部 pH 增高，胃窦黏膜反馈性释放胃泌素，提高胃酸分泌水平，从而在十二指肠溃疡的形成中起重要作用。临床工作中，十二指肠溃疡几乎总伴有 Hp 感染。若能真正根除 Hp，溃疡几乎均可治愈。

胃上皮化生学说：Hp 一般只定植于胃上皮细胞，但在十二指肠内存在胃上皮化生的情况下，Hp 则能定植于该处并引起黏膜损伤，导致十二指肠溃疡的发生。此外，Hp 释放的毒素及其激发的免疫反应导致十二指肠炎症。炎症黏膜可自身引起或通过对其他致溃疡因子的防御力下降而导致溃疡的发生。在十二指肠内，Hp 仅在胃上皮化生部位附着定植为本学说的一个有力证据。

介质冲洗学说：Hp 感染可导致多种炎性介质的释放，这些炎性介质被胃排空至十二指肠而导致相关黏膜损伤。这个学说亦解释了为什么 Hp 主要存在于胃窦，却可以导致十二指肠溃疡的发生。

根除 Hp 的疗效体现于：Hp 被根除后，溃疡往往无需抑酸治疗亦可自行愈合；联合使用根除 Hp 疗法可有效提高抗溃疡效果，减少溃疡复发；对初次使用 NSAIDs 的患者根除 Hp 有助于预防消化性溃疡发生；反复检查已排除恶性肿瘤、NSAIDs 应用史及胃泌素瘤的难治性溃疡往往均伴 Hp 感染，有效的除菌治疗可收到意外效果。根除 Hp 的长期效果还包括阻断胃黏膜炎症—萎缩—化生的序贯病变，并最终减少胃癌的发生。

2. 非甾体类抗炎药　一些药物对消化道黏膜具有损伤作用，其中以 NSAIDs 为代表。其他药物包括肾上腺皮质激素、治疗骨质疏松的双磷酸盐、氟尿嘧啶、甲氨蝶呤等均有类似作用。一项大型荟萃分析显示，在服用 NSAIDs 的患者中，Hp 感染将使罹患溃疡的风险增加 3.53 倍；反之，在 Hp 感染的患者中，服用 NSAIDs 将使罹患溃疡的风险增加 3.55 倍。Hp 感染和 NSAIDs 可相互独立地显著增加消化性溃疡的出血风险（分别增加 1.79 倍和 4.85 倍）。目前 NSAIDs 和 Hp 已被公认为互相独立的消化性溃疡危险因素，在无 Hp 感染、无 NSAIDs 服用史的个体发生的消化性溃疡终究是少见的。比较公认的 NSAIDs 溃疡风险因素除了与药物的种类、剂量、给药形式和疗程有关外，还与既往溃疡病史、高龄患者、两种以上 NSAIDs 合用、与华法林合用、与糖皮质激素合用、合并 Hp 感染、嗜烟酒和 O 型血有关。

NSAIDs 损伤胃肠黏膜的机制包括局部直接作用和系统作用。NSAIDs 药物具有弱酸性的化学性质，其溶解后释放 H^+ 破坏胃黏膜屏障。环氧合酶（cyclooxygenase，COX）和 5 - 脂肪加氢酶在花生四烯酸生成前列腺素（PG）和白三烯的过程中起核心催化作用，而 PG 对胃肠道黏膜具有重要的保护作用。传统 NSAIDs 抑制 COX - 1 较明显，使内源性前列腺素合成受阻，大量花生四烯酸通过脂肪加氢酶途径合成为白三烯，局部诱导中性粒细胞黏聚和血管收缩。COX - 2 选择性/特异性抑制药减轻了对 COX - 1 的抑制作用，但近来研究发现 COX - 2 与内皮生长因子、转化生长因子的生成关系密切，提示其对胃肠道的细胞屏障亦可能存在一定保护作用。NSAIDs 可促进中性粒细胞释放氧自由基增多，导致胃黏膜微循环障碍，还通过一系列途径引起肠道损伤，导致小肠和结肠的糜烂、溃疡等病变。NSAIDs 溃疡多发生于胃窦部、升结肠和乙状结肠，亦可见于小肠，多为单发，溃疡较表浅，边缘清晰。

3. 胃酸和胃蛋白酶　消化性溃疡被定义为由胃液中的胃酸和胃蛋白酶对胃壁的自身消化而引起，这一论点直到今天仍被广泛认同。尽管 Hp 和 NSAIDs 在溃疡的发病中非常重要，但其最终仍通过自我消化的途径引起溃疡，只是上游机制在不同个体中不尽相同，即消化性溃疡的异质性。胃蛋白酶原由胃黏膜主细胞分泌，经胃酸激活转变为胃蛋白酶而降解蛋白质分子。由于胃蛋白酶的活性收到酸分泌的制约，因而探讨消化性溃疡的发病机制时重点讨论胃酸的作用。无酸的情况下罕见溃疡发生；胃泌素瘤患者好发消化性溃疡；抑酸药物促进溃疡愈合；难治性溃疡经抑酸治疗愈合后，一旦停用药物常很快复发，这些事实均提示胃酸的存在是溃疡发生的重要因素。

高酸环境在十二指肠溃疡的发病机制中占据重要地位，而胃溃疡则更多地表现为正常胃酸分泌或相对低酸。十二指肠溃疡患者对五肽胃泌素、胃泌素、组胺、倍他唑、咖啡因等刺激产生的平均最大胃酸分泌量（maximal acid output，MAO）高于正常个体，但变异范围较广。约 1/3 的患者平均基础胃酸分泌量（basic acid output，BAO）亦较高。消化间期胃酸分泌量反映基础酸分泌能力，该指标通常用 BAO 和 MAO 的比值来反映。十二指肠溃疡患者具有较高的基础酸分泌能力，其原因尚不甚明了。

相比之下，胃溃疡患者的 BAO 和 MAO 均与正常人相似，甚至低于正常；一些胃黏膜保护药虽无减少胃酸的作用，却可以促进溃疡的愈合。研究提示胃溃疡的发生主要起因于胃黏膜的局部。由于胃黏膜保护屏障的破坏，不能有效地对抗胃酸和胃蛋白酶的侵蚀和消化作用，而致溃疡发生。

4. 胃十二指肠运动异常　主要包括胃排空过速、排空延缓和十二指肠液反流。前者可使十二指肠球部酸负荷显著增加而促使十二指肠溃疡发生，而后二者可通过胃窦局部张力增加、胃泌素水平升高、反流的胆汁和胰液对胃黏膜产生损伤而在胃溃疡的发病机制中起重要作用。

5. 环境和生活因素　相同药物治疗条件下，长期吸烟者溃疡愈合率较不吸烟者显著降低。吸烟可刺激胃酸分泌增加，引起血管收缩，抑制胰液和胆汁的分泌而减弱其在十二指肠内中和胃酸的能力；烟草中烟碱可使幽门括约肌张力减低，导致胆汁反流，从而破坏胃黏膜屏障。食物对胃黏膜可引起物理和化学性损害。暴饮暴食或不规则进食可能破坏胃分泌的节律性。咖啡、浓茶、烈酒、高盐饮食、辛辣调料、泡菜等食品，以及偏食、饮食过快、太烫、太凉、不规则等不良饮食习惯，均可能是本病发生的相关因素。

6. 精神因素　根据现代的心理-社会-生物医学模式观点，消化性溃疡属于典型的心身疾病。心理因素如精神紧张、情绪波动、过分焦虑可直接导致胃酸分泌失调、胃黏膜屏障削弱。消化性溃疡病的人格特征表现为顺从依赖、情绪不稳、过分自我克制、内心矛盾重重等。此类性格特点倾向于使患者在面对外来应激时，情绪得不到宣泄，从而迷走神经张力提高，胃酸和胃蛋白酶原水平上调，促进消化性溃疡的发生。

7. 遗传因素　争论较多，早年的认识受到 Hp 感染的巨大挑战而变得缺乏说服力。尽管如此，在同卵双胎同胞中确实发现溃疡发病一致性高于异卵双胎，而消化性溃疡亦为一些遗传性疾病的临床表现之一。

三、病理学

1. 部位　胃溃疡可发生于胃内任何部位，但大多发生于胃窦小弯到胃角附近。年长者则多发生于胃体小弯及后壁，而胃大弯和胃底甚少见。组织学上，胃溃疡大多发生在幽门腺区与胃底腺区移行区域靠幽门腺区一侧。该移行带在年轻人的生理位置位于胃窦近幽门 4～5cm。随着患者年龄增长，由于半生理性胃底腺萎缩和幽门腺上移［假幽门腺化生和（或）肠上皮化生］，幽门腺区黏膜逐渐扩大，此移行带位置亦逐渐上移，伴随胃黏膜退行性变增加，黏膜屏障的防御能力减弱，高位溃疡的发生机会随年龄而增加。老年人消化性溃疡常见于胃体后壁及小弯侧。Billroth Ⅱ 式胃肠吻合术后发生的吻合口溃疡则多见于吻合口的空肠侧。

2. 数目　消化性溃疡大多为单发，少数可为 2 个或更多，称多发性溃疡。

3. 大小　十二指肠溃疡的直径一般 <1cm；胃溃疡的直径一般 <2.5cm。巨大溃疡尤需与胃癌相鉴别。

4. 形态　典型的胃溃疡呈类圆形，深而壁硬，于贲门侧较深作潜掘状，在幽门侧较浅呈阶梯状。切面因此呈斜漏斗状。溃疡边缘常有增厚而充血水肿，溃疡基底光滑、清洁，表面常覆以纤维素膜或纤维脓性膜而呈现灰白或灰黄色。溃疡亦可呈线状或不规则形。

5. 深度　浅者仅超过黏膜肌层，深者可贯穿肌层甚至浆膜层。

6. 并发病变　溃疡穿透浆膜层即引起穿孔。前壁穿孔多引起急性腹膜炎；后壁穿孔若发展较缓慢，往往和邻近器官如肝、胰、横结肠等粘连，称为穿透性溃疡。当溃疡基底的血管特别是动脉受到侵蚀时，会引起大出血。多次复发或肌层破坏过多，愈合后可留有瘢痕，瘢痕组织可深达胃壁各层。瘢痕收缩可成为溃疡病变局部畸形和幽门梗阻的原因。

7. 显微镜下表现　慢性溃疡底部自表层至深层可分为 4 层。①渗出层：最表层有少量炎性渗出（中性粒细胞、纤维素等）覆盖；②坏死层：主要由坏死的细胞碎片组成；③新鲜的肉芽组织层；④陈旧的肉芽组织——瘢痕层。瘢痕层内的中小动脉常呈增殖性动脉内膜炎，管壁增厚，管腔狭窄，常有血栓形成，有防止血管溃破的作用，亦可使局部血供不良，不利于组织修复。溃疡边缘可见黏膜肌和肌层的粘连或愈合，常伴慢性炎症活动。

四、临床表现

本病临床表现不一，部分患者可无症状，或以出血、穿孔为首发症状。

1. 疼痛　慢性、周期性、节律性上腹痛是典型消化性溃疡的主要症状。但无疼痛者亦不在少数，尤其见于老年人溃疡、治疗中溃疡复发以及 NSAIDs 相关性溃疡。典型的十二指肠溃疡疼痛常呈节律性和周期性疼痛，可被进食或服用相关药物所缓解。胃溃疡的症状相对不典型。疼痛产生机制与下列因素有关：①溃疡及周围组织炎症可提高局部内脏感受器的敏感性，使痛阈降低；②局部肌张力增高或痉挛；③胃酸对溃疡面的刺激。

（1）疼痛部位：十二指肠溃疡位于上腹正中或偏右，胃溃疡疼痛多位于剑突下正中或偏左，但高位胃溃疡的疼痛可出现在左上腹或胸骨后。疼痛范围一般较局限，局部有压痛。若溃疡深达浆膜层或为穿透性溃疡时，疼痛因穿透出位不同可放射至胸部、左上腹、右上腹或背部。内脏疼痛定位模糊，不应以疼痛部位确定溃疡部位。

（2）疼痛的性质与程度：溃疡疼痛的程度不一，其性质视患者的痛阈和个体差异而定，可描述为饥饿样不适感、隐痛、钝痛、胀痛、烧灼痛等，亦可诉为嗳气、压迫感、刺痛等。

（3）节律性：与进食相关的节律性疼痛是消化性溃疡的典型特征，但并非见于每个患者。十二指肠溃疡疼痛多在餐后 2~3h 出现，持续至下次进餐或服用抗酸药后完全缓解。胃溃疡疼痛多在餐后半小时出现，持续 1~2h 逐渐消失，直至下次进餐后重复上述规律。十二指肠溃疡可出现夜间疼痛，表现为睡眠中痛醒，而胃溃疡少见。胃溃疡位于幽门管处或同时并存十二指肠溃疡时，其疼痛节律可与十二指肠溃疡相同。当疼痛节律性发生变化时，应考虑病情加剧，或出现并发症。合并较重的慢性胃炎时，疼痛多无节律性。

（4）周期性：周期性疼痛为消化性溃疡的又一特征，尤以十二指肠溃疡为突出。除少数患者在第一次发作后不再复发外，大多数患者反复发作，持续数天至数月后继以较长时间的缓解，病程中出现发作期与缓解期交替。发作频率及发作/缓解期维持时间，因患者个体差异、溃疡发展情况、治疗及巩固效果而异。发作可能与下列诱因有关：季节（尤秋末或冬春）、精神紧张、情绪波动、饮食不调或服用与发病有关的药物等。

2. 其他症状　其他胃肠道症状如嗳气、反酸、胸骨后烧灼感、上腹饱胀、恶心、呕吐、便秘等可单独或伴疼痛出现。恶心、呕吐多反映溃疡活动。频繁呕吐宿食，提示幽门梗阻。部分患者有失眠、多汗等自主神经功能紊乱症状。

3. 体征　消化性溃疡缺乏特异性体征。疾病活动期可有上腹部局限性轻压痛，缓解期无明显体征。幽门梗阻时可及振水音、胃型及胃蠕动波等相应体征。少数患者可出现贫血、体重减轻等体质性症状，多为轻度。部分患者的体质较瘦弱。

五、特殊类型的消化性溃疡

1. 巨大溃疡　指直径 > 2.5cm 的胃溃疡或 > 2cm 的十二指肠溃疡。症状常难以鉴别，但可伴明显的体重减轻及低蛋白血症，大出血及穿孔较常见。临床上需要同胃癌及恶性淋巴瘤相鉴别。随着内科抗溃疡药物的飞速发展，巨大溃疡的预后已大大好转。

2. 复合性溃疡　指胃和十二指肠同时存在溃疡，大多先发生十二指肠溃疡，后发生胃溃疡。男性多见，疼痛多缺乏节律性，出血和幽门梗阻的发生率较高。

3. 对吻溃疡　指在球部的前后壁或胃腔相对称部位同时见有溃疡。胃腔内好发于胃体部和幽门部的前、后壁。当消化腔蠕动收缩时，两处溃疡恰相合，故名。

4. 多发性溃疡　指胃或十二指肠有两个或两个以上的溃疡，疼痛程度较重、无节律性，疼痛部位不典型。

5. 食管溃疡　通常见于食管下段、齿状线附近。多并发于胃食管反流病和食管裂孔疝患者。发生于鳞状上皮的溃疡多同时伴有反流性食管炎表现，亦可发生于化生的柱状上皮（Barrett 食管）。食管 - 胃或食管 - 小肠吻合术后较多见。症状可类似于胃食管反流病或高位胃溃疡。

6. 高位胃溃疡　指胃底、贲门和贲门下区的良性溃疡，疼痛可向背部及剑突下放射，尚可向胸部放射而类似心绞痛。多数患者有消瘦、贫血等体质症状。值得注意的是在老年人，由于半生理性胃底腺萎缩和幽门腺上移，幽门腺与胃底腺交界亦逐渐上移，伴随胃黏膜退行性变增加，黏膜屏障的防御能力减弱，高位溃疡的发生机会随年龄而增大。老年人消化性溃疡常见于胃体后壁及小弯侧，直径常较大，多并发急慢性出血。较小的高位溃疡漏诊率高，若同时伴有胃癌，常进展较快。

7. 幽门管溃疡　指溃疡位于胃窦远端、十二指肠球部前端幽门管处的溃疡。症状极似十二指肠溃疡，表现为进餐后出现腹痛，疼痛剧烈，无节律性，多数患者因进餐后疼痛而畏食，抗酸治疗可缓解症状，但不能彻底，易发生幽门痉挛和幽门梗阻，出现腹胀、恶心、呕吐等症状。疼痛的节律性常不典型，但若合并 DU，疼痛的节律可较典型。常伴高胃酸分泌。内科治疗效果较差。

8. 球后溃疡　发生于十二指肠球部环形皱襞远端的消化性溃疡，多发生在十二指肠降部后内侧壁、乳头近端。具有十二指肠溃疡的症状特征，但疼痛较重而持久，向背部放射，夜间疼痛明显，易伴有出血、穿孔等并发症。漏诊率较高。药物疗效欠佳。

9. 吻合口溃疡　消化腔手术后发生于吻合口或吻合口附近肠黏膜的消化性溃疡。发病率与首次胃切除术式有关，多见于胃空肠吻合术，术后第 2 ~ 3 年为高发期。吻合口溃疡常并发出血，是不明原因消化道出血的重要原因。

10. 无症状性溃疡　亦称沉默性溃疡，约占全部消化性溃疡的 5%，近年来发病率有所增加。多见于老年人，无任何症状。常在体检时甚至尸检时才被发现，或以急性消化道出血、穿孔为首发症状。

11. 应激性溃疡　指由烧伤、严重外伤、心脑血管意外、休克、手术、严重感染等应激因素引起的消化性溃疡。由颅脑外伤、手术、肿瘤、感染及脑血管意外所引起者称 Cushing 溃疡；由重度烧伤所致者称 Curling 溃疡。多发生于应激后 1 ~ 2 周内，以 3 ~ 7d 为高峰期。溃疡通常呈多发性、浅表性不规则形，周围水肿不明显。临床表现多变，多数症状不典型或被原发病掩盖。若应激因素不能及时排除则可持续加重。消化道出血常反复发作，部分患者可发生穿孔等严重并发症，预后差，病死率高。若原发病能有效控制，则溃疡可快速愈合，一般不留瘢痕。

12. 继发于内分泌瘤的溃疡　主要见于胃泌素瘤（Zollinger – Ellison 综合征）。肿瘤分泌大量胃泌素，促使胃酸分泌水平大幅上调，主要表现为顽固性溃疡，以 DU 多见，病程长，症状顽固，常伴有腹泻，易出现出血、穿孔等并发症，药物疗效较差。

13. Dieulafoy 溃疡　发生于胃恒径动脉基础上的溃疡，是引起上消化道致命性大出血的少见病因。男性常见，好发于各种年龄，部位多见于贲门周围 6cm。病理解剖基础是异常发育的胃小动脉在自浆膜层深入黏膜下层时未能逐渐变细，而始终维持较粗的直径。该动脉易纡曲或瘤样扩张，一旦黏膜受损、浅溃疡形成则容易损伤而形成无先兆的动脉性出血。其溃疡面较小，内镜下常见裸露的动脉喷血。若不能及时有效干预，病死率甚高。

14. Meckel 憩室溃疡　Meckel 憩室是最常见的先天性真性憩室，系胚胎期卵黄管之回肠端闭合不全所致。位于末端回肠，呈指状，长 0.5 ~ 13cm，平均距回盲瓣 80 ~ 85cm。半数的憩室含有异位组织，大多为胃黏膜，可分泌胃酸引起局部溃疡。大部分患者无症状，可能的症状包括肠套叠、肠梗阻及溃疡所致出血或穿孔，多见于儿童。一旦出现症状，均应接受手术治疗。

六、辅助检查

1. 内镜检查　电子胃镜不仅可直接观察胃、十二指肠黏膜变化及溃疡数量、大小、形态及周围改变，还可直视下刷取细胞或钳取活组织做病理检查，对消化性溃疡作出准确诊断。此外，还能动态观察溃疡的活动期及愈合过程，明确急性出血的部位、出血速度和病因，观察药物治疗效果等。

临床上通常将消化性溃疡的内镜下表现分为 3 期，每期又可细分为 2 个阶段。

活动期（active stage，A），又称厚苔期。溃疡初发，看不到皱襞的集中。A_1 期：溃疡覆污秽厚苔，底部可见血凝块和裸露的血管，边缘不整，周围黏膜肿胀。A_2 期：溃疡覆清洁厚苔，溃疡边缘变得清晰，周边出现少量再生上皮，周围黏膜肿胀消退，并出现皱襞向溃疡中心集中的倾向。

愈合期（healing stage，H），又称薄苔期。此期可见皱襞向溃疡中心集中。H_1 期：溃疡白苔开始缩小，再生上皮明显，并向溃疡内部长入。溃疡边缘界限清晰，至底部的黏膜倾斜度变缓。H_2 期：溃疡苔进一步缩小，几乎全部为再生上皮所覆盖，毛细血管集中的范围较白苔的面积大。

瘢痕期（scarring stage，S）。白苔消失，溃疡表面继续被再生上皮修复，可见皱襞集中至溃疡中心。S_1 期（红色瘢痕期）：稍有凹陷的溃疡面全部为再生上皮所覆盖，聚集的皱襞集中于一点。当 A 期溃疡较大时，此期可表现为皱襞集中于一定的瘢痕范围。再生上皮起初为栅栏状，逐渐演变为颗粒状。S_2 期（白色瘢痕期）：溃疡面平坦，再生上皮与周围黏膜色泽、结构完全相同。皱襞集中不明显。

2. 上消化道钡剂 X 线检查　上消化道气钡双重对比造影及十二指肠低张造影术是诊断消化性溃疡的重要方法。溃疡的 X 线征象有直接和间接两种。龛影为钡剂填充溃疡的凹陷部分所形成，是诊断溃疡的直接征象。胃溃疡多在小弯侧，侧面观位于胃轮廓以外，正面观呈圆形或椭圆形，边缘整齐，周围可见皱襞呈放射状向溃疡集中。胃溃疡对侧常可见痉挛性胃切迹。十二指肠球部前后壁溃疡的龛影常呈圆形密度增加的钡影，周围环绕月晕样浅影或透明区，有时可见皱襞集中征象。间接征象多系溃疡周围的炎症、痉挛或瘢痕引起，钡剂检查时可见局部变形、激惹、痉挛性切迹及局部压痛点。十二指肠球部变形常表现为三叶草形和花瓣样。间接征象特异性有限，需注意鉴别。钡剂检查受钡剂及产气粉质量、体位和时机、是否服用有效祛泡剂、检查者操作水平、读片能力等影响明显，对小病灶辨别能力不理想。

3. **Hp 感染的检测** Hp 感染状态对分析消化性溃疡的病因、治疗方案的选择具有重要意义。检查方法可分为侵入性和非侵入性。前者需在内镜下取胃黏膜活组织，包括组织学涂片、组织病理学切片、快速尿素酶试验（RUT）、细菌培养、聚合酶链反应（PCR）等；非侵入性检测手段无需借助内镜检查，包括^{13}C 或 ^{14}C 标记的尿素呼气试验（UBT）、血清学试验和粪便抗原试验（多克隆抗体、单克隆抗体）等。检查前应停用质子泵抑制药、铋剂、抗生素等药物至少 2 周，但血清学试验不受此限。

UBT 的诊断准确性 >95%，是一项准确、实用且易开展的检测方法。RUT 阳性患者足以开始根除治疗，阴性患者存在取样偏倚可能，需在不同部位重复取材。病理切片以 Warthin Starry 银染色或改良 Giemsa 染色效果好，细菌清晰可辨，但菌落密度低、分布不均时易漏诊。粪便抗原试验适合多个标本的成批检测，但对标本保存要求高。血清学试验仅宜用于流行病学调查、评估出血性溃疡、因胃黏膜重度萎缩或黏膜相关淋巴样组织（MALT）淋巴瘤导致低细菌密度的患者以及近期使用相关药物的患者。确认 Hp 根除的试验应在治疗结束 4 周后再进行。对于一般的 Hp 感染，根除治疗后复查首选 UBT；但当患者有指证复查内镜时，可选择侵入性检查方式。

4. **胃液分析** 胃溃疡患者的胃酸分泌正常或稍低于正常；十二指肠溃疡患者则多增高，以夜间及空腹时更明显。一般胃液分析结果不能真正反应胃黏膜泌酸能力，现多用五肽胃泌素或增大组胺胃酸分泌试验，分别测定 BAO、MAO 和高峰胃酸分泌量（PAO）。胃液分析操作较繁琐，且结果可与正常人群重叠，临床工作中仅用于排除胃泌素瘤所致消化性溃疡。如 BAO 超过 15mmol/h，MAO 超过 60mmol/h，或 BAO/MAO 比值大于 60%，提示胃泌素瘤。

5. **血清胃泌素测定** 若疑为胃泌素瘤引起的消化性溃疡，应做此项测定。血清胃泌素水平一般与胃酸分泌呈反比，而胃泌素瘤患者常表现为两者同时升高。

6. **粪便隐血试验** 溃疡活动期以及伴有活动性出血的患者可呈阳性。经积极治疗多在 1～2 周内阴转。该试验特异性低，且无法与胃癌、结肠癌等疾病鉴别，临床价值有限。

七、诊断和鉴别诊断

根据患者慢性病程、周期性发作的节律性中上腹疼痛等症状，可作出本病的初步诊断。上消化道钡剂检查、特别是内镜检查可确诊。内镜检查应进镜至十二指肠降段，并做到完整、细致。

本病应与以下疾病相鉴别。

1. **胃癌** 典型表现者鉴别并不困难。活动期消化性溃疡尤其是巨大溃疡与胃癌之间有时不易区别。活动期溃疡需要与 0－Ⅲ型或 0－Ⅲ＋Ⅱc 型早期胃癌鉴别；愈合期溃疡需要与 0－Ⅱc 型或 0－Ⅱc 型＋Ⅲ型早期胃癌鉴别；溃疡瘢痕需要与 0－Ⅱc 型早期胃癌鉴别。

即便是内镜下表现为几乎完全愈合的 S_2 期胃溃疡，亦不能排除早期胃癌可能。对于内镜或钡剂下形态可疑、恶性不能除外的病灶，应特别注意病灶部位、边缘有无蚕食改变、周围黏膜皱襞的变细、中断、杵状膨大的现象。内镜下活检部位应选择溃疡边缘、黏膜糜烂表面、皱襞变化移行处。早期胃癌的内镜下表现可酷似良性溃疡或糜烂，蠕动良好不应作为良性病变的依据。活检提示为上皮内瘤变者须经警惕，低级别上皮内瘤变可消退，或为活检欠理想所致；提示为高级别上皮内瘤变者应警惕常已同时伴有胃癌，甚至已发展至进展期。

2. 胃黏膜相关淋巴样组织（MALT）淋巴瘤　症状多非特异性，内镜下形态多样，典型表现为多发性浅表溃疡，与早期胃癌相比，界限不清，黏膜面可见凹凸颗粒状改变，充血明显。溃疡经抗溃疡治疗后可愈合、再发。早期 MALT 淋巴瘤几乎均伴有 Hp 感染，根除治疗多可有效缓解甚至治愈。进展至晚期可发展为高度恶性淋巴瘤，内镜下表现为多发的巨大溃疡和结节状隆起，缺乏皱襞蚕食状、变尖、中断等癌性所见，但与胃癌相比，胃壁舒展性较好。

3. 胃泌素瘤（Zollinger – Ellison 综合征）　　由胰腺非 B 细胞瘤分泌过量胃泌素、导致胃酸过度分泌所致，表现为反复发作的消化性溃疡、腹泻等症状。溃疡大多为单发，多发生于十二指肠或胃窦小弯侧，穿孔、出血等并发症发生率高，按难治性溃疡行手术治疗后易复发。由于胃泌素对胃黏膜具有营养作用，患者胃黏膜过度增生，皱襞肥大。

4. 功能性消化不良　部分患者症状酷似消化性溃疡，但不伴有出血、Hp 感染等器质性改变。内镜检查可明确鉴别。

5. 慢性胆囊炎和胆石症　疼痛与进食油腻食物有关，通常位于右上腹，并发射至肩背部，可伴发热及黄疸。可反复发。对典型表现患者不难鉴别，不典型者需依靠腹部 B 超检查。

八、治疗

消化性溃疡病因复杂，影响因素众多，需要综合性治疗，目的在于缓解临床症状，促进溃疡持久愈合，防止复发和减少并发症，提高生活质量。治疗原则需注意整体治疗与局部治疗、发作期治疗与巩固治疗相结合。

1. 一般治疗　消化性溃疡是临床常见病，普及宣教是治疗本病的重要环节。应让患者了解本病的背景因素、发病诱因及发作规律，帮助患者建立规律的生活制度，增强恢复痊愈的信心，积极配合治疗，从而达到持久愈合的目标。

生活上须避免过度紧张与劳累，缓解精神压力，保持愉快的心态。禁烟戒酒，慎用 NSAIDs、肾上腺皮质激素等易致胃黏膜损伤的药物，必须应用时应尽量选用胃肠黏膜损害较小的制剂或选择性 COX – 2 抑制药，或用质子泵抑制药、胃黏膜保护药同服。米索前列醇是被公认能减少 NSAIDs 所致胃肠道并发症的预防性药物。根除 Hp 对预防 NSAIDs 相关溃疡有益。饮食要定时定量，进食不宜太快，避免过饱过饥，避免粗糙、过冷过热和刺激性大的食物如香料、浓茶、咖啡等。急性活动期症状严重的患者可给流质或软食，进食频数适当增加，症状缓解后可逐步过渡至正常饮食。消化性溃疡属心身疾病，对明显伴有焦虑、抑郁等精神症状的患者，应鉴别疾病的因果关系，并给予针对性治疗。

2. Hp 感染的治疗　根除 Hp 可有效治疗消化性溃疡，防止复发，阻遏胃黏膜持续损伤及其引起的一系列萎缩、化生性改变，从而降低胃癌发病的风险。大量证据支持对存在 Hp 感染的溃疡患者，预防溃疡复发和并发症的第一步是给予 Hp 根除治疗。对有溃疡并发症病史，多次复发或顽固性的溃疡病患者，应该持续治疗至证实 Hp 感染确实已被治愈。研究显示单用 Hp 根除疗法可使超过 90% 的十二指肠溃疡愈合。胃食管反流病与根除 Hp 不存在冲突。

一种质子泵抑制药 + 两种抗生素组成的三联疗法是最常用的 Hp 根除方案。质子泵抑制药常用剂量为奥美拉唑 40mg/d、兰索拉唑 60mg/d、泮托拉唑 80mg/d，雷贝拉唑 20mg/d、埃索美拉唑 40mg/d，上述剂量分 2 次，餐前服用。质子泵抑制药可替换为铋剂或 H_2 受体拮抗药，但疗效相应削弱。雷尼替丁铋盐复方制剂（RBC）是可选择的另一种药物。常用抗生素及剂量分别为阿莫西林 2 000mg/d、克拉霉素 1 000mg/d、甲硝唑 800 ~ 1 500mg/d 或替硝唑 1 000mg/d、呋喃唑酮 400mg/d（小儿不宜）、左氧氟沙星 400 ~ 500mg/d（未成年患者不宜）、利福布汀 300mg/d、四环素 1 500 ~ 2 000mg/d，每日分 2 次服用。常用组合如 PPI + 阿莫西林 + 克拉霉素、PPI + 阿莫西林/克拉霉素 + 甲硝唑、PPI + 克拉霉素 + 呋喃唑酮/替硝唑、铋剂 + 甲硝唑 + 四环素等。

由于 Hp 耐药性发展很快，导致在很多国家和地区对甲硝唑、克拉霉素、左氧氟沙星等药物的敏感度显著下降。在三联疗法的基础上，加上含有铋剂的四联疗法已成为一线标准方案。胶体次枸橼酸铋常用量为 480mg/d，每日分 2 次服用。二线、三线抗生素如呋喃唑酮、利福布汀等可根据本地区 Hp 耐药率及患者情况决定是否应用。

Hp 根除治疗至少应持续 7d，亦有推荐 10d 或 14d。研究显示 14d 疗程的疗效较 7d 高 12%。然而较长的疗程对患者依从性要求更高。Maastricht III 共识认为，若选择 14d 疗程，四联疗法可能是更好的选择。若 Hp 初治失败，挽救疗法应根据患者的 Hp 药敏试验决定；或暂停所有药物 2 个月以上，待 Hp 敏感性恢复后再选择复治方案。

近年来有报道认为序贯疗法是治疗 Hp 感染的一种有效方法。

3. 药物治疗

（1）制酸药为弱碱或强碱弱酸盐，能结合或中和胃酸，减少氢离子的逆向弥散并降低胃蛋白酶的活性，缓解疼痛，促进溃疡愈合。常用药物种类繁多，有可溶性和不可溶性两类。可溶性抗酸药主要为碳酸氢钠，不溶性抗酸药有碳酸钙、氧化镁、氢氧化镁、氢氧化铝及其凝胶剂、碱式碳酸铋等。中药珍珠粉、乌贼骨主要成分也是碳酸钙类。由于铋、铝、钙制剂可致便秘，而镁制剂可致腹泻，故常将上述元素搭配使用，制成复盐或复方制剂，以抵消各自副作用。中和作用取决于药物颗粒大小及溶解速度，通常以凝胶最佳，粉剂次之，片剂又次之，后者宜嚼碎服用。由于此类药物副作用较大，临床长期应用受限。

（2）H_2 受体拮抗药（H_2RA）：选择性阻断胃黏膜壁细胞上的组胺 H_2 受体，抑制胃酸分泌。由于 H_2 受体拮抗药疗效确切、价格低廉，为临床常用药物。常用的 H_2 受体拮抗药详见表 7 - 3。

表 7 - 3 常用的 H_2 受体拮抗药抑酸作用比较

药物	相对抑酸强度	抑酸等效剂量（mg）	标准剂量（mg）	长期维持剂量（mg）
西咪替丁（甲氰咪胍）	1	600 ~ 800	400bid	400qd
雷尼替丁（呋喃硝胺）	4 ~ 10	150	150bid	150qd
法莫替丁	20 ~ 50	20	20bid	20qd
尼扎替丁	4 ~ 10	150	150bid	150qd

　　H_2 受体拮抗药口服吸收完全，如与制酸药合用则吸收被轻度抑制。通常认为食物不影响药物吸收。药物半衰期 $1 \sim 4h$ 不等，在体内广泛分布，可通过血 – 脑屏障和胎盘屏障，并分泌到乳汁，故此类药物不适合用于正在哺乳中的妇女。妊娠安全分级为 B 级（无证据显示相关风险）。4 种药物均通过肝脏代谢、肾小球滤过和肾小管分泌而从体内清除。H_2 受体拮抗药治疗消化性溃疡的效果呈时间依赖性，4 周疗程溃疡愈合率 70% ~ 80%，疗程延长至 8 周，则愈合率可达 87% ~ 94%。然而，除非维持治疗，H_2 受体拮抗药治愈的溃疡复发率较高，即溃疡愈合质量欠理想。此外，泌酸反跳现象亦是 H_2 受体拮抗药的主要不足。H_2 受体拮抗药是相当安全的药物，其可能的不良反应包括抗雄激素作用、免疫增强效应、焦虑、头痛等神经系统症状、肝脏及心脏毒性等，发生率低，大多轻微且可耐受。

　　（3）质子泵抑制药（PPI）：作用于壁细胞分泌面的 $H^+ - K^+ - ATP$ 酶（质子泵）并使其失活，从而显著阻断任何刺激引起的胃酸分泌。仅当新的 $H^+ - K^+ - ATP$ 酶合成后，壁细胞分泌胃酸的功能才得以恢复，因此质子泵抑制剂抑制胃酸分泌的时间较长。质子泵抑制药安全高效，价格亦随着国际专利的到期、国内仿制品的大量推出而明显下调。目前此类药物已成为治疗消化性溃疡和其他一系列酸相关性疾病的首选药物。目前临床上常用的质子泵抑制药包括奥美拉唑、兰索拉唑、雷贝拉唑、泮托拉唑和埃索美拉唑。

　　奥美拉唑是第一代的质子泵抑制药，于 1987 年在瑞典上市。其本身是一种苯并咪唑硫氧化物。在通常剂量下，可抑制 90% 以上的胃酸分泌。4 周疗程后十二指肠溃疡愈合率 90%，6 ~ 8 周几乎完全愈合，复发风险低。治疗消化性溃疡常用剂量 20 ~ 40mg/d，餐前服用，DU 和 GU 的疗程分别为 4 周和 6 ~ 8 周。

　　兰索拉唑在其化学结构侧链中导入了氟元素，生物利用度较奥美拉唑提高了 30% 以上，而对幽门螺杆菌的抑菌活性比奥美拉唑提高了 4 倍。十二指肠溃疡患者通常口服 15 ~ 30mg/d，连用 4 ~ 6 周；胃溃疡和吻合口溃疡患者通常 30mg/d，疗程同奥美拉唑。维持治疗剂量 15mg/d。

　　泮托拉唑为合成的二烷氧基吡啶化合物，其生物利用度比奥美拉唑提高 7 倍，在弱酸性环境中稳定性较好，对壁细胞的选择性更高。治疗十二指肠溃疡与胃溃疡的常用剂量分别为 40mg/d 和 80mg/d，疗程同奥美拉唑。维持剂量为 40mg/d。

　　雷贝拉唑与 $H^+ - K^+ - ATP$ 酶可逆性结合，可通过内源性谷胱甘肽分离。其体外抗分泌活性较奥美拉唑强 2 ~ 10 倍。研究显示雷贝拉唑缓解溃疡患者疼痛症状优于奥美拉唑。本品可直接攻击 Hp，非竞争性地、不可逆地抑制 Hp 的尿素酶。常用剂量为 20mg/d，疗程同奥美拉唑。维持剂量 10mg/d。

　　埃索美拉唑是奥美拉唑的（S）–异构体，而奥美拉唑则是（S）–型和（R）–型的外消旋体。其代谢过程具有立体选择性，较奥美拉唑的生物利用度更高，药动学一致性较强，抑酸作用优于奥美拉唑。常用剂量为 40mg/d，疗程同奥美拉唑。维持剂量为 20mg/d。

　　在药物相互作用方面，研究发现奥美拉唑对细胞色素同工酶 CYP2C19 的亲和力较 CYP3A4 大 10 倍。奥美拉唑对其他药物的代谢影响较大，能降低地西泮、氯胍、苯妥英的血浆清除率，抑制吗氯贝胺的代谢，延缓甲氨蝶呤的清除，提高华法林和苯丙香豆素的抗凝血活性，对环孢素的研究结果不一。埃索美拉唑和外消旋奥美拉唑的生物转化过程相同，总代谢清除率则稍低。大量研究证实泮托拉唑的药物相互作用发生率较低。对兰索拉唑和雷贝拉唑的相关研究不如奥美拉唑和泮托拉唑广泛，但初步研究倾向于此两种药物与临床有关的严重药物相互作用较少。

对于妊娠期间用药，需仔细权衡其治疗益处与可能造成的风险。美国食品和药品管理局将奥美拉唑的妊娠安全分级定为 C 级（风险不能除外），其余质子泵抑制药均为 B 级（无证据显示相关风险）。由于研究指出动物实验中药品会转移到乳汁中，故本药品不适合用于正在哺乳中的妇女。如不得已需服药时，应避免哺乳。

总的说来，质子泵抑制药是非常安全的临床药物，不良反应少见。部分患者服用后可出现头晕、口干、恶心、腹胀、腹泻、便秘、皮疹等，大多轻微而无需中断治疗。正因如此，使得其在全球范围的过度使用问题变得越来越突出。有证据显示这种长期过度使用可导致接受治疗者胃内菌群过度生长，导致弯曲菌肠炎和假膜性肠炎的感染风险显著上升，肺炎的发病率亦因此上升。长期应用可能导致胃底腺息肉增生，虽然绝大多数情况下这是无害的。急性间质性肾炎和骨质疏松症虽不常见，亦需给予警惕。质子泵抑制药引起高胃泌素血症，动物研究发现长期大剂量应用可能导致胃黏膜肠嗜铬样细胞的过度增生并诱发胃类癌。此外，研究已提示接受质子泵抑制药治疗后，患者的 Hp 感染部位倾向于由胃窦转移至胃体，由此而致的全胃炎、胃黏膜萎缩是否因此增加，亦已成为临床研究的新热点。

（4）胃黏膜保护药：胃黏膜保护药可保护和增强胃黏膜的防御功能，部分品种尚能促进胃黏膜分泌，促进内源性 PG 合成、增加黏膜血流量等，加速黏膜的自身修复。黏膜保护药一般于餐后 2～3h 服用。

1）米索前列醇（喜克溃）：是前列腺素 E_1 的衍生物，能抑制胃酸和胃蛋白酶分泌，增加胃十二指肠黏膜分泌功能，增加黏膜血流量。临床研究表明米索前列醇对预防 NSAIDs 引起的胃肠道损伤有效。不良反应主要是痉挛性腹痛和腹泻，可引起子宫收缩，孕妇禁用。常用剂量为 200mg 1 次/d，4～8 周为 1 个疗程。

2）铋剂：为经典的消化不良与消化性溃疡药物，常用剂型包括枸橼酸铋钾（CBS，如三钾二枸橼酸铋）和次水杨酸铋（BSS）。在酸性环境下效果佳，胃内 pH 升高可妨碍铋盐激活。铋剂可能通过螯合溃疡面蛋白质、抑制胃蛋白酶活性、促进 PG 合成、刺激黏膜分泌及血供等作用促进溃疡愈合，其本身尚有杀灭 Hp 的作用。CBS 常用剂量 120mg 1 次/d 或 240mg2 次/d。主要不良反应为长期应用可能致铋中毒，又以 CBS 较 BSS 为突出，故本药适合间断服用。铋盐与结肠内硫化氢反应生成氢化铋盐，可使粪便变为黑色。

3）硫糖铝：是硫酸化多糖的氢氧化铝盐，在酸性环境下可覆盖胃黏膜形成保护层，并可吸附胆汁酸和胃蛋白酶，促进 PG 合成，并吸附表皮生长因子使之在溃疡处浓集。硫糖铝亦有部分抗 Hp 的作用。常用剂量为 1g 1 次/d，餐前口服。便秘较常见。主要临床顾虑为慢性铝中毒，应避免与柠檬酸同服，肾功能不全时应谨慎。铝剂可妨碍食物中磷的吸收，长期应用有导致骨质疏松、骨软化的风险。

4）铝碳酸镁：市售品达喜为层状网络晶格结构，作用包括迅速中和胃酸、可逆而选择性结合胆汁酸、阻止胃蛋白酶对胃的损伤，上调表皮生长因子及其受体表达、上调成纤维细胞生长因子及其受体的表达、促进前列腺素生成等。常用剂量 0.5～1.0g 3 次/d。常见不良反应为腹泻。由于同为铝制剂，应用注意事项同硫糖铝。

5）瑞巴派特（膜固思达）：可促进胃黏膜 PG 合成、增加胃黏膜血流量、促进胃黏膜分泌功能、清除氧自由基等。临床研究证明瑞巴派特可以使 Hp 相关性胃炎和 NSAIDs 引起的胃炎的组织学明显改善。常用剂量 100mg 3 次/d。不良反应轻微，包括皮疹、腹胀、腹痛等，多可耐受。

6）替普瑞酮（施维舒）：萜类化合物，可增加胃黏膜分泌功能、增加内源性 PG 生成、促进胃黏膜再生、增加胃黏膜血流量等，从而减轻多种因子对胃黏膜的损害作用。国内外临床研究表明替普瑞酮可以促进溃疡愈合，提高溃疡愈合质量，并可防治门脉高压性胃病。常用剂量 50mg tid。不良反应轻微。

7）吉法酯：市售品惠加强 – G 为吉法酯和铝硅酸镁的复方制剂，具有促进溃疡修复愈合，增加胃黏膜前列腺素，促进胃黏膜分泌，增加可视黏液层厚度，促进胃黏膜微循环等作用。常用剂量 400 ~ 800mg 3 次/d。偶见口干、恶心、心悸、便秘等不良反应。

其他胃黏膜保护药还包括 L – 谷氨酰胺呱仑酸钠、伊索拉定、蒙脱石散剂、表皮生长因子、生长抑素等，对一般患者除后二者外可选择应用。

（5）其他药物：包括促胃肠动力药物和抗胆碱能药物。对于伴有恶心、呕吐、腹胀等症状的患者，排除消化道梗阻后可酌情合用促动力药物，如甲氧氯普胺、多潘立酮、莫沙比利、伊托必利等，宜餐前服用。抗胆碱能药物能抑制胃酸分泌，解除平滑肌和血管痉挛，延缓胃排空作用，可用于十二指肠溃疡，如颠茄、溴丙胺太林等。由于副作用较大，目前已少用。促胃肠动力药物和抗胆碱能药物药理相悖，不宜合用。

4. 药物治疗的选择　对于 Hp 阳性的消化性溃疡患者，应首先根除 Hp 感染，必要时（尤其对于胃溃疡）在根除治疗结束后再续用抗溃疡药物治疗。Hp 阴性患者直接应用抗溃疡药物治疗，主要药物首选标准剂量质子泵抑制药，次选 H_2 受体拮抗药或铋剂。胃黏膜保护药亦是有效的辅助药物，可选择 1 ~ 2 种合用。促动力药物等可酌情选用。通常治疗十二指肠溃疡和胃溃疡的疗程为 4 周和 6 ~ 8 周。

对消化性溃疡患者符合下列情况者，宜考虑维持治疗：不伴有 Hp 感染者；Hp 未能成功根除者在再次根除 Hp 间期；Hp 已根除但溃疡复发者；不能避免溃疡诱发因素（如烟酒、生活精神压力、非选择性 NSAIDs 药物应用）；有严重并发症而不能手术者。维持治疗方案包括：①正规维持治疗，适合于症状持久、反复发作、部分药物依赖者。可选择维持剂量质子泵抑制药、H_2 受体拮抗药或胃黏膜保护药。长期治疗需充分考虑药物体内蓄积危险、与其他药物相互作用及其他潜在风险。②间歇治疗，即当症状发作或溃疡复发时，按初发溃疡给予全疗程标准治疗。③按需治疗，即当症状发作时给予标准剂量治疗，症状控制后停药，易导致治疗不彻底，甚至可能贻误病情。

5. NSAIDs 溃疡的治疗和预防　首先应尽可能停用 NSAIDs，必须使用时，应选用临床证明对胃肠黏膜损害较小的药物或选择性 COX – 2 抑制药。合理应用外用型 NSAIDs 可有效减少包括胃肠道症状在内的全身不良反应。对于伴有 Hp 感染、长期服用 NSAIDs 的患者，应予根除 Hp 治疗。质子泵抑制药可有效对抗此类溃疡，故为临床首选，H_2 受体拮抗药则疗效欠佳。米索前列醇是唯一能减少 NSAIDs 所致胃肠道并发症的预防性药物，而多种胃黏膜保护药与质子泵抑制药联用均可取得更巩固的疗效。

6. 难治性溃疡的鉴别诊断　随着消化性溃疡的药物治疗的飞速发展，真正的难治性溃疡已罕见。若消化性溃疡经质子泵抑制药正规治疗仍不能痊愈或反复发作者，在排除精神与生活习惯因素、Hp 感染、服用 NSAIDs 药物史后，应警惕是否伴有其他基础疾病，如胃泌素瘤、甲状旁腺功能亢进或克罗恩病；亦应高度疑及溃疡本身性质。早期胃癌在抗溃疡药物的作用下可几乎完全愈合（假性愈合），经验丰富的内镜操作者常可辨别。这种情况下极易发生漏诊或误诊。少见但非常严重的情况是，Borrmann Ⅳ 型胃癌（皮革胃）的原发病灶，胃体或胃底部小 0 - Ⅱc 型凹陷灶，在抗溃疡药物作用下出现假性愈合。当再次被诊断时，肿瘤往往已进展至非常严重的程度。十二指肠反复不愈的溃疡也可能是恶性淋巴瘤或十二指肠腺癌。

7. 内镜下治疗　溃疡的内镜治疗通常仅限于紧急止血术。消化性溃疡出血是上消化道出血的最常见病因，其风险随着患者年龄增大而急剧增加。尤其合并严重基础疾病、手术的风险较大时，内镜下紧急止血是最核心的处理措施。较常用的方法包括内镜直视下喷洒去甲肾上腺素、5% ~ 10% 孟氏液（碱式硫酸铁溶液）、凝血酶；局部注射肾上腺素、硬化药、黏合剂；使用热探头、热活检钳、氩离子凝固术等电外科设备；使用钛夹钳夹止血等。

8. 手术治疗　外科治疗通常限于：胃泌素瘤患者；大量或反复出血，内科治疗无效者；急性穿孔；慢性穿透性溃疡；器质性幽门梗阻；癌溃疡或高度疑及恶性肿瘤，或伴有高级别上皮内瘤变；顽固性及难治性溃疡。术中应行冷冻切片查明病变性质，避免遗漏恶性肿瘤。

九、并发症

1. 上消化道出血　消化性溃疡所致消化道出血是其最常见并发症，也是上消化道出血的首要病因。发生率20% ~ 25%。十二指肠溃疡发生几率多于胃溃疡。部分患者可以消化道出血为首发症状。

溃疡出血的临床表现取决于溃疡深度、出血的部位、速度和出血量。出血量大者同时表现为呕血和黑粪，出血量较少时则仅表现为黑粪或粪便隐血试验阳性。短时间内大量出血可引起头晕、心悸、晕厥、血压下降甚至急性失血性休克。发生出血前可因病灶局部充血致疼痛症状加剧，出血后疼痛反可好转。

根据典型病史和出血的临床表现，诊断不难确立。应争取在出血后24 ~ 48h 内进行急诊内镜检查，既可进行鉴别诊断，又可明确出血情况，还可进行内镜下治疗，详见上文。急诊出血量大、内科及内镜处理无效者应外科手术治疗。出血容易复发，对于反复出血的患者，按难治性溃疡再次进行鉴别诊断。

2. 穿孔　溃疡穿透胃壁浆膜层达游离腹膜腔即导致急性穿孔，好发于十二指肠和胃的前壁。由于胃和十二指肠球部后壁紧贴脏器和组织，故当溃疡穿孔发生时，胃肠内容物不流入腹膜腔而穿透入邻近器官、组织或在局部形成包裹性积液，称为穿透性溃疡，属于溃疡慢性穿孔。穿透性溃疡以男性患者为多，常见于十二指肠球部后壁溃疡；胃溃疡较少发生，一旦发生则多数穿透至胰腺。较少的情况是溃疡穿透至肠腔形成内瘘，此时患者口中可闻及粪臭。部分情况下后壁亦可发生游离性穿孔，若仅引起局限性腹膜炎，称为亚急性穿孔。穿孔可为溃疡的首发症状。

消化性溃疡急性穿孔为外科急腹症，症状表现为突发剧烈上腹痛，可累及全腹并放射至右肩，亦常伴恶心、呕吐。患者极度痛苦面容，取蜷曲位抵抗运动。体格检查可见腹肌强直如板状、腹部明显压痛及反跳痛等急性腹膜炎体征。实验室检查提示外周血白细胞总数及中性粒细胞明显增高，大部分患者腹部 X 线片均可见膈下游离气体。腹膜炎症反应累及胰腺时可出现血清淀粉酶升高。慢性溃疡穿透后原先疼痛性质、频率、对药物的反应出现改变，并出现新的放射痛，疼痛位置可位于左上腹、右上腹或胸、背部。溃疡向胰腺穿透常致放射性腰背痛，重症者伸腰时疼痛加重；溃疡穿透入肝、胆囊时，疼痛放射至右肩背部；穿入脾脏时疼痛放射致左肩背部；与横结肠粘连时，疼痛放射致下腹部。同时可伴粘连性肠梗阻征象。体检往往可有局部压痛，部分患者尚可触到腹块，易误诊为恶性肿瘤。

溃疡穿孔需与急性阑尾炎、急性胰腺炎、急性胆道感染、宫外孕破裂、附件囊肿扭转等外科急腹症鉴别，尚需与心肌梗死相鉴别。急性穿孔一般均需急诊外科手术，慢性穿透性溃疡可试行内科治疗，疗效不佳时应选择外科手术。

3. 幽门梗阻 多由十二指肠球部溃疡引起，幽门管及幽门前区溃疡亦可致。因急性溃疡刺激幽门引起的痉挛性，或由溃疡组织重度炎症反应引起的炎症水肿性幽门梗阻均属暂时性，胃肠减压、内科抗溃疡治疗常有效。由于溃疡愈合瘢痕牵缩引起的瘢痕性，以及周围组织形成粘连或牵拉导致的粘连性幽门梗阻均属器质性幽门梗阻，常需外科治疗。

幽门梗阻可引起明显的胃排空障碍，表现为上腹饱胀、暖气、反酸、呕吐等症状。呕吐物为酸臭的宿食，不含胆汁，量大，常发生于下午或晚上，呕吐后自觉舒适。由于患者惧怕进食，体重可迅速减轻，并出现消耗症状及恶病质。反复呕吐可致胃液中 H^+ 和 K^+ 大量丢失，引起低氯低钾性代谢性碱中毒，出现四肢无力、烦躁不安、呼吸短促、手足搐搦等表现。晨起上腹部饱胀、振水音、胃型及胃蠕动波是幽门梗阻的特征性体征。

幽门梗阻应与食管排空障碍及肠梗阻相鉴别，并需排除恶性肿瘤。禁食、胃肠减压后行胃镜检查或口服水溶性造影剂后行 X 线摄片可确诊。器质性幽门梗阻和内科治疗无效的幽门梗阻应行外科手术。手术目的在于解除梗阻，使食物和胃液能进入小肠，从而改善全身状况。

4. 癌变 既往认为胃溃疡癌变的发生率 1%～3%，目前更倾向于认为消化性溃疡与胃癌是两种不同发展的疾病，真正由慢性溃疡在反复发生—修复的过程中癌变的病灶罕见。更多见的情况是癌黏膜表面易于受到破坏而反复发生消化性溃疡。早期胃癌的恶性循环理论较好地解释了这一现象。此外，在明显炎症背景上出现的异型腺体经常会给病理诊断带来困难，这也是癌溃疡经常难以诊断的原因。此类癌溃疡时常被延误诊断。

临床内镜操作中不仅应重视溃疡的形态，更应注重溃疡周边组织的色调、脆性、质地等征象，以及是否存在黏膜皱襞走行异常征象，并在这些部位进行追加活检。对于溃疡患者原发症状的改变，出现体质症状如发热、明显消瘦等，或持续粪便隐血试验阳性，均应引起注意。对于病程较长、反复就诊的患者，宜适当选择常规内镜、上消化道钡剂造影、超声内镜、腹部 CT 等检查方法的有机组合，避免检查方式单一造成的漏诊。

十、预后

随着消化性溃疡发病机制的愈加澄清以及治疗药物的不断发展，消化性溃疡已成为一种可治愈的疾病。部分患者可反复发作，真正的消化性溃疡极少癌变。

（张淑枝）

第九节　胃癌

胃癌（gastric cancer）系指源于胃黏膜上皮细胞的恶性肿瘤，主要是胃腺癌。占胃部恶性肿瘤的 95%。

一、流行病学

2000年全世界有88万胃癌新发病例，67万人死亡。近年来我国的胃癌发病率平稳或下降，如上海市区1972年的胃癌发病率男性为62.0/10万，女性为23.9/10万；至2000年，男性为36.8/10万，女性为18.111 0万。但由于人口基数大，胃癌的发病人数仍为数不少。每年约有近20万新发胃癌，占全部恶性肿瘤发病的17.2%，仍居首位。多数国家胃癌病死率下降40%以上。我国除局部地区近年来有下降迹象外，就总体而言，尚无明显的下降趋势，胃癌的病死率仍约占全部肿瘤病死率的1/5。我国胃癌高发区比较集中在辽东半岛、华东沿海以及内陆地区宁夏、甘肃、山西和陕西。南方各省为低发区。

二、分子生物学

有关胃癌的分子生物学研究非常多，尤其集中在胃癌的发生、发展、浸润和转移以及多药耐药等问题中。

（一）癌基因的异常表达

癌基因并非肿瘤所特有的，这类基因广泛存在于生物界中，从酵母到人的细胞里都存在着原癌基因。在正常细胞中癌基因可以有低水平的表达，是细胞生长、分化和信息传递的正常基因。只有在其发生突变或异常表达时，才会导致肿瘤发生。10多年来的研究表明，胃癌的发生涉及到ras、c-myc、met、c-erb-2、BCl-2、k-sam等多种癌基因，而且在不同阶段具有不同基因表达的改变，这些癌基因表达的改变影响着胃癌的生物学和临床特点。

（二）抑癌基因的失活

胃黏膜正常上皮转化成癌是一个多步骤的过程，涉及多种癌基因、抑癌基因、生长因子及其受体、细胞黏附分子及DNA修复基因等的异常和积累。而抑癌基因是与癌基因的作用完全相反的一组基因，由于抑癌基因的失活或缺失，正常细胞就向恶性方向发展。因此，可以说肿瘤的形成和发展总是伴随着癌基因的激活和抑癌基因的失活这两种相关但又截然不同的变化。所以对于抑癌基因的研究，对于探索肿瘤的发病机制，寻找预防肿瘤和治疗肿瘤的新措施都具有重要的意义。胃癌是人类常见的肿瘤之一，研究抑癌基因与胃癌的关系已逐渐引起人们的广泛关注。现已发现与胃癌的发生发展有一定关系的抑癌基因有P53、APC、MCC、DCC、P21^{WAF1}、P16^{INK4A}和P15^{INK4B}等。

（三）胃癌相关基因表达的表观遗传修饰异常

表观遗传改变是指在细胞分裂过程中进行、非基因序列改变所致基因表达水平的变化，如DNA甲基化、组蛋白修饰以及染色质重建等，在基因表达调控中起重要作用。DNA甲基化是研究最多最深入的一种表观遗传机制，不仅在胚胎发育和细胞分化过程中起关键作用，而且在癌变过程中扮演重要角色。DNA甲基化通常发生在胞嘧啶和鸟嘌呤CpG二核苷酸的胞嘧啶残基上，多种基因的启动子区和第一外显子富含CpG，而CpG相对集中的区域称为CpG岛，生理情况下，CpG岛多为非甲基化。DNA甲基化参与细胞基因表达的调控，并与DNA构象的稳定、基因突变或缺失有关。基因组整体低甲基化以及特定区域（如启动子区）过甲基化，都将破坏基因组的正常甲基化模式，从而影响基因正常表达，最终导致癌变发生。

虽然有关癌基因低甲基化的研究开始较早，但近年来有关抑癌基因高甲基化的研究却发展更为迅速。而随着在不同肿瘤中发现更多的沉默基因，已认识到许多基因启动子区的 CpG 岛存在甲基化，且只有一部分是抑癌基因。较为极端的例子就是一个胃癌细胞系拥有 421 个沉默基因，其中大多数不是抑癌基因。

1. 癌基因的低甲基化　DNA 甲基化是维持细胞遗传稳定性的重要因素之一，某些癌基因的甲基化水平降低或模式改变与癌基因的激活及细胞恶变有关。近年来关于癌基因低甲基化的研究相对较少。c–myc 是一个多功能的癌基因，有转录因子活性，可启动细胞增殖、抑制细胞分化、调节细胞周期并参与细胞凋亡的调控。我们就胃癌组织中 c–myc 癌基因的甲基化状态进行了分析，结果表明 c–myc 启动子区低甲基化导致该基因过度表达，从而参与胃癌的发生。

2. 抑癌基因的高甲基化　研究表明，CpG 岛甲基化致抑癌基因失活是细胞恶性转化的重要步骤。其机制可能为：①直接干扰特异转录因子和各种启动子识别位点的结合；②甲基化的 DNA 结合转录抑制因子引起基因沉默；③通过影响核小体的位置或与其染色体蛋白质相互作用而改变染色体的结构，介导转录抑制。已经证明胃癌发生和发展中，以下抑癌基因的失活与其启动子区的高甲基化有关：P16 基因、APC 基因、RUNX3 基因、E–cad–herin 基因、hMLH1 基因［导致微卫星不稳定（MSI）］。另外，CpG 岛甲基化表型（CpG islandmethylator phenotype，CIMP）可能是胃癌发展的早期分子事件之一。

（四）细胞凋亡和胃癌

近年来，随着对胃肠上皮细胞凋亡的深入研究，人们发现细胞凋亡是胃肠道上皮细胞丢失的主要途径。胃肠道上皮细胞凋亡异常，便会导致胃肠疾病的发生。在正常状态下，胃黏膜上皮细胞增殖缓慢，凋亡也缓慢，两者保持着动态平衡。胃黏膜上皮细胞的增殖与凋亡之间的动态平衡，维持着胃黏膜的正常生理功能，两者之间的平衡失调在胃癌的发生中起着重要的作用。因此，在研究胃癌的发生与发展时，应综合考虑细胞凋亡与增殖这一并存的矛盾。

三、病因与发病机制

胃癌的病因和发病机制远远未明了，但肯定与多种因素相关。

（一）环境因素

不同种族和民族的胃癌发生率病死率明显不同。在夏威夷，来自日本等胃癌高发区的第一代移民与其本土居民相近，但第二代即有明显下降，第三代甚至与当地居民相差无几，说明胃癌的发病与环境因素密切相关，且其中重要的是饮食因素。

1. 亚硝胺致病说　胃癌的发病学说中最经典和最传统的是亚硝胺致病说。研究证实，胃液中亚硝胺前提物质亚硝酸盐的含量与胃癌的患病率明显相关。流调亦提示饮用水中该物质含量高的地区，胃癌发生率显著高于其他地区。天然存在的亚硝基化合物量甚微，腌制的鱼、肉和蔬菜含有大量硝酸盐和亚硝酸盐。但是，在食品加工过程中往往产生的亚硝基化合物，并非人类暴露于亚硝基化合物的主要来源。人类可以在胃内合成内源性亚硝基化合物。当慢性萎缩性胃炎出现胃酸分泌过低时，胃内细菌繁殖，后者加速硝酸盐还原为亚硝酸盐并催化亚硝化反应，生成较多的亚硝基化合物。

2. 多环芳烃化合物 熏鱼、熏肉等食物中含有较严重的包括 3、4 - 苯并芘在内的多环芳烃化合物的污染。过去冰岛居民和我国福建沿海一带有食用熏鱼等习惯，其胃癌发病率较高。

3. 其他饮食相关因素 胃癌与高盐饮食、吸烟、低蛋白饮食和较少进食新鲜蔬菜、水果有关。一些抗氧化维生素和叶酸及茶多酚等摄入较少也与胃癌的发生有一定关系。

（二）感染因素

1. 幽门螺杆菌（Hp）感染 Hp 感染与胃癌发生相关，已经被 WHO 列为 I 类致癌物。然而，Hp 致癌的机制较复杂，主要是该菌在慢性非萎缩性胃炎向萎缩性胃炎伴肠上皮化生的起始阶段，使胃壁细胞泌酸减少，利于胃内细菌繁殖和亚硝基化合物形成。另外，Hp 可释放细胞毒素和各种炎症因子和氧自由基及 NO 等，使 DNA 损伤和基因突变。当然，也有学者认为 Hp 可引起胃黏膜上皮细胞凋亡与增殖失衡。cagA$^+$菌属感染可能与胃癌的关系更密切。

2. EB 病毒感染 部分胃癌患者的癌细胞中 EB 病毒感染或在癌旁组织中检出 EB 病毒基因组。

（三）遗传因素

胃癌的发生有一定的家族聚集性。胃癌患者一级亲属中胃癌发生率比者高于对照 2.9 倍，尤其是女性亲属竟高达 4 倍，弥漫型胃癌具有更明显的家族聚集性，相对危险度为 7.0，而肠型仅为 1.4。

种族差异也提示了遗传因素在胃癌发生中的重要性。如同是生活在美国洛杉矶地区，1972—1977 年期间，日本人、西班牙语系人、黑人、白人和中国人的胃癌死亡率分别为 38.3/10 万、18.1/10 万、16.2/10 万、9.5/10 万和 9.0/10 万。

关于血型与胃癌发生率关系，有研究称 A 型血胃癌危险度高于其他血型 20% ~30%。

尽管如此，迄今为止尚未发现遗传与胃癌有关的分子学依据。况且，遗传因素与共同生活环境因素相互交错，难以将上述结果完全归咎于遗传因素。

肠型胃癌多伴萎缩性胃炎和肠上皮化生，发病与环境及饮食等因素关系密切。而弥漫型胃癌发病年龄较轻，女性较多见，癌旁黏膜一般没有萎缩性胃炎和肠上皮化生，或程度很轻，术后预后比肠型差。与环境及饮食因素关系不明显，遗传因素可能起主要作用。

（四）胃癌前变化

即指某些具有恶变倾向的病变，又分为临床概念癌前期状态（precancerous conditions，又称癌前疾病）和病理学概念癌前病变（precancerous lesions）。

1. 胃癌前疾病

（1）慢性萎缩性胃炎（chronic atrophic gastritis，CAG）：正如在慢性胃炎一节中谈到的那样，该病是最重要的胃癌前疾病。肠型胃癌的发病与 CAG 进而发展为伴有肠化和异型增生直至胃癌直接相关。Correa 教授在 1988 年总结了胃癌流行病学研究的结果，提出了胃癌发病和预防模式并在 1992 年对这一模式加以完善。

胃黏膜的慢性炎症和固有腺体的萎缩。由于壁细胞萎缩而导致泌酸量减少，患者常有胃酸低下或缺乏，使胃内硝酸盐还原酶阳性菌的检出率较正常人高 2 倍，促进了胃内亚硝胺类化合物的合成。此外，此类患者的胃排空时间延长，增加了胃黏膜与致癌物质的接触时间。

值得注意的是，弥漫型胃癌的发病过程就可能不同于此肠型。从生物学角度上看，这一病变过程也绝非单一方向的循序渐进过程，这取决于致病与拮抗因素的组合以及宿主的易感性。病变可停留在一个阶段甚至逆转，即使出现 DYS 也可在 5 ~ 10 年内不进展到癌。从上看出，一些胃慢性疾患，如 CAG，IM 和 DYS 与胃癌有发病学的联系。

（2）胃溃疡：迄今多数学者认为胃溃疡有一定的癌变可能性。有趣的是，动物实验和临床随访提示溃疡恶变危险性不在于胃溃疡本身而在于溃疡周围的慢性萎缩性胃炎、肠上皮化生和异型增生。文献报道胃溃疡癌变率在 0.4% ~ 3.2%，一般不超过 3.0%。

（3）胃息肉：由病理组织学，胃息肉分为增生性息肉和腺瘤性息肉两类。前者发生在胃黏膜慢性炎症基础上，约占胃良性息肉的 80%，癌变率低，约 1%。部分增生性息肉逐渐长大，可发生局部异型增生（腺瘤性变）而恶变。后者是真性肿瘤，占 10% ~ 25%。根据病理形态，可分为腺瘤性（癌变率约 10%）、绒毛状（乳头状）腺瘤性（癌变率可高达 50% ~ 70%）和混合型腺瘤性。结合息肉的病理学及形态学表现，一般认为直径 > 2cm、多发性、广基者癌变率高。

（4）残胃：残胃癌是指因良性疾患切除后，于残胃上发生的癌。一般认为残胃癌应是前次良性病变切除术后 5 年以上（有的指 10 年以上）在残胃所发生的原发性癌肿，但也有人将胃恶性肿瘤术后 20 年以上再发生的癌列为残胃癌。残胃癌变的机制尚未完全阐明，目前认为主要与十二指肠液反流、胃内细菌过度生长及 N - 亚硝基化合物作用有关。残胃癌的发病率一般为 0.3% ~ 10%。

（5）巨大胃黏膜肥厚症（Menetrier 病）是一种罕见病，病理学表现为胃表面和小凹的黏液细胞弥漫增生，以至胃小凹明显伸长和纤曲，使胃黏膜皱襞粗大而隆起呈脑回状。病变主要见于胃体部，也可累及胃窦。临床特征是低胃酸和低蛋白血症。本病癌变率为 10% ~ 13%。

（6）疣状胃炎（verrucous gastritis，VG）与胃癌的发生有一定关系。

2. 胃癌前病变　主要系指异型增生（dysplasia），其也称不典型增生（atypical hyperplasia）或上皮内瘤变（intraepithelial neoplasia），后者是 WHO 国际癌症研究协会推荐使用的术语。病理表现为胃固有腺或化生的肠上皮在不断衰亡和增殖过程中所出现的不正常分化和增殖。根据胃腺上皮细胞的异型程度和累及范围，可分为轻度和重度。

肠上皮化生（简称肠化生）是指胃固有黏膜上皮包括幽门、胃底和贲门腺出现类似小肠黏膜上皮的现象。肠化生有相对不成熟性，具有向胃黏膜和肠黏膜双向分化的特点。

四、病理组织学

（一）发生部位

胃窦癌发生率较高，其次为贲门癌。近几年贲门癌发生率有增长趋势。

（二）大体形态

1. 早期胃癌　病变仅限于黏膜和黏膜下层者为早期胃癌，其中黏膜层者为黏膜内癌，包括未突破固有膜的原位癌。包括隆起型（息肉型，Ⅰ型）、表浅型（胃炎型，Ⅱ型）和凹陷型（溃疡型，Ⅲ型），其中Ⅱ型又分为Ⅱa（隆起表浅型）、Ⅱb（平坦表浅型）及Ⅱc（凹陷表浅型）三亚型。另外，经常存在上述各型的不同组合。

2. 进展期胃癌　胃癌突破黏膜下层累及肌层者即为进展期胃癌，也称为中晚期胃癌。按照 Borrmann 分类，其可分为以下 4 个类型。

Ⅰ型（息肉样型或蕈伞型）：少见。向胃腔内生长形如菜花样隆起，中央可有糜烂与溃疡，呈息肉状，基底较宽，境界较清楚。

Ⅱ型（溃疡型）：较多见，肿瘤有较大溃疡形成，边缘隆起明显而清楚，向周围浸润不明显。

Ⅲ型（溃疡浸润型）：最多见。中心有较大溃疡，其边缘隆起，部分被浸润破坏，境界不清，癌组织在黏膜下的浸润范围超过肉眼所见的肿瘤边界，较早侵及浆膜或淋巴结转移。

Ⅳ型（弥漫浸润型）：约占 10%。弥漫性浸润生长，边界模糊。因夹杂纤维组织增生，致胃壁增厚而僵硬，又称"皮革胃"。

另外，同时并存 2 种或以上类型者为混合型。

（三）组织病理学

1. 组织学分类　而其中 WHO 分类方法为我国采用。

（1）腺癌：包括乳头状腺癌、管状腺癌（由分化程度分为高分化和中分化两亚类）、低分化腺癌（基本无腺管结构，胞质内含有黏液）。

（2）黏液腺癌：瘤组织含大量细胞外黏液，癌细胞"漂浮"在黏液中。

（3）印戒细胞癌：即黏液癌。

（4）特殊类型癌：包括腺鳞癌、鳞癌和类癌等。

2. Lauren 分型　根据组织结构、生物学行为及流行病等特征，胃癌可大致分为肠型及弥漫型。

肠型胃癌一般具有明显的腺管结构，类似于肠癌结构。产生的黏液与类似于肠型黏液。弥漫型胃癌的癌细胞分化较差，弥漫性生长，缺乏细胞连接，多数低分化腺癌及印戒细胞癌属于此。其实，还有 10%～20% 胃癌兼有肠型和弥漫型的特征，难以归入其中的任何一型。

（四）扩散与转移

1. 直接浸润蔓延　胃窦癌主要是通过浆膜下浸润的癌细胞越过幽门环或黏膜下的癌细胞通过淋巴管蔓延侵及十二指肠。贲门癌等近端癌则可直接扩展侵犯食管下端。胃癌也可直接蔓延至网膜、横结肠及肝和胰腺等。

2. 淋巴结转移　70% 左右的胃癌转移（尤其是弥漫型胃癌更多）由淋巴结途径进行。癌细胞经过胃黏膜和黏膜下淋巴丛，转移至胃周淋巴结、主动脉旁淋巴结及腹腔动脉旁淋巴结。癌细胞也通过胸导管转移至左锁骨上淋巴结。当然，也有所谓"跳跃式"转移。

3. 血行转移　最容易受累的是肝和肺，另外是胰腺和骨骼及脑等。

（五）临床病理分期

胃癌分期的演变。

UICC 于 1997 年对胃癌 TNM 分期进行了第五次修改，具体标准如下

原发肿瘤 T（肿瘤浸润深度）（2002 修改版）：

T_{is}：限于黏膜层而未累及黏膜固有层

T_1：浸润至黏膜或黏膜下层

T_2：浸润至肌层或浆膜下

T_3：穿透浆膜层，但未累及邻近器官

T_4：侵及邻近组织、器官

淋巴结累及情况 N

N_0：切除标本中全部淋巴结（须≥15个）经病理证实无转移

N_1：区域淋巴结转移达 1～6 个

N_2：区域淋巴结转移达 7～15 个

N_3：区域淋巴结转移≥16 个

M：远处转移状况

M_0：无远处转移

M_1：有远处转移，包括胰腺后、肠系膜或腹主动脉旁淋巴结转移

根据上述的定义，各期的划分如图（图 7－9）。

		M_0				M_1
		N_0	N_1	N_2	N_3	
M_0	T_1	Ⅰa	Ⅰb	Ⅱ	Ⅳ	Ⅳ
	T_2	Ⅰb	Ⅱ	Ⅲa	Ⅳ	Ⅳ
	T_3	Ⅱ	Ⅲa	Ⅲb	Ⅳ	Ⅳ
	T_4	Ⅲa	Ⅳ	Ⅳ	Ⅳ	Ⅳ
M_1		Ⅳ	Ⅳ	Ⅳ	Ⅳ	Ⅳ

图 7－9　TMN 分期（1997）

五、临床表现

（一）症状

胃癌的早期多无症状或无特异性症状。甚至发展至一定时期，则出现的症状亦无特征性，包括上腹不适、嗳气、吞酸等。

进展期胃癌可出现如下症状。

1. 上腹疼痛　最常见，但因无特异性也常常被忽视。疼痛性质可有隐痛、钝痛。多与饮食关系不定，有的可有类似消化性溃疡症状，应用抗酸或抑酸治疗有效。当肿瘤发生转移时（尤其是侵及胰腺时），则有后背等放射痛无关。肿瘤穿孔时，则可出现剧烈腹痛等急腹症症状。应当注意，老年人感觉迟钝，不一定出现腹痛而往往以腹胀为主。

2. 食欲缺乏、消瘦及乏力　尽管是非特异症状，但出现率较高且呈进行性加重趋势。可伴有发热、贫血和水肿等全身症状。晚期可出现恶病质。

3. 恶心与呕吐　在较早期即可出现，以餐后饱胀及恶心为主。中晚期则可因肿瘤致梗阻或胃功能紊乱所致。对于贲门癌，则可较早进食时梗阻感乃至进展成吞咽困难和食物反流，或者有反复打嗝和呃逆。胃远端癌引起的幽门梗阻时可致呕吐腐败臭气味的隔夜宿食。

4. 出血和黑便　早癌者约20%有出血或黑粪等上消化道出血征象，中晚期者则比例更高。可仅仅是大便隐血阳性，也可有较大量呕血及黑粪。老年患者有时甚至出现无明显其他

症状的黑粪。

5. 肿瘤转移致症状　包括腹腔积液、肝大、黄疸及其他脏器转移的相应症状。临床上有时遇到首发症状为转移灶的症状，如卵巢肿块、脐部肿块等。

（二）体征

早期胃癌常无明显体征，中晚期者可出现上腹深压痛，或伴轻度肌抵抗感。上腹部肿块约出现在1/3进展期胃癌患者，多质地较硬和不规则及压痛。另外，可出现一些肿瘤转移后体征，如肝大、黄疸、腹腔积液、左锁骨上等处淋巴结肿大。其他当有胃癌伴癌综合征时，可有血栓性静脉炎和皮肌炎及黑棘皮病等相应体征。

（三）并发症

胃癌的主要并发症包括出血、穿孔、梗阻、胃肠癌瘘管和周围脓肿及粘连。

（四）伴癌综合征

某些胃癌可分泌激素和具有一定生理功能的物质，而引起一系列临床表现，此机伴癌综合征。表现为皮肤改变、神经综合征和血栓－栓塞、类白血病表现、类癌综合征。

六、辅助检查

（一）内镜检查

内镜结合病理是最重要的辅助检查。

1. 早期胃癌　癌组织浸润深度限于黏膜层或黏膜下层，且无论淋巴结转移与否，也不论癌灶表面积大小。对于癌灶面积为 5.1～10mm 者为小胃癌（small gastric carcinoma, SGC），而 <5mm 者为微小胃癌（micro gastric carclnoma, MGC）。原位癌系指癌灶仅限于腺管内，未突破腺管基底膜者。如内镜活检证实为胃癌无误，但手术切除病理连续切片未发现癌者称为"一点癌"。

Ⅰ型即隆起型（protruded type）表现为局部黏膜隆起呈息肉状，可有蒂或广基，表面粗糙或伴糜烂。

Ⅱ型即表浅型（superficial type）界限不明，可略隆起或略凹陷，表面粗糙。可分为3亚型。Ⅱa型（浅表隆起型），表面不规则，凹凸不平，伴有出血、糜烂、附有白苔、色泽红或苍白。易与某些局灶性异型增生混淆。Ⅱb型（浅表平坦型），病灶既无隆起亦无凹陷，仅见黏膜色泽不一或欠光泽，粗糙不平，境界不明。有时与局灶性萎缩或溃疡瘢痕鉴别困难。Ⅱc型（浅表凹陷型），最常见。黏膜凹陷糜烂，底部细小颗粒，附白苔或发红，可有岛状黏膜残存，边缘不规则。

Ⅲ型即凹陷型（excavated type），病灶明显凹陷或有溃疡，底部可见坏死组织之白苔或污秽苔，间或伴有细小颗粒或小结节，有岛状黏膜残存，易出血。

混合型即以上两种形态共存一个癌灶中者。

2. 进展期胃癌　癌组织已侵入胃壁肌层、浆膜层或浆膜外，不论癌灶大小或有无转移均称为进展期胃癌。内镜下分型多沿用 Borrmann 分类方法。

隆起为主病变较大，不规则可呈菜花或菊花状，表面可有溃疡和出血。凹陷主的病变则以肿块中间溃疡为突出表现，基地粗糙和渗出与坏死。边缘可呈结节样不规则。

（二）病理组织学检查

活组织检查对于胃癌尤其是早期胃癌的诊断至关重要，其确诊率高达 90%～95%。注意取材部位是凹陷病变边缘的内侧四周以及凹陷的基底，隆起病变应在顶部与基底部取材。

（三）影像学检查

1. X 线检查

（1）早期胃癌：气钡双重对比造影可发现小充盈缺损，提示隆起型早期胃癌可能，其特点是表面不规整、基底部宽。而对于浅表型者，可发现颗粒装增生或部分见小片钡剂积聚胃壁可较僵硬。凹陷型者可见浅龛影，底部毛糙不平。

（2）进行期胃癌：

1）Borrmann Ⅰ型：充盈缺损为主，薄层对比法可观察隆起灶基底部的形态和估计隆起的高度方面有较大的作用。

2）Borrmann Ⅱ型：当癌肿较小时，癌性溃疡与环堤都相对较为规则。随着癌肿的生长，环堤增宽，溃疡加深，环堤的内缘呈结节状，龛影的形态变得不规则，形成了所谓的"指压迹"和"裂隙征"。溃疡底多呈不规则的结节状，凹凸不平。环堤的外缘多清晰锐利，与周围胃壁分界清楚。

3）Borrmann Ⅲ型：本型充盈像为主要表现。胃腔狭窄、胃角变形、边缘异常和小弯缩短。胃窦部者显示胃窦僵硬、胃腔狭窄；位于胃体小弯者则表现为大弯侧的切迹、B 字形胃或砂钟胃等；位于贲门部的癌，除贲门狭窄变形外，还可表现为胃底穹隆部的缩窄。当癌肿累及胃角部时，可出现胃角的轻度变形、胃角开大甚或胃角消失，常伴有胃壁边缘的不光滑或充盈缺损。小弯与大弯胃壁边缘的异常，可由癌肿直接侵袭或间接牵拉所致，主要表现为胃壁的僵直、边缘不光滑以及充盈缺损。

4）Borrmann Ⅳ型：胃腔狭窄、胃壁僵硬可呈直线状、阶梯状或不规则状、蠕动消失、黏膜异常。

2. CT 诊断

（1）胃癌的基本征象：主要表现为胃壁增厚（可为局限性或弥漫性）、腔内肿块［可为孤立隆起、溃疡（胃癌形成腔内溃疡）、环堤（外缘可锐利或不清楚）］和胃腔狭窄。

（2）胃癌的转移征象：观察胃癌腹腔或肺部转移是 CT 的主要作用之一，可分析淋巴结大小、形态，也可研究浆膜及邻近器官受侵情况。

3. 磁共振成像检查 部分作用类似 CT。

4. 实验室检查 常规检查可表现为缺铁性贫血和粪便隐血阳性甚至伴肝转移时可出现肝功能异常。一些肿瘤标志物包括 CEA、CA19－9、CA72－4、CA125、CA50、AFP、组织多肽抗原（tissue polypeptide antigen，TPA）及涎酸化 Tn 抗原（sialyl Tnantigen，STn）等检查可能对于病情进展、复发监测和预后评估有一定帮助，但它们的灵敏度和特异性均有待于提高。

七、诊断

主要是如何早期诊断。

（一）普查与高危人群的筛查

日本自 1968 年起在胃癌高发地区开展气钡双重造影和胃镜检查筛查胃癌，能检出早期胃癌病例，对早期胃癌行手术或内镜黏膜切除术（endoscopic mucosal resection，EMR），是早期胃癌的首选治疗方法。尤其是 EMR 术后患者恢复迅速。在日本，早期胃癌占胃癌的 40% ~ 50%，大大改观了胃癌患者的预后。但日本的普查经验很难在其他国家推广。我国曾有在胃癌高发地区应用吞服隐血珠做隐血试验的方法，阳性者进一步以胃镜筛查胃癌。此外，亦有应用问卷计分进行胃癌筛查，计分高者做胃镜检查。上述方法均可检出早期胃癌患者。近来还有取胃液做荧光光谱分析以鉴别良恶性病变。

目前对早期胃癌的诊断仍依靠内镜和组织病理学检查。要提高早期胃癌的诊断率，还需对癌前状态，如胃腺瘤、胃溃疡、残胃、萎缩性胃炎和肠化生等进行定期随访和胃镜检查。对中、重度异型增生病变者，更应密切观察，以免遗漏胃癌的诊断。对有胃癌家族史者，亦应警惕胃癌的发病。现已证实有胃癌家族史和幽门螺杆菌阳性者，如伴有白细胞介素 - 1（IL - 1）基因变异和低胃酸分泌，则为胃癌易感者，应定期做检查和随访。

（二）特殊内镜检查在早期胃癌诊断中的应用

近年来，内镜技术进展较快，弥补了传统内镜检查的一些不足，提高了早期胃癌的检出率。除放大内镜外，还有色素内镜、荧光光谱成像内镜和超声内镜等。

1. 放大内镜（magnifying endoscopy）　放大内镜能使消化道黏膜图像放大 80 倍以上，主要用于观察黏膜腺管开口或小凹和绒毛的改变；与组织学对比，胃黏膜粗糙、不规整见于隆起型早期胃癌，凹陷型早期胃癌的小凹更细，黏膜微细结构破坏或消失，可出现异常毛细血管。与常规内镜检查相比，放大内镜对小胃癌的诊断率明显为高，敏感性和特异性分别为 96.0% 和 95.5%。

2. 色素内镜（chromoscopy）　20 世纪 80 年代以来，色素内镜用以诊断浅表型或胃炎样早期胃癌（Ⅱb 型）颇有成效，而常规内镜检查对此常难以确诊。应用 0.1% 靛胭脂喷洒于疑似病变处，可清晰显示黏膜是否不规整，83% 的胃炎样 Ⅱb 型早期胃癌可赖以作出诊断。

3. 荧光光谱成像内镜（fluorescence endoscopy）　近年来，蓝光诱发荧光内镜在胃肠道早期恶性肿瘤和癌前病变的诊断中取得了较高的诊断率。蓝光、紫光或紫外光照射胃肠道黏膜，能激发组织产生较激发光波长更长的荧光，即自体荧光。正常组织的荧光波长与癌肿的荧光波长有所不同，在内镜图像中以假彩色显示自体荧光，可鉴别正常组织、癌肿或异型增生（如红色或暗红色提示癌肿，蓝色提示良性病灶）。荧光光谱成像内镜对早期胃癌的诊断具有重要价值。

4. 超声内镜（endoscopic ultrasonography，EUS）　超声内镜可分辨胃壁的 5 层结构及其与肿瘤的关系，从客观图像上判断胃癌的浸润深度，发现胃周淋巴结肿大和周围重要脏器受侵情况。超声内镜能清晰显示各层胃壁，有利于早期胃癌的诊断。

此外，还有其他特殊内镜检查有助于胃癌的诊断，如共聚焦内镜（confocal endoscopy）、反射与散射分光内镜（reflectance and light - scatterlng spectroscopy）、三维分光镜（trimodal spectroscopy）、红外分光镜（infrared spectrometry）和窄带内镜（narrow band imaging，NBI）等，现仍处于临床应用的初步阶段或实验研究阶段。鉴于其有一定的技术要求和费用较昂贵，恐难以很快地在我国临床普及应用。

（三）组织病理学

一些被日本病理学家认为是癌症的黏膜内新生物，在西方国家却被诊断为异型增生。在欧美国家，部分异型增生甚至分化良好的腺瘤被归类为炎症和再生变化。而实际上随访研究证实，75%的重度异型增生可在8个月内演变为癌症。东西方国家对胃黏膜病变病理学分级标准的差异，部分决定了其对早期胃癌的判断和诊断，同时影响早期治疗。正确地使用 Vienna 胃肠道上皮性肿瘤分类标准，将有助于减少东西方国家对异型增生和早期胃癌定义的差异。

（四）分子生物学研究

胃癌发生早期的某些分子学事件具有重要意义，如一些生长因子及其受体相关的癌基因的活化或突变（c－myc、c－met、K－sam 和 cox－2 过表达）、抑癌基因的失活（如 P53 突变，P16INK4A、DAP 激酶、THBS1、hMIH1 和 Runx3 以及 VHL 启动子区的高甲基化）、端粒酶的活化和微卫星不稳定等，但多数均缺乏器官特异性。来自日本的报道认为血清可溶性 IL－2R 水平升高提示早期胃癌患者有淋巴结转移的可能。新近 cDNA 和组织芯片的结合，分别针对肠型和弥漫型胃癌揭示了部分新的分子生物学标志物，但未能分析早期胃癌或癌前病变的相应变化。寻找到血清胃癌生物标志物将有助于早期胃癌的诊断，这是今后肿瘤学家肩负的科研重任。

八、鉴别诊断

不同分型的胃癌分别须与胃溃疡、胃息肉、胃的其他恶性肿瘤（淋巴瘤等）、良性肿瘤甚至炎症伴糜烂等相鉴别。这些主要靠胃镜和病理组织学。对于胃癌晚期出现其他脏器转移者，则要与该器官其他疾病鉴别。当出现腹腔积液时，则要与常见的肝硬化腹腔积液等鉴别。

内镜下发现广基息肉＜0.5cm、亚蒂息肉＜1.0cm 和有蒂息肉＜2cm 者良性情况多见。注意，某些良性溃疡在强力 PPI 治疗后可能有愈合情况，故一定要反复多次在溃疡边缘或基底部活检较为妥当。

九、治疗

（一）外科治疗

外科手术是治疗胃癌的主要手段。根据肿瘤是否转移、患者自身体质情况决定手术方式。但无论是根治术还是姑息手术，总的手术原则是尽量切除肿瘤组织和解除肿瘤造成的梗阻症状等。

（二）非手术治疗

1. 化学疗法　包括外科手术前的新辅助化疗以缩小原发灶增加根治切除的可能性；术后辅助化疗用于清除隐匿性转移灶以防止复发；对于肿瘤已经播散不能手术者，则由此控制症状延长生存期。另外，腹腔内化疗（IP）效果不能确定，而腹腔内温热灌注化疗（IHCP）对病期较晚已切除的胃癌，可能有提高疗效作用。

有效的化疗药物包括丝裂霉素（MMC）、氟尿嘧啶（FU）、多柔比星（ADM）、表柔比星（Epi – ADM）、顺铂（CDDP）依托泊苷（Vp – 16）等为主。近几年，紫杉醇类、草酸铂、羟喜树碱及口服 FU 衍生物替加氟（FT207）、优氟啶（UFD）和去氧氟尿苷（氟铁龙，5' – DFUR）的问世为化疗药行列增加了新的生力军。另外，亚叶酸钙（calcium folinate, CF）又称甲酰四氢叶酸钙（leucovorin calcium, LV）是叶酸在体内的活化形式，为四氢叶酸的甲酰衍生物。具有对抗叶酸拮抗药（如甲氨蝶呤、乙胺嘧啶和甲氧苄氨嘧啶等药）毒性的作用，并可增加 FU 疗效。常常与 FU 配伍应用。

各种常用的胃癌化疗方案很多，两药以上联合的有效率可高于 30%，而三联方案甚至高达 40%。常用的化疗方案包括以下几种。

（1）LV/UFT 方案：UFT 360mg/（m² · d），分 3 次口服；LV 25mg/（m² · d），分 3 次与 UFT 同服。服 21d，休 7d，为 1 个疗程。新一代 TS – 1 单药优于 UFT，尚未进入国内 UFTM。

（2）LV/FP 方案：LV20 mg/m² I. V. d1 ~ 5；5 – FU 1 000mg/m²CIV，12h，d1 ~ 5；CDDP 20mg/m² I. V. d1 ~ 5。

（3）FAM 方案：FU 600mg/m² I. V. d1，8，29，36；ADM 30mg/m² I. V. d1，29；MMC 10mg/m² I. V. d1。6 周 1 个疗程，重复使用。

（4）EAP 方案：Vp – 16 120mg/m² I. V. d4 ~ 6；ADM 20mg/m² I. V. d1，7；CDDP 40mg/m² I. V. d2，8。每 4 周重复，3 周期为 1 个疗程。

（5）ELF 方案：LV 200mg/m² I. V. 10min，d1 ~ 3；FU 500mg/m² I. V. 10min，d1 ~ 3；VP – 16 120mg/m² I. V. 50min，d1 ~ 3。4 周 1 次。

多数化疗药物有各种毒副作用，包括消化道反应、心血管和造血系统及肝肾功能影响、脱发和皮肤反应等。应采取相应的及时检测。另外，除全身用药外，通过血管介入给药可能有更佳疗效和更小的副作用。

2. 内镜下治疗　胃镜下手术切除早期癌，包括胃黏膜切除术、黏膜下剥离术、激光治疗、光动力治疗、微波治疗、局部注药治疗。

（1）黏膜切除术（EMR）：不超过 2cm 的黏膜内癌可用 EMR 治疗。但在临床实践中胃癌内镜下黏膜切除术存在诸如术前如何区别黏膜内或黏膜下癌、原发病灶切除不完全、淋巴结内残余病灶以及尚缺乏长期随访资料。

（2）黏膜下剥离术（ESD）：是在 EMR 基础上发展而来的新技术，完全切除的标本应每个切片边缘均未见癌细胞；任何一个切片之长度应大于相邻切片中癌肿的长度；癌灶边缘距切除标本断端的水平方向距离：在高分化管状腺癌应 > 1.4mm，中分化管状腺癌则应 > 2.0mm。

（3）Nd : YAG 激光：主要适应证为早期癌直径小于 2cm，局限于黏膜层的边缘清晰之隆起型；另外，局部进展期胃癌及胃 – 食管连接部癌发生梗阻者，可以此缓解梗阻狭窄等，改善症状。

（4）光动力治疗：最普遍使用的光敏剂是 HpD（血卟啉衍生物），早期癌是最佳治疗对象，治疗局部进展期胃癌只要光可以照到的范围内均有治疗作用。

（5）微波凝固治疗：早期可达到根治效果，晚期为姑息治疗。本法操作简便，发生并发症少，较为安全。

3. 放射治疗　总之效果欠佳。未分化癌、低分化癌、管状腺癌、乳头状腺癌均对放疗有一定的敏感性；如癌灶小而浅在，无溃疡者可能效果最好。

4. 生物治疗　通过生物制剂的直接作用或调节机体的免疫系统。包括免疫刺激药的应用、肿瘤疫苗、过继性免疫治疗、细胞因子治疗和以抗体为基础的靶向治疗及其基因治疗等。有一定前景，但目前尚缺乏循证医学的依据。

5. 其他治疗　胃癌的治疗还包括中医中药治疗、营养支持治疗和对证处理等。

十、并发症的诊断、治疗和预防

主要是出血、梗阻及转移。依靠病史、体检和大便隐血试验和腹部平片等影像检查可诊断。

出血治疗包括内镜下止血、应用补液止血和支持治疗。当系器质性梗阻，必要时可考虑姑息手术治疗。

十一、预后

未经治疗的进展期胃癌，自出现症状后的平均生存期约 1 年，90% 的患者在 1 年内死亡。国内胃癌根治术后的 5 年生存率一般在 20%～30%。而早期胃癌中黏膜内癌的 5 年生存率为 96.4%，10 年生存率 94.2%，黏膜下癌的 5 年生存率 93.9%，10 年生存率 87.8%。早期胃癌的平均 5 年生存率为 95.2%，10 年生存率为 90.9%。

影响胃癌预后的因素中，60 岁以上的胃癌患者预后也较好，青年患者则因未分化癌多而预后也较差。多因素分析证明，肿瘤的浸润深度（RR：4.76）对胃癌的预后影响最大，其次为淋巴结转移（RR：4.39），后依次为远处转移（RR：2.33）、淋巴清除（RR：2.06）、年龄（RR：1.94）及癌的组织类型（RR：1.55）与肿瘤的大小（RR：1.40）。

（宋菲菲）

第十节　胃肠间质瘤

1983 年 Mazur 和 Clark 首次提出胃肠道间质瘤（gastrointestinal stromal tumors，GIST）概念，它是起源于胃肠道壁内包绕肌丛的间质细胞（intestitial cell of cajal，ICC）的缺乏分化或未定向分化的非上皮性肿瘤，具有多分化潜能的消化道独立的一类间质性肿瘤，亦可发生于肠系膜以及腹膜后组织，以梭形肿瘤细胞 CD117 免疫组化阳性为特征。GIST 不是既往所指的平滑肌肿瘤和神经鞘瘤。

一、流行病学

90% GIST 好发于 40～79 岁，中位发病年龄 60 岁，发病率男性较女性稍高，也有报道认为性别上无差异。由于既往对该病认识不足，故难有准确的发病率统计，在欧洲 1～2/10 万人，据估计美国每年新发病例为 5 000～6 000 例。多数 GIST 为散发型，其中 95% 的患者为孤立性病灶。偶见家族性 GIST 报道中，其病灶为多发性，且伴有胃肠黏膜及皮肤色素的沉着。GIST 多发生于胃（70%），其次为小肠（20%～25%），较少见于结肠、食管及直肠，偶可见于网膜、肠系膜和腹膜。

二、病因和分子生物学

对 GIST 的较早研究表明，60% ~70% 的 GIST 高表达 CD34。CD34 是细胞分化抗原，编码基因位于人染色体 1q32，编码产物蛋白分子量为 105 ~115kD。虽然 CD34 表达谱广，特异性较低，但真正的平滑肌瘤和神经鞘瘤不表达 CD34，以此首先可将消化道平滑肌瘤、神经鞘瘤和 GIST 相鉴别。

1998 年 Hirota 等首次报道 GIST 中存在 c-kit 变异，c-kit 基因位于人染色体 4q11-21，编码产物为 CD117，分子量为 145kD，是跨膜酪氨酸激酶受体，其配体为造血干细胞生长因子（SCF），CD117 与配体结合后激活酪氨酸激酶，通过信号转导活化细胞内转录因子从而调节细胞生长、分化、增生。c-kit 基因突变导致酪氨酸激酶非配体激活，使细胞异常生长。目前研究发现 CD117 的功能获得性突变在 GIST 中可达到 90%，最常见的是在 c-kit 基因外显子 11 的突变（57% ~71%）。在 4% ~17% 的 GIST 患者中发现外显子 13 和 9 的突变。亦有报道发现外显子 17 的突变。可见 CD117 信号转导异常是 GIST 发病机制的核心环节。c-kit 基因突变预示肿瘤的恶性程度高，预后不佳。最近发现有部分患者存在 PDGFRα 基因的第 18 和 12 外显子突变。此外，不少研究还发现恶性 GIST 的 DNA 拷贝数和高水平扩增大于良性 GIST，14、15、22 号染色体长臂频繁丢失，提示 GIST 涉及多基因病变。

PDGFRα 基因突变的发现是 GIST 病因和发病机制研究上继 c-kit 基因之后的又一重要研究进展。PDGFRa 基因定位于人染色体 4q11-21，与 C-kit 基因紧密连锁、结构相似、功能相近。PDGFRα 基因突变常见于外显子 12 和 9，突变率可达 7.1% ~72%。PDGFRα 基因突变可见于野生型无 c-kit 基因突变的 GIST，对 c-kit 野生型 GIST 的发生和发展起着重要作用。因此，GIST 从分子水平上可分三型：c-kit 基因突变型、PDGFRα 基因突变型和 c-kit/PDGFRα 野生型。

三、病理学

（一）大体标本

大部分肿瘤源于胃肠道壁，表现为膨胀性生长，多显孤立的圆形或椭圆形肿块，境界清楚。其生长方式表现为：①腔内型，肿瘤向消化道腔内突出，显息肉状，表面可有溃疡；②壁内型，在胃肠道壁内显膨胀性生长；③腔外型，肿瘤向消化道腔外突出；④腔内-腔外亚铃型，肿瘤既向消化道腔内突出，又向腔外膨胀性生长；⑤胃肠道外肿块型，肿瘤源于肠系膜或大网膜。

（二）组织学

1. 光镜　GIST 有两种基本的组织学结构，梭型（60% ~70%）和上皮样（30% ~40%）细胞型，两种细胞常出现在一个肿瘤中。上皮细胞型瘤细胞圆形或多边形，嗜酸性，部分细胞体积较大，核深染，形态多样，可见糖原沉积或核周空泡样改变。梭型细胞呈梭形或短梭形，胞质红染，核为杆状，两端稍钝圆，漩涡状，呈束状和栅栏状分布。间质可见以淋巴细胞和浆细胞为主的炎性细胞浸润，可见间质黏液变性、透明变性、坏死、出血及钙化。不同部位的 GIST 所含的细胞型不同。胃间质瘤有 70% ~80% 为梭形细胞型，20% ~30% 为上皮样细胞型，即以往诊断的上皮样平滑肌瘤或平滑肌母细胞瘤或肉瘤。小肠间质瘤通常为梭形细胞型。食管和直肠的间质瘤多为梭形细胞型，瘤细胞排列结构多样。肝脏是恶性 GIST 最常见的远处转移部位，肿瘤较少转移至区域淋巴结、骨和肺。

2. 超微结构特征　电镜下，GIST 显示出不同的分化特点：有的呈现平滑肌分化的特点，如灶状胞质密度增加伴有致密小体的胞质内微丝、胞饮小泡、扩张的粗面内质网、丰富的高尔基复合体和细胞外基底膜物质灶状沉积，此类肿瘤占绝大部分。有的呈现神经样分化特点，如复杂的细胞质延伸和神经样突起、微管、神经轴突样结构以及致密核心的神经内分泌颗粒等。还有小部分为无特异性分化特点的间叶细胞。

3. 免疫组织化学特征　作为酪氨酸激酶的跨膜型受体，CD117 存在于造血干细胞、肥大细胞、黑色素细胞、Cajal 细胞（interstitial cells of cajal，ICC 是分布在消化道，自主神经末梢与平滑肌细胞之间一类特殊细胞，目前认为 ICC 是胃肠道运动的起搏细胞），被认为是诊断 GIST 的主要标记物之一，几乎所有的 GIST 均阳性表达 CD117，CD117 阴性需要进行 kit 和 PDGFRα（血小板源生长因子）基因突变的检测。另一主要标记物 CD34 是骨髓造血干细胞抗原，功能不明，但特异性较 CD117 差，恶性 GIST 患者 CD34 表达率略低于良性 GIST。故 CD34 常与 CD117 联合使用。另 SMA（α－平滑肌肌动蛋白）、结蛋白、S100 和 NSE（神经元特异性烯醇化酶）、神经巢蛋白、波形蛋白等在 GIST 中均有较高阳性率，其中 S－100 和 NSE 有助于神经源性肿瘤的辅助鉴别，SMA 和结蛋白有助于肌源性肿瘤的辅助鉴别，波形蛋白可用于肿瘤良恶性程度的判断。随着免疫组化和电镜技术的发展，可将 GIST 分为 4 种类型：①向平滑肌方向分化；②向神经方向分化；③向平滑肌和神经双向分化；④缺乏分化特征。

四、临床表现

GIST 可发生于消化道自食管至直肠的任何部位，胃 GIST 最多见（60%～70%），其次为小肠（20%～30%），较少见于结肠、食管及直肠，偶可见于网膜、肠系膜和腹膜。

GIST 的临床表现与肿瘤大小、部位、生长方式有关。一般症状隐匿，多在体检或腹腔手术中被发现。常见的临床表现为消化道出血、腹痛和腹部肿块。

（一）消化道出血

由于肿瘤表面黏膜缺血和溃疡形成，血管破裂所致；其次为肿瘤中心坏死或囊性变向胃或肠腔内破溃的结果。肿瘤多生长在腔内，临床为间歇性出血，出血量不等，可有导致出血性休克者。

（二）腹痛

出现不同部位的腹痛，为胀痛、隐痛或钝痛性质。由于肿瘤向腔内生长形成溃疡，或腔向外生长并向周围组织浸润，可引起穿孔或破溃而形成急腹症的临床表现，如急性腹膜炎、肠梗阻等，这些并发症的出现往往可为本病的首发症状。

（三）腹部肿块

以肿瘤向腔外生长多见。

（四）发生于不同部位的相应临床表现

原发于食管约半数无症状，主要表现有不同程度的胸骨后钝痛，压迫感和间歇性吞咽困难，而吞咽困难的程度与瘤体大小无明显关系。少数可有恶心、呕吐、呃逆和瘤体表面黏膜糜烂、坏死，形成溃疡出血。

胃 GIST 以消化道出血最为常见，表现为黑粪、呕血。其次为疼痛，腹部包块、消瘦、乏力、恶心、呕吐等，腹痛性质与消化性溃荡相似，如肿瘤位于胃窦、幽门部可出现梗阻症状，不少患者无症状。

小肠 GIST 多数为恶性肿瘤，向腔外生长，无症状者多见。以消化道出血为主要症状，表现为呕血、便血或仅隐血试验阳性，尤其是十二指肠肿瘤易形成溃疡，可发生大出血。也可因肿瘤膨胀性生长或肠套叠导致小肠梗阻。少数患者因肿瘤中心坏死，可引起肠穿孔。

结肠、直肠和肛门 GIST 腹痛、腹部包块为主要症状，可有出血、消瘦、便秘等。直肠和肛门处，以排便习惯改变、扪及包块为主要表现，出血也常见。个别直肠 GIST 患者可见尿频、尿少。

胃肠道外 GIST 多因肿瘤发生于网膜、肠系膜或腹膜，主要表现为腹部肿块，可有消瘦、乏力、腹胀等不适。

（五）其他

可伴有食欲缺乏、发热和体重减轻。有报道称个别病例以肿瘤自发性破裂合并弥漫性腹膜炎为首发表现。

五、辅助检查

（一）内镜检查

随着消化内镜的普及，内镜检查已成为发现和诊断 GIST 的主要方法，特别是对于腔内生长型 GIST。内镜下可见胃肠壁黏膜下肿块呈球形或半球形隆起，边界清晰，表面光滑，表面黏膜色泽正常，可有顶部中心呈溃疡样凹陷，覆白苔及血痂，触之易出血，基底宽，部分可形成桥形皱襞。用活检钳推碰提示肿块质硬，可见肿块在黏膜下移动。肿块表面有正常黏膜覆盖时，普通活检常难以获得肿瘤组织，此时需借助穿刺活检。对于肿块表面顶部中心有溃疡样凹陷的肿瘤，在溃疡边缘取活检则 GIST 检出的阳性率高。

对于小肠 GIST，目前主要可运用推进式小肠镜、双气囊小肠镜、胶囊内镜作出诊断，超声内镜（EUS）可较准确地判断其性质，并可鉴别黏膜下病变，肠外压迫，血管病变及实质肿瘤。GIST 镜下表现为胃肠壁固有肌层的低回声团块，肌层完整。直径 >4cm 的肿瘤，边界不规则，肿瘤内部囊性间隙，引流区见淋巴结肿大等则是恶性和交界性 GIST 的特点；而良性 GIST 的特点为直径 <3cm、边界规则、回声均匀。EUS 对 GIST 敏感，可检测出直径 <2cm 的肿瘤。由于 GIST 为黏膜下肿块，内镜下活检取材不易取到。目前除了通过手术获得标本以外，还可通过超声内镜指导下的细针抽吸活检（EUS–FNA）取得足够的标本，诊断准确。

（二）钡剂或钡灌肠双重造影

内生长表现为球形或卵圆形、轮廓光滑的局限性充盈缺损，周围黏膜正常，如肿瘤表面有溃疡，可见龛影；向腔外生长的 GIST 表现为外压性病变或肿瘤的顶端可见溃疡并有窦道与肿瘤相通。胃间质瘤表现为局部黏膜皱襞变平或消失，小肠间质瘤有不同程度的肠黏膜局限性消失、破坏，仅累及一侧肠壁，并沿肠腔长轴发展，造成肠腔偏侧性狭窄。

（三）CT 和 MRI 检查

影像学技术可发现无症状 GIST，但通常用于对肿瘤的定位、特征、分期和术后监测。无论是原发性还是转移性肿瘤，CT 在检测和描述肿瘤方面较传统的 X 线和钡剂检测更有用。影像学技术通常能在鉴别肿瘤是来自淋巴的间叶细胞组织还是来自胃肠道上皮间叶细胞组织方面提供有价值的信息，但不能用于判断肿瘤的恶性程度。随着针对 GIST 靶向药物治疗的进展，CT 和 MRI 越来越多地用于观察肿瘤对药物的反应和是否复发。PET 也被引进用于检测肿瘤早期肉眼未见改变时的功能性改变。

CT 可直接观察肿瘤的大小、形态、密度、内部结构、边界，对邻近脏器的侵犯也能清楚显示，同时还可以观察其他部位的转移灶。CT 检查可以弥补胃肠造影及内镜对部分小肠肿瘤及向腔外生长的肿瘤诊断的不确定性，无论良恶性均表现为黏膜下、浆膜下或腔内的境界清楚的团块。良性或低度恶性 GIST 主要表现为压迫和推移，偶见钙化，增强扫描为均匀中度或明显强化；恶性或高度恶性 GIST 可表现为浸润和远处转移，可见坏死、囊变形成的多灶性低密度区，与管腔相通后可出现碘水和（或）气体充填影，增强扫描常表现为肿瘤周边实体部分强化明显。肝脏是恶性 GIST 最常见的远处转移部位，肿瘤较少转移至区域淋巴结、骨和肺。

MRI 检查中，GIST 信号表现复杂，良性实体瘤 T_1 加权像的信号与肌肉相似，T_2 加权像呈均匀等信号或稍高信号，这与周围组织分界清晰。恶性者，无论 T_1WI 或 T_2WI 信号表现均不一致，这主要是因瘤体内坏死、囊变和出血。近年来开展的小肠 CT 检查对于 GIST 的诊断具有一定的价值。

PET 检测是运用一种近似葡萄糖的造影剂 PDF，可观测到肿瘤的功能活动，从而可分辨良性肿瘤还是恶性肿瘤；活动性肿瘤组织还是坏死组织；复发肿瘤还是瘢痕组织。其对小肠肿瘤的敏感性较高，多用于观测药物治疗的效果。PET 可提高对治疗反应的判断率，并为这种新药的临床随访和治疗措施提供了依据。

（四）超声

腹部超声可描述出原发和转移肿瘤的内部特征，通常显示与胃肠道紧密相连的均匀低回声团块。在大型肿块中不同程度的不均匀密度可能预示着肿块的坏死、囊状改变和出血。良性间质瘤超声表现为黏膜下、肌壁间或浆膜下低回声肿物，多呈球形，也可呈分叶状不规则形，黏膜面、浆膜面较光滑，伴有不同程度的向腔内或壁外突起。但由于 GIST 肿瘤往往较大，超声视野中不能观其全貌，无法获知肿瘤与周围组织的关系。

（五）选择性血管造影

多数 GIST 具有较丰富的血管，因此，GIST 的血管造影主要表现为血管异常区小血管增粗、纡曲、紊乱，毛细血管相呈结节状、圆形血管团、血管纤细较均匀，中心可见造影剂外溢的出血灶，周围为充盈缺损。瘤内造影剂池明显者常提示恶性。采用肠系膜上动脉造影有助于确定出血部位和早期诊断，故对原因不明消化道出血的患者，X 线钡剂和内镜检查均为阴性者，是腹腔血管造影的适应证。

（六）免疫组织化学检测

绝大多数 GIST 显示弥漫强表达 CD117，CD117 阳性率为 85% ~ 100%，因此，GIST 最终仍有赖于 CD117 染色的确诊。GIST 的 CD117 阳性特点是普遍的高表达，一般为胞质染色为主，可显示斑点样的"高尔基体"形式，上皮型 GIST 有膜染色，其他许多 GIST 则有核旁染色，梭形细胞肿瘤则胞质全染色。但是，不是所有的 GIST 均 CD117 阳性，而 CD117 阳性的肿瘤并非都是 GIST。目前多用 CD117 与 GIST 的另一种抗原 CD34 联合检测。CD34 在 GIST 中的阳性率为 60% ~ 70%，平滑肌瘤和神经鞘瘤不表达 CD34。

六、诊断

1. 症状 一般症状隐匿，多在体检或腹腔手术中被发现。最常见的症状是腹部隐痛不适，浸润到消化道内表现为溃疡或出血。其他症状有：食欲和体重下降、肠梗阻等。

2. 辅助检查 内镜检查是目前发现和诊断 GIST 的主要方法，肿瘤位于黏膜下、肌壁间或浆膜下，内镜下活检如取材表浅，则难以确诊，超声内镜指导下的肿块细针穿刺不失为一种术前提高确诊率的手段，但穿刺的技术水平、组织的多少均影响病理检查结果，同时也存在肿瘤播散的问题。光镜下细胞形态多样，以梭形细胞多见，异型性可大可小。可分为梭形细胞为主型、上皮样细胞为主型以及混合细胞型。电镜下超微结构与 ICC 相似。免疫组化对 GIST 诊断具有重要作用，免疫组化阳性率 CD117 (85% ~ 100%)、CD34 (50% ~ 80%)、Vim (100%)、S-100 (-/灶性 +)。免疫组化 CD117 的意义为大部分 GIST 的 CD117 阳性。但是，不是所有的 GIST 均 CD117 阳性，而 CD117 阳性的肿瘤并非都是 GIST；CD117 阳性的肿瘤适合用酪氨酸激酶抑制药甲磺酸伊马替尼治疗。无论如何，GIST 的确诊仍需组织学与免疫组化检测。

3. 良、恶性判断 主要依据病理学标准：肿瘤的大小、核分裂象数目、肿瘤细胞密集程度、有无邻近器官的侵犯及远处转移、有无出血坏死或黏膜侵犯等。现认为：没有 GIST 是真正良性的，"良性的"和"恶性的"分类应该被描述为"低度恶性"和"高度恶性"更加确切。DNA 复制量的变化是新的基因参数，它也可能提示 GIST 的预后。

GIST 的恶性程度在许多情况下很难评估，目前国际上缺乏共识，众多指标中较经典的是肿瘤大小和有丝分裂指数（MI）。根据这两个指标可将 GIST 恶性度分为四级。①良性：肿瘤直径 <2cm，MI <5/50 高倍镜视野（HPF）；②低度恶性：肿瘤直径 >2 ~ 5cm，MI <5/50HPF；③中度恶性：肿瘤直径 <5cm，MI 6 ~ 10/50HPF 或者肿瘤直径 5 ~ 10cm. MI <5/50HPF；④高度恶性：肿瘤直径 >5cm，MI >5/50HPF。

Jewi 等将 GIST 的恶性指标分为肯定恶性和潜在恶性，进而将 GIST 分为良性、潜在恶性和恶性。肯定恶性指标：①远处转移（需组织学证实）；②浸润邻近器官（大肠肿瘤侵犯肠壁肌层）。潜在恶性指标：①胃间质瘤 >5.5cm，肠间质瘤 >4cm；②胃间质瘤核分裂象 >5/50HPF，肠间质瘤见核分裂象；③肿瘤坏死明显；④核异型大；⑤细胞密度大；⑥镜下可见黏膜固有层或血管浸润；⑦上皮样间质瘤中出现腺泡状结构或细胞球结构。良性为无恶性指标，潜在恶性为仅具备一项潜在恶性指标，恶性为具备一项肯定恶性指标或 2 项以上潜在恶性指标。

Saul suster 提出 GIST 形态学恶性指标：①肿瘤 >5cm 浸润邻近器官；②瘤体内出现坏死；③核浆比增高；④核分裂象 >1/10HPF；⑤肿瘤浸润被覆盖的黏膜。具有两项以上者为恶性，具有一项者为潜在恶性。

估计 GIST 的复发和转移的危险性高低来代替良恶性，肿瘤 >5cm，核分裂象 >2/10HPF，表明有复发和转移的高危险性；而肿瘤 <5cm，核分裂象 <2/10HPF，表明其复发和

转移的低危险性；大多数致命的 GIST 常常显示核分裂象 >5/10HPF。总的来说，恶性 GIST 表现为肿瘤大、分裂象易见、细胞密度高、侵犯黏膜及邻近组织和结构、肿瘤内坏死、局部复发和远处转移等。GIST 的预后好坏与肿瘤的大小、有丝分裂指数和完全切除率直接相关。

七、鉴别诊断

1. 平滑肌瘤与平滑肌肉瘤 平滑肌肿瘤又分普通型平滑肌瘤、上皮样型、多形性、血管型、黏液型及伴破骨样巨细胞型等多亚型。平滑肌瘤多见于食管、贲门、胃、小肠，结直肠少见。过去诊断为平滑肌肿瘤的，实质上大多数是 GIST。平滑肌瘤组织学形态：瘤细胞稀疏，呈长梭形，胞质明显嗜酸性。平滑肌肉瘤肿瘤细胞形态变化很大，从类似平滑肌细胞的高分化肉瘤到多形性恶性纤维组织细胞瘤的多种形态均可见到。平滑肌瘤及平滑肌肉瘤免疫组化绝大多数都为 CD117、CD34 阴性，SMA、actin、MSA 强阳性，表现为胞质阳性。Desmin 部分阳性。

2. 神经鞘瘤、神经纤维瘤、恶性周围神经鞘瘤 消化道神经源性肿瘤极少见。神经鞘瘤镜下见瘤细胞呈梭形或上皮样，瘤细胞排列成栅栏状，核常有轻度异型，瘤组织内可见一些淋巴细胞、肥大细胞和吞噬脂质细胞，较多的淋巴细胞浸润肿瘤边缘，有时伴生发中心形成。免疫组化 S-100 蛋白、Leu-7 弥漫强阳性，而 CD117、CD34、desmin、SMA 及 actin 均为阴性。

3. 胃肠道自主神经瘤（gastrointestinal autonomic nerve tumor，GANT） 少见。瘤细胞为梭形或上皮样，免疫表型 CD117、CD34、SMA、desmin 和 S-100 均为阴性。

4. 腹腔内纤维瘤病 IAF 该瘤通常发生在肠系膜和腹膜后，偶尔可以从肠壁发生。虽可表现为局部侵袭性，但不发生转移。瘤细胞形态较单一梭形束状排列，不见出血、坏死和黏液样变。免疫表型尽管 CD117 可为阳性，但表现为胞浆阳性、膜阴性。CD34 为阴性。

5. 立性纤维瘤 SFT 起源于表达 CD34 抗原的树突状间质细胞肿瘤，间质细胞具有成纤维/肌纤维母细胞性分化。肿瘤由梭形细胞和不等量的胶原纤维组成，细胞异型不明显。可以有黏液变。很少有出血、坏死、钙化。尽管 CD34、BCl-2 阳性，但 CD117 为阴性或灶状阳性。

6. 其他 与良性肿瘤、胃肠道癌、淋巴瘤、异位胰腺和消化道外肿瘤压迫管腔相鉴别。

总之，在诊断与鉴别诊断时，应重点观察瘤细胞的形态及丰富程度、胞质的染色和细胞的排列方式等方面，特别是当细胞团巢形成时，应首先考虑 GIST，并使用免疫组化试剂证明。CD117、CD34 联合使用效果好。

八、治疗

处理原则：争取手术彻底切除，或姑息切除原发灶。复发转移不能切除采取甲磺酸伊马替尼（imatinib mesylate，glivec，格列卫）治疗，放化疗几乎无效。

（一）手术治疗

目前，手术切除仍是 GIST 的首选治疗方法。过去的放化疗方案对 GIST 肿瘤无效果。对肿块体积较小的倾向为良性的 GIST，可考虑行内镜下或腹腔镜下切除，但须考虑到所有 GIST 均具有恶性潜能，切除不充分有复发和转移的危险。

首次完整彻底地切除肿瘤是提高疗效的关键。GIST 的手术切除方案中整体切除比部分切除的治疗效果好，5 年存活率高。De Matte 等报道 200 例 GIST，完全切除的 80 例中，5 年生存率为 54%，中位生存期 66 个月，而不完全切除者术后中位生存期仅 22 个月。因 GIST 极少有淋巴结转移，故手术一般不进行淋巴结的清扫。对倾向为良性的 GIST，通常的手术切缘距肿瘤边缘 2cm 已足够；但对倾向为高度恶性的 GIST，应行根治性切除术，为避免术中肿瘤破裂和术中播散，应强调术中无瘤操作的重要性。

（二）药物治疗

完整彻底地切除肿瘤并不能彻底治愈倾向为高度恶性的 GIST，因为其复发和转移相当常见。GIST 对常规放、化疗不敏感。近年来甲磺酸伊马替尼，已成为治疗不可切除或转移的 GIST 患者最佳选择。格列卫是一种小分子复合物，具水溶性，可用于口服，口服后吸收迅速，生物利用度高，血液中半衰期 13~16h，每日口服 1 次。格列卫可作为酪氨酸激酶的选择性抑制药，能明显抑制 c–kit 酪氨酸激酶的活性，阻断 c–kit 向下信号传导，从而抑制 GIST 细胞增生和促进细胞凋亡和（或）细胞死亡。有报道治疗 147 例进展期 GIST，有效率 53.7%，疾病稳定占 27.9%。2003 年 5 月 ASCO 会议报道，格列卫现在不仅用于治疗晚期 GIST，而且还用于 GIST 的术前和术后辅助治疗。2002 年 2 月美国 FDA 批准可用于治疗非手术和（或）转移的 C–kit 突变阳性的 GIST，其最佳剂量为 400~800mg/d。尽管它能够有效地治疗 GIST，但仍有部分患者对其耐药或者部分患者不能耐受该药的不良反应（包括水肿、体液潴留、恶心、呕吐、腹泻、肌痛、皮疹、骨髓抑制、肝功能异常等），很少有转移性的晚期患者获得完全缓解。而且，部分患者对该药会在服药 6 个月内发生原发性耐药或 6 个月后继发性耐药。

对格列卫产生原发性耐药或继发性耐药的 GIST 患者，可采用二线小分子多靶点作用药物靶向治疗，如舒尼替尼（Sunitinib）、尼罗替尼（Nilotinib）、索拉非尼（Sorafenib）、达沙替尼（Dasatinib）等。

九、预后

GIST 生物学行为难以预测。现已知的与预后有关的因素有：①年龄及性别：年轻患者预后差，男性 GIST 患者预后差；②部位：食管 GIST 预后最好，其次是胃 GIST、肠道 GIST、网膜 GIST、肠系膜 GIST 预后最差；③肿瘤大小与核分裂象：肿瘤越大，核分裂象越多，预后越差；④基因突变：有 c–kit 基因突变的 GIST 比无突变者预后差；⑤免疫组化表达：波形蛋白阳性表达的 GIST 预后较差，血管内皮生长因子、增殖标记 PCNA、IG–67 表达率高者预后差；⑥恶性度：低度恶性的 GIST 有 50% 复发，60% 转移，高度恶性 GIST 有 83% 复发，全部发生转移；⑦DNA 含量与核异型性密切相关并与预后相关：MF 在 1~5 个/10HP 的 5 年生存率在非整倍体 DNA 者为 40%，二倍体 DNA 者达 88%；MF >5 个/10HP 时 5 年生存率在非整倍体 DNA 者为 17%，二倍体 DNA 者达 33%。

（宋菲菲）

第十一节　胃息肉

胃息肉属临床常见病，目前随着高分辨率内镜设备的普及应用，微小胃息肉的检出率已有明显增加。国外资料显示胃息肉的发病率较结肠息肉低，占所有胃良性病变的5%~10%。

根据胃息肉的组织学可分为肿瘤性及非肿瘤性，前者即胃腺瘤性息肉，后者包括增生性息肉、炎性息肉、错构瘤性息肉、异位性息肉等。

1. 腺瘤性息肉　即胃腺瘤，是指发生于胃黏膜上皮细胞，大都由增生的胃黏液腺所组成的良性肿瘤，一般均起始于胃腺体小凹部。腺瘤一词在欧美指代上皮内肿瘤增生成为一个外观独立且突出生长的病变，而在日本则包括所有的肉眼类型，即扁平和凹陷的病变亦可称之为腺瘤。腺瘤性息肉约占全部胃息肉的10%，多见于40岁以上男性患者，好发于胃窦或胃体中下部的肠上皮化生区域。病理学可分为管状腺瘤（最常见）、管状绒毛状和绒毛状腺瘤。可根据病变的细胞及结构异型性将其病理学分为低级别上皮内瘤变与高级别上皮内瘤变。80%以上的高级别上皮内瘤变可进展为浸润性癌。

内镜下观察，胃腺瘤多呈广基隆起样，亦可为有蒂、平坦甚至凹陷型。胃管状腺瘤常单发，直径通常<1cm，80%的病灶<2cm。表面多光滑；胃绒毛状腺瘤直径较大，多为广基，典型者直径2~4cm，头端常充血、分叶，并伴有糜烂及浅溃疡等改变。胃绒毛状腺瘤的恶变率较管状腺瘤为高。管状绒毛状腺瘤大多系管状腺瘤生长演进而来，有蒂或亚蒂多见，无蒂较少见，瘤体表面光滑，有许多较绒毛粗大的乳头状突起，可有纵沟呈分叶状，组织学上呈管状腺瘤基础，混有绒毛状腺瘤成分，一般超过息肉成分的20%，但不到80%，直径大都在2cm以上，可发生恶变。

2. 增生性息肉　较常见，以胃窦部及胃体下部居多，好发于慢性萎缩性胃炎及Billroth Ⅱ式术后的残胃背景。组织学上由幽门腺及腺窝上皮的增生而来，由于富含黏液分泌细胞，表面可覆盖黏液条纹及白苔样黏液而酷似糜烂。多为单发且较小（<1cm），小者多为广基或半球状，表面多明显发红而光滑；大者可为亚蒂或有蒂，头端可见充血、糜烂等改变。有时可为半球形簇状。增生性息肉不是癌前病变，但发生此类病变的胃黏膜常伴有萎缩、肠上皮化生及上皮内瘤变等，且部分增生性息肉患者可在胃内其他部位同时发生胃癌，应予以重视。通常认为增生性息肉癌变率较低，但若息肉直径超过2cm应行内镜下完整切除。

3. 炎性息肉　胃黏膜炎症可呈结节状改变，凸出胃腔表面而呈现息肉状外观。病理学表现为肉芽组织，而未见腺体成分。胃炎性纤维性息肉是少见的胃息肉类型，好发于胃窦，隆起病灶的顶部缺乏上皮黏膜，其本质为伴有明显炎性细胞浸润的纤维组织增生。炎性息肉因不含腺体成分，无癌变风险，临床随诊观察为主。

4. 错构瘤性息肉　临床中错构瘤性息肉可单独存在，也可与黏膜皮肤色素沉着和胃肠道息肉病（Peutz-Jeghers综合征、Cowden病）共同存在。单独存在的胃错构瘤性息肉局限于胃底腺区域，无蒂，直径通常小于5mm。在Peutz-Jeghers综合征中，息肉较大，而且可带蒂或呈分叶状。组织学上，错构瘤性息肉表现为正常成熟的黏膜成分呈不规则生长，黏液细胞增生，腺窝呈囊性扩张，平滑肌纤维束从黏膜肌层向表层呈放射状分割正常胃腺体。

5. 异位性息肉　主要为异位胰腺及异位Brunner腺。异位胰腺常见于胃窦大弯侧，亦可见于胃体大弯。多为单发，内镜下表现为一孤立的结节，中央时可见凹陷。组织学上胰腺组织最常见于黏膜下层，深挖活检不易取得阳性结果；有时也可出现在黏膜层或固有肌层。如被平滑肌包围时即成为腺肌瘤。Brunner 腺瘤多见于十二指肠球部，亦可见于胃窦，其本质为混合了腺泡、导管、纤维肌束和 Paneth 细胞的增生 Brunner 腺。

（吴广迎）

第十二节　胃肠道息肉病

一、分类

胃肠道息肉病是指胃肠道某一部分或大范围的多发性息肉，常多见于结肠。可见于胃的息肉病主要有以下几种。

1. 胃底腺息肉病（fundic gland polyposis，FGP）　较多见，典型者见于接受激素避孕疗法或家族性腺瘤性息肉病（FAP）的患者，非 FAP 患者亦可发生但数量较少，多见于中年女性，与 Hp 感染无关。病变由泌酸性黏膜的深层上皮局限性增生形成。内镜下观察，息肉散在发生于胃底腺区域大弯侧，为 3～5mm，呈亚蒂或广基样，色泽与周围黏膜一致。零星存在的胃底腺息肉没有恶变潜能。需注意在那些 FAP 已经弱化的患者，其胃底腺息肉可发展为上皮内瘤变和胃癌。

2. 家族性腺瘤性息肉病（familial adenomatous polyposis. FAP）　为遗传性疾病，大多于青年期即发生，息肉多见于结直肠，55% 的患者可见胃 - 十二指肠息肉。90% 的胃息肉发生于胃底，为 2～8mm，组织学上绝大多数均为错构瘤性，少数为腺瘤性，后者癌变率较高。

3. 黑斑息肉病（peutz - jeghers 综合征，PJS）　为遗传性消化道多发息肉伴皮肤黏膜沉着病。息肉多见于小肠及直肠，亦可见于胃，为错构瘤性，多有蒂。癌变率低。

4. cronkhite - canada 综合征（CCS）　为弥漫性消化道息肉病伴皮肤色素沉着、指甲萎缩、脱毛、蛋白丢失性肠病及严重体质症状。胃内密集多发直径 0.5～1.5cm 的山田Ⅰ型、Ⅱ型无蒂息肉，少数可恶变。激素及营养支持疗法对部分病例有效，但总体临床预后差，多死于恶病质及继发感染。

5. 幼年性息肉病（juvenile polyposis，JPS）　为常染色体显性遗传病，多见于儿童，息肉病可见于全消化道，多有蒂，直径 0.5～5cm，表面糜烂或浅溃疡，切面呈囊状。镜下特征性表现为囊性扩张的腺体衬有高柱状上皮，黏膜固有层增生伴多种炎性细胞浸润，上皮细胞多发育良好。本病可合并多种先天畸形。

6. Cowden 病　为全身多脏器的化生性与错构瘤性病变，部分为常染色体显性遗传，全身表现多样、性质各异。诊断主要依靠：全消化道息肉病、皮肤表面丘疹或口腔黏膜乳头状瘤、肢端角化症或掌角化症确立。

二、临床表现

胃息肉可发生于任何年龄，患者大多无明显临床症状，或可表现为上腹饱胀、疼痛、恶心、呕吐、胃灼热等上消化道非特异性症状。疼痛多位于上腹部，为钝痛，一般无规律性。较大的息肉表面常伴有糜烂或溃疡，可引起呕血、黑粪及慢性失血性贫血。贲门附近的息肉体积较大时偶尔可产生吞咽困难，而幽门周围较大的息肉可一过性阻塞胃流出道引起幽门梗阻症状。很少见的情况是若胃幽门区长蒂息肉脱入十二指肠后发生充血水肿而不能自行复位时，则可能产生胃壁绞窄甚至穿孔。体格检查通常无阳性发现。

三、诊断与鉴别诊断

胃息肉较难通过常规问诊及体格检查所诊断。粪便隐血试验在 1/5～1/4 的患者可呈阳性结果。上消化道钡剂造影对直径 1cm 以上的息肉诊断阳性率较高，由于该项检查对操作水平要求较高，时可因钡剂涂布不佳、体位及时机不当、未服祛泡剂导致气泡过多等原因导致漏诊误诊。内镜与活组织病理学检查相结合是确诊胃息肉最常用的诊断方法。

胃镜直视下可清晰观察息肉的部位、数量、形态、大小、是否带蒂、表面形态及分叶情况、背景黏膜改变等特征。胃镜检查中使用活检钳试探病灶，可感知病变的质地。观察中需注意冲洗去附着的黏液、泡沫等，适当注气，充分暴露病变。判断息肉是否带蒂时，宜更换观察角度、内镜注气舒展胃壁，反复确认。胃镜下可对息肉的形态进行分类，其中最常用的描述性术语是参照结肠息肉，根据是否带蒂分为广基（无蒂）、亚蒂和带蒂 3 类。山田将胃息肉分为 4 型，其中Ⅱ型和Ⅲ型介于广基与带蒂之间，见表 7-4。

中村结合了形态与组织学改变，将胃息肉分为 3 型，见表 7-5。

表 7-4　胃息肉内镜下形态的山田分型

Ⅰ型：息肉的基底部平滑，与周围黏膜无明确分界（即广基息肉）
Ⅱ型：息肉的隆起与基底部呈直角，分界明显
Ⅲ型：息肉的基底部较顶部略小，与周围黏膜分界明显，形成亚蒂
Ⅳ型：息肉的基底部明显小于底部，形成明显的蒂部（即带蒂息肉）

表 7-5　胃息肉的中村分型

Ⅰ型：最多见，直径一般小于 2cm，多有蒂，亦可无蒂，胃窦多见。表面光滑或呈细颗粒状、乳头状或绒毛状。色泽与周围黏膜相同或呈暗红。此型多为腺瘤性息肉
Ⅱ型：多见于胃窦体交界处。息肉顶部常呈发红，并有凹陷，由反复的黏膜缺损-修复而形成。合并早期胃癌的几率较高
Ⅲ型：呈盘状隆起，形态类似 0-Ⅱa 型浅表胃肠肿瘤

由于胃息肉大多为良性，各类息肉的形态学特征又相互重叠，限制了以上分类方法的临床应用价值。

2002 年巴黎食管、胃、结肠浅表肿瘤分型将日本胃癌学会提出的早期胃癌内镜下形态分型扩展到全消化道的上皮性肿瘤，具备上皮内瘤变的癌前病变同样适用该分型。因此，对于病理学伴有上皮内瘤变的胃息肉，按此可分为 0-Ⅰ型、0-Ⅱa 型、0-Ⅱa+Ⅱc 型、0-Ⅰ+Ⅱa 型等各种类型。

内镜观察后应常规对病灶行组织病理学检查。活检取材部位应选择息肉头端高低不平、色泽改变、糜烂处。若存在溃疡，宜取溃疡边缘。需取得足够组织量以便病理制片，并充分考虑到取材偏倚及病灶内异型腺体不均匀分布。约半数息肉中，活检标本与整体切除标本的组织病理学不一致，故内镜完整切除有助于最终明确诊断。鉴于未经活检而直接切除的息肉可存在癌变风险，切除后可用钛夹标记创面，并密切随访病理结果及切端情况。

胃息肉的其他诊断方法包括变焦扩大内镜、超声内镜及胃增强 CT。变焦扩大内镜可将常规内镜图像放大 200 倍，可清晰观察腺管开口及黏膜细微血管形态。胃病变的变焦扩大内镜分型有多种，其与病理学的相关性不如结肠黏膜凹窝分型。超声内镜在鉴别病变的组织学起源方面具有重要作用，应用 30MHz 的超声微探头可清晰显示胃壁 9 层不同的层次结构。从超声图像判断，胃上皮性息肉病变通常局限于上皮层与黏膜层，固有肌层总是完整连续。增强 CT 检查可发现较大的胃息肉，一定程度上可与胃壁内肿块、腔外压迫及恶性肿瘤相鉴别。

胃息肉的鉴别诊断主要包括：①与黏膜下肿瘤相鉴别。内镜下观察到广基、境界不甚清晰的隆起灶时，需注意同黏膜下肿瘤相鉴别。表 7-6 列出了一些内镜下胃息肉与黏膜下肿瘤的鉴别要点。桥形皱襞（bridging folds），意指胃黏膜皱襞在胃壁肿瘤顶部与周围正常组织之间的牵引改变，呈放射状，走向肿瘤时变细，是黏膜下肿瘤的典型特征。当鉴别存在困难时，宜行超声内镜检查。此外，可试行活组织检查，黏膜下肿瘤几乎不可能被常规活检取得，而仅表现为一些非特异性改变，如黏膜炎症等。少数情况下，需要同胃腔外压迫相鉴别。②与恶性肿瘤相鉴别。0-Ⅱ型、0-Ⅱa 型早期胃癌可表现为息肉样、扁平隆起型改变，但肠型隆起型早期胃癌通常 >1cm，表面多见凹凸不平、不规则小结节样，糜烂、出血或不规则微血管走行常见，活检钳触碰或内镜注气过程中易出血。弥漫型胃癌极少呈现为 0-Ⅰ型和 0-Ⅱa 型。若内镜下观察到病灶周围的蚕食像及皱襞杵状膨大等改变，应高度疑及早期胃癌。全面、准确的活检病理是最佳鉴别方法。胃类癌多为 1cm 左右扁平隆起，一般不超过 2cm，可多发，周围缓坡样隆起，中央时可见凹陷伴有发红的薄白苔，深取活检可获阳性结果。③与疣状胃炎相鉴别。疣状胃炎又称隆起糜烂型胃炎，是临床常见病，多发于胃窦及窦体交界，呈中央脐样凹陷的扁平隆起灶，胃窦黏膜背景可见有增生肥厚呈凹凸结节、萎缩、血管透见、壁内出血等炎症改变。较大的疣状灶需要通过活检鉴别。

表 7-6 内镜下胃息肉与黏膜下肿瘤的鉴别要点

	胃息肉	胃黏膜下肿瘤
形态	丘状、半球形、带蒂指状	丘状、半球形、球形。几乎不可能为长蒂、指状。
高度	常较高	一般较低
大小	常较小	常较大
表面	平滑或粗糙	平滑
基底	有蒂或无蒂，境界通常较清	宽广，皱襞缓坡样，境界不甚清
桥形皱襞	有时可见	常见而典型

四、治疗与预后

采取良好的生活方式、积极治疗原发疾病如慢性萎缩、化生性炎症有助于预防胃息肉的发生。散发的、<5mm 的胃底腺息肉通常认为是无害的。胃息肉大多均可通过内镜切除而痊愈。切除方法包括活检钳咬除、热活检钳摘除、热探头灼除、圈套后电外科切除、氩离子凝固术（APC）、激光及微波烧灼、尼龙圈套扎后圈套切除、黏膜切除术（EMR）、黏膜下剥离术（ESD）等多种。较小的息肉可选择前 3 种方法。圈套切除是较大息肉的最常用方法，并可与黏膜下注射、尼龙圈套扎等其他方法合用，切除后创面可用 APC 或热探头修整。

EMR 术适用于 <2cm 扁平隆起病灶的完整切除，更大的病变完整切除则需要行 ESD 术，术前需于病变底部行黏膜下注射以便抬举病灶，常用的注射液有 0.9% 氯化钠溶液、1：10 000肾上腺素、50% 葡萄糖、透明质酸钠、Glyceol（10% 甘油果糖与 5% 果糖的氯化钠溶液）等，上述溶液中常加入色素以便于观察注射效果。有多种操作器械可进行 EMR 和 ESD，具体使用因不同操作者喜好而定。需要强调的是若病变疑及胃癌，则需一次性完整切除，较大的病变应展平后固定于软木板上，浸于 10% 甲醛溶液中送病理行规范取材、连续切片，尤其是应注意所有切片的切缘情况。若病理学提示病变伴有癌变，则按胃癌根治标准处理。

内镜治疗后应规范服用胃酸抑制药及胃黏膜保护药，并定期随诊。内镜治疗主要并发症为出血、术后病变残余及穿孔。通常切除术后的黏膜缺损能很快愈合，出血通常为暂时性。创面过深、不慎切除肌层、电凝电流过大、时间过长可导致急慢性穿透性损伤而致穿孔。预防性应用尼龙圈及钛夹可减少穿孔风险。切除后当即发生的急性穿孔可试行钛夹夹闭、非手术治疗及密切观察，延迟发生的穿孔几乎均需外科手术治疗。

以下情况可行外科手术：内镜下高度疑及恶性肿瘤；内镜下无法安全、彻底地切除病变；息肉数量过多，恶变风险较高且无法逆转者；创面出血不止，内科治疗无效者；创面穿孔者。外科术式可选择单纯胃部分切除术、胃大部切除术、胃癌根治术、腹腔镜下胃切除术等。

（吴广迎）

第十三节　胃平滑肌瘤

胃平滑肌瘤在过去的大部分时间内均被认为是最常见的胃间叶性肿瘤。随着胃肠间质瘤（GISTs）的发现，绝大多数既往诊断的胃平滑肌瘤均被归入 GISTs 的范畴。尽管如此，胃平滑肌瘤仍是一类确实存在的疾病，但由于经病理证实的例数不多而缺乏人口统计学、临床特点或大体特点方面有意义的大宗资料。

组织病理学方面，胃平滑肌瘤由少量或中等量的温和梭形细胞构成，可能存在灶状的核异型性，核分裂象较少。细胞质嗜酸，呈纤维状及丛状。胃平滑肌瘤患者通常一般情况良好，无特殊不适主诉，或可因并存的上消化道其他疾病而产生相应的非特异性症状。

内镜下胃平滑肌瘤一般多为 2~3mm，大者可达 20mm，多见于胃底及胃体上部，大多为单发，少数可为多发。表面黏膜几乎总是非常光滑地隆起，呈半球形改变。体积较大、黏膜表面出现明显溃疡应疑及恶性 GISTs 或平滑肌肉瘤。内镜检查的重要点在于从多个方向观察肿瘤、注意毛细血管透见的程度、用靛胭脂染色观察黏膜表面以排除上皮来源病变、用活检钳试探肿物的软硬程度及有无活动性，并与胃壁外压迫相鉴别。

超声内镜因可用于明确肿瘤的组织学起源而占有重要地位。超声内镜下肿瘤来源于胃壁5 层结构中的第 4 层，呈现均匀的低回声团块，其余层次均完整连续。近年来开展的超声内镜引导下细针抽吸活检术（EUS - FNA）和切割针活检术（EUS - TCB）可提供细胞学和组织病理学诊断。肿瘤大小超过 1cm 时易被增强 CT 发现。增强 CT 或 MRI 可用于评价恶性平滑肌瘤（平滑肌肉瘤）的侵犯和转移情况。

胃平滑肌瘤的鉴别诊断主要包括：①与胃肠间质瘤（GISTs）及其他间叶性肿瘤相鉴

别。GISTs 是最常见的胃肠道间叶性肿瘤，其特征为免疫组化 KIT 酪氨酸激酶受体（干细胞因子受体）阳性（CD117 阳性），在 70% ~80% 的病例中可见 CD34 阳性。而平滑肌瘤仅有结蛋白（desmin）和平滑肌肌动蛋白（smooth muscle action）阳性，CD117 和 CD34 均阴性。其他间叶性肿瘤亦可表现为局限性的隆起病变，超声内镜检查可提供有价值的诊断线索，确诊依赖细胞学或组织病理学。②与平滑肌肉瘤相鉴别。平滑肌肉瘤多发于老年人，为典型的高度恶性肿瘤，其免疫组化指标同平滑肌瘤，但体积通常大于 2cm，镜下核分裂象 >10 个/10HPF，可伴周围组织侵犯、转移等恶性生物学特征。③与胃息肉相鉴别。表面光滑、外形半球状的胃息肉时可表现为形似黏膜下肿瘤，鉴别特征详见表 7-7。超声内镜是鉴别此两种疾病最准确的方法。④与胃腔外压迫相鉴别。胃腔外压迫多见于胃底，亦见于胃的其他部位。大多为脾压迫所致，此外胆囊、肝等亦可造成。鉴别要点见表 7-7。

表 7-7 内镜下胃腔外压迫与黏膜下肿瘤的鉴别

	胃腔外压迫	胃黏膜下肿瘤
隆起形态	坡度相当缓	缓坡
表面黏膜	正常，一般表面可见正常皱襞	平滑，有时可见充血、毛细血管扩张、增生改变
活检钳探试	实性，可动	实性，硬，有时可动
边界	不清	某种程度上可以辨认
桥形皱襞	一般无	常见

胃平滑肌瘤为良性肿瘤，恶变率低。对单发、瘤体直径 <2cm 者一般无需特殊治疗，临床观察随访大多病情稳定。或可行内镜下挖除治疗，但需注意出血或穿孔风险。对于多发、直径 >2cm、肿瘤表面溃疡出血或伴有消化道梗阻症状、细胞病理学疑有恶变者，应予手术切除。手术方式可根据具体情况而定，选择肿瘤局部切除术、胃楔形切除术、胃大部切除术等，术中宜行冷冻切片排除恶性肿瘤。近年来开展的腹腔镜下胃部分切除术，创伤较小，疗效不逊于传统开腹手术。

（陈洪颖）

第十四节 其他胃良性肿瘤

（一）胃黄斑瘤

较多见，通常认为是由于慢性黏膜炎症引起胃黏膜局灶性破坏，残留的含脂碎屑被巨噬细胞吞噬并聚集而成的泡沫细胞巢结构。内镜下表现为稍隆起的黄色病变，表面呈细微颗粒状变化，通常直径 <10mm。与高脂血症等疾病无特定关系，临床予观察随访。

（二）胃脂肪瘤

是比较少见的黏膜下肿瘤，胃脂肪瘤的发病率低于结肠。多数起源于黏膜下层，呈坡度较缓的隆起性病变，亦可为带蒂息肉样病变，蒂常较粗，头端可伴充血。有时略呈白色或黄色。活检钳触之软，有弹性，即 Cushion 征阳性。超声内镜下呈均质中等偏高回声，多数来源于胃壁 5 层结构的第 3 层。临床通常无需处理，预后良好。

（三）胃神经鞘瘤

多见于老年人，可能来源于神经外胚层的 Schwann 细胞和中胚层的神经内膜细胞，免疫组化标记为 S-100 阳性，结蛋白、肌动蛋白及 KIT 均阴性。组织学上，通常位于胃壁的黏膜肌层或黏膜下层。内镜下观察，肿瘤多发于胃体中部，亦见于胃窦和胃底部，胃小弯侧较大弯侧多见。大多单发，表现为向胃腔内隆起的类圆形黏膜下肿瘤，外形规则，少数以腔外生长为主。肿瘤生长缓慢，平均直径 3cm，有完整的包膜。CT 检查呈边缘光整的类圆形低密度影，肿瘤较大、发生出血、坏死时中央可呈不规则低密度灶，增强后无强化或边缘轻度强化。环状强化是神经鞘瘤的重要 MRI 征象。该肿瘤无特异性症状，或可因生长较大而产生溃疡、出血、梗阻、腹部包块等症状和体征。由于消化道神经鞘瘤存在一定的恶变概率，故需手术切除，预后佳。

（四）神经纤维瘤

起源于神经纤维母细胞，组织学上可见 Schwann 细胞、成纤维细胞和黏多糖基质。肿瘤通常为实质性、没有包膜，囊性变和黄色瘤变少见，CT 增强扫描常表现为均匀强化。肿瘤一般无特异性症状，常在上消化道钡剂或胃镜检查时偶尔发现，多位于胃体，小弯侧较大弯侧多见。由于肿瘤无包膜，故可侵犯周围邻近组织，但远处播散较少见。恶变率较低。除非肿瘤存在广泛播散，均应积极手术治疗，预后较佳。

（五）胃脉管性肿瘤

包括血管球瘤、淋巴管瘤、血管内皮瘤、血管外皮细胞瘤等，以血管球瘤最常见。该肿瘤由人体正常动静脉吻合处的血管球器结构中各种组织成分增生过度所致，好发于皮肤，发生于胃者少见。多见于胃窦，表现为直径 1~4cm、小而圆的黏膜下层来源肿瘤，由于含有大量平滑肌成分，故质地坚硬，易被误认为恶性肿瘤。临床症状如上腹疼痛不适、黑粪等多为肿瘤压迫胃黏膜所致。外科切除疗效良好，预后佳。

（宋菲菲）

第八章 胰腺疾病

第一节 胰腺的解剖与功能

一、胰腺的解剖

胰腺狭长、扁平，略呈菱形。成年人的胰腺长 12~15cm，重 70~110g，可分为头、颈、体、尾四部。胰头位于十二指肠的 C 形弯曲内，紧贴十二指肠。胰颈、体、尾斜位于腹后部，胰尾一直向左延伸到脾脏的胃面。

胰腺有丰富的血供，主要来源于腹主动脉和肠系膜上动脉的分支。前、后胰十二指肠上动脉是胃十二指肠动脉和腹主动脉的分支；而前、后胰十二指肠下动脉来自肠系膜上动脉。这些血管通常位于胰头和十二指肠间的沟内，并发出分支供给胰腺和十二指肠。此外，脾动脉也是胰腺血供的另一主要来源。其有大量细小分支，其中较大的 3 条分支为胰背动脉、胰大动脉和胰尾动脉。

胰腺所有的静脉都汇入门静脉系统。胰静脉引流胰尾的血液进入脾静脉。胰十二指肠静脉与其相应的动脉邻近，汇入脾静脉或者直接汇入门静脉。

胰腺的淋巴系统与其伴随的动、静脉相邻。大部分淋巴管将淋巴液引流入胰脾淋巴结，而一些淋巴管汇入胰十二指肠淋巴结，还有一些汇入肠系膜上动脉源头附近的主动脉前淋巴结。

内脏传出神经通过迷走神经、内脏神经形成的肝脏和腹腔神经丛来支配胰腺。迷走传出神经纤维穿过这些神经丛，不形成突触，最后终止于胰腺小叶间区的副交感神经结。神经节后纤维直接支配腺泡、胰岛和胰管。

二、胰腺的组织学特点

胰腺集内、外分泌器官为一体。胰腺的内分泌部主要位于胰岛中。其 A、B、D 和 PP 细胞分别分泌胰高血糖素、胰岛素、生长抑素和胰多肽。

胰腺外分泌部由腺泡和导管组成。导管上皮由立方形细胞组成，延伸至腺泡腔内。有时可见到突入腺泡腔内的泡心细胞，其位于导管上皮与腺泡之间。泡心细胞与导管上皮细胞功能相似，都可分泌铁离子和水分子。此外，它们还含有碳酸酐酶，而碳酸酐酶能分泌碳酸氢盐。小导管渐汇成小叶间导管，最后汇入主胰管，将胰液排入十二指肠。

腺泡可为球形、管状，或其他不规则形状。腺泡细胞具有合成、储存和分泌消化酶的能力。其基底外侧膜上分布着激素或神经递质的受体，可接受激素或神经递质对胰酶分泌的刺激。细胞核及合成蛋白质的粗面内质网也位于细胞基底侧。胰酶颗粒是消化酶的储存形式，位于细胞顶端。腺泡细胞顶部表面还有微绒毛。在微绒毛和细胞质内，顶端质膜以下，有一种丝状肌动蛋白的网状组织。而此近顶端区域是腺泡细胞与其他细胞或颗粒的最大区别，可用于鉴别腺泡细胞。细胞分泌物最终排入腺泡腔内。细胞间还有各种连接形成，既可作为物质屏障，又可作为通信通道。其中，紧密连接在细胞顶端形成一条带状物，防止大分子通过。连接复合体也是阻止水分子和铁离子通过的可渗透屏障。

三、胰腺的功能

（一）胰腺外分泌物质的成分

1. 非有机成分　胰腺外分泌物质的非有机成分主要为水、钠盐、氯化物和碳酸氢盐。水和铁的分泌主要是为了将消化酶运送到肠腔，并有助于中和排入十二指肠的胃酸。

促胰液素刺激分泌的胰液无色、澄清，呈碱性，与细胞质等渗。基础状态下，胰液流速是 $0.2 \sim 0.3ml/min$；激素刺激时，流速会增至 $4ml/min$，每天的分泌总量为 $2.5L$。其渗透压浓度与流速无关。然而，当胰腺在促胰液素（使胰液分泌总量增加的主要介质）刺激下，碳酸氢盐和氯化物浓度会随之改变，因为促胰液素刺激可引起胰管大量分泌含碳酸氢盐的胰液。由于即使腺泡在刺激状态下的分泌流速也较小，所以胰液中铁离子浓度接近于其在刺激分泌时胰管液体中的浓度。

促胰液素是通过激活腺苷酸环化酶，增加导管细胞内的环磷酸腺苷水平来刺激分泌的。而环磷酸腺苷则通过激活导管腔膜上的 Cl^- 通道来增加碳酸氢盐的分泌。Cl^- 通道是囊性纤维化跨膜转导调节因子，它的活化使 Cl^- 主动分泌入导管腔。腔内氯化物水平增加又导致 Cl^-/HCO_3^- 逆向转运，使腔内 Cl^- 减少、HCO_3^- 增加。导管细胞的基底外表面还有 $Na^+ - K^+$ 的逆向转运、$Na^+ - K^+ - ATP$ 酶、$H^+ - ATP$ 酶和 K^+ 通道。除了顶部的 Cl^- 通道，环磷酸腺苷还调控基底外侧的 K^+ 通道。激素刺激下，腺泡细胞顶部的 Cl^- 通道和基底外侧的 K^+ 通道活化驱动分泌；顶部的 Cl^-/HCO_3^- 逆向转运和其他基底外侧的载体有助于导管腔碳酸氢盐的分泌及维持细胞内正常 pH。

2. 有机成分　人类胰腺合成蛋白质（大多为消化酶）的能力很强，主要是蛋白水解酶、淀粉水解酶、脂肪水解酶及核酸酶。一些酶有不同的存在形式，如阳离子和阴离子胰蛋白酶原。可消化胰腺的酶储存在胰腺中，并以非活化的前体形式分泌入肠腔。这些酶都在肠腔内激活，刷状缘上的糖蛋白肽酶、肠激酶通过水解分子的 N 端片断活化胰蛋白酶原。而活化的胰蛋白酶进一步催化激活没有活性的其他蛋白酶原。

除了消化酶，腺泡细胞还分泌胰蛋白酶抑制药。它含有 56 个氨基酸残基，通过在胰蛋白酶催化部位附近与其结合形成相对稳定的复合物来使其失活。胰蛋白酶抑制药可灭活胰腺或胰液中自动催化形成的胰蛋白酶。

（二）主要消化酶的功能

胰淀粉酶可消化食物中的淀粉和糖原，主要水解 C，与氧原子间的 1，4 - 糖苷键。由于淀粉酶不能水解淀粉中的 1，6 - 糖苷键，所以其水解产物为麦芽糖、麦芽三糖及含 1，6 - 糖苷键的 α - 糊精。淀粉酶还需要小肠内刷状缘酶才能完全水解产物。

胰腺分泌三种脂肪酶：脂肪酶（或三酰甘油脂肪酶）、磷脂酶 A_2 和羧酸酯酶。三酰甘油脂肪酶结合于三酰甘油油滴的油/水界面，并将三酰甘油水解成两个脂肪酸分子和一个单酰甘油，而脂肪酸又被酯化成甘油。胆盐和共脂肪酶有助于其完全发挥其作用。磷脂酶 A_2

催化脂肪酸酯中的磷酸卵磷脂所在的键，此键断裂形成游离脂肪酸及溶血磷脂胆碱。羧酸酯酶可以水解多种脂类物质，如：胆固醇酯、脂溶性维生素酯、三酰甘油、二酰甘油及单酰甘油。胆盐对其活力的完全发挥也有重要的作用。

此外，胰腺分泌各种蛋白酶，它们都在小肠被激活。活化的形式包括胰蛋白酶、胰凝乳蛋白酶和弹性蛋白酶。这些都是内肽酶，分解与特定氨基酸相邻的特定肽键。另外，胰液中还含有羧肽酶。它们都是外肽酶，分解蛋白碳端的肽键。

（三）消化酶的合成、运输及调节

1. 合成　消化酶是在粗面内质网合成的。根据信号假说，通过信使 RNA 的翻译合成可输出的蛋白。新合成的蛋白在内质网中进行修饰，包括二硫键形成、磷酸化、硫酸化和糖基化。这些构象变化使蛋白在内质网中形成第三及第四级结构。接着，合成中的蛋白被转运到高尔基复合体进行翻译后修饰（糖基化）。高尔基复合体还为这些新合成的蛋白分类并将其转运到不同的细胞区域：消化酶被转运到酶原颗粒；溶酶体水解酶则被送到溶酶体。这种分选功能是通过将甘露糖－6－磷酸盐加到蛋白质的低聚糖上实现的，因为甘露糖－6－磷酸盐是特定受体的识别部位。溶酶体酶的甘露糖－6－磷酸盐与其受体结合后最终形成囊泡将携带溶酶体酶的复合体转运至溶酶体。在溶酶体中，受体与酶分离后再次回到高尔基复合体重复前面的循环。

2. 分泌　消化酶通过出胞作用被泌入腺泡腔。出胞作用的过程包括分泌颗粒移动到腺泡细胞顶端的表面，与质膜融合，腺泡细胞的细胞骨架系统参与了出胞作用。

腺泡细胞的基底外侧质膜上有胆囊收缩素（cholecystokinin，CCK）、乙酰胆碱、促胃泌素释放肽（gastrin－releasing peptide，GRP）、P 物质、血管活性肠肽（vasoactive intestinal peptide，VIP）和促胰液素受体，它们都是 G 蛋白结合受体，有 7 个疏水跨膜片段。根据刺激分泌的方式不同，这些受体分为两大类。VIP 和促胰液素是其中一类。这些激素与腺泡细胞上的受体结合，激活腺苷酸环化酶，增加细胞内的环磷酸腺苷（cyclic adenosinemonophosphate，CAMP）水平，然后通过依赖 CAMP 的蛋白激酶来刺激酶的分泌。CCK、乙酰胆碱、GRP 和 P 物质刺激膜磷酸肌醇的代谢，增加胞质内游离钙离子浓度。这些物质动员钙的能力都源于其对磷酸肌醇的作用。激素对胰酶分泌的持续刺激通常依赖细胞外钙的流入。

四、胰腺生理

在非消化期，胰液分泌很少。消化期间胰腺的分泌是周期性的，与胃肠移行性肌电复合波（migrating myoelectric complex，MMC）相互配合。胃、十二指肠动力增加时，常出现胰酶分泌高峰。

进食开始后，胰液分泌即开始，可分为头期、胃期和肠期。食物是胰液分泌的自然因素，胰液的分泌受神经和激素双重控制。

（一）促进胰液分泌

1. 胰泌素（Secretin）　由小肠上皮 S 细胞所分泌的27肽，可刺激胰腺分泌水、碳酸氢盐，从而使胰液量增加，胰泌素刺激胰酶分泌的作用较弱。

引起胰泌素释放的因素有盐酸、蛋白质分解产物、脂肪酸、迷走神经等。由小肠上皮细胞分泌和存在于胰液中的胰泌素释放肽（SRP），可刺激胰泌素释放，在胰腺外分泌的正反馈调节中起了重要作用。当肠道引起胰泌素释放的 pH < 4.5，胰泌素释放增加。

2. 胆囊收缩素（Cholecystokinin，CCK）　主要由小肠上皮 I 细胞分泌，人体内主要为含 33 个氨基酸的 CCK。它可刺激胰酶分泌，对水和碳酸氢盐的分泌也有兴奋作用，但较弱。

CCK 受体分为 CCK – A 和 CCK – B 受体。一般认为通过 CCK – A 受体介导胰酶的分泌。其激活途径有：①对胰腺腺泡有直接刺激作用，CCK 通过激活腺泡细胞膜上的鸟苷酸环化酶，从而生成 cGMP，作为第二信使起中介作用，钙离子对于 CCK 的刺激也起中介作用；②作用于迷走神经的传入纤维上的 CCK – A 受体，增加迷走传入神经的冲动，促进乙酰胆碱的释放，刺激胰酶分泌。此冲动的潜伏期短。阿托品可抑制内源性 CCK 刺激的胰外分泌的 80%。因此在生理条件下，CCK 调节胰酶分泌的靶细胞主要是迷走神经而不是胰腺腺泡细胞。

引起 CCK 释放的因素有蛋白质分解产物、脂酸、脂肪、迷走神经及小肠内酸化。小肠内胰酶如胰蛋白酶、糜蛋白酶、弹性硬蛋白酶等含量增加，CCK 分泌量减少，负反馈调节胰酶分泌。

3. 血管活性肠肽（VIP）　胰腺内神经末梢含有 VIP，其具有神经传递功能。盐酸、脂肪、乙醇可促进 VIP 释放。VIP 对胰腺的作用类似胰泌素，VIP 与相应受体结合，可增加腺苷酸环化酶的活性，导致 cAMP 合成增加，促进胰腺碳酸氢盐的分泌。

4. 一氧化氮（NO）　NO 是位于中枢和外周神经系统的非胆碱能非肾上腺能（NANC）神经元的神经递质，在胰泌素和 CCK 引起的胰液分泌中，NO 是内皮血管舒张因子。可增加胰腺的血流量。调节胰腺泡 cGMP 形成和 Ca^{2+} 内流。

5. 其他　胃泌素释放肽、铃蟾肽等，可通过胰腺腺泡上的特异性受体介导，引起胰酶的分泌。糖皮质激素对胰腺腺泡细胞酶原颗粒形成有促进作用。其他刺激胰酶分泌的激素有甲状旁腺激素，心房利钠因子（ANF）、生长激素释放因子（GRF）、神经降压素（NT）等。

（二）抑制胰液分泌的因素

抑制胰液分泌的因素分为四类。第一类包括抑制性神经递质，如 P 物质、CGRP、NPY、甘丙肽及儿茶酚胺。它们通过旁分泌和内分泌起作用。第二类为胰腺内分泌细胞释放的抑制性肽，如胰高血糖素、胰多肽、生长抑素、pancreastatin。它们通过抑制激素的释放和胰内神经系统的神经递质和（或）减少胰内血流起作用。第三类是"真正抑制性激素"，它们的抑制性作用不受迷走神经和内脏神经所影响，如 PYY。第四类是胰腺分泌的潜在抑制剂，为循环中的抑制性制剂如血管加压素、TRH。它们可直接抑制胰腺分泌水和碳酸氢盐。

1. 生长抑素（SST）　是 D 细胞合成的 14 肽，抑制胰泌素和 CCK 刺激的胰腺基础分泌，使基础胰液分泌减少，胰液量、碳酸氢盐、胰蛋白排出量明显减少。生长抑素抑制胰酶分泌的作用较其抑制碳酸氢盐的作用更强。生长抑素一方面直接作用于生长抑素受体，减少胰液分泌；另一方面通过抑制 G 蛋白，阻滞了 CCK – RP 刺激的 CCK 释放。

2. 胰多肽（PP）　胰多肽是由 PP 细胞所分泌的 36 肽，进食、低血糖、胃扩张、小肠内酸化等可引起 CCK 的释放及迷走胆碱能神经兴奋，导致血中的胰多肽上升。胆碱能受体阻滞剂阿托品可抑制胰多肽的分泌。小剂量胰多肽促进胰酶和电解质的分泌，大剂量胰多肽对于胰泌素、CCK 和迷走神经所刺激的胰腺分泌呈现抑制作用，它通过减少乙酰胆碱的释放和促进生长抑素的释放及减少胰腺血流量实现上述作用。

3. 其他　胰高血糖素抑制胰蛋白酶、胰脂肪酶和碳酸氢盐分泌，剂量越大，抑制越明显，其作用机制是通过促进生长抑素释放及降低迷走胆碱能神经的活性而起抑制作用。去甲肾上腺素可导致胰血管收缩，抑制胰外分泌。降钙素、多肽 YY 也可抑制胰酶和碳酸氢盐的分泌。

（1）迷走神经：促进胰酶和碳酸氢盐分泌。以胰酶的分泌为主。胆碱能神经可被中枢的活动（头期）或迷走－迷走反射（胃期、肠期）而激活。胰腺内释放的乙酰胆碱可通过以下途径发挥作用：①直接作用在胰腺腺泡（或同时作用在导管细胞）的毒蕈碱受体上，增加三磷酸肌醇和二酰基甘油的浓度，导致细胞内钙增加，刺激胰酶及碳酸氢盐的分泌；②促进胃酸分泌和胃排空，使十二指肠酸化，促进小肠内胃肠激素的释放；③扩张血管，强化胰对刺激肽的反应；④促进小肠激素的释放。

（2）肾上腺素能神经：可通过 2 条途径发挥作用：一方面引起胰内血管收缩，减少胰内血流，减少胰分泌；另一方面胰管收缩，直接抑制腺泡细胞分泌酶原颗粒，减少胰酶的分泌。

（3）局部神经通路：上段小肠内理化因素启动十二指肠－胰反射，促进胰分泌，当迷走神经的传入功能丧失后肠胰反射起代偿作用。在食糜刺激下，黏膜局部释放 5－羟色胺，通过旁分泌方式直接刺激迷走传入神经末梢，通过迷走胆碱能神经反射促使细胞释放增加，胰腺分泌增加。

（张昌义）

第二节　急性胰腺炎

急性胰腺炎（acute pancreatitis，AP）是胰酶对胰腺组织自身消化导致的化学性炎症，常呈急性上腹痛，伴血淀粉酶升高，轻者病程 1 周左右，预后良好；重症患者可发展为多器官功能障碍，病死率高达 15%。

一、病因

（一）胆道疾病

胆石症、胆道感染等胆道疾病至今仍是急性胰腺炎的主要病因，当结石嵌顿在壶腹部、胆管内炎症、胆石移行时损伤 Oddi 括约肌等，将使胰液不能正常进入十二指肠，导致胰管内高压。胆囊结石伴发感染时，细菌毒素、炎症介质通过胆胰间淋巴管交通支扩散到胰腺。

（二）酒精

酒精可通过缩胆囊素（cholecystokinin，CCK）介导，促进胰液分泌，大量胰液遇到相对狭窄的胰管，将增加胰管内压力。此外，过度饮酒还可使大量胰酶在腺泡细胞内提前活化，或当其在胰腺内氧化过程中产生大量活性氧（reactive oxygen specles，ROS），继而激活 NF－KB 等炎症介质，引发急性胰腺炎。

（三）胰管阻塞

胰管结石、蛔虫、狭窄、肿瘤（壶腹周围癌、胰腺癌）可引起胰管阻塞和胰管内压升高。胰腺分裂症系胰腺导管的一种常见先天发育异常，即腹胰管和背胰管在发育过程中未能融合，其在人群中的发生率大概为 10%。当副胰管经狭小的副乳头引流大部分胰腺的胰液，引流不畅导致胰管内高压。

（四）手术与创伤

腹腔手术、腹部钝挫伤等直接或间接损伤胰腺组织或导致胰腺微循环障碍，可引起急性胰腺炎。经内镜逆行胰胆管造影（ERCP）插管时导致的十二指肠乳头水肿、注射造影剂压力过高等也可引发本病。

（五）代谢障碍

高脂血症与急性胰腺炎有病因学关联，但确切机制尚不清楚。可能与脂球微栓影响微循环及胰酶分解三酰甘油致毒性脂肪酸损伤细胞有关。Ⅰ型高脂蛋白血症见于小儿或非肥胖非糖尿病青年，因严重高三酰甘油血症而反复发生急性胰腺炎。

甲状旁腺肿瘤、维生素 D 过多等所致的高钙血症可致胰管钙化、促进胰酶提前活化而促发本病。

（六）药物

可促发急性胰腺炎的药物有噻嗪类利尿药、硫唑嘌呤、糖皮质激素、磺胺类等，多发生在服药最初的 2 个月，与剂量无明确相关。

（七）感染

可继发于急性流行性腮腺炎、传染性单核细胞增多症、柯萨奇病毒、肺炎衣原体感染等，常随感染痊愈而自行缓解。

（八）其他

十二指肠球后穿透溃疡、邻近十二指肠乳头的肠憩室炎等炎症可直接波及胰腺。各种自身免疫性的血管炎、胰腺血管栓塞等血管疾病可影响胰腺血供。遗传性急性胰腺炎罕见，是一种有 80% 外显率的常染色体显性遗传病，其发病被认为是阳离子胰蛋白酶原基因突变所致。少数病因不明者，称为特发性急性胰腺炎。

二、发病机制

在上述病因作用下，胰管内高压及胰腺微循环障碍都可使胰腺腺泡细胞内的 Ca^{2+} 水平显著上升。细胞内钙的失衡，一方面使含有溶酶体酶的细胞器质膜脆性升高，增加胞内溶酶体与酶原颗粒融合；另一方面使消化酶原与溶酶体水解酶进入高尔基器后，出现"分选"错误；溶酶体在腺泡细胞内激活酶原，使大量胰酶提前活化，超过生理性的对抗能力，发生针对胰腺的自身消化。活化的胰酶、自身消化时释放的溶酶体水解酶及细胞内升高的 Ca^{2+} 水平均可激活多条炎症信号通路，导致炎症反应，其中核因子 - KB（nuclear factor - KB，NF - KB）被认为是炎症反应的枢纽分子，它的下游系列炎症介质如肿瘤坏死因子 - α（tumor necrosis factor - α，TNF - α）、白介素 - 1（interleukin - 1，IL - 1）、花生四烯酸代谢产物（前列腺素、血小板活化因子）、活性氧等均可增加血管通透性，导致大量炎性渗出；促进小血管血栓形成，微循环障碍，胰腺出血、坏死。

三、病理

（一）急性水肿型

此型较多见，占90%以上。病变可累及部分或整个胰腺，以尾部为多见。胰腺肿大变硬，间质充血、水肿和炎细胞浸润是其组织学特点。

（二）急性出血坏死型

胰腺肿大变硬，腺泡及脂肪组织坏死以及血管坏死出血是本型的主要特点。肉眼可见胰腺内有灰白色或黄色斑块的脂肪组织坏死病变，出血严重者，则胰腺呈棕黑色并伴有新鲜出血。脂肪坏死可累及肠系膜、大网膜后组织等。常见静脉炎、淋巴管炎和血栓形成。

急性出血坏死型既可由急性水肿型发展而来，也可在发病开始即发生出血及坏死。急性出血坏死型胰腺炎的炎症易波及全身，故可有其他脏器如小肠、肺、肝、肾等脏器的炎症病理改变；由于胰腺大量炎性渗出，常有腹水、胸腔积液等。

四、临床表现

临床上将急性胰腺炎分为下列两种类型。①轻症急性胰腺炎（mild acute pancreatitis, MAP），具备急性胰腺炎的临床表现和生化改变，而无器官功能障碍和局部并发症；②重症急性胰腺炎（severeacute pancreatitis, SAP），在 MAP 的基础上出现其他器官功能障碍甚至衰竭，病程 1 个月左右可出现局部并发症如假性囊肿或胰腺脓肿。

（一）MAP 的症状及体征

腹痛为主要和首发症状，常在饮酒、脂餐后急性起病，多位于中上腹及左上腹，也可波及全腹，常较剧烈，部分患者腹痛向背部放射。多数患者病初伴有恶心、呕吐。可有轻度发热，中上腹压痛，肠鸣音减少。患者因呕吐、胰腺炎性渗出，可呈轻度脱水貌。

（二）SAP 的症状及体征

腹痛持续不缓解、腹胀逐渐加重，可陆续出现表8-1列出的部分症状及体征。

表8-1　SAP 的症状、体征及相应的病理生理改变

症状及体征	病理生理改变
体温持续升高或不降	严重炎症反应及感染
黄疸加深	胆总管下端梗阻；肝损伤
呼吸困难	肺间质水肿，成人呼吸窘迫综合征，胸腔积液；严重肠麻痹及腹膜炎
低血压、休克	大量炎性渗出、严重炎症反应及感染
全腹膨隆、张力较高，少数患者可有 Grey – Turner 征，Gullen 征，广泛压痛及反跳痛，移动性浊音阳性，肠鸣音减少而弱、甚至消失	肠麻痹及腹膜炎
上消化道出血	应激性溃疡
少尿，无尿	休克、肾功能不全
意识障碍，精神失常	胰性脑病
猝死	严重心律失常

（三）后期并发症

1. 胰腺假性囊肿　重症急性胰腺炎胰内或胰周坏死、渗液积聚，包裹成囊肿，囊壁缺乏上皮，故称假性囊肿，多在重症急性胰腺炎病程进入 4 周后出现。胰腺假性囊肿通常呈圆形或卵圆形，亦可呈不规则形，大小为 2～30cm，容量为 10～5000ml。小囊肿可无症状，大囊肿可出现相应部位的压迫症状。一般当假性囊肿 <5cm 时，约半数患者可在 6 周以内自行吸收。假性囊肿可以延伸至邻近的腹腔，如横结肠系膜、肾前、肾后间隙以及后腹膜。

2. 胰腺脓肿　胰腺内或胰周的脓液积聚，外周为纤维囊壁。患者常有发热、腹痛、消瘦等营养不良症状。

3. 肝前区域性门脉高压　胰腺假性囊肿压迫脾静脉或脾静脉栓塞导致胃底静脉曲张破裂出血。

五、辅助检查

（一）反映炎症及感染

1. 白细胞　总数增加，以中性粒细胞升高为主，常有核左移现象。

2. C 反应蛋白（C – reactive protein，CRP）　是一种能与肺炎球菌 C 多糖体反应形成复合物的急性时相反应蛋白。在各种急性炎症、组织损伤、细菌感染后数小时迅速升高。CRP 对急性胰腺炎诊断不具特异性，主要用于评估急性胰腺炎的严重程度。CRP 正常值 <10mg/L，当 CRP >150mg/L 时，提示重症急性胰腺炎。

（二）急性胰腺炎的重要血清标志物

1. 淀粉酶（amylase）　主要由胰腺及唾液腺产生。急性胰腺炎时，血清淀粉酶于起病后 6～12h 开始升高，48h 开始下降，持续 3～5d。血清淀粉酶超过正常值 3 倍可诊断急性胰腺炎。胆石症、胆囊炎、消化性溃疡等急腹症时，血清淀粉酶一般不超过正常值 3 倍。血清淀粉酶高低与病情程度无确切关联，部分重症急性胰腺炎血清淀粉酶可不升高。正常时约有 3% 淀粉酶通过肾脏排泄，急性胰腺炎时尿淀粉酶也可升高，但轻度的肾功能改变将会影响检测的准确性和特异性，故对临床诊断价值不大。当患者尿淀粉酶升高而血淀粉酶不高时，应考虑其来源于唾液腺。此外，胰源性胸腔积液、腹水、胰腺假性囊肿中的淀粉酶常明显升高。

2. 脂肪酶（lipase）　血清脂肪酶于起病后 24～72h 开始升高，持续 7～10d，对就诊较晚的患者有诊断价值，其敏感性和特异性均略优于血淀粉酶。

（三）反映各器官功能或病理生理状况（表 8–2）

表 8–2　反映病理生理变化的实验室检测指标

检测指标	病理生理变化
血糖 ↑	胰岛素释放减少、胰血高糖素释放增加、胰腺坏死
TB、AST、ALT ↑	胆道梗阻、肝损伤
白蛋白 ↓	大量炎性渗出、肝损伤
BUN、肌酐 ↑	休克、肾功能不全
血氧分压 ↓	成人呼吸窘迫综合征

续　表

检测指标	病理生理变化
血钙↓	胰腺坏死
三酰甘油↑	既是急性胰腺炎的病因，也可能是其后果
血钠、钾、pH↓	低血钠、低血钾、酸中毒

（四）了解胰腺等脏器形态改变

腹部超声波是急性胰腺炎的常规初筛影像学检查，在没有肠胀气的条件下，可探及胰腺肿大及胰内、胰周回声异常。然而急性胰腺炎时，常有明显胃肠道积气，腹部超声波对胰腺形态学变化多不能作出准确判断。对于重症急性胰腺炎后期，腹部超声波也是胰腺假性囊肿、脓肿诊断、定位的重要方法。

腹部增强 CT 被认为是诊断急性胰腺炎的标准影像学方法。其主要作用有：①确定有无胰腺炎；②对胰腺炎进行分级（表 8-3）；③诊断、定位胰腺假性囊肿或脓肿。

表 8-3　起病后 72h 的 CT 对胰腺病变的分级

积分	未增强 CT	增强 CT
0	胰腺形态正常	无坏死
1	胰腺局部或弥漫性增大，形态失常	
2	上述改变 + 胰周炎症	坏死 <33%
3	胰内及胰周积液	
4	胰腺内及腹膜后积气	坏死 33% ~50%
6	坏死≥50%	

注：CT 严重指数 = 未增强 + 增强 CT 积分，最高 10 分，≥6 分为重症。

（五）了解有无胆道疾病作为急性胰腺炎的病因

诊断急性胰腺炎通常并不困难，但搜寻原因有时却颇费周折。胆道结石是急性胰腺炎的首要病因，腹部超声波较易发现大的胆石，但对于作为胆源性急性胰腺炎第一位原因的小胆石（<5mm）、胆泥或微胆石，腹部超声波的敏感性较差。临床上对于急性胰腺炎胆道疾病病因的搜寻，多以腹部超声波为常规初筛检查，若无阳性发现，应选择准确率较高的非侵入性检查——磁共振胰胆管成像（MRCP）。若仍为阴性，而临床高度怀疑胆道疾病，则应继以超声内镜（EUS）或 ERCP。内镜下 Oddi 括约肌切开术（EST）是检出胆泥或微胆石的金标准方法，集诊断与治疗一体。

六、诊断

患者在入院后 48h 内应明确诊断，急性胰腺炎的诊断内容应包括下列内容。

（一）确定急性胰腺炎

一般应具备：①急性、持续中上腹痛；②血淀粉酶增高超过正常值 3 倍；③胰腺炎症的影像学改变；④排除其他急腹症。部分患者可不具备第 2 条。

（二）确定轻症抑或是重症

多数重症患者经历了不同时间的轻症阶段，因此，在起病72h内对轻症患者应密切观察病情变化，及时发现SAP的症状及体征，动态了解相关实验室检测数据及胰腺形态的改变。

出现下列任一情况，应考虑重症急性胰腺炎：①出现全身炎症反应综合征；②出现器官衰竭；③起病后72h的胰腺CT评分≥6分；④APACHE Ⅱ评分≥8，可被视为重症。

（三）寻找病因

住院期间应使＞80%患者的病因得以明确，尽早解除病因有助于防止病情向重症发展及避免日后复发。进食常作为诱因促发本病，潜在的病因需仔细排查。详细地了解病史对寻找病因甚为重要。胆道结石是急性胰腺炎的首要病因，若病史及体征高度提示胆源性急性胰腺炎，则应逐级采用腹部超声、MRCP、EUS、ERCP甚至EST等使之明确。在应激状态下，血三酰甘油常升高。当血三酰甘油＞11mmol/L时，可考虑为急性胰腺炎的病因。

（四）确定并发症

近期并发症包括腹膜炎、败血症、急性肝损伤、ARDS、应激性溃疡、肾功能不全、胰性脑病等。后期并发症多在急性胰腺炎后1个月甚至更长时间得以诊断。

七、鉴别诊断

作为常见的急腹症之一，急性胰腺炎须与消化性溃疡、胆石症、急性肠梗阻、心肌梗死等鉴别。鉴别时应抓住各疾病的特点进行鉴别，收集相关证据。

八、治疗

急性胰腺炎的治疗原则在于去除潜在的病因和控制炎症。

MAP经内科治疗后多在5~7d内康复。SAP则需在内科治疗的基础上根据病情给予器官支持，后期并发症可通过内镜或外科手术治疗。如诊断为胆源性急性胰腺炎，宜在本次住院期间完成内镜治疗或在康复后择期行胆囊切除术，避免日后复发。

（一）内科治疗

1. 监护　由于急性胰腺炎患者病情变化较多，细致的监护对及时了解病情发展很重要。病程初期监测内容除体温、血压、呼吸、心率、意识等生命体征外，腹痛、腹胀、肠蠕动、腹膜炎体征、血氧饱和度、尿量、粪便、胃肠减压引流物、有无黄疸及皮肤瘀斑等均应逐日记录。入院初即应检测前述反映病理生理变化的实验室指标，以后根据病情决定复查的间隔时间。有心律失常者应予心电监测。

对重症患者应给予肺、肾、循环、肝、肠等器官的功能支持，医院的重症监护室（intensive care unit，ICU）可为此提供良好的条件。由训练有素、多学科组成的SAP专门治疗小组对患者选择最佳的多学科综合治疗至关重要。

2. 补液　是维持血容量、水、电解质平衡的主要措施。重症患者胰周有大量渗液集聚，如果心功能容许，在最初的48h静脉补液量及速度为200~250ml/h。补液不充分被认为是胰腺炎向重症发展的重要原因之一。补液量及速度也可根据中心静脉压（central venous pressure，CVP）进行调节。急性胰腺炎时常有明显腹胀、麻痹性肠梗阻，用股静脉插管测量的CVP可受腹腔压力异常升高，不能代表真正的CVP，应予注意。重症患者还应根据病情补充白蛋白、血浆或血浆代用品，提高血浆胶渗压，才能有效维持脏器功能。

3. 吸氧　动脉氧饱和度宜 > 95%。

4. 镇痛　未控制的严重腹痛可加重循环不稳定。由于吗啡可增加 Oddi 括约肌压力，故临床常用哌替啶（meperidine）止痛，50～100mg/次，肌内注射。胆碱能受体拮抗药（如阿托品）可诱发或加重肠麻痹，也不宜使用。胃肠减压可在一定程度上减轻腹胀。

5. 预防和抗感染　胰腺感染是病情向重症发展、甚至死亡的另一重要原因。导致胰腺感染的主要细菌来自肠道。预防坏死胰腺的感染可采取：①为减少肠腔内细菌过生长，可采用导泻，促进肠蠕动和清洁肠道。导泻药物可选硫酸镁，每次口服 5～20g，同时饮水 100～400ml；也可用磷酸钠等洗肠液，中药（大黄、番泻叶）导泻在临床也广为应用。在此基础上，口服抗生素（如诺氟沙星、多黏菌素等）清除肠腔内细菌。②尽早肠内营养，维持肠黏膜屏障的完整，减少细菌移位。③预防性全身给予抗生素（喹诺酮类或头孢类）。

当患者出现胰腺或全身感染，致病菌主要为革兰阴性菌和厌氧菌等肠道常驻菌，应选择喹诺酮类或头孢类抗生素，联合针对厌氧菌的甲硝唑。严重败血症或上述抗生素疗效欠佳时应使用亚胺培南等。要注意真菌感染的可能，可经验性应用抗真菌药。

6. 减少胰液分泌　旨在降低胰管内高压，减少胰腺的自身消化。常用措施如下。

（1）禁食、胃肠减压：食物和胃液是胰液分泌的天然刺激物，禁食和胃肠减压则有助于减少胰液分泌。

（2）抑制胃酸：可用 H_2 受体拮抗药或质子泵抑制药。

（3）生长抑素及其类似物：生长抑素（somatostatin）是胃肠黏膜 D 细胞合成的 14 肽，它可抑制胰泌素和胆囊收缩素（cholecystokinin，CCK）刺激的胰腺基础分泌，使基础胰液分泌减少，胰液、碳酸氢盐、胰蛋白酶产量明显减少。生长抑素 250～375μg/h 静脉滴注；生长抑素类似物奥曲肽 25～50μg/h 静脉滴注，MAP 一般持续静脉滴注 2～3d，SAP 则用药时间约 1 周甚至更长。

7. 营养支持　轻症患者，只需短期禁食，通过静脉补液提供能量即可。重症患者在短期肠道功能恢复无望、为避免胰液分泌时，应先予肠外营养。每日补充能量约 32kcal/（kg·d），肥胖者和女性减 10%。热氮比以 100kcal：1g 或氨基酸 1.2g/（kg·d）为宜，根据血电解质水平补充钾、钠、氯、钙、镁、磷，注意补充水溶性和脂溶性维生素，采用全营养混合液方式输注。

病情趋向缓解时，应尽早过渡到肠内营养。经口、胃或十二指肠给予的营养剂将促进胰酶和碳酸氢盐分泌，而经空肠者则不刺激胰液分泌。为此，初期肠内营养可借助内镜将鼻饲管置入空肠，并给予已充分消化的专用空肠营养剂。开放饮食从少量、无脂、低蛋白饮食开始，逐渐增加食量和蛋白质，直至恢复正常饮食。

（二）内镜治疗

对起因于胆总管结石性梗阻、急性化脓性胆管炎、胆源性败血症及胆道蛔虫的急性胰腺炎应尽早行 EST 等内镜治疗，取出胆道结石、蛔虫等，放置鼻胆管引流，胆道紧急减压，既有助于阻止急性胰腺炎病程，又可迅速控制感染。这种在 ERCP 基础上发展的内镜下微创治疗效果肯定，创伤小，可迅速缓解症状、改善预后、缩短病程、节省治疗费用，属对因治疗，可缩短病程，避免急性胰腺炎复发。

适宜于内镜治疗的其他导致急性胰腺炎的病因包括肝吸虫、胰管结石、慢性胰腺炎、胰管先天性狭窄、壶腹周围癌、胰腺癌、Oddi 括约肌功能障碍及胰腺分裂等。对重症急性胰腺炎的后期并发症如胰腺假性囊肿和脓肿也可予以内镜治疗。

确定急性胰腺炎行 ERCP 治疗的指征应根据不同影像学资料确定：

（1）B 超、MRCP 或 EUS 发现胆总管结石、胆总管直径 >0.7cm 或胆囊切除术后胆总管直径 >0.8cm，胆道蛔虫，胰管扩张、扭曲、狭窄等，这些均为 ERCP 治疗的明确指征。

（2）B 超阴性，血三酰甘油 <11mmol/L，排除酒精、高钙血症、药物、病毒感染等因素，应行 MRCP 或 EUS。

（3）MRCP/EUS 阴性，但有下列情况，应行 ER－CP：①TB 升高，DB >60%，ALT 升高，腹痛伴畏寒发热；②复发性胰腺炎；③胆囊切除术后，间歇发作性胆绞痛症状；④曾有胆道手术史；⑤胆囊小结石。

（4）ERCP 发现胆总管微胆石、胆泥、Oddi 括约肌功能障碍、胰腺分裂，胰管狭窄，壶腹周围癌、胰腺癌，这些均为 ERCP 治疗的明确指征。

（三）外科治疗

多数急性胰腺炎不需外科干预，即使是重症急性胰腺炎也应尽可能采用内科及内镜治疗。临床实践表明，重症急性胰腺炎时经历大的手术创伤将加重全身炎症反应，增加病死率。当重症患者内科及内镜治疗不能阻止胰腺进一步坏死时，可行经皮腹膜后穿刺引流，必要时以微创方式清除胰腺坏死组织。

与急性胰腺炎相关的主要手术治疗是胆囊切除术，以解决病因。目前胆囊切除术多采用腹腔镜完成。新近的临床研究认为，对于有 1 次急性胰腺炎发作史患者，有结石的胆囊即应切除；对轻中度胆囊结石相关急性胰腺炎，胆囊切除术应在本次胰腺炎恢复后 10d 左右实施，SAP 则应在恢复后 4 周左右施行；不及时切除，在 6~18 周内，有 25%~30% 患者将再次发生急性胰腺炎。

微创治疗无效的胰腺假性囊肿、脓肿和脾静脉栓塞等并发症需要外科开腹手术治疗。

九、预后

轻症患者常在 1 周左右康复，不留后遗症。重症患者病死率约 15%，经积极抢救幸免于死亡的患者容易发生胰腺假性囊肿、脓肿和脾静脉栓塞等并发症，遗留不同程度胰腺功能不全。未去除病因的部分患者可经常复发急性胰腺炎，反复炎症及纤维化可演变为慢性胰腺炎。

十、预防

积极治疗胆胰疾病，适度饮酒及进食，部分患者需严格戒酒。

（李战强）

第三节　慢性胰腺炎

慢性胰腺炎（chronic pancreatitis，CP）是以胰腺慢性炎症、纤维化、萎缩、钙化为特征，最终导致胰腺内外分泌功能不足的疾病。临床常表现为腹痛、腹泻、营养不良等。

一、流行病学

关于慢性胰腺炎发病率或患病率的数据尚不充分。尸检报道的患病率为 0.04% ~5%，基于 CT、超声或 ERCP 报告的有明显的胰腺组织学异常的 CP 年发病率为（3.5~4）/10万。对于部分组织学变化不甚明显的 CP，常不易被上述影像学技术发现而低估了 CP 的实际患病率和发病率。

二、病理

慢性胰腺炎的病理特征主要有：胰腺实质散在的钙化灶，纤维化，胰管狭窄、阻塞及扩张，胰管结石，胰腺萎缩，炎性包块，囊肿形成等。

三、病因

CP 是多因素相互作用导致的疾病，仅一种危险因素很难引起 CP。

（一）酒精

由于 70% 成年 CP 患者有酗酒史，因此长期过度饮酒一直都被认为是慢性胰腺炎的首要病因。然而根据慢性胰腺炎的病理及影像学标准，只有不到 10% 的酗酒者最终会发展成慢性胰腺炎。临床实践观察到，多数长期大量饮酒者并无 CP 的客观证据，仅表现为餐后腹胀、脂餐后腹泻等消化不良症状。进一步的动物实验表明，单纯长期摄入酒精并非导致慢性胰腺炎而是脂肪沉积等退行性变，伴有明显胰腺外分泌功能不足。

复发性急性胰腺炎常导致胰腺纤维化、胰管阻塞，导管扩张，胰腺组织萎缩而进展为CP。当患者胆、胰管异常持续存在，饮酒可诱发复发性急性胰腺炎，推动炎症慢性化。此外，CFTR、PRSS1 及 SPINKI 等基因的突变可能改变酒精的代谢或调节胰腺对酒精所致炎症的反应性，从而促进 CP 的发生。因此，乙醇在 CP 的发生过程中只起到促进作用，而不是独立的致病因素。

（二）基因突变

目前认为，慢性胰腺炎与以下 3 种基因突变有关。

1. 与散发的特发性胰腺炎有关的两种基因突变 囊性纤维化跨膜转导调节因子基因（cystic fibrosis transmembrane conductance regulator gene，CFTR）的突变，可能与胰管阻塞或腺泡细胞内膜的再循环或转运异常有关；胰蛋白酶促分泌抑制剂基因（pancreatic secretory trypsin inhibitor，PSTI or SPINKI）编码胰蛋白酶促分泌抑制剂的基因，突变位点为 N34S，其突变的后果是削弱了对抗正常腺泡内自身激活的少量胰蛋白酶的第一道防线。发病年龄较遗传性胰腺炎晚，并发症和需外科手术的机会较少。但最主要的区别是无家族病史。

2. 与遗传性胰腺炎有关的基因突变 阴离子胰蛋白酶原基因（cationic trypsinogen gene，PRSS1）编码人类胰蛋白酶原，它的突变使胰蛋白酶原容易被激活而常发生复发性胰腺炎，逐渐进展为 CP。遗传性胰腺炎家系，主要集中在欧美地区，其 PRSSI 的两种突变（R122H 和 N291）系常染色体显性遗传，外显率 80%。其临床特征为幼年发病的复发性急性胰腺炎，常进展为慢性胰腺炎并伴有高胰腺癌发病率。患者家族中至少还有另 2 例胰腺炎患者，发病可以相隔 2 代甚至几代。

一般认为，所有的慢性胰腺炎可能都有基因异常基础，其作用大小不等，取决于胰腺炎的类型。但是否对所有 CP 患者常规筛查基因突变，尚未达成共识，但对于有家族史的早发 CP 患者（<35 岁）进行筛查是合理的。

（三）自身免疫

40 多年前，Sarles 等第一次描述了自身免疫性胰腺炎（autoimmune pancreatitis，AIP）。60% 的病例与其他自身免疫疾病有关，包括原发性硬化性胆管炎、原发性胆汁性肝硬化、自身免疫性肝炎和干燥综合征。淋巴细胞浸润是其主要的组织学特征之一。临床上，循环中免疫球蛋白 G（尤其是免疫球蛋白 G4）可上升至较高水平，尤其是在有胰腺肿块的情况下，且大多数患者对类固醇治疗有效。

值得一提的是，如果通过大鼠尾静脉注射能识别胰淀粉酶的 CD_4^+ T 细胞，大鼠胰腺则会形成类似人类 AIP 的组织学特征。此实验结果支持 CD_4^+ T 细胞在 AIP 发病中起重要作用的观点。

（四）吸烟

由于严重酗酒者通常都吸烟，所以很难将酗酒和吸烟的影响完全分开。吸烟不仅通过烟碱影响胰液分泌模式，而且诱导炎症反应，并通过其他成分发挥致癌作用。

（五）B 组柯萨奇病毒

此病毒可引起急性胰腺炎，且病毒滴度越高，引起急性胰腺炎的可能性越大，若此时缺乏组织修复，则可能进展为慢性胰腺炎。这种缺陷与巨噬细胞（M_1）和 1 型辅助性 T 细胞的优先活化有关。在 B 组柯萨奇病毒感染期间，饮用乙醇可加重病毒诱导的胰腺炎，阻碍胰腺受损后的再生，饮酒剂量越大，持续时间越长，胰腺的再生就越困难。因此，酒精可能会通过增强组织内病毒感染或复制，影响组织愈合和使胰腺炎症慢性化。

（六）营养因素

人体内及动物实验认为，食物中饱和脂肪酸及低蛋白饮食可促进慢性胰腺炎或胰腺退行性病变的发生。

四、临床表现

慢性胰腺炎的组织及功能变化大多不可逆转，但临床表现也不总是进行性恶化。症状常呈慢性过程，间歇加重。

（一）腹痛

约 80% 的慢性胰腺炎患者自诉腹痛，其发生的频率、性质、方式和严重程度都没有固定的特征。腹痛常位于上腹部，为持续性钝痛，可放射至背部，持续的时间从数天至数周不等，前倾坐位可一定程度上缓解疼痛。如果患者的慢性炎症或假性囊肿主要局限在胰头，疼痛则多在腹中线右侧；若炎症病变主要在胰尾，疼痛则多在左上腹。如果慢性胰腺炎并发假性囊肿、胰管梗阻、明显胰头炎性包块及胰腺癌，疼痛将更剧烈，持续时间更长。

腹痛是慢性胰腺炎最严重的临床问题，可使食欲缺乏，摄食减少，导致消瘦、营养不良，是慢性胰腺炎手术治疗最常见的适应证。也有部分患者虽然有导管内钙化、导管扩张和假性囊肿等但却没有腹痛。因此，不能通过 CT 扫描或 ERCP 发现的异常来判断患者是否有疼痛。

（二）糖尿病

一般认为，80%以上的胰腺受损时，可出现糖尿病。慢性胰腺炎进入晚期后，对糖的不耐受更为明显。由于胰高血糖素可随着胰岛细胞的损伤而同时减少，因此，慢性胰腺炎常合并脆性糖尿病。外源性补充胰岛素易导致低血糖，而胰高血糖素储备不足又常妨碍血糖恢复至正常水平，使临床治疗难度增加。

（三）脂肪泻

理论上认为，当胰腺外分泌功能减退至正常的10%以下时，可能发生脂肪泻。严重慢性胰腺炎或胰管完全梗阻时，可有脂肪泻症状，患者可能会排出油腻的粪便甚至油滴（苏丹III染色阳性），大便3~4次/d。多数患者因腹痛而畏食，脂肪泻不明显，常表现为大便不成形、每天次数略多，腹胀。

（四）营养不良

患者常消瘦明显，贫血，肌肉萎缩，皮肤弹性差，毛发枯萎，易患呼吸道、消化道、泌尿道等感染。

（五）并发症

1. 复发性胰腺炎 通常是间质性炎症，偶尔也可能是坏死性胰腺炎。假性囊肿见于约25%的CP患者。假性囊肿压迫胃时，可引起一系列症状，如食欲减退、恶心、呕吐和早饱感；压迫胆总管时，可导致黄疸；压迫十二指肠时，引起腹痛或呕吐。约10%病例的假性囊肿与假性动脉瘤有关，可导致危及生命的大出血。脾静脉栓塞可导致胃底和食管下段静脉曲张，是CP患者并发消化道出血的原因之一。当假性囊肿伴发感染时，临床表现为腹痛、发热、白细胞增多。

2. 十二指肠梗阻 约5%的CP患者并发有十二指肠狭窄。其常常由胰头纤维化引起，也可能由胰腺脓肿或假性囊肿造成。十二指肠梗阻最重要的症状是呕吐。另外，还可能有腹痛、黄疸等表现。

3. 胰腺癌 CP是胰腺癌发生的危险因素之一。其并发胰腺癌的风险约为4%。因此，对CP患者腹痛加重或明显消瘦时，应警惕胰腺癌的存在。

五、诊断

当临床表现提示CP时，可通过影像技术获得胰腺有无钙化、纤维化、结石、胰管扩张及胰腺萎缩等形态学资料，收集CP的证据，并进一步了解胰腺内外分泌功能，排除胰腺肿瘤。

1. 腹部X线平片 腹部X线检查简单、无创、价格便宜。弥漫性胰腺内钙化是慢性胰腺炎的特异性X线表现，但仅见于晚期慢性胰腺炎。而胰腺的局灶性钙化并非慢性胰腺炎所特有，还见于创伤、胰岛细胞瘤或高钙血症，故该检查对早期慢性胰腺炎不够敏感。

2. 腹部B超 可显示钙化、胰腺萎缩或明显的胰管扩张，但肠道内气体可能妨碍对胰腺的观察，其灵敏度因此而受到影响。

3. 腹部CT 是CP疑似患者的首选检查。它可以显示胰腺内钙化、实质萎缩、轮廓异常、胰管扩张或变形等慢性胰腺炎特征，还能发现慢性胰腺炎并发的假性囊肿、血栓、假性动脉瘤等，能有效地检测到炎症或 >1cm 的瘤样肿块。CT 诊断典型的慢性胰腺炎灵敏度为 74% ~90%。

4. 磁共振胰胆管成像（magnetic resonancecholangiopancreatography，MRCP） 可显示主胰管和胆总管，并重建胆管及胰管系统，可了解胰腺实质状况，其缺点是不能直接显示结石。与 ERCP 相比，MRCP 具有无创的优点，因此在临床使用广泛。

5. 超声内镜（endoscopic ultrasonography，EUS） 可显示慢性胰腺炎的异常表现，如主胰管扩张、直径 <2cm 的小囊肿及胰腺实质的非均匀回声。其灵敏性、特异性至少与 CT、ERCP 相当，甚至可能更高。胰腺实质的非均匀回声是慢性胰腺炎的特异性表现，而 CT、MRCP 却难以显示这方面病变。更重要的是，EUS 引导下的细针穿刺有助于胰腺的炎性包块和肿瘤的鉴别诊断。

6. ERCP 慢性胰腺炎的主要表现是主胰管及其分支的变化。最常见的变化包括导管扩张、狭窄、变形、充盈缺损和假性囊肿，晚期呈"湖泊链"的典型表现。ERCP 是识别胰管病变最灵敏的检测方法，其灵敏性和特异性分别为 67% ~90% 和 89% ~100%。由于 ERCP 的有创性，该方法多用于上述影像学结果不甚明确时。

7. 胰腺外分泌功能评价 消化不良、消瘦、脂肪泻都从临床的角度反映了胰腺外分泌功能不足，粪便的苏丹Ⅲ染色有助于了解是否存在脂肪泻。

下列试验有助于评价患者胰腺外分泌功能状态，但因检测方法较烦琐，灵敏度欠佳，尚未在临床成为常规检测手段。①胰腺功能间接试验：包括胰腺异淀粉酶检测、血清胰蛋白酶放免测定、N-苯甲酰-L-酪氨酰-对氨基苯甲酸试验、粪便中糜蛋白酶、弹性蛋白酶及脂肪的含量分析等。这些检测常在胰腺外分泌功能损失达到 90% 后才能呈阳性结果，因此无助于慢性胰腺炎的早期诊断。②胰腺功能直接试验：给患者注射促胰液素或胆囊收缩素/雨蛙肽后，通过十二指肠降段置管，收集胰液，分析这些胰腺外分泌刺激物对胰液、胰酶产量的影响能力。研究表明，在诊断轻中型胰腺炎时，这些胃肠多肽激发试验比其他试验更准确、灵敏。

8. 胰腺内分泌功能评价 慢性胰腺炎时，胰岛细胞受损，A 细胞分泌的胰高血糖素和 B 细胞分泌的胰岛素都严重不足。当空腹血糖浓度 >140mg/dl 或餐后 2h 血糖 >200mg/dl 时，可诊断糖尿病，也表明胰腺内分泌功能的明显不足。

六、鉴别诊断

1. 胆道疾病 常与 CP 同时存在，并互为因果。因此，在做出胆道疾病诊断时应想到 CP 存在的可能。临床常依靠超声、CT、MRCP、ERCP 等进行鉴别。

2. 胰腺癌 胰腺癌常合并 CP，而 CP 也可演化为胰腺癌。胰腺包块的良、恶性鉴别因缺乏特征性影像学改变，又难以取到组织活检，而在短期内鉴别诊断常较困难。血清肿瘤标志物 CA19-9 >1 000μmol/ml 时，结合临床表现及影像学改变，有助于胰腺癌的诊断。

3. 消化性溃疡及慢性胃炎 二者的临床表现与 CP 有相似之处，依靠病史、胃镜及超声、CT 等检查，鉴别一般不困难。

4. 肝病 当患者出现黄疸、脾大时，需与肝炎、肝硬化与肝癌鉴别。

5. 小肠性吸收功能不良 临床可有脂肪泻、贫血与营养不良，可伴有腹部不适或疼痛、腹胀、胃酸减少或缺乏、舌炎、骨质疏松、维生素缺乏、低血钙、低血钾等表现。D-木糖试验有助于了解有无吸收不良，CP 患者主要呈消化不良，故 D - 木糖试验结果正常。

6. 原发性胰腺萎缩　多见于老年患者，常表现为脂肪泻、体重减轻、食欲缺乏与全身水肿，影像学检查无胰腺钙化、胰管异常等，部分患者 CT 仅显示胰腺萎缩。若能取到活体组织标本，显微镜下可见大部分腺泡细胞消失，胰岛明显减少，均被脂肪组织替代，纤维化病变及炎症细胞浸润较少，无钙化或假性囊肿等病灶。

七、治疗

（一）疼痛

目前，对慢性胰腺炎疼痛治疗推荐阶梯式止痛疗法。首先需要评估疼痛频率、严重度、对生活和其他活动的影响程度。可忍受的疼痛或即使有剧痛但不频繁者，应劝患者戒烟、戒酒，给予低脂饮食，补充胰酶，同时抑酸。疼痛严重或发作频繁者及有服用麻醉药止痛倾向的患者，可在上述治疗的基础上根据患者影像学异常进行内镜治疗，如括约肌切开术、胰管取石术和胰管内支架置入术。内镜治疗无法解决的胰管结石、胰管狭窄及胰腺囊肿则建议外科治疗，胰管的形态学变化决定了不同的手术方式。值得注意的是，目前尚无足够证据表明随着治疗方式有创性的增加，慢性胰腺炎疼痛的缓解率因此而提高。腹腔神经丛阻断术似乎对慢性胰腺炎的效果也有限。

（二）脂肪泻

每餐至少补充 30 000u 的脂肪酶，能有效缓解脂肪泻。微球制剂的胰酶较片剂疗效好。还可用质子泵抑制药或 H_2 受体阻滞药抑制胃酸分泌，提高胰酶的效应。脂肪泻严重的患者可用中链三酰甘油代替饮食中的部分脂肪，因为中链三酰甘油不需要分解而直接被小肠吸收。此外，应寻找是否伴有细菌过生长、贾第鞭毛虫病和小肠功能紊乱。

（三）糖尿病

口服降糖药仅对部分患者有效。如果需要胰岛素治疗，则目标通常是控制从尿液中丢失的糖，而不是严格控制血糖。因而，慢性胰腺炎相关性糖尿病患者需要的胰岛素剂量常常低于胰高血糖素分泌不足或胰岛素抗体缺失所致的糖尿病患者。只有高脂性胰腺炎患者才需要严格控制血糖，因为对于这些患者，糖尿病是原发病。控制这些患者的血糖有助于控制血清三酰甘油水平。

八、预后

慢性胰腺炎患者的生存率明显低于正常，死亡原因常与感染、胰腺癌等有关。

（陈洪颖）

第四节　胰腺癌

胰腺癌（carcinoma of pancrease）系胰腺外分泌腺的恶性肿瘤，临床主要表现为腹痛、消瘦、黄疸等，大多数患者在确诊后已无法手术切除，在半年左右死亡，5 年存活率 <5%。因其恶性程度高，治疗困难，预后差，目前仍是肿瘤病学的一大挑战。

一、流行病学

该病是常见的消化系统恶性肿瘤，但在我国其确切发病率还不清楚。近年胰腺癌发病率的增加与某些环境因素的作用、人口平均寿命增加、诊断技术进步、检出率提高有关。过去10余年期间，胰腺癌发病在英国增高2倍，美国3倍，日本4倍。上海近20年来胰腺癌发病率增加了4倍，是我国胰腺癌的高发地区。80%患者的发病年龄在60~80岁，男女之比约为2∶1。

二、病因和发病机制

关于胰腺癌的病因与发病机制仍不清楚。慢性胰腺炎被视为胰腺癌的癌前病变，在不健康的生活方式（如吸烟、饮酒等）、长期接触某些物理、化学致癌物质等多种因素长期共同作用下，导致一系列基因突变，包括肿瘤基因的活化、肿瘤抑制基因功能丧失、细胞表面受体-配体系统表达异常等。遗传性胰腺炎常伴有高胰腺癌发病率，表明遗传因素与胰腺癌的发病有一定关系。

三、病理

大多数（90%）胰腺癌为导管细胞癌。60%~70%的这种病理类型肿瘤位于胰头，常压迫胆道，侵犯十二指肠及堵塞主胰管致堵塞性慢性胰腺炎。肿瘤质地坚实，切面常呈灰黄色，少有出血及坏死。光镜下典型的组织结构类似胰管及胆管，含有致密的基质。

少数（5%）胰腺癌为腺泡细胞癌，肿瘤分布于胰腺的头、体、尾部概率相同。肉眼看肿瘤常呈分叶状，棕色或黄色，质地软，可有局灶坏死。光镜下的组织结构呈腺泡样，含有少量基质。其他还有胰腺棘皮癌、囊腺癌等。

通常胰头癌很难与起源于乏特腹壶、十二指肠乳头及肝外胆道下端的癌肿鉴别，由于胰头癌和这些肿瘤的临床表现很相似，常将胰头癌和这些肿瘤统称为乏特壶腹周围癌。胰腺癌生长较快，加之胰腺血管、淋巴管丰富，胰腺又无包膜，往往早期发生转移，或者在局部直接向周围侵犯。癌肿可直接蔓延至胃、胆囊、结肠、左肾、脾及邻近大血管。较多经淋巴管转移至邻近器官、肠系膜及主动脉周围等处的淋巴结。血循环转移至肝、肺、骨和脑等器官。

四、临床表现

该病起病隐匿，早期无特殊表现，可诉上腹不适、轻度腹泻、食欲减退、乏力等，数月后出现明显症状时，病程多已进入晚期。其主要临床表现有：腹痛、黄疸、腹泻、体重减轻及转移灶症状。整个病程短、病情发展快、迅速恶化。

（一）腹痛

由于胰腺卧于上腹部许多神经丛之前，以致癌肿往往较早侵犯到这些神经丛组织，引起顽固、剧烈的腹痛和腰背痛。腹痛可发生于2/3的患者，常位于中上腹部，依肿瘤位置而向腹两侧偏移。腹痛可为持续或间断性钝痛，部分患者餐后加重并与体位有关，仰卧位与脊柱伸展时疼痛加剧，蹲位、弯腰坐位可使腹痛减轻。

（二）黄疸

胰头癌压迫或晚期转移至肝内、肝门、胆总管淋巴结，致胆管扩张、胆囊肿大、肝大、胆汁淤积性黄疸。约半数胰腺癌患者可出现黄疸，呈进行性加重，尿色如浓茶，粪便呈陶土色。虽可有轻微波动，但难以完全消退。约 1/4 的患者合并顽固的皮肤瘙痒，与皮肤胆汁酸积存有关。

（三）消化不良

新近出现的轻度消化不良性腹泻、肠胀气常是胰头癌早期的临床表现而被忽略。当肿瘤快速增大，胰腺外分泌功能明显受损后，患者食欲明显下降，恶心，腹泻加重，甚至出现脂肪泻，腹痛部位可不固定。

（四）体重减轻

大约 80% 的胰腺癌患者有明显的体重减轻。部分患者在病程早期可无其他症状而仅表现为不明原因的进行性消瘦，发展较快。一般在 1 个月内体重减轻 10kg 左右或更多，而在 2 ~ 3 个月内体重减轻多达 30kg 以上。如此快速而严重的消瘦原因与消耗过多、摄入减少、胰液分泌不足、消化吸收不良、腹泻等因素有关。晚期常呈恶病质状态。

（五）转移灶症状

1. 呕吐　胰头癌压迫邻近的空腔脏器如十二指肠，常使其肠曲移位或梗阻，患者可表现为胃流出道梗阻的症状。

2. 上消化道出血　胰腺癌浸润至胃、十二指肠，破溃出血，或脾静脉或门静脉因肿瘤侵犯而栓塞，继发门静脉高压症，导致食管胃底静脉曲张破裂出血。

（六）非常见临床表现

1. 血栓性静脉炎　少数胰腺癌患者可伴有下肢深静脉、门静脉或脾静脉的血栓性静脉炎，其原因与腺癌分泌某种促使血栓形成的物质有关。这些患者的肿瘤多位于胰腺的体尾部。尸检资料显示动脉和静脉血栓的发生率约占 25%。因此，当患者出现上述原因不明的血栓性静脉炎时应仔细检查胰腺。

2. 糖尿病　胰体尾癌可波及胰岛组织而产生糖尿病，当老年人突然出现糖尿病、糖尿病患者出现持续腹痛或近期病情突然加重时，应警惕胰腺癌。

3. 关节炎及脂膜炎　少数患者可有关节红肿、疼痛，关节周围、躯干或下肢出现小的疼痛性结节，系皮下脂肪坏死和伴随的炎症。这较多见于高分化的腺泡型胰腺癌，个别患者血清脂肪酶显著升高。

4. 精神症状　由于胰腺癌患者多有顽固性腹痛、不能安睡和进食，容易对精神和情绪产生影响，表现为焦虑、抑郁个性改变等精神症状。

五、实验室和其他检查

（一）确定梗阻性黄疸

血清总胆红素升高，以结合胆红素为主，多 >50% 总胆红素。血清碱性磷酸酶早期即升高，可先于黄疸而出现。当其活力高于正常 3 ~ 5 倍时，如无骨病存在，则高度提示胆汁淤积。尿胆红素阳性，尿胆原减少或缺如。

（二）胰腺癌肿瘤标记物

胰腺癌细胞可分泌一些糖蛋白，如 CA19-9、CEA、DU-PAN-2、Span-1 等，但这些标记物特异性低，其原因在于起源于上皮的恶性肿瘤都含有这些糖蛋白，而非胰腺癌特有；此外，正常上皮组织亦含有这些糖蛋白，但含量低于肿瘤。故目前在诊断或治疗监测方面尚无优于影像技术的胰腺肿瘤标志物检测。

（三）胰腺癌病灶的检出

1. 腹部超声　为首选筛查方法，可显示 >2cm 的胰腺肿瘤，对晚期胰腺癌的诊断阳性率可达 90%。超声图像呈无回声、边缘不规则的不均质肿块，肿块的伪足样伸展是胰腺癌的典型征象，常同时伴有胰管不规则狭窄、扩张或中断，胆囊肿大，侵及周围大血管时表现血管边缘粗糙及被肿瘤压迫等现象。

2. 增强 CT　小胰腺癌（<2cm）较少发生坏死，胰腺形态近乎正常，CT 平扫一般呈等密度，病灶难以显示，当疑有胰腺癌时，增强扫描尤为重要。胰腺癌在增强 CT 扫描时大多表现为低密度肿块，胰腺部分或胰腺外形轮廓异常扩大。螺旋 CT 图像伪影少，成像质量高，有助于小病灶的检出。增强螺旋 CT，对 <2cm 胰腺癌的检出率可达到 80%~90%。

3. MRCP　因大部分胰腺癌发生于导管上皮，肿瘤较小时，即可导致胰管病理性改变，主要表现为主胰管不规则狭窄和梗阻。MRCP 通过显示胰管的细小结构，检出病灶，适合于梗阻性黄疸的病因诊断。具有扫描时间短、成功率高、无需对比剂、安全、无创伤等优点，但对病变起始于胰管小分支的患者，容易漏诊或误诊。

4. EUS　由于超声内镜具有探头频率高、距离胰腺近、胃肠道气体干扰少等特点，图像显示较体表超声清晰，从而提高了胰腺癌的检出率，可以探测到直径 5mm 的小肿瘤。EUS 在显示胰腺癌病灶全貌和侵及范围与程度等方面，明显优于腹部体表超声、CT 及 ERCP，尤其在显示小胰癌方面具有独到的优越性，准确率达 90% 以上。EUS 引导下的细针穿刺活检术（FNA）能对 <10mm 的病变进行穿刺细胞学检查，有助于对胰腺良、恶性包块的鉴别。

5. ERCP　能观察胰管和胆管的形态，以及胰头病变有无浸润十二指肠乳头区。确诊率可达 85%~95%。其局限性在于 ERCP 不能显示肿块及邻近结构；为有创检查，有一定的并发症，如胆道感染、胰腺炎等。

6. 正电子发射断层显像（positron emissiontomography，PET）　用 18 氟标记的荧光脱氧葡萄糖（18F-fluorodeoxyglucose，18F-FDG）注入体内，进入细胞参与糖代谢，由于恶性肿瘤细胞生长过程中葡萄糖消耗大于正常组织，故肿瘤细胞内有高于正常组织的 18F-FDG 聚集，18F-FDG 发射出正电子，在其湮没过程中产生的光子可被 X 线断层摄影记录。采用定量或半定量的方法计算胰腺癌组织中的 18F-FDG 含量，有助于胰腺癌与慢性胰腺炎的鉴别诊断。根据国外研究报告，其敏感性可达 94%，特异性为 88%。PET 不提供精确的解剖学定位，与 CT 结合，将功能成像与解剖成像同机精确融合。对胰腺癌的敏感性、特异性及确诊率均优于 CT。该检查费用昂贵，尚未在临床普遍应用。

（四）了解胰腺癌的浸润范围

1. 血管造影（DSA）　经腹腔动脉做肠系膜上动脉、肝动脉、脾动脉选择性动脉造影，显示肿瘤与周围血管间的解剖关系，可进一步明确病变浸润程度、范围，评估手术切除的可能性及指导手术方式的选择。

2. X 线钡剂造影　用十二指肠低张造影可间接反映癌的位置、大小及胃肠受压情况，晚期胰头癌可见十二指肠曲扩大或十二指肠降段内侧呈反"3"形等征象。

六、诊断和鉴别诊断

（一）诊断

根据临床表现及明确的胰腺癌影像学证据，晚期胰腺癌诊断不难。本病的早期诊断困难，因此，重视下列胰腺癌高危人群的随访，有针对性地进行筛查和监测，有望提高早期胰腺癌的诊断率。

（1）年龄 > 40 岁，近期出现餐后上腹不适，伴轻泻。

（2）有胰腺癌家族史者。

（3）慢性胰腺炎，特别是慢性家族性胰腺炎。

（4）患有家族性腺瘤息肉病者。

（5）胰腺导管内乳头状黏液亦属癌前病变。

（6）大量吸烟、饮酒，以及长期接触有害化学物质。

（7）不能解释的糖尿病或糖尿病突然加重。

（8）不明原因消瘦，体重减轻超过 10%。

（二）鉴别诊断

1. 慢性胰腺炎　以缓慢起病的上腹胀、腹痛、消化不良、腹泻、食欲减退、消瘦等为主要临床表现的慢性胰腺炎应注意与胰腺癌鉴别。慢性胰腺炎病史较长，常伴有腹泻，黄疸少见。如腹部超声和 CT 检查发现胰腺部位有钙化点，则有助于慢性胰腺炎的诊断。胰腺炎性包块与胰腺癌不仅在影像学上很难鉴别，即使在手术中肉眼所见的大体病理也难于做出准确判断。EUS 引导下的细针穿刺活检如果不能取得足够大小的组织标本，诊断仍不明确。开腹手术活检可确诊。

2. 肝胆疾病　胰腺癌早期消化不良症状及黄疸易与各种肝胆疾病混淆，但影像学、肝功能实验及病毒性肝炎标志物等检查较易使诊断明确。

3. 消化性溃疡、胃癌　对中上腹痛等症状应行胃镜检查，排除消化性溃疡及胃癌。

七、治疗

迄今为止，对于胰腺癌尚无有效的治疗手段。对小病灶仍以争取手术治疗为主，对失去手术机会者，可行姑息治疗辅以化疗或放疗。

（一）外科治疗

胰十二指肠切除术（Whipple 手术）是目前治疗胰腺癌最常用的根治手术，手术创伤大、死亡率较高。术后存活期的长短与淋巴结有无转移密切相关，术后 5 年存活率 < 10%。大多数胰腺癌确诊后已属晚期，手术切除率约 10%。

（二）内镜治疗

作为姑息治疗解决胆总管梗阻。可通过 ER – CP 或 PTCD 在胆总管内放置支架，内引流解除黄疸；若不能置入支架，可行 PTCD 外引流减轻黄疸。

（三）化疗

目前尚无有效的单个化疗药物或联合的化疗方案可延长患者的生命或改善生活质量。常用化疗方法有 2 种：

1. 静脉化疗　常用的药物有吉西他滨、5 - 氟尿嘧啶、顺铂、紫杉帝、草酸铂、阿瓦斯汀、卡培他滨等。其中，吉西他滨主要作用于 DNA 合成期的肿瘤细胞，而成为胰腺癌化疗的最常用药物。

2. 区域性动脉灌注化学疗法（介入化疗）　总体疗效优于静脉化疗。

（四）放疗

疗效不及化疗，对于化疗效果不佳者可作为次要选择，或联合应用，有助于改善患者生活质量，减轻癌性疼痛，延长患者生命。放疗的方法主要有适形调强放射治疗、γ 刀和^{125}I 粒子短程放疗。

（五）对症处理

可根据疼痛程度，采用世界卫生组织推荐的镇痛三阶梯治疗方案。即轻度疼痛使用非甾体类抗炎药，如消炎痛控释片；中度疼痛可用弱阿片类药物，如曲马朵缓释片；重度疼痛则应使用强阿片类，口服药物如磷酸吗啡（美施康定），剂量可逐渐增加；注射剂可选用哌替啶、吗啡等。晚期胰腺癌患者腹痛十分顽固，可采用 50% 酒精行腹腔神经丛注射或椎管内注射吗啡等镇痛。

胰酶制剂可改善消化不良、减轻脂肪泻；对阻塞性黄疸患者应补充维生素 K；胰岛素治疗并发的糖尿病；肠内及静脉营养维持晚期胰腺癌及术后患者的能量需求。

八、预后

胰腺癌是目前预后最差的恶性肿瘤之一，胰腺癌的 1 年生存率为 8%，5 年生存率 < 3%，中位生存期仅 2~3 个月。

（赵　婕）

第五节　胰腺内分泌肿瘤

机体内分泌系统包括内分泌腺及弥散性内分泌系统，后者细胞类型多样，大部分散在分布于胰腺和胃肠，产生 50 余种胃肠多肽。消化系统弥散性内分泌细胞增殖形成的肿瘤大多来源于胰腺，故常称胰腺内分泌肿瘤，是一类少见疾病，由其病理性分泌的大量胃肠多肽，引起一系列临床症状。

一、流行病学

胰腺内分泌肿瘤是一类少见疾病，近 10 年欧美国家流行病学调查显示其发病率由 30 年前的 2.4/10^5 增加到 6/10^5 左右。我国因诊断水平欠佳，该类疾病的发病状况不甚清楚。

二、共同的生物学特性

肿瘤细胞为多种胚胎源性，具有共同的病理特征，共同的生化特点有：①产胺产肽；

②分泌铬粒素（chromogranin）及突触素（synaptophysins）；③恶性程度低，生长较缓慢。

三、共同的临床特性

胰腺内分泌肿瘤根据其分泌的不同多肽及临床表现而有多种类型，临床表现复杂。除了因相应激素病理性高分泌致死外，肿瘤生长虽然缓慢，但最终多数都将转为恶性，导致死亡。

四、诊断的重要依据包括

1. 肿瘤的确定　常用腹部超声与 CT 作为寻找肿瘤的筛选检查。由于多数胰腺内分泌肿瘤均有生长抑素受体表达上调，其主要的受体亚型为 SSTR2、SSTR3 及 SSTR5，与生长抑素类似物具有很强的结合力及亲和力。体内注射 ^{111}In 标记的生长抑素类似物，可与胰腺内分泌肿瘤的 SSTR2、SSTR3 及 SSTR5 靶向结合，同位素显像由此可协助诊断。生长抑素受体闪烁成像（somatostatln receptor scintigraphy，SRS）不仅提高了胰腺肿瘤的检出率，也有助于鉴别 CT 发现的胰腺肿瘤究竟是胰腺癌抑或是胰腺内分泌肿瘤。比较多种影像学技术对胰腺内分泌肿瘤检出的敏感性，SRS 比所有常规检查有更高的敏感性，SRS > 血管造影 > MRI > CT > 超声。

2. 神经内分泌肿瘤标志物　铬粒素是一种分子量为 77KDa 的酸性蛋白，存在于嗜铬颗粒中，分为 A、B、C 3 种。大多数患者循环中铬粒素 A（chromogranin A，CGA）水平升高，是目前被认为最有价值的胰腺内分泌肿瘤的标志物。

3. 相应的激素水平检测　可用放射免疫分析试剂盒检测促胃液素、血管活性肠肽、胰多肽等。

五、共同的治疗方法

（一）药物治疗

根据临床特点，对不同的胰腺内分泌肿瘤给予相应的对症治疗。但抑制肿瘤病理性激素高分泌则均主要采用生长抑素类似物。

基于多数胰腺内分泌肿瘤均有 SSTR2、SSTR3 及 SSTR5 表达上调的原理，采用生长抑素类似物的生物治疗目前已常用于胰腺内分泌肿瘤，可有效抑制其病理性分泌，控制其生长。奥曲肽 300μg/d，皮下注射，可取得良好疗效。生长抑素类似物的长效制剂可每半个月或 1 个月给药 1 次，更适宜长期用药。

（二）同位素治疗

生长抑素受体靶向放射核素治疗也已用于胰腺内分泌肿瘤。用 [^{111}In – DTPA] 奥曲肽或其他 ^{111}In 奥曲肽的螯合物治疗，50% 生长抑素受体阳性的肿瘤患者呈良好的治疗反应，一些恶性肿瘤患者可获得完全的症状缓解。放射核素治疗的副作用是轻度的骨髓毒性。

（三）外科治疗

尽可能地切除肿瘤达到治愈目的。但因胰腺内分泌肿瘤体积较小，定位仍有一定困难，且有时为多发，外科手术不能切除干净时，症状缓解将不够满意。此外，诊断确立时 50% 病倒已有转移，甚至失去手术机会。

（四）化学疗法

对于不能手术或手术不能完全切除的肿瘤，应给予化疗。可单独使用链佐霉素或链佐霉素联合5-氟尿嘧啶（5FU）。5-氟尿嘧啶与α-干扰素联合应用，获得很好的临床缓解和肿瘤退缩，适用于对有转移的肿瘤。

（五）介入治疗

肝动脉栓塞治疗作为姑息疗法，可应用于胰腺内分泌肿瘤伴有肝转移的患者，以减小肝转移肿瘤包块的体积以及减轻相伴随的症状。

（赵 婕）

第六节 促胃液素瘤

以消化性溃疡、腹泻以及胃酸高分泌为其临床特点，常原发于胰腺和十二指肠壁。Zollinger 和 Ellison 于 1955 年首次报道 2 例促胃液素瘤患者以上段空肠良性溃疡伴胃酸高分泌和胰腺的非 B 细胞腺瘤为临床特征。因此也称之为 Zollinger - Ellison 综合征（ZES）。促胃液素瘤分散发型（Sporadic）和家族性两类，后者为有遗传倾向的多发性内分泌腺瘤 1 型（mutiple endocrine neoplasia type1，MEN1）的一部分。

一、流行病学

促胃液素瘤虽然是非常罕见的疾病，但在十二指肠胰腺区域的内分泌肿瘤中其发病率相对较高。不同地区发病率各异。在爱尔兰，百万人口中每年有 0.5 名患者，瑞典每百万居民中每年有 1～3 名患者，丹麦每百万居民每年有 1.2 名患者，而在美国十二指肠溃疡患者中可能有 0.1% 为 ZES。国内迄今尚未有系统的流行病学调查报告。自 1978 年以来，国内杂志 53 篇文献，共报道促胃液素瘤 312 例。促胃液素瘤发病年龄多发于 35～65 岁。男性比女性更为常见，约占 60%。

二、病理

早期研究认为大多数促胃液素瘤发生在胰腺，其头、尾和体部的比例依次为 4：1：4，有 20% 发生在十二指肠。近期研究发现 >85% 的促胃液素瘤位于或接近于胰头和十二指肠，此区域称之为促胃液素瘤三角区。这个三角区的上界是胆囊管和胆总管的交汇处，下界是第二和第三段十二指肠连接处，内界是胰颈和胰体的交界处。促胃液素瘤伴 MEN1，大多数病例肿瘤是多发的，但有时几乎只有一个孤立的肿瘤位于十二指肠，有时只有在显微镜下才能发现黏膜下微型肿瘤病变。

促胃液素瘤体积较小，大多数为 1～2cm，有完整或不完整的包膜。光镜下瘤细胞大小较一致，呈小圆形、多角形、立方形或柱状形。核异型性较明显，细胞间由薄壁血窦或纤维血管分隔，多数微型肿瘤位于黏膜下层。

促胃液素瘤恶性者占 60%～90%，促胃液素瘤伴 MEN1 者大多数为良性，也有 30% 左右是恶性的。34% 促胃液素瘤在手术时发现已有转移，多为肝转移，是导致死亡的主要原因。

三、发病机制

由于血中促胃液素水平升高，胃黏膜增生肥厚，壁细胞数量增加，可达正常人的 3 ~ 6 倍。高胃酸分泌可引起反流性食管炎以及胃、小肠黏膜的充血、水肿、糜烂和溃疡。

50% 促胃液素瘤分泌多种激素，包括生长抑素、胰多肽、ACTH 和血管活性肠肽。因此也可有临床表现多样化，较常见的报道为促胃液素瘤伴有库欣综合征。

四、临床表现

促胃液素瘤是以消化性溃疡、腹泻以及合并 MEN1 所致的症状为主要特点。根据促胃液素瘤的分布和性质不同，如单一病灶或多发病灶，良性或恶性，是否伴有同期的肝转移以及仅作为 MEN1 的一部分等情况，其临床表现有所不同。

（一）消化性溃疡

85% 病例有上消化道溃疡，以上腹痛为主要症状。溃疡可为单发，但常为多发。溃疡常出现在非典型部位，如十二指肠球后、十二指肠与空肠连接处，甚至位于更远端。患者反复出现溃疡的并发症（上消化道出血：女 70%，男 59%；穿孔：男 54%，女 47%），或出现一般消化性溃疡术后罕见的并发症，如胃、空肠、结肠瘘。患者虽无幽门梗阻而出现频繁呕吐，可伴有腹泻（水样腹泻占 41%）和肿瘤转移引起的肝大。45% ~ 60% 患者由于胃酸高分泌而出现食管糜烂或溃疡，其中 8% 病例由于严重食管炎而导致食管狭窄。

（二）腹泻

腹泻是第二个主要症状，有 65% 患者出现慢性腹泻。由于胃酸高分泌，大量酸性胃液进入肠腔，同时胃酸又刺激胰液过量分泌，超过了小肠和结肠的吸收能力而出现腹泻。此外促胃液素本身可增加 K^+ 的分泌，减少 Na^+ 和水分在小肠的吸收，导致分泌性腹泻，促胃液素瘤还分泌其他胃肠多肽，如血管活性肠肽，这也是引起腹泻的原因之一。由于过量胃酸进入小肠，使胰脂肪酶活性丧失、降低三酰甘油的降解、减少十二指肠内结合胆酸含量、影响小肠上皮细胞对脂肪和其他营养物质的转运，引起脂肪吸收不良，出现脂肪泻。根据一个大样本的文献报道有 50% 促胃液素瘤患者胃、十二指肠溃疡和脂肪泻可同时存在，也有患者临床症状仅有腹泻，不伴有消化性溃疡。

（三）促胃液素瘤伴 MEN1 的临床表现

促胃液素瘤患者中有 25% 伴有 MEN1 综合征，促胃液素瘤可发生于 MEN1 确诊以前，也有与 MEN1 同时发现。MEN1 常累及甲状旁腺、胰腺和垂体，较少累及肾上腺皮质和甲状腺。

促胃液素瘤伴 MEN1 患者有甲状旁腺功能亢进，大部分患者缺乏相关的症状。只有 14% 患者有临床表现包括肾结石和（或）骨骼疼痛和（或）多尿频渴，在早期血钙、磷和甲状旁腺素浓度没有升高。因此有必要做甲状旁腺功能测定，如钙负荷前后测定肾原性的 cAMP 排出量，检测甲状旁腺激素所有的分子形式以及颈部影像学扫描，有助于甲状旁腺肿瘤的发现。垂体瘤作为 MEN1 的组成部分，临床上常无症状。促胃液素瘤并发库欣综合征极为罕见（约 5%），这与促胃液素瘤有散在转移，或伴随 ACTH 的异位生产有关。

五、辅助检查

（一）胃酸测定

基础胃酸排出量（BAO）对促胃液素瘤的诊断是个很好的筛选试验。研究认为 BAO > 15mmolH$^+$/h 或者 2 份 15min 的胃液样本酸浓度 >100mmolH$^+$/h 支持促胃液素瘤的诊断。但这样的胃酸浓度也可出现在多数十二指肠溃疡患者，两者可有重叠，特异不够。

（二）肿瘤的定位

1. 腹部超声与 CT　由于分辨率低，因此很难能检测到体积较小的促胃液素瘤。大约 80% 的胰腺内肿瘤和 >3cm 的肿瘤能被 CT 扫描发现，但 CT 仅能发现 40% 的胰腺外肿瘤，直径 <1cm 的肿瘤常不能被检出，由于超声和 CT 检查比较简便，因此临床上常首先应用。

2. 生长抑素受体闪烁摄影术（SRS）　SRS 检出率与肿瘤体积大小有关。肿瘤体积 < 1cm 者，其检出率仅 30%，体积 1~2.0cm 为 64%，>2.0cm 者为 96%。

3. 超声内镜（EUS）　能提高胰腺图像的分辨率，能检出 <5mm 的肿瘤，因此可应用于腹部 CT 结果阴性的患者。EUS 联合 SRS 能增加检出的敏感性。

（三）铬粒素 A（CGA）

促胃液素瘤患者血 CGA 水平显著高于正常人，已有转移病灶者，其水平升高更为明显。血促胃液素与铬粒素之间并无相关性。

（四）促胃液素

虽然促胃液素瘤患者血浆基础促胃液素（BSG）水平可以正常，但大都 >150pg/ml，如 >1000pg/ml 即可成立诊断。若疑有促胃液素瘤，或为了鉴别不同原因的高促胃液素血症时可采用下列激发试验：

1. 促胰液素激发试验　促胰液素对多种促胃液素瘤细胞有刺激促胃液素释放的作用，可激发促胃液素瘤患者血清促胃液素急剧升高并伴随胃酸大量分泌。其试验方法是每千克体重 2 临床单位促胰液素快速静脉注射，在注射前 10min、1min 和注射后 2min、5min、10min、15min、20min 和 30min 测定血清促胃液素浓度，90% 以上促胃液素瘤患者在注射促胰液素后 15min 内即有促胃液素水平的升高，促胰液素试验阳性率可达 82.2%。

2. 钙试验　钙能诱导血清促胃液素水平增高。因此，输钙试验可用作促胃液素瘤的一个激发试验。其方法是葡萄糖酸钙 5mg 按每小时每千克体重计算，静脉连续输注 3h，每隔 30min 测血清促胃液素含量，在输注钙盐的第 3 小时内，80% 以上的促胃液素瘤患者促胃液素水平可增高达 400pg/ml。

六、诊断

临床诊断依据临床表现、肿瘤定位、血铬粒素 A 及促胃液素水平升高而建立。病理诊断根据组织学及相应的免疫组化染色确定。

七、治疗

促胃液素瘤的治疗主要针对两个方面，一是控制胃酸高分泌，二是尽可能手术切除肿瘤。其他治疗前已述及。

控制胃酸高分泌常用质子泵抑制剂及生长抑素类似物。当患者存在严重电解质紊乱、上消化道出血时，奥美拉唑 60mg 每 12h 静脉注射，95% 患者可以有效控制酸排出，一直持续到能以口服质子泵抑制剂来代替为止。由于质子泵抑制剂及生长抑素类似物的联合应用，使胃酸高分泌得以满意控制，不必行全胃切除术。

（张昌义）

第七节　血管活性肠肽瘤

1958 年 Verner 和 Morrison 首次报道了胰岛细胞瘤伴有顽固性水样腹泻和低钾血症的综合征，以后该病被命名为 Verner – Morrisom 综合征，又称胰源性霍乱，水泻 – 低血钾 – 低胃酸综合征（waterydiarrhea，hypokalemia，achlorhydria，WDHA），1973 年 Bloom 等发现这种肿瘤组织和患者血浆中血管活性肠肽（vasoactive intestinal peptide，VIP）含量很高，从而导致分泌性腹泻，故称之为血管活性肠肽瘤（VIP oma）。

一、流行病学

VIPoma 的发病率约为普通人群的 $1/10^7$。在意大利其发病率在普通人群中低于（1～1.5）$/10^7$。捷克每年能确定诊断的约 1 例。该病可发生于任何年龄，但发病的高峰在 40 余岁，女性多于男性。男性与女性的比值是 1∶3。只有 6% 病例有家族历史，考虑为多发性内分泌肿瘤病 1 型（MEN1）的一部分。

二、病理

大多数病例为位于胰腺的单个胰岛非 B 细胞瘤，恶性者约占 2/3。体积较大的肿瘤常伴有钙化、囊性退行性变和坏死。恶性进展的肿瘤可出现局部和血管的侵袭以及远隔部位的转移。胰腺外 VIP 瘤主要来源于神经系统，主要为神经节瘤、神经节神经母细胞瘤、嗜铬细胞瘤等。

VIPoma 组织具有上皮内分泌肿瘤所有的结构和分泌类型，并有多种物质的表达，包括细胞角蛋白和一些神经内分泌标志物，如神经元特异性烯醇酶、铬粒素等，以及一些多肽类激素如 VIP、PHM、生长激素释放激素、胰多肽、胰岛素、胰高糖素、生长抑素、神经降压素和内啡肽等。推测胰 VIP 瘤可能起源于神经内分泌干细胞，较多部分循着胰多肽细胞方向分化。

三、发病机制

VIP 是一个强烈的肠道促分泌物，生理状况下，VIP 作用于空肠，促进氯离子的分泌增加；作用于回肠可抑制氯化钠的吸收；同时促进胰液和肝胆汁的分泌，大量增加的肠腔内的液体量远远超过了结肠的吸收能力，导致分泌性腹泻。给健康受试者持续静脉输注 VIP 400pmol/（kg·h），可在 6.5h 之内诱发分泌性腹泻。VIP 瘤患者肿瘤组织及血浆中常有多种肽类激素水平的增加，因此，分泌性腹泻可能不是单一因素引起，而是由几种相关的肽类激素所致。

四、临床表现

（一）水样腹泻

98％患者有大量水泻（1.2~8.4L/d），粪便中没有不消化食物、如同尿液。每日排便次数＞10次，排便时间不分昼夜，不因进食而加重，禁食48h腹泻量没有改变或只有轻度减少。47％病例病程呈持续性，53％病例呈间歇性，在长期病程中可有病情加剧和减轻的相互交替。

（二）低钾血症

由于水泻丢失大量钾离子，而出现低钾血症，血钾平均为2.2mmol/L。临床上可出现恶心、呕吐、肌无力、疲乏、嗜睡、心律失常等表现。严重者可出现威胁生命的低钾血症、重度肌无力、甚至周期性麻痹、肠胀气、假性肠梗阻等表现。

（三）无胃酸或低胃酸

大部分患者为低胃酸，只有30％病例无胃酸，这种低胃酸的机制目前尚不清楚。

（四）其他

90％患者有体重丧失和（或）脱水，部分患者可有高钙血症、低镁血症及手足搐搦等。50％患者可有糖耐量降低和高血糖。个别病例由于电解质紊乱而引起猝死。皮肤潮红见于23％的患者。高血压可见于交感神经节的VIP瘤。

五、辅助检查

（一）常规化验

1. 粪便常规　VIPoma患者粪便常规应无异常发现。
2. 血电解质　平均血钾水平为2.2mmol/L。40％~50％病例出现高钙血症，伴血磷水平下降。
3. 糖代谢紊乱　50％病例可有血糖升高。

（二）肿瘤的定位

同促胃液素瘤。

（三）铬粒素A（CGA）

关于VIPoma患者血CGA水平少有文献报告，笔者近期检测1例VIPoma患者血CGA水平高于正常人。

（四）VIP等胃肠多肽水平检测

循环中VIP正常值为0~170pg/ml，90％以上VIPoma病例血浆VIP水平升高，文献报告患者的血浆VIP浓度为225~1500pg/ml，目前通常将诊断标准定为＞200pg/ml。

73％胰VIPoma患者血浆胰多肽水平增高，但分泌VIP的神经节神经母细胞瘤则无1例增高。23％VIPoma病例有高胃泌素血症，20％病例血浆NT水平升高。

六、诊断与鉴别诊断

临床诊断依据临床表现、肿瘤定位、血铬粒素A及VIP水平升高而建立。病理诊断根据组织学及相应的免疫组化染色确定。

　　水样腹泻可由许多不同病因所致。应首先排除常见的病因，如感染性疾病、肠道寄生虫病、炎症性肠病、肠道肿瘤以及较少见的乳糜泻等。隐匿的服用泻剂造成的腹泻常给诊断带来困难。腹泻伴有其他类型的内分泌肿瘤在临床上也要予以鉴别，如中肠类癌和甲状腺髓样癌所致的动力型腹泻，胃泌素瘤胃酸高分泌引起的容积性腹泻等。

七、治疗

　　由于大量水样腹泻，需要足量补液，以纠正脱水、电解质紊乱和代谢性酸中毒。钾的补充尤为重要。抑制 VIPoma 病理性分泌，控制其生长，主要采用生长抑素类似物。其他治疗前已述及。

（张昌义）

第九章 小肠疾病

第一节 小肠吸收不良综合征

吸收不良综合征（malabsorption syndrome）是指一种由各种原因所致的小肠营养物质消化和/或吸收功能障碍所引起的临床综合征。包括对脂肪、蛋白质、碳水化合物、维生素、矿物质及其他微量元素的吸收不足，以脂肪吸收障碍表现明显，各种营养物质缺乏可单一或合并存在。临床表现为腹泻、腹胀、体重减轻、贫血、皮肤色素沉着、关节痛等。

一、Whipple 病

Whipple 病又称肠源性脂肪代谢障碍综合征（intestinal lipodystrophy），是一种由 T. Whipple 杆菌引起的少见的吸收不良综合征。该病特点为在小肠黏膜和肠系膜淋巴结内有含糖蛋白的巨噬细胞浸润，临床表现为腹痛、腹泻、咳嗽、贫血、体重减轻等消化吸收不良综合征。病变可累及全身各脏器。若无有效治疗，患者可死于继发的严重的营养不良。

（一）流行病学

Whipple 于 1907 年首次报道本病，本病极其少见，至今全世界报告仅有 2 000 余例，我国自 1990 年首例报道以来，到目前为止仅报道了 2 例。多见于 30~60 岁男子，多为农民或与农产品贸易有关的商人。尚无人与人之间传播的证据。

（二）病因和发病机制

发病机制尚不清楚。现已明确本病与感染有关，病原体为 Whipple 杆菌，约 $2.0\mu m$ 宽，$1.5~2.5\mu m$ 长，具有革兰阳性细菌的特征。病原体经口侵入，通过淋巴系统进入小肠固有层内繁殖，进而侵犯小肠绒毛及毛细血管，并可侵犯全身各个脏器。经长期抗生素治疗后，患者可得以恢复，细菌亦逐渐消失。

Whipple 杆菌侵入人体组织后可导致大量的巨噬细胞集聚，产生临床症状。Whipple 病患者存在持续或暂时性的免疫缺陷，提示可能与免疫反应有关。

（三）临床表现

本病症状无特异性，诊断较困难。多数患者表现为胃肠道症状，以普遍性吸收不良为突出表现，典型症状为腹泻，每日 5~10 次，水样便、量多、色浅，逐渐出现脂肪泻，伴腹痛、腹胀、食欲下降，可引起体重减轻。少数患者出现消化道出血。肠道外症状最常见的是长期的多发的反复发作的关节炎和发热，可先于典型胃肠症状数年发生。还可表现为慢性咳嗽、胸痛、充血性心力衰竭、淋巴结肿大、皮肤色素沉着等，累及中枢神经系统，可出现神经精神症状。

体征主要取决于受累及的器官，腹部可有轻度压痛，可有消瘦、皮肤色素沉着、舌炎、口角炎、杵状指、肢体感觉异常、共济失调、淋巴结肿大等。

（四）实验室检查及特殊检查

（1）实验室检查：主要与严重的小肠吸收不良有关，如贫血、血沉增快、电解质紊乱、凝血酶原时间延长等。木糖吸收试验提示小肠吸收功能减损，脂肪平衡试验提示脂肪吸收不良。

（2）影像学检查：超声、CT、MRI及小肠气钡对比造影可见肠黏膜皱襞增厚。中枢神经系统受累时，CT及MRI可见占位性稀疏区。肺部受累时，胸片可显示肺纤维化、纵隔及肺门淋巴结肿大及胸水等。关节检查多无明显异常。

（3）活组织检查：小肠活组织检查是Whipple病确诊的最可靠依据。小肠黏膜或其他受侵犯部位活组织检查出现PAS染色阳性的巨噬细胞浸润，电镜证实有由Whipple杆菌组成的镰状颗粒的存在即可确诊。

（五）诊断和鉴别诊断

本病症状缺乏特异性。活检发现含有糖蛋白的泡沫状巨噬细胞，PAS染色阳性，便可确立诊断。

Whipple病与肠道淋巴瘤、麦胶等引起的肠道疾病鉴别不难。临床上主要与下列疾病相鉴别：

（1）风湿系统疾病：Whipple病在胃肠道症状出现之前即可有关节症状存在，但多无关节变形，血清学检查阴性，抗生素治疗可能有效，有助于鉴别。

（2）获得性免疫缺陷综合征（AIDS）：伴发鸟型分枝杆菌感染的AIDS临床表现与本病相似，Whipple杆菌抗酸染色阴性是最基本的鉴别方法。

（3）其他疾病：如不明原因的发热、巨球蛋白血症和播散性组织胞浆菌病等。

（六）治疗

（1）一般治疗：加强营养，增强体质，注意营养物质、维生素及矿物质的补充，纠正营养不良和电解质紊乱，必要时可施行全胃肠外营养。

（2）药物治疗：有效的抗生素治疗可挽救患者生命并迅速改善症状。多种抗革兰阳性细菌的抗生素都有疗效，如氯霉素、四环素、青霉素、氨苄西林、柳氮磺氨吡啶等。

目前尚无研究表明什么治疗方案及治疗疗程最好。有一推荐的治疗方案：肌注普鲁卡因青霉素G120万U及链霉素1.0g，每日1次，共10～14天；继之口服四环素0.25g，每日4次，共10～12个月。可显著改善临床症状，降低复发率。

中枢神经系统病变首次治疗宜选用可通过血脑屏障的药物，且疗程应达到1年。有研究发现，脑脊液缺乏溶菌素和调理素活性，可应用抗菌活性高的第3代头孢菌素及喹诺酮类药物清除脑组织中的残存活菌。利福平也可取得满意疗效。

抗生素长期应用不良反应较多，合理的疗程设计非常重要。一般来说，临床症状完全消失，病原菌被彻底清除，即可停药。

（七）其他治疗

伴严重腹泻时，可适当给予止泻药，但减少肠蠕动的止泻药慎用。肾上腺皮质激素仅用于伴发肾上腺皮质功能减退和重症患者。

二、麦胶肠病

麦胶肠病（gluten - induced enteropathy），是由于肠道对麸质不能耐受所致的慢性吸收不良性疾病。又称乳糜泻、非热带脂肪泻。通常以多种营养物质的吸收减损、小肠绒毛萎缩及在食物中除去麸质即有临床和组织学上的改善为特征。

（一）流行病学

麦胶肠病在国外人群发病率为 0.03%，主要集中在北美、欧洲、澳大利亚等地，各地发病率存在差异。男女比为 1 ：（1.3~2），任何年龄皆可发病，儿童与青少年多见。在我国本病少见。

（二）病因和发病机制

本病与进食面食有关，目前已有大量研究表明麦胶（俗称面筋）可能是本病的致病因素。麦胶可被乙醇分解为麦胶蛋白，后者在致病过程中起主要作用。麦胶蛋白的发病机制尚不清楚，目前存在以下几种学说：

（1）遗传学说：本病有遗传倾向，在亲属中发病率远远高于一般人群，孪生兄弟的发病率为 16%，一卵双生达 75%，提示可能与遗传有关。

（2）酶缺乏学说：正常小肠黏膜细胞中有一种多肽水解酶，可将麦胶蛋白分解成更小分子而失去毒性。而在活动性麦胶肠病患者的小肠黏膜细胞，因此酶数量减少或活性不足，不能完全分解麦胶蛋白而致病，但经治疗病情稳定后此酶即恢复正常，故两者之间的因果关系尚有待进一步研究。

（3）免疫学说：本病的免疫病理研究发现，患者小肠黏膜层上皮淋巴细胞增多，主要是 CD8 淋巴细胞，这些细胞可分泌细胞毒素损伤黏膜，使绒毛丧失和隐窝细胞增生。此外，在患者的肠腔分泌物、血浆及粪便中可查出抗麦胶蛋白的 IgA、IgG 抗体增多，近来又有人检出抗网状纤维、抗肌内膜的 IgA 抗体。研究发现，患者在禁食麦胶食物一段时间后，再进食麦胶时，血中溶血补体及 C_3 明显下降，并可测出免疫复合物。

（三）临床表现

本病的临床表现差异很大，常见的症状和体征如下。

（1）腹泻、腹痛：大多数患者表现为腹泻，典型者为脂肪泻，粪便呈油脂状或泡沫样、色淡，常有恶臭。每日从数次到 10 余次不等。腹泻可引起生长迟缓、身材矮小、疱疹样皮炎或复发性溃疡性口炎。很多成人患者是以贫血、骨质疏松、浮肿、感觉异常等症状出现，并没有典型的消化道表现，常被漏诊。

（2）乏力、消瘦：几乎所有的患者都存在不同程度的体重减轻、乏力、倦怠，严重者可发生恶病质。主要与脂肪、蛋白质等营养物质吸收障碍及电解质紊乱有关。

（3）电解质紊乱与维生素缺乏：其症候群主要表现为舌炎、口角炎、脚气病、角膜干燥、夜盲症、出血倾向、感觉异常、骨质疏松、骨痛、贫血等。

（4）浮肿、发热及夜尿：浮肿主要由严重低蛋白血症发展而来。发热多因继发感染所致。活动期可有夜尿量增多。还可有抑郁、周围神经炎、不育症、自发流产等征象。

（四）体征

腹部可有轻度压痛。还可出现面色苍白、体重下降、杵状指、水肿、皮肤色素沉着、口角炎、湿疹、贫血及毛发稀少、颜色改变等。

（五）实验室检查及特殊检查

（1）实验室检查：可有贫血、低蛋白血症、低钙血症及维生素缺乏。粪便中可见大量脂肪滴。血清中补体 C_3、C_4 降低，IgA 可正常、升高或减少。抗麦胶蛋白抗体、抗肌内膜抗体可阳性，麦胶白细胞移动抑制试验阳性。

（2）D 木糖吸收试验：本试验可测定小肠的吸收功能，阳性者反映小肠吸收不良。

（3）胃肠钡餐检查：肠腔弥漫性扩张；皱襞肿胀或消失，呈"腊管征"；肠曲分节呈雪花样分布现象；钡剂通过小肠时间延缓等可提示诊断。此检查尚有助于除外其他胃肠道器质性病变引起的继发性吸收不良。

（4）小肠黏膜活组织检查：典型改变为小肠绒毛变短、增粗、倒伏或消失，腺窝增生，上皮内可见淋巴细胞增多及固有层内浆细胞、淋巴细胞浸润。

（六）诊断和鉴别诊断

根据长期腹泻、体重下降、贫血等营养不良表现，结合实验室检查、胃肠钡餐检查、小肠黏膜活检可做出初步诊断，而后再经治疗性试验说明与麦胶有关，排除其他吸收不良性疾病，方可做出明确诊断。

（七）鉴别诊断

（1）弥漫性小肠淋巴瘤：本病可有腹泻、腹痛、体重减轻等表现，是由于淋巴回流受阻引起的吸收障碍。如同时伴淋巴组织病，应怀疑本病可能，进一步行胃肠钡餐检查及小肠活检，必要时剖腹探查可明确诊断。

（2）Whipple 病：由 Whipple 杆菌引起的吸收不良综合征，抗生素治疗有效，小肠活组织检查有助于鉴别。

（3）小肠细菌过度生长：多发生于老年人，慢性胰腺炎及有腹部手术史的患者，抗生素治疗可改善症状，小肠 X 线摄片及小肠活检可资鉴别。

（八）治疗

（1）一般治疗：去除病因是关键，避免各种含麦胶的饮食，如大麦、小麦、黑麦、燕麦等。多在 3～6 周症状可改善，维持半年到 1 年。

（2）药物治疗：对于危重患者或对饮食疗法反应欠佳及不能耐受无麦胶饮食者可应用肾上腺皮质激素治疗，改善小肠吸收功能，缓解临床症状。

（3）其他治疗：给予高营养、高热量、富含维生素及易消化饮食。纠正水电解质紊乱，必要时可输注人体白蛋白或输血。

（九）预后

本病经严格饮食治疗后，症状改善明显，预后良好。

三、热带脂肪泻

热带脂肪泻（tropical sprue），又称热带口炎性腹泻，好发于热带地区，以小肠黏膜的结构和功能改变为特征，是小肠的炎症性病变。临床上表现为腹泻及维生素 B_{12} 等多种营养物质缺乏。

（一）流行病学

本病主要好发于热带居民及热带旅游者，南美、印度及东南亚各国尤多。任何年龄均可患病，无明显性别差异，成人多见。

（二）病因和发病机制

病因尚未完全明确，本病具有地区性、流行性、季节性，抗生素治疗有效的特点。现多认为与细菌、病毒或寄生虫感染有关，但粪便、小肠内容物及肠黏膜中均未发现病原体。尚有人认为是大肠杆菌易位所致。

（三）临床表现

本病常见症状为腹泻、舌痛、体重减轻三联征。可出现吸收不良综合征的所有表现，经过3个临床演变期：初期为腹泻吸收不良期，出现腹泻、乏力、腹痛及体重下降，脂肪泻常见；中期为营养缺乏期，表现为舌炎、口角炎、唇裂等；晚期为贫血期，巨幼红细胞贫血多见，其他期临床表现加重。以上三期演变需 2～4 年。

（四）实验室检查及特殊检查

右旋木糖吸收试验尿排出量减少可见于90%以上的病例。24小时粪脂测定异常，维生素 B_{12}、维生素 A 吸收试验亦不正常，经抗生素治疗后，可恢复正常。白蛋白、葡萄糖、氨基酸、钙、铁、叶酸吸收均减低。

胃肠钡餐透视早期可出现空肠结构异常，渐累及整个小肠，表现为吸收不良的非特异性改变。小肠黏膜活检及组织学可见腺窝伸长，绒毛变宽、缩短，腺窝细胞核肥大，上皮细胞呈方形或扁平状，固有层可见淋巴细胞、浆细胞等慢性炎细胞浸润。

（五）诊断和鉴别诊断

依据热带地区居住史、临床表现，结合实验室检查及小肠活组织检查异常，可做出热带脂肪泻诊断。需与下列疾病鉴别：

（1）麦胶肠病：二者临床表现相似，但麦胶饮食、地区历史及对广谱抗生素的治疗反应不同，麦胶肠病最关键的是饮食治疗，有助于鉴别。

（2）炎症性肠病：溃疡性结肠炎及克罗恩病亦可有营养物质吸收障碍，但其各有特征性 X 线表现。

（3）肠道寄生虫病：如肠阿米巴病、贾第虫病等，大便虫卵检查及相关寄生虫检查可以鉴别，另外，也可给予米帕林阿的平或甲硝唑进行试验性治疗，或叶酸、维生素 B_{12} 及四环素口服，可资鉴别。

（4）维生素 B_{12} 缺乏：此病也可引起空肠黏膜异常，贫血纠正后吸收功能可恢复。

（六）治疗

（1）一般治疗：症治疗为主，给予富含营养的饮食，辅以补液，纠正水电解质平衡失调，必要时可行胃肠外营养。腹泻次数过多，可应用止泻药。

（2）药物治疗：维生素 B_{12} 及叶酸治疗需达1年，同时服用广谱抗生素疗效较好，可使病情明显缓解。如四环素 250～500mg，4 次/日，持续 1 个月，维持量为 250～500mg，3 次/日，持续 5 个月。磺胺药同样有效。

慢性病例对治疗反应很慢，症状改善不明显，治疗应维持半年或更长时间，热带居民在

5 年内可复发，而旅居热带者经治疗离开后一般将不再发生。

（七）预后

本病经积极治疗后预后较好，贫血及舌炎可很快恢复，食欲增强，体重增加。肠道黏膜病变减轻，肠黏膜酶活性增加。持续居住在热带的患者仍可复发。

（陶进勇）

第二节　小肠动力障碍性疾病

小肠动力障碍性疾病系指由于小肠动力低下或失调所致的一种综合征。主要表现为类似机械性肠梗阻的症状和体征，如腹痛、腹胀、腹泻和便秘等，但肠腔通畅而无机械性肠梗阻的证据存在，故又称小肠假性梗阻（intestinal pseudo - obstruction，IPO）。IPO 按病程可分为急性和慢性两类；按病因可分为原发性和继发性。原发性又分为家族性和非家族性，病因主要是肠道肌肉神经病变。继发性的病因较多，如血管胶原病、内分泌失调、肌肉浸润性病变、神经系统病变、电解质紊乱等，涉及全身各个系统。

一、急性小肠假性梗阻

急性小肠假性梗阻（acute intestinal pseudo - obstruction，AIP）由小肠动力异常引起的急性广泛的小肠扩张、缺血、坏死和穿孔，出现肠梗阻的临床表现和影像学特征，而缺乏机械性肠梗阻的证据，如存在肠内或肠外病变，或有肠腔狭窄或闭塞等。本病病死率较高。

常见的急性小肠假性梗阻相关性疾病见表 9 - 1。

表 9 - 1　常见的急性小肠假性梗阻相关性疾病

感染	全身脓毒血症、带状疱疹、腹腔或盆腔脓肿
创伤	大面积烧伤、挤压伤、盆腔创伤、腰椎骨折、股骨骨折
手术后	心脏搭桥术、房室隔缺损修补术、肾移植、剖宫产术、颅骨切开术
药物	阿片类或麻醉药、抗抑郁药、抗帕金森病药、滥用泻药
心血管系统	心肌梗塞、充血性心衰、恶性高血压、心脏骤停复苏后
神经系统	脑膜炎、脑膜瘤、脑血管意外、帕金森病、阿尔茨海默病、急性脊髓炎
消化系统	急性胰腺炎、急性胆囊炎、自发性细菌性腹膜炎、消化道出血
呼吸系统	慢性阻塞性肺疾患、发作性睡眠呼吸暂停综合征、急性呼吸窘迫综合征
泌尿系统	急、慢性肾功能衰竭

（一）流行病学

多见于 50 岁以上人群，男多于女。目前尚无详细流行病学资料可查。

（二）病因和发病机制

本病为麻痹性肠梗阻，是一种暂时性或可逆性的综合征。严重的腹腔内感染、手术、创伤，消化系统、呼吸系统、循环系统、泌尿系统、神经系统疾病及药理学、代谢紊乱等均可诱发。本病的发病机制目前尚不清楚。

（三）临床表现

1. 症状　小肠假性梗阻患者多在住院期间发病，起病急，常继发于手术、外伤、应用抗抑郁药或其他系统疾病后。全腹痛常见，呈持续性阵发性加剧，部位不固定，伴进行性腹胀，持续 3~5 天。多数患者可有肛门排便、排气减少或消失。其他症状如恶心、呕吐、腹泻及发热等，多轻于机械性肠梗阻的患者。

2. 体征 多有明显的腹部膨隆，全腹膨隆常见。腹部压痛可见于 64% 无缺血的患者，而有缺血和穿孔的患者上升至 87%，气体及肠内容物进入腹腔，出现腹膜刺激征。肠鸣音多可闻及，变化不定，但金属样高调肠鸣音少见。

（四）实验室检查及特殊检查

（1）实验室检查：可有低钾、低钠、低镁血症、高磷酸盐血症等。血常规一般无明显改变，出现中性粒细胞升高，常提示有穿孔或腹膜炎发生。肌酐、尿素氮亦可有异常。

（2）腹部 X 线平片：小肠假性梗阻显示小肠内有大量气体，十二指肠尤为明显，远端小肠气体较少。可有或无气液平面。

结肠假性梗阻患者可见回盲部明显扩张及节段性升结肠、横结肠、降结肠扩张，但结肠袋存在，在结肠脾曲、直肠和乙状结肠连接处及肝曲等处，可见肠腔内充盈的气体突然中断，出现特征性的"刀切征"，气液平面少见。测量盲肠的直径具有重要的临床意义。当盲肠直径小于 12cm 时，一般不会发生穿孔；盲肠直径大于 14cm 时，穿孔的危险性极大。

出现肠穿孔时，可见横膈下游离气体。若穿孔较小，可迅速闭合，则平片上难以显示。

（3）其他检查：结肠镜检查和泛影葡胺灌肠有助于排除机械性肠梗阻，但在穿孔或腹膜炎已经明确的情况下，这两种检查则不宜进行。当与机械性肠梗阻区分困难时，可考虑剖腹探查。

（五）鉴别诊断

依据典型的病史、症状、体征，结合腹部 X 线检查，排除机械性肠梗阻可以做出诊断。本病主要需与下列疾病相鉴别：

（1）急性机械性肠梗阻：急性机械性肠梗阻与小肠假性梗阻的症状和体征非常相似，但二者的治疗原则不同，故其鉴别诊断十分重要。机械性肠梗阻存在器质性病变，常能找到梗阻的证据，如肠内或肠外病变压迫致肠腔狭窄或闭塞等；起病急，临床表现为腹部剧烈绞痛，呈阵发性，其他症状还有呕吐、腹胀、恶心及肛门排气、排便停止等；腹部膨隆，可见胃肠型及蠕动波，腹部有压痛、反跳痛及肌紧张，可闻及肠鸣音亢进，呈高调金属音；腹部平片可见较多气液平面；保守治疗无效，宜早期手术。

（2）急性血运性肠梗阻：常是由于肠系膜血管栓塞或血栓形成所致的肠壁血运循环障碍，引发肠麻痹而使肠内容物不能正常运行。本病发病急，呈渐进性发展，初期腹部绞痛明显，腹胀、腹泻少见，腹部平片可见肠管明显扩张。选择性动脉造影可以明确栓塞部位，有助于诊断。

（3）急性麻痹性肠梗阻：常由于急性弥漫性腹膜炎、腹膜后血肿或感染、腹部大手术、脓毒血症或全身性代谢紊乱等引起，为肠道运动障碍性疾病。主要表现为高度的肠胀气，腹部绞痛少见。腹部平片可见肠管扩张，肠壁变薄。该病若能去除病因，可较快恢复，预后较好。

（六）治疗

急性小肠假性梗阻的治疗原则是解除梗阻病因，恢复肠道动力，使肠内容物正常运行；

积极补液，纠正水电解质失衡；应用抗生素防治各种感染。应根据病情选择具体的治疗方案。

1. 一般治疗 对于诊断明确而无严重并发症者通常采用内科保守治疗，包括胃肠减压、禁饮食、补充有效循环血量、纠正水电解质平衡紊乱、营养支持及治疗原发病。停用能引起或加重本病的药物，如麻醉剂、泻药、三环类抗抑郁药、抗胆碱类药等。可指导患者不断更换体位，定期采取俯卧位，以利于肠内气体排出。

2. 药物治疗 目前应用的治疗小肠假性梗阻的药物疗效尚缺乏循证医学证实。主要的几种药物包括胆碱酯酶抑制剂、5–羟色胺受体激动剂、胃动素受体激动剂、毒蕈碱受体激动剂、亲神经物质、一氧化氮合成酶抑制剂和生长抑素类似物。急性小肠假性梗阻的患者，因长期低营养状态，致机体抵抗力较低，肠内的细菌繁殖过度，发生细菌移位，引起菌群失调。可应用抗生素防治感染。

3. 其他治疗

（1）结肠镜减压治疗：结肠镜减压是一种安全而有效的治疗方法。但应首先排除炎症性肠病所致的中毒性巨结肠，并由有经验的医师进行。治疗前可先用生理盐水谨慎灌肠，以便于肠腔的观察和吸引减压。治疗后应立即行腹部立位和侧卧位平片检查，了解有无肠穿孔发生。

（2）手术治疗：剖腹探查的指征包括：①内科保守及结肠镜减压治疗无效；②临床体征提示即将或已经发生肠穿孔（出现腹膜炎体征或盲肠直径 > 12cm 或腹腔内出现游离气体）。若术中确诊有肠管坏死或穿孔，可行肠切除术。

（3）硬膜外麻醉：如已有肠穿孔征象，则不宜再使用此法。

（七）预后

本病死亡率为 25% ~ 30%，若发生肠穿孔，则死亡率更高。

二、慢性小肠假性梗阻

慢性小肠假性梗阻（chronic intestinal pseudo–obstruction，CIP）系指一组以慢性肠梗阻为主要表现，但无机械性肠梗阻的证据的临床综合征，它是由于胃肠道缺乏有效的推动力所致，属胃肠道神经肌肉病。

（一）流行病学

CIP 可出现在任何年龄，女性多于男性。内脏异常可发生于任何年龄，与病因有关。如同时侵犯泌尿系统，出现泌尿道的症状；发育异常多见于婴儿或儿童；而退行性病变则出现较晚。

（二）病因和发病机制

Weiss 于 1939 年首先报告在一个家族内发现了本病。CIP 病变可累及整个胃肠道和其他脏器肌肉，如膀胱，但主要是小肠。CIP 的病变基础在于肠道平滑肌发育不全或衰退和/或自主神经功能障碍，使小肠动力低下或紊乱，引起慢性肠管扩张而无内分泌系统异常。CIP可分为原发性和继发性两组。

1. 慢性原发性小肠假性梗阻 通常无明显诱因，起病突然，病因尚不明确，常有内脏肌病和内脏神经病变。原发性 CIP 具有明显的遗传倾向，分为家族性和非家族性两类。前者约占3%，多为常染色体隐性或显性遗传。后者多为散发。

2. 慢性继发性小肠假性梗阻　继发性 CIP 多见，其病因达数十种，常继发于其他疾患。

（1）内脏平滑肌病：进行性系统性硬化、系统性红斑狼疮、皮肌炎、进行性肌萎缩、肌营养不良、线粒体肌病、淀粉样变、弥漫性淋巴滤泡样浸润、放射性损伤、Ehlers – Danlos 综合征等可引发继发性小肠平滑肌病变。其组织学特征为小肠固有层肌肉的退行性变和纤维化，而空泡样变性少见。

（2）神经系统疾病：帕金森病、脊髓横断、脑干肿瘤、神经元核内包涵体病、多发性硬化症等可致肠道及肠外神经系统中的胆碱能神经功能紊乱，引起 CIP。

（3）小肠憩室病：小肠多发、弥漫性憩室常伴有肠道肌肉和神经病变，引起慢性小肠假性梗阻。

（4）其他疾病：内分泌病（甲亢或甲减、糖尿病、嗜铬细胞瘤）、结缔组织病（进行性系统性硬化症早期、淀粉样变性）、药物（抗帕金森病药、酚噻嗪、三环类抗抑郁药、麻醉药、长春新碱等）、恶性肿瘤、手术后等。

（三）临床表现

（1）症状：慢性小肠假性梗阻主要表现为腹痛、腹泻、呕吐、便秘和腹泻等肠梗阻症状，有的表现为腹泻与便秘交替发生，多为反复发作性或持续发作性。腹部疼痛可能与肠腔胀气及平滑肌痉挛或内脏高敏性有关，程度轻重不等。腹胀程度差异很大，主要取决于病变的性质、部位和程度，重度腹胀者常难以忍受，腹部明显膨隆。

CIP 主要在小肠者多发生细菌过度生长及停滞襻综合征，引起脂肪痢和腹泻。侵犯结肠时，则结肠明显扩张，发生顽固性便秘。十二指肠、胃及食管亦可累及，产生胃轻瘫、吞咽困难、胸痛等症状。

由于病程较长，且常反复发作，长期腹胀、便秘等可致水电解质及酸碱平衡紊乱、营养吸收障碍，出现食欲下降、体重减轻、营养不良等。

（2）体征：体检常见有恶病质和腹胀。腹部膨隆，小肠受侵为主者，通常在中腹有振水音，胃受累者则多在左上腹部。叩诊呈高度鼓音。听诊肠鸣音低下或消失，偶有肠鸣音亢进，但无气过水声及金属样高调肠鸣音。

（四）实验室检查及特殊检查

（1）实验室检查：实验室检查异常多反映吸收不良和营养不良的严重程度。腹泻患者可发生脂肪泻，继发小肠细菌过度增殖。有的患者存在维生素 B_{12} 吸收不良，可做小肠活检，明确有无黏膜损害。

（2）影像学检查：本病影像学表现类似麻痹性或机械性肠梗阻。当疑及肠梗阻时，可行全消化道钡餐透视，检查胃肠道有无机械性肠梗阻的证据，如能确认多个部位异常，更有利于本病的诊断。对于便秘的患者，应在清肠后，根据情况选择适当的检查方法，以免导致粪便嵌塞。CIP 的影像学表现与病变受累的部位相关，且可能对病变的性质有提示作用。内脏肌病主要特征是结肠增宽增长，缺少结肠袋；内脏神经病的特点是平滑肌收缩不协调，转运迟缓。

（3）肠道动力学检查：小肠动力学检查显示小肠动力低下或紊乱。

（4）其他检查：内镜检查、病理学检查有助于诊断。

（五）诊断和鉴别诊断

CIP 诊断较困难。对于有肠梗阻的临床表现、辅助检查，并排除机械性肠梗阻者方能诊断。

CIP 主要与机械性肠梗阻相鉴别：

（1）机械性肠梗阻：因 CIP 与机械性肠梗阻两者临床表现及腹部 X 线检查相似，但二者的治疗方法完全不同，故必须排除机械性肠梗阻。机械性肠梗阻多能找到梗阻的病因，如肿瘤、寄生虫、外压等。

（2）麻痹性肠梗阻：根据临床症状、体征、辅助检查及病情变化可以鉴别。

（3）血运性肠梗阻：多是由肠系膜上动脉血栓形成或来自心脏的栓子所致。起病急，发展快，初期腹部绞痛明显，腹部平片及选择性动脉造影有助于诊断。

（六）治疗

CIP 的诊断确定后，应区分原发性和继发性，对于继发性 CIP 应明确病因，治疗原发病。一般以对症支持治疗为主，辅以促胃肠动力药，恢复肠动力。

1. 一般治疗 急性发作期，应禁饮食、静脉输液支持，纠正水电解质失衡；非急性期，可进低糖、低脂、低纤维饮食，此外还需补充维生素、微量元素。对于重症患者，可行胃肠造瘘饲管或全胃肠外营养。

2. 药物治疗

（1）促胃肠动力药：在排除机械性肠梗阻的情况下，可应用促胃肠动力药，改善肠道动力。

西沙必利：其作用机制在于选择性地作用于胃肠道 5 – HT 受体，使肌间神经末梢释放乙酰胆碱，加强肠壁收缩力，提高传输速度。近年发现西沙必利存在心脏副作用，其广泛应用受到限制。

莫沙必利：是新一代 5 – HT 受体激动剂，克服了西沙必利在心血管系统的副作用，且不受进食的影响，目前临床上应用较多。

替加色罗：是 5 – HT 受体部分激动剂，与西沙必利类似，具有促进胃排空和增加消化道动力作用，但没有心脏毒性。对于肠易激综合征亦有效。

红霉素：最新的研究表明，低于抗感染剂量的红霉素具有胃动素样作用，直接作用于胃肠道平滑肌，从而产生收缩效应，促进胃肠蠕动。

（2）抗生素：CIP 多伴有肠道内细菌过度生长，可适当给予抗生素抑制细菌生长，减轻腹胀、腹泻，如环丙沙星，甲硝唑等。但对有严重梗阻症状或便秘的患者抗生素应禁用。调节肠道菌群的制剂亦可应用，如思连康、整肠生等。

（3）生长抑素：大剂量生长抑素类似物可减轻腹泻，而小剂量则能引发 MMC，促进肠蠕动，同时抑制细菌生长。因其抑制胆囊排空，故不宜长期应用。

3. 其他治疗 食管受累患者如症状似贲门失弛缓症，可行球囊扩张治疗；腹胀明显者，可予结肠镜减压治疗，减压后应行腹部立位平位片，防止发生肠穿孔。其他方法还有硬膜外麻醉等。必要时采用手术治疗。

（七）预后

原发性 CIP 因目前缺乏有效的治疗方法，预后差，死亡率较高。继发性 CIP 明确病因后，通过病因治疗及支持对症治疗后，症状可明显减轻或消失，预后较好。儿童 CIP 死亡率高，预后极差。

（陶进勇）

第三节　小肠菌群紊乱

一、小肠菌群过度生长综合征

小肠菌群过度生长综合征（enteric bacterial over – growth syndrome，EBOS）系指由于近端小肠内细菌数目增加而引起消化吸收障碍的一种疾病。因本病多发生于空肠憩室、狭窄及外科所致的盲袢，过去亦称盲袢综合征、小肠淤滞综合征或淤积袢综合征。临床主要表现为慢性腹泻和小肠吸收不良。

（一）流行病学

目前本病尚缺乏完整的流行病学资料。

（二）病因和发病机制

正常人的小肠近端常是无菌的，这是因为胃及小肠内存在调控正常菌群分布的机制，如胃酸、胆汁和胰液的杀菌作用、胃肠黏膜的正常保护机制、肠内细菌之间的生存竞争机制及回盲瓣的解剖学作用等均可抑制细菌过度生长。如果上述因素发生改变，则可导致小肠内细菌过度生长。小肠憩室、小肠远端狭窄及小肠结肠瘘等小肠结构异常亦是小肠菌群过度生长的原因之一。某些引起小肠动力障碍的疾病也可引起小肠细菌过度生长，如假性肠梗阻、糖尿病、系统性硬化症、淀粉样变性等。

（三）临床表现

临床上多以腹泻、吸收不良、低蛋白血症为首发症状。腹泻可为脂肪泻或水样泻，多伴腹胀、腹痛。其他症状还有消瘦、水肿、贫血、毛发脱落、夜盲、黏膜出血及低钙血症等。

（四）实验室检查及特殊检查

（1）实验室检查：血常规可有贫血，多为巨细胞性贫血。血清白蛋白、胆固醇、甘油三酯、微量元素及矿物质等均可降低。口服柳氮磺胺吡啶或多巴胺，经肠内细菌分解为磺胺吡啶或间羟苯乙酸，尿中可查见这两种物质增多。

（2）呼气试验：患者口服某种药物后，该物质可在肠道内由细菌分解，其产物由口中呼出。通过测定分解产物的含量可间接判断肠内细菌的数量。

（3）小肠液检查：该检查是小肠菌群过度生长综合征的最直接最可靠的一种诊断方法，可明确细胞内感染的情况，通过小肠插管从肠管中吸出小肠液进行细菌学检查，并可测定间接胆汁酸和挥发性脂肪酸，有助于小肠菌群过度生长的判断。

（4）其他检查：消化道钡餐透视及小肠活组织检查亦有助于诊断。

（五）诊断和鉴别诊断

对于有胃肠手术史、胃酸缺乏、糖尿病、硬皮病等病史的患者，如出现脂肪泻、吸收不良、贫血、低蛋白血症、体重减轻等症状时即应怀疑本病。进一步行相关辅助检查，可做出初步诊断。本病需与菌群失调、小肠吸收不良综合征、短肠综合征等相鉴别。

（六）治疗

小肠细菌过度生长综合征的治疗原则：①积极消除病因，纠正可能存在的结构或生理异常；②纠正营养缺乏；③应用抗生素抑制细菌过度生长。

1. 一般治疗　存在小肠结构异常者，如肠瘘、小肠憩室可行手术治疗，恢复小肠正常功能。饮食上以高蛋白、高热量、低脂肪食物为宜，少量多餐，同时注意维生素、微量元素及矿物质的补充。必要时可行全胃肠外营养（TPN）。

2. 药物治疗

（1）抗菌药物：对小肠内过度生长的细菌，原则上选用敏感性高、不良反应小、抗菌谱广、对需氧菌和厌氧菌都有效的抗生素，如头孢菌素、青霉素、甲硝唑、左氧氟沙星等。疗程为 7~10d。

（2）促胃肠动力药：促胃肠动力药可有助于肠道细菌的清除，如甲氧氯普胺、莫沙必利等。对于常规的促胃肠动力药物效果不明显时，可应用奥曲肽及其类似物，50μg，睡前注射，每天 1 次。

（3）微生态制剂：微生态制剂是一类活的细菌制剂，对肠道菌群失调引起的腹泻有较好疗效，如金双歧、培菲康、整肠生、米雅 BM 等。一般不宜与抗生素同时服用。

（七）预后

本病经有效抗生素治疗后，预后较好。

二、抗生素相关性小肠炎

抗生素相关性小肠炎，亦称假膜性肠炎（pseuc – omembranous colonitis 或 enteronitis）是一种主要发生于结肠、小肠，也可累及的急性肠黏膜纤维素渗出性炎症，黏膜表面有假膜形成。临床上常发生于应用抗生素治疗之后。现已有证据表明，抗生素相关性小肠炎的病原体是艰难梭菌。

（一）流行病学

本病尚无详细流行病学资料可查。

（二）病因和发病机制

本病的致病菌是艰难梭菌，该菌为革兰阳性菌，其产生的肠毒素是主要的致病因子，引起局部肠黏膜血管通透性增加，炎性细胞浸润、出血和坏死，黏液分泌增加。

随着近年来抗生素应用越来越广泛，抗生素相关性肠炎的发生也相应增加，其机制可能为：①对肠道黏膜的直接刺激和损害，引起肠黏膜充血、水肿、糜烂、出血和坏死，发生的部位主要在十二指肠；②抗生素，如林可霉素、阿莫西林、第 3 代头孢菌素等的不合理应用，使肠道正常微生物的生长受到抑制，而使另一些微生物，特别是艰难梭菌过度增殖，最终导致肠道菌群失调。艰难梭菌产生肠毒素，引起一系列的病理生理改变而致病；③抗生素尚可引起血管和凝血功能的改变，继而造成肠道黏膜异常。

（三）临床表现

一般发生于 50 岁以上人群，女性多于男性。发病急，患者多有胃肠手术或其他严重疾患病史，并有长期或近期应用抗生素史。

本病最主要的症状是腹泻，90%～95%为水样便，程度和次数不等，多者 10～20 次/日，少者可 1～2 次/日。轻者可于停用抗生素后自愈，重者粪便中可见斑片状或管状假膜排出。多有下腹部疼痛，可为顿痛、绞痛或胀痛，伴腹胀、恶心等。腹部可有压痛、反跳痛和腹肌紧张，易误诊为急腹症。部分患者可出现毒血症症状，如发热、谵妄、低血压、休克，年老体弱者常常发生脱水、电解质酸碱平衡紊乱等。

（四）实验室检查及特殊检查

（1）实验室检查：血常规显示周围血白细胞升高，多在 20×10^9 以中性粒细胞为主。大便常规可见脓细胞和白细胞，潜血实验呈阳性，但肉眼血便少见。疑诊病例应至少送两份大便标本，进行艰难梭菌的培养，毒素鉴定为致病菌可确诊。

（2）内镜检查：内镜检查能直接明确病变的性质、范围和程度。急性期内镜检查应注意预防肠黏膜出血和穿孔，动作应轻柔、谨慎小心。抗生素相关性肠炎内镜下表现为肠壁充血水肿、糜烂，黏膜表面坏死、斑点状或地图状假膜形成，不易脱落，部分假膜脱落后可形成浅表溃疡。

（3）活组织检查：可见肠黏膜上黏液附着，炎症区有炎性细胞浸润、出血和坏死。伪膜由纤维素样物质、坏死细胞、多核白细胞及细菌菌落组成。血管腔内可见血栓形成。

（4）影像学检查：腹部平片可见无特殊发现，部分可见肠扩张、积气，由于结肠增厚水肿，可出现广泛而显著的指印征。气钡灌肠双重对比造影有助于诊断，但可加重病情，有发生肠穿孔的危险，故一般不主张施行。

（五）诊断和鉴别诊断

根据胃肠手术及抗生素应用的病史，临床上出现腹泻、腹痛、发热等症状，结合实验室和辅助检查，可做出初步诊断。本病需与溃疡性结肠炎、克罗恩病、艾滋病性肠炎及真菌性肠炎等相鉴别。

（六）治疗

抗生素相关性肠炎的治疗包括停用相关抗生素，给予支持对症治疗，促进肠道正常菌群生长，应用抗艰难梭菌药物治疗。

1. 一般治疗　立即停用相关抗菌药物，同时避免应用抑制肠蠕动的药物，减少毒素的吸收。加强支持对症治疗，给予静脉营养支持，纠正水电解质失衡。

2. 药物治疗　对于中、重度病例，应给予抗艰难梭菌抗生素治疗。本病首选万古霉素或甲硝唑。万古霉素或去甲万古霉素，1.0～2.0g/d，口服。甲硝唑每次 0.25～0.5g，每日 3～4 次，口服，疗程均为 7～10d，大多数患者治疗反应良好。杆菌肽，亦可用于本病，25 000U，4 次/天，口服 7～10d。应用微生态制剂可恢复肠道正常菌群，如金双歧、乳酸杆菌片、培菲康等。

3. 其他治疗　对于内科保守治疗无效或出现严重并发症，如肠梗阻、中毒性巨结肠、肠穿孔时，应考虑行手术治疗。

（七）预后

大多数病例经治疗后可获痊愈，轻症病例在停用相关抗生素后，有的可自愈，个别患者经治疗后仍可再度发生腹泻。重症病例，如出现严重并发症如肠梗阻、肠穿孔时，病死率可达 16% ~22%。

（安桂凤）

第四节 急性坏死性小肠炎

急性坏死性小肠炎（acute necrotizing enteritis）是一种病因尚未完全明确的急性节段性肠道炎症，病变主要累及空肠和回肠，病理改变以肠壁出血、坏死为特征，故又被称为急性出血坏死性肠炎。其主要临床表现为腹痛、腹泻、便血、腹胀、呕吐及发热等中毒症状。本病发展快，重者可出现败血症、休克、肠麻痹、肠穿孔等，严重威胁患者生命。

（一）流行病学

本病呈散发和流行趋势。急性坏死性小肠炎的爆发常因进食未煮熟或变质的肉类引起，如发生于第 2 次世界大战后的德国和 1963 年巴布亚新几内亚的两次流行。本病曾是巴布亚新几内亚高原儿童生病和死亡的主要原因，乌干达、泰国、印度、新加坡和斯里兰卡等国亦有病例报道。我国四川、云南、贵州、甘肃、湖北、浙江、山东等省有散在报道，而以辽宁和广东两省报道的病例最多。农村发病率显著高于城市。本病全年皆可发生，以夏秋季多见。任何年龄均可发病，但儿童、青少年为主要发病对象，男女之比约为 1.7 : 1。

（二）病因和发病机制

病因尚未完全阐明，现多认为其发病与感染产生 B 毒素的 C 型产气荚膜梭状杆菌（Welchii 杆菌）有关，一些不良饮食习惯可为促发因素。

C 型产气荚膜梭状杆菌是专性厌氧耐热细菌，产生的 β 毒素可致肠道组织坏死，产生坏死性肠炎。从患者的肠道组织、粪便和可疑食物中可分离出产气荚膜梭状杆菌，针对 β 毒素的免疫可使急性坏死性小肠炎发病明显减少。β 毒素是一种蛋白质，对蛋白溶解酶极为敏感，一些饮食习惯或疾病可以使肠腔中蛋白酶含量或活性降低，β 毒素破坏减少，机体易于发生急性坏死性小肠炎，例如在发病率颇高的巴布亚新几内亚高原地区，当地居民肠腔内蛋白酶浓度低下，这和低蛋白饮食及当地作为主食的甘薯中所含的耐热性胰蛋白酶抑制因子有关。动物实验证实，给动物口服或胃内灌注 Welchii 杆菌菌液并不致病，但如同时灌注含有蛋白酶抑制因子的甘薯或大豆粉，则可致小肠坏死，而含有胰蛋白酶的胰提取液可防止和减轻本病的发生发展。

急性坏死性小肠炎主要病理改变为肠壁小动脉血管壁纤维素样坏死，血栓形成而致小肠出血、坏死。病变以空肠与回肠多见且严重，其次为十二指肠，偶可累及结肠和胃，甚至全胃肠道。病变常呈节段性，一段或多段，常始于黏膜，表现为肿胀、广泛性出血，可有片状坏死和散在溃疡，坏死黏膜表面覆以假膜，与正常黏膜分界清楚。病变可延伸至黏膜肌层，甚至累及浆膜，腹腔内可见混浊渗液。受累肠壁明显增厚、变硬，严重者可致肠溃疡和穿孔。显微镜下可见黏膜或肠壁的凝固性坏死，肠壁间有大量的炎性细胞浸润和炎性渗出液，黏膜往往与下层组织分离。

除肠道病变外，还可有肠系膜淋巴结肿大、软化；肝脂肪变性、急性脾炎、间质性肺炎、肺水肿和出血；个别病例有灶性肾上腺坏死。

（三）临床表现

（1）发病情况：起病急，发病前多有摄入变质肉类或暴饮暴食史。受冷、劳累、肠道蛔虫感染及营养不良为诱发因素。可有头痛、乏力、全身痛及食欲不振等前驱症状。

（2）腹痛腹泻：腹痛常是首发症状，病初常表现为逐渐加剧的脐周或中上腹阵发性绞痛，其后逐渐转为全腹持续性痛伴阵发性加剧。儿童常以突然腹痛起病，多为全腹痛。腹痛之后即可有腹泻。腹泻和便血为本病特征之一。粪便初为糊状而带粪质，其后渐为黄水样，1～2日后转为血便，出血量从数毫升至数百毫升不等，根据出血量不同呈棕褐色、赤豆汤样或果酱样粪便，甚至可呈鲜血状或暗红色血块，粪质少而有特殊腥臭味。无里急后重感。腹泻严重者可出现脱水和代谢性酸中毒等。

（3）恶心呕吐：常与腹痛、腹泻同时发生，儿童呕吐发生率较高。呕吐物多为胃内容物，还可含有胆汁或咖啡样物。

（4）全身症状：由于肠壁坏死和毒素吸收，起病即可出现全身不适、软弱和发热等症状。体温一般在38～39℃，少数可达40℃以上。发热多于4～7d渐退，持续2周以上者少见。

（5）腹部体征：相对较少。可有腹部膨隆，有时见肠型，可扪及充血水肿增厚的肠袢所形成的包块。压痛多在脐周和上腹部，腹膜炎时腹肌紧张，压痛、反跳痛明显。肠鸣音早期可亢进，而后可减弱或消失。

（6）病程：一般腹泻便血持续2～6d，长者可达1个月以上，且可呈间歇发作或反复多次发作，腹痛在血便消失后减轻，一般血便停止后3～5d消失，但饮食不当可使腹痛加重，或致病情复发。发热时间与血便时间长短相一致。

临床上可以分为以下几型：

（1）胃肠炎型：见于疾病早期，腹痛、腹泻较轻，可伴恶心、呕吐，大便为水样或糊状，全身症状轻或无。

（2）肠出血型：以血水样或暗红色血便为主，量可多达1～2L，出现明显贫血和脱水。

（3）肠梗阻型：腹痛、呕吐频繁、腹胀、排便排气停止，肠鸣音消失，可见肠型。此型较少见。

（4）腹膜炎型：较为常见，腹痛明显、恶心呕吐、腹胀，呈局限性或弥漫性腹膜炎表现。受累肠壁坏死或穿孔，腹腔内有血性渗出液。

（5）中毒性休克型：小儿多见，起病急，或由其他类型发展而成。以周围循环衰竭为突出症状，死亡率高。

（四）实验室检查及特殊检查

（1）血液检查：周围血白细胞中度以上增高，可是核左移及中毒颗粒，甚至出现类白血病样反应。红细胞及血红蛋白不同程度下降。血沉多增快。中重症患者有不同程度的电解质、酸碱紊乱。

（2）粪便检查：外观呈暗红或鲜红色，或潜血试验强阳性，镜下见大量红细胞，可见少量或中等量脓细胞，偶见脱落的肠黏膜。大便培养可能发现 C 型产气荚膜杆菌。

（3）X 线检查：腹部平片可显示小肠扩张或肠麻痹。钡灌肠检查可见肠壁增厚，显著水肿，结肠袋消失，但急性期禁做钡餐和钡灌肠检查，以免诱发肠穿孔。部分病例可见肠痉挛、狭窄和肠壁囊样积气现象。部分病例尚可见肠壁间积气，为部分肠壁坏死，结肠细菌侵入所致；门静脉周围积气：表现为肝门向肝内呈树枝状的透亮区，提示肠坏死；或可见到溃疡、息肉样病变和僵直。

（五）诊断和鉴别诊断

诊断主要根据临床表现，腹部 X 线平片对诊断有一定帮助。患者突然腹痛、腹泻、血便、呕吐及存在中毒症状时，应考虑本病可能。本病误诊率高，需与中毒性菌痢、阿米巴肠病、肠套叠、绞窄性肠梗阻、腹型过敏性紫癜、急性 Crohn 病、急性阑尾炎等鉴别。

（六）治疗

本病治疗以非手术疗法为主，约50%患者经过内科治疗可获得痊愈。

1. 内科治疗 基本原则为积极支持疗法，纠正水、电解质、酸碱平衡紊乱，解除中毒症状，防治休克等并发症。

（1）一般治疗：休息、禁食，腹痛、便血和发热期应卧床休息和禁食。通常轻症患者禁食 1 周左右，重症者需连续禁食 2～3 周，待腹胀消失、腹痛减轻，腹部体征基本消失，大便潜血转阴，临床一般情况明显好转，可逐渐恢复饮食。禁食期间应静脉输注高营养液。

（2）抗休克：迅速补足有效循环血量。除补充晶体溶液外，应适当输注白蛋白、血浆或新鲜全血等，以保持血压稳定及提高胶体渗透压，在此基础上还可应用血管活性药物。

（3）抗菌药物：控制肠道感染是减轻临床症状的重要环节，常用抗生素有氨苄西林、卡那霉素、甲硝唑、庆大霉素及头孢菌素等，一般选两种联合应用，疗程 7～15 天。

（4）肾上腺糖皮质激素：可减轻中毒症状，抗过敏和抗休克，在高热、中毒性休克时可以使用。成人静脉滴注地塞米松 5～20mg/d 或氢化可的松 200～300mg/d，儿童用氢化可的松 4～8mg/kg·d 或地塞米松 1～2.5mg/d，3～5 天逐渐减量停用，以免肠出血及肠穿孔。

（5）支持治疗：本病失水、失钠、失钾者多见，根据病情酌定输液量及成分。一般儿童补液量约80～100ml/kg·d，成人2 000～3 000ml/d，成分以5%～10%葡萄糖液为主，约占2/3～3/4，生理盐水占1/3～1/4，并注意补充电解质，纠正酸中毒。对重症患者及严重贫血、营养不良者，可施以全胃肠外营养。治疗期间多次少量输血，对改善全身症状、缩短病程十分有利。

（6）对症治疗：一般腹痛可用阿托品、山莨菪碱等解痉剂，此类药物尚能改善肠壁毛细血管痉挛，继而减轻肠壁坏死及出血的发生，腹痛严重者可酌情给予哌替啶。腹胀和呕吐严重者可予胃肠减压。出血者可试用酚磺乙胺、氨甲苯酸、巴曲酶等止血药。高热、烦躁者可给予吸氧、解热药、镇静剂或物理降温甚至冬眠疗法。

（7）其他：蛋白酶可水解 β 毒素，减少其吸收。常用 0.6～0.9g 口服，每日 3 次。有人用 C 型产气荚膜梭菌的抗毒血清静滴，取得良效。肠蛔虫感染者在出血停止、全身状况改善后应施以驱虫治疗。

2. 外科治疗 下列情况可考虑手术治疗：①因肠坏死或穿孔而出现腹膜刺激征象；②反复大量肠出血，内科治疗无法控制；③在内科治疗下，肠梗阻表现逐渐严重或局部体征加重，全身中毒症状明显，有休克倾向；④不能排除其他需手术治疗的急腹症。

（七）预后

本病重在预防。注意饮食卫生，避免进食不洁蔬菜水果、变质的肉类及隔夜宿食。加强营养也很重要。

【附】 新生儿坏死性肠炎

新生儿坏死性肠炎（neonatal necrotizingenterocolitis，NEC）是常见的新生儿胃肠急症，病理改变与急性坏死性小肠炎相似，表现为小肠和结肠不同范围、程度的溃疡和坏死，主要发生于早产儿和低体重儿。近年来 NEC 发病率明显升高，其严重程度、病死率与患儿出生体重和孕周呈负相关。

一、流行病学

新生儿坏死性肠炎可散发或流行，多发生于卫生和食品条件较差的地区，死亡率可达 20%～40%。

二、病因和发病机制

一般认为本病是多因素相互影响、共同作用的结果。新生儿尤其早产儿，特异和非特异免疫防御不足，肠道屏障尚未成熟；新生儿窒息、心肺疾病、低血压和休克、严重败血症、喂养过量等造成肠道缺血，肠黏膜易于损伤；喂养、治疗不当使肠道细菌过度繁殖，人工喂养过浓奶液等均可直接损伤肠黏膜。黏膜损伤后，细菌及其副产品侵入破坏黏膜，触发炎性介质的级联反应，进一步损伤黏膜和肠壁，最终可致全层坏死和肠穿孔。

三、临床表现

婴儿常在出生后 3 天到 3 周开始喂养后得病。但 NEC 很少见于母乳喂养者，可能母乳喂养有利于肠道正常菌群的建立及母乳中含有抗体等成分具肠道保护作用。患儿早期为非特异的表现如呼吸暂停、心动过缓、体温不稳定、昏睡。腹胀常见，多伴有呕吐，呕吐物含有胆汁，不能耐受喂养。腹泻开始为稀水便，数日后出现血便或大便潜血。病情恶化时出现尿量减少、低灌注表现。晚期发生腹膜炎时出现腹壁水肿、红斑、压痛、肌卫，腹腔可有积液。腹部包块提示肠穿孔或梗阻。如发生肠穿孔可有气腹。早产儿临床表现更为严重，病情发展迅速，可出现代谢性酸中毒、中毒性休克和 DIC。

四、实验室检查及特殊检查

（1）实验室检查：血液化验见白细胞升高，疾病进展后如出现中性粒细胞减少提示预后差，常有血小板减少和代谢性酸中毒。粪便镜检可见多量红细胞、白细胞，潜血试验阳性，细菌培养多阳性，以大肠杆菌、克雷伯杆菌、梭形芽孢肠杆菌等多见。

（2）X 线检查：对诊断有重要意义，对可疑患儿应 6～8 小时拍片 1 次。腹部平片可见肠梗阻表现。如患儿出现胃肠出血症状，X 线检查可见典型表现：肠管扩张、肠腔内可见多个液平，呈阶梯样改变；可见肠壁囊样积气症、门静脉积气症及肠管固定、扩张僵直；患儿出现败血症性休克或肠穿孔时，X 线可以发现气腹症。

（3）超声检查：发现门静脉积气症的敏感度比 X 线高，也可用于评价腹水，确定腹腔穿刺点，多普勒超声观察肠系膜上动脉的血流，可能对诊断有一定帮助。

五、诊断和鉴别诊断

诊断根据临床表现、X线和超声检查。凡新生儿特别是早产儿和低体重儿，有围产期窒息或缺氧史，一旦出现腹胀、腹泻及血便，均应考虑本病的可能：NEC早期腹部平片表现为小肠大肠普遍胀气应与先天性巨结肠相鉴别，后者以腹胀、排便困难为主，无便血，动态观察腹部平片可以鉴别。出现气腹时应与自发性胃穿孔、肠壁肌肉缺陷、伴有或无旋转不良的肠扭转、地塞米松诱导的肠穿孔相鉴别，NEC不仅有气腹、还有肠壁积气或肠管积气。NEC与败血症等有关时，应和中毒性肠麻痹区分开，后者无便血、腹部X线片上无肠壁积气。

六、治疗

约20%~40%患儿需要外科手术治疗，当诊断可疑或明确，没有肠坏死或穿孔时主要依靠非手术治疗，包括加强护理、监护、禁食、胃肠减压、静脉补液、应用广谱抗生素、防止休克等。禁食时间一般为10~14天或更长，待腹胀消失、大便潜血转阴、一般情况好转，可恢复饮食。应先喂开水，逐渐过渡到5%糖水、稀释奶、正常新生儿饮食。禁食期间静脉输注高营养液，补液120~150ml/kg·d，同时必须供给一定电解质。抗生素疗程一般2周，针对肠道杆菌可用氨苄西林、羧苄西林或头孢三代药物，或根据药物敏感试验来选择。可输入全血、血浆及白蛋白进行支持疗法。发生休克时应迅速扩容，保持有效循环血量，改善微循环，及时应用血管扩张药物。另外消毒隔离、防止交叉感染也很重要。

患儿出现肠穿孔是绝对手术指征，相对指征是严重的酸中毒或血小板减少、休克、少尿、腹块。有人建议12条标准提示肠穿孔：①临床恶化；②持续腹部压痛；③腹壁出现红斑；④腹部肿块；⑤大量的消化道出血；⑥气腹；⑦X线片上持续的扩张肠曲；⑧摄片证明有腹水；⑨严重的血小板减少；⑩腹腔穿刺阳性；⑪严重的肠壁囊样积气；⑫门静脉积气。最佳指征是气腹、门脉积气、腹穿阳性，其次为固定的肠曲、腹壁红斑、腹部肿块。

七、预后

本病死亡率与败血症、DIC、腹水、极低体重儿有关，一般为20%~40%。过去认为曾患NEC的婴儿进入儿童期后，智能发育不受影响，但是最近的研究显示有可能会出现智力发育落后。

（卢艳丽）

第五节 肠结核

肠结核（intestinal tuberculosis）是结核杆菌引起的肠道慢性特异性炎症。

一、流行病学

可见于任何年龄，而以20~40岁最多，女性多于男性。我国属于结核病流行区，因艾滋病病毒的流行及人口流动，近年来肺结核发病有上升趋势，故临床上应对本病加以重视。

二、病因和发病机制

肠结核主要由人型结核杆菌引起，少数系牛型结核杆菌所致。感染结核杆菌仅是致病条件，只有当入侵的结核杆菌数量较多、毒力较强，而人体免疫功能低下、肠道局部抵抗力削弱时，才会发病。肠结核主要经胃肠道传播，绝大多数患者继发于肠外结核灶，尤其是排菌性肺结核，患者常因吞咽含结核菌的痰液而致病。经常和开放性肺结核患者共餐而忽视餐具消毒隔离，或饮用未经消毒的带菌牛奶也可致病。肠外结核病变经血行播散或邻近器官的病灶直接蔓延至肠道，也可引起肠结核。

肠结核的最常见部位是回盲部，其次为升结肠、空肠、横结肠、降结肠、阑尾、十二指肠、乙状结肠和直肠。由于机体对结核杆菌的免疫力和结核菌侵入的数量和毒力有所不同，病理表现为溃疡型、增生型和混合型肠结核。机体免疫力低、菌量多且致病力强，表现为溃疡型；反之，则表现为增生型；兼有这两型病理特点的即称为混合型肠结核。

（1）溃疡型肠结核：占大多数。病变始于肠壁的集合淋巴组织和孤立淋巴滤泡，呈充血、水肿及炎症渗出性病变，进一步发展为干酪样坏死，肠黏膜因坏死脱落形成溃疡。溃疡可逐渐融合增大，边缘不整，深浅不一，可深达肌层或浆膜层，可累及周围腹膜或邻近肠系膜淋巴结，引起局限性结核性腹膜炎或肠系膜淋巴结结核。因溃疡周围血管多有闭塞性动脉内膜炎，故引起大出血者少见。由于溃疡常沿肠壁淋巴管走行呈环形，故病变修复时可形成环形肠腔狭窄。肠结核病变发展缓慢，常与周围组织粘连，故溃疡急性穿孔较少见，但可发生慢性肠穿孔而致局部脓肿或肠瘘。

（2）增生型肠结核：病变多局限于盲肠，有时可累及升结肠近段或回肠远段。病变急性期充血、水肿和淋巴管扩张，慢性期大量结核性肉芽肿和纤维组织增生，使局部肠壁增厚、变硬，肠壁狭窄而致肠梗阻。黏膜层可伴有浅表性小溃疡及炎性息肉形成。

三、临床表现

肠结核大多起病缓慢，缺乏特异性症状和体征，主要临床表现有：

（1）腹痛：疼痛部位因病变所在部位不同而异，多位于右下腹部，反映肠结核好发于回盲部，有时可引起脐周或上腹部牵涉痛。一般为隐痛或钝痛，若合并肠梗阻，急性穿孔或阑尾受侵，则疼痛较剧烈。因进食能引起胃回肠反射或胃结肠反射而使病变肠段痉挛，故可诱发腹痛，排便可使之缓解。

（2）腹泻和便秘：腹泻常见于溃疡型肠结核，粪便每日数次至十数次，呈糊状或水样，一般无黏液或脓血，不伴里急后重。左半结肠受累时可有黏液脓血便，量多，常有恶臭味。有时患者出现腹泻与便秘交替，这是肠功能紊乱的一种表现。便秘者多见于增生型肠结核。

（3）腹块：多位于右下腹，质地中等，表面不平，有压痛，比较固定。腹块主要见于增生型肠结核，也可见于溃疡型肠结核合并有局限性腹膜炎，肠管与周围组织粘连，或同时有肠系膜淋巴结结核。

（4）全身症状：结核中毒症状多见于溃疡型肠结核，表现为不同热型的发热、盗汗、乏力等。患者逐渐出现消瘦、贫血、维生素缺乏等营养不良表现，可同时有肠外结核特别是活动性肺结核的表现。增生型肠结核病程较长，全身情况一般较好，多不伴肠外结核表现。

（5）并发症：见于晚期患者。肠梗阻最常见，多见于增殖型肠结核，一般为慢性不全性肠梗阻。肠穿孔多为慢性，在腹腔形成局限性脓肿、肠瘘，可有瘘管形成。消化道出血少见，多见于十二指肠结核。尚可合并腹膜炎、肠粘连、肠套叠等。

四、实验室检查及特殊检查

（1）血液检查：白细胞计数多正常或升高，淋巴细胞增高，轻中度贫血多见，血沉多增快，可作为估计结核病活动程度的指标。部分患者可有血白蛋白降低。

（2）粪便检查：一般无肉眼黏液或脓血，但显微镜下可减少量脓细胞和红细胞。粪便浓缩查抗酸杆菌和粪便结核菌培养，阳性率均不高。

（3）结核菌素试验：现用纯结核蛋白衍化物（PPD）试验，若为强阳性有助于本病诊断。

（4）X线检查：腹部平片若发现腹腔淋巴结钙化或胸片有肺结核病变，对诊断有帮助。钡餐造影和钡灌肠检查对肠结核有较高诊断价值，但有肠梗阻表现时，钡餐检查应慎重。常见X线造影征象有：①溃疡型肠结核常见肠激惹征象，又称为跳跃征象（stierlin，sign），病变肠段钡剂排空很快，充盈不良，而病变上、下肠段钡剂充盈良好。病变部位黏膜皱襞粗乱，可见肠壁溃疡、边缘不整，有时呈锯齿状。②增殖型肠结核常出现盲肠或附近肠段的肠壁增厚僵硬，肠腔狭窄，黏膜呈结节状改变。③晚期多见肠腔狭窄，可伴有近端肠腔扩张或见肠段缩短变形，肠管移位、回肠盲肠正常角度消失等。

（5）结肠镜检查：肠结核病变主要在回盲部，结肠镜可以对全结肠和回肠末段进行直接观察，有重要诊断价值。内镜下见病变肠黏膜充血、水肿、溃疡形成（常呈环形溃疡，边缘呈鼠咬状），大小及形态各异的炎性息肉、肠腔狭窄等。活检如能找到干酪样坏死性肉芽肿或结核杆菌具有确诊意义。

五、诊断和鉴别诊断

如有下列情况应考虑肠结核：①青壮年患者有肠外结核，尤其是开放性肺结核。②临床表现有腹痛、腹泻、右下腹压痛，也可有腹块，原因不明的肠梗阻，伴有结核毒血症状。③结核菌素试验强阳性。④X线钡餐检查发现回盲部有激惹、肠腔狭窄、肠段缩短变形等征象。

对高度怀疑肠结核的病例，如抗结核治疗2～6周有效，可做出肠结核的临床诊断。如病变在回肠末段及结肠者，结肠镜检查及活检有助诊断和鉴别诊断。对诊断有困难者，主要是增殖型肠结核，有时需剖腹探查才能确诊。

肠结核需与下列疾病相鉴别：

（1）克罗恩病：本病与肠结核鉴别要点有：①无肠外结核证据；②病程一般更长，有缓解和复发趋势；③肠梗阻、瘘管等并发症更为常见，可有肛门直肠周围病变；④X线检查病变以回肠末段为主，可有其他肠段受累，并呈节段性分布；⑤结肠镜下溃疡多为纵行、裂隙状，病变之间黏膜正常；⑥抗结核药物治疗无效；⑦Crohn病为非干酪样肉芽肿。

（2）右侧结肠癌：本病的特点有：①发病年龄较大，常在40岁以上；②病程进行性发展；③一般无发热、盗汗等结核中毒症状；④肠梗阻较常见，且出现较早，粪便潜血试验常持续阳性；⑤X线检查可见病变范围局限，不累及回肠，主要表现为充盈缺损；⑥结肠镜检查及活检可确定结肠癌诊断。

（3）阿米巴性或血吸虫性肉芽肿：既往有相应感染史。脓血便常见。粪便常规或孵化检查发现致病原体。结肠镜检查多有助于鉴别诊断。相应特效治疗有效。

（4）其他：尚需与肠恶性淋巴瘤、慢性细菌性痢疾、溃疡性结肠炎合并逆行性回肠炎、耶尔森菌肠炎及一些少见的感染性肠病，如非典型分枝杆菌、性病性淋巴肉芽肿、梅毒侵犯肠道等相鉴别。

六、治疗

治疗目的是消除症状，改善全身情况，促使病灶愈合及防治并发症。肠结核早期病变是可逆的，故强调早期治疗。

1. 一般治疗　休息和营养可加强患者的抵抗力，是治疗的基础。活动性肠结核须卧床休息。应给予营养丰富、易消化、少渣、无刺激性饮食，必要时可经静脉高营养治疗。

2. 抗结核化学药物治疗　是本病治疗的关键，与肺结核的治疗方案相同，一般选用三联治疗方案，用药时间1年以上。

3. 对症治疗　腹痛可用抗胆碱能药物；摄入不足或腹泻严重者应注意纠正水、电解质与酸碱平衡紊乱；有贫血及营养不良者可输血，静脉补充氨基酸或脂肪乳；有肠梗阻者应禁食及行胃肠减压。

4. 手术治疗　适应证包括：①完全性肠梗阻；②急性肠穿孔，或慢性肠穿孔瘘管形成经内科治疗而未能闭合者；③肠道大量出血，经内科治疗无效；④诊断困难需剖腹探查者。

七、预后

早期诊断和及时治疗对肠结核的预后起决定性作用，另外，合理选用抗结核药物，足剂量和足疗程，也是预后的关键。

（陶进勇）

第六节　肠梗阻

肠梗阻（intestinal obstruction）指肠内容物在肠道中通过受阻，是常见急腹症，可由多种因素引起。

一、流行病学

目前缺乏完善的流行病学资料。

二、病因和发病机制

肠梗阻有多种病因，发病机制不同，其临床表现及预后相差很大，故肠梗阻依据病因和发病机制的不同进行以下临床分型：

1. 按梗阻原因分

（1）机械性肠梗阻：最常见，由机械因素造成肠腔变狭或闭塞，使肠内容物通过障碍。原因有：①肠外因素，如粘连、肠扭转、嵌顿疝、肠外肿块压迫等。②肠壁病变，如肠道先天性病变、套叠、炎症、肿瘤等导致狭窄。③肠内因素，如粪块、蛔虫团、异物、胆石等堵塞肠腔。

（2）动力性肠梗阻：肠腔无器质性狭窄，是因肠壁肌肉舒缩紊乱而致肠内容物不能正常运行。分为：①麻痹性肠梗阻，多见，因腹部手术、感染中毒、低血钾、脊髓炎等影响肠道神经功能或平滑肌收缩，使肠蠕动丧失。②痉挛性肠梗阻，少见且多短暂出现，是由于肠肌持续过度收缩所致，可见于慢性铅中毒，急性肠炎等并发的肠梗阻。

（3）血运性肠梗阻：肠系膜血管血栓形成或栓塞，肠管血液循环障碍，导致肠麻痹，而使肠内容物不能运行。

2. 按肠壁血运情况分

（1）单纯性肠梗阻：肠壁血运正常，只是肠内容物通过受阻。

（2）绞窄性肠梗阻：梗阻并伴有肠壁血运障碍者，可因肠扭转、肠套叠、嵌顿疝等使肠系膜血管受压或肠系膜血管血栓形成或栓塞引起。

3. 按梗阻部位分

（1）高位小肠梗阻：主要指发生于十二指肠或空肠的梗阻。

（2）低位小肠梗阻：主要指回肠远段的梗阻。

（3）结肠梗阻：多发生于左侧结肠，尤其在乙状结肠或乙状结肠与直肠交界处。

4. 按梗阻程度分　分为部分性与完全性肠梗阻。

5. 按发病缓急分　分为急性与慢性肠梗阻。

值得指出的是，上述各型肠梗阻既相互关联，又可随病理过程演变而转化。例如：单纯性与慢性肠梗阻多为部分性肠梗阻，而一定条件下，单纯性可变为绞窄性，部分性可转成完全性，慢性亦可变为急性肠梗阻。

肠梗阻的主要病理生理变化包括肠膨胀、体液和电解质丢失、感染和毒素吸收三大方面。

（1）肠膨胀：肠梗阻后梗阻以上的肠腔因积气积液而膨胀，梗阻部位越低，时间越长，则肠膨胀越明显。肠腔积气主要来自咽下的空气，其余是由血液弥散或肠内容物腐败、发酵产生的气体。积聚的液体主要是消化液，正常时绝大部分被小肠黏膜吸收，而梗阻后肠膨胀、肠内压增高，既抑制肠黏膜吸收，又刺激其分泌增多，结果肠内液体越积越多。肠内压增高到一定程度，可使肠壁血运障碍，单纯性肠梗阻变为绞窄性肠梗阻。早期主要是静脉回流障碍，肠壁充血、水肿，呈暗红色；继而动脉血流受阻、血栓形成，肠管因缺血而坏死，呈紫黑色，最后可自行破裂。严重的肠膨胀可使膈肌升高，影响患者的呼吸、循环功能。

（2）水电解质、酸碱平衡紊乱：正常成人每日胃肠道分泌液的总量约为8L，绝大部分被再吸收，以保持体液平衡。高位肠梗阻患者频繁呕吐，大量水分及电解质被排出体外；低位肠梗阻时呕吐虽较少，但梗阻以上肠腔中大量积液，造成体液内丢失。如有肠绞窄存在，更丢失大量血液。这些变化导致机体严重缺水、血液浓缩，以及电解质、酸碱平衡失调。但其变化也因梗阻部位的不同而有差别。如为十二指肠第1段梗阻，可因丢失大量胃酸而产生低氯低钾性碱中毒。一般小肠梗阻，丧失的体液多为碱性或中性，钠、钾离子的丢失较氯离子为多，以及在低血容量和缺氧情况下酸性代谢物剧增，加之缺水，少尿可引起严重的代谢性酸中毒。严重的缺钾可加重肠膨胀，并可引起肌肉无力和心律失常。

（3）感染和中毒：正常人小肠内仅有极少数细菌，肠梗阻时内容物滞留，梗阻以上肠腔内细菌大量繁殖，产生许多毒素及其他毒性产物。肠膨胀、肠壁变薄，黏膜屏障破坏，尤其肠管绞窄时，毒素和细菌可通过肠壁引起腹腔感染，并经腹膜吸收产生全身中毒。

肠梗阻的病理生理变化程度随着梗阻的性质、部位而有所差异。如单纯性肠梗阻，以体液丧失和肠膨胀为主。如发生绞窄性肠梗阻，开始时肠壁静脉回流受阻，小静脉和毛细血管瘀血、通透性增强，大量血浆、血液渗入肠腔和腹腔，同时动脉继续向绞窄肠襻供血，使血容量迅速减少。继而动脉血流被阻断，肠管缺血性坏死，当肠坏死、穿孔，发生腹膜炎时，全身中毒尤为严重。最后可因急性肾功能及循环、呼吸功能衰竭而死亡。

三、临床表现

腹痛、呕吐、腹胀和无肛门排气排便是肠梗阻的典型症状，但在各型肠梗阻中表现并不一致。

（1）腹痛：机械性肠梗阻时肠段的最先反应是梗阻以上部位增强蠕动，导致阵发性绞痛，多位于腹中部，也可偏于梗阻所在部位。绞痛的程度和间歇期的长短与梗阻部位的高低和病情的缓急有关，急性空肠梗阻时绞痛较剧烈，结肠梗阻者腹痛一般不如小肠梗阻明显。麻痹性肠梗阻一般无腹绞痛，但可因肠管高度膨胀引起持续性胀痛。

（2）呕吐：很快即可发生，早期为反射性的，呕吐物多为胃内容物，晚期则为反流性呕吐，梗阻部位越高，呕吐越严重。结肠梗阻时因回盲瓣作用，晚期才出现呕吐，呕吐物可含粪汁。如呕吐物呈棕褐色或血性，应考虑绞窄性梗阻。麻痹性肠梗阻时，呕吐多为溢出性。

（3）腹胀：较迟出现，程度与梗阻部位有关，低位肠梗阻及麻痹性肠梗阻常有显著全腹膨胀。结肠梗阻时如回盲瓣关闭良好，梗阻以上结肠可形成闭襻，则腹周高度膨胀且往往不对称。腹胀不均匀对称，是肠扭转等闭襻性肠梗阻的特点。

（4）停止排便排气：完全性肠梗阻后，患者多停止排便排气，但在早期，尤其高位梗阻者，梗阻以下肠内残留的气体和粪便仍可排出，所以不能因此否定完全性肠梗阻诊断。某些绞窄性肠梗阻尚可排出血性液体或果酱样便。

（5）全身症状：单纯性肠梗阻早期，患者全身情况多无明显变化。梗阻晚期或绞窄性肠梗阻，患者可出现严重脱水，电解质、酸碱紊乱表现及感染、毒血症状和休克征象。

（6）腹部体征：视诊：机械性肠梗阻常可见肠型和蠕动波，在慢性梗阻和腹壁较薄者尤为明显。触诊：单纯性肠梗阻因肠管膨胀，可有轻度压痛。绞窄性肠梗阻，可有固定压痛和腹膜刺激征。蛔虫团、肠套叠或结肠癌等导致的梗阻，可触及相应的腹块。叩诊：腹腔有渗液时，可出现移动性浊音。听诊：机械性肠梗阻早期，肠鸣音亢进，有气过水声或金属音。麻痹性肠梗阻或机械性肠梗阻并发腹膜炎时，肠鸣音则减弱或消失。

四、实验室检查及特殊检查

（1）实验室检查：单纯性肠梗阻早期无明显变化，随着病情发展，因缺水、血液浓缩，血常规可有血红蛋白及血细胞比容升高。白细胞和中性粒细胞计数明显增加。血生化可出现血钾、血氯、血钠降低。代谢性酸中毒时，二氧化碳结合力可降低。

（2）X线平片：一般在肠梗阻发生4~6h，X线即可出现变化。取直立位或左侧卧位摄片，可见到阶梯状的液平面和充气的肠襻。由于梗阻部位不同，X线表现不一，如空肠黏膜的环状皱襞呈"鱼骨刺"样。结肠胀气时显示结肠袋形，位于腹部周边。

五、诊断和鉴别诊断

在诊断过程中必须明确以下几个问题：

1. 是否肠梗阻 典型肠梗阻具有以下特点：

(1) 有腹痛、呕吐、腹胀、停止自肛门排气排便这四大症状。

(2) 腹部检查可见肠型或蠕动波、腹部压痛、肠鸣音亢进或消失等体征。

(3) 腹部 X 线透视或拍片可见气胀肠袢及多个液平面。

但某些病例并不完全具备这些典型表现，特别是某些绞窄性梗阻早期，可能与急性坏死性胰腺炎、输尿管结石、卵巢囊肿蒂扭转等疾病混淆，甚至误诊为一般肠痉挛，尤应注意。肠梗阻的原因需根据年龄、病史、症状、体征、X 线检查等综合分析而做出判断，新生儿肠梗阻以先天性肠道畸形多见；3 岁以下幼儿，则肠套叠多见；儿童可有蛔虫性肠梗阻；青中年病人的常见原因是肠粘连、嵌顿性疝、肠扭转；老年人则以结肠癌或粪块堵塞多见。临床上粘连性肠梗阻最常见，多发生于有腹部手术、外伤或感染史者；而有心脏病者，应考虑肠系膜血管栓塞。

2. 单纯性肠梗阻和绞窄性肠梗阻的鉴别 绞窄性肠梗阻预后严重，必须及早手术治疗，应首先明确或排除。有下列表现者应怀疑为绞窄性肠梗阻：

(1) 腹痛发作急骤，起始即呈持续性剧痛，可有阵发性加重，或由阵发性绞痛转为持续性腹痛，或出现腰背痛。

(2) 呕吐出现早且频繁，呕吐物为血性或肛门排出血性液体或腹腔穿刺抽出血性液体。

(3) 腹胀不对称，可触及压痛的肠袢或有腹膜刺激征，肠鸣音可不亢进。

(4) 全身情况急剧恶化，毒血症表现明显，早期出现休克。

(5) X 线检查见孤立、固定胀大的肠袢，可见扩张的肠管充满液体状若肿瘤或显示肠间隙增宽，提示有腹水。

(6) 经积极非手术治疗而症状、体征无明显改善。

3. 机械性肠梗阻和动力性肠梗阻的鉴别 前者多须手术，后者常不必手术，故鉴别十分重要。首先分析病史有无机械性肠梗阻因素或引起肠动力紊乱的原发病。机械性肠梗阻的特点是阵发性腹绞痛，腹胀早期可不显著，肠鸣音亢进，X 线检查见胀气限于梗阻以上的肠管，即使晚期并发肠麻痹和绞窄，结肠也不会全部胀气。麻痹性肠梗阻特征为无绞痛、肠鸣音减弱或消失、腹胀显著，X 线检查见全部小肠和结肠都均匀胀气。痉挛性肠梗阻时腹痛突然发作和消失，间歇不规则，肠鸣音减弱而不消失，无腹胀，X 线检查肠亦无明显胀气。

4. 高位肠梗阻和低位肠梗阻的鉴别 高位小肠梗阻，呕吐出现早而频繁，腹胀不明显；低位小肠梗阻和结肠梗阻则反之。后两者可通过 X 线检查鉴别：低位小肠梗阻，扩张的肠管多在腹中部，液平较多，而结肠内无积气。结肠梗阻时扩张的肠管分布在腹周围，胀气的结肠在梗阻处突然中断，小肠内积气则不明显。

5. 完全性肠梗阻和部分性肠梗阻的鉴别 完全性梗阻多为急性发作，症状体征明显且典型。部分性梗阻多为慢性梗阻，症状不明显，可反复发作，可有排气排便。X 线检查完全性梗阻者肠袢充气、扩张明显，梗阻以下结肠内无气体；部分性梗阻则否。

六、治疗

治疗原则是纠正因肠梗阻所引起的全身生理紊乱和解除梗阻，包括非手术和手术治疗两方面。

1. 非手术治疗　是被首先采用的治疗措施，手术治疗必须在此基础上进行。多数动力性肠梗阻只需非手术治疗。对单纯性机械性肠梗阻，尤其早期部分性肠梗阻，如粘连或蛔虫、粪块阻塞所致的肠梗阻，通过非手术治疗可使症状解除；早期肠套叠、肠扭转引起的肠梗阻亦可在严密观察下先行此法使患者免于手术。但在治疗期间必须严密观察，如症状体征不见好转或反有加重，即应手术治疗。非手术治疗具体包括以下措施：

（1）禁食、胃肠减压：怀疑有肠梗阻存在，应严格禁食，超过 2 天即应给予营养治疗。有效的胃肠减压能减少肠腔内积液积气及细菌和毒素量，减轻腹胀，降低肠腔内压，改善肠壁血液循环及因腹胀引起的循环和呼吸窘迫症状。少数轻型单纯性肠梗阻经有效的减压后可恢复畅通。对需手术治疗者，胃肠减压可减少手术操作困难，增加安全性。

高位小肠梗阻一般采用较短的 Levin 管；低位小肠梗阻和麻痹性肠梗阻，用较长的 Miller - Abbott 管并能放置至梗阻部位，则效果较好；结肠梗阻发生肠膨胀时，插管减压多无效，常需手术减压。

（2）纠正水、电解质和酸碱平衡紊乱：是极重要的措施。输液的种类和量要根据患者呕吐情况、脱水类型及程度、尿量及尿比重、血液浓缩程度、血电解质及肌酐测定、血气分析及中心静脉压监测情况综合分析计算。不但要补充因呕吐、胃肠减压等外丢失量，还要充分考虑到渗至肠腔、腹腔等的内丢失量。要注重酸中毒的纠正及钾的补充。绞窄性肠梗阻和机械性肠梗阻晚期尚应注意血浆或全血等的补给。

（3）防止感染和中毒：适时合理应用抗生素可防止因梗阻时间过长或发生绞窄时继发的多种细菌感染。一般选用以抗革兰阴性杆菌及厌氧菌为主的广谱抗生素。

（4）恢复肠道功能：可试用口服或胃肠灌注油类、中医中药、针灸等方法解除梗阻。麻痹性肠梗阻如无外科情况可用新斯的明注射、腹部芒硝热敷等治疗。肠套叠可用空气钡灌肠法，乙状结肠扭转可用结肠镜，使之复位解除梗阻。

此外，适当应用镇静剂、解痉剂等进行对症处理，麻醉性止痛剂只能在确定手术治疗后使用。

2. 手术治疗　各种类型绞窄性肠梗阻、绝大多数机械性肠梗阻，以及非手术治疗无效的患者，需做手术治疗。由于急性肠梗阻患者的全身情况常较严重，所以手术的原则和目的是：在最短手术时间内，以最简单的方法解除梗阻和恢复肠腔的通畅。具体手术方法要根据梗阻的病因、性质、部位及全身情况而定。手术的主要内容为：①松解粘连或嵌顿性疝，整复套叠或扭转的肠管等，以消除梗阻的局部原因；②切除坏死或有肿瘤的肠段，引流脓肿等，以清除局部病变；③行肠造瘘术以解除肠膨胀，肠吻合术以绕过病变肠段等，恢复肠道功能。

七、预后

绞窄性肠梗阻的预后不良，死亡率高，达 10% ～20%。而单纯性肠梗阻相对较好，死亡率约 3%。

（陶进勇）

第七节　小肠肿瘤

一、小肠肿瘤

(一) 概述

小肠肿瘤 (small intestine tumor, SIT) 是指发生于小肠的肿物，可发生于小肠各种组织，种类繁多，临床表现缺乏特异性，复杂多样，缺乏有效诊断方法，漏诊或误诊率高，而小肠肿瘤手术切除较容易，早期治愈率较高。因此，早期诊断是提高小肠肿瘤诊治水平的关键。临床医师必须熟悉小肠肿瘤的流行病学及临床表现，对有反复腹痛、腹部包块、不全性肠梗阻及不明原因发热或消化道出血等临床表现的患者应将小肠肿瘤作为主要鉴别诊断之一，对于小肠疾病的各种检查手段宜合理选择、联合应用、互为补充，对于检查阴性而症状反复者须注意定期随访。

(二) 流行病学

小肠占胃肠道全长的 70% ~80%，其黏膜面积逾消化道总面积的 90%，但小肠肿瘤少见。目前缺乏详细的流行病学资料，但依据现有的临床资料，认为小肠肿瘤约占全胃肠道肿瘤的 1% ~5%，小肠原发性恶性肿瘤约占全胃肠道恶性肿瘤的 1% ~3.6%。好发部位依次为回肠、空肠、十二指肠，以恶性肿瘤居多，约占 75%，良性者约占 25%。发病年龄多在40 岁以上，男性多见，男：女 = 1.64 ：1。

(三) 病因和发病机制

小肠肿瘤的发病与遗传因素、环境因素、免疫因素、胆盐衍生物及病毒感染等因素有关。

(1) 遗传因素：研究表明，某些遗传性综合征的患者患小肠癌的发病率明显高于一般人群，约占 1% ~5%，家族性腺瘤性息肉病危险性最高。遗传性非息肉病性结肠癌综合征的患者可发生多源发性癌，常见于结肠、胃、子宫及卵巢。发生于小肠的 Peutz - Jegh - ers 综合征常引起肠梗阻。

(2) 环境因素：临床研究发现，回肠造瘘术的患者发生造瘘术内腺癌的发生率高，可能由于术后回肠造瘘部的菌群与结肠相似，接触的致癌物多于正常回肠。另外，克罗恩病发生癌变的部位多位于炎症活动的病变区，故考虑与慢性炎症刺激及黏膜的内分泌细胞异常增殖有关。

(3) 免疫因素：各种原因引起的免疫功能低下者的小肠肿瘤发病率高于一般人群。艾滋病者以 Kaposi 肉瘤和淋巴瘤较常见。

(4) 胆盐及其衍生物：研究发现胆盐在细菌的作用下可转变成致癌物质，后者在小肠肿瘤的形成过程中起一定的作用。脂肪摄入与小肠肿瘤的发生明显相关。

二、小肠良性肿瘤

小肠良性肿瘤 (benign tumor of the small intestine) 发病年龄以 40 ~60 岁多见，男女发病率相近。肿瘤通常根据组织来源分类，其中腺瘤、平滑肌瘤、脂脂瘤、血管瘤相对常见，而纤维瘤、神经纤维瘤、淋巴管瘤较罕见。

（一）临床病理

（1）腺瘤：好发于十二指肠，可以是单个或多个，也可成串累及整个小肠段。由增生的黏膜腺上皮构成，常呈息肉状。根据其组织学结构可分为 4 种类型，其中管状腺瘤是十二指肠内最常见的良性肿瘤，绒毛状腺瘤和管状绒毛状腺瘤容易发生癌变，Brunner 腺瘤罕见、极少恶变。

（2）平滑肌瘤：好发于空肠和回肠，多单发，由梭形平滑肌细胞组成，边界清楚，但无包膜，外观灰色，呈分叶状。肿瘤大小不一，生长方式多种，以腔内生长多见。约15% ~ 20% 的平滑肌瘤可发生恶性变。

（3）脂肪瘤：为起源于黏膜下层、界限明显的脂肪组织肿块，好发于回肠末端，多见于老年男性。

（4）血管瘤：多见于空肠，分为毛细血管瘤、海绵状血管瘤、混合型血管瘤 3 种类型，无被膜，界限不清。

（5）纤维瘤及神经纤维瘤：均少见。纤维瘤由致密的胶原囊及多少不等的成纤维细胞组成，可累及黏膜下、肌层或浆膜层。神经纤维瘤由增生的神经膜细胞和成纤维细胞构成，多发生在终末回肠、盲肠部和升结肠及其相关的肠系膜，常为多发性而称为神经纤维瘤病。

（6）错构瘤样病变：最常见的是 Peutz – Jeghers 综合征，有家族史。错构瘤不属于癌前病变，是肠道息肉而不是真性肿瘤。典型的临床表现是界限清晰的黑色素斑，直径 1 ~ 2mm，分布在面部、唇颊黏膜、前臂、手掌、足底、指（趾）和肛周区。息肉数目很多，大小不等，多在空肠和回肠。

（二）临床表现

小肠良性肿瘤多无症状，而在手术、体检或尸检时发现，少数患者以急腹症或腹部肿块就诊。其临床表现与肿瘤类型、瘤体大小、部位、生长方式等有关，一般认为腹痛、消化道出血、腹部肿块、肠梗阻为主要表现，但对确定肿瘤性质无鉴定意义。如腺瘤、平滑肌瘤、脂肪瘤均可使表面黏膜糜烂、溃疡而发生肠道出血，亦都能引起肠套叠、肠腔狭窄、肠扭转导致肠梗阻。血管瘤和错构瘤样病变均主要表现为反复消化道出血。

（三）实验室检查及特殊检查

（1）实验室检查：血常规可有血红蛋白减少，白细胞升高。

（2）X 线钡餐检查：应作为常规和首选，主要的 X 线表现包括充盈缺损、肠袢推移、龛影及肠套叠或梗阻。

（3）内镜检查：胃镜及结肠镜检查可发现十二指肠和回肠末端的肿瘤，对怀疑小肠肿瘤者具有重要的鉴别意义。小肠镜对本病的诊断有重要作用，但因这种方法费时长、技术高，临床尚未普及。胶囊内镜的应用可提高小肠肿瘤的检出率，其缺点是不能取活检。超声内镜对小肠肿瘤的诊断亦有重要价值。

（4）其他：腹部 CT、B 超、放射性核素扫描及选择性肠系膜上动脉造影有助于小肠肿瘤的诊断。对于疑诊者，必要时可行腹腔镜检或剖腹探查。

（四）诊断和鉴别诊断

小肠肿瘤的诊断较为困难，近年来，随着影像、腹腔镜、小肠镜以及胶囊内镜等诊疗技术的提高和应用，其检出率明显提高。对有以下临床表现者需警惕小肠肿瘤可能性：①原因不明的小肠梗阻，或反复发作的不完全性小肠梗阻，并可以除外术后肠粘连及腹壁疝的患者。②原因不明的多次消化道出血，或伴有贫血表现而无胃及结肠病变的患者。③原因不明的下腹部或脐周肿块患者。宜进一步做 X 线或内镜检查等方法加以明确，必要时可考虑剖腹探查。

（五）治疗

手术是首选方法，由于小肠良性肿瘤可引起严重并发症，并有恶变可能，因此一旦诊断明确即应积极切除。近年来，由于内镜和腹腔镜技术发展，一些病例可采用内镜、腹腔镜治疗。

（六）预后

一般经手术切除或内镜下治疗者预后良好，少数可发生癌变。

三、原发性小肠恶性肿瘤

原发性小肠恶性肿瘤（primary malignant tumorof the small instestine）占全消化道恶性肿瘤的 1% ~3% ，60 ~70 岁较多，男性多于女性。小肠恶性肿瘤以腺癌、恶性淋巴瘤多见，平滑肌肉瘤及类癌较少见，其他少见的尚有脂肪肉瘤、纤维肉瘤、血管肉瘤和恶性神经鞘瘤等。

（一）临床病理

（1）腺癌：好发于十二指肠和空肠上段，尤以十二指肠降部最多见。组织学分为腺癌、黏液腺癌及未分化癌，以分化较好的腺癌多见。腺癌呈息肉样肿块或浸润型增生，容易转移至区域淋巴结，晚期穿透浆膜侵犯邻近脏器，并可转移到肝、肺、肾和肾上腺等处。小肠腺癌有时可同时有两个原发病灶，另一个癌灶可位于结肠、乳房、胰腺、肾脏等器官。

（2）平滑肌肉瘤：占各型小肠肉瘤的 90% 以上，可发生于小肠各段，以空肠最多，十二指肠最少。小肠平滑肌肉瘤与平滑肌瘤往往较难区别，肿瘤细胞异型性、凝固性坏死和核分裂象多少对平滑肌肉瘤诊断及其恶性程度判断很重要，一般认为 10 个高倍镜视野下 >5 个核分裂象是诊断平滑肌肉瘤的依据。肉瘤可直接浸润周围组织或通过血道转移，常见的是肝、肺和骨转移，也可通过腹膜种植转移。

（3）类癌：是一组源于嗜铬细胞，能产生小分子多肽或肽类激素的肿瘤，即 APUD 细胞瘤。90% 以上的类癌发生于胃肠道，主要见于阑尾、小肠和直肠。小肠类癌发病年龄平均 60 岁左右，男性较多。多见于末端回肠，常为黏膜下多发性小肿瘤，发生转移者远多于阑尾和直肠类癌，转移主要和肿瘤大小有关。

（4）恶性淋巴瘤。

（二）临床表现

早期常无典型临床表现，甚至无症状，中晚期出现症状亦表现多样复杂且无规律。主要临床表现有：

（1）腹痛：最常见，轻重不一，隐匿无规律，呈慢性过程，也有急性起病呈急腹症。腹痛可因肠梗阻、肿瘤牵拉、肠管蠕动失调及继发肠管炎症、溃疡、穿孔所致。

（2）消化道出血：以腺癌最常见，平滑肌肉瘤和淋巴瘤次之。可表现为间歇性，反复小量出血，亦可表现为急性消化道大出血。

（3）肠梗阻：多为不完全性梗阻，如肿瘤带动肠扭转，可导致绞窄性肠梗阻。

（4）腹块：恶性肿瘤腹部肿块多于良性肿瘤，肉瘤多于腺癌。

（5）肠穿孔：恶性肿瘤穿孔发生率明显高于良性肿瘤，常由于肠壁发生溃疡、坏死、感染引起，可导致腹膜炎，死亡率高。

（6）其他：常可出现腹泻、发热、腹胀、乏力、贫血、消瘦等症状，位于十二指肠的肿瘤，特别是十二指肠乳头及其附近可出现黄疸。肿瘤广泛浸润可压迫淋巴管引起乳糜泻、小肠吸收不良、低蛋白血症、浮肿、恶病质、腹水及远处转移等症状。此外，类癌由于能分泌 5－羟色胺、缓激肽、组胺等生物活性因子，可引起血管运动障碍、胃肠症状、心肺病变等，称为类癌综合征。

（三）实验室检查及特殊检查

各种检查手段运用应遵循合理顺序。腹部平片可显示小肠梗阻的典型征象。怀疑患者小肠肿瘤，常先行胃、十二指肠镜和结肠镜检查，能发现十二指肠和回肠末端病变。如无病变，可通过导管插入将稀钡注入小肠行低张气钡双重对比 X 线检查。如已有梗阻，则禁用稀钡灌肠造影，可先插管吸引减压，梗阻缓解后再用 30% 泛影葡胺溶液经管缓注造影，也有助于小肠肿瘤诊断。X 线主要表现为病变部肠管僵硬、黏膜破坏、充盈缺损、龛影或不规则狭窄，伴有近侧的扩张张及组织阴影等。若上述 X 线造影检查阴性，并不能排除肿瘤存在可能性，应进一步采用选择性肠系膜上动脉造影，对血管瘤和血管丰富的平滑肌肿瘤、腺癌等具有较高诊断率。放射性核素扫描能显示胃肠道出血部位，与血管造影联合应用可提高诊断率，并可作为血管造影的预先检查方法。近年来，内镜技术发展，可望提高小肠肿瘤早期检出率：双气囊小肠镜能观察全部小肠的病变并能进行组织活检，超声内镜对十二指肠肿瘤的诊断和鉴别诊断具有重要的价值，胶囊内镜亦应用于临床，患者耐受良好。至于 B 超、CT 及 MRI，对肿瘤早期诊断价值不大，但对中晚期肿瘤性质鉴别、生长和浸润转移情况、指导肿瘤分期、穿刺活检以及治疗方案有意义。总的来说，虽然小肠肿瘤的检查方法很多，但各有其局限性，应注意联合应用。如经各种检查仍不能确诊，应考虑行腹腔镜检查或剖腹探查术。

（四）诊断和鉴别诊断

小肠恶性肿瘤早期症状多缺乏或不典型，极易漏诊误诊，而且从症状出现到明确诊断往往经历较长时间，一经确诊，多属于晚期。因此对出现下列情况应做进一步检查，及早确诊：①近期食欲减退、消瘦、腹痛、不明原因的反复消化道出血或持续大便隐血阳性，而经食管、胃、结肠等部位各种检查未发现病变者；②无痛性黄疸、慢性腹泻或不完全性肠梗阻，成人反复肠套叠或腹部有肿块者；③不明原因的贫血，伴有粪便隐血反复阳性或有慢性小肠穿孔及腹部包块伴压痛者。

（五）治疗

手术仍为首选的治疗方法，应尽可能行根治手术。多数小肠恶性肿瘤对化、放疗不敏感，化疗需根据病理分类选用药物，以联合用药较好，肝转移者还可行供瘤动脉栓塞化疗。但小肠淋巴瘤术后应辅以化疗和/或放疗，能明显减少术后复发和提高治愈率。化疗也可提高腺癌术后疗效，但类癌一般对化疗不敏感，类癌患者还应注意防治类癌综合征。

（六）预后

在小肠恶性肿瘤中，5年生存率腺癌最低，约20%～28%，预后最差。

四、小肠恶性淋巴瘤

小肠恶性淋巴瘤（malignant lymphoma of the small instestine）起源于肠道黏膜下淋巴组织，在小肠恶性肿瘤中占较大比例，发病年龄多在40～50岁，男多于女，发病部位以回肠最多，其次为空肠。

（一）临床病理

根据组织病理学，淋巴瘤可分为霍奇金淋巴瘤（Hodgkin lymphoma，HL）和非霍奇金淋巴瘤（non Hodgkin lymphoma，NHL）两大类。2001年WHO的分型方案将淋巴组织肿瘤分为三大类：B细胞肿瘤、T和NK细胞肿瘤和HL。NHL大部分为B细胞性，常有侵袭性，发展迅速，早期即易远处扩散。小肠恶性淋巴瘤多为成熟B细胞肿瘤，T细胞淋巴瘤和HL很少见。常见的淋巴瘤亚型有：

（1）弥漫性大B细胞淋巴瘤：最常见的侵袭性NHL，呈弥漫生长，常有BCl－2或BCl$^-$6基因过表达。

（2）伯基特淋巴瘤（Burkitt lymphoma，BL）：多见于感染EB病毒的儿童和青少年，多累及末端回肠，是严重的侵袭性NHL。BL由形态一致的小无裂细胞组成，表达表面IgM和泛B细胞标志，伴t（8；14），与MYC基因表达有关。

（3）结外边缘区B细胞淋巴瘤：是发生在结外淋巴组织淋巴滤泡及滤泡外套之间区域的淋巴瘤，亦称为黏膜相关性淋巴样组织（MAIJT）淋巴瘤。细胞表达分泌型免疫球蛋白，B细胞相关抗原，常出现3号染色体三体，cylin D_1（－）。临床预后较好，但也可能向高度恶性转化。

（4）套细胞淋巴瘤：由淋巴小结外套区的B淋巴细胞发生，常在肠黏膜下形成多个结节，肉眼观察似息肉，称淋巴瘤息肉病。细胞常同时表达sIgM、IgD、泛B细胞抗原CD_{19}、CD_{20}、CD_{22}和T细胞相关抗原CD_5，常有t（11；14），表达cylin D_1。本病多见于老年男性，发展迅速，化疗完全缓解率低。

（5）滤泡淋巴瘤：发生于生发中心的淋巴瘤，细胞表达泛B细胞标志和BCl－2蛋白，伴t（14；18）。肿瘤属低度恶性B细胞淋巴瘤，但不易治愈，病程长，反复复发或转成侵袭性。

（6）T细胞淋巴瘤：原发性于肠道者少见，包括肠病型T细胞淋巴瘤和无肠病表现的T细胞淋巴瘤，以前者常见，来源于肠道黏膜T淋巴细胞群。细胞表达全T细胞抗原（CD_3^+、CD_7^+），也表达CD_8和黏膜淋巴抗原CD_{103}，常存在TCRβ基因的克隆性重排。本病多见于有麸质过敏性肠病病史的成年男性，病变常见于空肠，呈单个或多发的黏膜溃疡，为穿孔性，伴或不伴相关性包块。病情进展快，预后差。

（二）临床表现

小肠恶性淋巴瘤病程较短，症状较明显。主要表现为腹痛，呈隐痛、钝痛或胀痛，当有梗阻时，出现阵发性绞痛。其次为恶心、呕吐、食欲减退、体重下降、乏力、腹泻、便秘、间歇性黑便、吸收不良综合征等。常有发热，易并发肠穿孔，也可发生肠套叠。体检时可扪及腹部包块，质地较硬，呈结节状，有时尚可触及肿大淋巴结。

（三）诊断和鉴别诊断

诊断要排除继发性小肠恶性肿瘤，可参考 Dawson 原发性胃肠淋巴瘤诊断标准：①无浅表淋巴结肿大；②无肝脾肿大；③胸片无纵隔淋巴结肿大；④周围血白细胞总数及分类正常；⑤手术证实病变局限于小肠及引流区域淋巴结。

怀疑小肠恶性淋巴瘤，应进一步做影像、内镜等检查。X 线钡剂造影可显示小肠呈现不规则边缘，多发性结节状隆起或溃疡形成。B 超、CT 可显示肠壁局限或不规则增厚，腹腔淋巴结肿大等，超声内镜有助于判断病变深度和分期，对疑难病例应尽早手术，内镜下活检及术后组织病理学检查是最可靠的确诊方法。在组织学诊断基础上，应尽量采用单克隆抗体、细胞遗传学和分子生物学技术，按 WHO 的淋巴组织肿瘤分型标准进行分类分型诊断。

明确淋巴瘤的诊断后，还需根据其分布范围进行临床分期，可参考表 9-2。

表 9-2　原发性小肠 NHL 分期

分期	分布
Ⅰ期	累及小肠局部肠段，无淋巴结转移
Ⅱ期	累及小肠局部肠段，伴局部淋巴结转移
Ⅲ期	累及小肠和膈上、下淋巴结，脾脏
Ⅳ期	广泛累及器官和组织，无论其有无淋巴结受累

（四）治疗

应采取手术，放、化疗等相结合的综合治疗。手术可以切除病灶，解除肿瘤所致的肠梗阻，还可预防出血和穿孔。对肿瘤局限于某一肠段，无或仅有区域淋巴结转移或肠道梗阻有明显外科体征者，首选手术治疗。但除局限于黏膜层的孤立病灶外，其余术后需辅加放疗或化疗，对有残存病变者可先给予放疗。

如病变广泛则根据肿瘤范围和恶性程度，进行以化疗为主的放、化疗结合的综合治疗。滤泡淋巴瘤、边缘区淋巴瘤等低度恶性 NHL，放、化疗有效，但不易缓解。单药可给予苯丁酸氮芥或环磷酰胺，联合化疗可用 COP 方案（环磷酰胺、长春新碱、泼尼松）。临床资料表明无论单药或联合化疗，强烈化疗效果差，不能改善生存。新药氟达拉宾、2-氯去氧腺苷等有报道能提高缓解率。高度恶性 NHL，如大 B 细胞淋巴瘤、套细胞淋巴瘤、周围性 T 细胞淋巴瘤等，不论分期均应以化疗为主，常用的化疗方案为 CHOP（环磷酰胺、阿霉素、长春新碱、泼尼松），BACOP（博莱霉素、阿霉素、环磷酰胺、长春新碱、泼尼松）等，伯基特淋巴瘤等增生极快，应采用强烈的化疗方案予以治疗。小肠 HL 非常少见，其化疗方案同其他部位的 HL，一般首选 ABVD 方案（阿霉素、博莱霉素、长春碱、达卡巴嗪）。

近年来，生物辅助治疗淋巴瘤取得可喜进展：①单克隆抗体。凡 CD_{20} 阳性的 B 细胞淋巴瘤，均可用 CD_{20} 单抗治疗，与化疗合用疗效更好。②干扰素 α 用作低度恶性淋巴瘤化疗后的维持治疗，可延长患者的无病生存期。③BCl-2 的反义寡核苷酸可减少 BCl-2 基因的表达，促使表达 BCl-2 的淋巴瘤细胞凋亡，靶向治疗淋巴瘤。

中、高度恶性 NHL 患者，如常规治疗只取得部分缓解或复发，应及时做自体骨髓移植治疗。对某些高危型如伯基特淋巴瘤，如不为化疗和放疗所缓解，宜考虑行异基因骨髓移植。

（五）预后

恶性淋巴瘤预后较差，仅次于腺癌，5 年生存率约35%，与年龄、性别、组织病理类型及原发肿瘤大小等因素有关。

（胡俊强）

消化系统疾病诊疗与进展

（下）

赵　婕等◎主编

吉林科学技术出版社

第十章　大肠疾病

第十章 大肠疾病

第一节 溃疡性结肠炎

溃疡性结肠炎（ulcerative colitis，UC）是一种慢性非特异性的结肠炎症性疾病。病变主要累及结肠的黏膜层及黏膜下层。临床表现以腹泻、黏液脓血便、腹痛和里急后重为主，病情轻重不一，呈反复发作的慢性过程。

一、流行病学

该病是世界范围的疾病，但以西方国家更多见，亚洲及非洲相对少见。不过，近年我国本病的发病率呈上升趋势。该病可见于任何年龄，但以 20～30 岁最多见，男性稍多于女性。

二、病因及发病机制

该病病因及发病机制至今仍不清楚，可能与下列因素有关：

1. 环境因素 该病在西方发达国家发病率较高，而亚洲和非洲等不发达地区发病率相对较低；在我国，随着经济的发展，生活水平的提高，该病也呈逐年上升趋势，这一现象提示环境因素的变化在 UC 发病中起着重要作用。其可能的解释是：生活水平的提高及环境条件的改善，使机体暴露于各种致病原的机会减少，致使婴幼儿期肠道免疫系统未受到足够的致病原刺激，以至于成年后针对各种致病原不能产生有效的免疫应答。此外，使用非甾体抗炎药物，口服避孕药等均可促进 UC 的发生；相反，母乳喂养、幼年期寄生虫感染、吸烟和阑尾切除等均能不同程度降低 UC 的发病率。这些均提示环境因素与 UC 的发生发展有关。

2. 遗传因素 本病发病呈明显的种族差异和家庭聚集性。白种人发病率高，黑人、拉丁美洲人及亚洲人发病率相对较低，而犹太人发生 UC 的危险性最高。在家庭聚集性方面，文献报道 29% 的 UC 患者有阳性家族史，且患者一级亲属发病率显著高于普通人群。单卵双胎共患 UC 的一致性也支持遗传因素的发病作用。近年来遗传标记物的研究，如抗中性粒细胞胞质抗体（anti–neutrophil cytoplasmic antibodies，p–ANCA）在 UC 中检出率高达 80% 以上，更进一步说明该病具有遗传倾向。不过该病不属于典型的孟德尔遗传病，而更可能是多基因遗传病。近年对炎症性肠病易感基因位点定位研究证实：位于 16 号染色体上的 CARD 15/NOD$_2$ 基因与克罗恩病的发病有关，而与 UC 的发病关系不大，提示遗传因素对炎症性肠病的影响，在克罗恩病中较 UC 中更为明显。

3. 感染因素 微生物感染在 UC 发病中的作用长期受到人们的关注，但至今并未发现与 UC 发病直接相关的特异性病原微生物的存在。不过，近年动物实验发现大多数实验动物在肠道无菌的条件下不会发生结肠炎，提示肠道细菌是 UC 发病的重要因素。临床上使用抗生素治疗 UC 有一定疗效也提示病原微生物感染可能是 UC 的病因之一。

4. 免疫因素　肠道黏膜免疫反应的异常目前被公认为在 UC 发病中起着十分重要的作用，包括炎症介质、细胞因子及免疫调节等多方面。其中，各种细胞因子参与的免疫反应和炎症过程是目前关于其发病机制的研究热点。人们将细胞因子分为促炎细胞因子（如 IL － 1、IL － 6、TNF － α 等）和抗炎细胞因子（如 IL － 4、IL － 10 等）。这些细胞因子相互作用形成细胞因子网络参与肠黏膜的免疫反应和炎症过程。其中某些关键因子，如 IL － 1、TNF － α 的促炎作用已初步阐明。近年采用抗 TNF － α 单克隆抗体（infliximab）治疗炎症性肠病取得良好疗效更进一步证明细胞因子在 UC 发病中起着重要作用。参与 UC 发病的炎症介质主要包括前列腺素、一氧化氮、组胺等，在肠黏膜损伤时通过环氧化酶和脂氧化酶途径产生，与细胞因子相互影响形成更为复杂的网络，这是导致 UC 肠黏膜多种病理改变的基础。在免疫调节方面，T 细胞亚群的数量和类型的改变也起着重要的作用，Th1/Th2 比例的失衡可能是导致上述促炎因子的增加和抗炎因子下降的关键因素，初步研究已证实 UC 的发生与 Th2 免疫反应的异常密切相关。图 10 － 1 概括了目前对 UC 病因及发病机制的初步认识。

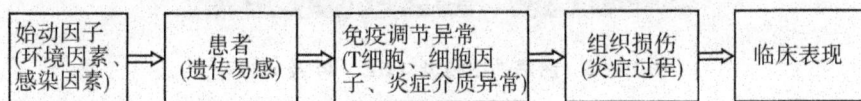

始动因子(环境因素、感染因素) → 患者(遗传易感) → 免疫调节异常(T细胞、细胞因子、炎症介质异常) → 组织损伤(炎症过程) → 临床表现

图 10 － 1　UC 病因及发病机制

三、病理

病变可累及全结肠，但多始于直肠和乙状结肠，渐向近端呈连续性、弥漫性发展及分布。

1. 大体病理　活动期 UC 的特点是：①连续性弥漫性的慢性炎症，病变部位黏膜充血、水肿、出血，呈颗粒样改变；②溃疡形成，多为浅溃疡；③假息肉形成，并可形成黏膜桥（图 10 － 2A）。缓解期 UC 的特点为：黏膜明显萎缩变薄，色苍白，黏膜皱襞减少，甚至完全消失（图 10 － 2B）。

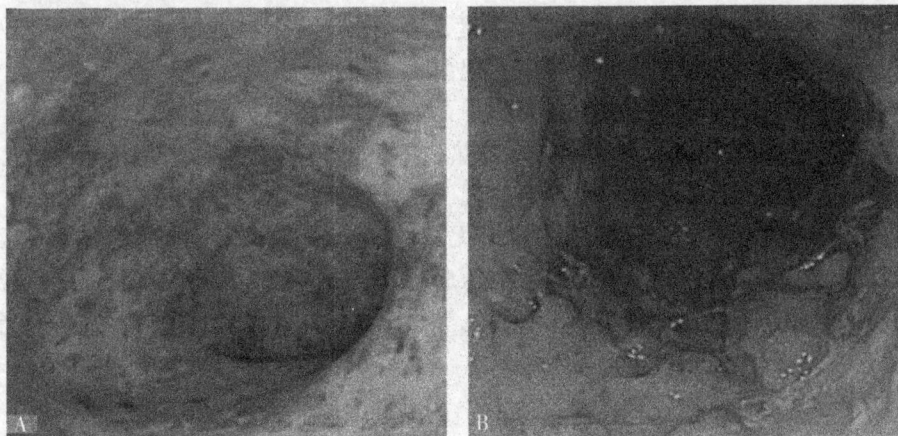

图 10 － 2　溃疡性结肠炎（内镜）

2. 组织病理学　活动期 UC 炎症主要位于黏膜层及黏膜下层，较少深达肌层，所以较少发生结肠穿孔、瘘管或腹腔脓肿等。最早的病变见于肠腺基底部的隐窝，有大量炎症细胞浸润，包括淋巴细胞、浆细胞、单核细胞等，形成隐窝脓肿（图 10 － 3）。当数个隐窝脓肿融

合破溃时，便形成糜烂及溃疡。在结肠炎症反复发作的慢性过程中，肠黏膜不断破坏和修复，导致肉芽增生及上皮再生，瘢痕形成，后期常形成假息肉。慢性期黏膜多萎缩，黏膜下层瘢痕化，结肠缩短或肠腔狭窄。少数患者可发生结肠癌变。

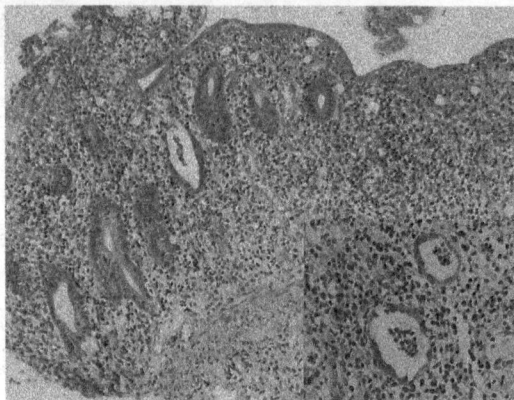

图 10 - 3　溃疡性结肠炎（HE×40 及×200）

四、临床表现

（一）症状和体征

多数起病缓慢，少数急性起病，病情轻重不等，病程呈慢性经过，表现为发作期与缓解期交替。

1. 消化系统症状

（1）腹泻：见于大多数患者，为最主要的症状。腹泻程度轻重不一，轻者每天排便 3 ~ 4 次，重者可达 10 ~ 30 次。粪质多呈糊状，含有血、脓和黏液，少数呈血水样便。当直肠受累时，可出现里急后重感。少数患者仅有便秘，或出现便秘、腹泻交替。

（2）腹痛：常有腹痛，一般为轻度至中度，多局限于左下腹或下腹部，亦可涉及全腹，为阵发性绞痛，有疼痛 - 便意 - 便后缓解的规律。

（3）其他症状：可有腹胀、厌食、嗳气、恶心和呕吐等。

2. 全身症状　中重型患者活动期常有低热或中度发热，重度患者可出现水、电解质平衡紊乱，贫血、低蛋白血症、体重下降等表现。

3. 体征　轻中型患者或缓解期患者大多无阳性体征，部分患者可有左下腹轻压痛，重型或暴发型患者可有腹部膨隆、腹肌紧张、压痛及反跳痛。此时若同时出现发热、脱水、心动过速及呕吐等应考虑中毒性巨结肠、肠穿孔等并发症。部分患者直肠指检可有触痛及指套带血。

4. 肠外表现　UC 患者可出现肠外表现，常见的有骨关节病变、结节性红斑、皮肤病变、各种眼病、口腔复发性溃疡、原发性硬化性胆管炎、周围血管病变等。有时肠外表现比肠道症状先出现，常导致误诊。国外 UC 的肠外表现的发生率高于国内。

（二）临床分型与分期

1. 临床类型

（1）初发型：指无既往史的首次发作。

（2）慢性复发型：发作期与缓解期交替出现，此型临床上最多见。

（3）慢性持续型：症状持续存在，可有症状加重的急性发作。

（4）暴发型：少见，急性起病，病情重，血便每日 10 次以上，全身中毒症状明显，可伴中毒性巨结肠、肠穿孔、脓毒血症等。

上述各型可互相转化。

2. 严重程度

（1）轻度：腹泻每日 4 次以下，便血轻或无，无发热，脉搏加快或贫血，血沉正常。

（2）中度：介于轻度与重度之间。

（3）重度：腹泻每日 6 次以上，伴明显黏液血便，有发热（体温 >37.5℃），脉速（ >90 次/分），血红蛋白下降（<100g/L），血沉 >30mm/h。

3. 病情分期　分为活动期及缓解期。

4. 病变范围　分为直肠、乙状结肠、左半结肠（脾曲以远）、广泛结肠（脾曲以近）、全结肠。

（三）并发症

1. 中毒性巨结肠　见于暴发型或重度 UC 患者。病变多累及横结肠或全结肠，常因低钾、钡剂灌肠、使用抗胆碱能药物或阿片类制剂等因素而诱发。病情极为凶险，毒血症明显，常有脱水和电解质平衡紊乱，受累结肠大量充气致腹部膨隆，肠鸣音减弱或消失，常出现溃疡肠穿孔及急性腹膜炎。本并发症预后极差。

2. 结肠癌变　与 UC 病变的范围和时间长短有关，且恶性程度较高，预后较差。随着病程的延长，癌变率增加，其癌变率病程 20 年者为 7%，病程 35 年者高达 30%。

3. 其他并发症　有结肠息肉、肠腔狭窄和肠梗阻、结肠出血等。

五、实验室及其他检查

1. 血液检查　中重度 UC 常有贫血。活动期常有白细胞计数增高，血沉加快和 C 反应蛋白增高，血红蛋白下降多见于严重或病情持续病例。

2. 粪便检查　肉眼检查常见血、脓和黏液，显微镜下可见红细胞和白细胞。

3. 免疫学检查　文献报道，西方人血清抗中性粒细胞胞质抗体（p - ANCA）诊断 UC 的阳性率约为 50% ~70%，是诊断 UC 较特异的指标。不过对中国人的诊断价值尚需进一步证实。

4. 结肠镜检查　结肠镜检查可直接观察肠黏膜变化，取活检组织行病理检查并能确定病变范围，是诊断与鉴别诊断的最重要手段。但对急性期重度患者应暂缓检查，以防穿孔。活动期可见黏膜粗糙呈颗粒状、弥漫性充血、水肿、血管纹理模糊、易脆出血、糜烂或多发性浅溃疡，常覆有黄白色或血性分泌物。慢性病例可见假息肉及桥状黏膜、结肠袋变钝或消失、肠壁增厚，甚至肠腔狭窄。

5. X 线检查　在不宜或不能行结肠镜检查时，可考虑行 X 线钡剂灌肠检查。不过对重度或暴发型病例不宜做钡剂灌肠检查，以免加重病情或诱发中毒性巨结肠。X 线钡剂灌肠检查可见结肠黏膜紊乱，溃疡所致的管壁边缘毛刺状或锯齿状阴影，结肠袋形消失，肠壁变硬呈水管状，管腔狭窄，肠管缩短。低张气钡双重结肠造影则可更清晰地显示病变细节，有利于诊断。

六、诊断和鉴别诊断

（一）诊断

由于该病无特异性的改变，各种病因均可引起与该病相似的肠道炎症改变，故该病的诊断思路是：必须首先排除可能的有关疾病，如细菌性痢疾、阿米巴痢疾、慢性血吸虫病、肠结核等感染性结肠炎以及结肠克罗恩病、缺血性肠病、放射性肠炎等，在此基础上才能做出本病的诊断。目前国内多采用 2007 年中华医学会消化病分会制定的 UC 诊断标准，具体如下：

1. 临床表现　有持续或反复发作的腹泻、黏液脓血便伴腹痛、里急后重和不同程度的全身症状，病程多在 4～6 周以上。可有关节、皮肤、眼、口和肝胆等肠外表现。

2. 结肠镜检查　病变多从直肠开始，呈连续性、弥漫性分布，表现为：①黏膜血管纹理模糊、紊乱或消失、充血、水肿、易脆、出血和脓性分泌物附着，亦常见黏膜粗糙，呈细颗粒状。②病变明显处可见弥漫性、多发性糜烂或溃疡。③缓解期患者可见结肠袋囊变浅、变钝或消失以及假息肉和桥形黏膜等。

3. 钡剂灌肠检查　①黏膜粗乱和（或）颗粒样改变。②肠管边缘呈锯齿状或毛刺样，肠壁有多发性小充盈缺损。③肠管短缩，袋囊消失呈铅管样。

4. 黏膜组织学检查　活动期和缓解期的表现不同。活动期：①固有膜内有弥漫性、慢性炎症细胞和中性粒细胞、嗜酸性粒细胞浸润。②隐窝有急性炎症细胞浸润，尤其是上皮细胞间有中性粒细胞浸润和隐窝炎，甚至形成隐窝脓肿，可有脓肿溃入固有膜。③隐窝上皮增生，杯状细胞减少。④可见黏膜表层糜烂、溃疡形成和肉芽组织增生。缓解期：①中性粒细胞消失，慢性炎症细胞减少。②隐窝大小、形态不规则，排列紊乱。③腺上皮与黏膜肌层间隙增宽。④Paneth 细胞化生。

可按下列标准诊断：①具有上述典型临床表现者为临床疑诊，安排进一步检查。②同时具备以上条件 1 和 2 或 3 项中任何一项，可拟诊为本病。③如再加上 4 项中病理检查的特征性表现，可以确诊。④初发病例、临床表现和结肠镜改变均不典型者，暂不诊断为 UC，需随访 3～6 个月，观察发作情况。⑤结肠镜检查发现的轻度慢性直、乙状结肠炎不能等同于 UC，应观察病情变化，认真寻找病因。

（二）鉴别诊断

1. 急性感染性结肠炎　包括各种细菌感染，如痢疾杆菌、沙门菌、直肠杆菌、耶尔森菌、空肠弯曲菌等感染引起的结肠炎症。急性发作时发热、腹痛较明显，外周血白细胞增加，粪便检查可分离出致病菌，抗生素治疗有效，通常在 4 周内消散。

2. 阿米巴肠炎　病变主要侵犯右半结肠，也可累及左半结肠，结肠溃疡较深，边缘潜行，溃疡间黏膜多属正常。粪便或结肠镜取溃疡渗出物检查可找到溶组织阿米巴滋养体或包囊。血清抗阿米巴抗体阳性。抗阿米巴治疗有效。

3. 血吸虫病　有疫水接触史，常有肝脾肿大，粪便检查可见血吸虫卵，孵化毛蚴阳性。急性期直肠镜检查可见黏膜黄褐色颗粒，活检黏膜压片或组织病理学检查可见血吸虫卵。免疫学检查亦有助鉴别。

4. 结直肠癌　多见于中年以后，直肠指检常可触及肿块，结肠镜和 X 线钡剂灌肠检查对鉴别诊断有价值，活检可确诊。须注意 UC 也可引起结肠癌变。

5. 肠易激综合征　粪便可有黏液，但无脓血，镜检正常，结肠镜检查无器质性病变的证据。

6. 其他　出血坏死性肠炎、缺血性结肠炎、放射性肠炎、过敏性紫癜、胶原性结肠炎、白塞病、结肠息肉病、结肠憩室炎以及人类免疫缺陷病毒（HIV）感染合并的结肠炎应与本病鉴别。此外，应特别注意因下消化道症状行结肠镜检查发现的轻度直肠、乙状结肠炎，需认真检查病因，密切观察病情变化，不能轻易做出 UC 的诊断。

七、治疗

活动期的治疗目的是尽快控制炎症，缓解症状；缓解期应继续维持治疗，预防复发。

1. 营养治疗　饮食应以柔软、易消化、富营养少渣、足够热量、富含维生素为原则。牛乳和乳制品慎用，因部分患者发病可能与牛乳过敏或不耐受有关。对病情严重者应禁食，并予以完全肠外营养治疗。

2. 心理治疗　部分患者常有焦虑、抑郁等心理问题，积极的心理治疗是必要的。

3. 对症治疗　对腹痛、腹泻患者给予抗胆碱能药物止痛或地芬诺酯止泻时应特别慎重，因有诱发中毒性巨结肠的危险。对重度或暴发型病例，应及时纠正水、电解质平衡紊乱。贫血患者可考虑输血治疗。低蛋白血症患者可补充人血白蛋白。对于合并感染的患者，应给予抗生素治疗。

4. 药物治疗　氨基水杨酸类制剂、糖皮质激素和免疫抑制剂是常用于 IBD 治疗的三大类药物对病变位于直肠或乙状结肠者，可采用 SASP、5 - ASA 及激素保留灌肠或栓剂治疗。

在进行 UC 治疗之前，必须认真排除各种"有因可查"的结肠炎，对 UC 做出正确的诊断是治疗的前提。根据病变部位、疾病的严重性及活动度，按照分级、分期、分段的原则选择治疗方案。活动期 UC 治疗方案的选择见表 10 - 1。

表 10 - 1　活动期 UC 药物治疗的选择

病期、严重程度	部位	药物与给药方式
轻中度	远端结肠炎	口服氨基水杨酸类制剂
		氨基水杨酸类制剂或糖皮质激素灌肠（栓剂）
	近端或广泛结肠炎	口服氨基水杨酸类制剂或糖皮质激素
重度	远端结肠炎	口服/静脉注射糖皮质激素或糖皮质激素灌肠
	近端或广泛结肠炎	口服/静脉注射糖皮质激素
暴发型	广泛结肠炎	静脉注射糖皮质激素或免疫抑制剂
糖皮质激素依赖或抵抗型		加用免疫抑制剂

5. 手术治疗　手术治疗的指征为：①大出血。②肠穿孔。③肠梗阻。④明确或高度怀疑癌变。⑤并发中毒性巨结肠经内科治疗无效。⑥长期内科治疗无效，对糖皮质激素抵抗或依赖的顽固性病例。手术方式常采用全结肠切除加回肠造瘘术。

6. 缓解期的治疗　除初发病例，轻度直肠、乙状结肠 UC 患者症状完全缓解后可停药观察外，所有 UC 患者完全缓解后均应继续维持治疗。维持治疗时间目前尚无定论，可能是 3 ~ 5 年或终身用药。糖皮质激素无维持治疗的效果，在症状缓解后应逐渐减量，过渡到氨基水杨酸制剂维持治疗。SASP 和 5 – ASA 的维持剂量一般为控制发作剂量的一半，并同时口服叶酸。免疫抑制剂用于 SASP 或 5 – ASA 不能维持或糖皮质激素依赖的患者。

八、预后

初发轻度 UC 预后较好，但大部分患者反复发作，呈慢性过程。急性暴发型，并发结肠穿孔或大出血，或中毒性巨结肠者，预后很差，死亡率高达 20% ~ 50%。病程迁延漫长者有发生癌变的危险，应注意监测。

（安桂凤）

第二节　结肠息肉

结肠息肉（colonic polyps）是指结肠黏膜隆起性病变。结肠息肉分为有蒂或无蒂息肉。直径小于 5mm 为小息肉，大于 2cm 为大息肉。来源于上皮组织的结肠息肉样病变多见，以腺瘤样息肉最多，来源于非上皮组织的脂肪瘤、平滑肌瘤、神经纤维瘤、纤维瘤、脉管瘤等少见。结肠息肉通常无症状，发展到一定程度可形成溃疡，发生肠道出血、腹痛，甚至肠梗阻。尸检发现 55 岁以上 30% ~ 50% 有腺瘤，其中 10% 大于 1cm。临床表现缺少特征性，并且一部分可以癌变，临床实践中应予以重视。

一、结肠息肉分类（表 10 – 2）

表 10 – 2　结肠息肉的分类

肿瘤性息肉	非肿瘤性息肉	黏膜下病变
良性息肉（腺瘤）	正常上皮息肉	深部囊性结肠炎
管状腺瘤	增生性息肉	肠气囊肿
绒毛状腺瘤	幼年性息肉	淋巴性息肉病（良性和恶性）
管状绒毛状腺瘤	Peutz – Jeghers 息肉	脂肪瘤
家族性腺瘤性息肉病	Cowden 综合征	类癌
Gardner 综合征	炎性息肉	转移性肿瘤
Turcot 综合征	炎症性肠病	
恶性息肉（癌）	细菌感染或阿米巴	
非浸润性癌	血吸虫	
原位癌		
黏膜内癌		
浸润性癌（超过黏膜肌层）		

二、病理

结肠炎性息肉，可见被覆的结肠上皮大部分糜烂脱落，黏膜下由大量的炎性肉芽组织组成（图 10 – 4A）。管状腺瘤由大小形态不一的腺管状结构组成，腺上皮增生，细胞核细长笔杆状、呈不同程度的假复层增生（图 10 – 4B）。家族性腺瘤性息肉病，由增生的绒毛状腺体组成，被树枝状分支的血管平滑肌组织分隔成分叶状（图 10 – 4C）。

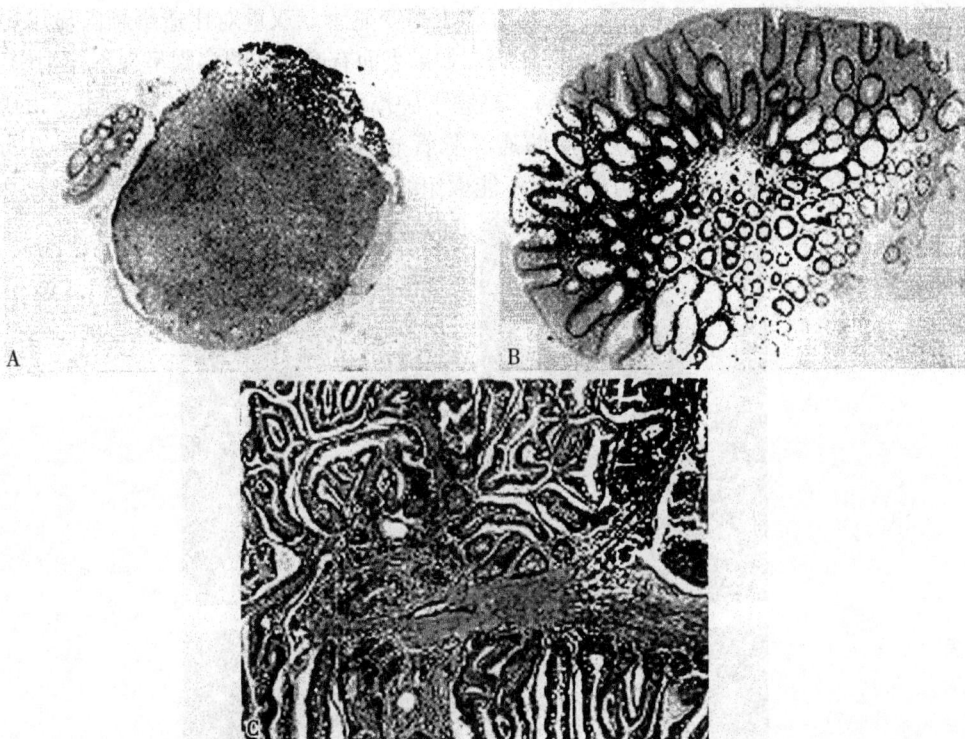

图10-4 结肠息肉（HE，A~C×40、40、100）

三、临床表现与诊断

（一）症状和体征

结肠息肉可无任何临床症状，50%以上患者是在体检中发现。大于1cm的息肉可表现为间断性出血，随着肿瘤体积的增大，症状逐渐明显，表现为不同程度的腹部不适和（或）腹痛、粪便性状或习惯改变，甚至出现消化道大出血、肠套叠和肠梗阻，体检可触及腹部包块。症状与肿瘤组织学类型、发生部位、数目和形态学特征相关，如绒毛状腺瘤易发生便血，较大的有蒂脂肪瘤可致消化道出血，大肠良性肿瘤还可引起肠套叠。幼年性息肉病的发病高峰在4~5岁，仅偶见于成年人。30岁以前结肠多发息肉应考虑为家族性，腺瘤性息肉多见于40岁以后，并随年龄增加而增多。黏膜下肿瘤多见于40岁以后。胃肠道多发性息肉病多有明显的家族史并伴有典型的肠外表现，如Peutz-Jeghers综合征的口周黏膜、指（趾）、皮肤色素沉着具有特征性，对确立诊断极有帮助。

（二）直肠指检和粪便潜血试验

1. 直肠指检 直肠指检为最简便的低位直肠和肛管疾病诊断方法，也最易被忽视。每一例被怀疑结肠息肉的患者，都应进行该项检查。

2. 潜血试验 潜血试验为最早被推广应用的结肠肿瘤筛检试验方法，但对诊断结肠息肉而言价值有限。

3. X线诊断 钡剂灌肠和双重对比钡剂灌肠造影检查在结肠息肉的诊断上敏感性较高，并发症发生率低，患者耐受性好、费用低，受到青睐。结肠充钡时，息肉表现为团形充盈缺损，光滑整齐。有蒂带息肉可稍活动，加压有利于病变显示。双重对比造影息肉显示更清楚，呈现边缘锐利的高密度影，常有一圈钡影环绕，如果表面有糜烂或溃疡则呈现不规则影。绒毛状腺瘤可见多个线条样钡纹影（图10-5）。黏膜下肿瘤表现为边缘光滑、黏膜正常的肠腔内圆形充盈缺损或透亮区，质地较软的脂肪瘤、脉管瘤可有"挤压"征。但直径＜1cm 的小息肉比结肠镜检查更易漏诊，对可疑病变不能取组织活检明确诊断也是其不足。

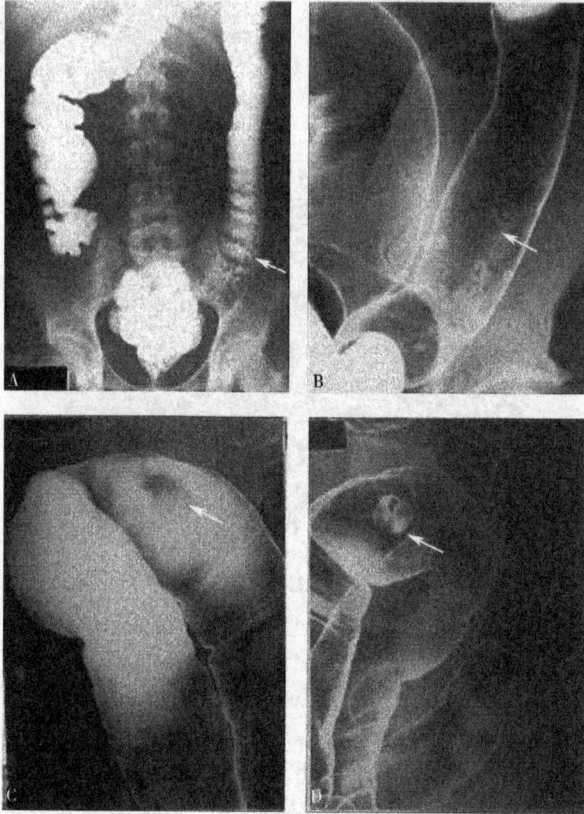

图 10-5　结肠息肉（气钡双重造影）

（三）内镜诊断

内镜检查是结肠息肉的主要诊断手段，包括电子内镜、放大内镜、色素内镜、仿真内镜等，这些技术的应用提高了结肠微小病变的检出率。

1. 结肠镜检查　是结肠息肉确诊的首选方法。上皮来源的大肠良性肿瘤内镜直视下表现为黏膜局限性隆起的息肉样病变，与周围正常黏膜呈锐角或有蒂相连（图10-6A），表面光滑或粗糙，有颗粒感，甚至乳头状突起，呈深红色，可单发或多发。内镜下若病灶无蒂或有宽基的短蒂（图10-6B）、体积较大、形状不规则、顶端溃疡或糜烂、表面明显结节不平、质脆或硬、易出血，应高度怀疑息肉癌变。钳取腺瘤顶部、糜烂及溃疡边缘处的组织活检阳性率较高，全瘤切除组织连续切片检查更可靠。黏膜下的大肠良性肿瘤多呈丘状隆起，表面黏膜正常，常有桥形皱襞，肿瘤的质地与肿瘤的来源有关，活检时常可见黏膜在肿物表面滑动，而肿物不与黏膜一同被提起，提起的黏膜呈天幕状外观，深凿式活检才有可能获取足够的组织标本。

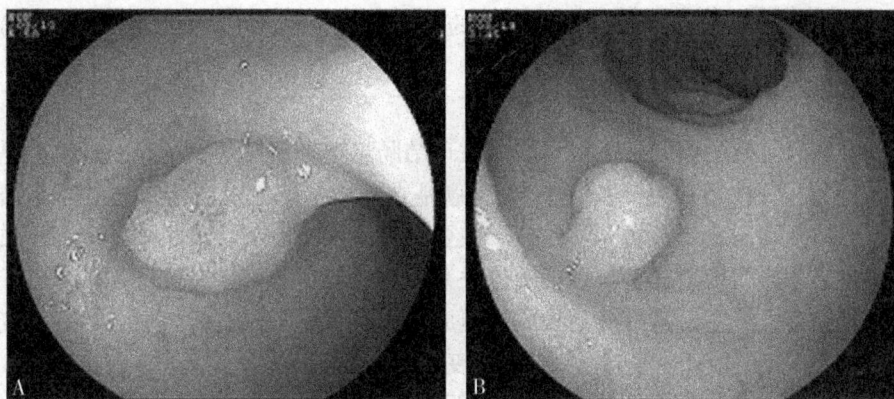

图 10 - 6 结肠息肉（内镜）

2. 染色内镜和放大内镜 染色内镜即在内镜下对病灶喷洒一些染色剂，如靛胭脂，配合放大内镜可发现常规内镜难以识别的微小病灶，提高诊断敏感性，准确估计病变范围（图 10 - 7）。诊断肿瘤性息肉的敏感性为 95.1%，特异性为 86.8%，诊断准确性为 91.9%。

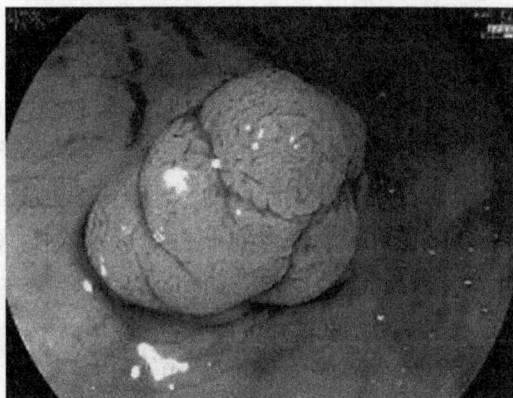

图 10 - 7 结肠息肉（染色内镜）

3. 超声内镜检查 超声内镜（ultrasonic endoscope，EUS）主要用于肿瘤浸润深度和黏膜下肿瘤的诊断。正常情况下，EUS 所显示的大肠壁 5 层结构包括：第 1 层，即大肠黏膜和腔内液体交界面的强回声层；第 2 层，即黏膜层（包括黏膜肌层），呈现低回声层；第 3 层，即黏膜下层与黏膜下固有层界面反射形成的强回声层；第 4 层，即固有肌层呈现的低回声层；第 5 层，即浆膜与其周围组织交界面呈现的强回声层。EUS 可清晰地显示肿瘤浸润深度、来源、肿瘤内部回声和瘤体大小。EUS 对大肠黏膜下肿瘤的诊断价值较大，优于一般内镜和 X 线影像学检查。

4. 仿真结肠镜检查 又称 CT 结肠造影检查，是利用特殊的计算机软件功能，将螺旋CT、高场 MRI、三维 DSA 或超声成像采集的图像源数据在工作站进行图像处理后，对结肠表面具有相同像素的部分进行立体重建，再利用计算机模拟导航技术进行腔内观察，并赋予人工伪彩和光照效果，连续回放，获得类似结肠镜检查直视观察效果的三维动态影像。该技术可显示全结肠，可发现直径 >0.5mm 的结肠息肉和肿瘤，其敏感性与病变的大小有关，直径越大，敏感性越高。有报道，诊断直径 >0.5mm 的结肠息肉的敏感性为 66% ~ 100%，特异性为 63% ~90%；而检测直径 <0.5mm 的结肠息肉的敏感性较低（11% ~45%）。

四、结肠息肉恶变

结肠腺瘤息肉与结肠癌关系密切，研究发现结肠息肉患者发生大肠癌的危险度是非息肉人群的 22 倍。大多数（50% ~70%）的大肠癌是在腺瘤基础上发展而来，腺瘤是结肠癌的前驱现象。与结肠腺瘤恶变密切关联的三个主要特征是腺瘤大小、组织学类型和不典型增生程度。多倾向于不典型增生程度与恶性转化关系更为密切。直径 <1cm 的腺瘤中仅有 1.3% 的癌变率，假如其组织主要是由绒毛状成分组成或含有重度不典型增生成分，则癌变率分别增至 10% 和 27%。直径 1 ~2cm 的腺瘤癌变率为 9.5%，直径 >2cm 的腺瘤癌变率为 46.0%。不典型增生中，轻度、中度和重度不典型增生的癌变率分别为 5.7%、18.0% 和 34.5%。有蒂息肉样腺瘤癌变率为 4.5%，广基腺瘤的癌变率为 10.2%。扁平腺瘤的癌变率为 10% ~25%。家族性幼年型息肉癌变率为 10% ~20%；家族性腺瘤性息肉病癌变率为 100%。Peutz – Jeghers 综合征癌变率尚有争议，有报告称可达 10%。

五、结肠息肉治疗

（一）内镜治疗

内镜治疗结肠息肉具有方法简单、创伤小、省时、费用低等优点。

1. 内镜治疗的目的　目地：①全瘤组织检查以明确诊断。②治疗结肠息肉的并发症。③切除腺瘤，预防大肠癌的发生。内镜治疗的适应证有：①有蒂腺瘤样息肉。②直径 <5mm 的无蒂腺瘤样息肉（EPMR 和 ESD 的应用已可切除直径 >10cm 和无蒂息肉）。③分布散在的多发性腺瘤样息肉。

2. 内镜治疗方法　圈套器电凝切除、热活检、分块切除、局部注射息肉切除、双极法切除、内镜下黏膜切除术（EMR）及内镜下黏膜剥离术（ESD）等。

（二）手术治疗

对于内镜下无法切除的良性息肉及恶性息肉应采用腹腔镜或外科手术治疗。

六、治疗后随访

腺瘤切除后易复发，切除后应定期随访。术后第 1 年内再发生息肉的危险性是正常同龄人群的 16 倍，直至 4 ~6 年后多数患者才与一般人群相似。复发瘤切除后，再次复发者仍占 1/3 左右，尤其是直径 >2cm 的腺瘤、绒毛状腺瘤、重度不典型增生或癌变腺瘤复发率更高。结直肠腺瘤性息肉的息肉切除后监测包括：

（1）腺瘤切除术后第 1 年应做结肠镜或气钡双重对比造影检查 1 次，发现病灶及时处理；如果没有发现病变，改为 3 年检查 1 次，连续 2 次阴性可结束随访。

（2）高危人群随访可半年 1 次，1 年后每年 1 次，连续 2 年阴性后，改为 3 年 1 次，再连续 2 次阴性后可结束随访。

（3）结肠大息肉切除后的随访：这类息肉切除后早期局部复发或腺瘤残余发生率高达 25%，应间隔 3 ~6 周行内镜检查，以便发现残留的腺瘤组织，并加以切除，直至切除部位呈现光滑的瘢痕。一旦证实病变完全切除，其后应在 3 个月和 6 个月时内镜检查 1 次，如无复发或发现新的病变，以后可每年内镜检查1次。

（4）大肠黏膜下肿瘤内镜下切除后，应每年1次，随访3年，如未见复发则可结束随访。

（郭　敏）

第三节　肠易激综合征

肠易激综合征（Irritable bowel syndrome，IBS）为一种与胃肠功能改变有关，以慢性或复发性腹痛、腹泻、排便习惯和大便性状异常为主要症状而又缺乏胃肠道结构或生化异常的综合征，常与胃肠道其他功能性疾病如胃食管反流性疾病和功能性消化不良同时存在。临床上根据其症状可分为：①腹泻型；②便秘型；③腹泻—腹胀型；④腹泻—便秘交替型。以前两种为主。

一、流行病学

IBS在世界各地的发病率差别很大。据西方统计，IBS约占成年人群的14%～22%，男女比例1∶1.1～1∶2.6，其中只有50%的IBS患者就医。另有资料显示欧美人群的患病率约为7.1%～13.6%。在我国的发病率为0.8%～5.6%，18～30岁是高发患者群，目前认为与学习和工作压力过大、生活节奏过快有关，50岁以上发病率减少。其发病普遍女性多于男性；白种人发病高于有色人种，犹太人高于非犹太人。学生、知识分子和领导干部高于工人、农民，城市患者明显多于农村。

二、病因和发病机制

病因尚不明确，与精神神经因素、肠道刺激因素包括食物、药物、微生物（贺氏杆菌等）等有关。目前认为，IBS的病理生理学基础主要是胃肠动力学异常和内脏感觉异常，肠道感染后和精神心理障碍是IBS发病的重要因素。

（1）胃肠动力学异常：最近一些研究显示IBS患者结肠电慢波及小肠电慢波与正常人无显著差异，结肠电慢波主频率为3～5周次/min，小肠电慢波主频率为9～12周次/min。但是对IBS患者的肛门直肠测压结果显示IBS患者的直肠运动和压力有异常改变。腹泻型IBS（D-IBS）患者的直肠肛管静息压和最大缩榨压升高，便秘型IBS（G-IBS）患者的最大缩榨压降低，为IBS直肠动力异常提供了新的依据。

（2）内脏感知异常：IBS患者除腹泻便秘症状外同时可伴有腹痛及腹部不适，单纯用胃肠动力异常解释不了。IBS患者的结肠肌肉在轻微的刺激下就会发生痉挛，结肠敏感性以及反应性均比正常人高。

（3）精神因素：心理应激对胃肠运动有明显影响。大量调查表明，IBS患者存在个性异常，焦虑、抑郁积分显著高于正常人，应激事件发生频率亦高于正常人。

（4）分泌异常：IBS患者小肠黏膜对刺激性物质的分泌反应增强，结肠黏膜分泌黏液增多。

（5）感染：愈来愈多的研究提示部分患者IBS症状发生于肠道感染治愈之后，其发病与感染的严重性与应用抗生素的时间有一定相关性。

·361·

（6）脑—肠作用：近年来，对 IBS 更多的关注在脑肠轴研究方面，IBS 的发病机制是否与肠神经系统或中枢神经系统的生理或生化异常有关有报道 C–IBS 患者肠壁内一氧化氮能神经成分增加，D–IBS 患者减少；最近更发现感染后肠道肌层神经节数量减少，内分泌细胞增多，这种变化持续 1 年以上，并引起 IBS 的一系列症状。精神心理因素在 IBS 发病机制中的作用也被认为是 IBS 脑—肠作用机制的证据之一。

（7）其他：约 1/3 患者对某些食物不耐受而诱发症状加重。

三、临床表现

（一）肠道症状

（1）腹痛、腹部不适：常沿肠管有不适感或腹痛，可发展为绞痛，持续数分钟或数小时，排气排便后可缓解。腹痛可为局限性或弥散性，多位于左侧腹部，以左下腹为重，无反射痛，患者多难以准确定位腹痛部位。腹痛不进行性加重，睡眠时不发作。

（2）腹泻或不成形便：常于餐后，尤其是早餐后多次排便。亦可发生在其余时间，但不发生在夜间。大便最多可达 10 次以上。腹泻或不成形便与正常便或便秘相交替。

（3）便秘：每周排便 1~2 次，偶尔 10 余天 1 次。早期多间断性，后期可持续性而需服用泻药。

（4）排便过程异常：患者常出现排便困难、排便不尽感或便急等症状。

（5）黏液便：大便常常带有少量黏液，偶尔有大量黏液或者黏液管型排出。

（6）腹胀：肠道气体有 3 个可能的来源：①进食或嗝逆时吞入的气体。②肠道细菌产气，IBS 患者特殊的肠道菌群增多。③结肠黏膜吸收减少。腹胀白天明显，夜间睡眠后减轻，一般腹围不增大。

（7）非结肠性胃肠道症状：包括消化不良、上腹烧灼样痛、胃灼热症、恶心呕吐等。

（二）肠外症状

纤维肌痛综合征、非心源性胸痛、腰背痛、慢性疲劳综合征、痛经、尿频或排尿困难、性交困难、偏头痛等，特别是泌尿功能失调表现较突出，可用于支持诊断。以上症状出现或者加重与精神因素和一些应激状态有关。

（三）体征

胃肠和乙状结肠常可触及，盲肠多呈充气肠管样感觉；乙状结肠常呈条样痉挛肠管或触及粪便。所触肠管可有轻度压痛，但压痛不固定，持续压迫时疼痛消失，部分患者肛门指检有痛感，且有括约肌张力增高的感觉。行肠镜检查时，患者对注气反应敏感，肠道极易痉挛而影响操作。在体查时，患者由于迷走神经紧张性增强而有乏力、多汗、失眠、脉快、血压升高等植物神经功能紊乱的表现。

四、辅助检查

（一）实验室检查

粪便呈水样便、软便或硬结，可有黏液，无其他异常。

（二）X 线钡剂灌肠检查

常无异常发现，少数病例因肠管痉挛出现"线征"，其他无特异性的表现，也有结肠袋加深或增多等。

(三) 乙状结肠镜、纤维结肠镜检查

肉眼观察黏膜无异常，活检也无异常，但在插镜时可引起痉挛、疼痛，或在充气时引起疼痛，如疑有脾区综合征，也可在检查时慢慢注入 100~200ml 气体，然后迅速将镜拔出，嘱患者坐起，在 5~10min 后可出现左上腹痛，向左肩反射，这可作为脾区综合征的指标。

(四) 测压检查

(1) 肛管直肠测压：常见的方法有气囊法、导管灌注法和固态压力传感器法。目前临床应用较普遍的是 Arndofer 系统导管灌注法。

(2) 结肠测压：这是目前应用最多的检测结肠运动功能的方法，可以采用液体灌注导管体外传感器法和腔内微型压力传感器法及气囊法进行检测，以前者最为常用。

(五) 其他相关检查

(1) 结肠转运试验：这是检验结肠动力异常第 1 线检查方法，通过将不被肠道吸收的物质引入到结肠内，随着结肠的蠕动而向前传送，在体外连续监测整个过程，计算局部或整段结肠通过时间，以评估结肠的运转和排空功能是否异常。

(2) 结肠肌电图：这是间接反应结肠运动状况的功能性检查手段。因此在 IBS 患者的应用中需与结肠运转试验、直肠测压等检查方法配合。

(3) 功能性脑成像：包括正电子体层扫描术（PET）和功能性磁共振成像技术（fM-RI）。

(4) 超声检查：由于 IBS 多发于女性，容易产生骨盆痛，可经阴道超声检查乙状结肠支持诊断 IBS，这是新的 IBS 诊断方法。

五、治疗

治疗 IBS 应在以下前提下进行：①确诊；②患者诊疗程序的考虑；③药物与安慰剂均须经过严格的评估；④应用食物纤维；⑤持续照料；⑥分级治疗。

(一) 心理治疗

心理学因素在本病发病中十分重要，且常是促使患者就诊的直接原因。亲切询问患者，可使问诊进入患者的生活，而为治疗提供重要线索。瑞典一项研究表明，心理治疗 8 个月后，患者的症状、躯体病态、心理状况的改善较对照组明显，且疗效可持续 1 年以上。而这种心理治疗无需特殊条件和心理医生的参与。可选用地西泮 10mg 3 次/d，或多虑平 25mg 3 次/d。

(二) 调整食物中纤维素的含量

使用富含纤维类的食物治疗便秘应予重视。结合我国具体状况，市售燕麦片具有降脂、营养与促进肠蠕动的作用；水果中的香蕉、无花果，特别是猕猴桃富含维生素 C，也有通便作用，亦可食用黑面包，杂粮面包，均应足量方有效。

(三) 药物治疗

能治疗本病的药物很多，但总的说来并无过硬的证据证实任何药物在 IBS 总体治疗中有效。根据临床经验，一些药物在缓解患者各种症状、提高生活质量上有所裨益，主要是根据

症状来选择药物，并尽量做到个体化。

（1）解痉药品：抗胆碱能药物：如阿托品 0.3mg 3 ~ 4 次/d 治疗以腹痛为突出症状者，有时也引起腹胀加重。钙通道阻滞剂：如匹维溴胺 40mg 3 次/d。选择性作用于胃肠道，可解除胃肠道平滑肌的痉挛，减弱结肠张力，对腹痛、腹泻、排便不畅、便急、排便不尽感和由于痉挛引起的便秘有效。吗啡衍生物：如曲美布汀，可松弛平滑肌，解痉止痛。

（2）胃肠动力相关性药物：西沙必利 5 ~ 10mg 3 次/d 通过对 5 - HT$_4$ 受体的激动增加肌间神经丛后纤维的乙酰胆碱释放，对全胃肠道动力起促进作用，对便秘型 IBS 治疗有效。红霉素强效衍生物，可能有类似西沙必利促动力作用。洛派丁胺又名易蒙停，此药作用于肠壁的阿片受体，阻止乙酰胆碱与前列腺素的释放，故不仅减缓肠蠕动，减少小肠的分泌，还增强肛门括约肌的张力，且不透过血脑屏障，如非假性腹泻，此药不会造成反应性便秘。成人开始剂量为 2 粒，5 岁以上儿童为 1 粒，以后调节维持量至每日解便 1 ~ 2 次即可。此药不宜用于 5 岁以下的儿童。一旦发生便秘、腹胀甚至不全性肠梗阻，应立即停药。对腹泻型 IBS 有效。

（3）激素和胃肠肽制剂：如生长抑素、CCK 拮抗剂、5 - HT 受体拮抗剂等正在研究中，有报道可减慢运动，减轻疼痛等。

（4）消除胃肠胀气剂：如二甲基硅油和活性炭，可吸收气体，减轻肠胀气，大豆酶可有助于寡糖的吸收，减少某些碳水化合物产气。

（5）泻药：以便秘为主要症状的 IBS 患者，不主张用刺激性泻剂（如酚酞类、大黄、番泻叶等），因刺激肠道运动可加重便前腹痛，久用则肠道自主运动功能减弱，反而使便秘加重。高渗性泻药（如山梨醇、乳果糖）可加重腹胀。可选用液体石腊等润滑性泻剂以及中药麻仁丸、四物汤治疗。另吸附性止泻药思密达，具有双八面体蒙脱石组成的层状结构，有广阔的吸附面，可以吸附水分及致病菌并能提高肠道黏膜保护力，促进其修复，还能调整结肠运动功能，降低其敏感性，适用于腹泻伴腹胀患者，常用量为 3g，3 次/d。

（6）双歧因子：部分 IBS 患者存在肠道菌群紊乱，补充肠道主菌群的双歧杆菌，有时能收到好的疗效。对于腹泻型有一定疗效。

（7）精神药物：对有抑郁、精神紧张、焦虑等精神因素者，可给予三环类抗抑郁药（tricyclic antidepressant，TCA），即使腹痛不明显，合用此类药物也有好处。如阿密替林 25mg，睡前一次，每隔 4 ~ 5d 逐渐增加剂量直至出现疗效，一般很少超过 100mg，此药可出现抗胆碱能或镇静的不良反应，严重心脏病、高血压、前列腺肥大、青光眼患者禁用。TCA 药物由于不良反应较多，可选择使用选择性 5 - 羟色胺再摄取抑制剂（SSRI），代表药为盐酸氟西丁，商品名为百忧解，不良反应小。

（8）中医治疗：可以选择一些中药辨证治疗。

六、预后

IBS 不是致命性疾病，但是会严重降低患者的生活质量，需积极治疗。

（赵　婕）

第四节 结直肠癌

结直肠癌（colorectal cancer）是目前世界上最常见的恶性肿瘤之一，每年大约有40万患者死于结直肠癌。在我国结直肠癌发病呈明显上升趋势，据2001年中国卫生事业发展情况统计公告，结直肠癌的发病率在我国已上升至第3位，死亡率上升至10.25/10万，在所有恶性肿瘤致死原因中居第5位。在经济发展较快的城市和地区，上升趋势尤为明显。我国结直肠癌的发病与西方国家相比有三个特点：①直肠癌比结肠癌的发病率高，直肠癌占60%以上；②低位直肠癌在直肠癌中比例高，达70%左右；③结直肠癌的发病平均年龄轻，发病平均年龄较西方国家提前10年左右。

一、病因

结直肠癌病因尚未明确，但与结直肠癌发生相关的高危因素不断被认识。结直肠癌的发生有明显的家族倾向，约1/3的结肠癌有家族聚集现象［也被称为家族性结肠癌（familial-colorectal cancer）］，结直肠癌患者的一级亲属罹患结直肠癌的概率是正常人群的2~3倍。过多的动物脂肪及动物蛋白饮食，缺乏新鲜蔬菜及纤维素食品，缺乏体力活动是结直肠癌的易患因素。结肠腺瘤、溃疡性结肠炎以及结肠血吸虫病与结直肠癌的发生有密切关系。

结直肠癌分为遗传性（hereditary）、散发性（sporadic）两种。前者主要包括家族性腺瘤性息肉病（familial adenomatous polyposis，FAP）和遗传性非息肉病性结直肠癌（hereditarynonpolyposis colorectal cancer，HNPCC），遗传性结肠癌有家族史明显，发病年龄轻等特点。关于结直肠癌发病机制的研究较为深入，大多数结直肠癌的发生遵循腺瘤—癌的发展过程，结直肠癌由正常上皮细胞到腺瘤到癌的过程涉及一系列的遗传突变，包括癌基因的激活（Kras、EGFR）、抑癌基因的失活（APC、DCC、p53、INGI）、错配修复基因突变、危险修饰基因（COX、CD44）等。

二、病理

（一）结肠癌的癌前疾病与癌前病变

目前，家族性腺瘤性息肉病、炎症性肠病等疾病被认为是结直肠癌的癌前疾病。通常将腺瘤性息肉看做是癌前病变，一般腺瘤越大、形态越不规则、上皮异型增生越重，癌变的机会越大。

（二）结肠癌的大体病理

1. 早期结肠癌　早期结肠癌是指病变仅限于结肠黏膜或黏膜下层的结肠癌。普通结肠镜观察不易发现早期微小病变，由于病灶与周围组织差异不明显，往往容易被忽略。经特殊染色后，能显示出黏膜表面的细小凹凸病变，结合放大内镜更能清楚显示病灶表面的性状及形态学特点。

2. 进展期结直肠癌

（1）隆起型：肿瘤向肠腔内突出生长，多见于相对较早阶段的肿瘤。

（2）溃疡型：此型最常见。隆起型肿瘤体积不断增大，肿瘤中央坏死，可形成深浅不一的溃疡，转为溃疡型。

（3）浸润型：该型肿瘤以在肠壁各层内浸润性生长为特点，容易导致肠腔狭窄。

（三）结肠癌的组织病理

1. 腺癌　是最常见的组织学类型，占所有结直肠癌的75%～85%。根据腺体排列结构分为管状腺癌和乳头状腺癌，以管状腺癌最为常见。根据其分化程度又可分为高分化腺癌、中分化腺癌和低分化腺癌。

2. 黏液腺癌　由分泌黏液的癌细胞构成，约占所有结直肠癌的10%，癌组织中有大片的黏液为其特征。恶性程度高，预后较腺癌差。部分黏液腺癌中存在较多的印戒细胞，又称为印戒细胞癌，预后尤差。

3. 未分化癌　癌细胞较小，成圆形或不规则形，癌细胞排列不规则，不形成腺体样结构。未分化癌易呈浸润性生长，易侵入小血管和淋巴管，预后最差。

4. 鳞癌和腺鳞癌　较少见。主要见于直肠下段或肛管，腺鳞癌由腺癌细胞和鳞癌细胞构成，其分化程度多为中度或低度。

（四）结肠癌的扩散和转移

1. 直接浸润　结直肠癌起源于肠黏膜，可沿着3个方向浸润扩散，沿肠管纵轴向上下、环绕肠管蔓延以及向肠壁深层发展。结直肠癌环向蔓延快于纵向，估计直肠癌绕肠一周所需时间为1年半至2年。结肠癌沿肠管纵轴浸润的距离一般不超过5～8cm。直肠癌向纵向浸润发生较少，大量研究显示，直肠癌向远端肠壁浸润超过2cm的概率约2.5%。手术下切缘无癌的情况下直肠癌的5年生存率、局部复发率与直肠远端切除距离无关。直肠癌很少向远端浸润是目前保肛手术适应证逐步放宽的病理学依据。浆膜有阻止结直肠癌向外浸润的能力，因而结直肠癌侵犯周围器官更常见于无腹膜覆盖部位的癌肿，如直肠癌侵犯前列腺、膀胱、阴道、盆腔侧壁，升结肠癌侵犯十二指肠、胰腺和侧后腹壁的肌肉组织等。

2. 淋巴结转移　是结直肠癌转移的主要途径。结肠的淋巴结可分为四组：①结肠上淋巴结：主要位于脂肪垂内；②结肠旁淋巴结：主要沿结肠的边缘血管弓分布；③中间淋巴结：沿供应结肠的主要分支血管分布，如结肠中动脉、左结肠动脉、右结肠动脉周围淋巴结；④中央淋巴结：主要沿肠系膜上动静脉以及肠系膜下动脉根部分布。结肠癌淋巴结转移有两个方向，一是由①到④，从外周向中央转移，二是沿边缘动脉弓与肠管平行的方向转移，研究发现距肿瘤远侧和近侧7cm的肠旁淋巴结转移的概率仍有10%左右，这是结肠癌近远端肠管切除距离不得低于10cm的理论基础。

直肠的淋巴结转移主要有三个方向：①向上方转移：沿直肠上动脉向肠系膜下动脉根部及腹主动脉前方转移，这是直肠癌转移的主要方向；②向侧方转移：腹膜反折附近及其下方的直肠癌（中低位直肠癌）可向侧方沿直肠下动脉旁淋巴结引流到盆腔侧壁的髂内淋巴结；③向下方转移：向下可沿肛管动脉及阴部内动脉旁淋巴结转移至腹股沟淋巴结。直肠癌以向上和向侧方淋巴结转移为主，向下逆向淋巴结转移的发生率较低，这也是直肠癌保肛手术的又一理论依据。

3. 种植转移　结直肠癌常见的种植方式可理解为三种情况：

（1）腹腔种植：当结直肠癌侵犯浆膜外时，癌细胞可从浆膜面脱落至腹腔内其他器官表面或未经保护的手术切口，引起腹腔或手术切口种植转移。腹腔种植转移是一个复杂的生物过程，好发部位有大网膜、肠系膜、膀胱直肠陷凹、子宫直肠陷凹等，以盆腔 Douglas 窝附近最为常见；种植于 Douglas 窝的癌结节可通过阴道或直肠指检触及硬结，此体征是癌症腹腔内广泛转移的表现，阳性时应慎重考虑手术指征。

（2）肠腔种植：由于大便摩擦和癌灶坏死脱落，癌细胞可脱落入肠腔，在黏膜完整时，癌细胞不会种植生长，但若肠黏膜有损伤，癌细胞则可黏附于破损处，发生种植转移，这也可能是大肠癌常有多发病灶的原因之一。

（3）系膜脂肪内的种植转移：研究发现结直肠癌周围的系膜脂肪内可存在与癌肿主体孤立，且不具备淋巴结结构的癌结节或癌巢，这一现象在直肠癌尤为突出，可将这一现象理解为癌细胞在系膜脂肪组织内的种植转移。直肠系膜内的癌巢可出现在距肿瘤下缘 4cm 处的系膜脂肪组织内，因而直肠癌手术时必须切除距肿瘤 5cm 以上的系膜或行直肠全系膜切除，并且保证脏层筋膜的完整性，以避免因残留含有癌细胞的系膜组织而复发或脏层盆筋膜破裂后癌细胞脱落至盆腔内发生种植转移。

4. 血行转移　结直肠癌晚期常可通过血行转移至肝、肺、骨、脑等器官。这些转移主要通过 3 条途径：①通过肠系膜上、下静脉沿门静脉转移至肝，结直肠癌肝转移是最常见的远处转移方式，10% ~ 30% 的结直肠癌患者初诊时即有肝转移。结直肠癌伴肠梗阻时，肠蠕动的挤压或手术中的挤压也易造成血行转移。②位于腹膜间位和腹膜外位肠段的癌肿发展到一定阶段可与后腹壁的静脉建立侧支循环，癌细胞通过腰静脉汇入奇静脉及副奇静脉系统，由于该系统静脉无静脉瓣且压力低，血流是双向的，因而癌细胞既可转移向肺，也可转移向躯干骨，这是在没有肝转移的情况下出现肺及骨转移的主要转移途径。③直肠中下段的肿瘤可通过肛管静脉、直肠下静脉沿髂内静脉回流转移至肺。

三、临床表现

结直肠癌早期常无明显症状，当肿瘤长到一定大小，出现瘤体感染、破溃及肠腔狭窄时可出现相应的综合征。

（一）肠炎综合征

由瘤体感染刺激肠壁内脏神经引起，表现出类似结肠炎或直肠炎的症状，如腹部隐痛（右半结肠常在中腹部，左半结肠常在下腹部）、排便习惯改变、大便不成形、黏液便。直肠癌表现出直肠刺激症状，如肛门坠胀、便意频繁、里急后重、排便不尽感等。

（二）肿瘤破溃出血综合征

肿瘤早期受大便摩擦而糜烂，少量出血可不被发现，仅表现为隐血阳性。当肿瘤破溃时，可出现明显便血情况，根据肿瘤部位不同及结肠蠕动速度，可表现为鲜血便、暗红色血便、果酱样血便及黑便等。50% ~ 60% 的病例可出现明显的贫血（Hb < 100g/L），部分患者可以贫血为首发症状。

（三）肠腔狭窄综合征

当癌肿侵犯导致肠腔狭窄时，初期可表现为便秘、大便变形、变细，狭窄程度进一步加重可致不全性肠梗阻，表现为腹痛、腹胀、肛门排气减少、肠鸣音亢进等，甚至导致完全性肠梗阻。

结肠癌肿还可出现腹部包块，当癌肿浸出肠壁累及体神经时，可出现明显的定位性疼痛；癌肿侵及前列腺、膀胱时，可出现尿频、尿痛、排尿困难等；侵及十二指肠和胰腺时可表现为上腹饱胀、呕吐及腰背部疼痛。肿瘤晚期还可出现消瘦、乏力、发热、肝大、黄疸、腹水、锁骨上及腹股沟淋巴结肿大等表现。

由于癌肿病理类型和癌肿部位、大小的不同，临床表现各有不同。一般意义上右半结肠癌常以乏力、贫血、腹部包块等症状为首发表现，而左半结肠癌则更多出现便血、便秘、肠梗阻等表现。

四、诊断

结直肠癌的确诊主要依靠内镜及组织活检，进展期结直肠癌从症状到内镜诊断都比较容易。不同部位结直肠癌有各自的诊断要点。右半结肠癌的诊断要点：①不明原因的贫血和乏力；②腹胀、消化不良；③持续性右下腹隐痛不适；④右侧腹部可扪及包块；⑤大便潜血阳性；⑥结肠镜获得病理学依据。左半结肠癌的诊断要点：①排便习惯改变，便次增多或便秘，或便秘与腹泻交替；②血便或黏液便；③结肠梗阻性症状，如排便困难、便秘、肛门排气减少和腹部胀痛；④结肠镜获得病理学依据。

早期诊断是提高结直肠癌治疗水平的关键，但我国目前结直肠癌早期诊断率仅为2% ~ 17%。提高结直肠癌的早期诊断率，应从以下四个方面入手：

（一）对结直肠癌早期症状保持警觉

结直肠癌的早期症状不明显，且肿瘤部位不同，临床症状各异。对有下列症状或情况的患者，必须给予进一步检查：①原因不明的贫血、乏力、消瘦、骶尾部疼痛；②便血、黏液血便或大便潜血阳性；③排便习惯改变，便次增多、便不成形、便不尽感，或近期出现的便秘；④结肠部位腹部隐痛及压痛不适；⑤结肠部位出现包块。

（二）对可疑病例进行有步骤的确诊检查

1. 直肠指检　是诊断直肠癌的最简便有效的方法。对凡有大便习惯改变、便血、肛门坠胀、便不尽感、大便变形等症状的患者，均应列为常规检查的首要检查项目，因为我国直肠癌中约75%位于直肠指检可扪及的范围以内。

2. 内镜检查　结肠镜、乙状结肠镜及直肠镜检查可为早癌诊断提供大体及组织病理依据。内镜检查已在我国多数基层医院普遍开展，但内镜及组织病理医师对癌前病变及早癌的认识和处理还有待培训提高。

3. 结肠造影检查　气钡双重对比结肠造影能够显示结肠内较小的病变，是结肠镜广泛应用前诊断结肠癌的主要方法。由于发现病变后仍需结肠镜活检，目前一般不作为诊断结肠癌的首要方法。但当左半结肠癌致完全性或不完全性肠梗阻或高龄患者不宜接受结肠镜检查时，仍是结肠镜的有益补充（图10-8）。

（三）有条件的地区可逐步开展对高危险人群的筛查

结直肠癌的高危险人群是指：年龄在40岁以上的人群，并具有以下一项作为复查对象：①免疫法粪便潜血阳性；②一级亲属大肠癌史；③本人有癌症史或肠息肉史。具有以下两项及两项以上者作为复筛对象：①慢性腹泻；②黏液血便；③慢性便秘；④慢性阑尾炎；⑤精神刺激史；⑥胆道疾患史。筛查的标准检查方法仍然是结肠镜。

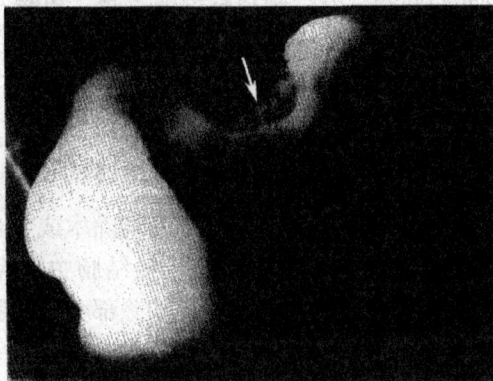

图 10 - 8 结肠气钡双重造影

状结肠轮廓内充盈缺损影（箭头所示），边缘僵硬

（四）其他检查

1. 大便潜血 可作为大规模普查或对结直肠癌高危人群的初筛方法，潜血阳性需行进一步肠镜检查或结肠造影。

2. 肿瘤标志物 目前尚无诊断结直肠癌的特异性抗原标志，癌胚抗原（CEA）是较常用的标志物。CEA 对诊断早期结直肠癌的价值不大，主要用于术后检测癌症有无复发，术后 CEA 的持续升高，常常提示复发或转移。

3. 腔内超声（EUS） 通过内镜超声可测定肿瘤部位、范围及深度。EUS 对肿瘤浸润深度判定准确率可达 80% 以上，同时还可测定淋巴结及远处脏器有无转移。

4. CT 检查 增强 CT 检查对于判断肿瘤是否侵犯邻近器官，有无淋巴结转移及肝脏转移具有较大帮助。

5. CT 重建结肠镜影像（CTC） 简称 CT 结肠镜，用 CT 对结肠各角度即二维、三维所得数据成像。此种检查无痛苦，易为患者接受。

6. MRI 检查 这是一种新的检查技术，它可把扫描所得图像用于术前分期，特别是对远端结肠癌的术前分期诊断是一种简便途径。

五、外科治疗

外科手术仍然是治疗结直肠癌的主要方法。外科手术的目的在于切除足够长度的肿瘤受累肠段、区域淋巴结清扫以及消化道重建。结肠癌要求切除距肿瘤边缘不低于 10cm 的肠段。根治性结直肠癌手术淋巴结清扫的范围不应低于中间淋巴结清除（D_2）。

（一）结肠癌的内镜局部切除治疗

主要适用于局限在黏膜内及黏膜下的早期结肠癌和癌性息肉。主要方法有电凝切除、圈套切除和内镜下黏膜切除术。术后必须对切除的标本进行连续切片病理检查，满足以下条件可不追加外科手术治疗：①肿瘤小于 3cm；②T_1；③分化等级为 I 或 II（高中分化）；④无血管及淋巴管受侵犯；⑤切缘阴性。

（二）右半结肠癌的手术

右半结肠切除术（right hemicolectomy）主要适用于回盲部癌、升结肠癌、结肠肝曲癌。

切除范围包括末端 10~20cm 的回肠、升结肠和右半横结肠。切断回结肠动脉、右结肠动脉及总结肠动脉右支并清扫其根部淋巴结，行回肠与横结肠吻合。对于右半横结肠癌可行扩大的右半结肠切除术，切除范围在前述基础上还包括中结肠动脉主干及周围淋巴结和横结肠大部。

（三）横结肠癌的手术

由于靠近肝曲或脾曲的横结肠癌主要采取右半结肠切除术或左半结肠切除术治疗，因而横结肠切除术（transverse colectomy）主要适用于位于横结肠中部癌，切除范围包括横结肠及其系膜、大网膜，可根据肿瘤部位及吻合张力情况切除部分升结肠或降结肠。

（四）左半结肠癌的手术

左半结肠切除术（left colectomy）主要适用于结肠脾曲癌、降结肠癌和乙状结肠癌。其切除范围包括横结肠左半、降结肠、乙状结肠及其相应系膜和左半大网膜。行横结肠与直肠或乙状结肠的吻合。部分乙状结肠中下段癌，如肿瘤小，乙状结肠足够长，可行单纯乙状结肠切除术。

（五）直肠癌的手术

直肠癌在发病机制、生物学行为及组织形态学方面与结肠癌一致。但由于解剖关系特殊，位于盆腔的狭窄空间、靠近泌尿生殖性器官及自主神经等，直肠癌手术较结肠癌手术复杂。从外科手术的角度，将直肠癌分为低位直肠癌（距齿状线 5cm 以内）、中位直肠癌（距齿状线 5~10cm）和高位直肠癌（距齿状线 10~15cm）。直肠癌手术切除的范围包括肿瘤、足够的两端肠段、受侵犯的邻近器官组织以及全直肠系膜或肿瘤下方 5cm 以内的直肠系膜等。全系膜切除（total mesorectal excision，TME）已成为治疗中低位直肠癌的金标准。直肠周围的血管脂肪组织为盆筋膜的脏层所包裹形成直肠系膜，由于直肠系膜内脂肪组织中可能存在转移的癌结节和淋巴结，直肠系膜的不完整切除有可能导致系膜内癌细胞的残留或脱落种植，这就要求中低位直肠癌手术时在盆筋膜脏层与盆筋膜壁层的无血管间隙游离直肠，保证脏层筋膜的完整性。分离层面的向内或向外偏移均是不利的，脏层筋膜以内的游离将增加局部复发的风险，在无血管间隙外侧游离将导致盆腔自主神经的损伤，从而导致男性患者阳痿或排尿功能障碍。研究表明 TME 技术的采用使直肠癌的 5 年生存率由 50% 上升到 75%，术后局部复发率明显下降（由 30% 降至 5%），阳痿和膀胱排尿功能障碍发生率明显下降（由 80% 降至 15%）。

直肠癌根据肿瘤大小、部位、肿瘤浸润深度、组织分化程度的不同，可采取以下手术方式：

1. 局部切除术 直肠癌的局部切除方法包括：①肠镜治疗；②经肛内镜显微外科手术（transanal endoscopic microsurgery，TEM）：适合于距肛门 16cm 以内的早期直肠癌，与肠镜治疗相比，优势在于创面可以缝合，避免了术后出血和穿孔等并发症；③经肛切除术；④经骶后途径，即传统的后切除术，又可分为经骶骨途径和经骶骨旁途径；⑤经前路括约肌途径：即经阴道切开括约肌及直肠前壁，暴露并切除肿瘤。直肠癌局部切除的主要适应证为：①肿瘤位于直肠中下段；②直径小于 3cm；③肿瘤位于黏膜下层以内，未侵及肌层；④组织学分化为高中分化腺癌。

2. 经腹会阴联合直肠癌切除术（abdominoperineal resection） 1908 年由 Emest Miles 首

先倡导使用，亦称 Miles 手术。手术切除的范围包括乙状结肠远端、全部直肠、肠系膜下动脉及其区域淋巴结、肛门及括约肌，于左下腹行永久性结肠造口。该术式曾经是治疗中低位直肠癌的主要术式，随着 TME 技术的广泛应用及吻合器的使用，越来越多的中低位直肠癌患者接受保留肛门手术。Miles 手术主要适用于肿瘤距肛门括约肌太近，保留肛门无法获得安全的下端切缘或术前肛门括约肌功能差的低位直肠癌患者。

3. 直肠癌前切除及低位前切除术（anterior resection or low anterior resection）　即 Dixon 手术，是目前使用最多的直肠癌根治术。前切除是指经腹切除腹膜反折以上的直肠和部分乙状结肠，而低位前切除范围还包括腹膜反折以下的直肠。由于大量的临床病理研究认识到直肠癌向远端肠壁浸润的范围小，仅约 2.5% 的病例癌肿向远端播散的距离超过 2cm。对于低位直肠癌是否采用低位前切除术，除了充分考虑肿瘤部位及肿瘤下缘距齿状线的距离外，还应综合考虑浸润转移范围、肿瘤分化程度、患者年龄、术前肛门括约肌功能等因素个体化对待。由于吻合口位于齿状线附近，患者在术后较长的一段时间内存在大便次数增多、排便控制能力差，甚至肛门糜烂、疼痛等情况，通过采用 J 形储袋或结肠成形术可改善术后排便功能。

4. 经腹直肠癌切除、近端造口远端关闭术　即 Hartmann 手术，适合于全身情况很差，不能耐受 Miles 手术或因急性肠梗阻等原因不宜行 Dixon 手术的直肠癌患者。

（六）结直肠癌伴肠梗阻的手术原则

结肠癌伴急性肠梗阻时近端肠管明显扩张、血供相对不足以及近端肠管内细菌过度繁殖，大大增加了一期切除吻合后发生吻合口瘘的风险。传统的处理方法是行近端肠管造口解除梗阻，再二期切除吻合或一期切除肿瘤远端关闭近端造瘘术（Hartmann 手术）。对于右半结肠癌梗阻，由于小肠的血液循环及愈合能力较结肠好，也可考虑一期切除回结肠吻合。

近十余年的临床研究结果显示术中肠灌洗（on table lavage）能有效降低一期吻合后肠瘘的发生率，从而避免了二期手术，其具体方法是自阑尾残端或回肠插入灌洗管，术中用大量的生理盐水将梗阻肠段的内容物灌洗干净，从而降低了术后肠瘘发生的风险。

随着内镜技术的发展，新近在肠镜下将肠道支架放置过狭窄的肿瘤肠段，支架扩张重建肠腔，缓解肠梗阻后按常规术前准备行手术。

（七）结直肠癌肝转移的处理原则

结直肠癌伴肝转移时并非外科手术切除肠道原发病灶的禁忌证，除非肝脏已经是弥漫性转移。切除原发灶不仅能有效控制肠道出血与梗阻，提高患者的生活质量，同时对于可切除的肝脏转移病灶行外科手术切除后的 5 年生存率可高达 35%～40%。

六、辅助治疗

（一）放疗

由于结肠癌癌床放疗难以避免照射小肠导致放射性小肠炎，因而放射治疗在结肠癌的治疗中并未常规使用。对于局部晚期结肠癌可考虑术中放疗、术后在银夹指示下放疗。小肠受照射剂量不应超过 45Gy。放射治疗在直肠癌的围术期治疗中占据重要地位，NCCN 指南已将放化疗（chemoradiation）推荐为治疗 T_3 以上中低位直肠癌的标准方案，术前放化疗具有使肿瘤降期、提高保肛率和手术切除率的优点，临床上取得了较满意的效果。

（二）化疗

对可切除的结肠癌不推荐行术前新辅助化疗。直肠癌的术前化疗或放化疗可使肿瘤缩小和降期，有利于提高手术切除率，降低局部复发率。对 I 期结直肠癌术后无须行化疗，对 II 期结直肠癌患者是否应行化疗目前尚有不同意见。III 期以上应予术后化疗，NCCN 指南推荐对结直肠癌采用含氟尿嘧啶及其衍生物、奥沙利铂（oxaliplatin）及亚叶酸钙（leucovorin）的化疗方案，如卡培他滨（capecitabine）、Folfox4/6（氟尿嘧啶＋亚叶酸钙＋奥沙利铂）或氟尿嘧啶＋亚叶酸钙等。对于晚期结肠癌及合并远处转移的结肠癌也可采用 Folfiri（氟尿嘧啶＋亚叶酸钙＋伊立替康）、Capeox（卡培他滨＋奥沙利铂）等方案。

（三）其他辅助治疗

术后免疫治疗、导向治疗、基因治疗等治疗措施目前仍处于实验室和临床研究阶段，有良好的临床应用前景。

（陈　漉）

第五节　肛裂

肛裂是肛管皮肤全层裂开继发感染后形成的慢性溃疡。主要由于便秘、粪便干硬、排便时肛管过度扩张，被撕裂所致。绝大多数肛裂位于肛管后正中线，因该处弹性较弱容易撕裂。若肛裂经久不愈，则感染常累及周围皮下组织，由于肛周淋巴液回流受阻，可在溃疡下端形成袋状皮赘，称为"前哨痔"。

一、临床表现

典型的临床表现是疼痛、便秘和出血。疼痛在排便时和排便后最为剧烈，常使患者恐惧排便。原来的便秘更为加重，形成恶性循环，使肛裂加深，感染加重，疼痛更为严重。每次排便加重肛裂创伤，创面常有少量出血，色鲜红，常见于粪便表面、便纸上或便时滴出。膝胸卧位检查：肛管口 12 点处，有单一纵向椭圆形溃疡，基底较硬，肉芽灰白。

二、诊断要点

（1）具有典型的疼痛、便秘和出血：肛裂的出血与内痔出血完全不同，属于干便性出血，痛性出血和少量出血。而内痔出血不论大便干或软都可以出血，且无痛、出血量较多。

（2）多见于肛管后正中处有溃疡裂隙，若溃疡为多发或位于肛门两侧，则可能是肛周湿疹或结核性肛裂。

三、治疗

（一）一般治疗

1. 保持大便通畅　可选用麻仁滋脾丸，每日 1~2 丸或液状石蜡 20~30ml，睡前服。便后用 1：5 000 高锰酸钾溶液温水坐浴。

2. 局部封闭　用 0.5%~1% 普鲁卡因 10ml，在肛裂溃疡底部和两侧括约肌内进行局部封闭，1/2d。

3. 硝酸银烧灼　用20%硝酸银烧灼溃疡面，然后用蘸有生理盐水的棉花棒洗去多余的硝酸银，1次/d。

4. 扩肛疗法　适于治疗慢性肛裂。患者取截石位，用1%普鲁卡因在肛管括约肌两侧进行浸润麻醉，术者手指指套上涂以润滑药后，先将右手指插入肛管内，再慢慢插入左手指，均匀用力，以容3~4指为度，每周1次。每次维持5min。

（二）肛裂切除术

1. 适应证　经久不愈，底深而坚硬的肛裂可考虑肛裂切除术。

2. 麻醉　一般采用局部浸润麻醉。

3. 体位　以膀胱截石位为佳。

4. 手术步骤　①沿肛裂周围正常皮肤做一底朝肛门外的三角形切口。②将肛裂及其附近的瘢痕组织连同"前哨痔"肛裂近端的肛隐窝，以及肥大的肛乳头等一并切除。③创面底部可触及一横行的索状物，为痉挛的外括约肌皮下部纤维，并将该肌于垂直方向切断。④若创面出血，可用冷盐水纱布压迫止血，较大的出血点可用电凝或缝扎止血。创面不予缝合，保持引流通畅。⑤术后处理：术后用1：5 000高锰酸钾温热水坐浴，每日3次。每晚睡前口服液状石蜡30ml。创面要从基底向外逐渐生长，避免皮缘表面过早愈合。

四、注意事项

（1）肛裂的病因是因便秘引起，所以应养成每天按时排便习惯，饮食中应有充分的水分和蔬菜，以保持大便通畅。

（2）大便干结时，可服用蜂蜜、香蕉等。

（3）保持肛门清洁，防止感染，可便前、便后用1：5 000高锰酸钾溶液温水坐浴，可使括约肌松弛，减少疼痛，改善局部血液循环，以利愈合。

（4）溃疡处可涂搽苯唑卡因雷夫奴尔软膏，具有消炎止痛功效。

（5）口服维生素 B_2 10~20mg，每日3次。

（6）手术后仍需1：5 000高锰酸钾溶液温水坐浴，并涂上消炎止痛软膏，口服大黄苏打片等药物软化大便。

（赵银彪）

第六节　肛瘘

肛瘘是肛管、直肠下部与肛门周围皮肤相通的感染性管道，多数起自肛管、直肠周围脓肿，少数为结核性感染。一般瘘管有内外两口，称为单纯性肛瘘。有多个瘘口的称为复杂性肛瘘。因瘘管走行在内、外括约肌附近，管长、纡曲、腔小，脓液引流不畅，皮肤瘘外口往往假愈合，导致急性炎症的反复发作，管壁纤维组织增生，腔内病理性肉芽充填。

一、临床表现

（1）肛门周围的外口不断有少量脓性分泌物排出，有时刺激皮肤引起痒痛不适。瘘口排出脓性分泌物较多时，皮肤出现湿疹。

（2）较大的肛瘘常有粪便和气体从外口排出。

（3）当外口阻塞，瘘管内脓液不能排出时，会形成脓肿，局部红肿疼痛，全身发热、乏力，直至脓肿自行穿破引流后症状才会消失。

（4）按压外口，有少量脓液或脓性分泌物排出。用食指插入肛管内做指检，同时拇指在外相互挤压，常可扪到瘘管为一较硬的索状物。随索状物向上探索可以扪到内口。

二、诊断要点

（1）曾有肛管直肠周围脓肿病史，自行破溃或手术切开后，伤口久不愈合，或暂时愈合后又发炎溃破。

（2）常有少量分泌物或脓液自瘘管口排出。

（3）检查可扪及索条状瘘管，沿瘘管在肛门内可摸到内口。

（4）结核性肛瘘，疼痛不明显；瘘管周围组织较软，常有多个外口，瘘口皮肤边缘呈潜行性，皮下可有脓腔，肉芽组织呈灰白色，渗出液稀薄而量较多。

三、治疗

（一）挂线疗法

1. 适应证　适用于部位较浅，管道较直的单纯性肛瘘。

2. 手术方法　手术者将食指伸入直肠内，一手持探针从瘘管外口向管道内轻轻插入，当食指摸到探针后，将其穿出内口，折弯拖出肛门外，将备好的橡皮筋用粗丝线缚在探针上，然后将探针连橡皮筋的一端从外口拖出；切开瘘管内外口之间的皮肤；交叉拉紧橡皮筋的两端；紧贴肛门皮肤用血管钳夹住橡皮筋，在血管钳下方用粗丝线结扎橡皮筋并予以妥善固定，使被扎的组织处于缺血状态。

3. 术后处理　术后每日热水坐浴。若被结扎的组织多时，可在术后 3~5d 时再拉紧橡皮筋，紧贴皮肤处再扎 1 次，多数患者在手术后 10~14d 被扎组织自行断裂。

（二）肛瘘切开术

取肛周麻醉或鞍区麻醉。扩肛后，用探针经外口找到内口，将内外口一并切除或切开。

（1）正确探查内口，是手术成功的关键。可往直肠内填塞纱布，从肛瘘外口注入亚甲蓝溶液，若纱布是染有蓝色，则示内口与直肠相通。将有槽探针由内口穿出。

（2）切断外括约肌的皮下部分不致引起肛门失禁。如瘘管穿过外括约肌深部，则一次手术只能切断一处，切断的方向须与肌纤维成直角。如瘘管穿过肛管直肠环，最好是切开外括约肌部分的瘘管，再将穿过肛管直肠环部分的瘘管用挂线疗法处理，不可一次完全切断，否则有肛门失禁的危险。

（3）切开探针表面上的皮肤、皮下组织和瘘管壁，用锐匙刮除管壁内的肉芽组织，再切除切口边缘的多余组织，创面应口大底小，充分引流，创口一律不缝合。术后坐浴、换药。换药时应注意保持伤口引流通畅，使伤口由基底部逐渐向表浅愈合，防止伤口表面愈合过早，再形成瘘管。

（三）肛瘘切除术

按肛瘘切开法，将探针自瘘管外口插入瘘管，从内口穿出，再沿瘘管走向将全部瘘管切除。伤口用盐水纱布或凡士林纱布覆盖。此术适用于部位较浅，管壁纤维组织多的肛瘘。

四、注意事项

（1）积极预防和治疗肛管、直肠周围脓肿，防止肛瘘的形成。

（2）在肛瘘的急性发作期，可用1∶5 000高锰酸钾溶液温水坐浴，并同时应用磺胺药或抗生素，脓肿形成先切开引流，待感染控制后再行肛瘘手术。

（3）结核性肛瘘着重于抗结核治疗，不施行手术，局部可将链霉素0.5g及异烟肼（雷米封）100mg等粉末散布于创面，或用链霉素0.5g及雷米封100mg的水溶液做瘘管周围浸润注射和瘘管内注射，每日1次。

（4）肛瘘手术后均应每日多次1∶5 000高锰酸钾溶液温水坐浴至愈合。

（赵银彪）

第七节 直肠肛管周围脓肿

直肠肛管周围脓肿是一种常见的外科感染性疾病，是指直肠肛管周围软组织内或直肠肛管间隙所发生的急性化脓性感染，最终可形成肛管直肠瘘。最常见的病原菌是大肠杆菌，其次是结核杆菌。

一、病因和病理

肛腺开口于齿状线和肛窦内，内、外括约肌之间。肛窦开口向上，在腹泻和服用强泻剂时，易发生肛窦肛腺感染。肛管直肠周围间隙有丰富的蜂窝状脂肪结缔组织，故在肛窦炎和肛腺感染基础上，容易引起肛管、直肠周围脓肿。此外，嵌顿性内痔和肛管直肠手术感染以及肛肠疾病的治疗不当，也可并发脓肿。直肠肛管周围脓肿可分为肛门周围脓肿、坐骨直肠窝脓肿等肛提肌下部脓肿以及直肠后间隙脓肿、高位肌间脓肿、骨盆直肠间隙脓肿等肛提肌上部脓肿（图10-9）。

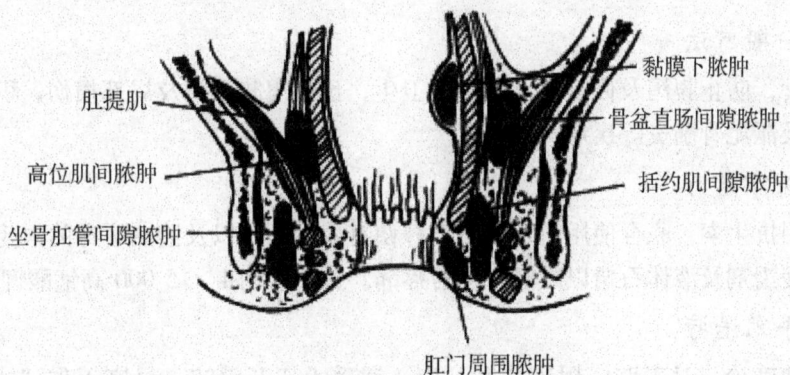

图10-9 直肠肛管周围脓肿的位置

二、临床表现

（一）肛门周围脓肿

是最常见的一种，多位于肛门后方的皮下组织内。主要症状是局部持续性跳痛，排便时明显。患者行走不便，肛周皮肤红肿，全身感染症状不明显。在病变处扪到触痛性肿块，脓肿形成后可触到波动，穿刺证实有脓液。脓肿破溃流脓后，症状减轻。

（二）坐骨直肠窝脓肿

较常见、该脓肿大而且深，症状明显，可蔓延至骨盆直肠间隙。最初局部体征不明显，表现为肛门处不适或轻微疼痛。以后出现发冷，疼痛加重，患侧红肿、质地硬，双臀不对称。局部触诊或肛门指检可扪到触痛性肿块，有深压痛或波动感。如果治疗不及时可形成肛瘘。

（三）骨盆直肠间隙脓肿

较前两种少见。在肛提肌上方，腹膜下方，直肠后方，膀胱、前列腺、子宫或子宫阔韧带前方。位置较深，空间较大，故全身症状较重，局部症状不明显。可穿破直肠和阴道。常于早期出现全身中毒症状，如发热、寒战、周身不适。局部有会阴部坠胀感，便意不尽，排便、排尿不适，下腹部轻度肌肉强直和触痛。直肠指检可发现骨盆深处触痛，扪到肿块或波动感，穿刺抽到脓液可作为重要诊断依据。

（四）其他

包括高位肌间脓肿，蹄铁形脓肿。位置较深，局部症状不明显，病程进行缓慢。肛门内酸痛感，会阴部坠胀感，排便时疼痛加重。直肠指检在直肠壁内可扪及卵圆形肿块，有触痛或波动感。脓肿破入直肠可自肛门排出脓液。

三、诊断

根据肛门疾病有关病史、典型的临床表现、局部体征以及相关检查，穿刺抽到脓液即可以明确诊断。

四、预防治疗

（一）一般疗法

调节饮食，防止腹泻及便秘。保持个人卫生，预防皮肤感染及局部损伤，积极正确治疗肛裂、内痔及骶尾骨髓炎等疾病。

（二）保守治疗

早期使用抗生素，联合使用对革兰阴性杆菌有效的药物以及清热解毒的中药。局部物理疗法，口服缓泻剂及液体石蜡以减轻排便时疼痛。排便后用 1：5 000 高锰酸钾热水坐浴。

（三）手术治疗

一旦脓肿确诊，对于肛门周围脓肿，应一期手术切开引流：局麻下作"十"字切口，同时找出感染入口，切开引流，无需填塞，切开时注意勿损伤括约肌、肛管直肠环；坐骨直肠窝脓肿：应在骶管麻醉下，距肛门缘 3～5cm 作弧形切口，用手指伸进脓腔内探查，放置油纱条引流；骨盆直肠间隙脓肿应及早手术：腰麻或全麻下，切开直肠壁，用血管钳穿入脓腔，分开肌肉，扩大脓腔，排脓后放置引流条。也可做二期手术使之治愈。

（赵银彪）

第八节　痔

痔是直肠下端黏膜静脉丛和肛管、肛门边缘的皮下静脉丛曲张形成的柔软的静脉团块，是最常见的肛肠疾病。可能是由肛管黏膜下层的血管垫增生、下滑形成。曲张的静脉团块常伴有感染性血栓形成。

一、病因和病理

根本病因不明，可能与多种因素有关。凡能引起痔静脉丛回流受阻、内压升高和静脉壁变薄弱的因素均可促使痔形成。直肠肛管位于腹腔最下部，长期直立、便秘、妊娠、前列腺增生和盆腔肿物均可引起直肠静脉回流阻力增加。加上直肠静脉无静脉瓣，从而导致直肠静脉瘀血扩张形成痔。也有人认为：由静脉、平滑肌、弹性组织和结缔组织组成的肛垫增生，弹性减弱，充血下移形成痔。此外，长期饮酒和刺激性饮食、肛周感染、营养不良均可诱发痔的发生。

二、分类

根据痔的部位分三类：内痔、外痔、混合痔（图10－10）。

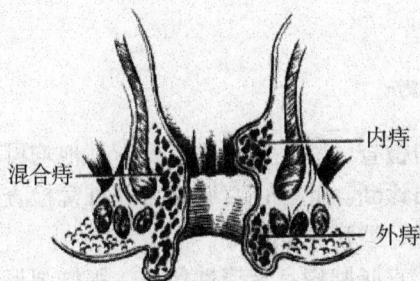

图10－10　痔的分类

（一）内痔

位于齿状线以上，是直肠上静脉丛曲张形成。表面覆以直肠黏膜。内痔分四期，一期：痔块不脱出肛门外，只在排便时有出血，直肠指检可触及质软静脉团块；二期：排便时痔块脱出肛门外，黏膜紫红色，肛门下坠感，便后可自行还纳；三期：排便、增加腹压时，痔脱出肛门外，不能自行还纳，需用手辅助才能还纳；四期：痔长期在肛门外，难以还纳。

（二）外痔

位于齿状线以下，是直肠下静脉丛曲张所致。表面覆以肛管皮肤。分血栓性、静脉曲张性、结缔组织性、炎性。其中血栓性外痔最常见。

（三）混合性

齿状线上、下静脉丛曲张形成。表面覆以直肠黏膜和肛管皮肤，随着病情发展，痔块增大、下移、脱出肛门外，在肛门周围呈梅花状，称环形痔。混合痔或三、四期痔被括约肌嵌顿，会导致局部暗紫色瘀血或坏死，也称嵌顿痔或绞窄性痔。

三、临床表现

不同类型、不同分期的痔，其临床表现各不相同。主要的临床表现有：

（一）出血

排便时或排便后出现无痛性鲜血，量不大，少数为喷射状，便后自行停止。是内痔和混合痔早期最常见症状。其出血为间歇性，便秘、腹泻、劳累、饮酒及刺激性饮食是出血的诱因。

（二）痔块脱出

见于二、三、四期内痔或混合痔。轻者排便时脱出肛门外，重者行走、咳嗽、用力等腹压增加时都可脱出，甚至形成环形痔。易误诊为直肠脱垂。

（三）疼痛

单纯内痔仅有下坠不适感，无疼痛。合并血栓形成、感染、糜烂及嵌顿时才出现疼痛。当有嵌顿和血栓形成时，患者行动不便，局部疼痛剧烈。

（四）瘙痒

痔和慢性感染刺激直肠壁黏膜，使腺体分泌增加流出肛门外，刺激肛门周围皮肤引起瘙痒及湿疹。检查时可见肛门周围皮肤水肿、潮红。局部卫生情况改善后，上述症状可减轻或消失。

四、诊断与鉴别诊断

根据病史及常规直肠肛门检查，除一期内痔以外，其他均可看见。早期可依据间歇性出血、肛门疼痛、瘙痒及痔脱出诊断。此外，直肠指诊和肛镜检查可见到痔块大小、数目、部位及直肠黏膜有无充血、水肿、溃疡和肿块等。

痔应与以下疾病鉴别：①直肠腺瘤：无痛性便血，腺瘤圆形，质实而软，脱于肛外。肠镜可见瘤表面光滑或有结节、绒毛、细颗粒、鲜红，表面有浅溃疡。②直肠癌：直肠指检可扪到不规则的硬块，表面不整齐，有坏死，溃疡。③直肠肛管脱垂：排便时直肠全层脱出、环形、表面光滑、括约肌松弛。④直肠息肉：实质性圆形可活动带蒂者，多为直肠息肉。

五、治疗

（一）一般治疗

早期无需特殊治疗。改善饮食、改变大便习惯，便秘者口服石蜡油，便后热水坐浴改善局部循环。肛管内注入消炎止痛油剂或栓剂，可减轻局部症状。

（二）注射疗法

用于一、二期内痔并发出血者。可使痔及其周围产生无菌性炎症反应，局部血管闭塞，痔块纤维硬化，肛垫固定、痔萎缩（图10-11）。

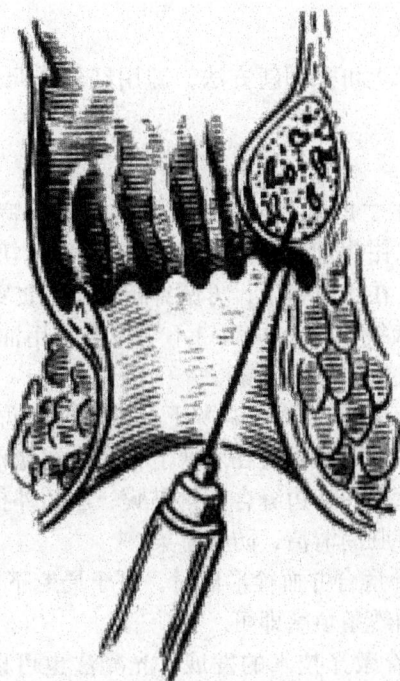

图 10 - 11　内痔注射法

注射方法：局麻，直肠镜下观察痔核部位，将针刺入黏膜下注药至出现微白色止，轻轻按摩注射部位，注意药液勿注入黏膜层，以免黏膜坏死。效果不理想者，1 个月后重复一次。常用硬化剂有 5% 石炭酸植物油，5% 鱼肝油酸钠，4% 明矾水溶液。

（三）胶圈套扎疗法

适用于一、二、三期孤立的内痔。用特制的胶圈套在痔的根部，阻断痔的血运，导致痔缺血、坏死、脱落，形成瘢痕愈合。无胶圈套扎器的基层医院，可用两把血管钳操作。将套有胶圈的血管钳垂直钳夹痔的基底部，用另一把血管钳提拉胶圈，绕过痔核上端，使之落在痔的基底部。二、三期内痔分 2~3 次套扎，间隔 3 周，以免引起剧痛。同时应注意痔脱落时出血（图 10 - 12）。

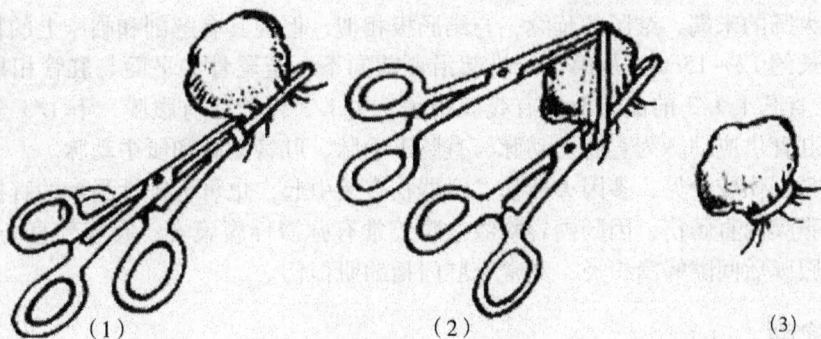

（1）　　　　　　（2）　　　　　　（3）

图 10 - 12　内痔胶圈套扎法

（四）红外线凝固疗法

对于一、二期内痔，临床上可采用新方法，即用红外线照射，使痔块纤维增生、硬化、萎缩。

（五）手术疗法

1. 痔单纯切除术　适用于二期以上内痔、混合痔及嵌顿痔的治疗。局麻或骶管麻醉下扩肛至括约肌松弛后，用组织钳提起痔块，在基底部作 V 形切口，分离曲张静脉与外括约肌，用弯血管钳钳夹基底部，在止血钳下，方圆针粗线 8 字贯穿缝扎，切除痔核。用可吸收线缝合齿状线以上黏膜，齿状线以下皮肤切口不予缝合。用油纱条填塞包扎。术后 3 天换药、坐浴。保持创面清洁。抗生素预防感染。

2. 痔环形切除术　用于环形痔。骶管麻醉下，患者截石位。扩肛使括约肌松弛，环形部翻出，肛管内放软木塞，将环形痔固定在木塞上，在齿线缘作环形切口，细致分离曲张的静脉团，将痔与表面黏膜切除，边切边缝合正常黏膜、肛门外括约肌上缘、肛管皮肤，术后肛管内放置橡皮管引流，保持肛周清洁，防止感染。

3. 血栓外痔剥离术　当外痔合并血栓形成时，可于局麻下，在痔表面皮肤作梭形切除。摘除血栓，不缝合创口，用油纱条填塞即可。

4. 激光治疗　近年来随着激光技术的发展，光凝法也可以用于治疗痔。主要适用二、三期内痔及混合痔。对准痔核，每秒钟点射一次，至痔核变白、萎缩。10d 左右可愈合。

六、预防

保持大便通畅，养成良好排便习惯，必要时口服石蜡油。调节饮食，避免刺激性饮食，多食蔬菜及纤维素类含量高的食物。加强锻炼，保持局部清洁，积极治疗直肠炎及腹压升高性疾病。

（赵银彪）

第九节　直肠肛管损伤

一、概述

直肠是大肠的末端，结肠的延续，与结肠极相似，但因其有解剖和临床上的特殊性而有别于结肠，长约 12～15cm，从第 3 骶椎起沿骶前向下，至尾骨尖平面与肛管相接，肛管长约 3～4cm。直肠上 1/3 前面和两侧有腹膜覆盖，中 1/3 仅前面有腹膜，下 1/3 全部位于腹膜外。直肠肛管供应动脉为直肠上动脉、直肠下动脉、肛管动脉和骶中动脉。

直肠肛管创伤较少见，多因火器伤、锐器伤直接引起，也可为钝性强大的直接暴力损伤如碾压伤。腹膜内直肠伤，因肠内容物溢入腹腔常有弥漫性腹膜炎；腹膜外直肠及肛管伤，主要表现为腹膜后间隙蜂窝织炎，并常有肛门括约肌损伤。

二、诊断

（一）病史要点

直肠肛管损伤首先要有外伤史，主要以会阴部、臀部的穿透性损伤或有骨盆骨折史。

（二）查体要点

（1）伤后肛门流血伴里急后重：若为直肠膀胱贯通伤，则有尿液流入直肠，患者大便可解出带血性的尿液。若为直肠阴道贯通伤，则阴道亦有血液流出。

（2）腹膜内直肠损伤后，由于粪便污染腹腔引起腹膜炎，出现腹膜刺激征状，腹痛、腹肌紧张、腹部压痛、反跳痛及高热等。

（3）腹膜外直肠及肛管损伤，可很快形成广泛的腹膜后间隙蜂窝织炎，出现全身中毒症状。

（4）直肠指诊：疑有直肠肛管损伤时，首先应作直肠指诊，离肛缘较近的创伤可触及肠壁血肿、穿孔、刺入肠腔的碎骨片和由尿道插入的导尿管等。只要检查的指套上带血，即使未扪及损伤的确切证据，亦应高度怀疑直肠破裂。

（三）辅助检查

1. 直肠镜检查　对高位直肠创伤具有重要意义，能确诊直肠损伤的部位、范围和程度等。

2. X线检查　可检查有无骨盆骨折、骶骨骨折，并可观察有无气腹、腹膜后间隙有无气泡影等。

三、治疗措施

直肠肛管损伤的治疗原则：清创、止血、缝合、引流及转流粪便。术前应常规放置胃管和导尿管，后者可使膀胱保持空虚，便于盆腔内操作；同时预防性应用广谱抗生素。

（一）结肠造口术

直肠肛管损伤后，绝大多数需做结肠造口术。如果考虑到日后直肠伤需再次手术时，则宜选用横结肠造口术，以保留足够长度的结肠，备再次手术时用。同时使造瘘口远离切口，防止切口污染。如直肠损伤较简单，则可行乙状结肠造口术。造口术除常规扩肛外，应施用大量生理盐水经远端造瘘口灌洗远侧直肠，以清除其中的粪便，也可经肛门逆行灌洗，直至灌洗液清亮为止。

（二）直肠腹膜内较小穿孔

若伤口边缘肠壁组织及附近的盆腔腹膜尚无炎症反应时修整肠壁伤口边缘后行双层内翻缝合，无须做造口术。但若直肠内充满粪便，仍以行造口术为安全。无论造口与否，都应在盆腔放置烟卷引流或双套管引流，术后常规作扩肛，使肛门括约肌保持松弛状态，便于直肠内的气、液和粪便随时排出，保持肠腔空虚状态，以利于缝合口愈合。在直肠腹膜内穿孔处和盆腔已有炎症时，行修补术后必须做结肠造口术。

（三）直肠腹膜外的穿透伤

原则上应做经腹、经会阴途径处理。经腹途径可探查腹腔内有无其他脏器损伤；做失功能性结肠造口术；高位腹膜外穿透伤可经盆腔腹膜分离后，找到穿孔处将其缝合，并置于盆腔腹膜以下；另外对直肠周围间隙炎症已漫延至盆腔腹膜者，可作盆腔引流。经会阴途径可切开损伤累及的直肠周围间隙，以清除积血和异物，并修补直肠穿孔，并于骶前间隙放置双套管负压引流或放置烟卷引流。

（四）直肠和肛门括约肌严重毁损伤

一般难以保留肛门，可行经腹经会阴联合切除损伤肠段，做永久性的乙状结肠造口术。

（五）肛门周围的撕裂伤

应行清创，去除失活组织、异物、骨折碎片等，用肠线尽量缝合修补撕裂的肛门括约肌，彻底止血、冲洗后，伤口一般作延期缝合。术后进行有计划的扩肛治疗，确认肛门括约肌功能恢复后，可做结肠造口闭合术。

（赵银彪）

第十一章 腹膜疾病

第一节 腹膜炎

腹膜炎是由感染、化学性物质（如胃液、肠液、胆汁、胰液等）或损伤引起的腹膜炎症，其中以细菌感染引起者最多。

一、病因

产生腹膜炎的病因主要有下列几种：

1. 腹内脏器的急性穿孔与破裂 空腔脏器穿孔往往因溃疡或坏疽性病变进展而突然发生，例如急性阑尾炎、消化性溃疡、急性胆囊炎、肠伤寒、胃肠道肿瘤、溃疡性结肠炎、憩室炎等穿孔而导致急性腹膜炎。实质脏器也可因脓肿或癌肿而发生破裂。

2. 腹腔内脏器急性感染的扩散 例如急性阑尾炎、胆囊炎、憩室炎、女性生殖道上行性感染等，可蔓延至腹膜引起急性炎症。

3. 腹腔内脏器缺血 如肠套叠、肠扭转、嵌顿性疝、肠系膜血管栓塞或血栓形成等引起绞窄性肠梗阻后，肠壁失去正常的屏障作用，肠内细菌可侵入腹腔，产生腹膜炎。

4. 腹部外伤 利器、子弹穿通腹壁时，可穿破空腔脏器或将外界细菌引入腹腔，腹部撞伤有时可使内脏破裂，皆可产生急性腹膜炎。

5. 腹部手术 腹部手术时，由于消毒不严，将外界细菌带至腹腔；也可因手术不慎使局部的感染扩散，或手术缝合口溢漏；也可由于腹腔穿刺放液或腹膜透析时忽视无菌操作，均可导致急性腹膜炎。

6. 播散性感染 病菌由腹外病灶经血行或淋巴播散或肠道内细菌浸透腹腔而感染腹膜，称为原发性腹膜炎。多见于免疫功能低下的肝硬化、肾病综合征及婴幼儿患者中。

二、病理解剖

腹膜炎的病理变化常因感染的来源和方式、病原菌的毒力和数量、患者的免疫力不同而有明显差异。感染一旦进入腹腔，腹膜立即出现炎症反应，表现为充血、水肿、渗液。渗液中含有大量纤维蛋白，可促使肠袢、大网膜和其他内脏在腹膜炎症区粘连，限制炎症的扩展。如果未能去除感染病灶、修补穿孔内脏或进行腹腔引流，或因细菌毒力过强、数量过多，或由于患者免疫功能低下，则感染扩散形成弥漫性腹膜炎。经保守治疗后炎症可逐步吸收，渗出的纤维蛋白可以机化，引起腹膜、肠袢、网膜之间的粘连，可遗有机械性肠梗阻后患，但如能及时经手术引流、冲洗则有可能避免。

三、病理生理

急性腹膜炎形成后，腹腔渗液中大量的细菌与毒素经腹膜吸收或淋巴管进入血液中，产生败血症的一系列症状。腹膜炎初期，肠蠕动增加，不久减弱并发展为肠麻痹，肠腔内大量液体气体积聚，肠壁、腹膜、肠系膜水肿并有大量炎性渗出物进入腹腔，造成大量的水、电解质、蛋白质丢失，血容量锐减。在血容量降低和毒血症的共同作用下，肾上腺皮质分泌大量儿茶酚胺，导致心率加快、血管收缩。抗利尿激素与醛固酮的分泌增加则导致水钠潴留，尤以水潴留更为明显，引起低钠血症。细胞外液的减少和酸中毒使心排出量降低，心脏收缩功能减退。而腹胀、膈肌上抬又使患者通气量降低，呼吸急促，导致组织低氧血症。在低血容量、低心排出量及抗利尿激素与醛固酮增加的共同作用下，肾小球滤过率降低，尿量减少。由于代谢率增高而组织灌流不足、组织进行乏氧代谢，以致产生乳酸血症。以上改变皆可导致水、电解质代谢紊乱和酸碱失衡，心、肺、肾等重要器官功能受损，若无有效治疗可致患者死亡。若患者免疫力较强，并经积极治疗，感染可局限化而成为局限性腹膜炎，日久自愈或形成局限性脓肿。若已形成弥漫性腹膜炎则多需作手术引流及相应的抢救措施，或亦可能康复。

四、分类

（一）原发性腹膜炎

原发性腹膜炎又称自发性腹膜炎，是一种临床上相对少见的急性或亚急性弥漫性细菌性腹膜炎，而腹腔内无明显的感染源。

原发性腹膜炎多见于儿童，成年人以女性相对多见，下列情况易发生：①肾病综合征：引起的腹膜炎占儿童革兰阳性菌腹膜炎的2/3，3%～5%的肾病综合征的患儿发生原发性腹膜炎；②肝硬化腹水：成年人原发性腹膜炎最多见的原因；③免疫缺陷：包括恶性肿瘤及使用免疫抑制剂，或进行器官移植者；④系统性红斑狼疮；⑤其他部位的感染引起的菌血症者。

1. 临床表现　起病突然，有腹痛、发热与呕吐，体温常高达39℃以上，疼痛和压痛为全腹性，但以中下腹为显，腹肌紧张不常见。腹部叩诊有移动性浊音。直肠指检在膀胱直肠陷凹或直肠子宫陷凹有触痛，但无肿块。

2. 实验室及辅助检查　腹水中白细胞计数大于0.3×10^9/L，其中中性粒细胞比例大于0.8则认为有感染，但低于此标准也不能除外感染的可能性。临床上可分为3个亚型：①细菌培养阳性加腹水中性粒白细胞增加；②细菌培养阴性但中性粒白细胞增加；③细菌性腹水，指腹水培养阳性而中性粒细胞不增加。致病菌多为单一菌种，其中2/3为肠道菌。X线腹部平片常见小肠、结肠均匀充气，双侧腹脂线消失。

3. 诊断与鉴别诊断　原发性腹膜炎一般具有全身中毒症状重而腹部体征相对较轻的特点。临床上对腹水患者、菌血症患者以及免疫功能低下患者，如出现腹膜炎表现，需考虑原发性腹膜炎存在，进行腹腔穿刺液镜检、生化检测及细菌学检查，可有助于诊断。如诊断仍有困难，尤其不能排除继发性腹膜炎可能时，可考虑剖腹探查。

4. 治疗　以非手术治疗为主，一旦临床考虑为原发性腹膜炎，就应给予经验性抗菌治疗，首选头孢菌素类（如头孢噻肟）或第三代喹诺酮类抗生素，再根据腹水细菌涂片及培养结果选择或改用合适的抗生素，同时应积极加强支持治疗。难以与继发性腹膜炎区别时可进行剖腹探查，术中如确定为原发性腹膜炎，可在腹腔灌洗后关闭腹腔而不置引流。对于有明显易患因素，如肝硬化腹水、肾病综合征或腹膜透析患者应积极治疗原发疾病。

5. 预后 由于早期诊断、早期有效处理以及新型抗生素的应用，原发性腹膜炎的死亡率已大大降低。对高危人群除积极治疗原发疾病外，可采用选择性清洁肠道治疗（如口服喹诺酮类抗生素或调节肠道菌群制剂）预防原发性腹膜炎的发生。

（二）继发性腹膜炎

继发性腹膜炎是由腹内脏器炎症、外伤、梗阻、血管栓塞或术后并发症引起。最常见于急性阑尾炎穿孔，其次为胃、十二指肠溃疡穿孔。

1. 临床表现 急性腹痛是最常见的症状，其性质取决于腹膜炎的种类（化学性或细菌性）、炎症的范围和患者的反应。一般起病急，呈持续性剧痛。腹痛多从原发病变处开始，而后涉及邻近部位乃至全腹，但仍以原发病变处最显著。空腔脏器穿孔引起弥漫性腹膜炎时，表现为骤然产生强烈的全腹疼痛。深呼吸、咳嗽及改变体位时可加剧腹痛。几乎所有的患者均有食欲缺乏，并常有恶心和呕吐，常有发热，一般在38℃~40℃之间，伴间歇性寒战。脉搏细速，呼吸浅快。重症弥漫性腹膜炎有低血压或休克表现。

腹部体检可见腹部饱胀，腹式呼吸变浅，触诊可发现典型的腹膜炎三联征：腹部压痛、腹壁肌肉紧张和反跳痛，局限性腹膜炎时，三者局限于腹部的一处，而在弥漫性腹膜炎，全腹有压痛和反跳痛，有时出现"板样强直"。但在极度衰弱患者，腹膜刺激征可很轻微或缺如。叩诊腹部呈鼓音，肝浊音界有时缩小或消失，腹腔内有多量渗出液时，可查出移动性浊音。听诊肠鸣音减弱或消失。

腹膜炎全身并发症主要有休克、肠麻痹和以肺、肾为主的多脏器功能衰竭，败血症见于30%患者，常由大肠杆菌和脆弱类杆菌引起。局部并发症主要有腹内脓肿与粘连。

2. 实验室及辅助检查

（1）实验室检查：常见外周血白细胞计数及中性粒细胞比例增加，但在严重的弥漫性腹膜炎，由于大量白细胞渗入腹腔，周围血中白细胞数可能不高，但中性粒细胞比例仍高。酸中毒与电解质紊乱常见。腹腔渗液为脓性，培养常可获得病原菌。

（2）辅助检查

1）X线检查：腹部立、卧位平片示膈下游离气体有助于消化道穿孔的诊断。腹部平片示大小肠广泛充气和多个小液平是肠麻痹的征象。腹脂线模糊、消失为腹膜炎征象。膈肌上抬和胸腔少量积液是急性弥漫性腹膜炎常见的间接征象。

2）腹部实时超声检查和CT检查：有助于检出原发病灶。

3. 诊断与鉴别诊断 根据病史与腹膜刺激征，继发性腹膜炎的诊断一般不难。但在老人与儿童、肥胖者、全身免疫功能低下者、原发感染病灶在盆腔者，术后仍在使用镇痛药者由于症状和体征不明显，故应特别注意以免误诊。

诊断性腹腔穿刺对于腹膜炎诊断极为重要。若为脓性渗液，腹膜炎诊断即可确立，但仍应将其送作细菌学检查，以备作日后治疗之参考。若穿刺液为血性则需考虑有肠坏死、脾破裂、肝癌结节破裂可能。X线腹部平片以及超声、CT检查有助于确定导致腹膜炎的原发病变。

原发性腹膜炎与继发性腹膜炎临床表现相似，但治疗措施迥异，故应注意鉴别。两者的鉴别要点如下：①原发性腹膜炎主要见于肝硬化腹水、肾病综合征等免疫功能减退的患者及婴幼儿，尤其是 10 岁以下的女童。而继发性腹膜炎则多无此特点；②原发性腹膜炎腹部体征中的"腹膜炎三联征"不及继发性腹膜炎明显；③腹腔内有无原发感染病灶，是原发性腹膜炎与继发性腹膜炎区别的关键。X 线检查如发现膈下游离气体则是继发性腹膜炎的证据；④腹腔穿刺，取腹水或腹腔渗液做细菌涂片与培养检查，原发性腹膜炎都为单一细菌感染，而继发性腹膜炎几乎皆是混合性细菌感染。

4. 治疗　一般而言，急性继发性腹膜炎的诊断一旦明确，而又已查明或已推测到原发病灶之所在，若患者情况许可，应尽早施行手术治疗，并同时冲洗、引流腹腔脓性渗出物。对已有局限化或局限化趋势的腹膜炎患者，或年老体衰、中毒症状严重者，则可先行内科支持治疗，并密切观察病情的演变，一旦必要时仍需手术治疗。内科支持治疗包括：

（1）卧床休息：宜前倾 30°～45°的半卧位，若休克严重则自当取平卧位。

（2）禁食及鼻胃管减压。

（3）纠正体液、电解质及酸碱平衡的紊乱给予充分的输液，务使每日之尿量在 1500ml 左右，若能根据中心静脉压测定结果考虑输液量最好，同时应注意补充适量的氯化钾或钠盐。

（4）静脉内高营养治疗：给予葡萄糖、脂肪乳剂及氨基酸溶液，以改善患者的全身情况及增强免疫力。

（5）抗生素治疗：为急性腹膜炎最重要的内科疗法。继发性腹膜炎常为多种需氧菌与厌氧菌的混合感染，为覆盖可能的病原菌，有推荐采用氨基糖苷类、甲硝唑加氨苄西林钠或头孢菌素的三联用药。氨基糖苷类针对各种需氧的革兰阴性肠杆菌；甲硝唑针对厌氧菌，亦可用克林霉素代替之；而氨苄西林钠主要针对肠球菌。第三代头孢菌素具有广谱和肝、肾毒性低的特点，与甲硝唑合用甚佳。当然，如能获得病原菌、依据药敏试验结果选用抗生素更好。

（6）镇痛：剧烈疼痛或烦躁不安者，如诊断已经明确，可酌用哌替啶、苯巴比妥等药物。

（7）如有休克应积极进行抗休克治疗。

5. 预后　由于诊断和治疗水平的进步，急性腹膜炎的预后已较过去改善，但病死率仍在 5%～10% 左右。小儿、老人及伴心、肺、肾疾病与糖尿病者预后差。因此，对可能引起腹膜炎的腹腔内炎症性疾病及早进行适当治疗是预防腹膜炎的根本措施。任何腹腔手术甚至包括腹腔穿刺等皆应严格执行无菌操作，肠道手术前给予抗菌药物口服可减少腹膜炎的发生。

（陶进勇）

第二节　恶性腹膜间皮瘤

恶性腹膜间皮瘤（malignant peritoneal mesothelioma，MPM）是唯一原发于腹腔浆膜的少见肿瘤。1908 年 Miller 等首先报道了间皮瘤。

一、流行病学与病因

MPM 发生率占所有间皮瘤的 10%～20%。发病年龄多在 40 岁以上，但也见于年轻人及儿童，以男性多见。在一般人群中发病率为 1～2 人/百万。该病发病隐匿，临床表现无特异性，极易误诊，确诊时多为晚期，死亡率极高。

1960 年 Wagner 等首次提出间皮瘤的发生与接触石棉粉尘有关。许多学者也注意到两者间的关系。但国内不少文献报道该病例与石棉接触无关。本病的发生可能与放射性物质、病毒、遗传易感性及慢性炎症刺激有关。总之，腹膜恶性间皮瘤的病因目前尚不完全清楚，该病可能是由多种致病因素所引起。

二、病理

恶性间皮瘤发生于腹腔的浆膜，浆膜来源于中胚层，其表面为单层间皮细胞，间皮细胞内含有高分子量和低分子量的角蛋白和张力丝，在细胞间形成紧密连接的桥粒，细胞表面有微绒毛，深面附着于基底膜。在浆膜下纤维细胞是间皮细胞的储备细胞，形态与其他部位成纤维细胞相同，但功能不同。

三、临床表现

本病无特异性表现，较常见的有腹胀、腹痛、腹部包块、迅速增长的浆液性或血性腹水。常伴有乏力、消瘦、食欲缺乏。少数患者可有慢性肠梗阻、低血糖、血小板增多症、血栓栓塞的表现。

四、诊断

1. 腹水检查　间皮细胞连接松散，易于脱落，但其形态学很不典型，使脱落细胞学诊断较为困难。常规细胞学检查如发现腹水中大量不典型、异形间皮细胞有助诊断。细胞遗传学检查能在克隆水平辨别恶性肿瘤细胞的异常，间皮细胞有较一致的染色体畸形，大部分为特异染色体区域丢失（常见是 1、3、9 号染色体短臂和 22 号长臂）且克隆种类改变少，细胞间变异少，是颇有价值的辅助诊断方法。

2. 影像学检查　B 超、CT 及胃肠造影检查显示腹水、盆腹腔包块，肠管粘连固定、活动差、分布异常，肠管外压性狭窄、肠道内无占位性病变、黏膜无破坏应考虑本病。

3. 腹腔镜检查　是术前诊断唯一可靠方法，尤其有助于鉴别诊断，但因取检组织少，常难断定转移性腺癌或恶性间皮瘤。

五、组织病理学诊断

1. 术中表现　可见腹膜广泛受累，以下腹部或盆腔为重。腹膜脏层可见多数大小不一、边界不清、有或无蒂的肿瘤结节，有的融和成较大包块，色暗红或灰白、质脆、易脱落，但很少向深部浸润。有时可表现浆膜面大片盔甲状增厚，肠管粘连成团。大网膜呈饼状，严重者腹腔被封闭。女性患者可见子宫附件与肿瘤粘连，往往界限不清，子宫附件正常，但表面有肿瘤结节。

2. 光镜　可见间皮细胞具有双向分化性，可向上皮细胞分化形成上皮样肿瘤，亦可向间质细胞分化形成梭形细胞肿瘤。WHO 将其分为上皮型、肉瘤型、混合型。有助于诊断的是：肿瘤发生的部位；肿瘤细胞双向分化的特点；肿瘤细胞移行过渡的现象；多种不同类型肿瘤细胞混合存在；临床表现严重而肿瘤细胞核分裂象较少。

3. 电镜　见超微结构有密集细长蓬发样的微绒毛，胞浆内有丰富糖原颗粒、张力微丝、双层或间断的基底膜，细胞间有较多桥粒。人们将微绒毛、中间丝、细胞质内新腔称为间皮瘤三联征。

4. 免疫组织化学检查　有助于和其他疾病进行鉴别诊断。HBME 是一种从人间皮瘤细胞来源的抗间皮细胞的单抗，在上皮型、混合型间皮瘤的上皮样成分呈阳性，梭形细胞间皮瘤呈阴性反应。HBME 在转移性腺癌可呈阳性反应，但间皮瘤为胞膜阳性，腺癌多胞浆阳性。Calretinin 系纤维蛋白家族中的一种钙结合蛋白，主要表达于神经系统。在正常、增生间皮和间皮瘤有强而稳定的表达。在腺癌无表达或弱表达，故 Calretlnin 对鉴别间皮瘤和腺癌有较高敏感性和特异性。AMAD－2 可表达于间皮细胞、胃肠细胞、胰腺腺泡细胞等，是目前诊断间皮瘤较好标记物。其他在间皮瘤表达阳性的常用标记物还有 Keratin、Vimentin、Fibronectin，它们在腺癌一般呈阴性。

六、治疗

迄今对恶性腹膜间皮瘤尚缺乏规范化治疗。多数学者主张手术切除，术后行放疗及化疗等综合治疗。病变较局限者首选手术切除肿瘤或姑息切除，如有复发可再行手术切除。目前认为腹膜间皮瘤对化疗属中度敏感，传统的化疗药物，如阿霉素、顺铂或联合两者，有效率仅 20% 左右，近年应用吉西他滨联合顺铂的方案有效率范围 16%～48%，还有一项研究有效率为 26%，其地位还有待进一步研究证实，但新一代多靶点抗叶酸类药物培美曲塞（pemetrexed）联合顺铂治疗腹膜间皮瘤的有效率高达 41%，中位生存时间 12.1 个月，故此方案成为不能手术切除的腹膜间皮瘤患者的首选治疗方案，因此有人提出对于这类患者应该在疾病早期就采用综合治疗为治疗手段。近年还有人主张腹腔注射顺铂或卡铂，配合全身联合化疗的方案。

放射治疗包括 ^{60}Co 或加速器外照射，或用腹腔内注射 ^{32}P 进行内照射，适用于手术切除不彻底或无法切除者。一般来说，放射对腹膜间皮瘤疗效不如胸膜间皮瘤，但有一定敏感性。

最近还有一些临床试验研究应用靶向药物，如针对已知与腹膜间皮瘤发生有关的VEGF、PDGF 和 EGFR 的靶向药物，结果等待中。

七、预后

恶性腹膜间皮瘤一般预后不良，以往报道绝大多数患者 1 年内死亡。不能进行治愈性切除的患者预后差，中位生存时间仅 6～9 个月。也有报告个别患者生存期可达 7～15 年，甚至在出现转移后仍可长时间生存。

（陶进勇）

第三节　腹膜后疾病

腹膜后区器官主要有肾上腺、肾、输尿管、下腔静脉、腹主动脉及其大分支，此外胰腺、门静脉、胆总管、十二指肠圈和结肠等器官的一部分亦在腹膜后区。腹膜后间隙尚有脂肪、蜂窝结缔组织以及神经、血管和淋巴组织，腹膜后疾病（retroperitoneal diseases）包括许多腹膜后器官和组织的疾病。本章节主要讨论腹膜后脓肿、腹膜后肿瘤及腹膜后纤维化。

一、腹膜后脓肿

腹膜后脓肿（retroperitoneal abscess）常继发于邻近器官的炎症或损伤穿孔，以肾最常见，如肾结石、泌尿科手术、肾盂肾炎、肾损伤、肾动脉瘤破裂或肾癌继发感染；其次为结肠，如结肠癌、克罗恩病、溃疡性结肠炎、结肠憩室炎、结肠损伤及手术等；此外，胃肠穿孔、盲肠癌、腹膜后其他脏器的损伤与手术、腹腔镜下胆囊切除术中胆汁或胆石溢出、内镜下放置塑料胆道支架引起十二指肠瘘、腹膜后肿瘤、脊柱骨髓炎、产后及败血症等均可引起腹膜后脓肿。致病菌以大肠杆菌最常见，其次有金黄色葡萄球菌、变形杆菌、厌氧菌、链球菌，少见分枝杆菌、布氏杆菌及阿米巴，放线菌则罕见，脓肿一般限于病变器官附近，可向上、下及脊柱对侧延伸。

（一）临床表现

1. 常见症状　有发热、寒战、盗汗。多数病例有腰背痛、下背部痛或腹痛。疼痛部位与脓肿位置有关，可向下放射到臀、膝部，并可有腰大肌、髂腰肌刺激征。有时在曲髋或侧卧于脓肿对侧位时疼痛可缓解。其他有食欲缺乏、恶心、呕吐、体重减轻及全身衰竭等。

2. 体检　可发现发热（38～39℃），肋脊角和腰部局部饱满伴压痛，患部可有皮下水肿或阴囊肿胀及触痛。脊柱侧凸较常见。可能扪及腹块。位置低的脓肿直肠指诊可有饱满与触痛。脓肿可穿入腹腔、小肠、结肠、阴道、胸腔、肛门周围皮肤或向上穿入纵隔、气管、心包及血管等出现相应表现。

（二）实验室及辅助检查

1. 血液检查　血白细胞增多，败血症时细菌培养阳性。

2. 尿液检查　尿常规一般正常，如尿检有蛋白、脓细胞及细菌则提示同时有肾盂肾炎、肾周围脓肿。

3. X 线检查　腹部 X 线片可发现软组织肿块影，腰大肌影不清，或脓肿内有气体及液平，脊柱侧凸或肠梗阻表现。肾盂造影可显示肾、输尿管偏移或梗阻以及造影剂外漏等。

4. B 超或 CT 检查　CT 检查是最可靠的快速诊断方法。在 B 超或 CT 引导下穿刺抽液，做脓液生化学、病理学、细菌培养等检查，或向脓腔内注入造影剂了解脓腔的大小及形态。

5. 放射性核素^{111}In 扫描检查　亦有助于诊断。

（三）治疗

对一般情况好，脓肿直径小于 3cm 的可单用抗生素治疗；大部分病例可采用在 B 超或 CT 引导下做经皮穿刺插管引流术，此方法安全、有效；对于部分病情较重、脓肿较大经上述治疗无效的病例，应及时手术切开引流，同时应用抗生素治疗，并对原发病进行治疗。腹膜后引流术主要途径为：①经腰部腹膜后引流术；②经骶前引流术；③经胸膜联合切开引流术；④经腹腔引流术。前三种引流方法比较常用，后者则效果稍差，也易于发生并发症。

二、腹膜后肿瘤

原发性腹膜后肿瘤（primary retroperitoneal tumor）是指腹膜后间隙的肿瘤，是较少见的疾病。可起源于腹膜后间隙的脂肪、平滑肌、结缔组织、血管、筋膜、神经组织、淋巴组织以及胚胎生殖泌尿残留组织等，不包括腹膜后间隙的各器官肿瘤及腹膜后转移肿瘤。据上海市市区居民1978～1988年及上海医科大学肿瘤医院1957～1988年原发性腹膜后肿瘤资料统计，男女发病基本一致，良、恶性比例亦相近，恶性肿瘤中以淋巴瘤、脂肪肉瘤和纤维肉瘤较多见。良性肿瘤如脂肪瘤、平滑肌瘤及纤维瘤切除后也可复发及恶变。儿童病例则以神经母细胞瘤、神经节瘤、畸胎瘤以及胚胎性肉瘤多见，未分化以及不能定型者也不少见。

（一）临床表现

腹膜后间隙的解剖范围广、部位深，肿瘤生长发展的余地较大，除内分泌性肿瘤如嗜铬细胞瘤能分泌化学介质，产生明显症状外，绝大多数腹膜后肿瘤初起时无症状。当肿瘤逐渐长大，产生压迫症状，或患者就医检查时偶尔发现。腹膜后囊肿多为良性，如淋巴管囊肿、泌尿生殖道囊肿等。腹膜后囊肿可发生于任何年龄，15岁以下者约占15%。主要临床表现如下：

1. 压迫性表现　常为患者主诉的首要症状，一般是胀、酸、麻、痛等，是因脏器受压所致。腰背痛、腹痛以及下肢痛较为常见。疼痛的性质和程度与肿瘤侵袭的部位及范围有关。肿瘤增大引起毗邻器官的压迫和移位时，随部位不同，可产生相应的症状。压迫和刺激胃可产生食后上腹饱胀、恶心、呕吐；压迫小肠引起脐周腹痛、腹胀；刺激直肠产生排便次数增多、里急后重，甚至肿瘤向肠腔溃破而引起便血；压迫输尿管引起肾盂积水，双侧受压时间较长后尚可出现尿毒症；压迫和刺激膀胱产生尿频、尿急；压迫静脉和淋巴管引起回流障碍时，尚可引起下肢水肿、腹壁静脉曲张、阴囊水肿、精索静脉曲张等症状；压迫动脉时还可听到血管杂音。

2. 占位性表现　腹块和盆腔肿块是主要的占位表现，常因肿瘤压迫不适而发现，或就诊体检时发现。肿块多为单发，呈球形或橄榄球形，亦可为哑铃形、不规则形及分叶状等。囊性肿瘤常有囊性感。一般无压痛和腹肌紧张。

3. 毒性反应表现　肿瘤细胞和坏死组织所产生的大量毒素被吸收后，引起全身反应，表现为发热、乏力、食欲缺乏、体重减轻等，最终可出现恶病质。

4. 内分泌功能性紊乱表现　主要是一些能产生内分泌功能的肿瘤，如能产生儿茶酚胺的嗜铬细胞瘤及化学感受器瘤，可引起高血压、低血糖等表现。

（二）实验室及辅助检查

1. 血液与尿液检查　主要用于鉴别及诊断内分泌功能性肿瘤。成人的嗜铬细胞瘤和儿童的神经母细胞瘤，能分泌大量的儿茶酚胺，可从患者的尿中测定其代谢物VMA的代谢量，如高于正常则有诊断价值。胚胎生殖泌尿残留组织演变成的肿瘤细胞能合成AFP，测定患者血浆内AFP有助于诊断，并对判断手术的彻底性、有无复发及推测预后有价值。血沉增快，尤以恶性肿瘤者明显。

2. 腹部正、侧位 X 线片和腰椎片　可发现肿块阴影、肾轮廓不清或位置异常，或见到局部钙化影。腰椎 X 线片如显示椎间孔扩大甚至骨质破坏，则是源于神经根肿瘤的特征。

3. 静脉或逆行肾盂造影　可显示输尿管、肾移位，局部压迫、浸润等。

4. 内镜检查　胃镜、结肠镜及小肠镜检查可排除消化道肿瘤。

5. 消化道钡餐和钡剂灌肠　可排除消化道肿瘤。有时可发现腹膜后肿瘤挤压、推移胃肠道的现象。

6. 超声检查　超声可能显示腹膜后肿块的部位、大小、数目以及与周围脏器的关系，还可了解肿瘤是囊性或实质性。鉴别腹腔内和腹膜后肿瘤。并可在超声指引下刺活检进行组织学检查。

7. CT 和 MRI 检查　是最有效的检查措施，可显示较小的肿瘤，并能显示肿瘤的部位、范围以及与邻近解剖结构的关系，还可早期发现复发病变，亦可在 CT 指引下穿刺活检进行细胞学检查。

8. 正电子发射体层显像（PET）检查　PET 反映生理功能而非解剖结构，根据示踪剂的摄取水平能将生理过程现象化与数量化，对腹膜后肿瘤有重要价值。可与 CT 和 MRI 互补提高诊断的准确性。

9. 主动脉、静动脉或选择性造影或腹膜后充气造影　不仅有利于确定腹膜后肿块的位置、大小，而且可以发现肿瘤的血供，了解肿瘤的血管分布情况。

本病的早期诊断常较困难，多经剖腹探查术和活组织检查方被确诊。本病应与腹部、盆腔器官的疾病鉴别。

（三）治疗

腹膜后肿瘤可采用手术、化疗、放疗及综合治疗方法，手术切除是较可靠的治疗手段，处理具有内分泌功能的肿瘤时，要注意内分泌的平衡。放射治疗效果不佳，对不能切除及淋巴瘤病例或许能使肿瘤缩小、疼痛缓解。化学疗法对淋巴瘤、低分化脂肪肉瘤、恶性纤维组织病、滑膜细胞肉瘤及原发性神经外胚肿瘤有效。有报道认为术中放疗可提高疗效，但术后化疗或放疗对预后无明显影响。影响预后的因素主要是能否进行根治性切除，其次为肿瘤的病理组织学分级、分期及肿瘤大小。每隔 6 个月随访复查一次 CT，可早期发现肿瘤复发，对提高复发肿瘤的切除率有益。

三、腹膜后纤维化

腹膜后纤维化（retroperitoneal fibrosis）为一少见的胶原性血管疾病，可有原发性和继发性之分。病因迄今不明，原发性腹膜后纤维化可能与机体对某种慢性感染和刺激灶产生的非特异性反应有关，如肾盂肾炎、输尿管炎、炎症性肠病、阑尾炎等；也可能与腹膜后区域的蜂窝织炎、淋巴管炎、血肿、纤维渗出以及放射治疗有关；或继发于腹膜后肿瘤；亦有报道服用麦角衍生物（methysergide）、苯丙胺、可卡因及肾上腺素 β 受体阻滞剂等药后发病；有些病例的发病可能与自身免疫反应和遗传因素有关，如 Wegener 肉芽肿、强直性脊柱炎等。

主要病理改变为腹膜后组织慢性非化脓性炎症，伴纤维组织进行性增生。病变呈扁、硬、灰白色纤维斑，厚薄不一，多位于骶骨岬部，可蔓延至肾蒂、胰周围、十二指肠周围，甚至纵隔或盆腔，分界常很清楚。镜下表现为腹膜后脂肪组织周围有淋巴、单核、中性粒细胞及浆细胞浸润，呈纤维细胞增生，胶原纤维形成，毛细血管增生。随着病情演变、炎症反应减轻，纤维化过程为主。此时纤维增加，呈玻璃样变，形成致密的橡皮样结构，偶可有钙化。增生的纤维组织可包绕下腔静脉和腹膜后腔内的大静脉，引起血栓性静脉炎；包绕输尿管可使之梗阻。

（一）临床表现

本病可发生于任何年龄，但以中年组多见，男性约两倍于女性。起病多隐匿，病程经过缓慢且长，可有自限性。疼痛是最常见也是最早出现的症状，多在下腹外侧、腰骶部或下腹部感到钝性疼痛不适，疼痛偶尔在身体前曲或俯卧时减轻。由于输尿管最易受到病变的影响，可有尿液引流不畅，常有少尿、尿路感染，严重者可有尿毒症与高血压。

可有发热、体重减轻、乏力、食欲缺乏、恶心呕吐、便秘、阴囊单侧或双侧水肿、下肢水肿及疼痛等。曾有报道胆道和胰管狭窄，若累及门静脉或脾静脉，可致门脉高压，出现食管胃底静脉曲张和腹水。由于纤维化使后腹膜或肠系膜淋巴回流受阻，故亦能引起蛋白丢失性肠病或吸收障碍。

腹膜后纤维化时尚可有其他部位相似的慢性炎性纤维化病变；亦可与硬化性胆管炎、慢性纵隔炎、胃肠道淀粉样变、恶性肿瘤等疾病同时存在。

（二）实验室及辅助检查

1. 血液检查　可有贫血、血沉增加、血白细胞轻度增多，血浆 α_2 - 及 γ - 球蛋白、尿素氮、肌酐升高，自身抗体阳性。

2. 尿液检查　尿镜检可见脓细胞，尿细菌培养阳性则提示有继发性尿路感染。

3. 静脉或逆性肾盂造影　对本病有诊断价值，表现为一侧或双侧输尿管移位，有诊断意义表现是输尿管中段逐渐变细伴节段性狭窄，这和肿瘤或结石引起的狭窄有所不同：后者无逐渐变细而仅有不规则狭窄。

4. 肠双重对比造影 X 线检查　消化道受累时 X 线双重对比造影可发现受累肠道如十二指肠有节段性狭窄，骨盆纤维化能致直肠狭窄和变直伴膀胱抬高呈泪滴状。

5. B 型超声波检查　肿块为低回声或无回声，无特征性表现。尚可观察尿路梗阻与肾盂积水的程度。

6. CT 及 MRI 检查　多数可发现纤维性斑或异常软组织包块，增强扫描呈较浓的纤维组织征象。由于纤维化向侧面发展，使主动脉与左腰大肌、下腔静脉与右腰大肌之间角度改变，也能显示近端输尿管扩张。由于磁共振在显示纤维斑块不比 CT 优越，但其可显示血管流速的变化，故首选 CT 检查，需进一步了解血流动力学改变时则选磁共振。CT 及 MRI 检查有助于排除继发因素。

7. 剖腹探查及多部位取活组织病理检查　有确定诊断的价值。

（三）治疗

停止服用麦角类药物、抗生素、氯化奎宁等药物。早期应用糖皮质激素，尤其是当炎性组织占优势时，可在几周内见效，多数报道疗效明显，甚至可使肿块明显缩小或消失。一般认为在细胞浸润早期阶段纤维化过程占优势以前用药效果可能会更好。对有轻 - 中度泌尿道病变、年老体弱或有全身疾病的患者，用泼尼松类药物更为合适。有时亦用来作术前准备或术后预防复发。最初剂量每日 30 ~ 60mg 泼尼松或泼尼松龙，待病情稳定后剂量逐渐减少至最低有效维持量最少3个月。当有治疗禁忌或无效时，用其他类型的免疫抑制剂治疗。有人用他莫昔芬治疗，但其疗程、疗效及效果持续时间等有待于进一步研究。有人联合使用激素和硫唑嘌呤取得较好效果。放射治疗尚无肯定疗效。

当脏器受压影响功能时，则需手术。采取一次双侧输尿管松解术，可用大网膜包裹输尿管，并将输尿管移向外侧，可获较好的持续性缓解。单纯松解术复发率高。有时游离输尿管可造成难以修复的损伤。晚期，对于严重尿路梗阻，可行经皮肾造瘘引流术，此方法优于逆行输尿管插管或支撑术，其不仅能及时减轻症状，而且可通过尿电解质测定监测肾功能。使多数患者避免作血液透析。

早期诊断与治疗可保护患者肾功能及改善预后，对所有病例应长期随访。

（陶进勇）

第四节　腹腔脓肿

脓液积聚于腹腔内的某些间隙，逐渐被周围的纤维组织或脏器包裹而形成脓肿。脓肿可发生于腹腔内的任何间隙，可分为膈下脓肿、盆腔脓肿、肠间隙脓肿。通常是化脓性腹膜炎的后遗症或者是腹部污染或感染性手术的并发症。腹腔脓肿的病原菌和化脓性腹膜炎一样，多来自胃肠道，以大肠杆菌为主，常有厌氧菌和其他阴性杆菌的混合感染。腹腔脓肿位置隐蔽，诊断和治疗较复杂，病程较长，拖延时日，对患者的消耗和危害很大，是腹部外科中难于处理的一个问题，以下分述几种常见的脓肿。

一、膈下脓肿

（一）概述

凡位于膈肌以下、横结肠及其系膜以上的上部腹腔内脓肿都泛称为膈下脓肿。膈下脓肿均为感染性液体积存而直接形成，病因主要有以下三种：①弥漫性腹膜炎。②手术后并发症。③邻近脏器的化脓性感染。

腹腔感染性液体进入膈下间隙后，经过炎症阶段，一般都可自行吸收，但如果患者抗感染能力差，致病菌毒性强，患者因衰弱或腹痛呼吸变浅，横膈运动减弱，加以体位不当，积存液体不能排除，间隙腹膜的炎症继续发展，若治疗再不得当，则大约1/3的患者形成膈下脓肿。脓肿大小不一，可单发也可多发，或脓肿较大而有间隔。脓肿形状复杂，随占据的空间被纤维包裹，与周围的脏器紧密粘连。脓汁的性质因致病菌的不同而异，一般为大肠杆菌为主的混合感染，为有臭味的灰白色黏稠脓汁，有铜绿假单胞菌感染时，脓汁成淡绿色，有特殊臭味，如混有产气菌感染，则脓肿中存在气体。肝上间隙脓肿，膈胸膜可出现反应性渗出，感染也可经淋巴途径蔓延至胸腔或直接破入胸腔。右肝下脓肿偶可破入结肠。小网膜囊脓肿易侵及胰腺或脾门血管而发生出血。膈下区域血循环及淋巴丰富，加之横膈不停地运动，感染易扩散而发生脓毒症。

（二）诊断

1. 病史要点　由于膈下脓肿实际是继发性感染或其他原发疾病的后遗症，一般均在原发疾病的基础上或术后发生。根据原发病或近期手术的历史，患者出现全身感染中毒的症状而又找不到明显的原因，血象白细胞计数显著升高，或分类出现核左移，参考腹部检查所见，应考虑有膈下脓肿的可能，需及时做进一步检查。

2. 查体要点　上腹部有明显压痛及肌紧张者不足50%，可有饱满感，个别患者能触及边界不清的肿块。肝区可以有叩击痛，侧胸部或后腰部有时出现指凹性水肿。听诊患侧呼吸音弱或有湿性啰音。肠蠕动音正常或减弱，感染中毒症状明显时，可出现肠淤胀。

3. 辅助检查

（1）X线检查：透视下可发现患侧横膈运动受限，胸片常有患侧横膈抬高，肋膈角模糊，或有胸腔积液。膈下偶见占位阴影，或有胃外的液气面。左肝下脓肿可显示胃泡移位。约50%患者X线检查有阳性发现。

（2）B超检查：约80%的患者可发现脓肿，逐日做动态观察对诊断很有帮助，可作为首选的检查方法。

（3）CT检查：约95%的患者可显示脓肿，并明确定位，是必要的诊断方法。

（4）脓肿穿刺：脓肿较大时，可在B超引导下穿刺，如抽吸出脓汁即可确诊，但难以准确定位。脓汁应送细菌学和药敏检查。如穿刺未能抽吸出脓汁，并不能排除脓肿的诊断，为脓肿不规则或脓汁过于黏稠之故。

4. 诊断流程（图11－1）

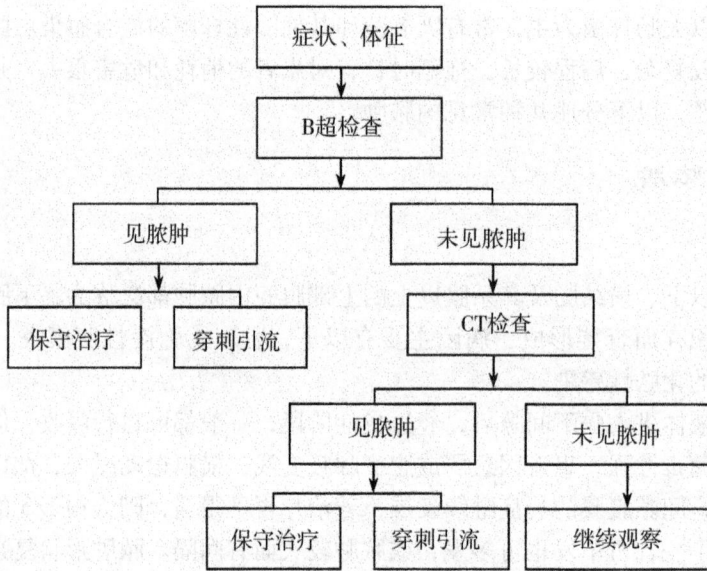

图11－1　膈下脓肿诊断流程

（三）治疗

1. 一般治疗　患者因不能进食，输液、维持水电平衡是必要的。消耗严重者应给予全胃肠道外营养。有肠淤胀的患者行胃肠减压。静脉滴注给予抗生素是重要的治疗方法，宜选用有效的广谱抗生素，并给予抗厌氧菌药物，如甲硝唑。如曾穿刺获取细菌学资料，应根据药敏结果调整抗生素的应用。

2. 脓肿穿刺　如脓肿形成，脓腔较大，可在B超引导下穿刺，将脓肿尽可能吸净，并注入抗生素，可间隔数日反复进行。如脓肿位置较浅，估计不致损伤空腔脏器时，可试行经导丝插管留置引流，并经导管注入抗生素。

3. 手术引流 多数患者需手术引流。术前应再次用 B 超定位，选择合适的切口，原则上采用腹膜外入路，以免污染游离腹腔或损伤肠管。胸膜损伤也应避免。

（1）腹壁前入路：适用于右肝上、右肝下位置较靠前的脓肿及左膈下位置较靠前的脓肿。做左或右侧肋缘下切口，逐层切开，至腹膜后将腹膜向横膈方向分离。如腹膜下粘连成块，层次不清，也切开腹膜，小心剥离，切勿损伤粘连的肠管，在膈肌与粘连的胃、结肠或小肠之间分离至脓腔，穿刺吸出脓汁证实后，即可切开脓腔，吸净脓汁，放置引流管。

（2）后腰入路：适合于右肝下、右膈下靠后的脓肿。沿第 12 肋做切口，显露并切除第 12 肋，平第 1 腰椎平面横行切开肋骨床，注意不可顺肋骨床斜形切开，以免切除肋膈角的胸膜隐窝而进入游离的胸膜腔。切开肋骨床后即进入腹膜后，可触及较硬的脓腔后壁，将肾脏向下推移，试验穿刺，抽吸出脓汁后，切开脓肿，吸尽脓汁，放置引流管。

（3）胸壁入路：适合于右肝上间隙的高位脓肿。为了避免进入胸膜腔，手术分两期进行。第一期可在右胸侧壁第 8 或第 9 肋处沿肋骨做切口，切除部分肋骨，直达胸膜外，然后用碘纺纱布填塞伤口，使胸膜和膈肌形成粘连，5～7d 后行二期手术，将充填的纱布取出，在基底创面试行穿刺，切开引流，切口部分缝合。

无论经何入路切开脓腔，引流必须充分，可酌情放置 1 根或 2～3 根引流管，以带侧孔的双套管为佳，引流管要妥善固定于皮肤，术后可虹吸引流或负压吸引，可定时冲洗脓腔。随着引流量的减少，逐渐分次拔出引流管。必要时在拔管前做窦道造影，以了解有无残腔。

膈下脓肿即或治疗得法，至今仍有 5% 左右的死亡率，故应注意预防。腹膜炎患者宜采取半坐位，避免腹腔内渗出液上流。选用抗生素要有效。腹部手术关腹前，根据腹腔污染情况，充分吸净腹腔渗出液或脓液，需要冲洗时应大量等渗盐水冲洗后洗净。腹腔内如遗有创面或有吻合口瘘的可能时，应放置引流管，麻醉恢复后尽早行半坐位。

二、盆腔脓肿

（一）概述

盆腔指腹腔最下方直肠上端前壁腹膜反折以上及直肠乙状结肠交界处两侧的间隙，腹膜反折处构成直肠膀胱凹，在女性因子宫存在于直肠和膀胱之间，又分隔为前后两个间隙，有临床意义的是直肠子宫凹。下腹部及盆腔脏器的化脓性感染，如急性阑尾炎、急性输卵管炎以及弥漫性腹膜炎或腹部手术后腹腔内有渗出，因体位原因，感染的液体易于向下流至盆腔各间隙，形成盆腔脓肿，是腹腔脓肿较为常见的一种。由于盆腔腹膜吸收毒素能力较小，炎症范围也较局限，全身感染中毒症状较轻。

（二）诊断

根据急性腹膜炎治疗过程中，特别是下腹部脏器的化脓性感染以及近期腹部手术史，患者有全身感染症状及直肠受刺激的表现，应想到盆腔脓肿的可能。腹部检查多无阳性发现，直肠指诊触及压痛包块，则基本上可肯定诊断。已婚女性应做盆腔检查，以除外妇科疾病引起的炎性包块，必要时经阴道做后穹隆穿刺，如吸出脓汁即可确诊，B 型超声和 CT 检查有助于明确诊断，并可显示脓肿的具体位置和大小。

诊断流程见图 11 - 2。

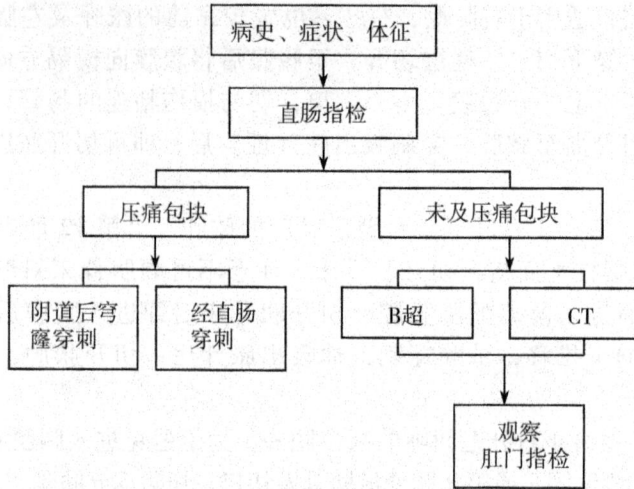

```
        ┌─────────────────┐
        │  病史、症状、体征  │
        └────────┬────────┘
                 ↓
          ┌──────────┐
          │  直肠指检  │
          └─────┬────┘
       ┌────────┴────────────┐
       ↓                     ↓
  ┌─────────┐          ┌───────────┐
  │  压痛包块  │          │  未及压痛包块 │
  └────┬────┘          └─────┬─────┘
   ┌───┴───┐            ┌────┴────┐
   ↓       ↓            ↓         ↓
┌───────┐┌───────┐   ┌──────┐  ┌──────┐
│阴道后穹││经直肠 │   │ B超  │  │  CT  │
│隆穿刺 ││穿刺   │   └──────┘  └──────┘
└───────┘└───────┘      └────┬────┘
                            ↓
                      ┌──────────┐
                      │   观察    │
                      │  肛门指检  │
                      └──────────┘
```

图 11 - 2　盆腔脓肿诊断流程

（三）治疗

盆腔脓肿较小或尚未形成时，可采用非手术治疗，给予有效抗生素，辅以湿热盐水灌肠和物理透热疗法，多可自行吸收消散。如脓肿较大，临床症状较重，经一段抗感染治疗后收效不显著，需手术治疗。如直肠指诊触及包块，可经直肠先做局部穿刺，吸出脓液，然后即可在直肠内穿刺的进针部位切开，有脓液流出后，用止血钳扩大切口，吸净脓液，放入引流管引流。盆腔脓肿经引流后，由于小肠的下沉和体位引流的通畅，脓肿容易闭合。数日后患者如有便意，即可将引流管拔除，必要时指诊探查一下引流口及脓腔，并可结合 B 超检查，如脓腔已消失，可行高锰酸钾热水坐浴，并日后再行直肠指诊复查。

三、腹腔内其他脓肿

腹腔内感染性液体有时也可积聚在其他间隙形成脓肿。胃十二指肠溃疡急性穿孔，消化液沿右结肠旁沟下流，有可能形成右结肠旁脓肿或再向下行形成右下腹脓肿。化脓性阑尾炎的渗出液在平卧时也可流向盲肠外下方形成右下腹脓肿。弥漫性腹膜炎的渗出液可以在肠管之间和肠管肠系膜之间形成肠间脓肿，这种脓肿一般较小，常多发。

上述的几种脓肿同样有全身感染症状或有腹痛，但除非脓肿较大，一般症状都不很严重。肠间脓肿偶可因粘连而发生不完全性或完全性肠梗阻。腹部检查在脓肿部位有压痛，可以摸到包块，但肠间脓肿很少能触及肿物。B 超有助于诊断及定位。

关于治疗，非手术治疗如给予抗生素、腹部理疗等，脓肿多可自行吸收，或包裹局限，症状逐渐消失，无须特殊处理。如脓肿较大，伴有感染症状，非手术治疗无效，或出现急性肠梗阻时则需要手术治疗。

手术的原则是切开引流。在脓肿部位做切口。右下腹脓肿多采用麦氏切口，结肠旁脓肿可在右或左侧腹壁做直切口，切开至腹膜后，如已和腹膜发生粘连，在穿刺证实有脓后，直接切开引流，注意勿伤及肠管。如尚未与腹膜粘连，可于腹膜外剥离至脓肿部位穿刺后切开。肠间脓肿合并急性肠梗阻时需进入腹腔，分离粘连，常有脓汁溢出，解除梗阻后，将脓汁吸净，敞开脓腔，可用稀释碘伏液局部冲洗，一般不放置引流，术后继续抗感染治疗。

（赵银彪）

第十二章　肝脏疾病

第一节　肝硬化

肝硬化（Cirrhosis of liver）是一种常见的由一种或多种病因长期或反复作用引起的肝脏慢性、进行性、弥漫性病变。其特点是在肝细胞坏死基础上发生纤维化，并形成异常的再生结节和假小叶。临床早期可无症状，晚期可累及多系统，以肝功能损害和门静脉高压为主要表现，常出现消化道出血、肝性脑病和继发感染等严重并发症。

一、流行病学

肝硬化是消化系统的常见疾病，2002 年肝硬化在美国最常见死亡原因中排第 12 位，导致 27 257 名患者死亡（9.5/10 万），主要累及男性。大约 40% 的肝硬化患者无症状，经常是在常规体检或尸检中发现。2000 年美国有 360 000 位出院患者与肝硬化相关。在美国酒精性肝病导致的肝硬化，其死亡率明显高于其他原因所致肝硬化。在我国，肝硬化更为常见，但是目前尚无准确的统计数字。我国是乙肝高发区，约有 1.2 亿慢性 HBV 感染者。在肝硬化患者中有 40%～80% HBsAg 阳性。部分肝硬化患者血清 HBsAg 阴性，但仍可有 HBV 低水平复制（血清 HBVDNA 常 $<10^4$ 拷贝/ml），这是由于 HBV 的 S 基因变异导致的隐匿性 HBV 感染，提示由 HBV 感染引起的肝硬化所占的比例可能会更高。

二、病因

引起肝硬化的病因很多，且具有地区差异性。亚洲和非洲以乙肝后肝硬化为多见，而美国、欧洲以酒精性肝硬化多见。部分肝硬化可能是多种致病因素共同作用的结果。

（一）病毒性肝炎

在我国，病毒性肝炎是导致肝硬化的主要原因，可以由乙型、丙型、丁型肝炎病毒重叠感染后演变而来，甲型和戊型肝炎不发展成肝硬化。多数表现为大结节或大小结节混合性肝硬化。

（二）慢性酒精中毒

为西方国家及地区肝硬化的常见病因，我国近年来有上升趋势。其发病机制主要是长期大量饮酒（每日摄入乙醇量男性 40g，女性 20g，＞5 年）时，乙醇及其中间代谢产物乙醛对肝脏直接损害，形成脂肪肝、酒精性肝炎，严重时发展为酒精性肝硬化。乙醇量换算公式为：乙醇量（g）＝饮酒量（ml）×乙醇含量（%）×0.8。

（三）长期胆汁淤积

长期胆汁淤积由于胆酸及胆红素的作用引起肝细胞变性、坏死及纤维组织增生，最终可以发展为胆汁性肝硬化。与自身免疫有关者称为原发性胆汁性肝硬化；继发于肝外胆管阻塞者称为继发性胆汁性肝硬化。

（四）遗传和代谢疾病

由遗传性和代谢性疾病导致某些物质因代谢障碍而沉积于肝脏，引起肝细胞变性坏死、结缔组织增生而逐渐发展成的肝硬化称为代谢性肝硬化。主要有以下几种：①血色病。铁代谢障碍，肝组织中铁沉积过多引起的肝硬化；②肝豆状核变性（又称 wilson 病）。由于先天性铜代谢异常，导致铜过量沉积于肝脏、脑基底节及角膜，临床上表现为肝硬化、铜蓝蛋白降低、精神障碍等；③半乳糖血症。半乳糖代谢缺陷以致大量半乳糖和半乳糖-1-磷酸堆积在肝细胞，在数月和数年后可发展为肝硬化；④α_1抗胰蛋白酶缺乏症。α_1抗胰蛋白酶基因异常导致α_1抗胰蛋白酶缺乏引起的先天性代谢病。婴幼儿15%~20%的肝脏疾病可由α_1抗胰蛋白酶缺乏所致，成人α_1抗胰蛋白酶缺乏常表现为无症状性肝硬化，可伴肝癌；⑤糖原贮积症Ⅳ型（又称 Anderson 病）。因分支酶缺陷导致糖原在肝细胞内聚集引起进行性肝脏肿大，肝功能损害逐渐加重引起肝硬化；⑥肝脏淀粉样变性。由于淀粉样物质浸润于肝细胞之间或沉积于网状纤维支架所致，常伴其他脏器淀粉样变。临床表现多样，最突出表现为巨肝，肝功能轻度异常；⑦遗传性果糖不耐受症。由于缺乏磷酸果糖醛缩酶，使机体不能使用果糖，果糖的副产物果糖-1-磷酸半乳糖在体内累积，可引起肝硬化；⑧其他。如纤维性囊肿病、先天性酪氨酸血症，也可引起肝硬化。

（五）肝静脉回流受阻

长期肝静脉回流受阻，导致肝脏被动充血。病理特点为肝细胞肿胀、肝脏肿大、肝小叶中心性坏死及纤维化；外观为槟榔肝。常见病因有：①慢性充血性心力衰竭和慢性缩窄性心包炎。病程较长，往往>10年，肝脏肿大且质地中等硬度，也称为心源性肝硬化。②Budd-Chiari综合征。原发性肝静脉狭窄，多见于日本女性，其病理特点为肝静脉内膜下微血栓形成、血管壁增厚。目前认为其可能与口服避孕药及抗肿瘤药、X线放射治疗有关。另外，本症有先天性的痕迹，如血管蹼、膜状闭锁、狭窄两端对位不良等。但由于本病发病多在20~40岁，所以推测多由先天性的胚胎遗迹，在生长发育过程中不断增长所致；③肝静脉或下腔静脉血栓。临床多见。常见病因有骨髓增生异常疾病，如真性红细胞增多症、镰状细胞贫血、阵发性血红蛋白尿症、正常凝血抑制物（如抗血栓素、蛋白C、蛋白S、FV-Leidin）的遗传缺陷、腹部外伤、化脓性肝内病灶、肝静脉内肿瘤特别是原发性肝癌和肾细胞癌等。

（六）化学毒物或药物

由于吸入、摄入或静脉给予许多药物及化学制剂，如甲基多巴、双醋酚酊、四环素、磷、砷、四氯化碳等引起的中毒性肝炎，最后可演变为肝硬化。

（七）免疫紊乱

自身免疫性肝炎可进展为肝硬化。其病因和发病机制仍不十分清楚，临床上以女性多见，肝功能损害较轻。伴有其他系统自身免疫病如系统性红斑狼疮，可出现多种自身抗体及异常免疫球蛋白血症等。

（八）隐源性肝硬化

并不是一种特殊类型的肝硬化，而是限于诊断技术一时难以确定发病原因的肝硬化。病毒性肝炎和儿童脂肪性肝炎可能是隐源性肝硬化的重要原因。随着诊断技术的进步，隐源性肝硬化所占的比例将逐渐减少。

（九）营养障碍

长期食物中缺乏蛋白质、维生素等可降低肝细胞对其他致病因素的抵抗力，成为肝硬化的间接病因。

（十）其他

长期或反复感染血吸虫病者，虫卵在门静脉分支中沉积引起纤维组织增生，导致窦前性门静脉高压，在此基础上发展为血吸虫性肝硬化。

有的患者可同时具有以上几种病因，由混合病因引起者病程进展较快。

三、病理

在大体形态上，由于肝脏硬化失去原有的形态，体积变小，重量减轻，边缘变薄、变锐，外观由暗红色变为棕黄或灰褐色，肝左、右叶间裂隙增大，表面有大小不等的结节形成，肝包膜变厚。切面可见肝正常小叶被散在的圆形或不规则状大小不等的岛屿状再生结节取代，结节周围有灰白色结缔组织包绕。

病理特点是在肝细胞炎症坏死的基础上，小叶结构塌陷，发生弥漫性纤维化，再生肝细胞结节形成，由纤维组织包绕形成假小叶。以肝再生结节形态和大小作为分类标准，可分为3类。

（一）小结节性肝硬化

酒精性肝硬化常属此型。结节大小均匀，直径<3mm，结节间有纤细的灰白色纤维组织间隔。中央静脉位置和数目不规则，可有两三个中央静脉或一个偏在一边的中央静脉，或无中央静脉。

（二）大结节性肝硬化

病毒性肝炎导致的肝硬化常属此型。结节粗大，大小不均，直径>3mm，也可达5cm甚至更大，结节间的纤维组织间隔一般较宽。结缔组织增生导致汇管区显著增宽，常见程度不等的炎症细胞浸润和假胆管增生。

（三）大小结节混合性肝硬化

以上两型的混合，肝内同时存在大、小结节两种病理形态。肝炎后肝硬化也可属此型。

值得注意的是，肝硬化再生结节的大小与病因并非绝对相关。慢性持续的少量肝细胞坏死，其再生结节往往是小结节；而较大范围的肝细胞大量坏死，其再生结节一般是大结节。即一种病因可导致不同病理类型的肝硬化，不同的病因也可发展为同一种类型的肝硬化。

四、发病机制

肝脏内细胞—细胞、细胞—基质、基质—介质之间的相互作用构成了复杂的网络系统，参与肝纤维化的发生、发展。肝星状细胞激活并转化为肌成纤维细胞是肝纤维化发生、发展的核心环节，也是进一步向肝硬化发展的主要中间环节。在正常情况下，肝星状细胞是位于肝细胞和肝窦内皮细胞之间窦周隙内的贮脂细胞，当各种致肝硬化因素持续作用于肝脏时，通过复杂的机制激活肝星状细胞。肝星状细胞激活后，通过自分泌作用不断刺激自身的分裂增殖，凋亡减少，使细胞因子及其受体表达增强，对化学因子刺激的敏感性增加，释放胶原酶及其抑制物并大量合成分泌胶原、透明质酸、层粘连蛋白等各种细胞外基质，减慢新生胶原的降解，最终导致细胞外基质的过度沉积。同时肝星状细胞还可通过旁分泌作用激活其他尚处于"静止"状态的肝星状细胞，这导致即使原发的刺激因素解除，肝纤维化仍能继续发展。除肝星状细胞外，窦周的肝细胞、Kupffer 细胞、肝窦内皮细胞均参与肝纤维化的发生、发展。

肝硬化的形成发展过程主要包括：①肝星状细胞活化，细胞外基质合成增加、降解减少，肝窦周围胶原沉积，内皮下基底膜形成（即肝窦毛细血管化）；②正常肝窦不存在基底膜，由于肝窦毛细血管化，减少了肝细胞与血液的物质交换，造成肝细胞缺氧和养料供应障碍，加重了肝细胞的损伤；③肝星状细胞活化表达 ET−1 受体，接受 ET−1 等缩血管物质的刺激而发生收缩，使肝窦和纤维隔收缩，与门静脉高压的发生有密切关系；④纤维隔的血管交通支使高压的肝动脉血进入低压的门静脉，还能使进出肝脏的血供相交通，导致肝脏微循环紊乱，同时结缔组织增生牵拉血管分支及再生结节的压迫造成血管扭曲、闭塞，使肝内血液循环进一步障碍；⑤胆管周围纤维化和胆汁淤积加重了小叶周围的机械压力，小叶中心纤维化阻碍血流进入肝静脉，促使肝功能障碍和肝内循环紊乱；⑥增生的结缔组织包绕再生结节，分隔肝小叶，形成假小叶，而假小叶的肝细胞没有正常的血液供应，可再次发生纤维化和坏死。以上改变是肝硬化的发生及造成肝功能不全、门静脉高压的基础。

五、临床表现

起病常隐匿，早期可无明显的症状、体征，当病程进展至超过肝脏的代偿范围时，将出现明显的临床表现和并发症。据此，将肝硬化分为代偿期和失代偿期。

（一）代偿期肝硬化

全身症状一般无异常，少部分患者可表现为轻度乏力和食欲不振等非特异性消化道症状，部分患者面色灰暗，亦可见肝掌和（或）蜘蛛痣。肝功能正常或轻度异常，肝脏不肿大或轻度肿大，脾脏轻、中度肿大。人血白蛋白常在正常下限，球蛋白可偏高。此阶段肝硬化的确诊需肝穿刺组织学诊断。

（二）失代偿期肝硬化

症状显著且突出，可分为肝功能减退和门静脉高压症两大类。

1. 肝功能减退的临床表现

（1）全身症状：患者一般情况较差，体重减轻，面色灰暗，皮肤干枯，可有不同程度的色素沉着，部分患者可有口角炎、水肿。主要症状包括：①不同程度的乏力感，可由轻度乏力发展为卧床不起，常与肝病严重程度相一致，可能由于食欲减退、电解质紊乱、营养物质代谢障碍等；②不规则低热，主要原因为肝细胞炎症反应、内毒素血症、肝脏对某些致热物质的灭活减少等，少部分患者可因合并肝癌而导致癌性发热。持续高热常提示感染；③体重下降，这与胃肠道功能障碍、组织分解代谢增强有关；④黄疸呈持续性或进行性加深常提示病程已达到中期，预后不良。水肿和腹水有时会使体重减轻不明显。

（2）消化道症状：为较早出现且较为突出的症状，包括食欲不振甚至厌食，伴有恶心、呕吐、腹胀、腹痛、腹泻等症状。主要原因有：①肝硬化门静脉高压性胃病，肝硬化门静脉高压引起消化道黏膜充血、水肿，导致胃肠功能障碍，影响对食物的消化、吸收；②肠道菌群失调，肝硬化患者肠道球/杆菌比值异常，细菌毒素刺激胃肠蠕动，引起腹泻；③肝脏对激素代谢异常导致胃肠激素分泌障碍，影响胃肠蠕动及消化功能；④胰腺外分泌功能减退，胰酶分泌减少；⑤电解质紊乱，尤其是低钾、低钠均可加重胃肠道症状；⑥腹水量 > 200ml 可出现腹胀。

呕血和便血也是肝硬化较常见且特异的消化道症状，其主要原因为：①食管胃底静脉曲张破裂出血，为最多见，也最为凶险，出血量大且不易止，是肝硬化患者死亡的主要原因，胃镜检查是唯一可靠的诊断方法；②消化性溃疡出血，在肝硬化患者较正常人更为常见，可能原因为肝脏解毒功能下降，一些促胃液分泌的物质如组胺、5 - 羟色胺等不经肝脏灭活直接进入体循环，刺激胃酸分泌增加引起溃疡；③门静脉高压性胃病出血，门静脉高压性胃炎多为浅表性，伴有糜烂时可引起上消化道出血，出血量较少；④肝硬化患者合并反流性食管炎、胆系感染、食管癌、胃癌等亦可引起出血。

（3）血液系统表现：出血倾向及贫血是其重要的临床表现之一，有时是肝硬化患者就诊的首发症状。临床常表现为头晕、乏力、牙龈出血、鼻出血、皮肤黏膜出血点或瘀斑、女性月经过多等。主要为脾亢、凝血因子合成减少、毛细血管脆性增加、肠道吸收障碍、胃肠失血等因素引起。

（4）内分泌系统表现：患者面部、颈部、上胸部、肩背等上腔静脉引流区出现蜘蛛痣。手掌大、小鱼际部位有红斑，称为开掌。男性患者常有性欲减退、睾丸萎缩、毛发脱落、乳房发育等女性化特征。女性患者有月经失调甚至闭经、不孕等。主要原因是肝功能减退对雌激素灭活作用减弱，致使雌激素在体内堆积，通过负反馈抑制腺垂体的分泌功能，影响垂体—性腺轴、垂体—肾上腺皮质轴的功能，致使雄激素和糖皮质激素减少，雌激素有扩张血管作用，形成蜘蛛痣和肝掌。近年来有研究认为这种表现可能还与肝硬化患者血循环中舒血管因子增加有关。肝功能减退对醛固酮和抗利尿激素灭活减少导致水钠潴留，对腹水的形成起到重要的促进作用。

2. 门静脉高压症的临床表现　门静脉压力由肝静脉楔嵌压和游离肝静脉压的差异估计而得。肝硬化时门静脉阻力增加是发生门静脉高压的始动因素，而门静脉血流量的增加是促进门静脉高压发展的重要因素。肝硬化引起的门静脉高压是窦性的。脾大、侧支循环形成、腹水是门静脉高压的三大临床表现。

（1）脾大：脾脏因被动充血而肿大，上消化道出血时脾脏可暂时缩小。脾脏肿大伴红细胞、白细胞、血小板减少称为脾亢；血吸虫性肝硬化可表现为巨脾，肝功能损害程度反而较轻。

（2）侧支循环形成：当门静脉压力增高到 10 ~ 12mmHg，门静脉与体循环之间的侧支循环建立和开放，主要有：①腹壁静脉曲张，为脐静脉开放与副脐静脉、腹壁静脉相连接而形成。血流方向为脐以上向上，脐以下向下。腹壁静脉曲张显著者可呈海蛇头状改变；②食管胃底静脉曲张，被认为是反映肝硬化门静脉高压症最客观的指标，由胃冠状静脉与食管静脉丛吻合形成。食管静脉曲张是肝硬化患者发生上消化道大出血的主要原因；③痔静脉丛扩张，是由直肠上静脉与直肠中、下静脉沟通而形成，可扩张形成痔核。极少部分肝硬化患者以痔破裂出血为首发症状。

（3）腹水：肝硬化出现门静脉高压症时，腹腔内液体的形成速度超过重吸收速度，常导致腹水的发生。腹水发生的机制复杂，主要与门静脉压力升高、低蛋白血症、淋巴液生成过多、继发性醛固酮和抗利尿激素生成增多等因素有关。总的来说，腹水主要来自细胞外液的渗出。腹水可突然或逐渐发生。前者常有诱因，如上消化道大出血、感染、酗酒等，导致肝功能迅速恶化，去除诱因后腹水较易消除；后者常无明显诱因，腹水发生前往往先有腹胀，腹水量呈持续增加且不易消除。少量腹水仅有轻微腹胀，随腹水量的增多出现腹壁膨隆、腹胀加重、行走困难、呼吸困难甚至心功能障碍。部分患者伴有右侧胸腔积液，是腹水通过膈淋巴管进入胸腔所致。

六、并发症

肝硬化失代偿期常出现许多严重的并发症，危及患者生命。

（一）上消化道出血

为肝硬化最常见的并发症，但是与门静脉压力升高的程度无直接关系。出血量较大可有呕血和黑便，如出血量超过循环血量的20%会出现低血容量性休克；出血量较少时可仅有黑便。出血原因除食管胃底静脉曲张破裂出血外，还应考虑到消化性溃疡、门静脉高压性胃炎出血及反流性食管炎等。出现上消化道出血可使肝功能进一步受损，并且极易引发肝性脑病和继发感染。

（二）感染

由于机体免疫力低下且长期存在内毒素血症，肝硬化患者易并发各种感染，较常见的为肺部感染，以革兰阴性杆菌和真菌感染为多见。自发性细菌性腹膜炎指腹腔内无脏器穿孔而发生的急性腹膜炎症，常发生于有大量腹水的患者，以革兰阴性杆菌感染为多，其原因为肠道细菌繁殖过多且移位进入腹腔引起感染。可表现为发热、腹胀、腹水增多、血压降低，严重者可有休克表现。

1. 胆道感染　属于继发性感染，感染发生后，使不完全性梗阻变为完全性梗阻，导致梗阻性化脓性胆管炎、脓毒症、胆管大出血、胆源性肝脓肿。

2. 肠道感染　肝硬化时因门静脉高压、肝功能障碍，可导致肠道细菌上移，繁殖并产生大量毒素及代谢产物，从而改变了肠黏膜通透性、屏障功能。另外肝硬化时胃肠道分泌、吸收障碍、SIgA分泌减少，免疫力下降和胃内酸性环境改变，可引起肠道菌群紊乱，如双歧杆菌等下降、大肠埃希菌和肠球菌增多。感染机制主要是：病原体直接作用，侵袭小肠或结肠壁细胞；细菌毒素作用激活腺苷环化酶，引起cAMP上升促使肠黏液细胞分泌功能亢进；病毒在肠腔内形成高渗环境，反从肠壁吸收水分，病毒性腹泻主要是吸收功能障碍。肠道感染病原菌可以是细菌、病毒、寄生虫和真菌，表现为腹泻、恶心、呕吐和腹痛，并可有发热等全身症状。

3. 尿路感染感染

（1）膀胱炎：通常指下尿路感染。成年妇女膀胱炎主要表现是尿路刺激，即尿频、尿急、尿痛，白细胞尿，偶可有血尿，甚至肉眼血尿，膀胱区可有不适。一般无明显的全身感染症状，但少数患者可有腰痛，低热（一般不超过38℃），血白细胞计数常不增高。

（2）肾盂肾炎：表现尿频、尿急、尿痛等膀胱刺激征，腰痛和（或）下腹部痛。全身症状包括寒战、发热、头痛、恶心、呕吐、食欲缺乏等，常伴有血白细胞计数升高和血沉增快。

（三）肝性脑病

为肝硬化最严重的并发症，由有毒物质进入大脑引起中枢神经系统功能失调的综合征，病死率很高。临床上可表现为行为异常、意识错乱、昏睡甚至昏迷，检查可发现血氨升高、脑电图异常。

（四）肝肾综合征

失代偿期肝硬化出现大量腹水时，由于有效血容量不足引起肾皮质血流量减少、肝脏合成舒张血管物质减少而缩血管物质增多，以及高胆红素对肝脏的损害等因素，可引起肝肾综合征。其特征为少尿或无尿、低血钠和低尿钠，而肾脏本身无器质性病变，因而又称为功能性肾衰竭。多在大量放腹水、大量应用利尿剂和上消化道大出血后发生。临床有两种类型：Ⅰ型，进展性肾功能损害，2周内肌酐成倍上升；Ⅱ型，肾功能缓慢进展性肾损害，肌酐升高在133~226mmol/L，此型腹水利尿药效果不佳。

（五）原发性肝癌

多数原发性肝癌发生在肝硬化的基础上。临床上出现肝区疼痛、肝脏进行性肿大，或迅速出现大量腹水，出现黄疸、不规则发热等要警惕原发性肝癌。AFP是最重要的血清学指标，同时需结合超声波、CT，必要时行肝活检。

（六）肝肺综合征

肝肺综合征是指在严重肝病基础上的低氧血症。终末期肝病患者中发生率为13%~47%。临床特征为严重的肝病、肺前毛细血管扩张、低氧血症/肺泡-动脉氧梯度增加的三联征。晚期患者常有不同程度的低氧血症，表现为杵状指、发绀、蜘蛛痣及呼吸困难。

（七）水电解质和酸碱平衡紊乱

1. 水代谢障碍 肝功能障碍时有水的排泄失调。肝病时抗利尿激素（ADH）分泌增加，此可能不是对细胞外液渗透性改变的一种反应，所谓"非渗透性ADH刺激"，因为肝病时尤其是肝硬化时由于内脏瘀血、低蛋白血症及总的周围阻力降低，由于有效血浆容量减少，导致容量压力感受器的刺激减少以及ADH释放增加。ADH分泌增加，同时肝的降解减少，使自由水在肾集合管反弥散增加，自由水清除障碍，致使水在体内潴留。

肝硬化时有效循环血流量减少，肾血流减少，使肾小球滤过率降低，尿钠排泄减少；使水分相应地被保留。这可能是由于低肾流率及肾小管近端氯化钠重吸水增加，致使Henle远曲襻滤过减少所致。当肾小管尿排率相当低时，即使体循环中ADH缺乏，也可能有远端肾小管潴留水，此时尽量与毛细血管间隙渗透压相等，但也有肾小管流出减少或滤过液重吸收增加，这种现象称为肝硬化时非ADH调节的水回渗作用。排水障碍，引起水、钠潴留，导致腹水和水肿发生。

2. 钠代谢障碍 肝硬化时主要引起血清钠降低，低钠血症的类型以稀释性低钠血症为多见。

3. 肝硬化时乳酸酸中毒的发生机制主要是糖原异生降低以及同时并发的低血糖和（或）低血压。此外合并感染、休克、糖尿病、肾衰竭、通气过度，使用果糖、山梨醇治疗均可导致乳酸酸中毒发生。

4. 肝硬化时碱中毒

（1）呼吸性碱中毒：肝硬化时以呼吸性碱中毒为多见，其发生的主要机制为通气过度。

（2）代谢性碱中毒：代谢性碱中毒的发生主要与以下因素有关。①呕吐或胃管吸引，引起 HCl 丢失，细胞外液容量减少，H^+ 转入细胞内。②应用利尿药，噻嗪类、呋塞米可引起水及尿，Na^+、H^+、Cl^-、K^+ 丢失，使细胞外液浓缩 H^+ 移入细胞内，K^+ 丢失，HCO_3^- 浓缩重吸收增加，此时 PCO_2 虽也升高，但因 CO_2 很易被呼出，结果使 HCO_3^-/H_2CO_3 比值和 pH 升高，导致代谢性碱中毒和低钾血症。③严重缺钾，血钾降低严重时，细胞每移出 3 个 K^+，便有 2 个 Na^+ 和 1 个 H^+ 进入细胞内，致使细胞外液中 H^+ 减少，同时肾小管排泄 H^+，与小管滤过的 Na^+ 相交换，因此 HCO_3^- 重吸收增加；低钾或缺钾状态下，肾上腺皮质活动亢进，大大增加肾尿素等分解，使 NH3 产生增多，最终导致低钾性代谢性碱中毒。

（八）胆石症

1. 腹痛　剑突下及右上腹部的阵发性绞痛，或为持续性疼痛阵发性加剧，常伴恶心、呕吐。

2. 寒战高热　胆管梗阻继发感染。一般为弛张热，体温可达 $39 \sim 40℃$。

3. 黄疸　多呈间歇性和波动性，轻重程度、发生和持续时间取决于胆管梗阻的程度，是否并发感染，有无胆囊等因素。胆囊功能良好者，在 $48 \sim 72h$ 才出现黄疸；如胆囊已切除或有严重病变，在梗阻后 $8 \sim 24h$ 内发生。

（九）门静脉血栓形成

发生率为 $10\% \sim 25\%$，大多在筛查时发现。43% 为慢性型，血栓缓慢形成可无明显临床症状；急性型可出现食管静脉或门脉高压性胃病出血（38%）和剧烈腹痛（18%），其中70% 可发生小肠梗死。

七、诊断

肝活检是证明肝硬化，鉴别病因和评估瘢痕形成程度的金标准。活检标本要足够大，并应包括汇管区和中央静脉区。超声和 CT 可描述硬化肝脏的特征性改变，如肝结节、体积缩小、肝左叶突起物，以及门静脉高压的存在，如脾大、静脉曲张等，但不能用于确诊。非侵入性肝纤维化的血清学标记物发展较快但不宜广泛应用。

肝脏具有重要的合成、解毒、排泄和生物转化等生理功能。临床工作中，常通过各种生化试验方法检测与肝脏功能有关的各项指标，以评估肝脏的基本功能状况。

肝脏瞬时弹性测定，单位以千帕（kPa）表示。弹性数值测量范围是 $2.4 \sim 75.4$ 千帕，弹性数值越大，表示肝组织质地越硬，纤维化程度越严重。肝纤维化程度按弹性数值分为 F0、F1、F2、F3 和 F4，5 个等级：F0 为无肝纤维化，≥F1 为轻度肝纤维化，≥F2 为中度肝纤维化，≥F3 为重度肝纤维化，F4 为肝硬化。它们的时临界值大约在 7.5 千帕、6.4 千帕、9.1 千帕、11.4 千帕和 15.4 千帕左右。

（一）蛋白质合成功能

1. 血清总蛋白和白蛋白、球蛋白比值　90% 以上的血清总蛋白和全部的人血白蛋白由肝脏合成，因此血清总蛋白和白蛋白含量是反映肝脏功能的重要指标。白蛋白是正常人体血清中的主要蛋白质组分，半衰期为 15~19d，在维持血浆胶体渗透压，体内代谢物质转运及营养等方面起着重要作用。总蛋白减去白蛋白含量，即为球蛋白含量。球蛋白是多种蛋白质的混合物，与机体免疫功能及血浆黏度密切相关。根据白蛋白与球蛋白的量，可计算出白蛋白与球蛋白的比值（A/G）。正常成人血清总蛋白 60~80g/L，白蛋白 35~55g/L，球蛋白 20~30g/L，A/G 为 1.5：1~2.5：1。

临床意义：在肝损伤时，白蛋白合成、细胞内运输和释放发生障碍，引起人血白蛋白减少。白蛋白含量与有功能的肝细胞数量成正比，白蛋白持续下降，提示肝细胞坏死进行性加重，预后不良。急性轻型肝炎患者人血白蛋白正常或轻度减少，亚急性重型肝炎、中度以上慢性肝炎、肝硬化及肝癌患者，人血白蛋白可明显降低，并且减少程度与疾病严重程度成正比。慢性肝病患者在白蛋白降低的同时，往往伴有球蛋白增高，甚至出现 A/G 倒置。

2. 血清蛋白电泳　若将血清做蛋白电泳，蛋白分子量小者电泳速度快，依次可分为：前白蛋白、白蛋白、α_1 球蛋白、α_2 球蛋白、β 球蛋白和 γ 球蛋白 6 条区带。

临床意义：

（1）血清前白蛋白（Prealbumin，PA）：分子量最小，为 61kD，在肝脏合成，半衰期为 1.9d，正常值为 280~350mg/L。PA 更能敏感地反映肝实质的损害，故对急性重型肝炎有特殊的诊断价值。PA 下降与肝细胞损害程度一致，重型肝炎可处于低值，甚至接近零。随着病情恢复，PA 也迅速恢复。

（2）α_1 球蛋白：为糖蛋白，其中一部分为黏蛋白，在肝实质细胞病变时，其浓度下降，与血浆白蛋白浓度平行。在急性细菌性感染和广泛癌肿转移时增高。

（3）α_2 和 β 球蛋白：在肝内或肝外胆汁淤积，特别是慢性胆汁淤积伴高脂血症时，可有明显增高。急性肝衰竭时，α_2 和 β 球蛋白可能降得很低。

（4）γ 球蛋白：由免疫球蛋白、抗体、补体、血型球蛋白及冷球蛋白等构成。在慢性肝病，尤其是失代偿肝硬化时，γ 球蛋白多增高。在急性肝炎时，γ 球蛋白正常或暂时性轻度增高，如持续性增高，提示向慢性发展。

3. 血浆凝血因子测定　人体绝大部分凝血因子都在肝脏合成，其半衰期比白蛋白短得多，尤其是维生素 K 依赖因子（Ⅱ、Ⅶ、Ⅸ、Ⅹ）。因此在肝功能受损的早期，白蛋白尚在正常水平，维生素 K 依赖的凝血因子即有显著降低。在肝脏疾患时，通常进行以下过筛试验。

（1）凝血酶原时间测定（Prothrombin time，PT）：PT 和凝血因子Ⅱ、Ⅴ、Ⅶ和Ⅹ有关，这些因子均在肝脏合成，因而急慢性肝脏疾病时，PT 延长。PT 一般用秒或活动度（%）表示，现采用国际标准化比值（International normal ratio，INR），即通过校正系统计算患者与正常人 PT 的比值，INR > 1.2 为异常。

（2）部分活化凝血酶原时间测定（Activated partial thromboplastin time，APTT）：在受检血浆中加入接触因子激活剂、部分磷脂和 Ca^{2+} 后，观察其凝血时间。正常参考值：30~42s。严重肝病时，凝血因子Ⅸ、Ⅹ、Ⅺ、Ⅻ合成减少，致使 APTT 延长。

（3）凝血酶时间测定（Thrombin time，TT）：正常参考值：16~18s。TT 延长主要反映血浆纤维蛋白原含量减少或结构异常。肝硬化和（或）急性暴发性肝衰竭合并 DIC 时，TT 是一个常用的检测指标。

（二）血清酶学

1. 血清氨基转移酶　是反映肝细胞损伤的最重要指标，主要指丙氨酸氨基转移酶（alanine aminotransferase，ALT）和天门冬氨酸氨基转移酶（aspartate aminotransferase，AST）。ALT 主要存在于肝细胞胞质中，其次是骨骼肌、肾、心肌等组织中。AST 主要存在于心肌，其次是肝脏、骨骼肌和肾脏。肝源性 AST 有 ASTS 和 ASTM 两种同工酶，ASTS 位于肝细胞胞质中，ASTM 位于线粒体中，ASTM 约占 80%。因此，正常血清中主要为 ASTS。ALT 及 AST 的正常参考值均为 10~40U/L。

临床意义：急性病毒性肝炎时，ALT 与 AST 均显著升高，可达正常上限的 20~50 倍，甚至上百倍。ALT 升高更明显，因此 ALT/AST > 1。ALT、AST 下降多是肝细胞损害恢复的标志，但也可能是肝细胞严重坏死的结果。此时转氨酶下降而胆红素升高，称为"酶胆分离"现象，是肝细胞坏死殆尽的表现，常为临终前表现，病死率高达 90%。

慢性病毒性肝炎时，ALT 及 AST 仅轻度上升或正常；肝硬化患者转氨酶水平取决于肝细胞进行性坏死的程度。酒精性肝病时，AST 显著升高，AST/ALT > 2.0。

2. 碱性磷酸酶（Alkaline phosphatase，ALP）　ALP 主要分布在肝、骨骼、肾、小肠、胎盘中，血清中 ALP 以游离形式存在。由于大部分 ALP 来源于肝脏与骨骼，因此常作为肝脏疾病的检查指标之一。成人正常参考值：35~130U/L。

临床意义：ALP 随胆汁排泄，故在肝内外梗阻时 ALP 反流入血，血中 ALP 增高且其升高程度往往与梗阻程度、持续时间成正比，且与血清胆红素升高相平行。在升高幅度上，肝外梗阻 > 肝内梗阻，完全梗阻 > 不完全梗阻，恶性肿瘤引起的梗阻 > 结石引起的梗阻。当患者黄疸日趋严重，胆红素逐渐升高而 ALP 反而下降时，则提示肝脏损害严重而且不断发展；反之黄疸逐渐减退，胆红素下降而 ALP 上升，则说明肝细胞逐步再生，一般认为，ALP 持续低水平升高，胆汁淤积性黄疸可能性不大，多为肝细胞性黄疸。

由于血液内的 ALP 有相当一部分来自骨骼，因此各种骨病，如佝偻病、甲状旁腺功能亢进症、恶性骨肿瘤、畸形性骨炎等，酶活力亦常增高，应注意鉴别。

3. γ-谷氨酰转移酶（γ-glutamyl transferase，GGT）　GGT 在体内主要分布于肾、肝、胰腺、肠、脑等组织，但血清中的 GGT 主要来自肝胆系统，因此具有较强的特异性。GGT 在肝脏广泛分布于肝细胞的毛细胆管一侧和整个胆管系统，亚细胞定位于细胞膜及微粒体。正常参考值：< 50U/L。在多数情况下与 ALP 的变化一致，临床意义类似于 ALP，但骨病时 GGT 正常。

（三）胆红素代谢

胆红素（Bilirubin）是血液循环中衰老的红细胞在肝、脾及骨髓的单核—吞噬细胞系统中分解和破坏的产物。总胆红素（Total bilirubin，TB）包括非结合胆红素（Unconjugatedbilirubin，UCB）和结合胆红素（Conjugated bilirubin，CB）两种形式。非结合胆红素是血红蛋白的代谢产物，肝细胞摄取后经与葡萄糖醛酸结合成水溶性的结合胆红素，从胆管排出。上述任何一个环节出现障碍，均可出现血清胆红素浓度增高，发生黄疸。成人正常参照值范围，总胆红素：3.4~17.1μmol/L，结合胆红素：0~6.8μmol/L，非结合胆红素：1.7~10.2μmol/L。

临床意义：

（1）血清总胆红素：①判断有无黄疸及程度，总胆红素 $> 17.1\mu mol/L$ 而 $< 34.2\mu mol/L$ 为隐性黄疸。$34.1 \sim 171\mu mol/L$ 为轻度黄疸。$171 \sim 342\mu mol/L$ 为中度黄疸。$> 342\mu mol/L$ 为重度黄疸；②初步判断黄疸病因，溶血性黄疸通常 $< 85.5\mu mol/L$。肝细胞性黄疸多在 $17.1 \sim 171\mu mol/L$。$> 171\mu mol/L$ 多提示胆汁淤积性黄疸。

（2）结合胆红素与非结合胆红素：根据 CB 与 TB 比值，可协助鉴别黄疸类型，如 CB/TB $< 20\%$，提示溶血性黄疸；CB/TB 在 $20\% \sim 50\%$，常为肝细胞性黄疸；CB/TB $> 50\%$，为胆汁淤积性黄疸。

（3）尿胆红素：正常人为阴性，尿胆红素阳性提示各种梗阻因素导致的胆汁排泄受阻。病毒性肝炎、酒精或药物性肝损害时也可为阳性。

（4）尿中尿胆原：正常人为阴性或弱阳性，尿胆原增多见于肝细胞受损或溶血等；尿胆原减少或缺如见于胆管梗阻。

（四）脂类代谢功能

血清脂类包括胆固醇、胆固醇酯、磷脂、甘油三酯及游离脂肪酸。体内的胆固醇除少数来自于肠道吸收外，主要由肝组织合成。肝脏是合成和贮存胆固醇的主要器官。血清总胆固醇为游离胆固醇和胆固醇酯的总和。当肝细胞损伤时，脂肪代谢发生异常，因此测定血浆脂蛋白及脂类成分，尤其是胆固醇及胆固醇酯的改变，是评价肝脏脂肪代谢功能的重要手段。血浆总胆固醇正常参考值为 $2.9 \sim 6.0mmol/L$，胆固醇酯正常参考值为 $2.34 \sim 3.38mmol/L$。

临床意义：肝细胞受损时，血中胆固醇酯减少；肝细胞严重损害时，血中总胆固醇也降低。胆汁淤积时，血中总胆固醇增加，如原发性胆汁性肝硬化患者常有高胆固醇血症。

（五）摄取、排泄功能

肝脏有两条输出通路，即肝静脉与体循环之间联系、胆管系统与肠道之间联系。体内代谢产物及外界进入体内的药物、染料及毒物等均可经肝脏摄取、代谢、转运，最后随胆汁的分泌而排出体外。当肝功能受损及肝血流减少时，对上述物质的排泄功能降低，外源性给予人工染料（吲哚氰绿等）可用来了解肝脏的摄取与排泄功能。

吲哚氰绿（indocyanine green，ICG）试验是一种定量肝功能试验，其原理是：ICG 注入人体后，迅速与血浆白蛋白、α_1 脂蛋白结合，由肝细胞选择性摄取，以游离形式排泄到胆管，汇入胆汁排入肠道，不存在肠肝循环，也不经肾脏排出，单位时间内测定其滞留率或分析其在血浆的浓度—时间曲线，可以定量评估肝脏的储备功能。目前，ICG 15min 滞留率（ICG - R15）是国际上较为公认的评估肝脏功能的指标。剂量为 0.5mg/kg，静脉注射 15min 后测定其滞留率，正常参考值为 $0 \sim 10\%$。用脉搏光度分析法通过色素密度测定 ICG - R15 是一种无创性检查方法。

临床意义：慢性肝炎时 ICG - R15 多为 $15\% \sim 20\%$，慢性活动性肝炎则更高，肝硬化失代偿期平均为 35% 左右。另外，ICG - R15 对于肝癌患者外科术式的选择也具有一定意义。

（六）胆汁酸代谢

胆汁的主要成分是胆汁酸盐、胆红素和胆固醇，其中以胆汁酸盐含量最多。肝细胞以胆固醇为原料直接合成的胆汁酸称为初级胆汁酸，包括胆酸和鹅去氧胆酸。初级胆汁酸在肝微粒体内与甘氨酸和牛磺胆酸结合，形成结合胆汁酸，然后进入小肠。在末段回肠，绝大部分初级胆汁酸被重吸收，经门静脉到肝脏，完成胆汁酸的肠肝循环。未被吸收的胆汁酸进入结肠，在肠道细菌的作用下形成次级胆汁酸，约50%被重吸收进入肝脏。由于肝脏在胆汁酸盐合成、排泄和肠肝循环中起重要作用，肝脏疾病时必然影响到胆汁酸盐的代谢。胆汁酸的正常参考值为 $0 \sim 10\mu mol/L$。

临床意义：胆汁酸增高见于各种原因引起的肝脏损害，胆管梗阻、门静脉分流等也可引起胆汁酸盐增高。

（七）血氨

肝脏是体内利用氨合成尿素的唯一器官。在严重肝细胞损害或有广泛性门 - 体分流时，血氨水平可以增高。正常人血氨浓度为 $12 \sim 59\mu mol/L$。

临床意义：

（1）血氨浓度，特别是动脉血氨浓度，与肝病患者的神经精神症状有一定的联系。但在急性重型肝炎有大面积肝细胞坏死时，血氨浓度可能增高，但不显著。

（2）门静脉高压患者做门静脉—腔静脉吻合术后（特别在进食蛋白质、服利尿剂后），血氨浓度往往增高，并且可造成慢性门 - 体分流性脑病，经适当治疗后，血氨浓度可下降，脑病症状改善。

肝功能试验尚不能全面反映肝功能的真实状况，在轻度或局限性肝病时，由于肝脏强大的储备能力和代偿能力，肝功能试验可正常，造成假阴性。此外，很多肝功能试验都是非特异性的，肝外疾病或生理因素（如妊娠等）等均可致肝功能异常，而造成假阳性。肝脏具有多方面功能，而一种试验只能反映某一侧面，只有结合多项肝功能检查、临床症状及影像学信息，才能对肝功能做出较为真实的估计。

八、治疗

肝硬化目前尚无特效治疗，主要是一般支持治疗及预防、治疗各种并发症。

（一）一般治疗

1. 休息　在肝硬化代偿期应动静结合，可参加轻体力活动，但均以不引起疲乏感为原则。肝功能明显异常，合并有肝硬化并发症时，则应以卧床休息为主。

2. 饮食治疗　肝硬化患者以高热量、高蛋白、高维生素及适量脂肪饮食为原则。出现肝性脑病前兆的患者应少用甚至不用蛋白质。出现腹水时应严格控制水分和盐的摄入量。禁用损害肝功能的药物。

3. 支持治疗　失代偿期患者可静脉补充葡萄糖、维生素和氯化钾等营养物质，补液应特别注意维持水、电解质和酸碱平衡，白蛋白严重降低时可静脉补充白蛋白。

（二）药物治疗

病毒复制活跃的患者应根据情况选择干扰素或核苷类似物，给予抗病毒治疗。秋水仙碱有分解胶原和抗炎症作用，剂量为 $1mg/d$，分2次服用，每周5d。水飞蓟宾可保护肝细胞膜，促进肝细胞再生，每次2片，每日3次。可适量补充维生素，维生素C有促进代谢和解毒作用，维生素E有抗氧化和保护肝细胞作用，有凝血障碍者可注射维生素 K_1，B族维生素有防止脂肪肝和保护肝细胞作用。

针对病毒性肝炎、慢性酒精中毒、长期胆汁淤积、遗传和代谢疾病等进行治疗及预防。

（三）腹水的治疗

1. 钠、水的摄入　腹水患者必须限钠，给予低盐饮食，每日钠摄入量应控制在 < 90mmol/d（5.2g/d）。对于有低钠血症的患者，血钠在 126～135mmol/L 且血清肌酐正常者，可继续利尿疗法，无需限水；血钠在 121～125mmol/L 且血清肌酐正常者应停止利尿；血钠在 121～125mmol/L 且血清肌酐升高 >150μmol/L 者，应停止利尿，给予扩容疗法；血钠 ≤ 120mmol/L 者应停止利尿，用胶体物质或盐类给予扩容，但应控制血钠升高速度，避免每 24h 血钠升高 >12mmol/L。

2. 应用利尿剂　首选螺内酯，剂量可由 100mg/d 增加至 400mg/d。如效果不佳，可加用呋塞米，最大可用 160mg/d。使用螺内酯和呋塞米的剂量比例为 100mg ∶ 40mg，同时密切检测临床和生化指标。

3. 治疗性腹腔穿刺术　是治疗大量腹水或顽固性腹水的首选治疗方法。抽吸腹水量 < 5L 时，应补充血浆扩容剂，如 150～200ml 琥珀酰明胶（佳乐施）或尿素交联明胶，不需要用白蛋白扩容。抽吸大量腹水时应补充白蛋白 8g/L 扩容，即 20% 白蛋白 100ml/3L 腹水。

4. 经颈静脉肝内门 - 体分流术（TIPS）　TIPS 是一种治疗难治性腹水很有效的方法，在很大程度上代替了门 - 腔分流术。TIPS 可使肾素—血管紧张素—醛固酮系统功能继发性降低，从而增加钠和水的排出。行 TIPS 后有大约 25% 患者发生肝性脑病，60 岁以上患者发生率更高。需要频繁行穿刺术的患者（一般在每月 3 次以上）可考虑 TIPS 治疗。还有研究表明，TIPS 可使 60%～70% 患者的胸腔积液消退。

5. 肝移植　所有肝硬化腹水患者都应考虑肝移植。

（四）并发症的治疗

1. 上消化道出血　根据症状及体征估计出血量，迅速恢复血容量（静脉补液或输血），并密切检测生命体征，采取有效止血措施并预防肝性脑病、肝肾综合征等严重并发症。止血措施可根据实际情况，采用内镜下注硬化剂至曲张的静脉或用皮圈套扎曲张静脉，或两种方法同时使用。药物止血治疗，如食管胃底静脉曲张破裂出血，可使用垂体后叶素、血管加压素等降低门静脉压力的药物；如消化性溃疡所致出血，可使用抑制胃酸分泌的药物。

2. 自发性细菌性腹膜炎　腹水中性粒细胞计数 $>250 \times 10^6/L$ 的患者可经验性地使用抗生素治疗。无症状、有肠鸣音的患者可使用口服抗生素治疗，第三代头孢菌素已被证明为有效。如抗生素治疗 2d 后腹水中性粒细胞计数比治疗前降低不到 25%，应考虑治疗失败，应高度怀疑继发性腹膜炎。SBP 患者如出现肾功能不全的体征，应输注白蛋白，前 6h 为 1.5g/kg，然后 1g/kg，用 3d。所有 SBP 患者都应考虑肝移植。

3. 肝性脑病　目前尚无特效疗法，需采取综合措施。去除诱发肝性脑病的诱因如上消化道出血、感染等，纠正低钾低氯性碱中毒等代谢紊乱，促进氨等毒性物质的清除，清洁肠道、控制肠道菌群及降低肠道 pH。

4. 肝肾综合征　无有效治疗方法。可采取以下措施：去除诱因，如上消化道出血、感染等；限制水、钠摄入，保持水、电解质平衡；输注右旋糖酐 40、白蛋白或腹水回输等方法，对低排高阻型肝肾综合征有疗效；使用八肽加压素、多巴胺舒张肾血管，增加肾皮质血流量，提高肾小球滤过率。

特利加压素是一种血管加压素类似物，通过选择性结合内脏血管的平滑肌细胞上的血管加压 1 型受体而发挥收缩平滑肌血管的作用，通过内脏和肝门脉系统血流的再分布，特利加压素有效增加了肾血流，被广泛应用于治疗肝硬化患者血管性出血和肝肾综合征。特利加压素能通过收缩内脏血管，降低门静脉压力，减少肝门脉血流，减少脾及肠系膜血流，减少腹水的形成；还能通过血管收缩后内脏血流重新分布，使得肾灌注增加，使 RAAS 系统及交感神经系统失活，使血浆中醛固酮、肾素等血管活性物质的浓度降低，增加肾水、钠的排泄而降低腹水量。因此，特利加压素能有效针对腹水产生的多个重要环节，减少腹水的形成。2011 年，一项多中心试验评估了特利加压素在顽固性腹水中的作用。研究包括了 2 例肝硬化顽固性腹水的患者，结果提示联合特利加压素和清蛋白比联合清蛋白和腹腔穿刺放液能更有效控制腹水。

（五）肝移植

肝移植是目前治疗肝硬化及其并发症最有效的方法。

（赵　婕）

第二节　丙型病毒性肝炎

一、HCV 自然史

HCV 感染发病隐匿，缺乏典型的症状和体征。如不及时治疗，慢性感染发生率甚高并可导致肝脏炎症坏死和纤维化，进而发展为肝硬化、失代偿性肝病甚至肝细胞癌，对患者的健康和生命危害极大。

（一）急性 HCV 感染

暴露于 HCV 后 1～3 周，在感染者外周血即可检测到 HCV RNA。但在急性 HCV 感染者出现临床症状时，仅 50%～70% 的患者抗 - HCV 阳性，3 个月后约 90% 的患者抗 - HCV 阳转。急性期一般来说临床症状较轻，如乏力、厌食，出现黄疸，大多数生化指标异常（如 ALT 异常，但也有 ALT 正常者）。或无症状，诊断困难，慢性化的风险甚高，迄今为止仅少数患者能在急性期确诊。除 HBV、HAV 双重感染等外，很少转变为重型肝炎。急性 HCV 感染的婴幼儿和年轻女性相比，感染时年长者较易清除病毒。目前还没有明确的急性丙型肝炎慢性化的预测指标。

（二）慢性 HCV 感染

HCV 病毒血症持续 6 个月仍未清除者为慢性感染，急性 HCV 感染慢性化率高达 55%～85%。慢性 HCV 感染者很难自发清除病毒。慢性丙型肝炎患者起病较为隐匿，少有临床表现，绝大多数为患其他疾病时做检查或健康查体时发现。

1. 慢性丙型肝炎的转归　慢性 HCV 感染，血清 ALT 升高提示有进展性肝损害，但 ALT 正常亦不能除外明显的肝纤维化。无或少量肝纤维化患者（IASL、Batts - Ludwig 及 Metavir 评分 0～1 分，Ishak 评分 0～2 分），在未来 10～20 年发生肝脏相关性并发症和死亡的风险较小。研究认为慢性丙型肝炎患者在 1～13 年进展至肝硬化的发生率为 0.6%/年，14 年以上为 2.3%/年，总的来说经过 25～30 年进展至肝硬化的危险为 5%～25%。一个前瞻性研究显示，年轻女性和年幼儿童在感染后 20～30 年，肝硬化发生率为 1%～3%。有报道中年人因输血感染率为 20% ~30%，一般人群为 10 % ~15%。大多数研究资料来自于回顾性的研究，前瞻性研究较少；因丙型肝炎的隐匿性，很难准确地估计其自然史，故研究结果偏差较大。

有关中国人群 HCV 感染的自然史研究报道较少。一项我国的研究以河北地区 283 例单采浆献血员（感染 HCV 时间为 12 ~25 年，未经任何抗病毒治疗）为研究对象，显示肝硬化发生率为 1.4%，进展期肝病的发生率为 6.7%，未发现失代偿性肝硬化和肝癌的病例。我国"十五"科技攻关研究结果表明，感染 10 年和 20 年以上患者的肝硬化发生率分别为 9.2% 和 15.29%。代偿良好的丙型肝炎肝硬化患者 10 年生存率为 80%，但发展至失代偿期肝病的危险为 4.0%/年，10 年以上者为 30%。如出现肝功能失代偿，死亡率为 13%/年，其 10 年生存率仅为 25%。HCV 相关性肝硬化发生肝细胞癌（HCC）为每年 1.4% ~6.9%，输血后丙型肝炎患者的 HCC 发生率相对较高，直接威胁患者的生命，如为 HCC，则死亡率为 86%/年。因此，对于 HCV 相关性肝硬化患者应尽早监测，尽早发现 HCC。

2. 慢性 HCV 感染进展的影响因素　慢性 HCV 感染的临床转归其预测因素包括宿主相关因素（如年龄、性别、体重、种族、遗传易感性等），病毒相关因素（如 HCV RNA 水平、基因型等）及合并因素（如酒精、合并 HBV/HIV 感染、环境毒物）等。

有研究报道了感染时年龄与感染 20 年后肝硬化发生率的关系：<20 岁为 2%；21 ~30 岁为 6%；31 ~40 岁为 10%；41 ~50 岁为 37%；>50 岁为 63%。我国"十五"科技攻关研究显示，感染 HCV 时年龄在 40 岁以上、男性及合并 HIV 感染并导致免疫功能低下者可导致疾病进展。

合并 HBV 感染、肥胖、嗜酒（50g/d 以上）、非酒精性脂肪性肝炎（NASH）、肝脏高铁载量、合并血吸虫感染、肝毒性药物和环境污染所致的有毒物质等也可促进疾病进展。上述促进丙型肝炎进展的因素及糖尿病等均可促进 HCC 的发生。临床上应对上述疾病早期诊断并进行相应的监测，最大限度地延缓疾病进展。

建议慢性 HCV 感染者不饮酒或少饮酒至 WHO 指南中推荐的饮酒量；肥胖和胰岛素抵抗者通过锻炼和饮食干预控制以达到理想的体重指数。同时对感染者的血生化指标、肝纤维化血清学诊断指标、腹部超声检查、肝脏纤维化弹性检查（FibroScan）及肝脏活检进行监测，准确判断病情并且给予积极治疗。近年开展的 FibroScan 为非侵入性、可反复检测并易被患者接受，可作为对病情进展动态观察的辅助检查手段之一，但肝脏组织学检查仍是评价慢性丙型肝炎病情及发展的金标准，对于早期肝硬化及肝脏炎症程度的诊断尤为重要。

3. HCV 感染慢性化与遗传易感性的关系　HCV 感染后，宿主的临床表现及病毒因素并不能完全解释其转归，另外的一个重要影响因素就是宿主基因的变异。最近的研究证实了宿主遗传基因变异可能导致机体免疫功能状态的差异从而导致不同的临床结局。全基因组关联分析（GWAS）利用相同的基因分型技术和分析方法，纳入不同种族的人群，研究了 IL28B 基因变异与机体 HCV 自发清除及 IFN-α 抗 HCV 治疗反应的关系。研究结果显示，最有意义的预测 HCV 感染后自发清除的位点是 IL28B 基因 rs8099917。与基线 HCV RNA 水平、肝纤维化水平、性别与种族等预测因子相比，IL28B 基因变异对抗病毒治疗应答和病毒自然清除具有更强的预测价值。研究结果还提示保护性的 rs12979860 C 等位基因频率在东亚人群为 91.0% ~97.5%，抗病毒治疗的 SVR 率最高，远高于其他人群。所以我们必须结合患者临床表现、病毒、种族及基因变异的检测等多方面的资料，以全面评判 HCV 感染者的临床转归。

4. 慢性 HCV 感染可引起肝外病变　慢性 HCV 感染可引起肝外病变，如并发皮肤疾病、肾炎及特发性混合性冷球蛋白血症等。皮肤疾病主要包括迟发性皮肤卟啉病和扁平苔藓等。HCV 感染者中扁平苔藓样患病率为 1%～4%，是非 HCV 感染人群的两倍。慢性 HCV 感染可引起混合型冷球蛋白血症 II 和 III 型，主要表现为以关节病、雷诺病和紫癜为特点的系统性血管炎，并可能出现外周神经炎和膜性肾小球肾炎。查体可发现全身淋巴结肿大、紫癜、肝脾肿大、视网膜静脉明显充血和局限性狭窄。血清蛋白电泳呈现典型的 M 峰，在免疫复合物体和血管损伤处可检测到 HCV RNA。40% 的特发性混合性冷球蛋白血症患者皮肤中可检测到 HCV RNA。混合性冷球蛋白血症的发生与感染持续时间和肝脏疾病的进展阶段有明显关系。35%～60% 的 CHC 患者出现肾脏损害与冷球蛋白血症 II 型有关，81% 伴有膜性增殖性肾小球肾炎的特发性混合性冷球蛋白血症患者外周血可检测到 HCV RNA。混合性冷球蛋白血症时需抗病毒治疗。

5. 改善 HCV 相关肝硬化的自然史　慢性丙型肝炎患者的主要死因是肝硬化和 HCC，通过抗 HCV 治疗可以阻止病情进展，改善 HCV 感染自然史。多个临床随机对照试验结果显示，IFN-α 单药或联合 RBV 治疗获得 SVR 的患者中，失代偿的发生率为 1%；生化应答者，5 年失代偿发生率为 9.1%，可预防和延缓肝炎后肝硬化和肝癌的发生。荟萃分析也证实了接受 IFN-α 治疗者（包括完全应答后复发者及对 IFN-α 治疗不应答者）比未接受者能更有效地预防肝癌的发生。

二、急性丙型肝炎的诊断

（一）流行病学史

有输血史、应用血液制品史或明确的 HCV 暴露史。输血后急性丙型肝炎的潜伏期为 2～16 周（平均 7 周），散发性急性丙型肝炎的潜伏期尚待研究。

（二）临床表现

表现为全身乏力、食欲减退、恶心、右季肋部疼痛、肌肉和关节疼痛等，少数伴低热，轻度肝大，部分可出现脾大，少数可出现黄疸。部分患者无明显症状，表现为隐匿性感染。

（三）实验室检查

ALT 多呈轻度和中度升高，抗-HCV 和 HCV RNA 阳性。HCV RNA 常在 ALT 恢复正常前转阴，但也有 ALT 恢复正常而 HCV RNA 持续阳性者。

（四）诊断

有上述流行病学＋临床表现＋实验室检查或临床表现＋实验室检查者可诊断。

暴露于 HCV 后的 1～3 周即可在感染者外周血中检测到 HCV RNA。感染者出现临床症状时，血清中已经可以检测到 HCV RNA，但是仅有 50%～70% 的患者表现为抗-HCW 阳性，3 个月后 90% 的患者抗-HCV 阳性。急性期一般临床表现较轻，可有乏力、不适、厌食、黄疸等临床表现，血清 ALT 升高，少部分可能出现较重的临床表现，但较少出现重型肝炎。且往往几周后随着 ALT 的降低症状更加隐匿。同样，体格检查表现为正常或轻度肝脏肿大或仅有肝区压痛，部分患者可有蜘蛛痣或肝掌。

三、慢性丙型肝炎的诊断

（一）诊断依据

HCV 感染超过 6 个月，或发病日期不明、无肝炎史，但肝脏组织病理学检查符合慢性肝炎，或根据症状、体征、实验室及影像学检查结果综合分析，亦可诊断。对于转氨酶持续升高或有危险因素（在 1990 年以前输过血、有毒品注射史）时应怀疑慢性丙型肝炎的诊断。

（二）病变程度判定

病变程度判断主要依据病理诊断，按炎症活动度和纤维化程度进行分级（G）和分期（S），见表 12-1。慢性肝炎病理诊断与临床分型的关系：轻度慢性肝炎时，$G_{1\sim2}$，$S_{0\sim2}$；中度慢性肝炎时，G_3，$S_{1\sim3}$；重度慢性肝炎时，G_4，$S_{2\sim4}$。

表 12-1 慢性肝炎分级和分期标准

炎症活动度分级（G）			纤维化程度分期（S）	
级	汇管区及周围	小叶	期	纤维化程度
0	无炎症	无炎症	0	无
1	汇管区炎症	变性及少数点、灶状坏死灶	1	汇管区纤维化扩大，局限窦周及小叶内纤维化
2	轻度 PNV	变性，点、灶状坏死或嗜酸性小体	2	汇管区周围纤维化，纤维间隔形成，小叶结构保留
3	中度 PN	变性、融合坏死或见 BN	3	纤维间隔伴小叶结构紊乱，无肝硬化
4	重度 PN	BN 范围广，多小叶坏死	4	早期肝硬化

（三）HCV 重症化

HCV 单独感染极少引起重型肝炎，HCV 重叠 HIV、HBV 等病毒感染，过量饮酒或应用肝毒性药物时，可发展为重型肝炎。HCV 感染所致重型肝炎的临床表现与其他嗜肝病毒所致重型肝炎基本相同，可表现为急性、亚急性和慢性经过。

（四）慢性丙型肝炎肝外表现

肝外临床表现或综合征可能是机体异常免疫反应所致，只有 1%～2% 的患者有并发症，最常见的并发症为冷球蛋白血症，特征为：皮疹，如紫癜、血管炎或荨麻疹；关节、肌肉疼痛，肾病，神经疾病，血清出现冷球蛋白、类风湿因子和低补体。其他并发症包括肾小球肾炎、迟发性皮肤卟啉病；与丙型肝炎相关但较少记载的并发症有：血清阴性关节炎、干燥综合征（Sjogren syndrome）、霍奇金淋巴瘤、B 细胞淋巴瘤、纤维肌瘤、扁平苔藓等。

近年的研究证实，HCV 感染与糖尿病的发生、移植后糖尿病、地中海贫血患者伴发糖尿病或糖代谢紊乱均有相关性。

（五）肝硬化与 HCC

慢性 HCV 感染的最严重结果是进行性肝纤维化所致的肝硬化和肝细胞癌（HCC）。一旦发展为肝硬化或疾病严重伴症状，则体征明显，包括：乏力、全身肌肉酸痛、纳差、恶心、体重减轻、皮肤瘙痒、尿黄、水肿、腹水等；体检可能发现肝肿大、脾大、黄疸、肌肉萎缩、抓痕、腹水、脚踝水肿等。HCC 可有肝区疼痛、消瘦、黄疸、腹胀、纳差等；体检可发现肝大、黄疸、腹水、双下肢水肿等。

（六）混合感染

HCV 与其他病毒的重叠、合并感染统称为混合感染。我国 HCV 与 HBV 或 HIV 混合感染较为多见。

（七）肝脏移植后 HCV 感染的复发

丙型肝炎常在肝移植后复发，且其病程的进展速度明显快于免疫功能正常的丙型肝炎患者。一旦移植的肝脏发生肝硬化，出现并发症的危险性将高于免疫功能正常的肝硬化患者。肝移植后丙型肝炎复发与移植时 HCV RNA 水平及移植后免疫抵制程度有关。

四、实验室诊断

（一）常规检查

急性丙型肝炎初期白细胞总数正常或略高，一般不超过 $10 \times 10^9/L$。慢性丙型肝炎患者血常规白细胞数正常或稍低，淋巴细胞相对增多。血小板在部分慢性丙型肝炎患者中可减少。肝硬化失代偿期，有轻重不等的贫血、脾功能亢进时，血白细胞数及血小板均见降低，其中以血小板降低尤为明显。

（二）血液生化检查

ALT、AST 水平变化可反映肝细胞损害程度，但 ALT、AST 水平与 HCV 感染引起的肝组织炎症分度和病情的严重程度不一定平行；急性丙型肝炎患者的 ALT 和 AST 水平一般较低，但也有较高者。急性丙型肝炎患者胆红素明显升高者较少；血清白蛋白、凝血酶原活动度和胆碱酯酶活性降低较少，但在病程较长的慢性肝炎、肝硬化或重型肝炎时可明显降低，其降低程度与疾病的严重程度成正比。慢性丙型肝炎患者中，约 30% ALT 水平正常，约 40% ALT 水平低于 2 倍正常值上限。虽然大多数此类患者只有轻度肝损伤，但有部分患者可发展为肝硬化。ALT 水平下降是抗病毒治疗中出现应答的重要指标之一。凝血酶原时间可作为慢性丙型肝炎患者病情进展的监测指标。迄今尚无一个或一组血清学标志可对肝纤维化进行准确分期。

（三）血清特异性检查

1. 血清 HCV 抗体检测 常采用 ELISA 法检测血清抗 - HCV，其基本原理是以 HCV 抗原包被酶标板，用酶标抗人 IgG 与被检血清中的抗 - HCV 反应，显色后进行判断。该方法使用方便、重复性好、成本低，可用于 HCV 感染者的初筛和高危人群筛查，但在 HCV 感染早期、透析、免疫功能缺陷如 HIV 感染者可出现抗 - HCV 假阳性，此时需检测 HCV RNA 来协助诊断。

第一代试剂采用的抗原 C100 - 3 是 HCV 非结构基因（NS3/NS4）和人超氧化物歧化酶（hSOD）基因嵌合后表达的融合蛋白，其敏感性约为 70%，特异度也较低，且抗 - C100 - 3 出现较晚。第二代试剂以重组的包含 HCV 结构区 C22 - 3 多肽、NS3 区 C33C 多肽和 5 - 1 - 1 为抗原，其敏感性提高约 20% 以上，且抗 - HCV 的检出可提早 30 ~ 90d。目前使用的第三代试剂增加了 NS5 区作为包被抗原，灵敏度和特异度达 99%。

由于早期 ELISA 法检测常遇到假阳性，因而创立了 RIBA（重组免疫印迹法）用作确证试验。但第三代 ELISA 法检测抗 HCV 的特异性很高，因此不需要用 RIBA 验证。

2. 血清 HCV 核心抗原检测 HCV 核心蛋白约 190 个氨基酸，其氨基酸序列十分保守，比较已有的 HCV 各分离株的氨基酸序列，其同源性超过 95%。HCV 核心抗原的检测是反映 HCV 感染的重要标志。血清 HCV 核心抗原与 HCV RNA 有很好的相关性，但灵敏度有限，目前主要用于血清转换窗口期献血员的筛查。

由于血液中 HCV 抗原含量太低，既往用常规方法难以检出。近年来发展出 HCV 核心抗原的检测方法主要有以下几种：

（1）荧光酶免疫分析法（FEIA）：该方法采用 β-D-半乳糖苷酶标记单克隆抗体，β-D-吡喃半乳糖苷作为底物，应用荧光系统检测血清中 HCV 核心抗原，灵敏度约 20pg/ml，慢性 HCV 感染者中 HCV 核心抗原检出率为 92.3%。

（2）化学发光酶免疫分析法：采用联结了丫啶酯的单克隆抗体，通过加入碱性过氧化氢溶液产生化学发光信号，信号强度和样品中 HCV 抗原含量成正比关系。全部检测时间在 1h 以内。它的最低检出量为 0.06pg/ml。HCV RNA 阳性的血清转化前的样品，检出率为 98.6%，特异性为 99.9%。

（3）双抗体夹心法：双抗体夹心法定性或定量检测血清样品中总的或游离的核心抗原的基本原理是，以基因工程核心抗原免疫小鼠后所获得的纯化抗-HCV 核心抗原单克隆抗体作为固相包被物捕获待测样品中的 HCV 抗原，用与固相包被物有不同抗原决定簇的辣根过氧化物酶标记的抗-HCV 核心抗原单克隆抗体进行检测，显色后进行定性或定量测定。该法不受被测样品中抗-HCV 的干扰，检测结果准确、可靠，与 RT-PCR 方法相比具有方法简单、时间短、对环境要求低及假阳性率低的特点，该试剂对 HCV 核心抗原的检出比抗-HCV 的检出约早 49d，在临床上可用于 HCV 血清学转换前的早期急性丙型肝炎诊断、抗-HCV 阳性感染者的病毒血症分析以及 HCV 感染者治疗前后病毒血症追踪分析等。

3. 血清 HCV RNA 检测 外周血中检出 HCV RNA 是 HCV 复制活跃的可靠指标，在感染 1~2 周内血清中可检测到 HCV RNA，在感染自然恢复前血清中 HCV RNA 将达到一个高峰，但 HCV RAN 在达到峰值或重新出现前数天或数周内偶尔也可能检测不到。

HCV RNA 检测包括定性和定量两种方法，其基本原理是反转录聚合酶链反应（RT-PCR）：首先经逆转录酶作用，在特异性引物存在下，将 HCV RNA 反转录为单链的 cDNA，再选用高度保守的 5′非编码区引物通过 PCR 将 cDNA 扩增。HCV RNA 定性检测的方法有 RT-PCR、bDNA（分枝 DNA）、TMA（转录为媒介的扩增）。HCV RNA 定量检测可以了解患者体内 HCV 复制水平和评价抗病毒治疗疗效，HCV 病毒载量的高低与疾病的严重程度和疾病的进展并无绝对相关性。定量检测方法的敏感度可达到 10~15IU/ml，目前定量 PCR 已基本上取代了定性 PCR，如采用竞争性 PCR、bDNA、real time PCR、TMA 等检测技术。1997 年世界卫生组织首次建立起 HCV RNA 核酸检测技术标准和国际单位（IU），现在以"IU"报告数据结果的方式较"copies"更为常用。

为了达到疗效监测的目的，治疗前后应用相同的实验室检测方法很重要。为了提高 HCV RNA 的检出率，抽血后应尽快分离血清，以免血细胞中的 RNA 酶降解 HCV RNA，且应避免反复冻融标本所致的 HCV RNA 破坏。

4. HCV 基因分型检测 目前根据 Simmonds 分型系统，HCV 至少被分为 6 个主要基因型

（基因 1~6 型），每型又由若干亚型组成。我国主要的基因型是 1b 型。基因分型对于丙型肝炎流行病学的研究、临床制定抗病毒治疗方案、判断治疗难易程度和预测治疗效果有重要意义。例如，基因 1 型 IFN－α 治疗至少需要 48 周，治疗效果较差；而 2a 型只需 24 周，且治疗效果较佳。

常用基因分型检测方法有：

（1）核苷酸测序法：通过 PCR 扩增有代表性的基因片段，如 NTR 区、C 区、NS5B 区，再进行核苷酸序列测定。

（2）遗传发育关系分析法：遗传发育关系分析法是在核苷酸测序分析的基础上建立的。此分析方法可把 5′NTR 区、C 区、NS5B 区、E1 区作为靶序列分型。对一定区域内的样本测序结束后可将序列相互比较，分析样本间序列的进化距离，画出该区域内 HCV 流行的系统关系进化树，观察 HCV 在区域内的分子流行情况及特点；也可把样本序列与世界各地已发表的该区段序列比较，分析样本序列与其他序列的差异。其与核苷酸测序法是基因分型的"金标准"，但二者技术要求条件高、耗时多、成本高，仅用于科研。

（3）型特异性引物扩增法：根据不同 HCV 基因型在某一区段（主要是保守区）序列的差异，设计一系列型特异性引物，不同 HCV 基因型可扩增出长度大小不同的片段，并以此分型。这是目前国内外学者应用较为广泛的方法。此方法简便易操作，但检测一份样本需使用多个引物，费用较高，而且此法的结果不利于相互比较，只有对某一区段的扩增片段都进行测序后才能更好地比较该片段的地区差异性。

（4）基因芯片法和型特异性探针杂交法：将型特异性的寡核苷酸探针固定在经处理的玻片上，荧光标记的 PCR 产物与之特异结合杂交后，经过扫描，在相应的型特异性探针位置上出现荧光点，根据点位置确定 HCV 的基因型和基因亚型。

（5）限制性片段长度多态性（RFLPs）分析：根据 HCV 不同基因型某一区段个别碱基的变异直接导致了某些酶切位点的改变。一般选 5′NTR 区和 NS5B 保守区作为 RFLP 分型的靶基因。PCR 扩增靶基因得到的产物用不同的限制性内切酶进行酶切，不同型或亚型得到不同长度大小的片段，然后根据酶切后电泳所表现的片段大小及多态性进行 HCV 基因分型。RFLP 分型法具有正确、快速、灵敏、经济等优点，适于对 HCV 感染者作大规模的筛查。

5. IL28B 单核苷酸多态性　新近基因组学研究证实，编码抗病毒细胞因子 IFN－λ 的 IL28B 基因单核苷酸多态性（single nucleotide polymorphisms，SNPs）与慢性丙型肝炎患者病毒自发清除及 IFN－α 抗病毒治疗应答有关。IL28B rs12979860 多态性与 HCV 感染的自发清除有关。对于慢性 HCV 感染者，IL28B rs12979860 基因型是 PEG－IFN－α 联合 RBV 治疗应答的一个显著独立预测因素，在基因 1 型 HCV 感染患者中，rs12979860 CC 基因型预测持续应答的特异性为 78%，敏感性为 65%。CC 基因型存在于大约 40% 的高加索人，可预测高加索人对该疗法的持续病毒学应答。rs8099917 次要等位基因和进展为慢性 HCV 感染有关，还与对治疗无反应有关，对 HCV 基因 1 型或 4 型的患者影响最大。在 HCV 自然清除者中，24% 可鉴定出这个风险等位基因，而对治疗有反应及无反应的慢性 HCV 感染者分别有 32% 和 58% 可鉴定出此基因。因此，将来可考虑在抗病毒治疗前对患者进行 IL28B 基因型检测来确定更好的个体化抗病毒治疗疗程。

（四）治疗过程中的一般监测

在开始 IFN－α 和 RBV 治疗之前，除 HCV RNA 定量检测外，还应当进行血液生化

（ALT、AST、TBIL、ALB、BUN、Cr、UA、血糖等）、全血细胞计数、尿常规、甲状腺功能和自身抗体等基线检查，育龄妇女应查尿 HCG 以排除妊娠。治疗期间应监测对治疗的应答情况及药物副作用。合理的监测时间如下：治疗前 12 周每月随诊一次，之后每 8~12 周随诊一次，直到治疗结束。每次随诊都应了解患者是否出现药物副作用和抑郁症状。实验室检查监测指标包括全血细胞计数、血肌酐、ALT 水平，并在第 4、12、24 周，之后每 4~12 周，以及治疗结束后 24 周检测 HCVRNA 水平。治疗期间还应每 3~6 个月监测一次甲状腺功能。

五、影像学诊断

感染 HCV 后 20 年，一般人群中有 10%~15% 的患者发展为肝硬化，儿童和年轻女性肝硬化发生率为 2%~4%；中年人因输血感染者为 20%~30%；酗酒（50g/d 以上）、合并 HBV 或 HIV 感染等因素会大大加快疾病进展；一旦发展为肝硬化，肝细胞癌的年发生率为 1%~7%。肝硬化作为病变过程中的重要环节，早期识别的意义重大。肝纤维化早期，肝脏形态多无明显异常改变，晚期则变化较大。晚期肝硬化，常规影像学检查如超声、CT 和 MRI 检查可以提供肝脏表面、肝脏体积、肝脏实质、脉管管径及血流等各项指标的数值，以及肝脏病变的形态学信息，具有较高的灵敏度和特异度。但对早期肝硬化，尤其是代偿期肝硬化，诊断难度较大。FibroScan 检查以定量的方法来测定肝脏硬度，是一种新型的肝纤维化检测仪器，是一项建立在超声诊断基础上的快速便捷、非侵袭性新技术，用于其他非创伤检查不能确定的肝纤维化患者的诊断，具有独特的优越性。

（一）彩色超声检查

1. 慢性丙型肝炎　超声检查示肝脏弥漫性改变，部分伴脂肪变。

2. 肝硬化　超声检查可有以下发现：

（1）肝外形和体积改变：早期体积增大，晚期缩小；外形不规则，轮廓不整齐，肝脏各叶比例失调，肝裂增宽；肝脏表面不光滑，呈现凸凹不平，边缘钝。

（2）肝实质回声：肝实质内回声致密、回声增粗、增强，可呈条索状或结节状回声。

（3）肝内血管：走行紊乱、不清，变细、分布减少。门静脉主干内径 >13mm。

（4）脾脏：体积不同程度的增大，脾静脉扩张，内径 >8mm。

（5）其他表现：肠系膜上静脉曲张、脐静脉重新开放、腹水等，对明显的肝纤维化甚至肝硬化诊断较准确。

3. 原发性肝癌　超声检查显示为肝实质内多发或单发的圆形或类圆形团块，多数呈膨胀性生长，局部肝表面隆起。肿块内部表现为均匀或不均匀的弱回声、强回声和混杂回声。肿瘤周围可见完整或不完整的低回声包膜，在侧后方形成侧后声影。少数肿瘤周围血管受压，在肿瘤周围产生窄暗带环回声。门静脉、肝静脉、下腔静脉癌栓、胆管内癌栓，则在扩张的血管内或胆管内见到高回声的转移灶。同时可显示肝门、腹主动脉旁等腹腔淋巴结增大。

（二）CT

1. 慢性丙型肝炎　特殊性改变仅见于合并脂肪肝时，CT 上肝实质密度普遍减低。

2. 肝硬化　少数肝硬化表现为全肝萎缩；更多地表现为尾叶、左叶外侧段增大，右叶发生萎缩，部分也表现为右叶增大，左叶萎缩或尾叶萎缩，结果出现肝各叶大小比例失调。肝轮廓边缘显示凹凸不平，肝门、肝裂增宽，以及脾大、腹水、胃底和食管静脉曲张等门脉高压征象。

3. 肝癌　平扫常见肝硬化，边缘轮廓局限性突起，肝实质内出现单发或多发、圆形或类圆形的边界清楚或模糊的肿块，肿块多数为低密度，周围可见低密度的透亮带，为肿瘤假包膜。巨块型肝癌中央可发生坏死而出现更低密度区。

对比增强螺旋 CT 多期扫描：①动脉期，主要为门静脉供血的正常肝实质还未出现对比增强，而以肝动脉供血的肿瘤很快出现明显的斑片状、结节状强化，CT 值迅速达到峰值；②门静脉期，正常肝实质对比增强密度开始升高，肿瘤对比增强密度迅速下降；③平衡期，肿块对比增强密度继续下降，在明显强化的肝实质内又表现低密度状态。全部对比增强过程呈"快显快出"现象。如发生血管侵犯或癌栓形成，则可见门静脉、肝静脉或下腔静脉扩张，增强后出现充盈缺损；胆道系统侵犯，引起胆道扩张；肝门部或腹主动脉旁、腔静脉旁淋巴结增大提示淋巴结转移。

（三）MRI

MRI 可以更清晰地显示肝脏的血管结构及走行。肝硬化时可以表现肝脏大小、形态改变和脾大、门脉高压征象，与 CT 表现相同。原发性肝癌在 T_1WI 上肿瘤表现稍低或等信号，肿瘤出血或脂肪性变表现为高信号，坏死囊变则出现低信号。T_2WI 上肿瘤表现为稍高信号，巨大肿块时 T_2WI 信号多不均匀。假包膜在 T_2WI 上表现为环绕肿瘤周围的低信号环。

（四）FibroScan

FibroScan 通过测定肝脏瞬时弹性图谱来反映肝实质硬度（liver stiffness，LS），并以定量分级来评估肝脏纤维化的程度。FibroScan 的原理主要是基于一维瞬时弹性波，通过测定肝脏瞬时弹性图谱来测量肝脏的硬度，进而判断肝脏纤维化的程度。肝质地越硬，超声切割波在肝内运行的速度越快，得出的弹性千帕（kPa）值越高，说明肝脏硬度越大。

1. LS 检测的用途

（1）鉴别重度肝纤维化与肝硬化：

1）LS 参考值：目前，越来越多的国内外学者致力于 FibroScan 的研究，将其与肝穿刺活检进行对照，得出各期纤维化肝脏硬度指标的临界值。具有代表性的研究如下：

Castera 等确定诊断 F≥2 期、F≥3 期、F≥4 期肝纤维化临界值分别为 7.1kPa、9.5kPa 和 12.5kPa。

Ziol 等诊断 F≥2 期、F≥3 期、F≥4 期肝纤维化临界值分别为 8.8kPa、9.6kPa 和 14.6kPa。根据灵敏度及特异性分析提示以 9.6kPa 和 14.6kPa 为分界值是诊断重度肝纤维化和肝硬化可靠的非创伤性指标。

Foucher 等发现肝脏硬度临界值为 17.6kPa 时，诊断肝硬化的阳性预测值与阴性预测值均在 90% 以上。

2）受试者工作特征曲线：受试者工作特征曲线（recelver operator characteristic curve，ROC 曲线），最初用于评价雷达性能，又称为接收者操作特性曲线。ROC 曲线是根据一系列不同的二分类方式（分界值或决定阈），以真阳性率（灵敏度）为纵坐标、假阳性率（特异度）为横坐标绘制的曲线。

诊断 F≥2、F≥3、F=4 的 ROC 曲线下面积分别为 0.88、0.95、0.95，通过 LS 联合 ROC 检测，可使大部分（84%~95%）慢性肝炎患者避免行肝穿。

总之，FibroScan 对 F3 及 F4 期肝纤维化的诊断更贴近临床诊断，且诊断敏感性和特异性较 F_1 和 F_2 期更高。需注意，如果单次检测结果与临床不符或有疑问，可以通过二次独立检测提高诊断的准确性。

（2）在肝硬化患者，可评价发生肝硬化并发症的几率：Foucher 等研究发现，肝脏硬度与临床参数（静脉曲张出血史、原发性肝癌、腹水）和生物参数（食管静脉曲张度、脾大）显著相关，可以预测肝硬化并发症的发生。以 LS 17.6kPa 为临界值，检测肝硬化的阳性预测值和阴性预测值均 >90%，在此前提下，有食管静脉曲张 2~3 级的临界值为 27.5kPa，既往曾有腹水的临界值为 49.1kPa，伴有肝细胞癌的临界值为 58.7kPa，食管静脉曲张出血的临界值为 62.7kPa。Masuzaki 等的研究发现得出同样的结论。但也有学者认为用 FibroScan 判定食管静脉曲张结果并不可靠，准确诊断仍需内镜检查。

（3）LS 在 HCV 所致肝癌中的预测价值：研究表明 LS 值与 HCV 所致肝癌密切相关。一项研究对 866 例患者进行 3 年的随访，其中 77 人患肝脏肿瘤，研究证实 LS 值越高，罹患肝癌的风险越大：LS 在 10kPa 以下，患肿瘤的风险低；LS 值在 10.1~15kPa，患肿瘤的风险为 16.7%，如果 LS 值 >25kPa，患肿瘤风险增加为 45.5%。

2. FibroScan 检查适用的人群　FibroScan 检查适用范围广，但肝硬化腹水、孕妇、安装心脏起搏器、肥胖等患者不宜进行检查。有研究发现，糖尿病和肋间隙狭窄者的肝硬度值不易获得。经单变数分析，测定失败与体重指数（BMD）、糖尿病、年龄（>50 岁）、脂肪肝等因素有关；但经多因素分析后，发现只有 BMI（BMI $>30kg/m^2$）是唯一妨碍弹性测定的因素。

3. FibroScan 检查的局限性

（1）需确立我国合理的 LS 参考值范围：目前尚需大规模的临床研究来确定我国不同种族、年龄、性别等人群的重度肝纤维化和肝硬化 LS 值范围。

（2）影响 FibroScan 检测结果的因素：如在急性肝炎或慢性肝炎急性发作伴转氨酶升高时，检测到的 LS 值偏高；肝外阻塞性黄疸能使肝脏硬度值检测结果升高；另外，肝脏脂肪变性会使医师高估 LS 值，丙型肝炎合并脂肪肝时 FibroScan 检查可能受限。

（3）局限性：FibroScan 检测技术能够较好地判断出处于 F_2~F_4 期的肝病患者，但不易准确区分相邻的两期肝纤维化。

总之，HCV 感染后，在慢性肝炎、肝硬化乃至肝癌阶段，在影像学方面除可能伴脂肪肝外，与其他病毒性肝炎并无明显不同。鉴于肝硬化在丙型肝炎诊疗中的重要地位，为了鉴别出早期肝硬化，FibroScan 检查具有无创、无痛、无并发症、安全性高、检查快速、重复性好、操作方便、价格便宜，可用于动态监测肝病发展及疗效评价，容易被患者接受等优势。然而，FibroScan 技术仅评估患者的肝脏硬度，从而反映肝纤维化程度，并不能帮助诊断患者可能合并的其他肝病，如非酒精性脂肪性肝炎、原发性硬化性胆管炎和自身免疫性肝病等。因此，对于病毒性肝炎患者最好进行至少一次肝活检以排除其他肝病。

六、急性丙型肝炎的治疗

在讨论急性丙型肝炎的治疗之前，必须考虑 HCV 感染的自然进程特点，50%~80% 的急性 HCV 感染后发生慢性化。由于急性 HCV 感染后患者多数无明显的临床症状，不能引起患者的注意和及时到医院就诊，因此较多患者不能在急性感染时作出诊断，也就造成在急性感染期不能得到及时的诊疗而发展为慢性疾病。虽然早期的治疗可提高疗效，但我们必须在治疗的可能收益和可能的不良反应之间权衡得失，毕竟部分患者无须治疗即可发生自发性 HCV 清除。急性丙型肝炎患者的治疗必须在不降低治愈率的前提下，在良好的预后和选择恰当的治疗目标之间权衡，包括何人需治疗、何时治疗、治疗药物和疗程等。

急性 HCV 感染的早期诊断很困难。急性 HCV 感染后，只有 10% ~ 15% 的人有症状，其余无明显症状。在 HCV 暴露后 1 ~ 3 周，可检出 HCV RNA，暴露后 4 ~ 10 周可检出 HCV 抗体阳性。出现症状多于暴露后的 2 ~ 12 周，ALT 升高发生于 4 ~ 12 周。HCV 抗体阳性甚至出现于临床症状之后，故急性 HCV 感染的早期确诊更依赖于灵敏的 HCV RNA 定量检测（检测下限一般为 15IU/ml）。故不明原因的急性肝炎，为早期确诊，建议及时行 HCV RNA 定量检测。一般认为，有暴露史、实验室检测 HCV RNA 阳性、并且出现 HCV 抗体的血清学转换可确诊急性 HCV 感染。有明确暴露史、有肝功异常、转氨酶 10 倍或以上升高、实验室检测 HCV RNA 阳性和（或）HCV 抗体阳性，可确诊急性丙型肝炎。需要提出的是，在免疫抑制的患者如 HIV 患者，合并急性 HCV 感染，往往 HCV 抗体阴性，仅能检测到 HCV RNA 阳性。HCV 病毒血症持续超过 6 个月，认为是慢性感染。

（一）治疗的目标人群及治疗的时机

早期治疗急性丙型肝炎可以显著降低慢性感染的比例，这已成为共识。Corey 对急性丙型肝炎早期抗病毒治疗的荟萃分析研究结果显示，用 IFN - α 进行抗病毒治疗患者的 SVR 为 78%，而未治疗者为 55.1%，两者具有显著的差异（OR = 3.08，95% CI：1.8 ~ 4.8，P < 0.0001）。因此，对急性丙型肝炎患者进行早期抗病毒治疗的重要性是不言而喻的。但何时为早期已成为很多临床研究关注的内容之一。

由于有 20% ~ 50% 的丙型肝炎患者可以在急性感染期清除病毒，治疗过早会使那些能自发清除病毒的患者进行不必要的治疗，而治疗太晚往往导致慢性感染，显著降低 SVR。因此，需判断哪些急性丙型肝炎患者会自发清除病毒，什么时间会清除病毒，然后对不能自发清除病毒的患者进行治疗。大部分患者在临床症状出现 12 ~ 16 周会出现 HCV RNA 的下降。Corey 的荟萃分析研究结果显示，基于病毒清除的平均时期为发现 HCV RNA 阳性后的（9.7 ± 6.5）周，从暴露于 HCV 到自发清除病毒的时间约为 13 周（自发清除 HCV 一般发生于暴露后 3 ~ 4 个月）。

SVR 与急性丙型肝炎从诊断到自发的病毒清除的时间成反比。在诊断后 12 周内治疗者，SVR 为 82.5%（95% CI：75.6% ~ 89.3%），明显高于未治疗的患者。在诊断急性丙型肝炎的 12 ~ 24 周治疗者，SVR 降至 66.9%，在诊断 24 周以上治疗者，SVR 降至 62.5%。在诊断后 12 周内治疗，治愈率最高，推迟急性丙型肝炎的治疗到诊断 12 周后开始，并不会明显降低 SVR。基于上述发现，我们提出在急性丙型肝炎诊断后，在治疗前观察 12 周，观察有无 HCV 的自发清除。如果 12 周后，无自发清除，HCV RNA 仍阳性，建议在 12 ~ 24 周开始治疗。

（二）治疗用药及剂量

目前，急性 HCV 感染的治疗尚无统一的标准。急性丙型肝炎治疗方案的临床研究多借鉴于慢性丙型肝炎的治疗经验。慢性丙型肝炎当前的标准治疗方法为 PEG – IFN – α 联合 RBV 治疗，根据治疗过程中病毒的应答情况和药物的副作用来确定是否继续治疗，并根据患者的应答和病毒基因型确定疗程。

首先，PEG – IFN – α 为首选。尽管使用普通 IFN – α 也能取得良好的疗效，2001 年 Jaeckel 等使用 5MU IFN – α – 2b 每天 1 次共 4 周，以后每周 3 次共 20 周，SVR 为 98%，甚至在停止 IFN – α 治疗的两年半内未出现复发。但 PEG – IFN – α 可取得更高的 SVR，可提高依从性，故为首选。PEG – IFN – α – 2a 的剂量推荐为 180μg/周。

其次，是否需联合 RBV 仍有争议。EASL 指南中提到 PEG – IFN – α 单独治疗，不论哪种基因型，SVR 已达 90% 以上，联合 RBV 并不会明显提高 SVR，故不建议联合 RBV。然而，在美国，由于应答率不如欧洲，来自慢性丙型肝炎的治疗经验使他们赞成联合 RBV。尽管人们认为 RBV 的治疗剂量应个体化，美国肝病研究协会还是建议，在急性丙型肝炎，每天 RBV 800mg 联合 PEG – IFN – α 是合理的，未取得良好的病毒学应答的患者需要根据体重调节 RBV 的剂量。

（三）疗程

建议疗程为 24 周。然而如在 4 周检测不到 HCV RNA，治疗 12 周亦可。一个大型、多中心的研究表明，治疗 12 周时仍能检测到 HCV RNA 阳性的患者应再使用 PEG – IFN – α 治疗 12 ~ 24 周。疗程结束之后，即使取得 SVR，仍应继续定期监测 HCV RNA 至 1 年。

（四）HIV 抗体阳性者感染急性丙型肝炎的治疗

HIV 患者感染 HCV 后，SVR 明显低于单纯 HCV 感染者。荷兰的治疗建议：在急性丙型肝炎诊断 12 周后，联合 PEG – IFN – α – 2a/2b 和 RBV（800 ~ 1 400mg）治疗。如果能具备下列条件之一：①取得快速病毒学应答（RVR），即 HCV RNA < 50IU/ml；②在治疗 4 周时 HCV RNA 下降大于 2log，并且在治疗 12 周时 HCVRNA 检测不到，推荐疗程 24 周。除此之外，建议延长治疗到 48 周。如治疗 12 周，HCV RNA 下降小于 2log，则应停止治疗。

（五）预后的判断

取得良好的治疗反应的条件之一是患者的依从性。静脉药瘾者及心理疾病者易因为早期治疗的中断而转为慢性。EASL 2011 年指南中提到出现急性期临床症状、女性、年轻、在治疗 4 周内出现病毒学应答者，预后良好。但也有观点认为，不同的基线参数，如性别、年龄、感染方式、基线病毒量、HCV 基因型似乎与预后无关。

总之，急性丙型肝炎的 PEG – IFN – α 治疗会增加 SVR 率，使其超过 90%。目前并不推荐 PEG – IFN – α 用于 HCV 暴露后预防。急性丙型肝炎治疗无应答者建议参照《慢性丙型肝炎治疗指南》继续治疗。制定治疗指南的困难之一，在于急性丙型肝炎症状的非特异性，往往不能及时确诊，故各项临床研究中急性丙型肝炎的早期确诊时间很难标准化。此外，缺乏随机对照研究，也是指南难以制定的原因。同时，对于难治性急性丙型肝炎患者，延长治疗时间或加大 IFN – α 剂量是否能明显增加 SVR，尚无资料证实。还有，关于无症状的急性 HCV 感染者，是否需治疗？研究发现，对于无症状者，自发的病毒清除率较低，因此可能从早期抗病毒治疗中获益。因此，无症状的 HCV 感染者，如有明确的 HCV 暴露史，在暴露后 24 周内，一旦发现 HCV RNA 阳性或 HCV 抗体阳性，建议立即行抗病毒治疗。

七、慢性丙型肝炎的治疗

慢性丙型肝炎一旦确诊需要立即进行抗病毒治疗，抗病毒治疗前应进行 HCVRNA 基因分型（1 型和非 1 型）和 HCV RNA 定量基线检测，并作治疗前有关患者基本情况评估和相关检查，以决定抗病毒治疗的疗程和 RBV 的剂量，制订抗病毒治疗的方案（表 12 – 2）。

表 12 – 2　慢性丙型肝炎患者标准治疗方案

基因型	IFN – α	RBV（RBV）	疗程
1 型、4 ~ 6 型	PEG – IFN – α – 2b［1.5g/（kg·周）］	800 ~ 1 400mg/d	48 周
	PEG – IFN – α – 2a（180g/周）	1 000 ~ 1 200mg/d	48 周
	普通 IFN – α（3 ~ 5MU/次）	15mg/（kg·d）	48 周
2、3 型且 HCV RNA < 6 × 10^5 IU/ml	PEG – IFN – α – 2b［1.5g/（kg·周）］	800mg/d	24 周
	PEG – IFN – α – 2a（180g/周）	800mg/d	24 周
	普通 IFN – α（3 ~ 5MU/次）	15mg/（kg·d）	24 周
2、3 型且 HCV RNA ≥ 6 × 10^5 IU/ml	IFN – α 和 RBV 剂量及疗程同基因 1 型治疗		

（一）基因 1 型和（或）HCV RNA 定量 ≥ 6 × 10^5 IU/ml

可选用下列方案之一，总疗程至少为 48 周：

1. PEG – IFN – α 联合 RBV 治疗方案

（1）PEG – IFN – α – 2a 每次 180μg，每周 1 次，皮下注射，联合 RBV 1 000 ~ 1 200mg/d（≤75kg 者 1 000mg/d，>75kg 者 1 200mg/d），分次饭后服用。

（2）PEG – IFN – α – 2b 每次 1.5μg/kg，每周 1 次，皮下注射，联合 RBV（体重 < 65kg 者 800mg/d，65 ~ 85kg 者 1 000mg/d，85 ~ 105kg 者 1 200mg/d，105 ~ 125kg 者 1400mg/d），分次饭后服用。

既往研究显示 RBV 的有效剂量至少为 > 10.6mg/kg 体重。PEG – IFN – α（2a 或 2b）可自行注射，注射部位可选择在上臂三角肌、脐旁两侧和大腿外侧等处。各部位应轮流注射，避免在同一部位反复注射。

2. 普通 IFN – α 联合 RBV 治疗方案　IFN – α 每次 3 ~ 5MU，隔日 1 次，肌内或皮下注射，联合 RBV 15mg/（kg·d）分次饭后服用。

IFN – α 联合 RBV 标准抗病毒治疗至 12 周时检测 HCV RNA 定量：①如 HCVRNA 下降幅度 < 2log，应明确原因，调整方案；②如 HCV RNA 低于标准试剂的最低检测限，应定期检测 HCV RNA 定量，继续治疗至 48 周；③如 HCV RNA 未转阴，但下降 ≥ 2log，应查找原因进行方案调整，继续治疗到 24 周。如 24 周时 HCV RNA 低于标准试剂的最低检测限，可酌情延长治疗到 72 周；如果 24 周时仍未转阴，应查找原因决定下一步治疗方案或停药。

（二）基因非 1 型（2 和 3 型）同时 HCV RNA < 6 × 10^5 IU/ml

可采用以下治疗方案之一，总疗程至少 24 周：

1. PEG – IFN – α 联合 RBV 治疗方案　PEG – IFN – α – 2a 每次 180μg，每周 1 次，皮下注射，联合 RBV 口服 800mg/d。也可 PEG – IFN – α – 2b 每次 1.5μ/kg，每周 1 次，皮下注射，联合 RBV 口服 800mg/d。

2. 普通 IFN-α 联合 RBV 治疗方案　普通 IFN-α 每次 3～5MU，隔日 1 次，肌内或皮下注射，联合 RBV 口服 800mg/d。

（三）基因非 1 型（2 和 3 型）同时 HCV RNA ≥6×10^5 IU/ml 标准抗病毒治疗原则同基因 1 型。

（四）HCV RNA 其他基因型

基因 4 型治疗方案同 1 型；目前认为基因 6 型治疗 48 周比 24 周疗效更好；基因 5 型 IFN-α 的剂量和疗程尚无充分数据。

（五）治疗监测

在进行标准的抗 HCV 治疗前必须完成：①收集完整的病史及做体格检查；②实验室基线值检测，包括肝脏生化、肾功能、血细胞计数、甲状腺功能和自身抗体等；③血清 HCV RNA 定量和 HCV 基因型检测；④必要时做肝活检；⑤必要时做心肺功能评估和心理评估；⑥做妊娠试验。

治疗期间应监测：①主诉及每次随诊体格检查；②必要时每 4 周查肝脏生化和肾功能一次；③在治疗的 2、4、6 周及以后每 4 周检查血细胞计数一次；④治疗 2 周、4 周、12 周及以后每治疗 12 周检测 HCV RNA 一次；⑤每 3～6 个月查甲状腺功能、自身抗体等一次；⑥必要时做心肺功能评估、视力或听力检查、心理评估等。强调治疗期间必须避孕。

治疗结束后应进行随访，24 周后复查 HCV RNA，应用 RBV 治疗者应继续避孕至少 6 个月。

（六）疗效预测因素

SVR 是抗病毒预期疗效最主要的预测因素。在我国，治疗前 HCV RNA 基因型（非基因 1 型）和 HCV RNA 定量（6×10^5 IU/ml）是关键指标。其他相关因素包括 PEG-IFN-α-2b 的剂量（基于体重给药），RBV 的剂量（>10.6mg/kg）。如果符合女性、<40 岁、体重（≤75kg）、非非洲裔美国人、无胰岛素抵抗、ALT 升高、无经肝活检证实的纤维间隔形成或肝硬化，则疗效更好。

最近的研究证实了宿主遗传基因变异可能导致对抗病毒治疗疗效的不同。全基因组关联分析（GWAS）研究结果显示，IL28B 基因变异与基线 HCV RNA 水平、肝纤维化水平、性别与种族等预测因子相比，IL28B 基因变异对抗病毒治疗应答具有最强的预测价值，保护性的 rs12979860 C 等位基因频率在东亚人群为 91.0%～97.5%，抗病毒治疗的 SVR 率最高，远高于其他人群。

（七）患者依从性管理

HCV 感染高风险人群、丙型肝炎患者及部分医务人员对 CHC 的规范抗病毒治疗认知不足。据中国肝炎防治基金会 2007 年一项丙型肝炎认知及诊疗情况调查结果显示，只有 22% 的 CHC 患者接受过 HCV RNA 检测，接受规范抗病毒治疗者则不足 5%。如果仅考虑抗病毒治疗，忽略了患者的依从性管理也可能导致疗效不佳。IFN-α 的不良反应主要是 30%～60% 的患者出现流感样综合征，另外还有脱发、皮疹、失眠、焦虑、情绪不稳定甚至抑郁，因此治疗前必须充分告知患者使之理解，治疗过程中如出现不良反应及时沟通，并采取相应的治疗措施减轻其反应，必要时辅以专科治疗，使患者能坚持治疗，顺利完成疗程。

（郭　敏）

第三节 自身免疫性肝炎

自身免疫性肝炎（Auto immune hepatitis，AIH）是由于自身免疫所引起的一组慢性肝炎综合征，呈慢性活动性肝炎表现，检查可见高球蛋白血症和肝脏相关自身抗体出现，可以发展为肝硬化。该病是一类以自身免疫反应为基础，以高丙种球蛋白血症、高血清自身抗体为特征的肝脏炎症性病变。汇管区大量浆细胞浸润并向周围肝实质侵入形成界板炎症是其典型病理组织学特征。此病最早于1950年由Waldenstren提出，由于本病与系统性红斑狼疮存在某些相似的临床表现和自身抗体，最初被称为"狼疮样肝炎"。以后发现本病与系统性红斑狼疮患者在临床表现和自身抗体上有明显差别。1992年，国际会议将"自身免疫性肝病"和"自身免疫性慢性活动性肝炎"统称为"自身免疫性肝炎"，并取消了病程6个月以上的限制，确定本病为非病毒感染性的自身免疫性疾病。

自身免疫性肝炎分3型：Ⅰ型（经典自身免疫性肝炎）以女性多见，有抗核抗体及抗平滑肌抗体（抗肌动蛋白）；Ⅱ型则以儿童多见，以存在抗肝、肾微粒体型抗原的抗体为特征；Ⅲ型以存在抗肝脏可溶性抗原的抗体为特征。Ⅱ、Ⅲ型较少见。

AIH的流行率约为170/10万左右，本病女性多见，男性与女性比例为1：3.6。年龄一般在15~40岁之间，青少年期是发病高峰期，女性绝经期为另一小高峰。该病有明显的种族倾向和遗传背景，在北欧、英格兰、爱尔兰和犹太等白种民族中发病率高，而在亚洲黄种民族中相对少见。该病任何年龄均可发病。如不治疗易发展为肝硬化，AIH的病死率很高，超过50%的严重AIH患者大约5年左右死亡，自行缓解比例很低。

一、病因和发病机制

本病为遗传倾向疾病，具备易患基因的人群可在环境、药物、感染等因素激发下起病。患者由于免疫调控功能缺陷，导致机体对自身肝细胞抗原产生反应，表现为以细胞介导的细胞毒性作用和肝细胞表面特异性抗原与自身抗体结合而产生的免疫反应，并以后者为主。自身免疫性肝炎反映了诱发因素、自身抗原、基因易感性和免疫调节网络之间的综合作用结果。

AIH的病因和发病机制至今尚未完全清楚，可能涉及遗传、病毒感染、药物和毒素、免疫等多种因素。

（一）病毒感染

所有主要的嗜肝病毒都可能引起AIH，包括麻疹病毒、甲型肝炎病毒（HAV）、乙型肝炎病毒（HBV）、丙型肝炎病毒（HCV）、丁型肝炎病毒（HDV）、单纯疱疹病毒Ⅰ型和EB病毒。一些观察提示，甲型肝炎后可能发展为AIH，也有报道乙型肝炎有类似现象。HCV感染不引起AIH，但常伴有AIH时可见的自身免疫标记阳性。HDV感染也可伴有大量的自身免疫反应，特别是出现一些自身抗体，然而，尚无证据说明HDV感染可以引起AIH。AIH患者中约有9%~15%的根据血清学检查可见庚型肝炎病毒RNA（HGV RNA），但此比例也见于隐源性慢性肝炎，并低于其他肝脏疾病，如慢性病毒性肝炎。

（二）遗传学机制

抗原必须由抗原呈递细胞（APC）呈递给T细胞。在此过程中，抗原首先与表达在

APC 表面的 MHC Ⅱ类分子的抗原结合区结合，形成抗原复合物，APC 再将此复合物呈递给 CD$_4^+$ T 辅助细胞。MHC Ⅱ类分子的抗原结合区由 DRβ 链构成，该区域内的氨基酸种类、空间结构影响 APC 呈递抗原的能力。β 链的序列有多态性，这种多态性影响了抗原的结合、影响了 CD$_4^+$ T 细胞的激活。人类的 MHC 分子（即 HLA），目前已基本明确 HLA - DRB130301，- DRB130401 是北欧白人 Ⅰ 型 AIH 的易感基因。上述等位基因 β 链的 67272 短肽氨基酸组成相同，均为 LLEQKR，其中 DRβ71 位的赖氨酸（K）是影响抗原结合和呈递的关键氨基酸残基。赖氨酸位于 HLA Ⅱ类分子抗原结合区边缘上，能够影响 HLA Ⅱ类分子—抗原复合物的空间构型，从而影响免疫细胞的激活。日本、阿根廷、比利时及墨西哥人 Ⅰ 型 AIH 的易感基因与北欧白人不同（ - DRB130404，- DRB130405），原因是不同人种 HLA Ⅱ类分子结合区内的氨基酸序列略有差异。日本和墨西哥人的 HLA - DRβ71 位赖氨酸由精氨酸（R）替代。由于赖氨酸与精氨酸均为极性氨基酸，因而这种多态性对 APC 的抗原结合和呈递功能影响不大。但是如果 DRβ71 位被一个中性氨基酸取代，将大大降低其抗原结合和呈递能力，因而北欧白种人 HLA - DRB131501 等位基因是抗 Ⅰ 型 AIH 的基因。HLA - DRB130301 及 30401 位点还与疾病的严重程度相关。其影响机制尚未阐明，推测可能在 HLA - DR3 或 DR4 区内还存在另一个影响病情的相关基因和/ 或在 HLA2DR 分子中存在其他的决定免疫反应的关键氨基酸。

（三）免疫学机制

目前有关机体对自身抗原免疫耐受丧失的机制尚未阐明，相关的假设、理论较多，其中最令人感兴趣的机制是分子模拟机制，即病原体感染机体后，由于病原体上的某些抗原表位与人体组织蛋白的抗原表位相同或相似，导致病原体刺激机体产生的激活淋巴细胞或抗体与组织抗原发生交叉反应，导致组织器官的损伤。如病毒（HCV、麻疹病毒等）和药物（酚酊、呋喃妥因、苯妥英钠、肼苯达嗪等）等通过分子模拟机制导致肝脏自身免疫性损伤。

其他辅助因素女性激素和环境因子，它们可以上调或下调免疫系统的介质或成分，甚或自身抗原。环境因素，例如尼古丁、酒精和营养，可以上调或下调药物代谢酶而后变成自身抗原。

二、临床表现

AIH 约有 30 % 的患者的表现是急性的。AIH 也可以表现为暴发性肝衰竭。其余的患者发病隐匿，直到疾病进展到肝脏严重受损时才被确诊。相当比例的患者会出现黄疸、纳减、乏力，女性患者月经紊乱常见。约 10% ～40% 的患者由于肝脏胀痛而引起腹痛，超过 20% 的患者有发热，大多数患者有肝脏肿大，约半数患者可触及脾脏，患者常出现蜘蛛痣，30% ～80% 的患者在发病时已出现肝硬化，10% ～20 % 的患者已经出现失代偿性肝硬化，伴有腹水、甚至肝性脑病。约 20% 的患者出现食管静脉曲张。

AIH 的肝外表现很常见，约 63% 的患者至少有肝脏以外的一个脏器疾病证据。6% ～36% 的患者有关节病变和关节肿胀，影响到双侧的大、小关节，这些通常是短暂的，但可反映病变活动，偶尔也会发生侵蚀性关节炎。约 20% 的患者出现皮疹，表现为多形性、丘疹样或痤疮样皮疹，常见过敏性毛细血管炎、扁平苔癣和下肢溃疡。

AIH 还可伴有其他疾病，特别是溃疡性结肠炎，甚至严重的原发性硬化性胆管炎。特别是儿童，原发性硬化性胆管炎最初可表现为慢性肝炎。AIH 患者也有其他自身免疫性疾病和其他疾病发病率的增高，包括自身免疫性甲状腺炎、干燥综合征、肾小管性酸中毒、纤维化性齿槽炎、周围神经炎和肾小球肾炎。

自身免疫性肝炎大多数隐匿或缓慢起病，起先可有关节酸痛、低热、乏力、皮疹、闭经等。易被误诊为关节炎、结缔组织病或月经不调，直到出现黄疸时才被诊断是自身免疫性肝炎。约20%～25%患者的起病类似急性病毒性肝炎，常表现为乏力、恶心、食欲不振、腹胀、黄疸、肝脾肿大、皮肤瘙痒和体重下降不明显等症状，体格检查时常发现患者肝脏呈进行性肿大，有肝掌、黄疸、脾肿大，面、颈、前胸可见蜘蛛痣。病情发展至肝硬化后，可出现腹水、肝性脑病、食管静脉曲张出血。血清 ALT 和 AST 增高，伴 AKP 和 γ - GT 正常或轻度增高。有些患者表现为轻度的肝功异常，有些表现为严重的肝功异常。

自身免疫性肝炎的肝外表现：

（1）对称性、游走性关节炎，多侵犯大关节，可反复发作，伴疼痛及僵直，无关节畸形。

（2）低热、皮疹、皮肤血管炎和皮下出血。

（3）内分泌失调，有类柯氏面容，紫纹，痤疮，多毛，女性闭经；男性乳房发育，桥本甲状腺炎，甲状腺功能亢进，糖尿病等。

（4）肾小管酸性中毒，肾小球肾炎（常为轻型），肾活检示肾小管有结节状免疫球蛋白淤积。

（5）胸膜炎，间质性肺炎、肺不张、纤维性肺泡炎和肺间质纤维化。偶有肺动—静脉瘘形成、肺动脉高压症。

（6）血液学改变有轻度贫血，白细胞和血小板减少，后两者由于脾功能亢进或免疫性自身抗白细胞或抗血小板抗体所致。

（7）偶见溃疡性结肠炎，干燥综合征可见于半数病例。

三、实验室检查

（1）肝功能试验：转氨酶持续或反复增高，常为正常的 3～5 倍以上，一般为 ALT > AST，有时 AST > ALT；γ - GT 和腺苷脱氨酶常增高，白蛋白多正常，γ - 球蛋白增高更为突出，以 IgG 增高最明显，其次为 IgM 和 IgA，血清胆红素常明显升高。

（2）免疫血清学检查：多种自身抗体阳性为本病特征。

1）抗核抗体阳性，见 60%～80% 患者，滴度一般低于 1 ：160。

2）平滑肌抗体，约 30% 病例阳性，且为高滴度。

3）线粒体抗体，约 30% 病例阳性，一般为低或中等滴度。

4）肝细胞膜抗体（LSP 抗体和 LMA），对诊断本病有相对特异性，但亦可见于其他肝病。

四、诊断与分型

（一）AIH 的临床诊断

AIH 患者可能表现为与肝炎、慢性肝病和暴发性肝衰竭（偶然情况下）等有关的非特异性症状。其生化特点为慢性肝酶水平升高，而缺乏诸如乙型肝炎、丙型肝炎、血色病、酒精性肝炎、药物性肝炎、脂肪肝、肝豆状核变性以及 α_2 胰蛋白酶缺乏性肝病等的证据。

对 AIH 的诊断而言，排除包括丙型肝炎等在内的常见病毒性肝炎是十分重要的。对非典型肝病或具有 HCV 感染危险因素的患者而言，为排除可能相伴的 HCV 感染，有必要应用聚合酶反应（PCR）进行有关 HCV RNA 的检测。另外，应用干扰素 2α 进行治疗的 HCV 感染者和具有 HCV 感染的原发性胆汁性肝硬化（PBC）也可能具有 AIH 的某些特点。

（二）分型和亚型的血清学诊断

AIH 的分型主要依靠自身抗体的检测来进行。随着血清学试验研究的进展，一些新的自身抗体得到证实，AIH 分型取得发展。

经典（Ⅰ型）AIH 的诊断包括血清免疫球蛋白水平升高，ANA 或抗平滑肌抗体（SMA）阳性以及肝活检显示门脉区内浆细胞浸润。针对细胞色素 P450－D6 的抗肝肾微粒体（LKM）抗体的发现可以确诊Ⅱ型 AIH。当存在高滴度 LKM 抗体而不伴有病毒性肝病时，则可诊断为Ⅱa 型 AIH。慢性 HCV 感染也可能产生低滴度 LKM 抗体，此谓之Ⅱb 型 AIH，但此类 AIH 不应视为典型的 AIH，其一线治疗应为抗病毒治疗；丁型肝炎也可能产生 LKM 抗体；LKM 阳性的其他罕见疾病包括苯妥英钠、肼苯达嗪等引起的慢性肝病。

可溶性肝抗原（SLA）抗体阳性为Ⅲ型 AIH。其他较新发现的自身抗体还有肝膜脂蛋白抗体、抗中性粒细胞胞浆蛋白抗体（ANCA）、无唾液酸糖蛋白受体抗体和肝胰抗体等。虽然这些自身抗体在 AIH 分型中的意义尚不清楚，但其存在（一种或多种）有助于判断预后。当 SMA 和 ANA 阴性而肝活检强烈提示 AIH 时，上述自身抗体进行检测甚至有助于 AIH 的诊断。由于大约三分之二的Ⅰ型 AIH 和原发性硬化性胆管炎（PSC）患者 ANCA 可能阳性，部分 PBC 患者也可能阳性，因而其对 AIH 不具特异性。

AIH 主要发生于青年女性，常导致严重的肝炎表现，并可快速进展至肝硬化。血清转氨酶水平升高、界面性肝炎伴或不伴小叶性肝炎或中央—汇管区桥接样坏死以及存在自身抗体是主要的诊断依据。

任何年轻的肝病患者，尤其是没有酒精、药物、病毒病原学的变化的危险因素的患者，都应考虑是否是自身免疫性肝炎。血清蛋白电泳和自身抗体的检测对自身免疫性肝炎的诊断是非常重要的。一部分自身免疫性肝炎的患者血清丙种球蛋白是正常值的两倍，且有抗核抗体或抗平滑肌（抗肌动蛋白）抗体。

交界性肝炎和门脉浆细胞浸润是本病的组织学特征，然而，上述组织学发现并非 AIH 必须具备的，没有门脉浆细胞浸润并不能除外 AIH 的诊断。所有拟诊 AIH 的患者必须彻底除外遗传性疾病（wilson 病、α_1－胰蛋白酶缺乏症和遗传性血色病）、感染性疾病（甲型肝炎、乙型肝炎及丙型肝炎等）和药物性肝脏损害（米诺霉素、呋喃妥因、异烟肼、丙硫氧嘧啶和 α 甲基多巴等所致）。这些疾病中有些会伴有自身免疫现象，最易与 AIH 相混淆，如 Wilson 病、药物性肝脏损害和慢性病毒性肝炎特别是慢性丙型肝炎，自身免疫性肝炎的病毒性肝炎血清学标志阴性，而有多种自身抗体存在。肝活检能够较好地予以确诊。

五、治疗

自身免疫性肝炎的治疗原则主要是抑制异常的自身免疫反应，治疗指征主要根据炎症活动程度，而非肝功能受损程度。

（一）一般治疗

活动期要求卧床休息，限制体力活动，禁酒，进食富含维生素饮食。寻找和去除感染灶，忌用对肝脏有损害的药物。

（二）药物治疗

一般治疗同慢性肝炎，肾上腺皮质激素、硫唑嘌呤可使病情缓解，但这些免疫抑制剂长期服用不良反应大，常常影响治疗能否进行下去，如若患者出现症状明显，病情进展快或 γ 球蛋白≥正常值的 2 倍，以及谷草转氨酶≥正常值 5 倍、谷丙转氨酶≥正常值 10 倍等情况时，可考虑使用皮质类固醇治疗。经使用免疫抑制剂治疗后，65% 的患者可获得临床、生化和组织学缓解。有肝硬化和无肝硬化患者 10 年生存率分别为 89% 和 90%，因此，有必要严格规范用药。其他新药疗法包括环孢霉素、FK506，也取得一定成效。中医中药辨证施治也有一定疗效。

1. 免疫抑制剂　AIH 的首选治疗方法是免疫抑制剂。标准的治疗方法是单用强的松龙或合用硫唑嘌呤，两种疗法均可起到缓解症状的作用。单用强的松龙适用于儿童和有白细胞减少、恶液质、妊娠、准备妊娠的年轻妇女，以及硫唑嘌呤不能耐受者。如果没有应用硫唑嘌呤的禁忌证，成年人均应合用硫唑嘌呤，绝经妇女、骨痛、肥胖、脆性糖尿病、不稳定性高血压、情绪不稳和痤疮患者，应该使用强的松龙和硫唑嘌呤联合治疗。联合治疗比单用强的松龙的药物相关性不良反应要少得多。强的松和强的松龙均可使用，但强的松在体内要经肝脏转化为强的松龙，肝脏功能损害严重的患者不应使用。标准的治疗剂量已在全世界广泛应用多年，免疫抑制剂能够提高严重 AIH 患者的存活率。轻到中度炎症活动的患者无需治疗，临床缓解在生化和组织学缓解后出现。大概有 65 % 的患者可在治疗后有 18 个月的临床、生化和组织学缓解，从治疗开始到缓解的时间约为 22 个月（6 个月~4 年）。20 年存活率超过 80%，预期寿命与年龄、性别无关。如果治疗 24 个月未得完全缓解，继续治疗似无必要。超过 80% 的治疗有反应者会在 2 年治疗期结束后复发，如果这样，长程、小剂量的免疫抑制剂维持治疗直到缓解。

超过 10% 的 AIH 患者经用常规免疫抑制剂治疗失败，这些患者再用大剂量的强的松并不能导致组织学缓解，反而会引起严重的药物不良反应。

2. 其他免疫抑制剂　如单用强的松龙或联合应用硫唑嘌呤治疗失败，则可试用其他免疫抑制剂，包括环孢素 A、FK506、霉酚酸和环磷酰胺，然而，这些对强的松龙和/ 或硫唑嘌呤无效的患者仅有一小部分对此治疗有较好反应。

3. 局部类固醇治疗　丁地去炎松是一种具有糖皮质激素受体的高效亲和力的第二代皮质类固醇药物（比强的松龙强 15 倍），代谢产物无糖皮质激素活性，药物在被代谢前到达相应的淋巴细胞。肝脏代谢可出现严重的副反应，如骨病等。丁地去炎松可以降低 AIH 患者的 ALT 水平至正常。

4. 辅助性治疗　患 AIH 的中年妇女，维生素 D（50 000U/d）和钙制剂（1 000mg/d）应与免疫抑制剂联合应用以预防或治疗骨病。

5. 肝移植　肝移植被确定作为伴有肝硬化的终末期 AIH 的非常有效的治疗方法。虽经长程免疫抑制剂治疗获得完全的生化指标缓解，AIH 患者仍会进展到肝硬化。AIH 是肝移植最好的适应证之一，5 年长期存活率比例超过 90%。有报道肝移植后 AIH 会复发，因此，肝移植后立即应用免疫抑制剂既可以预防排异，又能预防或治疗 AIH 的复发。

6. 中医药治疗　自身免疫性肝炎属中医学黄疸范畴。黄疸的发病，主要是湿浊之邪为患。故《金匮要略·黄疸病脉证并治》有"黄疸所得，从湿得之"的论断。外表湿浊，湿热疫毒等时邪自口而入，蕴结中焦，脾胃运化失常，湿热熏蒸于脾胃，累及肝胆，以致肝失疏泄，胆液不循肠道，随血泛溢，外溢肌肤，上注于目，下流膀胱，使身目小便俱黄，而成黄疸。茵陈蒿汤加减方中茵陈清热利湿，疏肝利胆退黄；大黄通腑化瘀、泄热解毒；虎杖、栀子清泄三焦湿热，利胆退黄；郁金、金钱草、牡丹皮、白芍药疏肝利胆化瘀；砂仁、苍术、木香化湿柔肝利胆；泽泻、猪苓、茯苓渗利湿邪，使湿热分消，从二便而去。中西药物相互配合，中药则清热利湿退黄，西药则消炎、利胆、保肝，两者协同作用，故取得良好的疗效。

六、预后

自身免疫性肝炎的预后与炎症活动严重程度及宿主遗传因素有关，重型病型可突然起病，发热，黄疸持续不消失或反复出现，肝脏功能有明显损伤，严重时可出现肝性腹水、肝性昏迷。因是慢性经过，病情可时好时坏，反复发作，每发作一次，病情就加重一次，最后可发展成肝硬化或肝功能衰竭而死亡。重症患者不经治疗 10 年后死亡率为 90%。

自身免疫性肝病的病因尚未十分明确，主要是积极预防肝炎病毒（甲、乙、丙型）的感染，以及避免化学物品或某些药物（替尼酸、双肼屈嗪、氟烷、米诺环素、呋喃妥因）的诱发因素。

点特异性干预能对自身免疫反应的关键环节起作用，但尚处于研究阶段。用合成的多肽与自身抗原竞争结合 MHC Ⅱ类分子的位点可阻断免疫细胞激活的一级信号途径，已被用于风湿性关节炎的治疗，在相关抗原特征明确后可用于 AIH。细胞毒性 T 淋巴细胞抗原 24（CTLA24）可干扰二级共刺激信号途径，可溶性 CTLA24 已被用于错配的骨髓受体的免疫抑制。口服自身抗原以产生免疫耐受的疗法已被用于多发性硬化症和风湿性关节炎等。此种疗法可能对 AIH 特别有效，因为摄入的抗原首先经过门脉循环直接释放入肝脏。动物实验表明，通过 T 细胞疫苗可能对激活的细胞毒 T 细胞行克隆性摧毁，在人类运用的关键是找到靶向的 T 细胞克隆。其他有药物破坏细胞内的信号传导途径或调控细胞因子表达，以及基因疗法抗衡调节性细胞因子的过度表达等。

（邵丽春）

第四节　原发性肝癌

原发性肝癌（Primary carcinoma of the liver，以下简称肝癌）是我国常见的恶性肿瘤之一。据 20 世纪 90 年代统计，肝癌的死亡率为 20.37/10 万，在恶性肿瘤死亡顺位中占第 2 位，在城市中仅次于肺癌；农村中仅次于胃癌。由于血清甲胎蛋白（alpha - fetoprotcin，AFP）的临床应用和各种影像学技术的进步，特别是 AFP 和超声显像用于肝癌高危人群的监测，使肝癌能够在无症状和体征的"亚临床期"做出诊断，加之外科手术技术的成熟，以及各种局部治疗等非手术治疗方法的发展，使肝癌的预后较过去有了明显提高。

原发性肝癌的发病率以东南亚及非洲撒哈拉沙漠以南地区为最高，而欧美、大洋洲较低。国内沿海高于内地，东南和东北高于西北和西南。广西的扶绥和江苏的启东等高发区，其肝癌的年死亡率可达 40/10 万。男女性别之比在肝癌高发区中约 3～4：1，低发区为 1～2：1。高发区发病以 40～49 岁年龄组最高，低发区多见于中老年。

一、病因和发病机制

根据高发区流行病学的调查及分子生物学研究的进展，以下因素和肝癌的发病有关。

（一）病毒性肝炎和肝硬化

在我国，特别是东南沿海的肝癌高发区，乙型肝炎慢性携带者占人群的 10%～15%，而在原发性肝癌的患者中，有乙型肝炎感染背景者占 90% 以上。乙型肝炎病毒引起肝癌的可能机制包括：①肝炎引起的反复的肝细胞损伤和肝细胞的再生，增加了肝细胞对其他的致癌因素如黄曲霉毒素的敏感性；②乙型肝炎病毒 DNA 整合入肝细胞的基因组中，病毒的启动子或增强子可能激活癌基因；③乙型肝炎病毒转录翻译产物如 X 蛋白具有反式激活作用，可能具有致癌作用，而且 X 蛋白还可干扰体细胞 DNA 的修复，增加发生癌变的机会。在日本、欧洲的肝癌患者中丙型肝炎抗体阳性率显著高于普通人群，如在西班牙，肝癌患者中抗 HCV 的阳性率为 75%，而无肝炎对照人群只有 7.3%；在意大利，肝癌患者中抗 HCV 的阳性率为 65%，在日本，肝癌患者中抗 HCV 的阳性率为 70.3%。不过，在中国，肝癌患者中抗 HCV 的阳性率在 10% 以下。丙型肝炎的致癌机制还不够明确，HCV 可能通过非特异的机制，例如 HCV 引起肝细胞反复的损害和增生与肝癌的发生有关。在我国的 500 例肝癌的尸检材料中，肝癌和肝硬化的合并率为 83.6%，显示肝硬化和肝癌的密切关系。在我国，肝硬化的主要病因为病毒性肝炎，特别是乙型病毒性肝炎，而在西方国家，酒精是引起肝硬化的主要病因。例如，在德国，93% 的肝癌患者有肝硬化，其中只有 9.3% 的患者是乙型肝炎表面抗原阳性。肝硬化是肝细胞受到肝炎病毒、酒精等因素长期损害的结果，在这些病理因素的长期损害下，肝细胞反复损害、增生，甚至不典型增生，从而对各种致癌因素敏感，经多病因、多阶段的损害，多基因突变的事件而发生癌变。

（二）黄曲霉毒素

在流行病学上，黄曲霉毒素（aflatoxin B1，AFB1）与肝癌有密切的关系，在我国的东南沿海，气候温暖、潮湿，适宜于黄曲霉的生长，在谷物中黄曲霉毒素的污染较为普遍，这些地区也是肝癌的高发地区。研究表明，AFB1 的摄入量与肝癌的死亡率呈正相关。迄今为止，AFB1 是已知为自然界最强的致癌物，可使多种动物发生肝癌，但尚缺乏导致人患肝癌的直接证据。

（三）饮用水污染

我国的流行病调查材料显示，饮用水污染和肝癌的发生有密切关系。如上世纪 70 年代调查江苏启东饮用沟塘水者肝癌的发病率为 60～101/10 万，饮用井水者仅 0～19/10 万。饮用沟塘水发生肝癌的相对危险度为 3.0。沟塘水中的致癌物质至今尚未能完全了解，近年来由于水质分析技术的进步，发现在沟塘水中有百余种有机物有致癌、促癌或具有致突变作用，如六氯苯、苯丙芘、多氯联苯、氯仿等。近年来的研究发现，沟塘水中滋生的蓝绿藻可产生藻类毒素，具有促癌、甚至致癌作用。

（四）其他因素

长期饮酒和抽烟增加患肝癌的危险性，特别是增加乙肝病毒感染者患肝癌的危险性，例如，在台湾进行的一项前瞻性的研究中，HBsAg 阳性患者发生肝癌的相对危险性为 13.1 ~ 19.2，而 HBsAg 阳性患者有长期饮酒和抽烟习惯的患者患肝癌的相对危险性为 17.9 ~ 26.9。在我国的肝癌高发区，可发现肝癌的家族聚集现象，多提示为乙肝病毒的垂直传递，肝癌似亦具有遗传的倾向，尚待进一步的证实。

二、病理

原发性肝癌主要有三种类型，即肝细胞性肝癌、胆管细胞性肝癌和混合型肝癌。约 4/5 为肝细胞性肝癌，1/5 为胆管细胞性肝癌和混合型肝癌。

（一）具体分型

国内肝癌协作组在 Eggel 经典分类的基础上对 500 例肝细胞性肝癌尸检材料进行分析，提出以下分类：

1. 块状型　占 74%（370/500），癌块直径在 5cm 以上，超过。10cm 者为巨块型。此型又可区分为单块、多块和融合块状三个亚型。肿块边缘可有小的、散在的卫星结节。

2. 结节型　占 22.2%（111/500），癌结节最大直径不超过 5cm。此型又可分为单结节、多结节和融合结节三个亚型。有时结节旁有细小的癌结节。

3. 弥漫型　占 2.6%（13/500），癌结节较小，弥漫分布于整个肝而与肝硬化不易区别。

4. 小癌型　占 1.2%（6/500），单结节肿瘤直径≤3cm，或相邻两个癌结节直径之和≤3cm。多无临床症状。

胆管细胞性肝癌的癌肿多为单个肿块，因有较多结缔组织间质，色泽灰白，质坚实，且趋向于向四周不规则浸润。

（二）组织学分型

1. 肝细胞型　大多伴有肝硬化。癌细胞呈多角形，核大，核仁明显，胞质丰富。癌细胞排列成巢状或索状，癌巢之间有丰富的血窦。癌细胞有向血窦内生长的趋势。肿瘤分化程度按 Edmondson 标准分四级，Ⅰ级分化最好，癌细胞形态和正常肝细胞相似，Ⅳ级分化最差，癌细胞核大，形态变异大，Ⅱ、Ⅲ级介于两者之间。肝细胞癌中以Ⅱ、Ⅲ级为多见，同一病例的癌组织可呈现不同的分化程度。透明细胞癌属肝细胞癌，在肝细胞癌中约占 10%，胞浆中因富含糖原物质而在 HE 染色上呈透明状，属分化较好的肝细胞性肝癌。纤维板层肝癌是肝细胞癌的一种特殊类型，以癌细胞巢间出现大量平行排列的板层状纤维组织为特点，多见于年轻人，常不伴有 HBV 感染和肝硬化，甲胎蛋白可呈阳性，但多为低浓度阳性，预后较好。

2. 胆管细胞型　癌细胞呈柱状或立方状，胞质呈嗜碱性，无胆汁小滴，偶有黏液分泌；排列成腺泡、囊或乳头状；间质组织多。

3. 混合型　癌组织中部分似肝细胞，部分似胆管细胞，或细胞形态介于两者之间。

电镜下，分化较好的肝细胞肝癌的癌细胞结构与肝细胞相似，胞质中有较多线粒体，粗面内质网和核糖体颗粒增多，尚可见糖原颗粒和毛细胆管。细胞核体积增大，核质比例增大，核膜丧失平滑性，皱褶增多至陷窝形成，核质不均匀，核仁增大不规则。分化较差者膜上微绒毛和毛细胆管减少或消失，线粒体数减少，可出现平行的长嵴，内质网也少，糖原颗粒消失，核不规则，反映细胞未分化状态。

（三）转移

转移约占尸检病例的占66.2%。

1. **肝内转移**　肝内血行转移发生最早，也最常见，是肝癌切除术后早期复发的主要原因。肝癌容易侵犯门静脉而形成癌栓。门静脉主干癌栓形成可导致肝功能的恶化、门静脉高压和顽固性腹水。肝静脉也可发生癌栓后，进一步侵犯下腔静脉，甚至达右心腔。

2. **肝外转移**　占尸检病例的50%。有以下几种类型：①血行转移：以肺转移最高，在207例中占46.7%。其他常见的转移部位有骨、肾上腺、肾、脑和软组织；②淋巴转移：肝门淋巴结转移最常见（占12.6%），也可转移至主动脉旁、胰周、锁骨上淋巴结；③种植或直接浸润：腹腔种植可形成腹腔肿块，种植于腹膜可形成血性腹水。肝癌也可直接浸润邻近的器官如膈肌、胃、十二指肠和结肠等。

三、临床表现

（一）亚临床肝癌或小肝癌

肝癌起病常隐匿，不少肝癌是在体检或普查中发现，这些肝癌患者既无症状也无体征，只表现为甲胎蛋白升高和影像学上的肿块，这些患者称之为亚临床肝癌。在这些亚临床肝癌中，相当一部分肝癌直径小于5cm，称之为"小肝癌"。故多数小肝癌为亚临床肝癌，但也有不少肿瘤直径大于5cm，没有症状和体征，故亚临床肝癌也包括了一部分直径大于5cm的肝癌。

（二）症状

肝痛、乏力、食欲缺乏、消瘦是最具有特征的临床症状：一旦出现症状而来就诊者则大多已处于中晚期。不同阶段的肝癌，其临床表现有明显的差别。

1. **肝区疼痛**　最常见，多为肝区的间歇或持续性的钝痛或胀痛，由癌肿迅速生长使包膜绷紧所致。如肿瘤侵犯膈肌，疼痛可放射至右肩而被误诊为肩周炎；左叶肝癌可出现上腹疼痛，而被误诊为溃疡病、胃炎等。向右生长的肿瘤可致右腰疼痛。突然发生的剧烈的肝区疼痛或腹痛提示有癌结节的破裂出血，可有腹水、腹膜刺激征和休克的体征。

2. **消化道症状**　胃纳减退、消化不良、恶心、呕吐，因缺乏特异性而易被忽视。腹水或门静脉癌栓可导致腹胀、腹泻等症状。

3. **消耗表现**　乏力、消瘦、全身衰弱，晚期患者可呈恶病质状。

4. **发热**　一般为低热，偶达39℃以上，呈持续性或午后低热或弛张型高热。

5. **转移灶症状**　肿瘤转移之处有相应的症状，有时成为肝癌的首发症状。如转移至肺可引起咳嗽咯血，胸膜转移可引起胸痛和血性胸水。癌栓栓塞肺动脉及其分支可引起肺栓塞，可突然发生严重的呼吸困难、低氧血症和胸痛。癌栓阻塞下腔静脉，可出现下肢严重水肿，甚至血压下降；阻塞肝静脉可出现 Budd - chiari 综合征，亦可出现下肢水肿。转移至骨可引起局部疼痛，或病理性骨折。转移至脊柱或压迫脊髓神经可引起局部疼痛和截瘫。颅内转移可出现相应的症状和体征，颅内高压亦可导致脑疝而突然死亡。

6. 其他全身症状 癌肿本身代谢异常或癌组织对机体发生各种影响引起的内分泌或代谢方面的综合征称之为伴癌综合征，有时可先于肝癌本身的症状，提示肝癌的诊断，应予重视。常见的有：①自发性低血糖：10%～30%的患者可出现，系因肝癌细胞的异位分泌胰岛素或胰岛素样物质；或肿瘤抑制胰岛素酶或分泌一种胰岛 β 细胞刺激因子或糖原贮存过多；亦可因肝癌组织过多消耗葡萄糖所致。此症严重者可引起昏迷、休克而导致死亡，正确判断和及时对症处理可避免患者死亡；②红细胞增多症：2%～10%患者可发生，可能系循环中红细胞生成素增多引起；③其他：罕见的有红细胞增多症、高钙血症、类癌综合征、性早熟和促性腺激素分泌综合征、皮肤卟啉症和异常纤维蛋白原血症等，可能与肝癌组织的异常蛋白合成，异位内分泌及卟啉代谢紊乱有关。

（三）体征

1. 肝大 进行性肝大为最常见的特征性体征之一。肝质地坚硬，表面及边缘不规则，常呈结节状，少数肿瘤深埋于肝实质内者则肝表面光滑，伴或不伴明显的压痛。肝右叶膈面癌肿可使右侧膈肌明显抬高。

2. 脾大 多见于合并肝硬化与门静脉高压的病例。门静脉或下腔静脉癌栓形成或肝癌压迫门静脉或下腔静脉也能引起充血性脾大。

3. 腹水 草黄色或血性，多因为合并肝硬化、门静脉高压、门静脉或下腔静脉癌栓所致。腹腔内种植可引起血性腹水，肝癌破裂可从腹腔内抽出不凝血。

4. 黄疸 当癌肿广泛浸润可引起肝细胞性黄疸；如侵犯或压迫肝内胆管或肝门淋巴结压迫肝管可引起梗阻性黄疸。

5. 转移灶相应的体征 可有锁骨上淋巴结肿大，胸膜转移可出现胸腔积液或血胸。骨转移可见骨骼表面向外突出，有时可出现病理性骨折。脊髓转移压迫脊髓神经可表现截瘫，颅内转移可出现偏瘫等神经病理性体征。

四、并发症

并发症可由肝癌本身或并存的肝硬化引起，常见于病程的晚期，故常是致死的原因。

（一）肝性脑病

常为终末期的并发症，占死亡原因的34.9%。消化道出血、大量利尿或高蛋白饮食等是常见的诱因。

（二）消化道出血

占死亡原因的15.1%。合并肝硬化或门静脉、肝静脉癌栓者可因门静脉高压而引起食管或胃底静脉曲张破裂出血。也可因胃肠黏膜糜烂、凝血机制障碍等出血。

（三）肝癌结节破裂出血

发生率约9%～14%。肝癌组织坏死、液化可致自发破裂或因外力而破裂。如限于包膜下可有急骤疼痛，若破入腹腔可引起急腹痛，腹膜刺激征，严重者可致出血性休克或死亡。轻者经数天出血停止，疼痛减轻。

（四）血性胸腹水

膈面肝癌可直接浸润或经血流或淋巴转移引起血性胸水，常见于右侧。血性腹水可因腹腔种植转移或肝硬化凝血障碍而致。

（五）继发感染

因癌肿长期消耗，机体抵抗力减弱，尤其在放射或化学治疗后血白细胞下降者，易并发各种感染，如肺炎、肠道感染、自发性腹膜炎、真菌感染等。

五、诊断

早期的肝癌多无临床症状，待出现临床症状则多属于晚期，因此，肝癌的早期诊断应该是亚临床期肝癌的诊断，主要依赖 AFP 和超声显像的检查，特别是在肝癌高危人群的定期筛查。年龄在 35 岁以上，有慢性肝炎、肝硬化或 HBV 慢性携带者每年至少 2 次的筛查可有效检出早期肝癌。对于筛查发现的 AFP 升高或肝占位性病变，尚需进一步给予增强 CT 或 MRI 的检查，进一步明确诊断。

肝癌的临床诊断有赖于：

（一）临床表现

凡遇有不明原因肝区不适或疼痛，或原有肝病症状加重伴全身不适、胃纳减退、乏力、发热、体重减轻均应纳入检查范围。肝进行性肿大、压痛、质地坚硬和表面有结节隆起为有诊断价值的体征，但此时已属晚期。

（二）实验室和辅助检查

1. 血清学检查

（1）AFP：AFP 是诊断肝细胞肝癌特异的标志物。AFP 是胎儿时期肝合成的一种胚胎蛋白，出生后消除，但当肝细胞恶变后又可重新获得这一功能。由于孕妇、新生儿及睾丸或卵巢的生殖腺胚胎癌亦可出现 AFP。故 AFP 用于诊断肝细胞肝癌时应先除外此类情况。因检测方法灵敏度的提高，在一部分肝炎、肝硬化及少数消化道癌如胃癌、结肠癌、胰腺癌等转移性肝癌亦可测得低浓度 AFP。故 AFP 检测结果，必须结合临床情况才有诊断意义。

正常人血清中可测出微量 AFP，正常值小于 $20\mu g/L$。肝细胞癌 AFP 升高者占 70% ~ 90%。通常血清 AFP 水平与肿瘤大小相关，但个体差异较大。对于 AFP 升高者，因为肝癌发生在慢性肝病的基础上，在确立肝癌的临床诊断时，需和慢性肝病引起的 AFP 升高相鉴别。慢性肝炎、肝硬化有 19.9% ~44.6% 的患者，AFP 升高，水平多在 $25 \sim 400\mu g/L$ 之间，良性肝病活动常先有谷丙转氨酶明显升高，AFP 呈相随或同步关系，一般在 1~2 个月内随病情好转，转氨酶下降，AFP 随之下降呈"一过性"，有时良性肝病活动 AFP 亦可呈反复波动、持续低浓度等动态变化，但必须警惕肝病活动的同时可能有早期癌存在。同时肝癌根治术后定期复查 AFP 亦是判断肝癌治疗效果及监测是否复发的重要指标之一。

（2）AFP 异质体（FucAFP）：原发性肝癌、继发性肝癌、胚胎细胞癌和良性活动性肝病均可合成 AFP，但其糖链结构不同，通过对植物凝集素反应时呈现亲和性的不同，可分出不同异质群。常用的植物凝集素有小扁豆凝集素（LCA）和刀豆凝集素（Con A），前者更能反应肝组织处于再生或癌变时 AFP 分子糖基化的差异。应用亲和层析和电泳技术可将人血清 AFP 分成 LCA（或 Con A）结合型（AFP－R－L）和非结合型 AFP（AFPN－L）。在肝占位性病变尚不明确的情况下，有助于鉴别良性肝病或肝癌引起的 AFP 升高。

（3）其他肝癌标志物的检测：由于 AFP 的阳性率和特异性有一定的局限，其他肝癌标志物的研究便有了一定的临床意义。由于基因组学和蛋白组学技术的成熟，其他的肝癌标志物探索研究也受到重视，不过，迄今为止，AFP以外的肝癌标志物的研究进展不大，相对而言，下述标志物有一定的应用价值。

1）γ-谷氨酰转肽酶及其同工酶（γ-GT）：γ-GT是一种糖蛋白，它是γ-氨基酸循环中的关键酶之一，血清中γ-GT主要来自肝，是细胞分泌酶。其活性在正常成人中极低，而在胎肝和肝细胞癌中明显升高，慢性活动性肝炎、肝内外胆道梗阻、急性胰腺炎、继发性肝癌及心肌梗死后期均可引起升高。故对肝癌诊断的特异性较差，但在临床反应肝功能慢性受损伤，估计手术根治性及肝癌预后等方面有一定应用价值。

γ-GT同工酶（γ-GTⅡ）：用聚丙烯酰胺凝胶电泳可将血清γ-谷氨酰转肽酶分出9～13条区带，其中Ⅰ、Ⅱ、Ⅲ带是原发性肝癌的特异条带，阳性率为27%～63%，经改良用聚丙烯酰胺凝胶梯度垂直平板电泳可提高阳性率至90%，特异性达97.1%，非癌肝病和肝外疾病假阳性小于5%，γ-GTⅡ与AFP浓度无关，在AFP低浓度和假阴性肝癌中的阳性率亦较高。在14例小肝癌中γ-GTⅡ阳性率达78.6%，可先于超声或CT显示异常前出现阳性，具有一定的早期诊断价值。

2）异常凝血酶原（DCP或AP）：不同于正常凝血酶原，在于其氨基酸特定位置上的亮氨酸残基未经羧基化。肝合成凝血酶原无活性前体，经维生素K，γ羧化为活性形式，肝癌时，肝癌细胞的微粒体内维生素K依赖性羧化体系功能障碍，羧化酶活力下降，导致谷氨酸羧化不全，从而形成异常凝血酶原。异常凝血酶原以≥250μg/L为诊断标准，肝癌阳性率为69.4%，AFP低浓度和AFP阴性肝癌的阳性率分别为68.3%和65.5%，小肝癌符合率为62.2%，多数资料表明异常凝血酶原对原发性肝癌有一定的特异性，各种非癌性肝病、继发性肝癌及良性肝肿瘤的假阳性较低，可能成为有价值的肝癌标志物。

3）血清岩藻糖苷酶（AFu）：AFu属溶酶体酸性水解酶类，主要生理功能是参与含岩藻糖基的糖蛋白、糖脂等生物活性大分子的分解代谢。近年来AFu作为诊断肝癌新的标志物引起人们的重视，国内报道AFu诊断原发性肝癌的阳性率为70%～80%，与AFP浓度及肿瘤大小无关，对AFP阴性肝癌和小肝癌阳性率分别为76.1%和70.8%，继发性肝癌、良性肝占位病变均阴性，但肝硬化、慢性肝炎的假阳性较高。

肝癌标志物对原发性肝癌诊断价值的评估，国内外学者的看法大致相似。对肝癌有诊断价值的是AFP、γ-GTⅡ、DCP等，普查中确认有早期诊断价值。尤其是AFP不仅诊断的特异性较强且作为提示疗效及预示复发的指标。γ-GTⅡ与DCP虽不及AFP，但若与AFP联合检测，则诊断价值将显著提高。对肝癌有一定的诊断价值，但特异性不高，如AFu等。但与AFP联合检测可用作AFP阴性肝癌病例的辅助诊断。

临床分析中尚应结合病史、影像诊断学或组织学资料综合判断，才能得出准确结论。

2. 肝癌影像诊断学检查

（1）实时超声显像（US）：超声显像以其显示实质软组织脏器病变的灵敏度高和对人体组织无损伤两大特点以及费用低廉而广泛用于临床，与AFP结合超声检查是早期诊断的主要方法。声像图中随小肝癌逐渐增大超声显像显示内部回声由低回声向高回声、混合回声变化。直径小于2cm的肿瘤常见低回声结节型；2～3cm者显示低回声与周围低回声频率相同；3～5cm者多为等回声或混合回声，周围低回声；而5cm以上者多为高回声或混合回声。

彩色多普勒血流成像（DCFI）已广泛用于肝内结节的鉴别诊断优于普通超声。除了可显示占位性病变外尚可测量肿瘤内部的血流，根据占位病灶的血供情况，鉴别肿瘤性质。肝癌结节内血流丰富，多为高阻力动脉频谱，借此可鉴别肝内的良性结节如硬化结节等。此外，尚可根据肿瘤内部血流的情况判断治疗效果，如经过瘤内无水酒精注射后，如血流信号消失，则肝癌多已完全坏死。

近年来，利用超声造影诊断和鉴别肝癌使超声诊断的灵敏性、准确性进一步提高。通过外周静脉注射超声造影剂后，可观察肝癌结节内动态的增强，如肝癌结节表现为快进快出，动脉期较周围肝组织显著增强，门静脉期显示较周围肝组织更低回声。超声造影也可用于肝癌局部治疗如射频毁损的随访，根据肿瘤结节内有无增强而判定肿瘤的坏死是否完全。

在手术术中采用高分辨率的术中超声显像可精确定位，还可避免超声衰减和腹壁肋骨的干扰及避免部分体外检查的盲区，对发现小肝癌病灶大有裨益，通常可发现肿瘤直径5cm的微小肝癌，从而大大提高手术切除的根治率。

(2) CT：为了进一步了解肿瘤的侵犯范围，通常需要在超声检查的基础上做CT扫描。

肝癌的CT平扫表现为：病灶一般多为低密度，低于周围肝实质密度，部分病灶周围有一层更低密度的环影（晕圈征）。结节型边缘较清楚，巨块型和混合型边缘多模糊或部分清楚。肝癌CT增强表现：采用团注法动态扫描或螺旋CT快速扫描，早期（肝动脉期）病灶呈高密度增强，高于周围正常肝组织时间 $10 \sim 30s$，随后病灶密度迅速下降，接近正常肝组织为等密度，此期易遗漏；病灶密度继续下降，在门静脉期表现为低于肝组织的低密度灶，此期可持续数分钟，动态扫描早期增强图易于发现肿块直径小于1cm或 $1 \sim 2cm$ 的卫星灶，亦有助于小病灶的发现。

门脉癌栓和肝静脉癌栓的表现：在CT平扫上表现为门静脉增宽，门静脉内显示低密度占位，增强扫描显示强化不明显的癌栓与明显强化的血液间差异大，表现条状充盈缺损致门脉主干或分支血管不规则或不显影。少数患者可肝静脉和下腔静脉癌栓形成。肝门侵犯可造成肝内胆管扩张，偶见腹膜后淋巴结肿大，腹水等。肺部转移在胸部CT检查时呈现结节样改变，比常规X线胸片敏感。

近年来多排螺旋CT机器的应用，使CT检查肝癌的敏感性进一步提高，甚至可以发现直径在1cm以下的肝癌。

也可在肝动脉内插管直接注射造影剂作CT增强的血管造影（CT – angiography，CTA）、于肠系膜上动脉或脾动脉注射造影剂于门静脉期行CT体层扫描（CTAP），以及血管造影时肝动脉内注入碘化油后间隔 $2 \sim 3$ 周行CT平扫的 Lipiodol CT（Lp – CT）等方法，对小肝癌特别是1cm以下的微小肝癌的检出率进一步提高。但上述多种方法中仍以CT平扫加增强列为常规，可疑病灶或微小肝癌选用CTA和CTAP等更敏感的方法。

(3) 磁共振成像（MRI）：肝癌时的。MRI检查方法可分为平扫（包括 SET_1、T_2 和质子加权图等常规序列）和增强扫描（常规增强扫描为 SET_1 加权图 + Gd – DTPA 增强；动态增强扫描为梯度回波快速序列扫描 + Gd – DTPA 增强。而以后者效果较好）。平扫 SET_1 和 T_2 加权图所见肝癌的表现为：T_1 加权图显示为低信号，T_2 加权图显示为高信号。这是由于肝癌的水分增加，T_1 和 T_2 弛豫时间延长所致。肝癌时 T_1 和 T_2 弛豫时间延长，半数以上病例 T_1 加权图肿瘤表现为较周围肝组织低信号强度或等信号强度，而在 T_2 加权图上均显示高信号强度，肝癌MRI的特征性表现：①癌结节内有脂肪变性时，T_1 弛豫时间短，T_1 加权图产生等或高信号，T_2 加权图示不均匀的高信号强度，病灶边缘不清楚，而肝癌伴纤维化者

T_1 弛豫时间长则产生低信号强度；②肿瘤包膜存在，T_1 加权图表现为肿瘤周围呈低信号强度环，T_2 加权图显示包膜不满意；③肿瘤侵犯血管，MRI 优点是不用注射造影剂即可显示门静脉肝静脉分支、血管的受压推移，癌栓时 T_1 加权图为中等信号强度，T_2 加权图呈高信号强度；④子结节在 T_2 加权图为较正常肝实质高的信号强度。常规 SE 平扫辅以梯度回波快速和超快速序列与 Gd – DT – PA 动态增强扫描的联合应用进一步提高了 MRI 对肝癌病灶的检出率和诊断正确性。Gd – DTPA 用量一般为 $0.1 \sim 0.15mmol/kg$，以团注法注入，比较增强前后病灶的动态变化。HCC 在增强 10s 后病灶强度达高峰者占 55%，在增强高峰为轻到中度增强者占 73%。5min 延迟扫描 HCC 病灶无增强或极少增强。

一般来说，通过 CT 检查即能满足诊断和疾病评估的要求。但对于临床怀疑肝癌而 CT 未能发现病灶，或病灶性质不能确定时，可应用磁共振检查。

（4）血管造影：非侵入性方法如超声、CT、MRI 已能发现很多小肝癌，但血管造影在肝癌的诊断中仍占重要地位，对 $1 \sim 2cm$ 的小肝癌造影术往往能更精确地做出诊断。正确诊断率为 74% ～ 94%，如合并低压灌注法造影确诊率可高达 97%。目前国内外仍沿用 Seldinger 经皮穿刺股动脉插管法行肝血管造影。数字减影血管造影（DSA）逐渐普及，即利用电子计算机把图像的视频信号转换成数字信号，再将相减后的数据信号放大转换成视频信号，重建模拟图像输出，显示背景清晰，对比度增强的造影图像。为诊断肝癌，了解肝动脉走向和解剖关系，导管插入肝总动脉或肝固有动脉即可达到目的，如疑血管变异可加选择性肠系膜上动脉、胃左动脉、右膈动脉等造影。

肝癌的血管造影表现有：①肿瘤血管和肿瘤染色，是小肝癌的特征性表现，动脉期显示肿瘤血管增生紊乱，毛细血管期示肿瘤染色，小肝癌有时仅呈现肿瘤染色而明显的肿瘤血管。治疗后肿瘤血管减少或消失和肿瘤染色变化是判断治疗反应的重要指标；②较大肿瘤可显示以下恶性特征如动脉拉直、扭曲和移位；肿瘤湖，动脉期造影剂积聚在肿瘤内排空延迟；肿瘤包绕动脉征，肿瘤生长浸润使被包绕的动脉受压不规则或僵直；动静脉瘘，即动脉期显示门静脉影；门静脉癌栓形成，静脉期见到门静脉内有与其平行走向的条索状"线纹征"提示门静脉已受肿瘤侵犯，有动静脉瘘同时存在时此征可见于动脉期。血管造影对肝癌检测能力取决于病灶新生血管多少，多血管型肝癌即使 1cm 以下或更小亦易显示。肝血管造影检查意义不仅在诊断和鉴别诊断，在术前或治疗前可用于估计病变范围，特别是了解肝内播散的子结节情况为血管解剖变异和重要血管的解剖关系以及门静脉浸润可提供正确客观的信息。对判断手术切除可能性和彻底性以及决定合理的治疗方案有重要价值。

由于肝动脉造影属于侵入性检查，不作常规检查之用。通常用于临床怀疑肝癌存在，而普通的影像学检查如超声、CT、MRI 未能发现肝癌病灶的情况下。

（5）放射性核素显像：肝胆放射性核素显像采用单光子发射计算机体层仪（SPECT），因分辨率低而应用价值不大。正电子发射计算机体层成像技术（positronemission computerized tomography，PET）的应用，为肝癌的诊断提供了一种全新的显像技术。PET 的产生是核医学发展的一个新的里程碑，PET 与 SPEICT 比较，灵敏度高且能作精确定位。它所使用的放射性核素，如 ^{11}C、^{15}O、^{13}N、^{18}F 等均是人体组织的重要组成成分。这些元素标记的化合物并不改变生命大分子的代谢特性，如 ^{18}F – FDG 用于失踪剂用于全身扫描，有较高的灵敏性。由于 PET 检查价格昂贵，目前不作为常规检查。仅用于搜寻临床上可能存在的隐匿病灶。

3. 肝组织活检或细胞学检查　近年来在实时超声或 CT 导引下细针活检性行组织学检

查，其准确性和安全性得以提高。对于影像学检查难以确定性质的肝占位性病变，或需要确定肿瘤的组织学类型，可行活检检查。但近边缘的肝癌易引起肝癌破裂，此外，并有针道转移的危险。

综上所述，若 AFP 明显升高，加上典型超声图像可初步诊断原发性肝癌；对 AFP 阴性或低浓度者可适当选择 AFP 以外的肝癌标志物联合检测。影像诊断亦有定性、定位诊断价值，CT 检查造影剂增强或动态增强扫描，有助于肝癌诊断。磁共振的特征性表现可助肝癌的诊断和鉴别诊断。肝血管造影、Lp - CT、CTA、CTAP、PET 等技术用于检查微小肝癌病灶。

六、鉴别诊断

原发性肝癌有时需与下列疾病相鉴别。

（一）继发性肝癌

继发性肝癌大多为多发性结节，临床上大多无肝病背景，如临床上考虑继发性肝癌的可能，则需要检查胸部 CT、胃镜、肠镜等，多可发现原发癌。少数可仅有继发性肝癌的征象如肝大、肝结节、肝区痛、黄疸等，但不能明确原发癌。除少数来源于胃、胰腺、结肠的继发性肝癌病例外，血清 AFP 多呈阴性，但其他血清标志物如癌胚抗原、CA19 - 9 糖抗原可阳性。肝穿刺活检有助于鉴别原发性肝癌和继发性肝癌。

（二）肝硬化、肝炎

需要鉴别的主要有两种情况：一是 AFP 升高。肝炎活动可引起 AFP 升高，但多伴有血清转氨酶升高，随着肝炎活动的恢复，转氨酶恢复正常，AFP 可逐渐下降，并恢复正常；而肝癌引起的 AFP 升高，血清 AFP 水平会逐步升高，不随肝功能的恢复而下降。通过同期检测 AFP 和肝功能多可鉴别。不过，需要注意的是，即便 AFP 的升高是肝炎活动引起的，这些患者以后发生肝癌的发生率较高，相当一部分患者后来还是出现了肝癌，因此，对这些患者更应密切随访。二是肝硬化结节。肝硬化结节有时和小肝癌难以鉴别，如超声检查可表现肝内低回声结节或高回声结节；CT 表现为低密度占位。但通过增强 CT 或 MRI，以及超声造影，多可以鉴别。

（三）肝脓肿

临床表现发热、肝区疼痛和压痛明显，白细胞总数及中性粒细胞增高，反复多次超声检查常可发现脓肿的液性暗区，四周多有较厚的炎症反应区，增强 CT 可见到肿块周边的炎症反应带。在超声导引下诊断性肝穿刺或药物试验性治疗有助于确诊。

（四）其他肝良恶性肿瘤或病变

如肝海绵状血管瘤、肝细胞腺瘤、炎性假瘤、局灶性结节样增生等良性病变，或邻近部位的肿瘤如病、胆囊癌、结肠肝曲癌、胃癌、肾上腺肿瘤等需和肝癌相鉴别。鉴别主要依赖影像学，如超声造影、增强 CT 或 MRI 检查。有时需要穿刺活检或剖腹探查方能确诊。

1. 肝海绵状血管瘤　多无肝病背景，AFP 阴性。超声表现为高回声，呈网格状结构，彩色多普勒超声显示内部血流为静脉血流。CT 或 MRI 增强扫描在动脉增强期呈边缘部点状或结节状的增强，在门静脉期或延迟期仍为增强的高密度或高信号。在各种影像学检查中，MRI 的准确性最高。

2. 肝细胞腺瘤　多无肝病背景，部分患者有避孕药服用史，超声显示病灶边缘清楚且规则，彩色多普勒超声可见动脉频谱，但阻力指数多较低。CT平扫为低密度，增强后在动脉期呈明显的强化，强化程度类似于主动脉，而在门静脉期呈等密度或稍高密度，可与肝癌相鉴别。

3. 炎性假瘤　多无肝病背景，AFP阴性。超声显示形态不规则，呈哑铃或葫芦状，内部多无彩色血流信号。CT平扫为低密度，增强后几乎无增强。

4. 局灶性结节样增生　多无肝病背景，AFP阴性。超声显示多为低回声，有时可在内部见低回声的条状或星状瘢痕。CT平扫为低密度，可在结节的内部见有更低密度的星状区域，增强后在动脉期明显强化，强化程度类似于主动脉。

5. 肝邻近的肿瘤的鉴别　多依赖超声、CT分析肿块和肝的关系，有时较难鉴别，需剖腹探查方能确诊。

七、预后

肝癌的预后主要和肝癌的病期有关。早期肝癌多能接受根治性治疗，如手术切除、局部消融等。由于肝癌多发生在乙型肝炎或丙型肝炎的基础上，肝癌合并的肝硬化程度和肝癌的预后有密切关系，因此，我国的肝癌分期以及巴塞罗那肝癌分期将肝功能的状态作为分期的主要因素之一，对于肝功能为 Child – Pugh C 级的肝癌，即便是小肝癌，其预后也很差。

近年来，随着基因组学和蛋白组学的应用，对肝癌患者预后的估计已经不再满足于肿瘤的大小、血管侵犯等病理学水平的特征，而从分子水平估计患者的预后。例如，对于预防肝癌切除术后的复发，可以在分子水平预测患者术后复发的危险性，从而估计患者的预后，在临床发现复发前即采取适当的措施进行干预。

八、治疗

早期发现和早期治疗是改善肝癌预后的最主要因素，早期肝癌应尽量采取手术切除。对于不能切除的肝癌，可根据肿瘤的分期、肝功能的代偿情况，应用多模式的综合治疗。

（一）常用的治疗方法

1. 手术治疗　肝癌的治疗方案以手术切除为首选，早期发现而行手术切除是提高生存率的关键，肿瘤越小，5年生存率越高。手术切除的指征主要根据：①肿瘤的累及范围：通常病变局限于一叶或半肝者，无远处转移，估计能根治性切除；②肝功能状态。患者的肝功能状态应能够耐受手术切除；③全身状况。无严重的心、肺、肾功能障碍。

肝癌切除术后，复发率较高，术后5年累计复发率可达 61.5% ~ 79.9%。故应该密切随访，以便能够早期发现复发，及时治疗。好在术后复发超过 80% 发生在肝内，如能及时发现，再手术切除后五年生存率仍可达 38.7%。射频毁损治疗或瘤内无水酒精注射治疗术后复发也可获得较好的效果。

2. 肝移植治疗　肝癌除了可完全切除肝癌外，还可治疗肝癌合并的肝硬化，特别适用于合并严重肝硬化的小肝癌，治疗小肝癌可获得较好的效果。但是，由于肝癌容易发生肝内和远处转移，移植术后应用免疫抑制剂，如适应证选择不严格，术后容易复发。因此肝移植治疗肝癌应该严格掌握适应证。目前肝癌肝移植的适应证有 Milan 标准（即单个肿瘤直径≤5cm 或多发肿瘤数目≤3 个，且最大直径≤3cm）和 UCSF 标准（单个肿瘤直径≤6.5cm，或多发肿瘤数目≤3个且每个肿瘤直径均≤4.5cm、所有肿瘤直径总和≤8cm）。有研究显示，以 Milan 标准，肝癌肝移植后4年总的生存率为75%。不过，虽然 UCSF 标准较 Milan 标准宽，但术后生存率不低于 Milan 标准，术后5年生存率可达到75.2%。我国肝癌发病率甚高，而供肝紧缺，故肝移植当不可能作为常规治疗手段加以考虑。

3. 肝动脉化疗栓塞（TACE）　主要适用于手术不能切除的肝癌。如大肝癌伴肝内转移，或多发肝癌不能根治性手术。其理论基础主要基于肝动脉局部给药的药理学优势和肝癌主要由肝动脉供血的特点。常用的化疗药物有5-氟尿嘧啶（5-FU）、顺铂（DDP）、丝裂霉素（MMC）、阿霉素等。常用的栓塞剂有碘化油（Lipoidol）或吸收性明胶海绵（Gel-foam）。在数字减影血管造影后明确肿瘤的供血动脉，经动脉灌注栓塞剂，可合并应用化疗药物灌注或和碘化油混合成混悬剂。对于体积较大、血供丰富的肿瘤，可加用明胶海面栓塞。一般需要隔1~2个月需重复治疗。

肝功能失代偿的患者不适合用肝动脉栓塞化疗，因可加重功能损害，且不能延长患者的生存期。

由于肝动脉栓塞对肝功能有损害，且肝癌患者多合并有肝硬化，因此，对于肝动脉栓塞化疗是否能延长患者的生存有争议。早期的随机对照研究未能得到阳性的结果，但近年来的随机对照研究和荟萃分析结果显示，对于 Child-Pugh A 级或 B 级的患者，无论是以支持治疗或全身化疗作对照，肝动脉栓塞化疗均能显著地延长肝癌患者的生存期，从而肯定了肝动脉栓塞化疗的疗效。

经过肝动脉栓塞化疗后病灶缩小，如有可能根治性切除，宜不失时机地手术切除。较小的病灶也可合并应用局部毁损治疗如瘤内无水酒精注射或射频毁损治疗等。

4. 无水酒精瘤内注射（PEI）　可在超声导引下经皮穿刺至肿瘤内，注射适量的无水酒精，导致肿瘤坏死。该方法主要适用于肿瘤直径在3cm以下，结节数量在三个以下的患者。因无水酒精局部注射对肝损害较小，特别适用于合并肝硬化、而肿瘤体积较小的患者。

在适应证的范围内，有报道显示瘤内无水酒精注射的远期疗效类似于手术切除。如日本的研究显示，PEI 治疗小于3cm 的小肝癌，5年生存率达到60.3%，其中单结节，直径小于2cm，肝功能为 Child-Pugh A 级的小肝癌，5年生存率可达到78.3%。

PEI 治疗小肝癌安全有效，但对于凝血功能障碍、或肝功能为 Child-Pugh C 级的患者不适合。

5. 射频毁损治疗（RFA）　射频技术的发展和射频电极的改进，使该技术成功地应用于肝癌的局部治疗。射频治疗可在超声导引下经皮治疗，也可经腹腔镜或开腹治疗。其主要适用于肿瘤直径在5cm以下，结节数量在3个以下的患者。有严重肝功能失代偿和凝血功能障碍的患者不适合该方法。该方法通常一次治疗可达到肿瘤的完全坏死，术后可利用动态增强 CT 或 MRI 检查判断肿瘤的坏死情况。

随机对照研究的结果显示射频毁损治疗小肝癌的远期总的生存率类似于手术切除，例如国内研究报道的随机对照研究结果显示：射频毁损治疗后1年，2年，3年和4年总的生存率为95.8%、82.1%、71.4%、67.9%，而手术切除为93.3%、82.3%、73.4%、64.0%，两者无显著差异。但一般认为，对于小肝癌仍应该首选手术切除。不过，对于位于肝实质内的小肝癌，特别是 Child-Pugh B 级的小肝癌，则更适合射频毁损治疗。

射频毁损治疗的主要并发症是术后出血或邻近器官的损伤。对于经皮超声观察困难或部位邻近腹腔脏器部位的肝癌，如采用经腹腔镜或开腹射频毁损则更安全有效。

6. 氩氦刀靶向冷冻损毁术（targeted cryoablation therapy）　是近年来开展的冷冻治疗新技术。利用常温高压的氩气在超导刀尖释放产生低温的原理治疗肿瘤。可在超声导引下经皮穿刺治疗，也可开腹术中治疗。经皮穿刺治疗主要适用于肿瘤直径在 5cm 以下，结节数量在 3 个以内的患者，对于较大体积的肿瘤，可在术中多刀组合治疗。

7. 经皮微波凝固治疗（MCT）　在超声导引下将微波电极刺入肿瘤内，利用微波的能量使肿瘤发生凝固性坏死。其适应证类似于射频毁损治疗。有临床对照研究显示其安全性和远期疗效类似于射频毁损治疗。

8. 放射治疗　由于放射源、放射设备和技术的进步，各种影像学检查的准确定位以及三维适形放疗技术的应用使放射治疗的效果进一步提高。

放射治疗主要适用于肝门区肝癌的局部放射治疗，也可用于门静脉癌癌栓、下腔静脉癌栓、肝门淋巴结或腹腔淋巴结转移、远处转移病灶的姑息性治疗。严重的肝功能失代偿（Child C）或全身情况差（如 Karnofsky 评分，即 KPS 评分，在 40 以下）不宜放射治疗。

局部放射治疗的剂量应根据病灶的大小、部位、及患者的一般情况而定，常用的剂量为 40~60Gy/5~6 周。放射治疗过程中应随访肝功能，也可辅助健脾、理气的中药治疗，可提高缓解率和减轻放射治疗的不良反应。

9. 全身化疗　全身化疗传统的肝癌治疗方法。然而，由于肝癌不属于对化疗敏感的肿瘤，全身化疗的效果较差，无论是单个化疗药物的应用或是联合化疗，几乎没有可重复的达到 20% 以上的化疗药物或化疗方案。常用的化疗药物有 5-氟尿嘧啶（5-fluorouracil，5-FU）、替加氟（tegafur）、去氧氟尿苷（doxifluridine）、卡培他滨（eapecitabine）、顺铂（Cisplatin，PDD）、奥沙利铂（oxaliplatin）、丝裂霉素 C（mitomycin C，MMC）、阿霉素（doxorubicin，ADM）、表柔比星（epirubicin）等。一般常用这些药物组成联合化疗方案。

全身化疗主要用于有远处转移的肝癌，并且患者一般情况好，KPS 评分在 80 分以上。一般情况差，或者肝功能失代偿的患者不适合全身化疗。

近年来的研究显示，干扰素和化疗药物（如 5-FU、顺铂）有协同作用。临床试验表明，包含干扰素的化疗方案治疗肝癌，疗效似有提高。如持续静脉灌注 5-FU［200mg/（$m^2 \cdot d$）×21d，28d 为一循环］，合并皮下注射干扰素 a2b（4MU/m^2，每周 3 次），25% 的肝细胞癌患者和 62.5% 的纤维板层肝癌患者获客观缓解。

10. 生物治疗　生物治疗在理论上不仅起配合手术、化疗、放疗以减轻对免疫的抑制，也有消灭残余肿瘤细胞的作用。目前临床已普遍应用干扰素（IFN）进行治疗，随机对照研究结果显示：如在肝癌切除术后大剂量应用 α-干扰素有降低术后复发率的作用。也有研究提示与化疗合用，可提高化疗的缓解率。此外，淋巴因子激活的杀伤细胞（LAK）、肿瘤浸润淋巴细胞（TIL）等过继细胞免疫治疗在肝癌切除术后应用，可降低术后的复发率。生物治疗往往比较昂贵，在应用时，应掌握适应证，一般多与其他有效的抗肿瘤方法合用，才可发挥其优势，但如用于肝癌的晚期，多无价值。

11. 分子靶向治疗　近年来，针对和癌细胞增殖有关分子的靶向药物应用于恶性肿瘤的治疗，取得了较好的效果。一种针对血管内皮生长因子受体以及 Raf 激酶的多靶点药物索拉菲尼开始应用于肝癌的治疗。在欧洲和亚太地区进行的随机对照研究结果显示能显著延长肝癌患者的生存期，联合其他治疗方法，进一步提高效果的探索正在进行中。不过，目前分子靶向药物多较昂贵，尚难以广泛应用。

12. 中药　中医通过调整机体的抗肿瘤能力方面而发挥作用，如果和手术治疗、放射治疗配合可促进患者恢复、减轻治疗的不良反应。此外，对于晚期的肝癌患者，亦可用以缓解症状。

（二）综合治疗

近年来临床肝癌治疗的方法颇多，多学科综合治疗代替了传统的单一治疗，提高了肿瘤的治疗效果。

1. 不能切除肝癌综合治疗方案　肝动脉栓塞化疗或肝动脉结扎加插管化疗或导管内灌注化疗药物。肿瘤缩小后，如有根治性切除的可能，应手术切除，如不能切除，尚可应用瘤内无水酒精注射、射频毁损治疗，力求使肿瘤完全坏死。

2. 肝癌切除术的辅助性治疗　肝癌切除前如估计能获根治性切除，一般不主张进行辅助性的化疗或肝动脉栓塞化疗。但对于怀疑有肝内转移灶的患者，可在术前给予肝动脉造影和或肝动脉栓塞化疗。对于根治性切除术后的辅助性化疗的利弊，目前尚无定论，尚无证据表明辅助行全身化疗或肝动脉化疗栓塞有减低复发率或延长生存期的作用。但对于存在复发危险因素（如肿瘤体积大、多发结节、有血管侵犯）的患者，术后辅助性动脉栓塞化疗则有助于控制微小的残癌。有随机对照的研究表明，术后应用干扰素治疗可降低肝癌切除术后的复发率。

3. 姑息性手术切除后的综合治疗方案　切除术中可在肝动脉留置动脉导管，术后给予动脉灌注化疗，或术后给予经皮肝动脉化疗栓塞。如残癌为孤立性，直径在 5cm 以内，亦可结合射频毁损、瘤内无水酒精注射等治疗。

九、预防

积极防治病毒性肝炎，对降低肝癌发病率有重要意义。乙肝疫苗预防注射不仅起防治肝炎效果，对肝癌预防必将起一定作用。避免不必要的输血和应用血制品。预防粮食霉变、改进饮水水质、戒除饮酒嗜好亦是预防肝癌的重要措施。

对于有应用抗病毒药治疗指征的患者，应积极给予抗病毒治疗，对于减少肝癌的发病有重要的意义。对乙肝、丙肝病毒慢性感染状态的育龄妇女，准备生育时应进行医学咨询，对病毒复制活跃者可能需先考虑抗病毒治疗，再择机受孕，以减少乙肝、丙肝病毒的垂直传递而减少今后子代发生肝癌的机会。

在肝癌的预防尚未完善之际，肝癌的早期发现、早期诊断、早期治疗在肿瘤学上被称之为"二级预防"则显得十分重要，自实施肝癌普查以来，原发性肝癌的诊断进入了亚临床水平，早期肝癌比例不断增高，5 年生存率亦明显提高。对高危人群（肝癌高发区 35 岁以上、非高发区 40 岁以上有乙肝、丙肝病毒感染史者）每 6 个月一次采用检测 AFP 与超声进行筛查，可检出早期肝癌，经过早期诊断、早期手术切除，能有效地降低肝癌的死亡率。

（郭　敏）

第五节 急性肝功能衰竭

急性肝功能衰竭（Acute liver failure，ALF）是指平时肝功能正常的人出现肝功能快速恶化，导致意识和凝血功能障碍的一种少见状态。在美国，每年大约2000人次发生ALF。最主要的原因是药物诱发性肝损伤，病毒性肝炎，自身免疫疾病和休克或低灌注状态，约有20%的患者无明确原因。年轻人发病率高于其他人群，病死者年轻人更多；儿童发病者少，但病死率可达70%。开展肝移植前，ALF的存活率不足15%，近年来，由于肝移植的广泛开展，目前移植后短期存活率可达65%以上。

一、病因

寻找ALF的病因对诊断、处理和预后评估均有重要作用。ALF病因中，我国以病毒性肝炎（乙、丙型）最为多见，欧美国家40%~54%是由对乙酰胺基酚中毒所致，其次是血清阴性肝炎和病毒性肝炎；感染性原因包括细菌感染如脓毒症、败血症，寄生虫病感染如血吸虫病，病毒性感染如巨细胞病毒（CMV）、EB病毒、肠道病毒等；中毒性原因包括毒蘑菇中毒，药物诱发性肝毒性如抗结核药、化疗药、乙醇等；代谢异常如肝豆状核变性（Wilson病）、遗传性代谢障碍等；自身免疫性肝炎；肝损伤如休克，急性缺血性肝损伤，充血性心衰致肝瘀血性损伤，创伤性肝损伤，辐射性肝损伤；急性妊娠脂肪肝综合征；Budd-Chiari综合征；恶性肿瘤肝浸润；肝移植、外科手术后等；不明原因性肝功能衰竭。

二、临床表现

急性肝衰竭早期可表现为极度乏力，明显厌食或食欲减退，恶心、呕吐、腹胀等严重消化道症状。皮肤巩膜黄染，并进行性加深。出血倾向，随着病情加重或病程延长可有出血性瘀斑，上消化道出血等。重者合并精神、定向力障碍，嗜睡、昏睡甚至昏迷等肝性脑病表现。体检可见精神不振或萎靡不振，黄疸，出血点、瘀斑。心动过速。如合并感染可出现肺部啰音等。腹水征阳性，叩诊有肠胀气表现，早期肝脏可有肿大，但不一定能触及，暴发性肝衰竭者肝脏可缩小，肝浊音界变小等，肠鸣音减少或消失。注意，虽可有黄疸，但并非所有患者均有肉眼黄疸。右上腹压痛变化较大。由于大面积肝细胞坏死，肝浊音界可能无法叩清，肝脏大小触诊不清。早期病毒性肝炎、恶性肿瘤肝浸润、充血性心衰或急性Budd-Chiari综合征史患者可能肝脏增大。

三、辅助检查

（1）初始实验室检查：血常规，血型；生化检查如血钠、血钾、血氯、碳酸氢盐、血钙、血镁、血磷、血糖等；肝功能检查如AST、ALT、ALP、GGT、胆红素（结合/游离），白蛋白/球蛋白；肾功能如Cr、BUN；凝血功能如凝血酶原时间（PT）/国际标准化比率（INR）；动脉血气分析；动脉血乳酸；血淀粉酶和脂肪酶。

（2）病毒性肝炎血清学检查：如抗HAV IgM，HBsAg，抗HBc IgM，抗HEV，抗HCV，血氨水平检测；自身抗原如抗核抗体（ANA）、抗中性粒细胞抗体、抗线粒体抗体，以及免疫球蛋白水平等；疑为中毒性肝衰竭者应在病史询问基础上，选择性进行毒物检测；育龄妇女应做妊娠试验检查；疑有 AIDS 者应监测 HIV。

（3）其他检查：如心肌酶谱变化，大小便常规等。

（4）影像学检查：肝脏 B 超，必要时行 CT 扫描，以了解肝脏大小、结构变化，以及胆道系统、脾脏、胰腺情况，有无腹水等。胸片检查有助于排除肺部病变，胸腔积液情况。ECG 检查了解心电变化，特别是有无心肌缺血性改变等。

四、诊断评估与鉴别

1. 分期　根据病程，肝功能衰竭分为 4 类：超急性期、急性期、亚急性期和慢性期。超急性期是指病程少于 7 天者，急性期指病程 7～21 天者，亚急性期指病程多于 21 天而少于 26 周者，慢性期指病程超过 26 周者。但这种诊断的区分对预后意义不大，除非是对乙酰胺基酚中毒者。

所有临床或实验室提示中到重度急性肝炎的患者均应立即检测凝血酶原时间（PT），并认真检查、评估意识状态。如果 PT 延长约 4～6s 或以上（INR≥1.5），并有感觉异常的证据者，可诊断为急性肝功能衰竭，并应入院治疗。因为 ALF 进展迅速，数小时内会发生意识变化，一旦诊断确立，便应转入 ICU 治疗。

2. 各期肝衰竭命名及鉴别

（1）急性肝衰竭：是指急性起病，2 周内出现以Ⅱ度以上肝性脑病（四度划分法）为特征的肝衰竭，表现为极度乏力，伴有明显厌食、腹胀、恶心呕吐等消化道症状，数天内黄疸进行性加深，出血倾向明显，凝血酶原活动度（PTA）低于 40%，肝脏进行性缩小；病理表现为肝细胞呈一次性坏死，坏死面积大于肝实质的 2/3，或亚大块坏死，或桥接坏死，伴存活肝细胞严重变性，肝窦网状支架不塌陷或非完全性塌陷。

（2）亚急性肝衰竭：是指起病较急，15 天至 26 周出现肝衰竭的临床表现，如极度乏力，明显消化道症状，黄疸迅速加深，血清总胆红素大于正常值上限 10 倍或每日上升≥17.1μmol/L，PT 明显延长，PTA≤40%，排除其他原因者；病理表现为肝组织呈新旧不等的亚大块坏死或桥接坏死，较陈旧的坏死区网状纤维塌陷，或有胶原纤维沉积，残留肝细胞有程度不等的再生，并可见细、小胆管增生和胆汁淤积。

（3）慢加急性（亚急性）肝衰竭：是指在慢性肝病基础上，出现急性肝功能失代偿；病理表现为在慢性肝病损害的基础上，发生新的程度不等的肝细胞坏死性病变。

（4）慢性肝衰竭：是指在肝硬化基础上，出现慢性肝功能失代偿，如出现腹水或其他门静脉高压表现，可有肝性脑病，血清总胆红素升高，白蛋白明显下降，有凝血功能障碍，PTA≤40%；病理表现为弥漫性肝脏纤维化以及异常结节形成，可伴有分布不均的肝细胞坏死。

五、治疗

肝衰竭尚无特异药物和手段，主要强调早期诊断、早期治疗，针对不同病因采取个体化的综合治疗措施，防治并发症。

（一）支持治疗

卧床休息，抬高床头 20°～30°有助于减轻脑水肿，减少能量消耗，减轻肝脏负担，加强生命体征监护和生化指标监测。充分补给热量，以高碳水化合物、低脂、适量蛋白质饮食为主，维持水、电解质和酸碱平衡。60kg 成人总热卡约 1 500 ~ 2 000kcal/d，或 35 ~ 50kcal/kg，如无法经口补充，应考虑静脉补足。纠正低白蛋白血症和凝血功能障碍。维生素 E、还原型谷胱甘肽等抗氧化剂可能对肝脏有一定保护作用。

ALT 易合并脑水肿和（或）颅内高压、肝性脑病，约 80% 的暴发性肝衰竭伴 Ⅳ 级肝性脑病患者发生脑水肿，通常 q4 ~ 6 小时检查和评估神经功能。Ⅰ／Ⅱ 级肝性脑病者应做头颅 CT 扫描，以排除其他引起意识改变的疾病，但对脑水肿诊断价值不大；避免刺激，必要时给予镇静；预防性使用抗生素。血氨水平 > 200μg/dl 与脑疝有高度相关性，口服乳果糖（无法口服者可用乳果糖灌肠）有助于降低肠道产氨，防止氨的吸收，一般 30 ~ 60ml/d，口服，或 60 ~ 120ml 灌肠，保持大便 2 ~ 4 次/d 即可。Ⅲ／Ⅳ 级肝性脑病者在上述处理基础上，大多数需气管插管保持气道通畅，适当镇静，抬高床头约 30° 左右，有条件者可作颅内压监测。

（二）控制抽搐

抽搐会升高颅内高压，引起脑缺氧，加重脑水肿，应积极控制抽搐或惊厥。最好选用苯妥英钠，因镇静剂对意识评估不便，且肝衰竭时地西泮（安定）清除减慢，使用苯二氮䓬类时宜小剂量给药。

（三）防治脑水肿

（1）甘露醇是最有效的脱颅压药，一般 0.5 ~ 1g/d，iv drip，q6 ~ 8 小时，注意避免血浆渗透压过高（一般 ≤320mOsm/L），但不必预防性使用甘露醇。

（2）过度通气能收缩脑血管，降低脑血流，可迅速降低颅内压，一般控制 $PaCO_2$ 于 25 ~ 30mmHg，但这种效应不能持久。

（3）最近随机对对照研究发现，30% 的高渗氯化钠可起到降低颅内高压的作用，维持血清钠在 145 ~ 155mmol/L，但需更多研究证实。

（4）对严重颅内高压且对上述措施效差的患者，可考虑使用短效巴比妥类如硫喷妥钠或戊巴比妥，可起到降低颅内压的作用，但易引起低血压，限制了其使用。用法：戊巴比妥 100 ~ 150mg，iv，q15min × 4 次，而后 1 ~ 3mg/（kg·h）可有效控制脑水肿；或硫喷妥钠 250 ~ 500mg，iv × 15min，继之 50 ~ 250mg/h。

（5）激素对肿瘤和颅内感染引起的颅内高压有预防和治疗作用，但对 ALF 患者的脑水肿防治和提高存活率均无益处。

（6）低体温可预防脑充血，改变脑氨水平和（或）糖代谢，32 ~ 34℃ 的中度低体温可起到预防或控制 ALF 颅内高压作用，但低体温有增加感染、引起或加重凝血障碍和心律失常的风险。

（四）感染

所有 ALF 患者均有感染（细菌或真菌）的风险，严重者引起脓毒症，感染和（或）全身炎症反应综合征（SIRS）与肝性脑病深度有相关性，肝性脑病增加脑水肿概率，发热也会增加颅内压，预防细菌和真菌感染可减少感染风险，降低脑水肿和颅内高压的风险。入院前 3 天感染的主要致病菌是金黄色葡萄球菌、表皮葡萄球菌或革兰阴性肠杆菌（如大肠杆菌），可考虑口服肠道不吸收抗生素如多西环素等。一旦有发热、白细胞升高等感染征象，应积极寻找感染部位，可定期（一般 3 ~ 5 天）复查胸片和送血、尿、痰标本作细菌和真菌培养，寻找感染源和致病菌。经验性使用肝素毒性较小的抗生素，可选用三代头孢菌素如头孢噻肟 2～6g/d，iv，哌拉西林－他唑巴坦和万古霉素等。常见的真菌感染是念珠菌或曲菌，多是在广谱抗生素使用 1 周后出现。

（五）凝血障碍

肝衰竭导致凝血因子合成减少，可能发生凝血因子和血小板消耗增多，因此，不少患者血小板≤100×10⁹/L（10 万/mm³）。常规使用维生素 K₁5～10mg 皮下注射，或 10～30mg，静脉滴注，qd。明显凝血功能障碍（PT 延长 4s 或以上、INR≥1.5）伴出血者，应考虑输注新鲜冷冻血浆（FFP），如无出血，不必使用新鲜血浆。冷沉淀物同样有助于改善凝血功能。血小板一般以 100×10⁹/L（10 万/mm³）界线。不过，如能维持在（50～70）×10⁹/L（5 万～7 万/mm³），常规有创操作如注射、抽血等可能不会产生较多出血，但如 50×10⁹/L（<5 万/mm³），应考虑输注血小板。如有条件，ALF 伴凝血障碍者可考虑输注重组活化Ⅶ因子（rFⅦa），有研究表明 FFP＋rFⅦa 效果更佳。

（六）胃肠道出血预防

胃肠道出血是 ALF 公认的并发症，机械通气＞48 小时和凝血功能障碍是危重患者胃肠道出血的最主要危险因素，其他危险因素包括肝、肾衰竭、脓毒症（sepsis）、休克等。H₂受体拮抗剂如雷尼替丁［3mg/（kg·d）］和硫糖铝（2～4g/d）均可有效预防和减少此类出血的发生，前者的有效性更大，后者只作为二线用药，但两者在预防肺炎方面的作用相当。质子泵抑制剂也有效，但研究资料更少。维持胃液 pH＞5.0 可有效减少胃肠道出血。

（七）血流动力学

ALF 生理机制与肝硬化和肝肾综合征相似。由于意识变化导致摄入不足、液体渗出至血管外和可能有的消化道失血等原因，可能患者入院时就有血管内容量不足。因此，大多数患者需要液体复苏，而放置肺动脉导管对液体控制和监测指导补液有定一作用。对 ALF 患者，胶体液如白蛋白较晶体液如生理盐水更为重要，应首先考虑，输入液中应含葡萄糖，以维持能量需求和血糖水平。充分的液体复苏和控制潜在感染和脓毒症对纠正低血压起着重要作用，必要时加用升压药，以维持平均动脉压≥50～60mmHg，肺毛细血管楔压 8～14mmHg。为维持血压水平，可选用多巴胺、肾上腺素、去甲肾上腺素，但多巴胺对增加氧输送似乎更有效；但一般不选用加压素类，否则会增加脑血流，促进颅内高压。

（八）肾功能保护

ALF 患者常合并急性肾衰竭，大多是肾前性或低血容量，其他原因包括肝肾综合征、急性肾小管坏死，药物或毒素中毒等。对乙酰胺基酚中毒导致 ALF 者，约占肾衰竭的 70%，而其他原因约 30%。ALF 患者合并肾衰竭是预后恶劣的重要预测因素，因此，避免使用肾毒性药如氨基糖苷类、非甾体抗炎药（NSAID）、对比造影剂和积极控制感染显得极为重要。如有透析指征，首选持续静脉—静脉替代（CVVHD）而非间断透析疗法，这对改善心血管功能稳定和控制颅内压很有帮助。

（九）代谢问题

ALF 患者最常出现四低（4H），即低血糖（Hypoglycaemia）、低血钠（Hyponatraemia）、低血钾（Hypokalaemia）、低血磷（Hypophosphataemia）和代谢性碱中毒。因此，需密切监

测血糖，血气分析和血清钾、钠、镁、磷等。低血糖可能因肝性脑病而掩盖，尤应反复监测血糖水平，防止或及早发现低血糖，以便即时处理，一般最好维持血糖 >4mmol/L。电解质和酸碱平衡对保持正常代谢极为重要，严格限制蛋白摄入，每日蛋白量控制在 60g（1g/kg）即可，支链氨基酸并未优于其他制剂。原则上只要有能力，应首选胃肠道营养，但肝性脑病者忌经肠内给予蛋白，以防增加血氨产量，加重病情。

（十）肝移植

原位肝移植是 ALF 维持生命的最后希望。但因条件所限，不少患者无法获得此机会。主要适应证包括各种原因所致的中晚期肝衰竭，经积极内科和人工肝治疗疗效欠佳；各种类型的终末期肝硬化。

（十一）人工肝支持

人工肝是指通过体外的机械、物理化学或生物装置，清除各种有害物质，补充必须物质，改善内环境，暂时替代衰竭肝脏部分功能的治疗方法，能为肝细胞再生及肝功能恢复创造条件或等待机会进行肝移植。有条件者可试用，但其确切有效性尚待进一步论证，最近的初步研究显示体外全肝灌注（Extracorporeal whole liver perfusion，EWLP）可有效清除血氨。目前人工肝主要包括血浆置换、血液灌流、血浆胆红素吸附、血液滤过、血液透析、白蛋白透析、血浆滤过透析和持续性血液净化疗法。主要适于：①各种原因引起的肝衰竭早、中期，PTA 在 20% ~40% 之间和血小板大于 5 万/mm。为宜；晚期肝衰竭患者也可进行治疗，但并发症明显增多；对未达到肝衰竭诊断标准者而有肝衰竭倾向者，也可考虑早期干预；②晚期肝衰竭肝移植术前等待供体、肝移植术后排异反应、移植肝无功能期。其禁忌证包括：严重活动性出血或弥漫性血管内凝血者；对治疗过程中所用血制品或药品如血浆、肝素和钱精蛋白等高度过敏者；循环功能衰竭者；心脑梗死非稳定者；妊娠晚期等。

（徐子山）

第六节　药物性及中毒性肝病

药物性肝病是指在治疗过程中，药物或其代谢产物引起的肝脏损害。已知约有近千种药物包括中草药，可引起肝脏损害。据统计，约 10% 的肝脏疾病与药物有关，约 5% 因黄疸住院的患者可能由药物引起，50 岁以上的患者，因为可能接触的药品较多，药物性肝病发生率更高，达 20% 以上。药物引起的肝脏损害的类型繁多，可以具有肝胆疾病的所有表现，严重程度也有很大差异。大多数药物性肝病为一过性，仅表现为肝血清酶学异常的亚临床肝损害，停药后迅速恢复，少数会发生暴发性肝衰竭。

一、发病机制与病理

药物在肝脏内的生物转化主要通过肝微粒体药物代谢酶（如细胞色素 P-450、细胞色素 C 还原酶等）以及非微粒体代谢酶来实现，通过氧化还原或水解反应（Ⅰ相反应），使药物加上极性基团（如 -OH、-COOH、-SH 等），水溶性增强，溶解度增加，后与葡萄糖醛酸或其他氨基酸结合（Ⅱ相反应），形成水溶性的产物，经肠道与肾脏排出。

各种药物的生物转化过程不尽相同，多数需要经过上述两相反应过程，其中Ⅰ相反应可能产生更具化学活性的代谢产物，可能引起肝细胞损害。

药物对肝脏毒性的发病机制归纳为药物或其代谢产物直接对肝脏产生损害和个体对药物的特异质反应两方面，后者再分为代谢异常和变态反应两类。直接肝毒性引起的药物性肝病与药物剂量相关，临床上大多可预测，而特异质反应引起的药物性肝病的发生与剂量无明显相关，临床上多不可预测。

药物产生肝损害的机制：在肝脏内经过药酶作用后，转化为毒性代谢产物，如亲电子体或自由基等，这些代谢后的物质和肝细胞内大分子物质包括蛋白质和核酸形成共价化合物，或造成脂质过氧化，破坏膜的完整性和膜 Ca^{2+} – ATP 酶系，使细胞内外钙离子失衡，激活磷脂酶、核酸酶等，导致肝细胞损害和死亡。部分药物则是作用于某些代谢环节，引起肝细胞变性坏死、胆汁淤积等。

某些药物如四环素、氯丙嗪，对肝脏毒性作用的机制则是干扰肝细胞正常代谢的某些环节，抑制酶的活性或阻碍正常合成、分泌环节，表现为不同程度的肝细胞变性、胆汁淤积，少数也可造成严重肝细胞坏死。甲睾酮类同化激素和口服避孕药、氯丙嗪等药物或是通过干扰微粒体酶的羟化作用，或是与胆盐形成不溶性复合物，改变肝细胞的超微结构，使肝细胞对胆盐摄取和排泄减少，非胆盐依赖性胆汁流等作用，从而引起毛细胆管型胆汁淤积。苯妥英钠、异烟肼等影响胆红素代谢的多个环节，引起黄疸。

特异质反应引起的肝损伤机制：代谢异常，由于遗传基因的变异，不同个体肝脏药物代谢酶功能存在不同，甚至缺陷，从而造成肝毒性；变态反应，药物为半抗原，在代谢过程中，与肝内某些特异蛋白质结合形成特异性抗原，引起特异性免疫应答，引起肝脏损害，此机制包括体液免疫和细胞免疫。

药物性肝病的临床病理表现：急性药物性肝病可有区带肝细胞坏死，部分进展为亚大块或大块性坏死，急性脂肪肝可有小泡性脂肪肝及大泡性脂肪肝，肝内胆汁淤积可有毛细胆管型、肝毛细胆管型及胆管型等淤胆表现，慢性药物性肝病病理变化与自身免疫性肝炎及慢性病毒性肝炎相近。

二、临床表现

药物性肝病临床表现十分繁杂，程度不同，主要与药物的种类与发生机制不同有关。临床上根据病情分为急性和慢性药物性肝病两类。

根据临床表现，急性药物性肝病可分为肝细胞损害型、肝内胆汁淤积型和混合型三型。

急性肝细胞损害型与急性病毒性肝炎相似，常有乏力、食欲减退、恶心、呕吐等胃肠道症状并有黄疸，肝脏肿大，重者可发展为急性重型肝炎，出现凝血功能障碍和肝性脑病，导致死亡、靛青绿（ICG）滞留率及 PT 等的变化与病变程度相关。

肝内胆汁淤积型药物性肝病，临床上消化道症状较轻，主要有皮肤瘙痒、尿黄、大便色淡或白陶土样、肝大，黄疸，血清 AKP、γ – 谷氨酰转肽酶（γ – GT）、结合胆红素明显升高，胆盐、脂蛋白 X、胆固醇也常升高，黄疸持续数周，但预后较好，少数向慢性化发展可形成继发性胆汁性肝硬化。

肝细胞损害与肝内胆汁淤积有时区别困难，可根据 ALT、AKP 升高程度及两者的比值（R）来鉴别，AKT 大于正常上限的 2 倍且 R≥5 为急性肝炎型，ALP 大于正常上限的 2 倍且 R≤2 为肝内胆汁淤积，ALT 和 AKP 均高于正常上限 2 倍而 2 < R < 5 为混合型。

　　过敏性药物性肝病常在接触药物4周内发生，可有皮疹、淋巴结肿大、嗜酸细胞增高等表现，再次接触后，发病更快，病情更重。

　　慢性药物性肝病相对少见，但种类繁多，表现不一。慢性药物性肝炎起病缓慢，往往有长期服药史，症状与慢性病毒性肝炎或自身免疫性肝炎相似，有乏力、纳差、腹胀、肝区隐痛、黄疸，部分患者伴有关节炎等肝外表现，血清转氨酶、胆红素升高，凝血酶原时间延长，肝脏排泄功能试验异常，部分自身抗体如抗核抗体、抗平滑肌抗体等可阳性，预后一般较好，停药后可恢复，少数患者肝脏损伤呈慢性进行性过程，并发展至肝硬化。某些药物尚可引起肝血管性疾病如长期口服避孕药、抗肿瘤药可引起肝静脉栓塞，临床表现与 Budd - Chiari 综合征类似，有肝区隐痛、肝脾大、腹水等症状，肝功能损害相对较轻，影像学上 B 超可见门静脉、脾静脉增宽，肝静脉消失，MRI、CT 肝静脉成像可提示肝静脉闭塞。此外，少数药物可引起肝肉芽肿、肝腺瘤、肝细胞癌等病变。

三、诊断

　　临床明确诊断药物性肝病有一定难度，容易误诊或漏诊，其原因在于药物性肝损害的临床表现、实验室检查和病理变化无特异性，部分药物性肝病，临床表现轻，难以发现，在原有急慢性肝脏疾患基础上并发药物性肝病时，药物性肝损害往往被原有疾病掩盖，不能及时诊断。

　　药物性肝病的诊断最重要的是应用药物的病史，应了解近3个月内所用药品种类、时间、剂量、合并用药、停药时间及过敏史等，并排除其他疾病如病毒性肝炎、自身免疫性肝炎、原发性胆汁性肝硬化等。病理检查对诊断有一定帮助，同时尚可通过组化检查排除 HBV 感染等。变态反应性药物性肝病诊断标准：①用药开始后3个月内，及离最后1次用药15天内，出现肝损害；②初发时可有发热、皮疹、黄疸、皮肤瘙痒等表现；③外周血嗜酸性粒细胞＞6%；④药物敏感试验：淋巴细胞转化试验或巨噬细胞移动抑制试验阳性；⑤停药后肝损害多数恢复，偶然再次给药又诱发肝损害。具①、④或①、⑤者可诊断，具①、②或①、③者拟诊。

四、预防

　　药物性肝病最重要的在于预防，安全用药、定期监测是有效的预防措施，一旦发现，应停用可疑药物，将药物性肝病控制在发病之初，并积极治疗，阻断病情的进一步发展。

　　（1）针对病情，不滥用药物，对可能引起肝损害的药物应严格注意使用剂量、时间，及时停药。

　　（2）了解患者的药物过敏史，有无过敏体质，避免使用过敏药物。

　　（3）用药期间注意观察患者有无和药物相关的不适症状和体征，定期监测血象、肝肾功能等变化，一旦有药物性肝损害表现，立即停药。

　　（4）对于儿童、妊娠、营养障碍、肿瘤消耗严重及肝肾功能已经有损害的患者，更应该注意选择药物的种类，适当降低剂量，避免加重肝肾功能损害。

　　（5）对于既往有药物性肝损害病史患者，应避免再次给予相同或化学结构类似的药物。

五、治疗

(一) 停药

轻症的药物性肝病，停用药物后，病变可自行消退。严重的药物性肝病，停用药物是减少药物对肝脏的持续性损害的重要措施。

(二) 支持疗法

对于重症者应积极支持治疗，维持内环境稳定，保护重要脏器功能。

1. 饮食和休息　应以清淡、易消化、富含维生素和蛋白质饮食为主，病情严重者应该卧床休息。

2. 维持正氮平衡　提供足够热能 6 300 ~ 8 400kJ，支链氨基酸如 15 - 氨基酸 250 ~ 500ml/d。新型脂肪乳剂是由中链三酰甘油（MCT）与长链三酰甘油（LCT）按照一定比例组成，如 10% ~ 20% 的力保肪宁，它主要在外周组织线粒体内由脂蛋白脂肪酶水解，可补充必须脂肪酸及热能，250 ~ 500ml，缓慢静脉滴注，1 次/天。

3. 维持水电解质、酸碱平衡　注意出入量及有无电解质、血气等变化，并及时纠正。

4. 血液制品　重症者可适当补充新鲜全血、血浆，低白蛋白患者应补充人血白蛋白 10 ~ 20g/d，凝血时间延长应补充凝血酶原复合物 300U/d。

(三) 清除胃肠道残留药物

短期内口服摄入药物，在药物未完全吸收之前，如没有禁忌证，可以通过洗胃清除尚未吸收的残余药物。

硫酸镁导泻（50% 硫酸镁 30 ~ 50ml，口服或鼻饲）促进残留药物由粪便中排出，口服药用炭（成人 60 ~ 100g，小儿 30 ~ 60g，每 4 小时口服 1 次，持续 48 小时）也可以吸附肠道内的药物，阻断肝肠循环，促进排泄。

(四) 清除体内残留药物

对于水溶性高，经肾脏排泄的药物，可适当给予渗透性利尿药如甘露醇 100 ~ 250ml 静脉滴注，利尿药如呋塞米 20 ~ 80mg 静脉推注等促进药物从尿中排出。

(五) 特效解毒药

对乙酰氨基酚引起的肝坏死可用 N - 乙酰半胱氨酸解毒。N - 乙酰半胱氨酸：初次口服 140mg/kg，以后每小时 70mg/kg，共 72 小时。或首剂静脉滴注 150mg/kg（500ml/4h），最后 100mg/kg（1 000ml/16h）。

还原型谷胱甘肽：为三肽化合物，促进肝脏解毒，减少氧化反应，促进还原，减少自由基的生成，用于治疗多数的药物性肝损害，为基本用药。还原型谷胱甘肽 1200mg 静脉滴注 1 次/天。

(六) 常用护肝解毒药物

1. 水飞蓟宾　从菊科水飞蓟属植物水飞蓟果实中分离而得，具有保护肝细胞膜作用，帮助代谢和解毒作用等。77mg，口服 3 次/天。

2. 葡醛内酯　促进肝糖原增加，和药物、毒物结合成无毒的葡萄糖醛酸结合物排出体外。0.1 ~ 0.2g，口服 3 次/天。0.1 ~ 0.2g，肌内注射，1 次/天。0.2 ~ 0.4g 加入 5% ~ 10%

葡萄糖注射液 500~1 000ml 中静脉滴注。

3. 齐墩果酸 减轻肝细胞炎症坏死，减轻纤维化，促进肝细胞再生，稳定肝细胞膜。30~50mg，口服，3 次/天。

4. 甘利欣 主要成分为甘草酸，具类固醇样作用，可减轻肝细胞炎症，减轻肝纤维化。甘草酸片 75~150mg，口服，2 次/天，甘利欣注射液 30~60ml 加入葡萄糖注射液，静脉滴注，1 次/天。

门冬氨酸钾镁：使钾、镁离子易于进入肝细胞内，增强肝细胞代谢药物及毒物的能力。2 片，口服，3 次/天。每日 20~60ml 加入生理盐水或葡萄糖注射液 250~500ml 中静脉滴注。

前列地尔：具有扩张微血管，改善肝脏血液供应，保护肝细胞膜等作用。10~20μg 加入 5% 葡萄糖注射液 100~250ml 中静脉滴注 1 次/天。

易善复：含有重要的磷脂-C 活性成分、不饱和脂肪酸、多种维生素，可以和肝细胞膜相结合，修复肝细胞的生理性结构，促进肝细胞功能恢复，增强各种磷脂依赖性酶的活性。456mg，口服 3 次/天。465~930mg，加入 100~250ml 葡萄糖注射液中静脉滴注 1~2 次/天。

（七）利胆药物

药物常常引起肝内胆汁淤积，可适当应用利胆药物。

茴三硫：能增加胆酸、胆色素及胆固醇等固体成分的分泌，特别是增加胆色素分泌，直接兴奋肝细胞，改善肝脏解毒功能，并具有一定的利尿作用。

熊去氧胆酸：能增加胆汁酸的分泌，增加胆汁流，促进药物的胆管排泄，减少药物在肠道内的重吸收，同时具有保护肝功能及免疫调节作用。250mg，口服 3 次/天。

蛋氨酸：有促进肝内脂肪代谢及保肝、解毒作用，肝性脑病忌用。0.5~1.0g 静脉滴注 1 次/天或 0.5~1.0g，口服 3 次/天。

考来烯胺：为不吸收阴离子交换树脂，口服不吸收，在肠道内和胆汁酸结合成稳定的络合物后排出，阻断胆汁酸的肠肝循环，用量：3~5g，口服 3~4 次/天，临床已不常用。

苯巴比妥：有诱导肝微粒体葡萄糖醛酸转移酶活性，有利于肝细胞内的运载蛋白 Y 和 Z 的生成，促进胆红素与葡萄糖醛酸结合，降低血胆红素浓度，改善胆红素代谢。15~30mg 口服 3 次/天。

皮质类固醇及类似药物：胆汁淤滞者可试用泼尼松，泼尼松可减轻毛细胆管的炎症，增加胆汁流量，对过敏性药物性肝病则有抗过敏作用。泼尼松：根据病情可短期应用。急性肝损害、轻中度药物性肝病患者不适宜激素治疗，激素对于慢性肝病表现患者，可能会改善症状，但不能缩短病程及降低病死率。

（八）促进肝细胞再生

当有明显肝细胞破坏时应用，尤其是发生急性肝衰竭时。可选择应用促肝细胞生长素、高血糖素、常规胰岛素和生长激素等。

（九）维生素类药物

维生素 C：在体内发挥递氢功能，在生物氧化及细胞呼吸过程中起重要的作用，参与解毒，消除氧自由基。0.2~0.3g，口服 3 次/天。2~4g 加入 5% 葡萄糖注射液或生理盐水中静脉滴注。

维生素 E：可增强肝细胞的抗氧化作用，为自由基的清除药，参与多种酶的活动，维持血管正常通透性等。10～100mg，口服 2～3 次/天或 5～10mg 肌内注射 1～3 次/天。

（十）免疫调节药物

1. 核糖核酸（RNA） 从猪肝细胞中提取，能促进肝细胞蛋白质合成，降低转氨酶，调节机体免疫。6mg 肌内注射 1 次/天和（或）隔日或 30mg 静脉滴注 1 次/天或 50mg 静脉滴注隔日 1 次。

2. 云芝多糖 云芝多糖胶囊，2 粒，口服 3 次/天。云芝多糖溶液，2.5ml，口服 2 次/天。云芝肝泰冲剂，1 袋，冲服，3 次/天。

3. 胸腺素 为动物（猪、牛）胸腺提取多种蛋白组分混合物，增强细胞免疫。胸腺素 1.6mg 皮下或肌内注射 2 次/周。

六、药物性肝病的预后

对于药物性肝病的预后，急性患者如果能及时诊断，停药治疗，预后较好，一般 1～3 个月左右肝功能可逐渐恢复，若未及时诊治，病死率可高达 10%。肝细胞损害型预后相对较差，并发暴发性肝衰竭、肾衰竭患者预后极差。慢性药物性肝病由于临床症状相对隐匿，如未能及时发现停药治疗，预后欠佳，进展到细胞坏死后性肝硬化及胆汁淤积性肝硬化的患者，预后不良。

（徐子山）

第七节　酒精性肝病

酒精性肝病（alcoholic liver disease，ALD）是由乙醇及其代谢产物对肝细胞的破坏与毒性作用所引的，以肝脏代谢紊乱为基础的急、慢性肝损伤。临床上表现为脂肪肝、酒精性肝炎和肝硬化。这三类病变可以代表酒精性肝损伤的三个不同发展阶段，但是经常前后二种甚至三种病变合并存在，也可以单独出现一种。病变不仅与饮酒量、时间及频度有关，还常与性别、遗传因素、免疫机制及营养状况等有密切的关系。此病多见于欧美，然而近年来，随着我国酒精消耗量的增多，其发病率有逐年增多的趋势，已成为常见多发病。ALD 的预后直接与戒酒密切相关，与其他原因引起的肝病相比预后较好，但如不戒酒，上消化道出血、黄疸、腹水的发生率亦高，从而增加病死率。

一、酒精对肝脏的损害与毒性作用

肝脏是酒精代谢的主要器官。然而，乙醇本身对肝细胞有直接损伤作用，且其衍生物乙醛的毒副作用导致肝脏的代谢紊乱，分述如下。

（一）乙醇的肝损害作用

ALD 患者的肝细胞线粒体常有肿胀和嵴的异常改变，并且这些线粒体内含有颗粒样沉积及包涵体等，以致肝细胞结构及功能异常。酒精可改变微细胞器浆膜理化性质，同时影响糖蛋白的装配，致使细胞表面无涎酸糖蛋白与胰高血糖素受体数目减少。乙醇可通过增强羟自由基的损坏作用或降低氧自由基的正常保护机制，使两者之间失去平衡。长期饮酒者肝细胞谷胱甘肽水平降低，产生线粒体过氧化变化。ALD 患者的小叶中央区肝细胞氧含量很低，大量饮酒增加氧的消耗可使中央肝细胞缺氧，造成肝细胞坏死，亦可发生星群样透明样细胞坏死。乙醇抑制中链脂肪酸的氧化，改变乙酰辅酶 A 的氧化功能，从而抑制多种三羧酸循环酶的活性。另外，乙醇促使脂肪酸的合成，并增加脂肪的储存。乙醇还可以增加脂肪酸的分解率，从而来自不同组织的脂肪酸又被肝脏摄取，肝内甘油三酯的合成率增加并堆积，又因缺乏极低密度脂蛋白而载脂蛋白减少，导致脂肪分泌障碍造成脂肪肝。由于乙醇的氧化作用抑制葡萄糖合成的谷氨酸盐脱氢酶使三羧酸循环运转发生障碍，可减少肝内葡萄糖的合成。酒精诱导 P450 生物转换系统，这一系统对多种致癌前体有激活作用，这是酒精中毒患者肿瘤发病率增高的原因。长期饮酒也增加部分药物的肝毒性作用，微粒体内 P450 系统影响肝微粒体的药物转化酶，使某些药物作用增强，但另一些药物的清除率增加而减低其作用。乙醇还可改变巨噬细胞功能，正常人给予试验剂量的乙醇，血清中出现细胞毒因子。

（二）乙醛的肝毒性作用

80% 的乙醛脱氢酶活性位于线粒体，乙醇所造成线粒体结构与功能的改变，降低乙醛的清除率，血内乙醛水平增高又进一步降低线粒体转运与呼吸功能，抑制其氧化磷酸化及脂肪酸的氧化。乙醛与肝微粒体蛋白共价结合，可选择性的与某种 P450 结合形成稳定的复合物，还与半胱氨酸和谷胱甘肽结合，影响氧自由基的清除，造成膜的过氧化损伤。还可取代奥古蛋白内的磷酸吡哆醛，限制维生素 B_6 的活性。乙醛蛋白复合物作为一种新抗原，在人体可引起免疫应答反应而加重肝损伤。乙醛显著降低肝内聚合的微管蛋白含量，使微管减少，影响细胞间蛋白质的转运及分泌。乙醛可增加胶原合成及 mRNA 的合成，促进肝纤维化的形成。乙醛诱导姐妹染色体互换，降低 DNA 的修复，亦有利于癌症的发生。

二、酒精在肝脏的代谢转化

乙醇 80% ~95% 在人体内转化为乙醛，再转化为乙酸，5% ~10% 不变从肺、肾、皮肤排出。肝脏是酒精代谢的主要器官，小量在肾脏、肌肉、肠道及肺组织内氧化。在肝脏其氧化位于肝细胞的胞质液及光面内质网，从被氧化量的角度来看，前者更为主要。人类乙醇脱氢酶（ALDH）有 20 种同工酶，从分子生物学的催化性能可分为 I、II、III 型，不同型酶的作用底物不同，其生物学功能也异。亚洲人有半数缺乏活动性 ALDH2，其肝内存在一种针对 ALDH2 的抗体。致使血内乙醛浓度较高，饮酒后易致面红，因此，酒精中毒频率较欧美人为高。微粒体乙醇氧化系统（MEOS）主要依赖细胞色素 P450 系，乙醇与 P450 结合干扰经 P450 的药物转化。MEOS 仅占肝内乙醇氧化的 10%，大部分仍经可溶性乙醇脱氢酶途径，但当后者达到饱和时，由 MEOS 发挥更大作用。

乙醛在肝脏被乙醛脱氢酶氧化为乙酸，主要发生于线粒体。肝线粒体的乙醛氧化与呼吸链上 NAD^+ 依赖的脱氢酶密切相关。肝病患者饮酒后，乙醛水平为正常人数倍高。饮酒后外周静脉血可测出的乙醛浓度为 $2\mu mol$，正常人乙醛 99% 在肝内氧化，另外红细胞也能氧化乙醛，这两个因素构成外周血乙醛的低水平，但酒精性肝病及无肝病的饮酒者血内乙醛的浓度仍高，可能是肝和红细胞内乙醛脱氢酶浓度较低之故。

三、发病机制

乙醇经过肝细胞质内的乙醇脱氢酶的催化，氧化为乙醛，再经乙醛脱氢酶催化转化为乙酸，最终形成二氧化碳。在乙醇氧化过程中脱下的大量氢离子与辅酶 I 结合。辅酶 I 被还原成还原型辅酶 I，则使其与辅酶 I 的比值上升，以致细胞的氧化、还原反应发生变化，成为代谢紊乱和致病的基础。乙醛为高活性化合物，能干扰肝细胞多方面的功能，如影响线粒体对 ATP 的产生、蛋白质的生物合成和排泌、损害微管使蛋白、脂肪排泌障碍而在肝细胞内蓄积，引起细胞渗透性膨胀乃至崩溃。由于酒精被氧化时，产生大量的还原型辅酶 I，而成为合成脂肪酸的原料，从而促进脂肪的合成。乙醛和大量还原型辅酶 I 可以抑制线粒体的功能使脂肪酸氧化发生障碍，导致脂肪肝的形成。

酒精引起高乳酸血症，通过刺激脯氨酸羟化酶的活性和抑制脯氨酸的氧化，而使脯氨酸增加，从而使肝内胶原形成增加，加速肝硬化过程。并认为高乳酸血症和高脯氨酸血症，可作为酒精性肝病肝纤维化生成的标志。

近年证明酒精性脂肪肝与以下有关：游离脂酸进入血中过多；肝内脂肪酸的新合成增加；肝内脂肪酸的氧化减少；甘油三酯合成过多；肝细胞内脂蛋白释出障碍。目前认为酒精对肝细胞的直接毒性作用是脂肪肝的主要原因。

酒精性肝炎有免疫因素的参与，且有重要意义。目前认为肿大的肝细胞不能排出微丝且在肝细胞内聚积形成酒精性透明小体，并引起透明小体的抗体产生。自身肝抗原和分离的酒精性透明小体可以刺激患者淋巴细胞转化和抑制游走移动因子的活力。在酒精性肝硬化可查出自身免疫性特征的天然 DNA 抗体，和肝细胞膜产生 IgG 和 IgA 抗体。这些抗体能被肝浸液吸附。酒精和乙醛还可以改变肝细胞的膜抗原。

四、病理解剖

（一）酒精性脂肪肝

脂肪肝在酒精性肝病中最为常见，它可表现为部分肝细胞脂肪浸润或波及所有肝细胞，受累的肝细胞约 20% ~75% 时，使肝重量增加了 2 ~3 倍，肝细胞内有甘油三酯呈泡状，迫使细胞核偏边呈"印戒状"。充满脂肪的细胞可破裂、融合而形成"脂囊"，但很少引起炎症反应。戒酒后，病变可消失。

（二）酒精性肝炎

可有脂肪浸润、肝细胞变性坏死，常伴有透明小体，可见多核粒细胞浸润，小叶内结缔组织增加。透明小体在伊红染色时，细胞内可见嗜酸性丝状聚集的致密蛋白质物质，直径 2 ~3μm，PAS 阴性。急性酒精性肝炎发作数周至数月，透明小体渐丢失。脂肪变性及气球样变性、炎症的消失早于透明小体，透明小体起初分布于中央区，随其他变化退失转而分布于汇管区。小叶内中性粒细胞浸润为急性酒精性肝炎典型特点，它包围在貌似健康与脂肪变性及气球样变性的肝细胞、甚至在坏死的肝细胞或含透明小体的肝细胞周围。酒精性肝炎反复急性发作可导致小叶结构变形，网状纤维和胶原使肝窦闭塞并包围肝细胞群，进行性病变导致小叶内纤维化，中央区和汇管区的纤维分隔伸展并相互连接。

（三）酒精性肝硬化

是 ALD 终末期病变，酒精性肝硬化初起时常为小结节性肝硬化，但由于酒精性肝炎的反复发作，门脉高压并发胃肠道出血及低血压，肝窦血流量的减少，可转变为混合结节性肝硬化，最后也有发展为大结节性肝硬化，其肝小叶结节可大至 5cm。

五、临床表现

ALD 的发生与饮酒时间长短、饮酒量多少及营养状态呈正相关。遗传因素对酒精有不同的敏感性，酒精性肝炎和肝硬化，以 HLA – B8、B40 者多见。

（一）脂肪肝

酒精性脂肪肝常无临床症状或生化变化，症状隐袭，有轻度上腹不适、肝区痛，偶见黄疸、水肿及维生素缺乏。肝、脾肿大不常见。重者有门脉高压表现，常有腹水，但无硬化，甚至可因低血糖、脂肪栓塞而死亡。

（二）酒精性肝炎

消化道症状较重，可有恶心、呕吐、食欲减退、乏力、消瘦、肝区疼痛等。严重者可呈爆发性肝炎或急性肝功衰竭。

（三）肝硬化

除一般肝硬化症状外，营养不良、贫血、蜘蛛痣、肝掌、男乳女性化、神经炎、肌萎缩等症状比肝炎肝硬化多见。白指甲、Dupuytren 掌挛缩、腮腺增大也可见到。肝大常见，伴有压痛，表明酒精性肝炎并存，但也可不肿大反见萎缩。脾肿大常见，腹水及侧支静脉明显，表明有门脉高压。继发性营养不良及反复的内毒素血症患者，可导致恶病质及高丙种球蛋白血症。

六、诊断

（1）有饮酒病史，严重的肝硬化可伴大细胞性贫血。

（2）丙氨酸氨基转移酶（ALT）及天门冬氨酸氨基转移酶（AST）：是检测 ALD 的最敏感的检查方法。43% ~100% 患者的 AST 增高，但增高的程度并不明确提示病变严重程度。在酒精性肝病，ALT 水平多低于 AST，AST/ALT 应 >1。ALT 若超过 30.0KarmenU，则可认为肝病非酒精引起。酒精性肝损害时 ALT 为何正常而 AST 却增高的机制尚不明了，可能与乙醇中毒影响吡哆醇的代谢使其缺乏有关。

（3）γ – 谷氨酰胺转肽酶（GGT）：血清 γ – 谷氨酰胺转肽酶是诊断酒精中毒与酒精性肝损害的敏感指标，但缺乏特异性。目前认为，慢性酒精饮入过量者多有增高，但增高程度不反映酒精消耗量。其活性变化是一种很敏感的酶学变化，在各种肝病都可增高，但此酶活性恢复也快，有些酒精中毒患者含量正常可能与此有关。

（4）谷氨酸脱氢酶（Glutamate dehydrogenase）：是 ALD 小叶损伤最严重的 Rappaport 第三区带肝细胞线粒体酶。血清谷氨酸脱氢酶含量与肝细胞坏死量呈比例，比天门冬氨酸转移酶更能提示组织损伤程度。

（5）血浆 α – 氨基 N – 丁酸与亮氨酸比例：在酒精中毒时敏感而有特异性，但此种比例改变是肝细胞功能异常的非特异表现，因此仅供参考。

（6）线粒体天冬氨酸氨基转移酶（mAST）：正常人及病毒性肝炎患者线粒体天冬氨酸氨基转移酶仅占血清中总天冬氨酸氨基转移酶活性的 3%，而酒精中毒时，线粒体天冬氨酸氨基转移酶活性可高达 11% ~13%。线粒体天冬氨酸氨基转移酶是比血清总天冬氨酸氨基转移酶、γ – 谷氨酰胺转肽酶、谷氨酸脱氢酶更为敏感的检查项目。

（7）碱性磷酸酶（AKP）：ALD 患者碱性磷酸酶常增高 1～2.5 倍，个别者可达 5 倍。对此酶异常增高同时伴有胆红素增高时，需与其他病因引起的黄疸鉴别。

（8）血清胆红素含量与凝血酶原时间测定：能预测 ALD 预后，根据酒精性肝炎的临床表现可分为轻、中、重组。凡胆红素少于 85.5μmol/L 为轻病组，胆红素大于 85.5μmol/L 且凝血酶原时间延长达 4 秒为中度严重组，胆红素超过 85.5μmol/L 且凝血酶原时间延长超过 4 秒者为重病组。此二项检查有参考价值。

（9）血尿素氮及肌酐含量：血清尿素氮及肌酐含量可随酒精性肝炎严重程度不同而呈相应地增高。轻病组血尿素氮为 3.57mmol/L，肌酐为 88μmol/L。重病组血尿素氮为 10.4mmol/L，肌酐为 202μmoL/L。死亡组患者血尿素氮为 13.5mmol/L，肌酐 238μmol/L。

（10）糖分子缺少转铁蛋白（carbohydrate deficient transferin，CDT）：酒精中毒特异的标志物。转铁蛋白为具有微异质性的糖蛋白，其中有末端缺少三糖分子的一种同类物。末端缺少糖分子转铁蛋白是乙醛有抑制糖基转移酶活性所致。敏感性达 80%，特异性 97%，假阳性少。

（11）血液葡萄糖及甘油三酯水平：酒精中毒者葡萄糖及脂质代谢异常，有些酒精性脂肪肝患者血液葡萄糖及甘油三酯水平增高。

（12）血液胰岛素样生长因子-1（IGF-1）：酒精性肝硬化患者血液 IGF-1 含量降低，低至 3.1nmol/L 者预后不佳。

（13）肝活检对诊断具有重要的意义，然而 20% 的酗酒者可有其他疾病。

（14）超声、CT 检查可见脂肪肝或明亮肝。

（15）血清 IgA 及 IgG 等免疫球蛋白含量均增高，尤其是 IgA 增高更为明显。抗核抗体或平滑肌抗体部分患者呈阳性。抗肝特异蛋白（liver-specific protein）抗体阳性。酒精性透明小体（alcoholic hyaline）抗原抗体重症时均阳性，恢复期抗原阴性，抗体仍在短时间内呈阳性。若抗原抗体持续阳性表明病情正在处于进展阶段。

七、治疗

治疗的主要目的为减轻酒精性肝炎的严重程度和防止与逆转肝纤维化，并改善已存在的继发性营养不良。

（一）戒酒

及时戒酒可使病死率明显下降，戒酒后几周或几月内临床和病理表现可以改善，伴有凝血酶原活动度降低和腹水时，病程可有反复，但最终可取得缓解。脂肪肝可望于数周至数月内消退，同时补充蛋白质或氨基酸对肝细胞恢复也很重要。

（二）去脂药

腺苷酸可减少肝内甘油三酯的增加，刺激线粒体氧化脂肪酸的作用。ATP 有同样的作用。氯贝丁酯可减少甘油三酯的合成，诱导氧化长链脂肪酸。卵磷脂亦有效。

（三）抗纤维化

秋水仙碱和青霉胺能抑制胶原与前胶原合成，并增加胶原酶的产生。但因疗程长，药物可影响肝细胞的正常生理功能。抑制肝纤维化的中药桃仁、丹参、当归、川芎、赤勺、粉防己碱等，分别有改善肝脏微循环，防止肝细胞变性坏死，减少胶原纤维的产生或增强胶原酶的活性等作用，有助于酒精性肝炎纤维化的治疗。最近还发现多烯非饱和性磷脂酰胆碱可防止乙醛介导的肝胶原堆积，并能刺激胶原酶活性增加，对酒精性肝纤维化有用。

（四）氧自由基清除剂

谷胱甘肽、超氧化物歧化酶、丹参，均有清除引起炎症的氧自由基的作用，对酒精性肝炎还可减轻甚至避免激活肝内巨噬细胞、库普弗细胞及贮脂细胞所致病变。

（五）辅酶Ⅰ

可使 $\gamma-GT$ 升高已半年者，经 1~2 周治疗明显下降或恢复正常，改善肝细胞氧化还原作用。

（六）丙基硫尿嘧啶

基于酒精性肝炎代谢率高及肝细胞相对缺氧的情况，用药后发现可改善酒精性肝病的临床症状，但不延长生存期，同时有严重的药物副反应。

（七）胰岛素与胰高血糖素

每日静滴胰岛素及胰高血糖素 12 小时，治疗 3 周，肝功能可有改善，但需防低血糖反应。如先给予上皮生长因子，然后再给胰岛素及胰高血糖素，效果可望更好。

（八）营养支持

酒精性肝炎的患者可有继发性蛋白质热量不足性营养不良，与疾病的严重度和病死率有关。可改善患者的营养状态，免疫功能，可加速病情恢复。

至于酒精性肝硬化后期伴有的并发症如：肝性脑病、肝肾综合征、大量腹水、门脉高压、食管静脉曲张破裂出血，其治疗与肝硬化类同。

八、预后

戒酒后脂肪肝可完全恢复，急性酒精性肝炎约 50% 转为非活动性肝炎，少部分可发展为肝硬化。肝硬化者约 25% 可完全恢复，比其他原因的肝硬化预后好。但不戒酒急性酒精性肝炎、酒精性肝硬化的死亡率分别占 50% 和 70%。值得注意的是戒酒者的肝癌发生率增高，其原因认为戒酒后患者的生命得到延长外，酒精对肝细胞再生抑制被解除，肝细胞再生过程中细胞凋亡发生异常所致。

（赵　婕）

第八节　代谢性肝病

一、糖原累积病

糖原累积病（glycogen storage disease，GSD）是一种遗传性疾病，主要病因为先天性糖代谢酶缺陷所造成的糖原代谢障碍，导致糖原在肝脏、肌肉和肾脏贮积量增加，少数类型糖原贮积量正常，而糖原分子的结构异常。由于酶缺陷的种类不同，临床表现多种多样，根据临床表现和生化特征，共分为 13 型，其中以Ⅰ型 GSD 最为多见。

（一）Ⅰ型糖原累积病（Von Gierke 病）

1. 病因和发病机制　Ⅰ型糖原累积病是由于肝、肾等组织中葡萄糖 - 6 - 磷酸酶系统活力缺陷所造成，是糖原累积病中最为多见者，约占总数的 25%。在正常人体中，由糖原分解或糖原异生过程所产生的 6 - 磷酸葡萄糖必须经葡萄糖 - 6 - 磷酸酶系统水解以获得所需的葡萄糖，该酶系统可提供由肝糖原分解所得的 90% 葡萄糖，在维持血糖稳定方面起主导作用。葡萄糖 - 6 - 磷酸酶缺乏可致葡萄糖生成障碍，引起低血糖症；由于葡萄糖生成不足，致蛋白质分解代谢增加，引起小儿生长发育障碍。糖代谢异常同时还造成了脂肪代谢紊乱，亢进的葡萄糖异生和糖酵解过程不仅使血中丙酮酸和乳酸含量增高导致代谢性酸中毒，还生成了大量乙酰辅酶 A，为脂肪酸和胆固醇的合成提供了原料，低血糖还使胰岛素水平降低，促进外周脂肪组织分解，使游离脂肪酸水平增高，临床表现为高脂血症和肝脂肪变性。6 - 磷酸葡萄糖的累积促进了戊糖旁路代谢，促进嘌呤代谢并使其终末代谢产物尿酸增加，导致高尿酸血症。

2. 临床表现　出生后患儿可出现肝大、反复发作低血糖、软弱无力、出汗、恶心呕吐、惊厥、昏迷和酮症酸中毒症状。如果未经治疗，患儿生长发育延缓，智力无障碍，体型矮小肥胖，肤色淡黄。腹部膨隆，肝脏显著肿大，质地坚硬，有时肾脏可触及。肌肉发育差，无力，尤其下肢为甚，致行走困难。由于血小板功能不良，患儿有出血倾向。可发生感染。

3. 实验室检查　常见空腹低血糖、高脂血症和乳酸增高。胰高血糖素或肾上腺素负荷试验结果，血糖不升高或反应差，在注射胰高血糖素后，血乳酸明显升高。半乳糖或果糖耐量试验中血葡萄糖水平不升高。常有慢性代谢性酸中毒，有时可见高尿酸血症。X 线检查可见骨质疏松及骨骺延迟出现。肝穿刺活组织检查及组织化学检查，可见肝组织糖原累积并发现葡萄糖 - 6 - 磷酸酶缺乏，肠黏膜和血小板内糖原增加。

4. 诊断　根据病史、体征和血生化检测可做出初步临床诊断。糖代谢功能试验有助于诊断，确诊根据肝穿刺活组织检查及组织化学检查。

5. 治疗　治疗一般采用多餐饮食，每 2 ~ 3h 进食 1 次，以高糖、低脂和高蛋白饮食为主，维持血糖水平在 4 ~ 5mmol/L 水平，可以消除临床症状，并且还可使患儿获得正常的生长发育。其他治疗包括防止感染，纠正酸中毒。高尿酸血症如采用饮食疗法不能控制时，可用别嘌呤醇 5 ~ 10mg/kg·d。激素治疗有益于维持正常血糖水平，提高食欲。

6. 预后　未经正确治疗的本病患儿因低血糖和酸中毒发作频繁常有体格和智能发育障碍。患者在成年期的心血管疾病、胰腺炎和肝脏腺瘤（或腺癌）的发生率高于正常人群。

（二）Ⅱ型糖原累积病（Pompe 病）

1. 病因和发病机制　Ⅱ型糖原累积病系溶酶体 α - 1，4 - 葡萄糖苷酶缺乏所致的糖原累积病，属常染色体隐性遗传。糖原不能在溶酶体内分解为麦芽糖和葡萄糖，溶酶体内充满糖原颗粒，致心、肝、舌肿大和骨骼肌无力。

2. 临床表现　本病可分为婴儿型、青少年型及成年型。婴儿型表现为吮吸及咽下困难，四肢肌肉萎缩无力，呼吸浅；心脏肥大，早期出现心力衰竭。肝脏中度肿大，并有巨舌，EKG 可表现为 QRS 波增宽，PR 间期缩短，一般在出生 2 ~ 4 年内死于心衰或呼吸困难。青少年型表现为进行性肌营养不良，患者有步态异常，但无心脏表现。成年患者主要表现为慢性肌病。

3. 诊断　患者多有典型的临床表现。肌酶如肌酸磷酸酶和醛缩酶常增高，肌肉、皮肤或肝脏活检缺乏 α - 1、4 - 葡萄糖苷酶，可确诊本病。

4. 治疗　本病尚无有效治疗手段，控制饮食无效。

（三）Ⅲ型糖原累积病（Cori 病）

1. 病因和发病机制　Ⅲ型糖原累积病系缺乏淀粉 -1，6 - 葡萄糖苷酶（脱支链酶）所致，属常染色体隐性遗传。病变主要累及肝、肌肉和心脏。由于淀粉 -1，6 - 葡萄糖苷酶缺乏，糖原中 1，6 糖苷键水解有困难，仅能经磷酸化酶分解糖原分子中 1，4 - 糖苷键，直至糖原分子脱落而成极限糊精，使受累组织出现糖原及极限糊精积聚，导致相应的损害。

2. 临床表现　在婴儿和儿童期，可出现肝脏肿大，肌肉容易疲劳，生长发育延缓，随年龄增长而好转，有的可发展为肝硬化。生化检查有低血糖、高脂血症，高脂血症不显著。乳酸和尿酸不增高，饥饿时对胰高血糖素和肾上腺素反应差。成人可表现为进行性肌无力，可出现心肌病，如左室肥大、心律失常等。

3. 诊断　患者有典型的临床表现。极限糊精试验有助于诊断，即作肝或肌肉活检，可用碘测定有无糊精存在（呈紫色反应），还可用血红、白细胞试验，证实有极限糊精存在。依靠穿刺活检及酶学检查，发现结构异常的糖原累积于肝、骨骼肌、心肌、白细胞和红细胞内，上述组织皆缺乏淀粉 -1，6 - 葡萄糖苷酶。

4. 治疗　防治方法同Ⅰ型相似，饮食上需给予高蛋白饮食，补充足够量的葡萄糖。

（四）Ⅳ型糖原累积病（Anderson 病）

1. 病因和发病机制　Ⅳ型糖原累积病系淀粉 -1，4 -1，6 - 葡萄糖苷酶（枝化酶）缺乏所致，属常染色体隐性遗传，为支链淀粉型糖原累积病，糖原结构异常，呈少分支具长外侧链结构。所积贮的异常糖原溶解度远低于正常糖原。

2. 临床表现　患儿可出现非特异性消化道症状，有肝、脾肿大，肝功能不全表现。生长迟缓，肌肉张力低、萎缩。随病情发展可出现肝硬化失代偿期的表现如腹壁静脉曲张、腹水、出血倾向等。血清转氨酶和碱性磷酸酶升高，晚期胆固醇轻度升高，在肝功能衰竭发生后，可有一系列变化如低蛋白血症、胆红素升高、球蛋白升高及血氨变化。口服葡萄糖和蔗糖耐量试验都正常。血清乳酸和丙酮酸正常。

3. 诊断　根据典型的临床表现和相关的实验室检查可以初步诊断。确诊依靠肝组织、红细胞、骨骼肌、单核巨噬系统细胞内发现结构异常的支链淀粉样糖原颗粒，白细胞和肝细胞证实缺乏枝化酶。

4. 治疗　本病无特效治疗。

（五）Ⅵ型糖原累积病（Hers 病）

1. 病因和发病机制　Ⅵ型糖原累积病系肝和白细胞缺乏磷酸化酶引起，属常染色体隐性遗传，又称肝磷酸化酶缺乏症。具体发病机制不详。

2. 临床表现　临床上与Ⅰ型糖原累积病轻型相似，可出现肝大和低血糖，生长发育延迟，但智力正常。代谢性酸中毒少见，可有高三酰甘油血症、高胆固醇血症和血清转氨酶升高。成年患者多无症状。

3. 诊断　根据病史和相关实验室检查可以拟诊。检测白细胞、红细胞发现磷酸化酶缺乏，肝脏活检进行磷酸化酶研究可以确诊。

4. 治疗　治疗应少吃多餐，以进高蛋白、中等量碳水化合物为宜。应避免长时间饥饿。

二、肝豆状核变性 (Wilson's 病)

肝豆状核变性，又称 Wilson's 病，是一种累及肝脏和神经系统的铜代谢紊乱性疾病，为常染色体隐性遗传病。其临床特点为肝硬化、大脑基底节软化和变性、角膜色素环 (kayser - fleischer 环)，伴有血浆铜蓝蛋白缺少和氨基酸尿症。

本病散见于世界各地不同的民族。其发病率约为 1/ (50 万~100 万)。大多数在少年或青年期发病，以 10~25 岁最多，男女发病率相等。幼儿发病多呈急性，在数月或数年内死亡，30 岁以后发病多属慢性型。

(一) 病因和发病机制

本病的基本病因是铜在体内各个组织尤其是肝、脑、肾、角膜等沉积过多，导致病变和损害。

本病的发病机制迄今未明，其基本代谢缺陷是肝不能合成铜蓝蛋白和自胆汁中排泄铜量减少。可能有以下几种原因：①肝脏的溶酶体参与了铜的代谢，肝细胞溶酶体缺陷干扰了铜由溶酶体分泌到胆汁中去的过程，从而导致了 Wilson 病患者肝脏含铜量的增加；②胆汁中与铜结合的正常物质缺陷，可能是鹅脱氧胆酸与牛磺酸结合缺陷，导致胆汁分泌铜功能障碍。但也有人认为与此无关；③可能是肝脏铜结合蛋白合成异常，导致蛋白对铜的亲和力增加。

(二) 临床表现

本病可以累及多个脏器，主要为肝病和神经系统损害症状。早期可以无任何症状，随着肝脏细胞中铜沉积量的增加，逐渐出现肝脏受损的表现，即反复出现疲乏，食欲不振、呕吐、黄疸、浮肿或腹水等。神经系统的早期症状主要是构语困难 (讷吃)、动作笨拙或不自主运动、表情呆板、吞咽困难、肌张力改变等，发展到晚期时精神症状更为明显，常见行为异常和智能障碍。眼部出现 Kayser - Fleischer 角膜色素环。病程中常出现急性血管内溶血；肾病症状包括肾结石、蛋白尿；可有膝关节或其他大关节疼痛和僵硬；心律失常、心肌病和自主神经功能异常；年轻女性有闭经，男性发育迟缓，乳房发育；胰腺受损有胰功能不全和糖尿病，指甲弧呈蓝色，含铜量增加。

(三) 实验室检查及特殊检查

(1) 血清铜蓝蛋白：正常值 $1.3~2.6\mu mol/L$ ($20~40mg/dl$)，在肝豆状核变性时可以出现血清铜蓝蛋白降低，但不具有特异性。

(2) 非铜蓝蛋白血清铜：正常人与白蛋白和氨基酸结合的铜为 $15~20\mu g/L$，在肝豆状核变性时可明显升高，达到 $500\mu g/L$，不具有特异性。

(3) 尿铜：正常人 $<40\mu g/24h$，在肝豆状核变性时可明显升高，不具有特异性。

(4) 肝铜：正常人含量为 $15~55\mu g/g$ 干重，在肝豆状核变性时可明显升高，不具有特异性。

(5) 放射性核素铜渗入试验：口服 Cu 2mg，于 1h、2h、4h、24h、48h，测血清核素活力，正常人口服后 1~2h 出现高数，以后下降，随后用 ^{64}Cu 参与铜蓝蛋白合成而释放至血液，在 48d 内缓慢上升，肝豆状核变性时，起始 1~2h 出现高峰，但下降后，^{64}Cu 很少或根本不能参与铜蓝蛋白合成，因而血清放射活性不再升高。

（四）诊断和鉴别诊断

主要根据临床症状、铜测定和 K-F 环的出现进行诊断。应注意排除其他原因所致的肝硬化、慢性肝炎和爆发性肝炎。

（五）治疗

本病是可治性的，治疗开始愈早，预后愈好，治疗的原则是减少铜的摄入和增加铜的排出，以改善其症状。

1. 低铜饮食　每日食物中含铜量应低于 1mg，不宜进食动物内脏、鱼虾海鲜、巧克力和坚果等含铜量高的食物。

2. 铜络合剂　①青霉胺：首选药，用法为初始剂量每日 1~2g，分 4 次餐前服用，病情缓解程度有个体差异，可加大用量至每日 4g，症状明显改善，病情稳定后可减至每日 1g，终身服药。副反应有过敏反应、白细胞和血小板减少、再生障碍性贫血、蛋白尿和红斑狼疮样综合征；②盐酸三乙撑四胺：剂量为每日 0.5~2g；③连四硫代钼酸铵（TTM）：可与铜络合成 $Cu(MoS_4)_2$，自尿液排出，短期内即可改善症状。

3. 锌剂　硫酸锌或醋酸锌，每日口服量以相当于 50mg 锌为宜，分 2~3 次餐间服用，可减少肠道铜吸收。

4. 支持治疗　肝功能受损、高铜血症时可输白蛋白、左旋多巴，可改善精神症状。

5. 肝移植术　经上述各种治疗无效者可考虑进行肝移植。

三、遗传性血色病

遗传性血色病（hereditary hemochromatosis，HH）是先天性铁代谢障碍导致铁在组织中进行性沉积，形成肝硬化、糖尿病、皮肤色素沉着等多系统表现的遗传性疾病。HH 系 HLA 相关遗传性疾病，主要与 6 号染色体上的一种基因，即血色病基因（HFE）突变有关。HFE 基因的突变造成体内铁代谢路径的改变，造成肝脏等多脏器的损害。

HH 发病遍及全球，以白种人发病居多，北欧人群发病率可高达 1/200，大约 1/10 的白种人是 HFE 突变基因的携带者。国内 HH 发病率无确切的统计数据，只有零星的报道。

（一）病因和发病机制

HH 最多见的原因是 HFE 变异引起其功能的异常所致，大多数 HH 患者都携带有两个拷贝的缺陷 HFE 基因，这个缺陷基因导致从饮食中吸收过剩的铁，使机体内的铁含量过多，引起一系列器官损伤。HFE 调节铁流量的精确作用还不明确。体内铁沉积过多导致肝损害和肝硬化，可能与以下因素有关：①含铁血黄素在溶酶体的酸性环境中，将铁释放出来，使溶酶体膜不稳定，其中的水解酶类进入胞质内，造成破坏；②过多的游离铁使细胞器的类脂发生脂质过氧化，线粒体和细胞膜进一步破坏，使细胞死亡；③肝内铁过多，直接刺激胶原纤维的合成，导致肝纤维化和肝硬化。

（二）临床表现

HH 患者只有当体内铁贮积量达到 25~50g 时才出现症状，出现症状的常常发生在 40~60 岁，男性多见，男女比例为 8：1。患者常出现以下症状：乏力、嗜睡、肝大、腹痛、皮肤色素沉着、糖尿病症状、体毛稀少、关节痛、性欲减退、心功能衰竭等症状。

（1）肝脏表现：肝大常见，肝硬化形成后多出现肝功能减退和门脉高压的表现。

（2）皮肤色素沉着：几乎所有患者均有皮肤色素沉着，尤其是裸露部位。

（3）糖尿病：有糖尿病的临床表现，也可出现糖尿病的并发症如视网膜病变、神经病变、肾脏病变和周围血管病变。

（4）心脏表现：可表现为心律失常如左室异位节律、室上和室性心动过速、室颤以及不同程度的心跳停顿。也可表现为心力衰竭。

（5）关节病变：可出现关节痛，检查可见关节病变，X线可发现有病变，如囊性变和关节边缘硬化改变，多见于第二、三掌指关节，膝、髋关节也可受累。关节病变可作为首发表现或唯一表现。

（6）内分泌腺异常：男性患者可出现性欲减退和阳痿，并伴有第二性征的改变，女性可出现闭经。

（三）实验室检查及特殊检查

HH的实验室检查可以血清铁、血清铁饱和度、血清铁蛋白增高，血液检测可发现HFE基因的变异。血清转氨酶、血糖、心电图，关节和骨X线检查可以协助诊断。见表12-3。

表12-3 血色病的实验室检查

指标	血色病	正常
血清铁（mg/ml）	1.8~3.0	0.5~1.5
总铁结合力（mg/L）	2.0~3.0	2.5~3.7
转铁蛋白饱和度（%）	80~100	20~50
血清铁蛋白（μg/L）		
男性	500~6 000	20~300
女性	500~6 000	15~250
肝含铁量（mg/g）	10~30	0.3~1.8

（四）诊断和鉴别诊断

根据患者典型的临床表现，包括肝硬化、皮肤色素沉着、糖尿病等，临床诊断不困难，可以结合实验室检查，必要时行肝活检。

应排除其他类型的肝硬化，如酒精性肝硬化、肝炎后肝硬化，也需要与Addison病、糖尿病、肝豆状核变性、黑病变等进行鉴别。

（五）治疗

本病应早期诊断，早期治疗，最根本的治疗方法是驱除体内过多的铁。

（1）低铁饮食：减少铁的吸收。

（2）铁螯合剂：肌注去铁胺0.5g，每日2次，可排铁10~20mg。睡前静脉缓慢滴注去铁胺200mg，每晚可从尿中排出铁50mg以上。

（3）静脉放血：每周可放血400mg，至少坚持两年以上，以使血清铁降至150μg/dl左右，血红蛋白不低于11g/dl为度。正常后，可将时间间隔改为3~4个月放血一次。一般患者能承受而不会产生不良影响。不适合贫血的患者。

（4）对症治疗：针对肝硬化、心功能不全、糖尿病等进行相应的治疗。

四、半乳糖血症

半乳糖血症（galactosemia）是由于半乳糖代谢途径中酶的遗传性缺陷，导致 1 - 磷酸半乳糖和半乳糖醇在组织中沉积，从而引起肝、肾、眼晶体及脑组织等主要受累器官受损的代谢性疾病，为常染色体隐性遗传病。依据酶的缺陷可以分为半乳糖 - 1 - 磷酸尿苷酰转移酶缺乏症、半乳糖激酶缺乏性半乳糖血症和尿苷二磷酸半乳糖 - 4 - 表异构酶缺乏症。

（一）病因和发病机制

半乳糖（Gal）是乳糖的一种成分，在半乳糖激酶的催化下经磷酸化生成半乳糖 - 1 - 磷酸，后在半乳糖 - 1 - 磷酸尿苷酰转移酶作用下，与尿苷二磷酸葡萄糖发生糖基交换，使半乳糖 - 1 - 磷酸变为葡萄糖 - 1 - 磷酸，再经差向异构酶作用生成葡萄糖 - 6 - 磷酸，参与进一步代谢。参与半乳糖代谢的任何一种酶的缺乏都可导致半乳糖、半乳糖 - 1 - 磷酸和半乳糖代谢旁路生成的半乳糖醇在各种组织中积累。1 - 磷酸半乳糖具细胞毒性，对糖代谢途径中的多种酶有抑制作用，可阻断糖原分解过程；高浓度的 1 - 磷酸半乳糖还抑制葡萄糖异生过程，半乳糖进入晶体后即被醛糖还原酶还原成为半乳糖醇，沉积在晶体中，形成白内障。肝、肾、眼晶体及脑组织是主要受累器官。

（二）临床表现

出生患儿在喂食母乳或牛乳后出现呕吐、厌食、腹泻、倦怠、体重不增等。肝脏受损害后出现肝大、黄疸，可因低血糖引起惊厥，易患白内障。重型者起病早，若未及时停止乳食，症状将迅速发展，出现肝硬化、脾大、腹水及出血倾向。较轻型可无其他症状，仅表现为智能障碍、生长迟缓。

（三）实验室检查

可检测尿中是否有还原糖。尿液中可能排出的还原糖种类较多，如葡萄糖、半乳糖、乳糖、果糖和戊糖等，故在定性试验阳性时，应进一步采用滤纸或薄层层析方法进行鉴定。尿班氏试验阳性，可出现半乳糖尿，蛋白尿及氨基酸尿。肝功能有异常。血中半乳糖浓度增高，Beutler 荧光法测定红细胞中半乳糖 - I - 磷酸尿苷酰转移酶（GPUT）活性可确定诊断。对新生儿进行群体筛查可以达到早期诊断和治疗的目的。

（四）诊断和鉴别诊断

初生婴儿出现胃肠道症状、肝大和白内障等，应警惕此病。对新生儿行常规尿筛查（有无还原糖）。血糖水平低、凝血酶原含量少和蛋白尿等也有助于拟诊，直接检测红细胞中 GPUT 活性的 Beutler 试验。

本病与婴儿肝炎综合征的鉴别，后者在于肝功能损害明显，黄疸以直接胆红素升高为主。

（五）治疗

限制患儿乳类食物的摄入，改用豆浆、米粉等，开始摄食辅助食物以后，必须避免半乳糖和乳糖制品，这样可使病情得到明显的改善和恢复。

（赵　婕）

第九节　肝性脑病

肝性脑病（hepatic encephalopathy，HE）是由肝功能严重失调或障碍所致、以代谢紊乱为主要特征的中枢神经系统功能失调综合征。有肝功能失调或障碍（病史、临床表现和生化异常）的患者，出现神经、精神方面的异常，如意识障碍、行为失常和昏迷以及神经系统体征，在排除其他大脑或精神疾病后，即可诊断为肝性脑病。HE 的这些异常临床表现的程度和范围很广。过去采用"肝昏迷（hepatic coma）"，现在认为是 HE 程度相当严重的第四期，并不代表 HE 的全部。

一、发病机制

目前关于肝性脑病的一个共同概念是：在肝功能不正常和（或）存在门体静脉分流时，一些能对神经功能起重要作用、主要来自肠道的、正常情况下能被肝有效代谢的物质，未被肝解毒和清除，经侧支进入体循环，透过通透性改变了的血脑屏障而至脑部，在脑组织内增多，多层面地引起神经生化的改变，影响相应神经递质系统，从而导致神经功能紊乱。因此肝性脑病的病因可归结为各种原因导致的肝功能异常（代谢或分流），其发病是多种因素共同作用的结果，但确切的发病机制仍未完全清楚。

迄今对于解释肝性脑病发病机制提出的学说，大都集中在肝功能损害及分流、循环毒素和受到不同影响的脑内靶"器官"此 3 个环节。经典的氨中毒学说依然占有重要的位置，除了公认的干扰脑的能量代谢、影响神经递质以外，晚近对氨影响星形胶质细胞的功能等有了更多的研究，而且还发现，氨与其他假说或理论之间有密切的联系，如 γ - 氨基丁酸/苯二氮䓬（GABA/Bz）复合受体学说等。

1. 氨中毒学说　氨代谢紊乱引起的氨中毒是 HE、特别是门体分流性脑病的重要发病机制。在严重肝疾病时，主要从肠道来源的氨生成和吸收增加，而过多的氨由于肝实质的严重损害不能充分通过鸟氨酸循环合成尿素来清除，且存在门体分流时，肠道的氨未经肝解毒而直接进入体循环，导致血氨增高，高含量的血氨能通过血脑屏障进入脑组织，产生对中枢神经系统的毒性。大脑对氨的去毒作用是通过与 α - 酮戊二酸结合成谷氨酸、谷氨酸与氨结合成谷氨酰胺，在大量三磷腺苷（ATP）的供能条件下，消耗大量的辅酶等重要的代谢物质而实现的。过量消耗三羧酸循环中的重要中间产物——α 酮戊二酸则使大脑细胞的能量供应不足，不能维持正常功能。而大脑的重要兴奋性神经递质——谷氨酸的缺少则使大脑抑制增加。新近研究认为，氨的毒性还体现在它能直接作用于神经膜，干扰神经细胞的功能及其电活动，并干扰谷氨酸能神经途径。晚近认为，星形胶质细胞是氨神经毒性的主要靶细胞，形成了"星形细胞学说"。另外，通过 PET 研究发现 PSE 患者脑氨代谢率升高，氨从血中极易转移到脑中，因此即使血氨正常也会发生脑功能障碍，这可以部分解释血氨不高情况下发生HE 以及降氨治疗不一定能完全达到预期目的的原因。还必须重视的是，血氨及其代谢的异常与其他发病机制有协同作用。

2. 星形细胞异常学说　该假说的提出是基于实验和病理学证据。星形细胞是肝性脑病中主要受影响的细胞，特征性变化是呈阿尔茨海默（Alzheimer）Ⅱ型改变，即体积增大，核变小且淡染，染色质向核膜周边分布，这种变化缘于细胞的肿胀。由于脑内缺乏鸟氨酸循环的酶，故脑内清除氨的主要途径依靠谷氨酰胺合成，而谷氨酰胺合成酶存在于星形细胞中，故谷氨酸氨基化生成谷氨酰胺的"解氨毒"作用完成于星形细胞。谷氨酸是脑内重要的兴奋性神经递质。谷氨酰胺是一种很强的细胞内渗透剂，其增加可导致脑细胞肿胀。研究发现脑脊液和脑中谷氨酰胺的含量和肝性脑病的程度有较好相关性。HE 时，超量的氨经谷氨酰胺合成酶的作用，不仅使具有活性的谷氨酸形成减少，还耗费了大量能量，并可导致谷氨酰胺的蓄积使胞内渗透压增加使细胞肿胀，肿胀的星形细胞的功能受损进一步影响氨的代谢，并可影响神经元有效摄入或释放细胞外离子和神经递质的能力，出现 HE 的表现。

3. GABA/Bz 受体学说　γ-氨基丁酸（gamma-aminobutyric acid，GABA）是哺乳动物大脑的主要抑制性神经递质。血浆中的 GABA 由谷氨酸经肠道细菌谷氨酸脱羧酶作用衍生而来，肝功能衰竭和门体分流时，一方面肝对 GABA 的清除明显降低，另一方面 GABA 可绕过肝直接进入体循环，导致血中 GABA 浓度增高。随着 GA-BA 穿过异常的血脑屏障摄取增加，脑脊液和脑组织的浓度也增加。另外还在部分患者或动物模型的血中和脑脊液中发现内源性苯二氮䓬类（benzodiazepines，Bz，弱安定类）物质，大脑突触后神经元膜面的GABA 受体显著增多。这种受体不仅能与 GABA 结合，在受体表面的不同部位也能与巴比妥类（BARB）和 Bz 物质结合，故称为 GABA/Bz 复合受体或超级受体复合物。在肝功能严重受损时，这一复合受体与其三种配位体的结合位点的亲和性亦增高。无论 GABA、BARB 或Bz 中任何一种与复合受体结合后，都能促进氯离子由神经元胞膜的离子通道进入突触后神经元的细胞质，使膜超极化，引起神经传导抑制。部分患者经 GABA 受体拮抗剂或 Bz 受体拮抗剂治疗后，症状有所减轻。有学者提出 GABA/Bz 与氨可协同引起 HE，晚近还有对于不同于中枢 GABA 相关的外周型 Bz 受体的作用的研究。未阐明的问题依然存在，包括内源性 Bz 类物质的来源、增加的 GABA 或 Bz 的程度与疾病的相关性等。因此，降低 HE 患者血氨浓度并显著减少已增加的 GABA 能神经张力为手段，来促使患者的中枢神经功能恢复到正常生理水平为目的的治疗方法有一定的依据，但也非完全有效。多种已知或未知的因素之间的相互作用可产生 HE 患者氨水平的不同、对 Bz 受体拮抗剂反应的不同、降氨处理效果的不同等现象。

4. 假性神经递质和氨基酸代谢失衡学说　主要与作为真性神经递质（包括去甲肾上腺素多巴胺等）前体的芳香族氨基酸代谢有关。由于肝解毒功能降低或门-体分流形成，肠道产生的胺类（苯乙胺和酪胺），在肝内清除发生障碍，致使两者在体循环中的浓度增高，大量的苯乙胺和酪胺透过血脑屏障进入脑内，在 β-羟化酶的作用下分别生成苯乙醇胺和鳝胺（β-多巴胺）。这两种物质在化学结构上与去甲肾上腺素和多巴胺十分相似，可被脑干网状结构中的肾上腺素能神经元摄取、贮存和释放，但其对突触后膜的生理效应很低，仅相当于去甲肾上腺素 1/10 左右，所以两者被称为假性神经递质，当其神经突触堆积至一定程度时，则排挤或取代正常神经递质，致使神经传导发生障碍。研究还发现，肝硬化失代偿患者血浆芳香族氨基酸（AAA，如苯丙氨酸、酪氨酸、色氨酸）增多而支链氨基酸（BCAA，如缬氨酸、亮氨酸、异亮氨酸）减少，两组氨基酸代谢呈不平衡现象。前组在肝中代谢分解，肝功能衰竭时分解减少，故血浓度增高。后组在骨骼肌而不在肝代谢分解，胰岛素有促使这类氨基酸进入肌肉的作用。肝功能衰竭时由于胰岛素在肝内的灭活作用降低，血浓度升高，因而促使支链氨基酸大量进入肌肉组织，故血浓度降低。最后使 BCAA/AAA 由正常的3~3.5：1 降至 1：1 或更低。上述两组氨基酸是在互相竞争和排斥中通过血脑屏障进入大脑的支链氨基酸减少，而芳香族氨基酸增多，使脑内假性神经递质增多而正常神经递质的合成减少，最终导致肝性脑病的发生。

5. 锰沉积或锰中毒假说 流行病学资料提示锰中毒和肝性脑病的锥体外系症状相似。肝是锰排泄的重要器官，当其功能受到影响或存在门体分流及胆汁排泄减少时均可使血锰浓度升高。通过 MRI 的 T_1 加权发现 80% 以上急性肝炎和肝硬化患者血浆中锰含量急剧增高，HE 患者大脑基底神经节中苍白球密度增高（部分高 2~7 倍），组织学证实为锰沉积而致，提示可能引起多巴胺功能紊乱。锰沉积除直接对脑组织造成损伤外，还影响 5-HT、去甲肾上腺素和 GABA 等神经递质的功能，也造成星形细胞功能障碍，且与氨有协同作用。但血锰含量和肝性脑病的严重程度还没有持续可靠的相关性，这可能与锰的慢性沉积有关。磁共振成像改变是否为锰沉积的特异性表现，还有待更多的研究证实。清除锰对改善肝性脑病患者的症状和神经系统征象是否有效还未确定，需要进一步验证。

6. 其他学说 氨及硫醇等毒素和短链脂肪酸的协同毒性作用、5-羟色胺假说（氨基酸代谢失衡特殊类型）、最近 10 年有学者提出的幽门螺杆菌尿素酶作用的学说、阿片类物质、内毒素及肿瘤坏死因子、褪黑素、乙型肝炎病毒本身等，在 HE 发病机制中有所研究并可能与其他学说有协同作用。

二、诱因

HE 特别是 PSE，多有明显的诱因，它们通过促进毒素（主要为含氮物，如氨）的生成和进入体循环和脑组织加重肝功能的损伤；或改变脑组织对毒素的敏感性，增强毒素对神经系统的损伤，诱发肝性脑病的发生。这些因素实际也是 HE 预防及治疗中最重要的可控制因素。

1. 摄入过多的含氮物质 如含氮食物或药物，或上消化道出血（每 100ml 血液约含 20g 蛋白质）时，肠内产氨增多。

2. 低钾性碱中毒 进食少、呕吐、腹泻、利尿排钾、放腹水、继发性醛固酮增多症等均可导致低钾血症，H^+ 交换进入细胞且尿排出增加，导致代谢性碱中毒，使细胞外液中 NH_4^+ 减少，有利于 NH_3 透过血脑屏障进入脑细胞产生毒性作用。

3. 低血容量与缺氧 见于上消化道出血、大量放腹水、利尿等情况。休克与缺氧可导致肾前性氮质血症，使血氨增高。脑细胞缺氧可降低脑对氨毒的耐受性。

4. 便秘 使含氨类等有毒衍生物与结肠黏膜接触的时间延长，有利于毒物的吸收。

5. 感染 增加组织分解代谢从而增加产氨，缺氧和高热增加氨的毒性；感染和内毒素导致血清 TNF-α 水平增加，后者增加中枢神经系统内皮细胞中氨的弥散作用，增加脑中氨浓度。

6. 低血糖 低血糖时能量减少，脑内去氨活动停滞，毒性增加。

7. 药物 镇静、安眠药可直接抑制大脑和呼吸中枢，造成缺氧；且 Bz 类及巴比妥类药物均可激活 GABA/Bz 受体复合物而诱发 HE。

8. 其他 应激，如麻醉和手术增加肝、脑、肾的负担。

三、病理

急性肝衰竭所致的 HE 患者的脑部常无明显的解剖异常，但 38%~50% 有脑水肿，可能是本症的继发性改变。慢性 HE 患者可能出现大脑和小脑灰质以及皮质下组织的原浆性星形细胞肥大和增多，病程较长者则大脑皮质变薄，神经元及神经纤维消失，皮质深部有片状坏死，甚至小脑和基底部也可累及。

四、临床表现

HE 的临床表现往往因原有肝病的性质、肝细胞损害的轻重缓急以及诱因的不同而很不一致。A 型 HE 与急性肝功能衰竭相关，可无明显诱因，患者在起病数日内即进入昏迷直至死亡，昏迷前可无前驱症状。C 型 HE 与慢性肝衰竭和大量门体侧支循环所致，多见于肝硬化患者和（或）门腔分流手术后，以慢性反复发作性木僵与昏迷为突出表现，常有诱因，如进大量蛋白食物、上消化道出血、感染、放腹水、大量排钾利尿等。在肝硬化终末期所见的 HE 起病缓慢，昏迷逐渐加深，最后死亡。最常见的 C 型 HE 时，除了患者有性格、行为改变外，还常有肝功能严重受损的表现，如明显黄疸、出血倾向、肝臭和扑翼样震颤等，随着疾病的进展，有些患者可并发各种感染、肝肾综合征、脑水肿和心、肾、肺等主要脏器损害，导致低血压、少尿、呼吸衰竭、DIC、昏迷等相应的复杂临床表现。

为了观察脑病的动态变化，有利于早期诊断和处理及分析疗效，一般根据意识障碍程度、神经系统表现和脑电图改变，采用 West Haven 分法，将 HE 自轻度的精神改变到深昏迷分为四期：一期（前驱期）：轻度性格改变和行为失常，例如欣快激动或淡漠少言，衣冠不整或随地便溺。应答尚准确，但吐词不清且较缓慢。可见睡眠改变，多为昼夜倒错。扑翼样震颤（亦称肝震颤）（flappingtremor 或 asterixis）可引出。检查方法：嘱患者两臂平伸，肘关节固定，手掌向背侧伸展，手指分开，可见患者手向外侧偏斜，掌指关节、腕关节，甚至肘与肩关节的急促而不规则的扑翼样震颤。另外，嘱患者手紧握医生的手一分钟，医生能感到患者抖动。病理反射多阴性。患者脑电图多数正常。此期历时数日或数周，有时症状不明显，易被忽视。二期（昏迷前期）：以意识错乱、睡眠障碍、行为失常为主。前一期的症状加重，定向力和理解力均减退，对时间、地、人的概念混乱，不能完成简单的计算和智力构图（如搭积木、用火柴梗摆五角星等）。言语不清、书写障碍、举止反常也很常见。睡眠时间倒错明显，昼睡夜醒，甚至有幻觉、恐惧、狂躁，而被看成一般精神病。此期患者有明显神经体征，如腱反射亢进、肌张力增高、踝痉挛及阳性 Babinski 征等。此期扑翼样震颤存在，脑电图有特征性改变 θ 波。患者可出现不随意运动及运动失调，并有肝臭。三期（昏睡期）：以昏睡和精神错乱为主，各种神经体征持续或加重，大部分时间，患者呈昏睡状态，但可以被唤醒。醒时尚可应答问话，但常有神志不清和幻觉。扑翼样震颤仍可引出。肌张力增加，四肢被动运动常有抗力。锥体束征常呈阳性，脑电图有异常波形（θ 波）。四期（昏迷期）：神志完全丧失，不能被唤醒。浅昏迷时，对痛刺激和不适体位尚有反应，腱反射和肌张力仍亢进；由于患者不能合作，扑翼样震颤无法引出。深昏迷时，各种反射消失，肌张力降低，瞳孔常散大，可出现阵发性咀嚼、踝阵挛和换气过度。脑电图明显异常（极慢的 δ 波）。以上各期的分界不很清楚，前后期临床表现可有重叠，病情发展或治疗好转时，程度可进级或退级。少数慢性 HE 患者由于中枢神经不同部位有器质性损害而出现智能减退、共济失调、锥体束征阳性或截瘫，这些表现可能暂时存在，也有可能成为永久性的。B 型 HE 少见，其临床症状的产生源自门体分流，故类似与 C 型，但无肝病的表现，或由其导致门体分流的本身疾病的特征。

轻微 HE 患者缺乏临床常规手段可检测的大脑功能失调，但具有可计量的智力检测和脑诱发电位的异常。

五、实验室和辅助检查

除了常规的肝功能损害、肾功能、电解质等的指标外，目前对肝性脑病常用的辅助检查方法包括氨的测定、脑电图、心理智能测验、神经生理测试和神经影像学检查等。

1. 血氨　正常人空腹静脉血氨为血清 $6 \sim 35 \mu mol/L$，全血 $40 \sim 70 \mu g/dl$，动脉血氨含量为静脉血氨的 $0.5 \sim 2$ 倍。B 型和 C 型的症状性 HE 多半有血氨升高，但在急性肝衰竭所致的 A 型脑病，血氨多正常。曾有报道动脉血氨浓度和动脉血氨分压与 HE 的相关性更好，但进一步的研究显示，从临床角度来说这三者在的诊断和指导治疗方面的作用类似，而静脉血氨浓度的测定可操作性更强。

2. 脑电图（EEG）检查　早在生化异常或精神异常出现前，脑电图即已有异常。脑电图不仅有诊断价值，且有一定的预后意义。典型的改变为节律变慢，可采用电脑分析，主要出现散在的或普遍性每秒 $4 \sim 7$ 次的 θ 波，有的也出现每秒 $1 \sim 3$ 次的 α 波。随着意识障碍加深两侧同时出现对称的高波幅的 δ 波及三相波。对于 MHE 和 I 级 HE 脑电图改变特异性变化不强，但在排除其他可能原因，如低血糖、尿毒症、呼吸衰竭、维生素 B_{12} 缺乏等之后仍具有一定的诊断意义和鉴别意义。

3. 神经生理测试　主要是各种诱发电位（EP）的测定。根据刺激的感官不同分为视觉诱发电位（VEP）、脑干听觉诱发电位（BAEP）、躯体感觉诱发电位（SSEP）和事件相关电位（ERPs）P300，被认为对 MHE 的筛选、诊断、疗效观察等方面优于常规 EEG 检查，其中以 BAEP、SSEP、P300 价值较大。与心理智能测试相比，神经生理检查更客观，且不受年龄和教育的影响，但其缺点是检测需要复杂仪器。最近研究认为，VEP 检查在不同人、不同时期变化太大，缺乏特异性和敏感性，不如简单的心理或智力测试有效。

4. 心理智能测试　使用各种心理智能测验以测试患者在认知或精确运动方面的细微改变，如 Weschsler 成人智力量表。WCOG 工作小组推荐的主要有 4 种：数字连接试验 NCT - A、NCT - B、数字—符号试验和木块图试验，另外还有线追踪试验（LTT）和系列打点试验（SDT）。这几种方法相对简便、易行、价廉，但单独应用时敏感性低，应至少采用两种或以上的方法。在分析结果时还要注意年龄、性别、职业、教育和文化程度差异的影响。其他的测试方法还有计算机辅助神经心理测试等，后者不受上述因素的影响。智力测验对于诊断早期 HE 包括 MHE 最有用，对 II 级以上 HE 不适用。

5. 影像学检查　除了有助于排除其他原因的脑病以外，近年在开发相伴的功能性检查方面有很大进步。CT 检查可发现急性 HE 患者有脑水肿，慢性 HE 患者多有不同程度的脑萎缩。MRI 研究表明 80% 以上的 PSE 有不同程度的脑萎缩，45.5% MHE 亦有脑萎缩。大多数肝硬化患者可出现双侧苍白球及壳核对称的 T_1 加权信号增强，提示可能与顺磁性物质锰在基底神经节的沉积有关。使用质子（H1）磁共振波谱分析（MRS）检测慢性肝病患者发现脑部的代谢改变，包括谷氨酸或谷氨酰胺增加、肌醇与胆碱减少。谷氨酰胺可作为光谱分析的标志信号，这种改变比神经心理学检查更敏感，但 MRS 与 HE 的分级的相关性仍有待进一步研究。正电子发射断层摄影（PET）能采用不同的示踪剂可反映脑内不同的生理生化过程，但其价格昂贵，且花费时间，不宜作为首选检查。

6. 其他　脑脊液检查可示谷氨酰胺、谷氨酸和氨的浓度升高，目前少做；血浆氨基酸分析也因较烦琐而在临床应用得不多。临界视觉闪烁频率（CFF）检测测定患者视觉功能的变化、判定视网膜胶质细胞的病变，间接反映大脑胶质星形细胞肿胀（Alzheimer Ⅱ型）和神经传导功能障碍，初步研究结果发现是发现和监测 HE 的一项敏感、简单而可靠的指标，可对症状性 HE 进行定量诊断，可用于发现 MHE 及监测。CFF 不受受试者文化程度、年龄、职业等因素的影响，但易受兴奋剂或镇静剂及疲劳等因素的干扰。

六、诊断与鉴别诊断

根据 HE 的定义，症状性 HE 的主要诊断依据为：①有严重肝病史和（或）广泛门体侧支循环分流；②出现精神紊乱、昏睡或昏迷；③有常见的诱因；④存在明显肝功能损害或血氨增高。扑翼样震颤和典型的脑电图或诱发电位的改变有重要参考价值。并可根据患者意识障碍程度、神经系统表现和脑电图改变将 HE 作 Ⅰ~Ⅳ期的严重程度区别。以精神症状为唯一突出表现的 HE 易被误诊为精神病，因此凡遇精神错乱患者，应警惕 HE 的可能性。肝性昏迷还应与可引起昏迷的其他疾病，如代谢性（糖尿病、低血糖、糖尿病酸中毒、Wilson病）、缺氧、高/低钠血症、尿毒症、颅内损伤/创伤、脑血管意外（颅内出血、硬膜下和硬膜外血肿）、脑部肿瘤或感染、癫痫、中毒、酒精相关性、某些药物（镇静剂、催眠药、麻醉剂等）、特殊的营养缺乏（维生素 B_1）等相鉴别。进一步追问肝病病史，检查肝脾大小、肝功能、血氨、相关影像学、脑电图等项有助于诊断和鉴别诊断。

诊断 MHE 的前提是除外症状性 HE。对于高危人群，WCOG 工作小组推荐至少采用 NCT-A、NCT-B、数字-符号试验和木块图试验中的 2 种，标准试验组合包括 NCT（A 和 B）、线追踪试验（LTT）和系列打点试验（SDT）。对上述神经智能测试筛选正常者可进一步进行神经生理测试，如 P300 听觉诱发电位、EEG 平均优势频率等。两种测试或之一异常者可诊断为 MHE。有条件的，还可尝试磁共振波谱（MRS）和临界视觉闪烁频率（CFF）等检查。

七、治疗

HE 目前尚无特效疗法，针对其发病机制和相关的学说，治疗应采取综合措施，一般包括以下几方面：支持治疗，维持内环境稳定；病因治疗；鉴别并去除诱因；减少肠源性毒物生成及吸收；促进体内毒物尤其是氨的清除；调节神经递质的平衡。

1. 病因治疗　对 A 型 HE 患者，采取综合治疗措施（如抗病毒治疗、促进肝细胞再生等）治疗急性肝衰竭；对 B 型 HE 患者或 C 型某些与门体分流相关的自发型 HE 患者，临床上可用介入治疗技术或手术阻断门-体侧支循环，以降低 HE 的复发率；C 型 HE 患者，病因治疗的重点是肝移植，包括原位肝移植和肝细胞移植，目前的外科和免疫抑制技术的发展使肝移植得以广泛开展。因此，对于有适应证的患者，肝移植是 HE 的最理想和最根本的治疗。如何选择手术适应证和把握手术时机对移植后的长期存活甚为重要。肝移植后一年生存率为 65%。

2. 消除诱因　必须及时控制感染和上消化道出血并清除积血，避免快速和大量的排钾利尿和放腹水。注意纠正水、电解质和酸碱平衡失调。缓解便秘，并控制使用麻醉、止痛、安眠、镇静等药物。当患者狂躁不安或有抽搐时，禁用吗啡及其衍生物、水合氯醛、哌替啶及速效巴比妥类。必要时可减量使用（常量的1/2或1/3）地西泮（安定）、东莨菪碱，并减少给药次数。异丙嗪、氯苯那敏（扑尔敏）等抗组胺药有时可作为安定药代用。

3. 支持治疗 维持内环境稳定。

（1）营养治疗：重点不在于限制蛋白质的摄入，其主要目的在于促进机体的合成代谢，抑制分解代谢，保持正氮平衡。为减少氨的来源，传统上建议肝性脑病患者应限制蛋白质的摄入，尤其是重症患者，应停止所有蛋白质的摄入，应随病情好转逐渐增加蛋白质的摄入量直至临床耐受的最大限度。目前这个建议已受到质疑。因为大多数肝硬化患者存在营养不良，长时间限制蛋白饮食会加重营养不良的严重程度。且负氮平衡会增加骨骼肌的动员，反而可能使血氨含量增高。最近的研究显示，与限制蛋白质的摄入相比，正常摄入蛋白 $1.2g/$（kg·d）是安全的，对血氨和肝性脑病的恢复没有负面影响。在摄入蛋白质的问题上应把握以下原则：①急性期首日患者禁蛋白饮食，给以葡萄糖保证供应能量，昏迷不能进食者可经鼻胃管供食，但短期（4天）禁食不必要；②慢性肝性脑病患者无禁食必要；③蛋白质摄入量为 $1 \sim 1.5g/$（kg·d）；④口服或静脉使用支链氨基酸制剂，可调整 AAA/BCAA 比值；⑤蛋白质加双糖饮食可增强机体对蛋白质的耐受；⑥植物和奶制品蛋白优于动物蛋白，前者含甲硫氨酸、芳香族氨基酸较少，含支链氨基酸较多，还可提供纤维素，有利于维护结肠的正常菌群及酸化肠道。以上观点值得进一步验证。

（2）其他支持治疗：维持水电解质及酸碱平衡，保证每日进出水量的平衡，保证糖类和维生素的供应；积极纠正低钾血症、高钾血症、低钠血症、低钙血症、低镁血症及代谢性碱中毒；加强基础治疗，控制并发症、酌情输注鲜血血浆或白蛋白，提高血浆胶体渗透压；积极治疗低氧血症和脑水肿；预防和治疗出血和细菌感染。

4. 减少肠内毒物的生成和吸收

（1）灌肠或导泻：清除肠内积食、积血或其他含氮物质，可用生理盐水或弱酸性溶液（如稀醋酸液）灌肠，或口服或鼻饲25%硫酸镁 $30 \sim 60ml$ 导泻。对急性门体分流性脑病昏迷者用乳果糖500ml 加水 500ml 灌肠作为首选治疗，已为国内外公认。其他可用的药物包括乳梨醇、甘露醇、大黄等。

（2）抑制肠道细菌生长：可使用一些不吸收的口服抗生素，如新霉素、卡那霉素、甲硝唑或替硝唑、氟喹诺酮类等，但长期使用必须注意它们的不良反应。近年来对利福昔明治疗肝性脑病做了多项研究，利福昔明是 1 种口服后肠道吸收极少的广谱抗生素（利福平的衍生物），多中心随机双盲对照临床研究结果显示其对肝性脑病有良好的疗效，具有耐受性好、起效快等优点。可作为 Ⅰ～Ⅲ度肝性脑病的辅助治疗，推荐剂量是 1 200mg/d。

（3）乳果糖：等双糖乳果糖在结肠内被乳酸菌、厌氧菌等分解为乳酸和醋酸，降低结肠 pH，使肠腔呈酸性，从而减少氨的形成与吸收；其轻泻作用有助于肠内含氮毒性物质的排出；肠道酸化后，促进乳酸杆菌等有益菌大量繁殖，抑制产氨细菌生长，氨生成减少。日剂量 $30 \sim 100ml$，每日 $3 \sim 4$ 次口服，也可鼻饲。从小剂量开始，以调节到每日排粪 $2 \sim 3$ 次，粪 pH5～6 为宜。乳果糖无毒性，常见副作用为饱胀，有时出现腹痛、恶心、呕吐等。乳梨醇（β-半乳糖山梨醇）也是一种类似的双糖，其作用与乳果糖相同。对改善 HE 的效果与乳果糖相同，但乳梨醇甜度低、口感好，腹胀、腹痛等不良反应也比乳果糖少，甜味较轻，更易接受，可制成片剂或糖浆剂，易保存，剂量为 $30 \sim 45g/d$，分 3 次口服。对忌用新霉素或需长期治疗的患者，乳果糖或乳山梨醇为首进药物。

（4）含有双歧杆菌、乳酸杆菌等的微生态制剂：可起到维护肠道正常菌群，抑制有害菌群、减少毒素吸收的作用。

（5）根除幽门螺杆菌（Hp）：治疗以及尿素酶抑制剂（乙酰羟酰胺、辛酰羟酰胺或烟酰羟酰胺等）可特异地抑制肠内各种尿素酶，包括 Hp 的尿素酶，减少氨的形成，但 Hp 对 HE 发生的贡献及根除治疗的价值仍需进一步研究。

5. 促进氨的转化和代谢　临床上常用的有谷氨酸钠、谷氨酸钾、门冬氨酸钾镁及盐酸精氨酸，但均为经验用药，其确切疗效仍有争议。目前有效的降氨药物有：①L－鸟氨酸－L－天门冬氨酸（OA），近年来用于临床处理的有效、安全的药物。OA 中的鸟氨酸能增加氨基甲酰磷酸合成酶和鸟氨酸氨基甲酰转移酶活性，其本身也是鸟氨酸循环的重要素质，可促进尿素合成。天门冬氨酸可促进谷氨酰胺合成酶的活性，促进脑、肝肾的利用和消耗氨以合成谷氨酸和谷氨酰胺而降低血氨，减轻脑水肿。每日静脉滴注 20g，能显著降低 HE 患者血氨；②L－卡尼汀（L－carnitine），是广泛存在于机体内的 1 种特殊氨基酸，是人体长链脂肪酸代谢产生能量必需的一种物质，近几年临床试验证实有降低肝硬化患者血氨和改善肝性脑病的作用，可试用。

6. 调节神经递质、改善神经传导

（1）GABA/Bz 复合受体拮抗剂：中枢性 Bz 受体拮抗剂氟马西尼（flumazenil），已试验性用于临床，临床和脑电图反应率不同。国内对 7 个和国外对 13 个临床试验的 meta 分析发现，氟马西尼治疗的有效性集中在肝硬化合并急性肝性脑病的患者，可一过性的改善临床症状并使脑电图趋向正常。但各组报道的应用剂量有较大的幅度，用药方法也不尽相同，加之氟马西尼的半衰期很短，不能降低 HE 的病死率，临床工作中也不作推荐。

（2）支链氨基酸：口服或静脉输注以支链氨基酸为主的氨基酸混合液，在理论上可纠正氨基酸代谢的不平衡，减少大脑中假性神经递质的形成，但对门体分流性脑病的疗效尚有争议，现在已经不提倡作为此目的的使用。另外，供给肌肉支链氨基酸也减少了肌蛋白分解，有利于氨的代谢。支链氨基酸比一般食用蛋白质的致昏迷作用较小，如患者不能耐受蛋白食物，摄入足量富含支链氨基酸的混合液对恢复患者的正氮平衡是有效和安全的。

（3）其他：如多巴胺能物质，包括溴隐亭和左旋多巴，阿片类受体纳洛酮等，试验性疗效不肯定，也不作临床推荐。

7. 人工肝支持治疗　主要用于 A 型患者，也可用于临床表现较重急性的 C 型患者，目的在于清除血液中的氨和其他毒性物质，提供正常的由肝合成的物质（如蛋白质及凝血因子），纠正水电解质紊乱及酸碱平衡失调，它还能提供肝细胞再生的条件和时间，也是等待肝移植患者的过渡疗法。临床上有多种方式可供选择，如血浆置换、血液透析、血液灌流、分子吸附再循环系统（MARS）以及生物人工肝等。MARS 是一种新的人工肝支持系统，其可以清除血浆白蛋白结合毒素。不同情况下的肝性脑病患者都可以使用，是一种有效的肝性脑病治疗措施，尤其是对于那些经传统治疗效果不佳的患者。生物型人工肝是含有猪肝细胞、人肝细胞等的人工肝，已经运用于肝性脑病的治疗，尤其是急性肝衰竭，可有效降低颅内压，减轻脑水肿，并可作为肝移植的过渡疗法。

8. 其他治疗

（1）促使肝细胞再生：如使用从幼年动物肝提取的促肝细胞生长素（PHGF）治疗急性重症肝炎及其引起的 HE。

（2）抗病毒治疗：主要适用于肝炎病毒感染导致肝功能衰竭的早期。

（3）介入疗法或直接手术：永久性地或暂时地堵塞门体分流管道或缩小管径以减少分流。

（4）其他：高压氧治疗、锰螯合剂依地酸钙二钠等尚无明确依据。

9. 对 MHE 的预防和治疗　关键要增强对 MHE 重要性的认识，对高危人群及早进行筛查，早期预防和治疗。对从事潜在危险性工作的 MHE 患者要进行教育。

八、预后

HE 的预后主要取决于肝细胞衰竭的程度。诱因明确且容易消除者（如出血、缺钾等）的预后较好。肝功能较好，作过分流手术，由于进食高蛋白而引起的门体分流性脑病预后较好。有腹水、黄疸、出血倾向的患者提示肝功能很差，其预后也差。暴发性肝衰竭所致的 HE 预后最差。

九、预防

积极防治肝病。肝病患者应避免一切诱发 HE 的因素。临床医生应重视指导肝硬化患者合理饮食，严密观察肝病患者，及时发现 HE 的前驱期和昏迷前期的表现并进行适当的治疗。对已发生的 HE，在去除诱因的基础上首先选用药物治疗。存在门体分流的患者，若对所有药物均无效，反复发生 HE，可根据患者情况及医院条件选用门体分流栓塞术。对于符合肝移植指征，且无手术禁忌证的 HE 患者，可行肝移植。

（雷　鸽）

第十节　门脉高压症

门脉系统血流受阻和（或）血流量增加，导致门脉及其属支静水压升高，称为门脉高压症（portal hypertenstion，PHT）。正常门静脉压力一般为 0.67～1.33kPa，门静脉压超过 1.33～1.60kPa 称为门静脉高压症。

一、诊断

（一）病史采集

1. 起病情况　多数起病缓慢，也有以上消化道出血和肝性脑病等并发症表现急性起病。

2. 主要临床表现

（1）门 - 体侧支循环：最主要的是食管胃底静脉曲张，是肝硬化上消化道出血的主要原因；其次是直肠静脉丛形成痔核，痔核破裂可导致便血和慢性失血性贫血。

（2）脾肿大和脾功能亢进：脾大是本病的主要临床表现之一，有时是临床最早发现的体征。但脾大小与门静脉高压的高低无明显的关系。由于脾内大量储血，脾内血流减慢，血细胞被单核 - 巨噬细胞吞噬，可出现血细胞减少。

（3）腹水：是门脉高压常见的表现，有些患者可出现肝性胸水。

（4）门静脉高压性胃肠血管病：是长期门脉高压所致胃肠黏膜血管病变，其发病部位依次为胃、小肠、大肠和直肠。病理改变为胃肠道微循环障碍、黏膜缺血。诊断主要依靠内镜。

（5）肝性脑病：门体侧支循环可使血氨增高，产生慢性肝性脑病。

3. 既往病史　有病毒性肝炎、血吸虫病、酒精性、药物性肝病、代谢性肝病，以及腹水、黄疸，肝性脑病史常可有助诊断。

（二）体格检查要点

可有脾大和腹水的体征，如有腹壁静脉曲张，应注意血流回流方向，正常为脐上往上，脐下往下。如脐下往上说明下腔静脉阻塞。

（三）继续检查项目

1. 实验室检查　血常规检查可呈全血细胞减少。肝功能检查白蛋白下降，球蛋白增高，白/球比例倒置。肝硬化活动期，转氨酶和胆红素常增高，凝血酶原时间延长。

2. 超声扫描　可发现脾大及扩大的门静脉、脾静脉、胃底静脉及其他侧支循环，以及腹水、门静脉海绵样变、门静脉血栓等。

3. 内镜和 X 线钡剂检查　内镜诊断食管胃底静脉曲张优于食管吞钡，可判断范围、大小、有无红色征。

4. CT 检查　可显示肝大小、形态、边缘，脾大小及侧支循环情况，特别是孤立性胃底静脉曲张。

5. 门静脉造影　有经脾门静脉造影、经皮肝穿刺门脉造影，可显示门静脉高压的血流动力学变化。

6. 门脉血流动力学测定　肝静脉嵌入压及其静脉血流量测定，以及经胃镜测定食管曲张静脉压力。

（四）诊断要点

1. 门静脉高压症的确立　门静脉高压症的三大临床表现：脾大、腹水、侧支循环的建立和开放，特别是侧支循环开放的证据。

2. 门静脉高压症的病因　应根据患者的病史及临床表现，进行必要的实验室及辅助检查。80% 的门静脉高压是由肝硬化引起，在我国多为乙型病毒性肝炎肝硬化，但也应注意门脉高压症的其他原因。按门静脉高压发生部位可分为肝前型、肝内型和肝后型。

3. 门静脉高压症的程度及食管静脉曲张出血的危险性　可通过为胃镜检查、肝静脉压力梯度测量、门静脉系统血流动力学及彩色多普勒检查，以及肝功能检查来评估。

（五）鉴别诊断要点

1. 与脾大疾病鉴别　如慢性血吸虫病、疟疾、溶血性贫血、淋巴瘤、白血病、特发性血小板减少性紫癜、风湿性疾病等。

2. 与腹水为主要表现疾病鉴别　须与心源性、肾性、营养不良性、癌性及腹膜、妇科疾病等所致腹水鉴别，除腹水检查外，还需根据病史体征作其他相关检查。

3. 与上消化道出血疾病鉴别　如消化道溃疡、胃癌、食管癌等鉴别。

二、治疗

（一）治疗原则

门脉高压症病治疗大多相当困难，急性出血时止血及预防食管静脉曲张首次及再次出血以及针对其他并发症治疗是治疗主要目的。

（二）治疗计划

1. 急性出血期治疗

（1）非手术治疗：根据出血情况积极补充血容量，但注意避免输血和输液量过多或速度过快，以免短期内门脉压增高引起复发出血。尽早行急诊胃镜检查明确出血原因及部位，门脉高压急性上消化道出血的主要原因是食管静脉曲张破裂，但也可来自消化性溃疡、门脉高压性胃病，均应给予降门脉压治疗。此外静脉应用抑制胃酸分泌的药物，如 H_2 受体阻滞剂、质子泵抑制剂等，以控制胃黏膜糜烂及出血。

1）药物治疗：a. 生长抑素：可减少内脏血流量、降低门脉压，不良反应少。天然生长抑素（思他宁）首先缓慢静注 $250\mu g$，然后以每小时 $250\mu g$ 持续静滴，维持 5d。人工合成生长抑素（善宁）首先缓慢静注 0.1mg，然后以每小时 $25\sim50\mu g$ 速度持续静滴，维持 5d。b. 垂体后叶素：直接收缩内脏血管床的小动脉和毛细血管前括约肌，使内脏循环血容量减少，门脉血流量减少，减少侧支循环血流量。用法 $0.2\sim0.4$ 单位/分钟持续静滴，与硝酸甘油联用，可有效克服相互不良反应，加强降门脉压作用。三甘氨酰赖氨酸加压素效果优于垂体后叶素，不良反应少，但价格昂贵。

2）内镜下硬化剂注射或套扎治疗：此方法相对简单、安全，肝功能不良的患者也能用此法治疗，应作为食管静脉曲张出血治疗的首选方法。注射方法有静脉旁、静脉内注射及上述两者混合法，常用硬化剂有鱼肝油酸钠、乙氧硬化醇。硬化治疗的主要并发症有食管狭窄、溃疡形成、发热和胸腔积液，有时尚可发生异位栓塞如肺、肾栓塞。内镜下曲张静脉套扎术技术和设备要求高，但更加方便和安全，目前已广泛应用。

3）三腔二囊管：一般不作为首选措施，往往作为手术和内镜治疗前的一种临时止血措施。

4）经颈静脉肝内门体分流术：本方法技术要求高，价格昂贵，且存在肝性脑病及支架易堵塞等问题，目前已较少开展。

（2）手术治疗：大出血时有效循环血量减少，肝血流量减少，可导致肝功能进一步损害，患者对急症手术的耐受性低，应尽量选用非手术治疗法，如仍不能止血可作食管胃底静脉缝扎术或门奇静脉断流术，术后择期行脾切除加门奇静脉断流或分流术。

2. 非止血期的治疗

（1）降门脉压药物：主要有两类：血管收缩药和血管扩张药。缩血管药可减少门脉血流量，常用的非选择性 β - 受体阻滞剂普萘洛尔；从小剂量开始，要求心率不低于 60 次/分，切忌突然停药。扩血管药可降低门脉系统血管阻力，常用的有哌唑嗪、可乐定、硝酸酯类、钙通道拮抗药等。普萘洛尔加单硝酸异山梨酯可预防食管静脉曲张首次及再次出血，并可减少彼此不良反应。利尿药可通过降低有效血容量，反射性引起内脏血管收缩，从而降低门静脉压。

（2）内镜治疗：对重度食管静脉曲张并有红色征者可选择内镜下套扎和（或）硬化剂注射以预防首次出血。

（3）手术治疗：对肝功能良好，存在脾功能亢进及食管静脉曲张严重者可考虑行脾切除加门奇断流术。

（4）介入治疗：如脾功能亢进明显，还可考虑经股动脉插管脾动脉栓塞治疗，也可行经皮经肝胃左静脉栓塞术（PTO）。

三、介入治疗

（一）经颈静脉肝内门体静脉分流术

经颈静脉肝内门体静脉分流术（transjugular intrahepatic portal - systemicstenting shunt，TIPSS）是近十余年来逐步成熟的用于治疗肝硬化门脉高压症的一项介入治疗技术。它集穿刺、血管成形、支架植入等多项介入技术为一体。是最具代表性的综合介入放射学技术。TIPSS 的发明源于一个偶然的机会，美国学者 Rosch 在经颈门静脉行胆管造影时，误刺入门静脉而想到这是一种治疗门静脉高压的方法。而球囊导管和金属支架的出现为这项技术的临床应用和推广，提供了方便条件。

TIPSS 的基本原理：采用特殊介入治疗器材，在 X 线透视导引下，经颈静脉入路，在肝内建立一个肝静脉与门静脉之间的人工分流通道，使部分门静脉血流直接分流入下腔静脉，从而使门静脉压力降低，控制和预防食管胃底静脉曲张破裂出血，促进腹水吸收。TIPSS 技术在 20 世纪 80 年代初应用于临床，至 90 年代技术日臻完善，疗效肯定，但至今尚未根本性地解决分流道再狭窄的问题。

1. 适应证与禁忌证

（1）适应证：

1）难以控制的食管、胃底静脉曲张破裂出血。

2）食管、胃底静脉曲张破裂出血经内镜治疗后复发。

3）门脉高压性胃病。

4）顽固性腹水。

5）肝性胸水。

6）布－加氏综合征（Budd－chiari's Syndrome）。

（2）禁忌证：

TIPSS 技术无绝对禁忌证，但下述情况因易引起并发症而作为相对禁忌证。

1）右心或左心压力升高。

2）心功能衰竭或心脏瓣膜功能衰竭。

3）肝功能进行性衰竭。

4）重度或难以纠正的肝性脑病。

5）难以控制的全身感染或败血症。

6）难以解除的胆道梗阻。

7）肝脏多囊性病变。

8）肝原发或转移性恶性肿瘤范围巨大。

9）重度或难以纠正的凝血功能障碍。

2. 治疗方法

（1）择期患者术前准备：

1）心肺肝肾功能检查，功能不全者予以纠正。

2）凝血时间检查，不良者予以纠正。

3）血常规检查，失血性贫血者予以纠正。

4）肝脏彩色超声检查，增强 CT 及三维重建，或 MRI 检查，必要时可先行间接门脉造影。重点了解肝静脉与门静脉是否闭塞，两者空间关系以及拟建分流道路径情况。门脉分支的拟穿刺部位如无肝实质包裹则不能行该手术。

5）术前 3d 预防性应用抗生素及做肠道清洁准备。

6）术前 2d 低蛋白饮食，避免应用含氨浓度高的血制品。

7）穿刺部位备皮。

8）术前 1d 做好碘过敏试验。

9）术前 6h 禁食水。

10）向患者本人及家属说明手术目的、方法和可能出现的各种并发症并签署患者知情同意书。同时强调术后长期保肝、抗凝治疗的必要性，以及随访和分流道再次介入手术修正的重要性。

11）术前给予镇静，必要时可给予止痛处理。

（2）急诊患者术前准备：急诊患者应尽可能完成择期患者的术前准备，尤应行急诊 CT 以明确肝脏及门脉血管情况可否行 TIPSS，并于术中行间接门脉造影，以确定穿刺角度、方位。

（3）器材及药品准备：

1）门脉穿刺系统：如 RUPS 100（Cook 公司）和 RTPS 100（Cook 公司）肝穿装置。

2）球囊导管：如直径 8～12mm。

3）管腔内支架：如目前主张选择直径 8～10mm 的激光切割或编织式钛合金自膨式支架。

4）造影导管等：0.035 英寸（1 英寸 = 2.54cm）的超滑导丝，超硬导丝，穿刺针，导管鞘等常规器材。

5）术中用药：局麻药，常用 1% 普鲁卡因或 2% 利多卡因。抗凝剂，常用肝素。对比剂，离子型或非离子型对比剂。止痛镇静剂。

（4）主要操作步骤与方法：

1）颈内静脉穿刺术：患者仰卧，头偏向左侧或右侧。以右或左侧胸锁乳突肌中点的外缘即胸锁乳突肌三角区的头侧角为中心，行常规皮肤的消毒和局部麻醉。在拟穿刺点皮肤横切口 3mm 后，充分扩张皮下通道，采用静脉穿刺针呈负压状态进针，行颈内静脉穿刺术。穿刺针成 45° 角进针，针尖指向同侧乳头方向，进针深度约 3～5cm。穿刺成功后，将导丝送入下腔静脉，并用 10～12F 扩张鞘扩张局部穿刺通道；引入静脉长鞘，通过导丝及肝静脉管选择性插入肝静脉，一般选择右肝静脉进行测压、造影，在少数情况下，选择左或中肝静脉具有优势。

2）经肝静脉门静脉穿刺术：当静脉长鞘送入靶肝静脉后，根据造影确定门脉穿刺点，一般选择距肝静脉开口 2cm 左右的静脉点，此点向前距门脉右干约 1.5cm，向下距门脉右干 2～3cm；少数肝硬化后严重肝萎缩或大量腹水的患者，应适时选择更高或更低的位置。根据门静脉穿刺针柄部方向调节器的指引穿刺针方向和深浅度进行门脉穿刺。当穿入肝内门脉 1 级或 2 级分支后，将导丝引入门脉主干，将 5F 穿刺针外套管沿导丝送入门脉，置换超硬导丝，沿导丝将肝穿刺装置插入门脉主干后，保留带标记长鞘导管，经此导管插入带侧孔造影导管行门脉造影及压力测定。

3）肝内分流道开通术：门脉造影后，将超硬导丝送入肠系膜上静脉或脾静脉，沿该导丝置换球囊导管行分流道开通术，分别充分扩张门静脉入口、肝实质段、肝静脉出口。

4）管腔内支架植入术：分流道开通后，沿导丝将装有管腔内支架的输送器送入分流道，精确定位后释放，一般推荐选用直径 8～10mm，长度 60～80mm 的自扩式金属内支架。

5）食管下段胃底静脉硬化栓塞术：肝内分流道建立后，对胃冠状静脉、胃短静脉及所属食管、胃底静脉血流仍然较明显或有活动性出血患者，可同时行此项治疗。其步骤为：经 TIPSS 入路送入单弯导管，根据门脉造影情况，将导管插入胃冠状静脉等侧支血管，经导管注入硬化栓塞剂。常用硬化剂推荐 5%鱼肝油酸钠和（或）无水乙醇；栓塞剂推荐钢圈、吸收性明胶海绵或聚乙烯醇颗粒。

3. 并发症的预防与处理

（1）心包填塞：为 TIPSS 操作时器械损伤右心房所致。术中应谨慎操作，避免动作粗暴。如发生应紧急做心包引流或心包修补术。

（2）腹腔内出血：术前充分研究肝静脉、门脉立体关系，减少盲穿次数。有条件者在超声指引下穿刺，推荐术中经肝静脉 CO_2 造影显示门脉系统的方法。若术中患者出现急性失血性休克表现，应及时行肝动脉造影，明确有无肝动脉损伤，必要时应行肝动脉栓塞术止血。若为门脉损伤导致的腹腔内出血，往往比较凶险，患者可很快出现失血性休克表现，在抗休克的同时行外科门脉修补术。

（3）胆系损伤：穿刺损伤肝内胆管或分流道阻塞了肝内胆管，术后可出现胆系出血或梗阻性黄疸，发生率较低，对症处理多可缓解。

（4）术后感染：以胆系及肺部感染多，强调围手术期抗生素的应用。

（5）肝性脑病：术前肝功能储备的评估是预防肝性脑病的关键，分流量的控制和充分的肠道准备是围手术期的重要环节，辅以保肝降氨治疗。

4. 疗效判定

（1）TIPSS 技术成功的标准：一般认为 TIPSS 建立以后门脉压力与肝静脉压力梯度低于 2.66kPa，静脉曲张消失，是 TIPSS 成功的客观标准。

（2）临床成功的标准：包括：出血立即停止和随访未发生出血。技术成功标准肝内分流道成功建立，管腔内支架释放准确，展开程度达到目的要求，分流道通畅。

5. 随访与预后　TIPSS 近期止血效果虽确切，但中远期效果并不理想。TIPSS 主要存在以下两个方面的问题：①肝性脑病；②分流道狭窄；术后半年狭窄率为 20%～30%，1 年为 40.5%～55%，再狭窄的发生率随时间延长呈增加趋势，但主要发生在术后 1 年内。其分流道狭窄或闭塞的机理不完全清楚，一般认为，早期（3 个月内）与内支架留置不当和术后抗凝不足有关，中、远期主要与支架内的假性内膜过度增生有关。尽管早、中期分流道再狭窄发生率较高，但本项技术可重复性操作较强，90% 左右的患者可通过溶栓、球囊扩张或内支架置入获得再通，能保持中长期的有效分流，从一定程度上解决了 TIPSS 中远期疗效不佳的问题。因此，TIPSS 仍是食管胃底静脉脉曲张破裂大出血的有效止血方法，随着技术的不断进步和研究的深入，相信 TIPSS 有着更加光明的前景。

6. 注意事项

（1）术中注意事项：

1）颈内静脉穿刺：应选择三角区的顶角或颈动脉搏动外侧 2～5mm 处作为穿刺点，并负压进针。注意回血颜色以区别于动脉；穿刺不宜过低，以免引起气胸；有条件者可在超声指引下穿刺，必要时也可术中经股静脉植入导丝于颈内静脉内作为穿刺指引。

2）肝内穿刺：入门脉后，试推对比剂"冒烟"，观察有无门脉显示及显示哪些结构，以判断入门脉的部位。一般选择门静脉分叉部偏右侧主干 1～2cm 处，若门脉左右干均显影，可疑穿刺入分叉部或分叉下门脉，应特别小心肝外分流所致的出血；注意与肝静脉和肝动脉的鉴别，密切注意有无对比剂外溢。

3）球囊：其有效长度以 4～6cm 为宜，推荐选用长度在 4cm 以下的超薄高压球囊；球囊的直径可根据门脉的自然分流量（侧支循环的多少）确定，一般选择 8～12mm，必要时选用 6mm 直径的小球囊作预扩张。球囊扩张完成后，抽空球囊但勿急于撤出，密切观察患者血压和脉搏变化；如发生肝外门脉撕裂引起大出血，则可充盈球囊止血以争取手术时间。

4）管腔内支架：所选管腔内支架的管径应与扩张分流道所用的球囊导管直径一致或略大 1～2mm；支架应伸入门脉内 1～2mm；伸入肝静脉内可略长或覆盖肝静脉。

5）硬化栓塞剂：导管插入胃冠状静脉后，应先行造影观察，并充分了解血流状态和方向再注入硬化栓塞剂。注入硬化剂的量一般为 10～15ml，若发现有反流或血管"铸型"应立即停止注射，以防止硬化剂反流入门脉导致门脉系统栓塞。

（2）术后注意事项：

1）注意患者生命体征，发现异常及时对症处理。

2）常规应用广谱抗生素以预防感染。

3）注意肝肾功能变化，加强保肝及水化保肾治疗。

4）抗凝治疗。

5）降氨、促代谢治疗。

6）分流道通畅性的监测，推荐术后分流道留置管早期干预策略。

（二）经球囊闭塞法逆行性静脉栓塞术

近年来，Kanagawa 采用经球囊闭塞法逆行性静脉栓塞术（balloon - ocdudedretrograde transvenolls obliteration，BRTO）治疗存在较大门体通道的胃静脉曲张。此法与以往其他方法比较，创伤小，疗效肯定，几乎无并发症，重复性好。B - RTO 技术采用经股静脉进入下腔静脉，通过门体侧支或交通进入门脉，其解剖基础是胃静脉曲张主要由胃短静脉和胃后静脉出血，部分有胃冠状静脉参与。在门脉高压症时，食管胃静脉形成广泛的门体侧支循环，其中主要有脾—胃、胃—肾分流和经左膈下静脉的胃—下腔分流。Watanabe 对一组 230 例食管胃静脉曲张的分析，发现 39% 的胃静脉曲张伴有胃—肾分流。曲张的胃静脉多通过左肾静脉与下腔静脉相通，并可同时经胃—肾和胃—下腔途径分流。

1. 适应证与禁忌证　在影像学资料显示存在经自发性脾—肾或胃—肾分流道的前提下，下列各项为

（1）适应证：

1）确诊为食管胃底静脉曲张破裂出血、而以胃底静脉曲张为主者。

2）有出血既往史，经血管造影或内镜检查有再出血的危险者。

3）门脉高压症食管胃底静脉曲张破裂出血，经血管加压素或垂体后叶素治疗、三腔气囊压迫等常规内科治疗失败者。

4）手术后或内镜硬化剂注射止血治疗后再出血者。

5）不能耐受紧急手术治疗的出血者。

6）TIPSS 术中同时以球囊闭塞分流道远端后对胃冠状静脉、胃短静脉进行栓塞，避免了栓塞物质经自发分流道进入肾静脉造成误栓，可使栓塞更为彻底。

（2）禁忌证：

1）肝功能严重损害。

2）大量腹水。

3）有出血倾向。

4）败血症或肝脓肿。

2. 治疗方法

（1）BRTO 术前，患者需进行内镜检查，腹部增强 CT 扫描或动脉性门脉造影（经脾动脉、肠系膜上动脉或胃左动脉），以确定曲张静脉和门体侧支的存在及形态。

采用 Seldinger 技术穿刺股静脉，选用 5F 或 6F 导管，确定流出道，若流出道为左肾静脉，则导管经下腔静脉、左肾静脉及胃—肾通道进入曲张静脉流出道远端，若流出道为胃—下腔静脉通道，导管则经下腔静脉左侧壁进入其流出道。经球囊导管注入对比剂扩张球囊，使之阻断流出道远端血流后造影。显示流入道、流出道及曲张静脉的形态，以估计栓塞硬化剂的用量。球囊充分阻断远端血流，向靶血管注入栓塞硬化剂，并留置 30min，注射结束后开始逐渐抽出部分药物，直至治疗结束，将剩余药物全部回抽。栓塞硬化过程中，其量要用足，以保证栓塞效果。当门–体侧支显示为胃—肾通道和胃—下腔静脉通道共存时，可经双侧股静脉穿刺，球囊闭塞导管分别进入两条门–体侧支，同时栓塞硬化。最近，有报道通过采用经颈静脉途径，行球囊导管闭塞法逆行栓塞静脉曲张，认为更易操作且有效。

（2）栓塞材料：选用 5% 乙醇胺碘乐混合物（ethanolamine oleate iopamidol，EOI），其用量需通过曲张胃静脉的造影表现而定，通常一般为 20 ~ 60ml（平均 30ml）。也有报道可同时加入无水乙醇。EOI 能有效地凝集血小板，破坏血管内皮细胞，激活凝血因子，从而形成血栓，逐渐使曲张静脉消失。通常产生的血小板凝集活动作用迅速，因此，即便是流向靶血管外，也不会产生血栓。

3. 并发症　BRTO 最常见的并发症是血红蛋白尿和发热。EOI 能引起血管内溶血，导致血浆游离血红蛋白，促成肾小管功能失调和肾功能不全。其处理通常可在经球囊导管注射 EOI 的同时给予输注结合珠蛋白，以阻止血管内溶血的发生。Koito 通过对 30 例胃静脉曲张行 BRTO 术，同时输注结合珠蛋白后，追踪观察肝、肾功能有无进一步损害，并认为血红蛋白尿和发热呈短暂发生，一般多在 5d 内消失。最严重的并发症是使食管静脉曲张恶化，对于同时合并食管静脉曲张的患者在 BRTO 后可能有恶化倾向，通过内镜硬化可有效阻止破裂出血。Koito 认为 BRTO 后食管静脉曲张是否恶化取决于门脉血流方向，假如术前通过胃静脉曲张的血流流入食管静脉，其食管静脉曲张加重，恶化；若 BRTO 后经胃—肾的血流仍存在，就不会出现进一步加重。

4. 疗效分析　BRTO 治疗胃静脉曲张疗效满意，技术操作容易，且可重复进行治疗。Koito 对一组 30 例胃静脉曲张的 BRTO 治疗，平均追踪 17 个月（10 ~ 30 个月），全部显示胃静脉曲张消失。3 例先前伴有的食管静脉曲张显示加重，通过内镜硬化治疗后消失，并未见新的食管静脉曲张出现。30 例中仅有 3 例分别在 12、15、16 个月后复发，通过再次 BRTO 后消失。此法不仅适合于治疗代偿期肝硬化门脉高压症胃静脉曲张患者，对于失代偿期亦可施行，同时伴有食管静脉曲张的患者，辅经内镜硬化治疗，可进一步有效提高食管胃静脉曲张的治疗效果。

BRTO 对门脉高压症胃静脉曲张的治疗，创伤小，技术操作简单，安全可靠，且可重复治疗，故可作为孤立性胃—静脉曲张的治疗方法之一。对伴有食管静脉曲张，同时辅以内镜硬化治疗，可望提高治疗效果。进一步的研究是 BRTO 后离肝血流的血流动力学改变及长期疗效。

(三) 经皮经肝食管胃底静脉曲张栓塞术

经皮经肝食管胃底静脉曲张栓塞术 (percutaneous transhepatic obliteration, PTO) 是一种经皮经肝穿刺途径将导管植入门静脉并超选择地插入胃冠状静脉和胃短静脉，然后经导管注入造影剂及栓塞剂，从而阻断门脉血流达到止血目的的一种介入治疗方法。1972 年 Rosch 等报道用栓塞出血部位供血动脉的方法治疗消化道出血获得成功。1974 年 Lunderquist 等首创经皮经肝穿刺门静脉插管至食管静脉的侧支胃冠状静脉内，然后注入各种不同的栓塞剂，栓塞胃冠状静脉以达到治疗食管胃底静脉曲张破裂出血的目的，其近期止血率为 50%。1982 年由 Yune 等系统报道了本疗法的主要操作步骤，并建议其主要适用于常用治疗方法无效而又不能紧急作外科分流手术的患者。Viamonte 报告 32 例急性出血和 35 例非急性出血患者栓塞后全部止血。Keller (1985) 报告的 32 例中，30 例 (93.7%) 成功。

胃冠状静脉和 (或) 胃短静脉栓塞后，门静脉压力进一步增高，联合部分脾动脉栓塞术可以降低门脉压力，同是缓解脾功能亢进。胃冠状静脉和 (或) 胃短静脉栓塞后，增加了门静脉血的向肝灌注，解决了单纯部分脾动脉栓塞后，门脉压力下降，门静脉血向肝的灌注减少，肝功能损害的问题，有利于肝细胞的再生和其功能的改善。

1. 适应证和禁忌证

(1) 适应证：食管胃冠状静脉栓塞术主要用于临床保守治疗或内镜下治疗无效的食管胃底静脉曲张破裂出血，治疗主要在出血期进行。

(2) 禁忌证：有明显出血倾向者或终末期患者。

2. 治疗方法　在 DSA 电视监视下，取右腋中线肋膈角下方 2cm 或剑突下偏右侧穿刺，采用 22G 千叶针对准肝门方向进针，进针深度 5～7cm。边退针边用注射器回抽，见血后注入对比剂观察是否进入门静脉分支。如进入门静脉分支则经穿刺针插入 0.018 英寸 (1 英寸 = 2.54cm) 导丝，导丝头端进入门静脉主干，经导丝插入 4F 导管鞘，建立表皮到门静脉系统的通道。经导管鞘插入 4F 单弯导管或 cobra 导管，导管头端分别置于脾静脉近脾门处，肠系膜上静脉主干，以 5ml/s，总量 15～20ml 注入对比剂，观察门静脉血流方向和胃冠状静脉、胃短静脉、食管静脉及门静脉体静脉交通等。将导管尾端连接测压玻璃管，导管头端置于门静脉主干、脾静脉测压。用导丝配合将导管分别插入胃冠状静脉、胃短静脉逐一造影，判断血流速度和方向，然后分别给予栓塞。对于血流速度快，曲张静脉增粗明显的分支，先用 5～10mm 直径的钢圈栓塞以减慢血流，部分患者加用吸收性明胶海绵颗粒，然后缓慢注射无水乙醇。每注入 3～5ml，等待 3min 后即手推对比剂观察栓塞程度，直至曲张的血管团不再显示。栓塞完毕后再次行门静脉测压、造影。栓塞完毕撤出导管，将导管鞘退出门静脉，保留在肝实质内，经此鞘送入 1～3 枚弹簧钢圈栓塞穿刺通道。介入治疗术后给予护肝、营养支持治疗，用抗生素 3d，继续给予抑酸药物及消化道黏膜保护剂 3～5d。

3. 并发症

(1) 腹腔内出血：其主要原因为患者凝血功能差及操作损伤所致，一般采用内科保守治疗，若大量出血则急症手术。

(2) 血胸及气胸：主要因穿刺点过于偏高或偏向头侧进入胸腔所致。少量可自行吸收，大量则需胸腔引流、排气。

(3) 门静脉血栓形成：较少见。

(4) 其他：肺动脉栓塞、脑动脉栓塞、不锈钢圈移位等，多与栓塞剂应用不当及操作不熟练有关。

4. 疗效评价　胃冠状静脉栓塞术既能使曲张血管广泛形成血栓，又能使其主干血流完全阻断，急性出血止血率可达100%，联合部分脾动脉栓塞术或TIPSS，可明显降低远期再出血率；部分脾动脉栓塞面积应在60%～70%，既保留了部分脾脏功能，又缓解了脾功能亢进，降低了门静脉压力，手术成功率80%～90%。不成功的原因有：肝内门静脉相对较细，门静脉与食管胃底静脉丛间侧支较多，胃冠状静脉和（或）胃短静脉起始段与门静脉角度、方向、扭曲程度使导管导丝不易进入，胃短静脉距穿刺点较远，导管导丝不易调节等。与分流手术比较，栓塞术后肝性脑病的发生率较低；与断流手术比较，不会使胃黏膜病变加重；适应证相对较广，创伤小；与内镜下治疗比较，不仅对食管曲张静脉破裂出血有效，对贲门胃底曲张静脉破裂出血也有效。

5. 注意事项　由于肝硬化患者肝脏缩小，且伴有腹水，应在透视下选择穿刺点，避免穿入胸膜腔形成血气胸。腹水较多的患者可于术前先放腹水2 000～3 000ml，以提高门静脉穿刺成功率。导管进入胃冠状静脉或胃短静脉后，注入无水乙醇前应先造影，证实造影剂无反流方可进行栓塞。注入无水乙醇时要分次缓慢，注入10min左右才能观察是否有血流停滞。切忌急于复查和追加栓塞剂，注入过量的栓塞剂可造成门静脉系统血栓形成。也可与造影剂混合在透视下注入。如数次注入无水乙醇仍未完全闭塞时，可与吸收性明胶海绵颗粒混合使用；或用不锈钢圈栓塞粗大的静脉后，再将导管头越过钢圈，追加少量无水乙醇。注入无水乙醇时患者可出现疼痛，可于栓塞前先注入利多卡因。不锈钢圈的直径应与要栓塞的血管直径一致。为防止穿刺道出血，可于穿刺道内放置吸收性明胶海绵或不锈钢圈。

（四）部分性脾栓塞术

门静脉高压伴脾功能亢进者，采用脾切除术改善脾功能亢进所致的血液学改变是多年来传统治疗方法。但由于对脾生理和病理生理的进一步认识，脾切除不再被认为是无关紧要的了。因为脾脏是产生抗体和非特异性免疫球蛋白的器官，它在全身防卫体制中起重要作用，脾切除后发生严重感染的机会明显增多。1973年Maddison首次报道门脉高压伴脾功能亢进患者用自体血凝块进行脾动脉栓塞获得成功，1980年Spigos对脾动脉栓塞术进行改进，采用部分性脾栓塞术（portional splenk embolization，PSE）获得成功，并认为部分性脾栓塞能够保留部分脾脏以完成其免疫功能，同时有效地改善患者的外周血象，以此来替代脾切除术。这就是后来被称作的"内科脾切除"。

1. 适应证与禁忌证

（1）适应证：

1）各种原因所致的脾肿大并有脾功能亢进，具有外科手术指征者。

2）脾功能亢进导致全血细胞显著减少者。

3）门静脉高压，充血性脾肿大并有脾功能亢进，具有上消化道出血史及出血倾向者。

4）门静脉高压，经颈静脉肝内分流术失败者。

（2）禁忌证：

1）继发性脾功能亢进，其原发疾病已达终末期者，有恶液质及脏器功能衰竭者。

2）严重感染及脓毒血症，脾栓塞有发生脾脓肿的高危患者。

3）凝血酶原时间低于正常70%者，需纠正凝血功能后再行介入治疗。

4）巨脾症，严重黄疸，大量腹水者为相对的禁忌证。

5）其他常规介入操作的不适应者。

2. 治疗方法

（1）术前准备：

1）常规检查血象、凝血三项、肝功能等。

2）穿刺部位备皮。

3）术前抗生素应用以预防感染：一般方案为青霉素80万单位，庆大霉素16万单位，静脉滴注，必要时可加用甲硝唑0.2g，术前两天开始。也有报道应用喹诺酮类抗生素。

（2）栓塞步骤和方法：

1）步骤：常规消毒铺巾，局麻下以Seldinger技术穿刺股动脉。小儿可由麻醉医师施以静脉麻醉和镇静，以保证不影响操作。小儿可应用18G穿刺针和4F动脉鞘，较大的穿刺针成功率会减低，现有新型的多重交换的小穿刺套件较适合小儿股动脉的穿刺。穿刺成功及保留血管鞘后，引入4~5F的导管做腹腔动脉甚至脾动脉的插管造影，并将导管借助导丝超选择插管至脾动脉干的末段或者不同的脾支内，要求导管前端越过胰尾动脉，然后经导管注入栓塞剂进行栓塞。

2）栓塞方法：采用适当大小的吸收性明胶海绵条使一定大小的脾内分支栓塞，由于脾的解剖决定了脾小梁之间没有血管互相吻合，因此引起栓塞动脉远端的脾梗死，栓塞过程通过造影证实形成脾梗死范围在40%~60%，可达到"部分性脾切除"的效果，既改善了临床症状，又保留脾的免疫功能。该方法较安全，并发症较少。但由于末梢脾窦未能栓塞，仍有充血空间，当动脉压力减低后，带细菌的肠系膜静脉血和门静脉血倒流入脾，易引起梗死区的感染形成脓肿，而且脾功能亢进较易复发。

3）栓塞部位的控制：其一是超选择脾下极的动脉分支，认为优点是脾下极有大网膜相邻包裹，即使产生坏死，很快能被周围的大网膜包裹，不易弥散引起全腹膜炎，同时左下胸膜腔和肺的反应较轻，另外栓塞范围也易控制。其二是在脾动脉远端以低压流控法注入栓塞剂，利用血液的流动分布栓塞末端脾组织，通过反复造影与栓塞前比较，控制栓塞范围大小。或根据血流的速度的改变来估计，如脾内造影药剂流速减慢约50%~60%，造影药剂停滞时超过80%。

4）栓塞程度的控制：采用全脾周围性栓塞，将导管置于脾动脉主干远端（避开胰背动脉和胃短动脉）利用低压流控技术注入栓塞剂，栓子顺血流随机均匀阻塞相应口径脾动脉分支。过去常根据脾动脉主干血流速度来估计栓塞程度。但因目测者的经验以及血管痉挛等因素影响，栓塞不足或过度栓塞难以避免。有研究表明在欲栓塞脾脏体积一定的条件下，脾脏内1mm的动脉分支数与2mm×2mm×2mm大小新鲜吸收性明胶海绵颗粒数呈正相关，与脾脏大小无关，并总结出经验公式：$G = (E - 11.5) A/50.5$。E表示新鲜的大小约2mm×

2mm×2mm 或经高压消毒后 1mm×1mm×1mm 的吸收性明胶海绵颗粒数，式中 G 为预期栓塞程度×100%，A 表示直径约 1mm 左右的脾内动脉分支数。

3. 并发症及处理原则

（1）脾脓肿：可由导管导丝及栓塞剂污染引起，体内其他感染灶的带菌血逆流进脾静脉也是一个原因。较小的脓肿可经保守治疗而愈。较大的脓肿可经皮穿刺引流辅助治疗。如果脓肿破裂并引起腹膜炎，应及早行外科手术治疗。

（2）误栓：导管前端位置过近或注入栓塞剂的压力过大，栓塞剂反流误栓塞胃、胰的动脉，严重者可导致急性胰腺炎。因此，栓塞剂应伴造影剂在透视下进行缓慢推注，压力应小，确保无反流，可减少意外栓塞非靶器官的机会，轻度胰腺炎用抗生素对症处理，一般可痊愈。

（3）左下胸腔积液及左下肺炎发生率约 18%：脾上部栓塞后局部反应可刺激左膈及左下胸膜而引起炎症及疼痛，左下肺呼吸受限易诱发肺炎及胸腔积液。对此，可应用抗生素、镇痛及局部理疗等方法，多能恢复正常。

（4）栓塞后综合征：发生率几乎 100%，但程度不同，可有一过性发热、左上腹不适、食欲不振、腹痛等，经用抗生素消炎、止痛、退热的治疗可逐渐缓解，多在 1 周左右消失。

4. 疗效评价

（1）脾动脉栓塞术后的影像学改变：脾动脉属终末动脉，栓塞后可引起局部梗死性坏死，其典型的超声声像图表现为尖端朝向脾门的楔形或不规则形回声区，边界清楚，未液化坏死或局部钙化后形成强回声区或有声影的强回声斑。栓塞后 1 周内在 CT 上难以显示，2 周时在 CT 上呈低密度区。2 周后，在 CT 上表现为明显的低密度区，有的类似于囊性病灶，边缘多较清楚。1 个月以后，在 CT 上因瘢痕收缩，脾包膜向内凹陷，表现为脾内的低密度区。术后远期复发常意味着脾功能亢进复发。

（2）脾动脉栓塞术后外周血象的变化：脾动脉栓塞术后 1d 即可见白细胞升高，并在 1 周内达峰值，血小板可在 1 周内明显升高，甚至超过正常值。红细胞的增长速度较缓慢，一般在 1 个月左右可以达峰值。对于特发性血小板减少性紫癜，一次性栓塞治愈率约 80%，但有一定的复发率。对脾功能亢进引起的白细胞、血小板和红细胞减少，近期疗效达 90% 以上，半年复发率约 20%～30%，可以再次栓塞治疗。

5. 注意事项

（1）栓塞范围的控制：文献报道脾栓塞范围应控制在 40%～70%，绝对不能过度栓塞，但是栓塞范围过小临床症状改善效果不明显，应视患者的全身情况及耐受程度而定。代谢旺盛的小儿患者、全身情况好或血液病所致的脾功能亢进者栓塞范围略放宽，较差的患者采用分期多次栓塞的方法达到治疗目的又减少并发症的出现。

（2）术后处理：股动脉穿刺部位要彻底压迫止血加压包扎，由于脾功能亢进者血小板明显减少，凝血功能较差，注意有无穿刺点再出血是必要的。术后卧床，为保持穿刺点的加压包扎，禁屈穿刺侧髋关节 24h。严密观察生命体征、神智、腹部的症状、体征等。使用有效的抗生素和皮质激素 3d 以上，预防感染和减轻术后并发症。连续观察血象变化，必要时做 B 超或 CT 检查以了解脾内的变化或腹腔的情况。

四、预后

与门脉高压的病因、肝功能及并发症有关，肝功能越差，并发症越多，其预后也越差。如有条件行肝移植手术，可改善门脉高压患者预后。

（赵 婕）

第十一节 脂肪肝

脂肪肝是常见的弥散性肝病，表现为肝内蓄积脂肪量的异常。正常肝组织内脂质含量占肝湿重的3%~5%，包括甘油三酯（TG）、脂肪酸（FA）、磷脂、胆固醇和胆固醇酯。由于疾病或药物等因素导致肝细胞组织内脂质超过肝湿重的5%，或组织学上每单位面积见1/3以上肝细胞脂变时，称之为脂肪肝。大多数脂肪肝属于甘油三酯（TG）含量异常增高，脂肪肝轻者无症状，实验室检查常缺乏特异性，常需肝穿刺活检确诊。脂肪肝多属可逆性疾病，及早诊断和治疗常可恢复正常。脂肪肝继续发展可出现脂肪性肝炎，肝纤维化，肝硬化。

一、流行病学

五十年代流行病学调查显示脂肪肝检出率3.2%，随后检出率逐渐增加，最近我国学者用B超普查发现脂肪肝的发生率高达12.9%。脂肪肝检出率的增高，与人们生活方式改变有很大关系，而且由于影像学诊断技术的发展，尤其是超声显像在集体筛查中的应用，脂肪肝的报道日渐增多。脂肪肝的病因也发生了变化，欧美国家酗酒所致的脂肪肝仍占首位（45%），其次为肥胖（25%）、非胰岛素依赖性糖尿病（10%）和其他因素如药物、蛋白质-热量营养不良等所致的脂肪肝（20%），我国过去以营养缺乏为常见病因，80年代后，营养过剩所造成的肥胖引起的脂肪肝日见增多，另外酒精，糖尿病也为常见的因素。脂肪肝的发生与年龄、性别、血脂、血糖、血压、肥胖有密切关系，嗜酒、高脂高蛋白饮食、睡前加餐、睡眠过多均是脂肪肝的危险因素，因此脂肪肝发生的流行病学因素是多方面的。高甘油三酯血症在脂肪肝中的作用较为复杂，很难与肥胖和饮食习惯分割开来。

二、病因

脂肪肝病因复杂，依病因不同可做如下分类。

（一）营养性脂肪肝

（1）营养不良：蛋白质、胆碱缺乏、维生素缺乏。

（2）肥胖。

（3）高脂高糖摄入：包括静脉输注过多。

（4）小肠旁路术、胃成形术、胃分隔术、小肠大面积切除等。

（5）Kwashiorkor病。

（6）全胃肠外营养（TPN）。

（二）中毒性脂肪肝

1. 酒精 嗜酒。

2. 药物与毒物　药物有四环素、糖皮质激素、阿司匹林、胺碘酮、氨甲蝶呤、雌激素、异烟肼、环己胺、哌克昔林、心舒灵（Perhex – iline maleate）等。毒物有氯仿、黄磷、四氯化碳、蓖麻碱、依米丁、银、汞、砷、铅、Jamaican 呕吐病。

（三）妊娠期急性脂肪肝

又称产科急性假性黄色肝萎缩。

（四）内分泌及代谢性脂肪肝

（1）糖尿病。

（2）Cushing 综合征。

（3）甲亢或甲减。

（4）高脂血症。

（5）遗传性脂质贮积病：如遗传性胆固醇贮积病（Wolman 病）、Farber 病、Taysach 病、Gaucher 病。

（6）性腺异常。

（7）低 β 脂蛋白血症或异常 β 脂蛋白血症。

（8）Reye 综合征。

（9）半乳糖或果糖不耐受症。

（10）Wilson 病。

（11）高酪氨酸血症。

（12）结节性非化脓性脂膜炎（Weber – Christica 病）。

（13）乙酰辅酶 A 脱氢酶缺乏。

（五）化疗及放射性肝炎性脂肪肝

也有人将其病因归为两大类。

1. 酒精性肝病（ALD）

（1）酒精性脂肪肝。

（2）酒精性肝炎。

（3）酒精性肝纤维化。

（4）酒精性肝硬化。

2. 非酒精性肝病

（1）肥胖。

（2）糖尿病。

（3）药物及毒物。

（4）内分泌及代谢。

（5）其他。

三、发生机制

（一）肝脏与脂肪代谢

脂类包括脂肪和类脂，脂肪（即甘油三酯，TG）主要作用是贮能和供能，类脂包括磷脂，胆固醇及胆固醇酯等。肝脏是脂类代谢的主要器官，包括脂类的摄取、转化、运输、分解及合成等代谢。体内脂肪来源于肠道吸收的乳糜微粒（CM）和体内脂肪组织，经肝脏代谢后氧化供能，组成结构脂肪或重新形成极低密度脂蛋白（VLDL）进入脂肪组织重新贮存起来。

人体每日从膳食中摄入的脂质，95% 为 TG，即外源性脂肪，其余为磷脂，胆固醇（酯）。脂质在小肠腔内经胆盐乳化，胰脂酶水解，生成游离脂肪酸（FA），β－甘油一酯，溶血磷脂酰胆碱及胆固醇，并形成混合胶粒，在抵达小肠黏膜细胞后，已消化的脂质分解产物被吸收，并在内质网重新合成 TG 及磷脂等，在细胞内载脂蛋白作用下，装配成 CM，经淋巴进入血循环。乳糜微粒进入肝脏后先被库普弗细胞分解成甘油和脂肪酸。肝脏主要摄取来自血中和 CM 水解生成的脂肪酸，还摄取血中糖代谢的三碳化合物转化的脂肪酸。FA 进入肝细胞后，部分在线粒体内进行 β 氧化提供能量，部分重新合成甘油三酯，磷脂和胆固醇酯（CE），大部分甘油与载脂蛋白合成 VLDL，释放入血。

肝细胞内内质网和高尔基参与 VLDL 的合成与分泌。粗面内质网合成载质蛋白（Apoprotein, Apo），尤其是 Apo－B。脂质不溶于水，必须以可溶性形式才能在血液中转运，这种可溶性形式即脂蛋白。载脂蛋白 B 和光面内质网合成的 TG、磷脂、胆固醇等在粗面内质网和光面内质网连接处共同装配成脂蛋白，进入高尔基体糖化最后形成 VLDL，在微管运动的帮助下，经胞吐作用分泌入 Disse 腔。CM 是外源性脂肪的一种转运形式，VLDL 是内源性脂肪的一种转运形式。另外肝细胞内也有脂蛋白的分解系统：高尔基体—内质网—溶酶体复合物（GERL）。

机体的脂肪代谢受神经—体液调节，如交感神经、促肾上腺皮质激素、促甲状腺激素、甲状腺激素、生长素、胰高糖素等。还受某些药物影响。

（二）脂肪肝发生的一般机制

1. 脂肪来源过多　FA 从食物和脂肪组织来源过多，摄食过多或饥饿。肝内 TG 或 FA 合成过多。

2. 脂肪从肝中排出减少　载脂蛋白合成不足，如蛋白质，胆碱缺乏；VLDL 合成、分泌障碍；GERL 功能障碍；FA 氧化减少。

脂肪肝的发生是上述各步骤中一项或几项异常的结果。肝脏酯化 FA 合成 TG 的能力较强而氧化 FA 和合成脂蛋白的能力有限，因而上述因素常造成肝脏代谢脂肪能力相对/绝对不足，脂质贮积形成脂肪肝。

（三）几种常见的脂肪肝

1. 肥胖　不管是成人或是儿童，其肥胖均与脂肪肝的发生有关，甚至有早至 6 岁发生肥胖性脂肪肝的报道。有研究表明几乎所有显著肥胖患者和 75% 中重度肥胖症（超过体重标准 10%）有肝脏脂肪变性，体脂分布研究表明，腹部和臀脂比例高的个体发生脂肪肝的危险性大。肝炎后不适当地增加营养而又缺乏运动所致的肥胖是我国常见的引起脂肪肝原因之一。肥胖者虽然可存在其他辅助因素，如嗜酒、糖尿病、蛋白质营养不良、药物反应等，但多数肥胖的脂肪肝患者不存在这些辅助因素，说明单一肥胖本身即可引起脂肪肝。肥胖患者周围脂肪组织过多，（尤其是肠系膜的脂肪，较皮下脂肪更易在肝内蓄积），释出的 FA 增多，肝内脂肪贮积速度超过转化和分解速度，加上肥胖患者常有营养失衡，进食碳水化合物多而蛋白质少，存在饮食蛋白质－热量失衡，导致脂肪肝的发生。肥胖患者虽常有血中胰岛素水平升高，但其调节作用被过多的脂肪组织总量所抵消，表现为胰岛素耐受。患者体重增高与肝内脂肪贮积程度正相关，体重得到控制后，肝内脂肪浸润程度有所减少。多数肥胖性脂肪肝患者无症状，一般也不发生肝硬化，但如果出现脂肪性肝炎，则可恶化为脂肪性肝硬化，出现肝硬化的表现。80%肥胖性脂肪肝患者胆碱酯酶升高，对其病因有一定鉴别诊断意义。

2. 糖尿病　2型糖尿病是脂肪肝的原因之一，尸检中发现1/3非肥胖2型糖尿病患者有脂肪肝，也有资料显示50%的糖尿病患者伴发脂肪肝，51%糖尿病酮症酸中毒患者尸检中发现脂肪肝。另外超声发现的脂肪肝患者较无脂肪肝者糖耐量异常和胰岛素基线水平上升现象多见。有人认为2型糖尿病脂肪肝的发生与慢性胰岛素水平升高有关，而与高血糖症关系不大，因为2型糖尿病者肝脏发生脂肪变较1型糖尿病多见。但也有人认为2型糖尿病者由于糖类摄入过多而出现肥胖，从而导致脂肪肝，统计资料表明50%～80%的2型糖尿病患者为肥胖患者，而且用胆碱去脂治疗，对脂肪浸润疗效甚微，控制血糖，减轻体重后肝内脂肪浸润改善。1型糖尿病少见脂肪肝的发生，1型糖尿病脂肪肝的发生可能与胰岛素缺乏，脂肪分解，血浆脂蛋白清除能力降低有关。糖尿病在脂肪肝发展至非酒精性脂肪性肝炎（NASH）和肝纤维化中的因果作用尚有争议，尚无明确证据表明单有糖尿病而无其他伴发因素（如肥胖）作用下可以发展成慢性肝病。糖尿病所伴发的脂肪肝约75%其脂肪浸润既不呈现小叶中心型也不呈弥散分布，肝内脂肪浸润与糖尿病控制程度或病程长短无相关性，肝内脂肪变性的出现对糖尿病的预后影响较小。

3. 营养不良　营养失调的原因很多，与脂肪肝有关的因素主要是蛋白质缺乏，胆碱缺乏而糖、脂肪过多。

（1）长期摄入高脂、高糖：长期摄入高脂饮食即外源性脂肪增加可致高脂血症，肝脏摄取外源性FA及其酯化作用增强，而Apo-B及磷脂合成相对减少，TG合成超过其转运，从而在肝内沉积。高糖摄入见于饮食中碳水化合物过多或输注糖液，摄入的糖在满足糖原合成后，其代谢生成的三碳化合物由肝细胞摄取转化为FA，并酯化成TG在肝内沉积。

（2）营养缺乏：严重慢性炎症性肠病如溃疡性结肠炎、克罗恩病、小肠旁路术、胃成形术、胃分隔术、慢性消耗性疾病、恶性营养缺乏均可致营养缺乏。由严重慢性炎症性肠病及小肠旁路等手术所致的吸收不良，导致Apo-B及磷脂合成所需成分缺乏，脂蛋白生成不足，TG不能及时转运而沉积于肝内。慢性消耗性疾病时，摄入的热量不足以满足基本的能量需求，出现糖皮质激素分泌增多，交感神经兴奋性增强，体内脂肪库中脂肪动员增加，大量FA释放入血，肝细胞摄取后酯化为TG，超过了肝脏转运能力即可引起脂肪肝。恶性营养缺乏病（Kwashiorkor病）多见于非洲儿童，由于食物中蛋白质长期摄入不足，Apo-B和磷脂合成不足引起脂蛋白合成相应减少，加上总热量摄入不足，贮脂动员，TG合成增强而引起脂肪肝。以低蛋白血症性水肿、皮肤色素减少、脂肪肝为特点。

脂蛋白合成的绝对或相对不足引起营养失调性脂肪肝，其具体机制如下：①胆碱和甲基供体不足。胆碱是合成磷脂的原料，体内胆碱可以由食物摄取，也可以由丝氨酸合成，丝氨酸合成胆碱时需由甲基供体（蛋氨酸甲硫氨酸等）提供甲基。因而摄入胆碱和甲基供体不足均可引起磷脂合成减少，进而影响脂蛋白的合成；②必需脂肪酸缺乏，磷脂中的脂肪酸多为不饱和脂肪酸，机体不能合成，必须由食物中摄入，故称必需脂肪酸，如其摄入减少或吸收不良，则影响磷脂合成。长期高胆固醇膳食时，由于胆固醇可与磷脂竞争必需脂肪酸，故也可导致磷脂形成减少；③合成 Apo－B 的氨基酸缺乏，饮食中蛋白质摄入不足或吸收不良，合成 Apo－B 所需的氨基酸如精氨酸、苏氨酸、亮氨酸、异亮氨酸等缺乏，Apo－B 合成减少影响脂蛋白合成。轻者一般无临床症状，中、重度者常呈非特异性肝病表现。本病营养失调纠正后，肝内沉积的脂肪可逐渐消退，但若同时伴肝细胞炎症、坏死病变，可发展至肝纤维化，进展至肝硬化者少见。

4. 药物及毒物　很多药物具有肝毒性，可表现为急性肝毒性或慢性肝毒性，而且其引起肝损伤的表现多种多样，如肝细胞坏死、肝炎、肝硬化、胆汁淤积等。引起脂肪肝的常见药物有四环素、放线菌素、糖皮质激素、雌激素、门冬酰胺酶、降脂药、抗心绞痛药（如胺碘酮）。常见的毒物有氯仿、四氯化碳、黄磷等。药物性脂肪肝多为大泡型脂肪肝如乙醇、皮质激素、别嘌呤醇、氟烷、异烟肼、甲基多巴、乙酰氨酚等，患者出现肝大、转氨酶升高，肝功能多保持完好，这种形式的脂肪肝多由药物的直接肝毒性所引起。也有表现为小泡型脂肪肝，如四环素、阿米庚酸、丙戊酸、苯基丙酸、Valproic acid 等。

皮质激素引起的脂肪肝和肝脏释放脂质的功能障碍有关，其临床表现与肝脏脂肪浸润程度有关。四环素通过抑制氧化磷酸化而抑制蛋白质的合成，肝内脂蛋白合成减少，导致 TG 在肝内沉积，四环素常引起急性脂肪肝，出现类似急性病毒性肝炎的表现，病理检查可见肝细胞内脂肪浸润以小叶中央区最显著，也可波及整个小叶，荧光检查提示四环素定位于线粒体。甲氨蝶呤是一种叶酸拮抗剂，能可逆性地抑制二氢叶酸还原酶，间接干扰蛋氨酸和胆碱合成，从而影响脂蛋白形成。四氯化碳可抑制蛋白质合成；降低肝内脂肪酸氧化率，使 TG 合成障碍，从而引起脂肪肝。黄磷主要是影响肝内载脂蛋白合成而使脂类分泌减少，在肝内大量沉积。异丙醇可使肝内 2－磷酸甘油增加，脂肪细胞分解脂肪增多，FA 大量入肝，使肝脏 TG 合成增多而出现脂肪肝。

Jamaican 呕吐病，由 hypoglycin 的代谢产物所致，它存在于 ackee 树不成熟的果实中，进入体内后变成辅酶 A 硫脂和卡尼汀衍生物，后二者不能被进一步代谢而明显贮积于卡尼汀池中，影响脂肪酸的氧化，ATP 产生和糖异生减少，脂肪酸酯化 TG 增多，可引起小脂滴性脂肪肝。

5. 遗传及代谢性疾病

（1）低 β 脂蛋白血症：是一种常染色体隐性遗传病，其特点是 Apo－B 血浆水平降低，常表现营养不良，棘红细胞血症、色素性视网膜炎、神经肌肉退行病和脂肪肝。纯合子者常有 Apo－B 和 LDL－胆固醇（LDL－chol）极度降低，杂合子者多无症状，Apo－B 和 LDL－chol 轻度降低。其脂肪肝的发生是由于肝细胞脂蛋白分泌缺陷，尤其是 Apo－B$_{100}$缺陷所致。肝大不明显，肝细胞脂肪沉积多为大泡型，可出现肝纤维化和肝硬化。本病无特异治疗方法，可用中链 TG 代替长链 TG 促进肠道吸收，维生素缺乏者需补充维生素。

（2）家族性高密度脂蛋白缺乏症：也称 Tangier 病，常染色体隐性遗传。其特点是血中高密度脂蛋（HDL）减少或完全缺乏，肝脏、脾、肠系膜、淋巴结等组织胆固醇浸润。虽然血浆胆固醇水平减低，但 TG 水平正常或增多，此点有助于诊断。无特殊治疗方法。

（3）酸性脂酶缺乏症（Wolman 病和胆固醇酯贮积症）：本病是溶酶体酸性脂酶 A 缺乏引起的中性脂肪代谢障碍。

Wolman 病，常染色体隐性遗传，其溶酶体酸性脂酶 A 缺乏较重，使胆固醇酯和 TG 不能降解，而贮积在网状内皮系统的溶酶体中。患儿出生后一年发病，主要是消化道症状，几乎所有器官均有中性脂肪浸润（胆固醇酯和TG）。患儿多在发病6月内死亡。

胆固醇酯贮积症，其溶酶体酸性脂酶A缺乏较上者为轻，发病较晚。本病经过缓和，预后较好。

（4）Reye综合征：其特征是急性脑病伴内脏脂肪浸润，病因不明，常有先期病毒感染（如流感A或B或水痘病毒），随后出现呕吐和神经系统表现。可见于儿童，也可发生于成人。其发生原因可能与感染（病毒、细菌）、药物（如阿司匹林）、某些内源性毒物（如脂酸分解的二羧酸）和宿主的易感性有关。肝脏病变特点为：①小泡型脂肪浸润；②虽然线粒体改变显著，但肝内浓度不减少；③肝病与脑病损害程度一致，一般为可逆性的，历时短、变化快。线粒体变化特点是基质扩张与基质致密体进行性丧失，少数表现为多态性线粒体；严重时基质解体或明显肿胀。由于线粒体广泛损害，造成机体代谢紊乱，出现脑水肿等表现，并且为内源性毒素产生创造了条件，这些毒素又进一步加重线粒体损伤，形成恶性循环。患者常在病毒等前驱感染好转后又出现急性脑病，伴有呕吐、惊厥等。及早治疗，尤其是脑水肿的治疗，可使患者很快痊愈，若未能控制脑病。病死率可达4%～50%。其预后取决于脑病的程度和病变范围，而与肝功能损害程度无直接关系。

（5）β脂蛋白缺乏症：遗传性疾病，小肠黏膜活检绒毛结构正常，但上皮细胞因脂肪过度而致空泡状改变，患者呈吸收不良综合征表现，有脂肪泻，低胆固醇血症，红细胞畸形，色素性视网膜炎，共济失调等。

四、病理

脂肪变的肝细胞可弥散分布，以肝小叶静脉周围（Ⅲ带）或汇管区周围（Ⅰ带）为主；也有在肝内呈灶状分布，偶尔形成脂肪性肉芽肿。肝细胞内的脂滴可以是大泡型，小泡型或混合型。大脂滴直径 > 25μm，脂滴增多、融合将肝细胞核推向细胞边缘，使肝细胞呈现脂肪细胞样外观。大的脂滴可融合形成微脂囊肿，甚至脂肪性肉芽肿，此型脂肪变多见于肝腺泡Ⅲ带，预后较好，若累及Ⅰ带则预后差。小泡型脂滴直径多为3～5μm，肝细胞核无移位，肝小叶结构无紊乱，无坏死或炎症，不发展为肝硬化。

（一）脂肪肝的病理分型

有学者根据肝脏脂肪的含量占肝湿重的比例或肝活检病理切片脂肪染色，将脂肪肝分为三型。

（1）轻度，含脂肪5%～10%或光镜下每单位面积有1/3～2/3肝细胞脂肪产生。

（2）中度，含脂肪10%～25%或光镜下每单位面积有2/3以上肝细胞脂肪产生。

（3）重度，含脂肪25%～50%或光镜下每单位面积几乎所有肝细胞均质变。

（二）脂肪肝的病理分期

（1）Ⅰ期，单纯性脂肪肝：不伴炎症反应，依肝细胞脂肪变的范围又分弥漫性脂肪肝、局灶性脂肪肝，弥漫性脂肪肝伴正常肝岛。单纯性脂肪肝属良性病变，临床多无症状。单纯性脂肪肝的脂质沉积与肝组织炎症和纤维化及最终肝硬化的因果关系尚未确定，但临床和动物实验研究表明肝脏内脂质沉积的程度和炎症程度有关，而且可进展至肝纤维化和肝硬化。

（2）Ⅱ期，脂肪性肝炎：出现汇管区炎症和纤维化。此期除了肝细胞脂肪变性外，可见如下变化：Mallory小体，或叫酒精透明小体，位于肝细胞质内，是细胞内骨架蛋白在胞浆内聚积而成的嗜酸性物质，在 AH 和非酒精性脂肪性肝炎（NASH）中均可出现。但以 AH 中较常见而且较大。如果检出大的鹿角状 Mallory 小体提示其病为酒精性；肝细胞气球样变性，并出现灶状坏死；炎症细胞浸润，AH 以淋巴细胞、单核细胞、多形核白细胞浸润。NASH 常为轻度的中性粒和单核细胞浸润，而且很少有明显的汇管区炎症细胞浸润，中性粒细胞并不一定是炎症细胞的主要类型，但可在局灶性坏死中出现；纤维化，早期多出现于中央静脉周围和肝窦周围，随后发展至汇管区，NASH 的纤维化常较 AH 轻。另外还可有淤胆现象。

（3）Ⅲ期，脂肪性肝纤维化：脂肪肝及脂肪性肝炎、原发性病因的存在，可激活库普弗细胞，枯否氏细胞增生并释放与肝纤维化有关的因素如 TGFβ/α、PDGF 等。这些因子使肝脏间质中的贮脂细胞（Ito 细胞）激活、增生。Ito 细胞的主要功能是贮存及代谢维生素 A，合成及分泌细胞外基质（ECM），并有一定产生胶原酶能力。脂肪肝时 Ito 细胞在库普弗细胞产生的细胞因子及其他因素作用下活化、增生，大量产生Ⅰ、Ⅲ型胶原；同时又产生Ⅳ型胶原酶，破坏正常的 ECM。最终Ⅰ型胶原代替基底膜，窦间隙毛细血管化，肝功能进一步受到损害，肝内血管阻力增加，这些因素又可促使库普弗细胞释放细胞因子，激活 Ito 细胞，形成恶性循环，大量 ECM 沉积，形成纤维条索和纤维间隔。其组织学特点是：窦周围及细胞周围纤维化；终末静脉周围纤维化；汇管区及汇管区周围纤维化，随后向实质呈条索状延伸侵蚀界板，可出现桥接纤维化分布。

（4）Ⅳ期，脂肪性肝硬化：虽然有研究证明，每年约有 12% 酒精性脂肪肝发展为肝硬化，但一般认为由脂肪肝直接发展而来的很少，多数来自 AH。AH 时由于肝细胞坏死，炎症细胞浸润，最终出现纤维化，相邻肝小叶纤维化条索相互连接，使肝小叶正常结构被分割破坏，发展成假小叶和肝细胞结节状再生，形成酒精性肝硬化（AC）。AC 一般为小结节性，但一些戒酒后的患者可发展为小结节为主的大小结节混合性肝硬化。非酒精性肝硬化也多为小结节性，有报道称肥胖者 1.5% ~ 8.0% 可有肝硬化，也有人发现 NASH 初次肝活检呈重度纤维化和非活动性肝硬化者达 15% ~ 50%。

五、临床表现

脂肪肝常无特异的临床表现，轻症者多无症状，仅在体检时发现转氨酶升高或 B 超有阳性发现。中重度脂肪肝可有上腹不适等症状而就诊。

（一）病史

经详细询问可发现酗酒、肝炎、药物及毒物接触、糖尿病史，少数患者有相应的遗传病家族史。

（二）症状

轻症者可无症状。中重度脂肪肝者可出现以下表现：上腹部隐痛或不适感，多在右上腹、纳差、恶心、呕吐、腹胀、腹泻，还可有阳痿、闭经、男性乳房肥大、肝掌、蜘蛛痣、鼻出血、皮下淤瘀、末梢神经炎、舌炎、角膜干燥等。

（三）体征

肝脏肿大、表面光滑、边缘钝、质地柔软或韧硬，少数患者可出现脾大，可有门脉高压症（如腹水、水肿、上消化道出血），体重可减轻，但有全身脂质沉着者体重增加。

多数脂肪肝呈慢性经过，但也有呈急性经过，如 Reye 综合征，可有急性脑病表现，妊娠期急性脂肪肝可有妊高征等表现。

六、诊断

由于单纯脂肪肝多无特异性临床症状，或其症状常与其他肝病尤其是慢性肝病相似，因而必须通过实验室，影像和病理组织学检查才可确诊，完整的诊断应包括病因、病理及分型等。

肥胖者如无肝炎、输血、使用导致肝损害的药物，或有肥胖倾向并可排除由其他疾病所致，而且血浆中脂质增高，应做 B 超检查以确定有无肥胖性脂肪肝。对于长期、大量饮酒者，出现轻度疲乏，肝大而质地柔软，消化不良，转氨酶升高者，应考虑有脂肪肝的可能。头胎或双胎妊娠，妊娠晚期迅速出现消化道症状、黄疸、出血倾向，应考虑妊娠期合并重症肝炎或妊娠期急性脂肪肝。有药物及毒物接触史或婴幼儿急性脑病伴肝功能异常者应考虑相应的病因所致的脂肪肝。

（一）辅助检查

生化检查，脂肪肝的生化检查常有阳性发现，但表现多较轻，而且其异常程度与脂肪肝的病变范围和严重程度并不一致，所以诊断意义不大。生化检查可用于筛选一些肝脏疾病以及动态观察原发病的肝脏情况。

1. 血清酶学检查

（1）ALT、AST：一般为轻度升高，达正常上限的 2 ~ 3 倍。酒精性脂肪肝的 AST 升高明显，AST/ALT > 2 有诊断意义。非酒精性脂肪肝时则 ALT/AST > 1。ALT > 130U/L，提示肝小叶脂肪浸润明显，ALT 持续增高提示有脂肪性肉芽肿。

（2）γ – GT、AKP：酒精性脂肪肝时 γ – GT 升高较常见，AKP 也可见升高，达正常上限的 2 倍；非酒精性脂肪肝患者 γ – GT 可以升高。

（3）GST：可反映应激性肝损伤，较 ALT 更敏感。

（4）谷氨酸脱氢酶（GDH）、鸟氨酸氨甲酰转移酶（DCT）：GDH 为线粒体酶，主要在肝腺泡Ⅲ带富有活性，DCT 为尿素合成酶，参与转甲基反应。脂肪肝时两酶都升高。尤其是酒精性脂肪肝，其 GDH/OCT > 0.6。

（5）胆碱酯酶（CHE）、磷脂酰胆碱胆固醇酰基转移酶（LCAT）：80% 脂肪肝血清 CHE 和 LCAH 升高，但低营养状态的酒精性脂肪肝升高不明显。CHE 对鉴别肥胖性脂肪肝有一定意义。

2. 血浆蛋白变化

（1）β 球蛋白，α_1、α_2、β 球蛋白多升高。

（2）白蛋白多正常。

（3）肥胖性脂肪肝时，LDL – C 升高，HDL – C 显著降低，Apo – B，Apo – e，Apo – C Ⅱ和Ⅲ升高。

3. 血浆脂类 TG、FA、胆固醇、磷脂常升高，其中胆固醇升高显著，常 > 13mmol/L。

4. 色素排泄试验 BSP、ICG 排泄减少。在肥胖性和酒精性脂肪肝时，因为脂肪贮积多在肝腺泡Ⅲ带，而色素处理也在此部位。肝脏脂肪贮积影响了肝细胞排泄色素的功能。排泄减少的程度与肝脏脂肪浸润程度有关。

5. 胆红素　严重脂肪肝时可有血胆红素升高，轻中度脂肪肝胆红素多正常。

6. 凝血酶原时间（PT）　非酒精性脂肪肝多正常，部分可延长。

7. 血胰岛素　血胰岛素水平，呈高反应延迟型，糖耐量曲线高峰上升，下降延迟。

8. 其他　血尿素氮、尿酸偶见升高。

（二）影像检查

1. B超　B超检查经济、迅速、无创伤、有实用价值，可作为首选方法。B超在脂肪含量 > 30% 时即可有阳性发现，> 50% 时的脂肪肝其检出率达 90%，近年来趋向于把 B 超指标量化，以综合积分判断脂肪肝的程度。彩色多普勒的应用也有助于来定量分析。

弥漫性脂肪肝：肝脏轻中度增大，回声增强，呈"明亮肝"：①肝肾对比可见其回声差异，肝实质回声强度 > 肾回声强度；②肝近场和远场回声差异，近场回声密集增强，远场回声减弱；③肝内管道结构特别是静脉变细不清；④肝脏轻中度增大。

B超可将脂肪肝分三度：

（1）轻度：近场回声增强，远场回声衰减不明显，肝内管状结构可见。

（2）中度：近场回声增强，远场回声衰减不明显，肝内管状结构模糊。

（3）重度：近场回声显著增强，远场回声明显衰减，肝内管状结构辨认不清。

局限性脂肪肝，可表现为单个或多个强回声结节，呈椭圆形。有时因其间所含正常肝组织呈低回声而出现"假瘤征"，应和其他占位性病变相鉴别。

有时 B 超不能区别和脂肪沉积相似的病变。如血管瘤通常是强回声，但周围有更高密度的肝脂肪变时，它可表现为低密度损伤，常需动态 CT 扫描进行鉴别。另外，超声常难以检测脂肪肝时的肝内扩张的胆管，因为脂肪肝时肝和胆管壁间的超声对比消失。

2. CT　其准确性优于 B 超，除可对脂肪肝进行分型外，还可观察治疗前后肝脏大小和密度变化。但费用较昂贵且具有放射性，限制了它的应用。

弥漫性脂肪肝，肝实质密度普遍低于脾脏、肾脏和肝内血管，而相比之下，门静脉内回声增强。增强后肝内血管显影清楚，形态、走向均正常。CT 值的高低与肝内脂肪沉积量呈明显负相关，因脾脏 CT 值较恒定，故肝/脾 CT 值的比值可作为衡量脂肪浸润程度的参考标准，或作为随访疗效的依据。酒精性脂肪肝时，肝脾 CT 值之比可小于 0.85。

局灶性脂肪肝，常发生于左叶内侧段，表现为局灶性肝内低密度影，呈扇形/不规则形，密度一般较均匀，增强后有轻度强化，其内可见正常形态和走行的血管影。

3. MRI　价格昂贵而少用。MRI 可清晰区分水和脂肪信号差异。脂肪肝为低信号，与正常肝实质信号相比明显降低。此项检查不但可检出脂肪肝，而且可很好的鉴别脂肪肝和肝脏占位性病变，后者呈高信号。

4. ^{99m}Tc 核素扫描　有助于区别局限性脂肪肝和肝内占位性病变。脂肪肝时肝弥漫性不均，肝肾摄取比值下降，肝骨髓摄取比值上升，其诊断脂肪肝的敏感性达 86%。但由于其准确性不高于 B 超，临床很少应用。

（三）肝活检

肝活检是诊断脂肪肝的重要方法。如果影像学检查发现肝脏有脂肪变，应该明确是否需要进行肝脏活检。如同时有血清转氨酶升高，常需活检；若转氨酶正常而仅有影像的异常发现，多不需活检。对于局灶性脂肪肝，B 超引导下肝穿刺，定位准确，安全。必要时对活检组织进行特殊染色、免疫组化、组织生化测定及特殊细胞学检查，以提高诊断的目的性。另外，偶然的影像学检查发现肝内弥漫性或灶性脂肪浸润但酶学正常，不能作为肝活检的依据。肝活检有创伤性，患者难以接受，目前主要用于：

（1）确定有无脂肪浸润，有无肝纤维化。

（2）探明某些少见疾病，如白血病、胆固醇贮积病、糖原贮积病。

（3）灶性脂肪肝和肝脏肿瘤的区别。

（4）无症状性可疑 NASH，肝活检是唯一诊断手段。

（5）戒酒后 ALD 或有 ALD 不能解释的临床或生化异常表现者。

（6）肥胖者体重减 10% 后，肝脏酶学异常仍存在者，需肝活检寻找其他病因。

（7）任何怀疑不是单纯肝细胞脂肪变或怀疑有多病因者。

（四）鉴别诊断

1. 病毒性肝炎及病毒性肝炎合并脂肪肝　脂肪肝和病毒性肝炎患者常有相似的临床表现如乏力、纳差、恶心、呕吐、黄疸等，而且影像检查都可表现为弥漫性肝损害，常不易鉴别。流行病学、病原学及血清学阳性有助确诊。

2. 肝占位病变　局限性脂肪肝与肝占位性病变（如肝癌、肝血管瘤、肝脓肿、肝囊肿等）常不易区别。肝细胞癌常呈超声衰减，有包膜和门脉侵犯。转移性肝癌多为超声增强，多结节，无门脉系统侵犯，CT 显示肝癌多呈边界较清楚的低密度区，加注造影剂后扫描组织对比增强。肿瘤血管和血管瘤用选择性肝动脉造影可以很好地显示。

七、治疗

治疗原则：①去除病因；②合理饮食；③合理锻炼；④降脂药物治疗。

（一）病因治疗

应针对不同病因采取合理的治疗措施。酒精性脂肪肝患者治疗的关键在于戒酒；营养不良性脂肪肝需改善营养状况；肥胖性脂肪肝和肝炎后肥胖所致的脂肪肝在保证营养的前提下，应适当减少糖、脂肪和总热量的摄入，并适当加强锻炼。如果能成功地控制体重，B 超可发现肝脏脂肪沉积减轻，血清转氨酶水平也得到改善。减重的方法很重要，饥饿可以降低体重，但由于减少了蛋白质和其他营养物质的摄入，导致外周脂库动员，脂肪酸进入肝脏增加而加重脂肪肝的病情，甚至出现 NASH；糖尿病性脂肪肝应给予低热量、低脂肪和高纤维素饮食，并积极治疗糖尿病，对 1 型糖尿病控制血糖水平很重要，对 2 型糖尿病最重要的是减重，血糖控制次之；药物和毒物引起的脂肪肝应停用肝毒性药物，避免毒性化学物质的接触；胃肠道旁路术引起的脂肪肝，应重新恢复正常肠道的解剖和生理功能。妊娠期急性脂肪肝应立即终止妊娠。

全胃肠道外营养（TPN）所致脂肪肝应注意以下几点：

（1）由于 TPN 常伴有其他引起脂肪肝的疾病，故首先应针对这些疾病进行治疗。

（2）TPN 期间，肠道革兰氏阴性细菌过量繁殖，产生内毒素使巨噬细胞不断释放 TNF，后者可导致肝脂变，抗 α－TNF 多克隆抗体能显著减低此种肝脂肪变。

（3）TPN 期间常有胆碱缺乏，应注意补充。

（二）合理饮食

饮食治疗是脂肪肝治疗的重要方法。合理的饮食应是高蛋白，适当热量和低糖类饮食。

蛋白质是脂肪肝患者的主要营养素，可促进脂蛋白的合成，同时血浆白蛋白水平升高，有利于纠正重症患者的低蛋白血症，防止水肿和腹水形成。一般按 1.5 ~ 2g/kg 体重给予。

酒精性脂肪肝禁酒和纠正营养不良可使大部分脂肪肝在 1 ~ 6 周内消退，但也有需更长时间者。其饮食应高热量、高蛋白，并补充少量维生素。如总热量足够而蛋白质摄入不足，可促使脂肪肝继续发展。饮食脂肪总量以不超过总热量的 15% ~ 20% 为宜，同时应含有必需脂肪酸。维生素的治疗可纠正临床及实验室检查异常，但对肝内脂肪浸润并无影响。

肥胖引起的脂肪肝应合理饮食以减轻体重。可以 400 ~ 800cal/d 逐渐增至 1000 ~ 1500cal/d，短期内减肥速度过快，易致脂肪性肝炎、电解质紊乱、高尿酸血症、酮症酸中毒及体重反跳。

营养不良性脂肪肝应以高蛋白饮食，足量糖类和脂肪为原则，同时给予高维生素和低纤维素，病情严重者应加用复合氨基酸制剂。

糖尿病性脂肪肝应低热量、低脂肪、高纤维素饮食，合并肾病者应限制蛋白摄入（<1g/(Kg·d)），以减轻肾脏负担。

肝炎后脂肪肝除了加强原发病的治疗外，饮食中应适当降低脂肪、糖及总热量，并加强适当锻炼。

（三）运动治疗

对肥胖、糖尿病、高脂血症、肝炎后脂肪肝患者应加强运动，运动量和运动方式结合具体情况，应长期坚持有氧运动。一般以中等量运动为度，心率达到一定标准（20 ~ 30 岁 130 次/min，40 ~ 50 岁 120 次/min，60 ~ 70 岁 110 次/min），每次 10 ~ 30min，每周 3 次以上。对肥胖者运动疗法比单纯节食减肥更重要，因为运动去除的脂肪主要是腹部内脏脂肪，可使 TG、LDL - C 下降，HDL - C 上升，葡萄糖耐量改善及血压下降。

（四）药物治疗

脂肪肝目前尚缺乏有效治疗的理想药物，而且有些药物的作用还有争议。

1. 胆碱蛋氨酸和 L - 肉碱　仅适用于相关的营养不良性脂肪肝，如恶性营养不良和静脉高营养所致的脂肪肝，同时应注意其诱发肝性脑病的作用。胆碱是构成磷脂的成分之一，也参与体内甲基转换作用；蛋氨酸在体内可转化成胆碱；L - 肉碱可促进脂肪酸氧化及膜修复。常用氯化胆碱 0.3 ~ 1.0g 每日 3 次口服或复方胆碱 2ml 每日 1 ~ 2 次肌注。

2. 多价不饱和磷脂酰胆碱　如肝得健，是一复合制剂，主要成分是磷脂，维生素 B、E 等。是目前临床应用较多的药物。磷脂是肝细胞器及肝细胞质膜的基本组成部分，可增加膜的流动性和稳定性，可起到保护肝细胞的作用。

3. S - 腺苷甲硫氨酸　通过质膜磷脂和蛋白质的甲基化影响其流动性和微黏性，通过转硫基化增加肝内谷胱甘肽（GSH）、硫酸根及牛磺酸水平，对恶性营养不良，肝毒性物质及酒精性脂肪肝有效。

4. 抗氧化剂　还原型谷胱甘肽、牛磺酸、β - 胡萝卜素，维生素 E、月见草 - E、硒有机化合物（ebselen）、Silymarin 及氨基类固醇衍化物 Iazaroid 等。本类药物可减少氧应激性损害及脂质过氧化导致的肝纤维化，但有待进一步证实其疗效。

5. 熊去氧胆酸　可以降低血脂，稳定肝细胞膜，抑制单核细胞产生细胞因子，有报道可改善患者 ALP、ALT、γ - GT 及肝脂肪浸润情况。

6. **降脂药物** 烟酸类，苯氧乙酸（氯贝丁酯、苯扎贝特等）、HMG – CoA 还原酶抑制剂（如辛伐他丁等）。许多降脂药物具有潜在肝毒性，降低糖耐量，升高血尿酸等不良反应，而肝内脂肪沉积无改善甚至加重。烟酸的衍生物如烟酸肌醇、烟酸果糖酶、烟酸戊四醇酯不良反应相对较少。

另外实验发现前列腺素 E 具有提高细胞 cAMP 水平，抑制肝细胞胆固醇和中性脂肪合成，防止肝细胞脂肪浸润的作用。

7. **中医中药治疗** 常用中药有丹参、泽泻、何首乌、山楂、枸杞子、黄芩、姜黄、大黄等，可按中医辨证施治原则组方治疗，如肝郁气滞型患者，可用柴胡肝散加减，气血淤阻以逐淤汤加减，痰浊内阻用四逆散合导痰汤加减，正虚淤结用八珍汤合积丸加减。中医药治疗缺乏系统的临床试验，疗效尚难肯定，但其最大优点是不良反应小，具有广泛开发前景。

八、预后

由于病因复杂，远期随访资料也较少，各种治疗尤其是药物治疗效果评价标准差异，因此对各种影响预后的因素的评价尚缺乏全面资料。对脂肪肝预后的争论有二。脂肪肝是否会引起演变为肝硬化；脂肪肝是否会引起严重肝损害。一般情况下，肥胖性脂肪肝很少引起肝损害，酒精与药物是引起肝纤维化和肝硬化的主要原因。糖尿病性脂肪肝和蛋白质摄入不足易引起脂肪性肝炎。特殊类型的脂肪肝如妊娠期急性脂肪肝如未及时终止妊娠，死亡率很高，多达 60% ~80% 。

（赵银彪）

第十二节　肝脏损伤

一、概述

肝脏是人体最重要的脏器之一，结构复杂，质地脆弱，血液循环丰富，具有复杂和重要的生理功能。在上腹部和下胸部的一些损伤中常被波及。肝损伤在开放性腹部损伤中的发生率为 30% 左右，仅次于小肠伤和结肠伤而居第三位；在闭合性腹部损伤中占 20% 左右，仅次于脾损伤位居第二。虽然肝脏损伤的死亡率近年来随着治疗手段的完善和水平提高不断下降（10% ~15% ），但仍有许多挑战性的问题需要解决。

二、病因和特点

（一）病因

暴力和交通事故是引起肝脏损伤的两大主要原因。在欧洲，肝脏钝性损伤占所有肝损伤的 80% ~90% ，而在南非和北美开放性肝损伤分别占 66% 、88% 。我国何秉益报道 331 例肝脏损伤，钝性肝损伤占 77% 。钝性肝损伤主要有以下三种类型：①右下胸或右上腹受直接暴力打击，使质地脆弱的肝脏产生爆震性损伤；②右下胸或右上腹受到撞击和挤压，使肝脏受挤压于肋骨和脊柱之间，引起碾压性损伤；③当从高处坠地时，突然减速，使肝脏与其血管附着部产生剪力，使肝脏和其血管附着部撕裂引起损伤。开放性肝损伤主要有刺伤和枪弹伤引起，后者常合并有多脏器损伤。

（二）损伤特点

加速性损伤如交通事故、高空坠落等常引起 5、6、7、8 段损伤；上腹部直接暴力常引起肝脏中央部（4、5、8 段）损伤；下胸和脊柱的挤压伤常引起肝尾状叶（第 1 段）的出血性损伤。肝损伤也常合并有多脏器损伤。肝脏损伤早期死亡原因为失血性休克，晚期死于胆汁性腹膜炎、继发性出血和腹腔感染等并发症。

三、诊断

（一）外伤史

开放性损伤的伤口部位和伤道常提示肝脏是否损伤，诊断较为容易。钝性腹部创伤时，尤其是右上腹、右下胸、右腰及胁部受伤时，局部皮肤可有不同程度的损伤痕迹，应考虑肝脏损伤的可能。在创伤严重、多处多发伤及神志不清的患者，有时诊断较为困难。

（二）临床表现

1. 腹痛　患者伤后自诉有右上腹痛，肝损伤患者的腹部症状可能不及胃肠道破裂消化液溢出刺激腹膜引起的症状严重，但当损伤肝周围积血和胆汁刺激膈肌时，可出现右上腹、右上胸痛和右肩痛。严重肝外伤腹腔大量出血时，引起腹胀、直肠刺激症状等。

2. 腹腔内出血、休克　是肝外伤后的主要症状之一。当肝脏损伤较严重，尤其是肝后腔静脉撕裂时，可在短时间内发生出血性休克，表现为面色苍白、出冷汗、脉搏细速、血压下降、腹部膨胀、神志不清和呼吸困难等一系列腹腔内出血的症状。但如果为肝包膜下破裂或包膜下血肿，则患者可在伤后一段时间内无明显症状，或仅有上腹部胀痛，当包膜下血肿进行性增大破裂时，则引起腹腔内出血，而出现上述的一系列症状。

3. 体格检查　上腹、下胸或右季肋部有软组织挫伤或有骨折；腹部有不同程度的肌卫、肌紧张、压痛和反跳痛腹膜刺激症状；肝区叩击痛明显；腹腔有大量积血时移动性浊音呈阳性；如为肝包膜下、中央部位血肿或肝周有大量凝血块时，则有肝浊音界扩大；听诊肠鸣音减弱或消失。

（三）辅助检查

1. 诊断性腹腔穿刺和腹腔灌洗　当肝脏损伤后腹腔内有一定出血量时，腹腔穿刺多数能获得阳性的结果，反复穿刺和移动患者体位可提高腹腔穿刺诊断率。腹穿阳性固然有助于诊断，但阴性结果并不排除肝脏有损伤。如腹穿阴性，又高度怀疑肝脏损伤时，可作腹腔灌洗，阳性提示腹腔内出血准确率达 99%。

2. X 线　腹部平片可显示肝脏阴影增大或不规则、膈肌抬高、活动受限，并可观察有无骨折，对诊断肝脏损伤有帮助。

3. CT　能清楚显示肝脏损伤的部位和程度、腹腔和腹膜后血肿，还可显示腹腔其他实质性脏器有无损伤，是目前应用最广、效果最好的诊断方法之一。Adan 认为对比增强 CT 是诊断肝脏损伤的"金标准"。

4. B 超　对诊断肝外伤有较高的诊断率和实用性。可显示肝破裂的部位，发现血腹、肝脏包膜下血肿和肝中央型血肿。Park 报道在美国 B 超是诊断肝外伤最常用的诊断手段。Mckenney 报道 1 000 例连续的闭合腹部损伤进行 B 超检查诊断的准确性为 88%，特异性为 95%。

四、治疗措施

(一) 非手术治疗

Park 总结文献报道有 50%~80% 肝外伤的出血能自行停止。随着脾外伤后采用保守治疗的报道不断增加，引起人们对肝外伤血流动力学稳定患者采用非手术治疗的关注，而且 CT 检查可对肝外伤采用非手术治疗提供较可靠的依据。早年只对损伤较轻的肝外伤采用非手术治疗，近年来对 Ⅲ~Ⅴ 级的肝外伤也可采用非手术治疗。Pachter 总结报道了 495 例肝外伤采用非手术治疗的结果，成功率为 94%，平均输血 1.9U，并发症发生率为 6%，其中与出血有关的并发症仅为 3%，平均住院时间为 13 天，并无与肝脏损伤相关的死亡。Crore 对 136 例血流动力学稳定的肝外伤患者采用非手术治疗进行了前瞻性研究，用 CT 估计肝脏损伤的程度，结果 24 (18%) 例实施了急诊手术，其余 112 例中 12 例保守治疗失败（其中有 7 例与肝损伤无关），另外 100 例成功地采用了非手术治疗，其中 30% 为 Ⅰ~Ⅱ 级的肝损伤，70% 为 Ⅲ~Ⅴ 级的肝损伤。

非手术治疗的适应证：适用于血流动力学稳定的肝损伤患者。包括：①肝包膜下血肿；②肝实质内血肿；③腹腔积血少于 250~500ml；④腹腔内无其他脏器损伤需要手术的患者。治疗方法主要包括卧床休息、限制活动，禁食、胃肠减压，使用广谱抗生素、止痛药物、止血剂，定期监测肝功能、复查腹部 CT 等。D'Amours 对 5 例选择性病例通过内镜和介入治疗，取得了良好效果，但住院时间可能延长。保守治疗过程中一定要密切监测患者生命体征，反复复查 B 超，动态观察肝损伤情况和腹腔内积血量的变化。对于非手术治疗把握不大时则需慎重。

(二) 手术治疗

尽管目前肝外伤采用非手术治疗有增加的趋势，但是绝大部分患者仍需要急诊手术治疗。如果可能，患者在急诊室就应得到复苏，肝脏枪弹伤和不论任何原因引起的血流动力学不稳定的肝外伤均因采用手术治疗。

手术治疗的原则为：①控制出血；②切除失活的肝组织，建立有效的引流；③处理损伤肝面的胆管防止胆漏；④腹部其他合并伤的处理。

手术切口的选择应考虑充分显露肝脏和可能的开胸术，因此，可选用上腹正中切口或右上腹经腹直肌切口，要显露肝右后叶时，可将腹部切口向右侧延长。

肝外伤后出血是最主要的死亡原因，因此，控制出血是肝外伤治疗的首要任务，常用的手术方法有以下几种。

1. 肝脏缝合术 这是治疗肝外伤最古老的方法，Kausnetzoff 在 1897 年就有报道。目前对 Ⅰ~Ⅱ 级的肝外伤保守治疗失败的患者仍使用这一方法。适用于肝脏裂开深度不超过 2cm 的创口。网膜加强，缝合时缝针应穿过创口底部，以免在创面深部遗留死腔，继发感染、出血等并发症。并在肝周置烟卷和皮管引流。

2. 肝实质切开直视下缝合结扎术 这是一种对肝实质严重损伤采用的治疗技术。适用于肝实质深部撕裂出血、肝脏火器伤弹道出血、肝脏刺伤伤道出血等。阻断肝门，切开肝实质，用手指折断技术 (finger fracture technique)，即拇指、食指挤压法，用超声解剖的方法显露出血来源，结扎或钳夹肝内血管、胆管，直视下结扎、缝扎或修补损伤血管和胆管。此项技术具有并发症少，死亡率低的优点。Pachter 报道 107 例Ⅲ～Ⅳ级肝损伤的患者采用肝实质切开，实质内血管选择结扎止血治疗，手术死亡率为 6.5%。Beal 报道一组患者成功率为 87%。

3. 肝清创切除术　适用于肝边缘组织血运障碍，肝组织碎裂、脱落、坏死，肝脏撕裂和贯通患者。与规则性肝段或肝叶切除相比，此手术能够保留尽量多的正常肝组织，并且手术时间短，因此是一种较有效的治疗肝外伤的方法。肝清创切除术的关键在于紧靠肝损伤的外周应用手指折断技术或超声解剖技术清除失活肝组织，结扎肝中血管和胆管。Ochsner 认为尽可能清除所有失活肝组织是减少术后发生脓肿、继发性出血和胆瘘的关键。有少数情况，某一肝段大的胆管破碎，虽然无血运障碍，也必须切除这一肝段，否则容易发生胆瘘。

4. 规则性肝段或肝叶切除术　此法开始于 1960 年，但由于死亡率高，现在使用较少。目前使用规则性肝段或肝叶切除治疗肝外伤的比例约占 2%～4%，死亡率接近 50%。仅适用于一个肝段或肝叶完全性碎裂、致命性大出血肝叶切除是唯一的止血方法以及某些肝外伤处理失败再出血的患者。

5. 选择性肝动脉结扎术　虽然此项技术曾经非常普遍地用于肝外伤动脉出血的控制，但目前已很少运用，因为其他的止血方法已足以控制出血。目前对于复杂的肝裂伤、贯通伤、中央部破裂、大的肝包膜下血肿等经清创处理后，仍有大的活动性出血或不可控制的出血，在运用其他方法不能止血时，可采用结扎肝总动脉或肝固有动脉、肝左或肝右动脉而达到止血的目的。

6. 肝周填塞止血术　早在 1908 年 Pringle 报告用手法阻断肝十二指肠韧带，以暂时性控制肝出血，这一方法后来被称为 Pringle 手法。由于 Pringle 止血法效果是暂时性的，必须有后续方法才能巩固止血效果。后来 Halsted 于 1913 年总结了第一次世界大战肝外伤采用肝内纱布填塞的经验，即将纱布垫的一端用力插入肝脏裂伤的深部以达到压迫止血的目的，另一端通过腹壁引到体外。这种方法一直沿用到第二次世界大战，战后总结发现 91% 的肝外伤在剖腹探查时出血已停止，于是认为胆瘘和肝实质损害远大于出血。以 Madding 为首的一些学者主张剖腹探查、清创缝合止血治疗肝外伤。但严重肝外伤的死亡率仍在 50% 左右。20世纪 80 年代 Felicino 等相继报道多篇腹腔填塞治疗肝外伤的文章，这一疗法得以重新评价，并更加合理和完善。

（1）肝周填塞止血的适应证：①肝外伤修复后或大量输血后所致凝血障碍；②广泛肝包膜撕脱或肝包膜下血肿并有继续扩大趋势；③严重的两侧肝广泛碎裂伤、出血难以控制；④严重酸中毒伴血流动力学或心功能不稳定的患者，长时间低温情况下，肝外伤出血难以控制；⑤常规止血方法不能止血而又不能耐受范围广、创伤大的其他救治肝损伤的手术；⑥严重肝外伤、低血压时间大于 70 分钟，或输血超过 5 000ml，患者伴有低温（<36.5℃）和酸中毒（pH<7.3）；⑦血源紧缺或设备技术限制等需转院治疗。

（2）肝周填塞止血的方法：传统的填塞方法是使用纱布带填放于肝脏裂口的深部和表面，通过腹壁切口把纱布带尾端引出体外，便于术后逐渐拔除。这种纱布带松软、产生的压力不大，止血效果不尽满意，延期出血机会较大，不是理想的止血方法。目前的填塞技术是在有计划剖腹术的情况下，把干的剖腹纱布垫直接填塞于受伤出血的肝脏创面上。关腹后腹腔产生一定的压力，直接作用于创面以达到压迫止血的目的。由于创伤肝出血 90% 来自于静脉系统，因此，压迫止血可产生可靠的效果。为了预防填塞的纱布垫与肝脏创面黏着，取出时引起出血，可先填入一高分子材料织物将填塞的纱布垫与肝脏创面隔开。但由于此法易造成感染、败血症、胆瘘、继发性出血等并发症，因此，Stone 提出用带蒂大网膜填塞肝创面，因为大网膜是自源组织，有活性，不需再剖腹取出，败血症发生率低，适用于 I 、II 级肝外伤的星状伤、深裂口和挫裂伤，对低压性静脉系统出血有良好效果。一般在术后 3 ~ 5 天尽早取出纱布垫修复和重建器官功能，以减少并发症的发生。Morris 报道术后常见并发症的发生率为 39%。另外，纱布拔出时间要足够长，时间短则易引起再出血，一般认为纱布可在 7 ~ 15 天逐步拔除。纱布周围可置数根引流管及时将肝脏创面周围渗出物引出，以免继发感染引起严重后果。

7. 可吸收网包裹法 近年来 Steven（1991）、Jacobson（1992）、Ochsner（1993）、Brunet（1994）、Shuman（1997）等相继报道了用可吸收的聚乙醇酸（polyglycolic acid）或 polyglactin 制成的网包裹破损严重的肝左叶或肝右叶甚至两叶，达到止血目的。与肝周填塞相比，并发症少，不需再次手术。当用此法包裹右叶时为预防胆囊壁坏死，必须做胆囊切除。到目前为止，可吸收网包裹法止血临床经验有限，对 III ~ V 级肝外伤患者使用死亡率为 20% 左右，进一步的评估还需积累一定量的临床病例。

8. 肝周静脉损伤止血法 因解剖位置的关系，肝周静脉损伤处理相当困难，往往出血十分凶猛，难以用常规止血方法达到止血目的。以下方法可供选择。

（1）房 – 腔转流止血法：当采用 Pringle 手法不能控制出血，搬动肝叶从肝后汹涌出血时，诊断为肝周大静脉损伤出血。此时，应用纱布垫暂时填塞，立即劈开胸骨进胸，用 Satinsky 血管钳夹阻右心房，切开右心房，插入胸腔引流管，在导管相当于右心房和肾下腔静脉开口处导管各开一个孔。分别在肾静脉上和肝上下腔静脉上用阻断带结扎，以使下半身静脉血回流和减少从腔静脉或肝静脉破裂口的出血，然后修补损伤的血管，达到永久性止血的目的。

（2）下腔静脉插入分流管止血法：在肾静脉上方、下腔静脉前壁做一小切口，向上插入一端带有气囊的硅胶管，将气囊置于膈上方，管的另一端开两个侧孔。然后在肾静脉上方用阻断带扎住下腔静脉，气囊内注入等渗盐水 30ml，使下腔静脉血流经导管回心脏。此时还应阻断肝门血流，使肝循环暂时完全停止。出血暂时控制后，即可分离肝脏，显露出破裂的肝静脉主干或下腔静脉，直视下予以缝合修补。

（3）四钳法全肝血流阻断法：即在常温下同时阻断腹主动脉、第一肝门、肝上和肝下腔静脉，使损伤的肝后腔静脉或肝静脉隔离，修补损伤静脉，达到永久止血的目的。修复血管完成后按钳夹阻断的相反顺序松开血管钳，总的阻断时间以 30 分钟为安全。

9. 肝脏移植 肝脏严重外伤急诊肝脏移植已有成功的报道。

五、肝损伤术后并发症

（一）出血

肝脏损伤术后继发性出血仍然是一具有挑战性的问题，临床并不少见，多由于感染、失活组织脱落所引起，也可发生在取出填塞纱布垫时。术中正确处理创面、清除失活组织、良好的引流及合理应用抗生素是预防继发出血的关键。延迟出血是非手术治疗肝外伤常见的并发症，同时也是延迟手术的手术指征。Cue 等认为 24 小时输血超过 10 个单位或 12 小时内输血超过 6 个单位即应该再次手术止血。另外，肝外伤后胆道出血也常见到，胆道出血主要是因为损伤部位肝组织坏死、液化或感染形成脓肿，溃破入附近胆管内，或因感染腐蚀动脉分支引起。其特点是周期性出血伴突发上腹痛、轻度黄疸、呕血、便血等。治疗需再次手术切开血肿止血或结扎相应的肝动脉，必要时行肝部分切除或肝叶切除。

（二）感染

感染是肝损伤后最常见的并发症，约占肝损伤并发症的50%。感染可发生在腹腔、膈下、肝内或切口等部位。术中彻底清除失活的肝组织、积血、胆汁，预防性使用抗生素，有效的引流是预防感染的主要措施。一旦感染诊断明确，已有腹膜炎或脓肿形成，应及时切开引流。

（三）胆瘘

肝损伤后胆瘘的发生率约为2%～8%，多由于创面胆管分支未予结扎，或失活组织清除不够，感染液化后胆管破溃、胆汁溢出所引起。大部分胆瘘于术后2周自愈。但如漏出的量大，胆汁在腹腔内积聚，可行经皮穿刺引流。特殊性的胆瘘需行肝切除或 Roux－en－Y 肝空肠吻合术治疗。

（赵银彪）

第十三章 脾脏与阑尾疾病

第一节 脾脏损伤

正常脾脏包膜菲薄，仅 1~2mm 厚，脾实质内间质较少，柔软脆弱，故易在直接或间接暴力作用下破裂，发生率占各种腹部伤的 40%~50%。有慢性病理改变（如血吸虫病、疟疾、黑热病、传染性单核细胞增多症、淋巴瘤等）的脾脏更易破裂。脾损伤 20%~30% 合并有其他内脏伤，按其频数依次为左胸、左肾、颅脑、肝及胃肠道等。这些多器官伤表明损伤严重，也增加了治疗的复杂性，故其并发症及病死率较单纯脾破裂有显著的增加。

一、病因及病理

脾破裂依病因分成两大类。①外伤性破裂，占绝大多数，都有明确的外伤史，裂伤部位以脾脏的外侧凸面为多，也可在内侧脾门处，主要取决于暴力作用的方向和部位。外伤性脾破裂又可分为：a. 闭合性腹外伤，脾破裂，临床上占多数，多为钝性伤所致，如交通事故、钝性打击、坠落伤等；b. 开放性腹外伤，脾破裂，如刀刺伤、火器伤等，和平时期较少见；②自发性破裂，更少见，且主要发生在病理性肿大的脾脏；如仔细问病史，多数仍有一定的诱因，如剧烈咳嗽、打喷嚏或突然体位改变等。

根据损伤的范围，脾破裂可分为中央型破裂（破在脾实质深部）、被膜下破裂（破在脾实质周边部分）和真性破裂（破损累及被膜）三种。前两种因被膜完整，出血量受到限制，故临床上并无明显出血征象而不易被发现。如未被发现，可形成血肿而最终被吸收。但有些血肿（特别是被膜下血肿）在某些微弱外力影响下，可以突然转为真性破裂，导致诊治中措手不及的局面，这种情况常发生于外伤后 1~2 周，应予警惕。

临床所见脾破裂，约 85% 是真性破裂，破裂部位较多见于脾上极及膈面。破裂如发生在脏面，尤其是邻近脾门者，有撕裂脾蒂的可能，在这种情况下，出血量大，患者可迅速发生休克，甚至未及抢救以致死亡。在武汉召开的脾座谈会，把脾外伤分为脾包膜下血肿、脾实质伤、脾门伤及伴发多器官伤等。Barrett 等则将脾破裂分为四度，并根据分度采用不同的术式：Ⅰ度为脾包膜挫裂，而基本上无脾实质损伤；Ⅱ度为脾包膜及脾实质的部分破裂，但裂口未累及脾门的血管支（叶、段支）；Ⅲ度脾破裂指裂口已累及脾门的血管；Ⅳ度脾破裂是脾已大部分碎裂或脾蒂动静脉已部分断裂或脾蒂已完全撕裂分离。

二、临床表现

脾破裂的临床表现常随脾外伤的程度、部位、出血的数量与速度，以及有无合并伤等而表现不同。97% 有腹痛及腹部压痛，以左腹上区最为明显；88.4% 有腹肌紧张，而由于左膈下血液或脾包膜紧张刺激，30%~70% 的患者会出现左肩牵涉痛，有的可先以血腹症状出现。30% ~40% 可检得左上腹脾浊音区扩大。

三、辅助检查及诊断

据观察，脾破裂90%以上有明显的外伤史。腹腔诊断性穿刺或灌洗阳性者更可作为重要的诊断依据。少数病例症状不典型，会发生诊断困难，若患者情况允许，可进行 B 型超声波检查，会发现脾外形缺损、左上腹积血或包膜下积血的征象。腹部 CT 也可发现脾裂口及脾内或脾区积血图像。选择性脾动脉造影更可显示脾破裂及出血。当然，外伤性脾破裂患者绝大多数属重危急诊，一般不宜做过多的搬动检查，以免造成继发性大出血，故 B 超、CT 检查等只能在特殊情况下采用，不宜作为常规的诊断检查。

脾破裂中，有10% ~20%的病例会表现为延迟性脾破裂，或由于无明确外伤史而称为自发性脾破裂。延迟性脾破裂多发生于腹部闭合伤后，其形成的原因有：①外伤仅造成了脾的包膜下或中心性破裂，先引起脾内血肿，继而由于血肿增大、内压增高或体位活动，再造成脾包膜破裂而有内出血症状；②外伤造成脾脏膈面或侧面的小破裂，出血量少，血凝块堵住裂口而暂时止血，此后由于体位活动或血凝块纤溶亢进而引起继发性出血。由于脾包膜平滑肌发育极差，无自动收缩能力，故脾破裂出血少有自止的倾向。延迟性脾破裂多于伤后2周以内出现，但也有报道外伤 1 年后再次破裂出血的，故脾破裂非手术治疗的成功率亦需予以慎重评价。自发性脾破裂是指无明显外伤史的情况下出现的脾破裂，一般多发生在原有脾病变的患者。由于脾被膜菲薄、实质脆弱又原有病变，故在弯腰、转体或日常生活中的轻微冲撞、咳嗽等，甚至熟睡时的转侧都可发生脾破裂。这种类型的脾破裂，由于无明显外伤史，且在失血性休克出现之前，常有多种症状和体征，有的以口渴、乏力为主诉，有的以腹胀为主诉，血腹体征也常不典型，故极易延误诊断而增加并发症及病死率。

四、治疗

（一）非手术治疗

1. 非手术治疗的适应证　对非手术治疗脾破裂应持慎重态度，其适应证应限于以下情况。

（1）4 岁前的婴幼儿，其脾包膜较柔韧，脾髓发育尚未成熟，间质相对较丰富，而且婴幼儿外伤常较轻，在证实无其他内脏损伤、血流动力学一直保持稳定的情况下，方可考虑采用。

（2）成人、非老年患者、外伤轻、排除其他内脏伤、腹内失血量少、全身血流动力学一直维持稳定者，与脾损伤相关的输血量少于2U，有连续检测条件，随时可手术治疗。

（3）来院时已超过24h，一般情况良好，无合并伤，也无继续出血征象，可在做好一切术前准备情况下，进行观察治疗。

（4）CT 或 B 超检查证实为 0 ~1 级脾损伤。

（5）患者神志清楚，有利于观察腹部体征变化。

2. 非手术的一般症状治疗　确定非手术治疗以后注意患者要绝对卧床、禁食、补液，必要时输血，动态观察腹部体征及监测循环稳定情况，辅助腹穿、B 超、CT 和诊断性腹腔灌洗检查。若病情稳定，住院治疗 2 ~3 周，出院限制活动 3 个月。如在观察中有继续出血的表现，应及时中转手术。保守治疗应严格选择病例。

总的说来，因为采用脾切除治疗脾破裂是安全可靠、风险较少、并发症与病死率都相当低的疗法。若为减少脾切除术后凶险性感染（OPSI）的发生而采用的任何会增加并发症及病死率的疗法，看来都是不可取的。相反，如确有保脾的把握，则亦未尝不可。

3. 脾动脉栓塞　脾动脉栓塞是另一种比较安全的非手术治疗方法，因为脾脏有多支动脉供血。脾动脉栓塞或结扎后并不会造成脾脏缺血坏死，对脾脏损害也不太严重。选择性腹腔动脉造影是一种侵入性检查，操作较复杂，有一定危险性，但诊断脾破裂的准确性颇高，经脾动脉栓塞治疗脾破裂取得较好的效果，应严格掌握适应证，方法如下。采用 Seldinger 技术经股动脉穿刺插管，进行选择性脾动脉造影，明确脾破裂活动性出血后，用较大的栓塞材料如不锈钢螺网及吸收性明胶海绵条进行脾动脉近端栓塞，远离脾门，栓塞后造影，若未发现造影剂外溢，说明出血停止，栓塞治疗成功。

（二）手术疗法

1. 全脾切除术　脾损伤是外科临床的严重急诊，应力争在最短时间内做好一切术前准备，包括确定血型、备足血源、补足血容量、恢复血流动力学平衡等。但如术前无休克征象，脉搏不超过 100 次/min，血压不低于 13.3kPa（100mmHg）者，则不必过多的输血、输液，以免引起血容量骤增而血压回升过快促使脾裂口再次出血。若来院时已有休克征象，则应迅速输血、输液，待血压回升到 10～13.3kPa（80～100mmHg），即开始手术。若迅速输血达 400～800ml 后仍不能纠正低血容量休克，则表明体内仍有持续出血病灶，应在加速输血情况下迅速进腹，控制出血点，才能纠正休克。

切口选择应根据有无合并伤，一般脾破裂选用左上腹直肌贯穿切口，进腹后先用左手从脾上极托住脾脏，同时控制脾蒂以制止出血，吸尽腹内积血及血凝块，若无合并胃肠道破裂伤，腹内积血经抗凝过滤后可以回输。有的外伤已超过 24h，回输积血也未发生严重输血反应。控制出血后，患者情况一般多能趋于稳定，这时应全面探查腹腔内脏情况，常见的合并伤有肝破裂、肾破裂、腹膜后或肠系膜血肿及胃肠道挫伤或穿孔等，都应根据各种具体情况，给予妥善的处理。

2. 脾的保留性手术　对脾破裂患者能否采用脾保留性手术，主要取决于脾损伤的程度与伤者的全身情况，不宜勉强。若患者情况稳定，脾裂伤轻微且腹内无其他合并伤者，尚可采用保留脾脏功能的术式，如单纯缝合或用大网膜包裹缝合等。若患者情况不稳定，或脾损伤较严重无法保留，为挽救患者生命，应毫不犹豫地进行脾切除术，迅速结束手术，术中根据脾破裂程度及患者情况，分别采用不同方法。

（1）脾修补术：脾修补术能保留一个形态、功能都完整的脾脏，操作一般也不太困难，只要全身情况允许，可作为Ⅰ、Ⅱ度脾破裂的首选术式。具体操作如下。

1）进腹后，轻柔地分离脾肾及脾肠韧带（多数病例无此韧带），关键是防止损伤脾包膜，并控制脾蒂。

2）按其自然应力，轻柔地把脾托出切口下，脾床垫用温的盐水纱布巾。

3）检查全脾损伤情况，勿漏检上极及后侧面。

4）除去裂口处的血块及失去生机的脾组织。

5）缝扎脾裂口内的活动性出血点。

6）以细针和 3-0 肠线做直达裂口底部的褥式"8"字缝合，肠线必须充分浸泡柔软以免割裂脾组织，否则改用 4-0 号丝线缝合，更易操作。若裂口较大，我们一般先行缝合而暂不结扎，待全部缝好之后将裂口两边组织对合后，再轻轻地抽拉结扎缝线。为防止脾内腔隙形成血肿，较大、较深的裂口可拉一块网膜充填。

正常脾包膜较菲薄，脾实质内间质少而质脆弱不耐拉扎，故缝合时进针、抽线及拉扎操作必须轻柔均匀，这是手术成功的关键。只要对合良好，脾有极强的再生修复能力，一般不会在修补后发生继发性出血和（或）血肿继发感染等情况。

（2）脾部分切除术：Ⅰ度脾破裂或部分脾组织之严重挫裂伤，脾修补术已难以施行，则可采用脾部分切除术。据观察，若能保留 25% ~30% 血供正常的脾组织，即能维持正常的脾功能。部分切除后留存的脾组织，一般能保持正常的血供，而且术后能代偿性再生，故能维持完全正常的功能，不失是一种安全可靠的术式。脾部分切除可分为规则性切除及不规则性切除术。按照脾内血管的分布而做脾段、脾叶、半脾或大部分切除，称为规则性脾部分切除。一般脾动脉沿胰腺上缘至脾门 2~4cm 处先分出 2 支较小的上、下极动脉，其主干在脾内再分为 2~5 支脾段动脉，脾极及脾段动脉各自独立地供应相应的脾段，各段之间有一个相对的无血管平面。根据脾组织破碎情况，可结扎相应血管，再从缺血的脾组织面切除该段，创面缝扎止血后外加大网膜包裹。国内绝大多数单位均采用规则性脾部分切除术以保留脾功能。不规则性脾部分切除术的切口、探查、托脾及控制脾蒂血管等步骤与脾修补术相同。将脾分为上、中、下 3 部分，按照损伤无活力脾组织范围切除、结扎血管支，切面在缝扎活动性出血之后，以 6-0 号丝线做横向贯穿脾脏的褥式缝合，必要时加用网膜覆盖。不规则性切除可分别切除脾的上、下极或半脾，因此可保留较多的脾组织。

3. 其他手术

（1）应用脾动脉结扎以代替脾切除术：手术具体方法是进腹探查，对Ⅰ~Ⅱ度脾破裂的病例，即从脾胃韧带的无血管区进入小网膜腔，在胰上缘找到最表浅的脾动脉干，给予结扎，结扎后即可见脾体积缩小，裂口出血即可停止或大为减少，此时处理裂口就较容易。若裂口不大，在清除血块和失去生机的脾组织后，放几块吸收性明胶海绵，若无继续出血即可关腹；若裂口较大，或仍有渗血不止者，则以大网膜填塞缝扎。若结扎在脾段支时，则有引起梗死的可能，而且脾脏的功能与脾的血流量密切相关，主干结扎后的脾组织即使不坏死，能否保持完整的功能实属可疑。为此，尚有待积累更多经验及更长时间的观察，方能对此术式做出适当的评价。

手术探查时如发现脾外伤属Ⅲ~Ⅳ度，即脾已碎裂或甚至脾蒂也断裂，则不宜做脾修补术或脾部分切除术，应迅速做脾切除术。若止血后患者情况稳定，腹内又无合并伤者，可考虑做脾自体移植术，以期恢复部分脾功能。

（2）脾移植：可采用脾片移植及带血管蒂脾组织移植。①脾片移植。将切下的脾脏用等渗盐水青霉素溶液清洗后，将无损伤之脾脏组织用利刀切成 2cm×2cm×0.5cm 或 2cm×1cm×0.5cm 大小的脾组织片，植入大网膜做成的囊袋内；为使脾组织易于获得血液供应，一般可沿大网膜的血管弓的走向，缝固在血管弓上而成"V"形或"W"形排列，植入的脾组织总量应达原脾的 1/3~1/2 为宜。据实验观察，这种脾组织移植后能否存活，取决于移植脾片能否从宿主获得充分的血供。移植的脾片都需依序经历从缺血、变性、萎缩、存活和再生的过程。移植 2 周内，脾组织出现缺血、变性萎缩或甚至坏死，若未坏死则在第 3~4 周可逐步存活再生，体积增大。血供良好的最终可增大至植入时的 2~3 倍；若血供不良，则可出现移植片坏死、溶解机化，并增加腹腔内粘连。故对于年老有血管硬化倾向者，或肥胖、网膜上充满脂肪者，移植片难以存活，则以植入肌层或腹膜后较好；②带血管蒂脾组织移植。带血管蒂的脾叶、段移植是一种保留脾功能的术式。用于严重脾破裂不能做脾修补及脾部分切除时。方法是把切下的脾脏像其他器官移植一样，立即以肝素平衡液充分灌洗，并修去碎裂无生机的脾组织，结扎缝补准备移植的脾块（一般是半脾）后，再植于左盆腔内，将脾动静脉分别与髂内动静脉的分支做吻合。

总的说来，尽管业已证明脾有多种功能，而且目前已有多种保留脾的手术方法，但任何保留性手术都会延长手术时间，增加手术难度。为此，对于广泛的脾挫裂伤和全脾碎裂，出血量大而快或伴有多器官损伤，致全身情况不佳者，应以患者生命安全为重，断然采用脾切除术以迅速结束手术，切忌勉强施行脾保留性手术而危及患者生命或增加术后并发症。

（李达周）

第二节　脾脓肿

脾脓肿首先由 Grand 和 Mousel 报道。尸检发生率为 0.4%～0.7%，男女发病率大致相同，年龄为 11 个月至 87 岁，平均年龄为 45 岁，以青壮年多见。

一、病因

脾脓肿多继发于全身性感染，血源播散至脾。据 Gadacz 收集的 173 例分析，63% 原有亚急性细菌性心内膜炎、化脓性门静脉炎或化脓性腹膜炎等感染源，约 31% 合并有脾损伤、脾梗死或在严重损伤性休克之后，其他则合并有血液病，如白血病、血红蛋白病、再生障碍性贫血等病，其他少见原因为从邻近器官病变发展而来，如肾周围脓肿、膈下脓肿、坏死性胰腺炎等。

二、临床表现

脾脓肿常继发于全身其他急性或慢性疾病，起病隐匿，除非脓肿引起脾包膜炎及脾周围炎才出现左上腹定位症状。脾脓肿早期无特殊表现，大部分患者均有某种先驱感染史，以后出现败血症。典型的临床表现如下所述。

1. 畏寒、发热　大多数患者均有畏寒、发热表现，体温多达 38～39.0℃ 或更高，呈弛张热或稽留热型。发热与畏寒是脾脓肿的前驱症状。部分患者发热后数日即出现脾脓肿，但有些可相隔数周、数月，甚至 1～2 年。

2. 腹痛　80% 以上患者左上腹持续性钝痛或胀痛，呼吸时疼痛加重。疼痛表示炎症累及脾包膜及脾周围炎。约 35% 的疼痛向左肩部放射痛，表示炎症侵犯膈肌。

3. 脾大　约 50% 患者左上腹可触及肿大脾脏，局部压痛、反跳痛及肌紧张；左上腹或左季肋部局限性皮肤水肿。

4. 白细胞增高　有 70%～90% 的患者白细胞增高，核左移伴中毒颗粒。

5. 血培养　多发性脓肿血培养阳性率达 70%，孤立性脓肿仅为 10%～15%。

三、辅助检查及诊断

1. 实验室检查　约 1/3 病例的血细胞比容低于 30%，约 80% 病例的白细胞计数在 14×

10^9/L 以上。

2. X 线检查 X 线检查发现胸腔积液者有 28.4%，左横膈抬高 18.3%，腹部 X 线平片见左上腹脾区阴影扩大的有 35.6%，11.1% 可见到左上腹有液气平面。吞钡造影检查约 1/3 可见胃底有压迹或局部刺激征。钡剂灌肠约 1/4 可见脾曲下降或局部有刺激征象。

3. 放射性核素扫描 以放射性核素^{99}Tc 或^{67}Ga 扫描可发现 80% ~90% 的病例局部有放射线缺损区，但直径小于 2cm 的脓肿易出现假阴性结果。

4. B 型超声图及 CT 检查 这种检查有较高的分辨率，配合放射性核素扫描则准确性可提高到 95% 以上。B 超检查可见脾增大，内有呈囊性液性暗区，并可确定其部位、大小和性质；CT 检查可见脾大及液性暗区，以及脓肿的大小、部位及性质。

5. 选择性脾动脉造影 选择性脾动脉造影也有较高的准确性，但属侵入性检查，准确性并未优于 B 超，故近来已较少应用。具有以上临床表现及影像学检查阳性的患者，诊断并不困难。

四、治疗

良好的支持治疗及应用广谱抗生素是治疗的基础，而特效治疗是脾切除，故诊断一旦明确，应积极做好术前准备，及早手术。延误诊断和延迟手术是造成脾脓肿死亡的主要原因。

手术应争取做脾切除，一般脾周围都会有不同程度的粘连，若分离有困难，应先游离脾胃韧带，控制脾蒂后切除脾脏。腹内以抗生素溶液冲洗后，于脾窝留置引流管。脾与周围组织有广泛的致密粘连，切除确有困难者，可改用脓肿引流术，但疗效不如脾切除满意。降低手术病死率的关键是及早诊断，积极的支持治疗，强有力的广谱抗生素及充分的术前准备，然后及时做脾切除。脾切除具体手术操作如下所述。

1. 麻醉的选择 脾位于左上腹的背侧，经腹切口显得深而远，良好的暴露及顺利的操作，必须依赖于良好的麻醉，要求止痛完善及腹肌充分松弛，否则胃肠鼓胀于手术野，脾各韧带的游离难以顺利进行，更难以进行可靠的缝扎。术者常被迫徒手盲目分离脾肾韧带强行托脾，易造成大出血甚至撕裂脾蒂，导致严重后果。故良好的麻醉是手术的基本条件，一般可选用硬膜外麻醉或复合麻醉。

2. 切口的选择 脾切除术的切口可选用上腹纵切口、左下腹肋缘下斜切口或胸腹联合切口。

（1）上腹纵切口：包括上腹正中切口、左旁正中切口及经腹直肌切口，起自剑突或肋缘，下至脐下 3~5cm。本切口组织损伤少，操作简捷，出血少，适用于急诊或一般脾切除。纵切口中以经腹直肌切口暴露最好，组织愈合也好，应用最普遍，在广泛粘连的脾手术中，又可改变成胸腹联合切口，或加一横切口成"T"形或"I"形，以便完成困难的脾切除术。上腹正中切口则用于腹部损伤，疑有内脏多处伤者，可兼顾右腹脏器的探查处理。

（2）左肋缘下斜切口：切口自剑突右侧沿肋缘下 3cm 直达左腋中线。这种切口在暴露脾的膈面、胃底贲门区比纵切口为佳，尤其在身材粗壮的患者更宜采用。但这种切口须横断腹上区的所有肌肉及神经，腹肌功能恢复较纵切口差，仅用于肠面可能有粘连的病例。

（3）胸腹联合切口：一般先作经腹直肌切口探查，如发现脾与膈或脾与左肝有广泛的血管性粘连，为改善手术野的暴露，减少大出血的危险，切口向左第 7 或第 8 肋间延伸，切断肋软骨及肋间肌，剪开膈肌，直达脾的膈面。在门静脉高压症，这种切口也可顺利完成

Sugiura 的门奇离断术。这种切口需加做气管内插管，损伤也较大，仅在少数情况中采用。

3. 粘连巨脾的手术　脾是一个血窦样器官，实质柔软脆弱，通过各韧带与周围组织器官有广泛的血管性交通，出血是手术的最大危险，尤其在门静脉高压的情况下，脾更易与膈面、侧腹壁粘连形成侧支循环，切脾手术出血的危险性就更大。我国自 20 世纪六七十年代起为消灭血吸虫病，大规模地开展切脾治疗，在处理广泛血管性粘连巨脾方面，积累了丰富的经验，使手术病死率下降到 1% 以下。具体方法如下所述。

（1）扩大切口：根据探查结果，可考虑做胸腹联合切口或"T"形、"I"形切口。

（2）控制脾蒂或结扎脾动脉：粘连脾的分离一般由浅入深，先易后难，先打开胃脾韧带，在胰腺上沿找到脾动脉表浅处分离结扎，减少脾的动脉血供，脾的体积也会相应缩小，便于操作，减少出血。一般可在分离脾胃韧带及脾结肠韧带之后，在胰尾下缘剪开后腹膜，术者以食指在胰尾与脾蒂的背面沿疏松组织仔细地向上分离，直至脾动静脉及整个脾蒂在拇指和食指的控制之下。分离时必须轻柔，严防损伤脾静脉及侧支血管引起出血；若有可能，将胰尾从脾蒂分开后，可用粗丝线结扎脾动脉，若与胰尾分离困难，则可用一细条带先行结扎控制出血。

（3）分离脾周粘连：脾与侧腹壁的粘连一般可逐步钳夹结扎分离，由前缘到下极的脾结肠韧带游离完成后，则可把脾向内上推移以暴露脾肾韧带，也逐步作钳夹分离，并尽可能在明视下分离切断脾胃韧带及胃短动静脉；肠面及肝面的粘连应尽可能采用逐步分离结扎的方法以确保安全。多数情况下，可采用脾包膜下剥离的方法处理，即在肝膈面粘连处，切开脾包膜，剥离脾脏，立即以大块纱布巾填塞压迫膈面的剥离面，托出脾脏。若有可能，可把脾包膜对合缝合以消灭粗糙面。仔细检查各剥离面，尤其是胃底、贲门区及脾膈韧带区位置深，常被胃底所掩盖，应把胃底向内推开，彻底缝扎该处的剥离面。此外，脾肾韧带的剥离面也常需缝扎止血。脾切除术后常规在脾窝处留置橡皮引流管，以引出残血或渗血，并便于观察有无继续出血情况。引流管一般存留 24~48h 后拔去。

4. 脾切除术后持续发热问题　脾切除术后，有持续 38℃ 以上发热的病例较其他腹部手术后多见。切脾术后持续发热主要原因是感染，诱因是：①脾窝积血；②大量缝扎，异物存留及组织坏死增加；③脾切除术后感染的易感性增高；④胰尾损伤、结扎坏死等。故脾切除术后持续发热首先应考虑是腹内感染，应多次测定血白细胞，包括胸部在内的全身体格检查。若出现胸腔积液、左肺感染、左肋间饱满压痛，或左上腹压痛、左腰背部压痛等，都是膈下感染的征象，若患者诉左胸腹部或左腰背部胀痛不适，也提示有膈下感染。应作胸腹透视及拍摄胸腹部平片检查，若可见液气平面或膈下积液、左胸积液等，都提示为膈下脓肿，应在穿刺确诊后给予引流。近年来采用 B 型超声图检查，可获得较准确的定位，并可在 B 超引导下作穿刺，穿刺抽得脓液后应作细菌培养加抗生素敏感试验以选用有效的抗生素。脓肿经保守治疗无效者都应作切开引流，一般采用背部第 11 肋间切口，经胸膜外直达脓腔引流。

持续发热的另一个原因是栓塞性静脉炎，脾切除术后，脾静脉成一长的盲管，加上脾切除术后血小板的急骤上升，脾静脉不可避免地会有血栓形成，导致持续的发热。若脾静脉血栓延至门静脉可以引起高热、腹痛、腹胀、腹水、血便、黄疸等门静脉栓塞症的表现。故在术后血小板升高达 $500 \times 10^9/L$ 以上者，应考虑应用水杨酸制剂以抑制血小板聚集和血栓形成。脾术后持续发热是否由脾切除后免疫功能紊乱所引起，目前尚无定论。总之，脾术后发热大多数是由于感染、吸收热、血栓形成等原因引起，应竭力寻找原因，进行处理。对少数"不明原因"者，可采用吲哚美辛等退热药加抗生素治疗，持续 1 ~ 2 周，停药后若反复发热，仍应考虑有潜在感染病灶，若停药后体温正常，则可认为是原因不明的"脾热"。

（李达周）

第三节　急性阑尾炎

急性阑尾炎是腹部外科中最为常见的疾病之一，大多数患者能及时就医，获得良好的治疗效果。但是，有时诊断相当困难，处理不当时可发生一些严重的并发症。到目前为止，急性阑尾炎仍有 0.1% ~ 0.5% 的病死率，因此如何提高疗效，减少误诊，仍然值得重视。

一、诊断

（一）临床表现

大多数急性阑尾炎患者不论病理学类型如何，早期的临床症状都很相似，诊断并无困难，大都能得到及时和正确的处理。

1. 症状　主要表现为腹部疼痛，胃肠道反应和全身反应。

（1）腹痛：迫使急性阑尾炎患者及早就医的主要原因就是腹痛，除极少数合并有横贯性脊髓炎的患者外，都有腹痛存在。

（2）胃肠道的反应：恶心、呕吐最为常见，早期的呕吐多为反射性，常发生在腹痛的高峰期，呕吐物为食物残渣和胃液，晚期的呕吐则与腹膜炎有关。约 1/3 的患者有便秘或腹泻的症状，腹痛早期的大便次数增多，可能是肠蠕动增强的结果。盆位阑尾炎时，阑尾的尖端直接刺激直肠壁也可伴便次增多，而阑尾穿孔后的盆腔脓肿，不仅便次多，甚至会出现里急后重。

（3）全身反应：急性阑尾炎初期，部分患者自觉全身疲乏，四肢无力，或头痛、头晕。病程中觉发热，单纯性阑尾炎的体温多在 37.5 ~ 38℃，化脓性和穿孔性阑尾炎时，体温较高，可达 39℃ 左右，极少数患者出现寒战高热，体温可升到 40℃ 以上。

2. 体征　急性阑尾炎腹部检查时，常出现的体征有腹部压痛、腹肌紧张和反跳痛等，这些直接的炎症的体征是诊断阑尾炎的主要依据。另外在一部分患者还会出现一些间接的体征如腰大肌征等，对判断发炎阑尾的部位有一定的帮助。

（1）步态与姿势：患者喜采取上身前弯且稍向患侧倾斜的姿势，或以右手轻扶右下腹部，减轻腹肌的动度来减轻腹痛，而且走路时步态也缓慢。这些特点，在患者就诊时即可发现。

（2）腹部体征：有时需连续观察，多次比较才能做出较准确的判断。

1）腹部外形与动度：急性阑尾炎发病数小时后，查体时就能发现下腹部呼吸运动稍受限，穿孔后伴弥漫性腹膜炎时，全腹部动度可完全消失，并逐渐出现腹部膨胀。

2）腹膜刺激征：包括腹部压痛、肌紧张和反跳痛。尽管各患者之间腹膜刺激征在程度上有差异，但几乎所有的患者均有腹部压痛。

右下腹压痛：压痛是最常见和最重要的体征，当感染还局限于阑尾腔以内，患者尚觉上腹部或脐周疼痛时，右下腹就有压痛存在。感染波及到阑尾周围组织时，右下腹压痛的范围也随之扩大，压痛的程度也加重。穿孔性阑尾炎合并弥漫性腹膜炎时，虽然全腹都有压痛，但仍以感染最重的右下腹最为明显。盲肠后或腹膜后的阑尾炎，前腹壁的压痛可能较轻。

腹肌紧张：约有70%的患者右下腹有肌紧张存在。一般认为腹肌紧张是由于感染扩散到阑尾壁以外，局部的壁层腹膜受到炎症刺激的结果，多见于化脓性和穿孔性阑尾炎，是机体的一种不受意识支配的防御性反应。腹肌紧张常和腹部压痛同时存在，范围和程度上两者也大体一致。肥胖者、多产妇和年老体弱的患者，因腹肌软弱，肌紧张常不明显。

反跳痛：急性阑尾炎的患者可出现反跳痛，以右下腹较常见，如取得患者的合作，右下腹反跳痛阳性，表示腹膜炎肯定存在。当阑尾的位置在腹腔的深处，压痛和肌紧张都较轻时，而反跳痛却明显者，也表示腹腔深部有感染存在。

3）右下腹压痛点：传统的教材上，对急性阑尾炎的局部压痛点的具体位置都进行了介绍，并把局部压痛点阳性列为阑尾炎的体征之一。虽然各位学者提出的阑尾炎压痛点都是以阑尾根部在体表的投影为基础，由于总结的资料不尽相同，所推荐的局部压痛点的位置也不完全一致。临床实践证实，各压痛点的阳性率差异很大，因此仅靠某一压痛点的有无来确诊急性阑尾炎是不切实际的。更多的医师相信，右下腹部固定压痛区的存在，要比压痛点的阳性更有诊断价值。现介绍常见的压痛点如下（图13-1）。

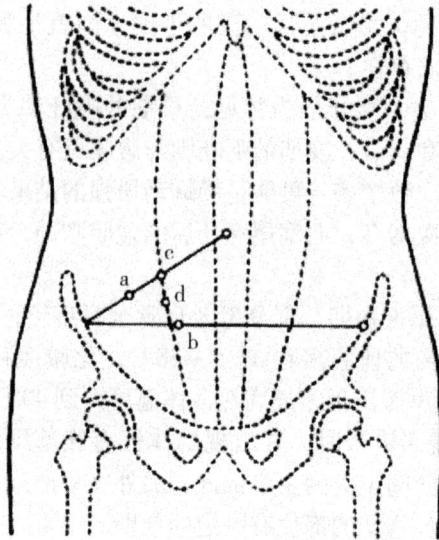

图13-1　阑尾根部体表投影点
a. 马氏点 b. 兰氏点 c. 苏氏点 d. 中立点

a. 马氏点（McBurney' spoint）：在脐与右侧髂前上棘连线的中外1/3交界处。

b. 兰氏点（Lanz' spoint）：在两侧髂前上棘连线的中、右1/3交界处。

c. 苏氏点（Sonmeberg' spoint）：在脐和右髂前上棘连线与右侧腹直肌外缘相交处。

d. 中立点：在马氏点和兰氏点之间的区域内，距右髂前上棘约7cm的腹直肌外侧缘处。

e. 腹部包块：化脓性阑尾炎合并阑尾周围组织及肠管的炎症时，大网膜、小肠及其系膜与阑尾可相互粘连形成团块；阑尾穿孔后所形成的局限性脓肿，均可在右下腹触到包块。

炎性包块的特点是境界不太清楚，不能活动，伴有压痛和反跳痛。深部的炎性包块，在患者充分配合下，仔细触摸才能发现。包块的出现表示感染已趋于局限化，发炎的阑尾已被大网膜等组织紧密的包绕，此时不宜于急诊手术。

3. 间接体征 临床上还可以检查其他一些体征如罗氏征等，只要手法正确并获得阳性结果，对阑尾炎的诊断有一定参考价值。

（1）罗氏征（又称间接压痛）：患者仰卧位，检查者用手掌按压左下腹部，或沿降结肠向上腹用力推挤，如右下腹疼痛加重即为阳性；或用力的方向是朝右下腹部，出现同样结果时也为阳性，迅速松去按压力量的同时疼痛反而加重，更能说明右下腹有炎症存在。关于阳性结果的机制，目前的解释是：前者是因压力将左结肠内的气体向右结肠传导，最后冲击到盲肠，并进入发炎的阑尾腔，引起疼痛加重；后者是借助于下腹部的小肠袢将压力传导到右下腹，使发炎的阑尾受到挤压。关于罗氏征的临床意义，阳性结果只能说明右下腹部有感染存在，不能判断阑尾炎的病理学类型和程度。当右下腹疼痛需要与右侧输尿管结石等疾病鉴别时，罗氏征的检查可能有一定的帮助。

（2）腰大肌征：让患者左侧卧位，检查者帮助患者将右下肢用力后伸，如右下腹疼痛加重即为阳性。腰大肌征阳性，提示阑尾可能位于盲肠后或腹膜后，当下肢过伸时，可使腰大肌挤压到发炎的阑尾。

（3）闭孔肌征：患者仰卧后，当右侧髋关节屈曲时被动内旋，右下腹疼痛加重即为阳性，表示阑尾位置较低，炎症波及到闭孔内肌的结果。

（4）皮肤感觉过敏区：少数患者在急性阑尾炎的早期，尤其是阑尾腔内有梗阻时，右下腹壁皮肤可出现敏感性增高现象。表现为咳嗽、轻叩腹壁均可引起疼痛，甚至轻轻触摸右下腹皮肤，也会感到疼痛，当阑尾穿孔后，过敏现象也随之消失。过敏区皮肤的范围是三角形分布，其边界由右侧髂棘最高点、耻骨嵴及脐三点依次连接而构成。皮肤感觉过敏区不因阑尾位置而改变，故对不典型患者的早期诊断可能有帮助。

4. 肛门指诊检查 非特殊情况，肛门指诊检查应列为常规，正确的肛门指诊有时可直接提供阑尾炎的诊断依据。盆位急性阑尾炎，直肠右侧壁有明显触痛，甚至可触到炎性包块。阑尾穿孔伴盆腔脓肿时，直肠内温度较高，直肠前壁可膨隆并有触痛，部分患者伴有肛门括约肌松弛现象。未婚女性患者，肛门指诊检查还能排除子宫和附件的急性病变。

（二）辅助检查

1. 血、尿、便常规化验 急性阑尾炎病的白细胞总数和中性白细胞有不同程度的升高，总数大多在1万~2万，中性为80%~85%。老年患者因反应能力差，白细胞总数增高可不显著，但仍有中性白细胞核左移现象。尿常规多数患者正常，但当发炎的阑尾直接刺激到输尿管和膀胱时，尿中可出现少量红细胞和白细胞。

如尿中有大量异常成分，应进一步检查，以排除泌尿系疾病的存在。盆位阑尾炎和穿孔性阑尾炎合并盆腔脓肿时，大便中也可发现血细胞。

2. X线检查 胸腹透视列为常规，合并弥漫性腹膜炎时，为排除溃疡穿孔、急性绞窄性肠梗阻，立位腹部平片是必要的，如出现膈下游离气体，阑尾炎基本上可以排除。急性阑尾炎在腹部平片上有时也可出现阳性结果：5%~6%的患者右下腹阑尾部位可见一块或数块结石阴影，1.4%患者阑尾腔内有积气。

3. 腹部B超检查 病程较长者应行右下腹B超检查，了解是否有炎性包块存在。在决定对阑尾脓肿切开引流时，B超可提供脓肿的具体部位、深度及大小，便于选择切口。

（三）病理学类型

急性阑尾炎在病理学上大致可分为三种类型，代表着炎症发展的不同阶段。

1. **急性单纯性阑尾炎** 阑尾轻度肿胀，浆膜充血，附有少量纤维蛋白性渗出。阑尾黏膜可能有小溃疡和出血点，腹腔内少量炎性渗出。阑尾壁各层均有水肿和中性白细胞浸润，以黏膜和黏膜下层最显著。阑尾周围脏器和组织炎症尚不明显。

2. **急性蜂窝织炎性阑尾炎** 或称急性化脓性阑尾炎，阑尾显著肿胀、增粗，浆膜高度充血，表面覆盖有脓性渗出。阑尾黏膜面溃疡增大，腔内积脓，壁内也有小脓肿形成。腹腔内有脓性渗出物，发炎的阑尾被大网膜和邻近的肠管包裹，限制了炎症的发展。

3. **急性坏疽性阑尾炎** 阑尾壁的全部或一部分全层坏死，浆膜呈暗红色或黑紫色，局部可能已穿孔。穿孔的部位大多在血运较差的远端部分，也可在粪石直接压迫的局部，穿孔后或形成阑尾周围脓肿，或并发弥漫性腹膜炎。

（四）鉴别诊断

急性阑尾炎临床误诊率仍然相当高，国内统计为4%~5%，国外报道高达30%。需要与阑尾炎鉴别的疾病很多，其中最主要的有下列十几种疾病。

1. **需要与外科急腹症鉴别的疾病**

（1）急性胆囊炎、胆石症：急性胆囊炎有时需和高位阑尾炎鉴别，前者常有胆绞痛发作史，伴右肩和背部放射痛；而后者为转移性腹痛的特点。检查时急性胆囊炎可出现墨菲征阳性，甚至可触到肿大的胆囊，急诊腹部B超检查可显示胆囊肿大和结石声影。

（2）溃疡病急性穿孔：溃疡病发生穿孔后，部分胃内容物沿右结肠旁沟流入右髂窝，引起右下腹急性炎症，可误为急性阑尾炎。但本病多有慢性溃疡病史，发病前多有暴饮暴食的诱因，发病突然且腹痛剧烈。查体时见腹壁呈木板状，腹膜刺激征以剑突下最明显。腹部透视膈下可见游离气体，诊断性腹腔穿刺可抽出上消化道液体。

（3）右侧输尿管结石：输尿管结石向下移动时可引起右下腹部痛，有时可与阑尾炎混淆。但输尿管结石发作时呈剧烈的绞痛，难以忍受，疼痛沿输尿管向外阴部、大腿内侧放射。腹部检查，右下腹压痛和肌紧张均匀不太明显，腹部平片有时可发现泌尿系有阳性结石，而尿常规有大量红细胞。

（4）急性梅克尔憩室炎：梅克尔憩室为一先天性畸形，主要位于回肠的末端，其部位与阑尾很接近。憩室发生急性炎症时，临床症状极似急性阑尾炎，术前很难鉴别。因此，当临床诊断阑尾炎而手术中的阑尾外观基本正常时，应仔细检查距回盲部100cm远的回肠肠管，以免遗漏发炎的憩室。

2. **需要与内科急腹症鉴别的疾病**

（1）急性肠系膜淋巴结炎：多见于儿童，常继于上呼吸道感染之后。由于小肠系膜淋巴结广泛肿大，回肠末端尤为明显，临床上可表现为右下腹痛及压痛，类似急性阑尾炎。但本病伴有高热、腹痛和腹部压痛较为广泛，有时尚可触到肿大的淋巴结。

（2）右下肺炎和胸膜炎：右下肺和胸腔的炎性病变，可反射性引起右下腹痛，有时可误诊为急性阑尾炎。但肺炎及胸膜炎常常有咳嗽，咳痰及胸痛等明显的呼吸道症状，而且胸部体征如呼吸音改变及湿啰音等也常存在。腹部体征不明显，右下腹压痛多不存在。胸部X

线检查，可明确诊断。

（3）局限性回肠炎：病变主要发生在回肠末端，为一种非特异性炎症，20～30岁的青年人较多见。本病急性期时，病变处的肠管充血，水肿并有渗出，刺激右下腹壁层腹膜，出现腹痛及压痛，类似急性阑尾炎。位置局限于回肠，无转移性腹痛的特点，腹部体征也较广泛，有时可触到肿大之肠管。另外，患者可伴有腹泻，大便检查有明显的异常成分。

3. 需要与妇产科急腹症鉴别的疾病

（1）右侧输卵管妊娠：右侧宫外孕破裂后，腹腔内出血刺激右下腹壁层腹膜，可出现急性阑尾炎的临床特点。但宫外孕常有停经及早孕史，而且发病前可有阴道出血。患者继腹痛后有会阴和肛门部肿胀感，同时有内出血及出血性休克现象。妇科检查可见阴道内有血液，子宫稍大伴触痛，右侧附件肿大和后穹隆穿刺有血等阳性体征。

（2）急性附件炎：右侧输卵管急性炎症可引起与急性阑尾炎相似的症状和体征。但输卵管炎多发生于已婚妇女，有白带过多史，发病多在月经来潮之前。虽有右下腹痛，但无典型的转移性，而且腹部压痛部位较低，几乎靠近耻骨处。妇科检查可见阴道有脓性分泌物，子宫两侧触痛明显，右侧附件有触痛性肿物。

（3）卵巢滤泡破裂：多发生于未婚女青年，常在行经后2周发病，因腹腔内出血，引起右下腹痛。本病右下腹局部体征较轻，诊断性腹腔穿刺可抽出血性渗出液。

（4）卵巢囊肿扭转：右侧卵巢囊肿蒂扭转后，囊肿循环障碍、坏死、血性渗出，引起右腹部的炎症，与阑尾炎临床相似。但本病常有盆腔包块史，且发病突然，为阵发性绞痛，可伴轻度休克症状。妇科检查时能触到囊性包块，并有触痛，腹部B超证实右下腹有囊性包块存在。

二、治疗方法

（一）治疗原则

1. 急性单纯性阑尾炎　条件允许时可先行中西医相结合的非手术治疗，但必须仔细观察，如病情有发展应及时中转手术。经非手术治疗后，可能遗留有阑尾腔的狭窄，且再次急性发作的机会很大。

2. 化脓性、穿孔性阑尾炎　原则上应立即实施急诊手术，切除病理性阑尾，术后应积极抗感染，预防并发症。

3. 发病已数日且合并炎性包块的阑尾炎　暂行非手术治疗，促进炎症的尽快吸收，待3～6个月后如仍有症状者，再考虑切除阑尾。保守期间如脓肿有扩大并可能破溃时，应急诊引流。

4. 高龄患者、小儿及妊娠期急性阑尾炎　原则上应和成年人阑尾炎一样，急诊手术。

（二）非手术治疗

主要适应于急性单纯性阑尾炎、阑尾脓肿、妊娠早期和后期急性阑尾炎，高龄合并有主要脏器病变的阑尾炎。

1. 基础治疗　包括卧床休息，控制饮食，适当补液和对症处理等。

2. 抗菌治疗　选用广谱抗生素和抗厌氧菌的药物。

（三）手术治疗

1. 手术指征

（1）脉搏加快，体温升高，白细胞计数较前增高。

（2）腹痛加剧，压痛、反跳痛及腹肌紧张范围扩大及程度加重。

（3）反复呕吐不止。

（4）已经较为局限的肿块，在治疗过程中又逐渐增大。

（5）有连续多次腹泻，粪便内含有大量黏液，表示已有盆腔脓肿形成，应予引流。

2. 术前准备　术前4~6h应禁饮食，确定手术时间后可给予适量的镇痛药，已化脓和穿孔者应给予广谱抗生素。有弥漫性腹膜炎者，需行胃肠减压、静脉输液，注意纠正水和电解质紊乱。心和肺等主要脏器功能障碍者，应与有关科室协同进行适当处理。

3. 手术方法　以局部麻醉下经右下腹斜切口完成手术最为适宜，少数患者也可选择硬脊膜外麻醉和全身麻醉经右下腹探查切口完成。主要方式为阑尾切除术（有常规法和逆行法）。粘连严重者也可行浆膜下切除阑尾。少数阑尾脓肿保守无效时可行切开引流，腹腔渗出多时，放置引流物。

4. 术中注意事项

（1）采用右下腹斜切口（麦氏切口），视腹壁厚薄和病变情况决定切口长短。若诊断不太肯定时，取右下腹直肌旁切口为宜。

（2）寻找阑尾，沿盲肠前壁上结肠带追溯寻找。

（3）阑尾系膜处理，提起阑尾尖端，逐步贯穿缝合结扎切断系膜，遇有动脉出血时，应吸除积血，看清出血点后重新钳夹，必要时扩大切口，切忌用血管钳盲目钳夹，以免损伤肠壁。

（4）阑尾坏死或已穿孔，有较多脓性渗出液，在相应部位应放置烟卷引流条，必要时可放置双套管负压引流管，在切口外另戳口引流。

5. 术后处理　继续支持治疗，包括静脉输液、止痛镇静及抗感染等。引流物要及时拔除，切口按时拆线，注意防治各种并发症。

6. 术后并发症的防治　术后并发症与阑尾的病理学类型和手术时间的迟早有密切关系，阑尾炎阑尾未穿孔的阑尾切除术，并发症发生率仅5%，而阑尾穿孔后的阑尾切除术的术后并发症则增加到30%以上，发病后24h和48h以后的手术者，阑尾穿孔率分别为20%和70%，所以发病24h内，应及时切除阑尾，以降低并发症的发生率。

（1）内出血：术后24h的出血为原发性出血，多因阑尾系膜止血不完善或血管结扎线松脱所致。主要表现为腹腔内出血的症状如腹痛、腹胀、休克和贫血等，应立即输血并再次手术止血。有时出血可能自行停止，但又继发感染形成脓肿，也需手术引流。

（2）盆腔脓肿：穿孔性阑尾炎术后，腹腔脓汁吸收不完全，可在腹腔的不同部位形成残余脓肿。盆腔脓肿最常见，大多发生在术后7~10d，表现为体温再度升高，大便次数增多，伴里急后重，肛门指诊检查可见括约肌松弛，直肠前壁隆起。应及时抗感染，物理治疗，无效时切开引流。

（3）粘连性肠梗阻：阑尾术后肠粘连的机会较多，与手术损伤、异物刺激和引流物拔出过晚有关。

（4）粪瘘：可发生在处理不当的阑尾残端，也可因手术粗暴误伤盲肠和回肠而引起。

主要表现为伤口感染久治不愈，并有粪便和气体逸出，由于粪瘘形成时感染已局限于回盲部周围，体液和营养丢失较轻。可先行非手术治疗，多数患者粪瘘可自行愈合，如病程超过了3个月仍未愈合，应手术治疗。

（5）手术切口的并发症：包括切口感染、慢性窦道和切口疝，三者有一定的内在联系。切口感染多发生在术后4~7d，也有在2周后才出现者。主要表现为切口处跳痛，局部红肿伴压痛，体温再度上升。应立即拆除缝线，引流伤口，清除坏死组织，经敷料更换促使其愈合，或待伤口内肉芽新鲜时2期缝合至愈。如伤口内异物（如线头）清除不干净，引流不畅，可长期不愈，遗留有一处或几处深而弯曲的肉芽创道，即为慢性窦道。病程可持续数月，有的甚至1年以上，伤口时好时坏。如经非手术治疗3个月仍不愈合者，可再次手术切除窦道，重新缝合。感染的伤口虽已愈合，但腹膜和肌层已裂开，小肠襻和网膜可由切口处突出于皮下瘢痕组织处，称为切口疝。如有明显症状，影响劳动，应行手术修补。

三、好转及治愈标准

（一）治愈

（1）手术切除阑尾，症状、体征消失，切口愈合，无并发症。

（2）非手术治疗后，症状、腹部体征消失，体温、白细胞计数恢复正常。

（二）好转

（1）阑尾未能切除，症状减轻，有待手术治疗。

（2）非手术治疗后，症状、体征减轻，右下腹有深压痛或触及条索状肿物，有轻度腹胀、腹痛等自觉症状。

（三）未愈

治疗后，症状和体征无减轻甚至加重者。

（赵　婕）

第四节　慢性阑尾炎

慢性阑尾炎大多为急性阑尾炎经非手术治愈的病例或有反复发作史，但有部分患者可无急性发作过程，而一开始就是慢性过程。

一、分类

临床上将慢性阑尾炎大致分为两种类型。

（一）原发性慢性阑尾炎

其特点为起病隐匿，症状发展缓慢，病程持续较长，几个月到几年。病初无急性发作史，病程中也无反复急性发作的现象。

（二）继发性慢性阑尾炎

特点是首次急性阑尾炎发病后，经非手术治疗而愈或自行缓解，其后遗留有临床症状，久治不愈，病程中可再次或多次急性发作。

二、病理学分析

慢性阑尾炎肉眼观察可有各种表现，镜下可见阑尾各层有淋巴细胞浸润。

（1）阑尾细长呈卷曲、折叠及纠搭状，使阑尾的排空受阻。阑尾及其系膜与周围组织和器官有不同程度之粘连。

（2）阑尾壁增厚，管径粗细不均匀，部分管腔呈狭窄状，有时相当一段远端管腔完全闭塞而呈条索状。

（3）阑尾腔内有粪石、异物阻塞，阑尾浆膜血管明显增多而清晰。

三、诊断依据

（一）临床表现

1. 腹部疼痛　主要位于右下腹部，其特点是间断性隐痛或胀痛，时重时轻，部位比较固定。多数患者在饱餐、运动和长时间站立后，诱发腹痛发生。病程中可能有急性阑尾炎的发作。

2. 胃肠道反应　患者常觉轻重不等的消化不良、食欲不佳。病程较长者可出现消瘦、体重下降。一般无恶心和呕吐，也无腹胀，但老年患者可伴有便秘。

3. 腹部压痛　压痛是唯一的体征，主要位于右下腹部，一般范围较小，位置恒定，重压时才能出现。无肌紧张和反跳痛，一般无腹部包块，但有时可触到胀气的盲肠。

4. 间接体征　各种特定的压痛点如马氏点、兰氏点及腰大肌征、罗氏征，在慢性阑尾炎的诊断中无意义。

（二）辅助检查

胃肠钡剂造影和纤维结肠镜检查有一定帮助。回盲部钡剂造影如出现显示的阑尾有压痛、阑尾呈分节状、阑尾腔内的钡剂排空时间延长及阑尾未显影等，均为慢性阑尾炎的特征。纤维结肠镜可直接观察阑尾的开口及其周围的黏膜的变化和活检，尚可对阑尾腔进行造影，对鉴别诊断有一定意义。

X线钡剂造影检查有如下特征：

（1）阑尾充盈后有明显压痛，当移动阑尾时，压痛点也随之有相应的移位。

（2）阑尾虽未见充盈，但多次检查盲肠内侧有局限性压痛。

（3）阑尾充盈不规则。

（4）阑尾充盈后，隔48h以上仍未见钡剂排空，有的排空延迟到2~3周。

（5）阑尾本身有固定或纠结的现象或盲肠和末端回肠有变形的表现，提示阑尾周围有粘连。

（三）诊断

慢性阑尾炎的确诊有时相当困难，国内统计慢性阑尾炎手术后症状未见减轻者高达35%，其主要原因是诊断上的错误。应该对每一个慢性阑尾炎的诊断高度认真，用"排除法"来逐个排除容易与它相混淆的有关疾病。其中主要有回盲部结核、慢性结肠炎、慢性附件炎、胃肠神经官能症及结肠恶性肿瘤等。

总之，慢性阑尾炎的诊断相当困难，最后确诊慢性阑尾炎的标准如下，除曾有典型的急性发作史、右下腹有经常存在和位置固定的压痛点、有X线钡剂造影的佐证外，阑尾切除后临床症状应消失。

四、治疗方法

手术治疗是唯一有效的方法，但在决定行阑尾切除术时应特别慎重。

（1）慢性阑尾炎确诊后，原则上应手术治疗，切除病变阑尾，特别是有急性发作史的患者，更应及时手术。对诊断可疑的患者或有严重并存病的高龄患者，应暂行非手术治疗，在门诊追踪观察。

（2）手术中如发现阑尾外观基本正常，不能轻易只切除阑尾后即刻关腹．应仔细检查阑尾附近的组织和器官如回盲部、回肠末段 100cm、小肠系膜及其淋巴结。女性患者还应仔细探查盆腔及附件，以防误诊和漏诊。

（3）手术后应对每一个患者进行一段时间的随访，以了解切除阑尾后的实际效果。慢性阑尾炎的最后诊断不是病理学诊断，而是手术后症状的完全解除。术后仍有症状的患者，应做全面的检查，找出真正的病因，不能轻易地按术后肠粘连治疗。

五、治愈标准

治愈：手术切除阑尾后，症状及体征消失，切口愈合佳，无并发症。

（赵　婕）

第三篇　内镜篇

第十四章　治疗内镜的临床应用

第一节　内镜下黏膜下注射术

（一）材料

（1）可以通过内镜治疗通道的注射套管针。

（2）注射器。

（3）药物：0.1%肾上腺素液、生理盐水。使用时配制成0.01%的肾上腺素生理盐水溶液。

（二）适应证

（1）溃疡或其他创面出血的止血。

（2）消化道黏膜下剥离术或黏膜切除术前作黏膜下注射。

（三）方法

（1）进行溃疡或创面止血时，于溃疡或创面周边作黏膜下注射0.01%的肾上腺素溶液，达到对出血部位的压迫止血作用，另外肾上腺素对局部血管的收缩作用增加了止血的效果。

（2）进行消化道黏膜下剥离术或黏膜切除术时，于要剥离的病变周边黏膜下注射0.01%的肾上腺素溶液，或根据情况选择于将要切除的黏膜中央进针进行黏膜下注射，直至该处黏膜能完全隆起为止。

（四）注意事项

（1）黏膜下注射对于黏膜渗血性出血的止血较理想，但对于血管性出血的长期止血效果可能不理想，应考虑配合或应用止血夹止血，效果更为可靠。高渗盐水能延长肾上腺素局部作用的时间，使黏膜下组织肿胀，使血管发生纤维化变性及血管内血栓形成，从而加强止血的效果。

（2）注意病变及其周边情况、进针深度等，以防穿孔等并发症的发生。

（3）对于没能完全隆起的黏膜病变，不宜于进行黏膜切除术或黏膜下剥离术，以免发生消化道穿孔。

（刘　翼）

第二节　内镜下金属止血夹应用术

（一）材料

选择能与内镜通道相适应的止血夹持放器，并根据治疗需要选择不同类型、不同大小的止血夹，目前市面上有 OLYMPUS 公司生产的大小不等的，角度分别为 135°及 90°的止血夹。

（二）适应证

（1）血管性出血时的止血。

（2）十二指肠乳头括约肌切开术后预防性应用以防止出血。

（3）内镜下息肉等切除术后较大创面或细小穿孔性病变的夹闭处理。

（4）病变组织部位的定位标记。

（三）方法

（1）器械准备：选择所需止血夹，并于体外与止血夹持放器相连接，然后缩入外套管内备用。在急诊情况下，如有条件应准备多套止血夹，以保证治疗时机。

（2）操作步骤：常规内镜检查，寻找确定并保证治疗部位视野清晰。在确认连接好的止血夹完全退入外套管内的情况下，由术者将止血夹经治疗通道送入消化道内。然后指导助手将止血夹送出套管外，随后缓慢将手柄内芯后滑以将止血夹张至最大张开度，必要时手柄继续后滑，张开度将逐渐缩小，并可通过旋转而调节止血夹的开口方向。对准、推压病变部位，助手用力将手柄内芯后滑直至听到"咔哒"声时表示止血夹已合拢。在确定止血夹与持放器完全脱离后，将止血夹持放器退出内镜治疗通道而完成操作。必要时重复以上步骤而可同时放置多枚止血夹。

（四）注意事项

（1）对于血管性喷血性出血的止血，宜将止血夹沿与可能的血管行径成一定角度的方向夹闭其周边的黏膜而非直接对出血的部位直接进行夹闭，以保证止血的效果。

（2）必要时尚可配合黏膜下注射以提高止血的效果。

（3）对于止血，多选用 135°的止血夹，以便能更容易地夹住黏膜，尤其易于夹住更深部位的黏膜；而 90°的止血夹可牢固地夹住黏膜，更常用于组织部位的标记。

（刘　翼）

第三节　内镜下硬化治疗术

（一）材料

（1）10ml 注射器、一次性内镜注射套管针（以短斜坡针头，针头直径 0.5mm，长度 5mm 为宜）。

（2）硬化剂：1%乙氧硬化醇（aethoxysklerol），5%鱼肝油酸钠或 95%无水乙醇。

（二）适应证

（1）活动性食管曲张静脉出血：目的在于达到立即止血的效果。

（2）出血间歇期的食管曲张静脉：目的在于在消除食管曲张的静脉并纤维化食管壁黏膜下层组织，防止食管静脉再曲张。

（三）方法

术前应检查套管针的伸缩情况是否正常，用蒸馏水注射套管针以检查其通畅程度，并估算套管针的容量，再接上抽吸有硬化剂的注射器，将硬化剂推注入注射针至接近针头后备用。对于病情严重的病例，宜备有多根注射套管针以策治疗的及时性及安全性。

（1）硬化治疗方法有静脉旁注射及静脉内注射两种硬化治疗方法：对静脉旁的黏膜下层注射可达到对曲张静脉的压迫作用并可使食管壁纤维化，因而在协助消除曲张静脉的同时，也可预防新的曲张静脉的形成。而静脉内注入硬化剂可损伤曲张静脉的内皮，诱发血栓的形成，从而达到闭塞曲张静脉的目的。对于曲张明显的食管曲张静脉，以食管静脉旁注射联合静脉内注射的硬化治疗方法为佳，以免因静脉内注射过多的硬化剂而引起系统的副作用，并可提高局部硬化的治疗目的。

（2）针对曲张的食管静脉的直径的大小以及是否为活动性出血，注射方法有所不同。

对于曲张的静脉直径 >5mm 者，宜采用先两侧静脉旁黏膜下注射后再行静脉内注射的方法，具体为：①先常规检查以了解食管静脉曲张的情况，并注意有否活动性出血或新近出血病灶如血栓或红色征等，以确定首先应进行的治疗点。了解胃底有否曲张静脉、静脉曲张的程度及有否出血征，对于胃底静脉曲张明显尤其伴有出血征如活动性出血、曲张静脉溃烂伴血栓形成、红色征者，宜先处理胃底曲张静脉而暂缓食管曲张静脉的硬化治疗术；②于食管—胃接合部以上 3~5mm 的部位，寻找、确定要进行注射的曲张静脉旁注射点，在注射针头处于套管针外套管内的状态下，将注射套管针从内镜治疗通道送入并略伸出于镜端外，充分充气使食管壁充分舒张，将套管针直视下顶压于拟注射的静脉旁，由助手迅速将针头伸出而穿刺入静脉旁黏膜下，然后由助手注射硬化剂，在此同时术者一边继续进针，直至注射局部表现为灰白色黏膜隆起为止；根据术者的技术水平和操作习惯以及助手的配合因素等，也可采用确认注射部位后于镜端伸出套管针并先伸出针头，术者直接对准目标部位直接进针穿刺入黏膜后边进针边由助手推注硬化剂的方法，注射硬化剂的量仍以注射局部黏膜呈灰白色隆起为度；③以类似的方法对曲张静脉的另一侧静脉旁黏膜下进行注射硬化治疗；④在两个静脉旁硬化注射治疗点之间，穿刺曲张静脉，于静脉内注入 1~4ml 的 1% 乙氧硬化醇。注射过程中术者注意将注射针作小幅度地来回抽动调节以保证硬化剂注入于静脉内，并于退针过程中边注入 1% 乙氧硬化醇直至注射针完全退出食管黏膜为止，以减少退针后穿刺针眼出血的可能。如退针后仍有针眼出血者，可将内镜推入胃腔内，抽吸胃腔内积气与液体，利用镜身的作用压迫出血部位片刻，多能达到止血的目的；⑤再以类似的方式对同一平面上的其他食管曲张静脉进行硬化治疗。

对于曲张的静脉直径 <5mm 者，可直接采用静脉内注射硬化的方法。基本操作方法同上法，将注射针穿刺入曲张静脉后酌情注入 1% 乙氧硬化醇 2ml~3ml，注射过程中同样将注射针作来回抽动，一方面确保硬化剂注入于静脉内，另一方面针头刺伤曲张静脉的对侧壁后也利于硬化剂渗入曲张静脉周围而加强硬化的效果。对曲张静脉进行硬化治疗后，再酌情对

食管下段曲张的静脉间的静脉旁黏膜下注射少量的硬化剂以硬化食管壁，提高硬化治疗的长远效果，并可预防静脉曲张的再形成。

对于活动性的食管曲张静脉出血，首先应于出血点的远侧对出血的曲张静脉进行硬化剂注射处理，同样提倡联合应用静脉内及静脉旁黏膜下注射的办法。活动性出血时治疗视野往往并不理想，以及患者往往病情危急，甚至较为躁动及有呕吐等因素，注射治疗难度较大，因而有时根据具体的情况而选择先静脉旁或先静脉内的注射方法。作为紧急止血的治疗，硬化剂的用量相对较大，尤其是部分病例在静脉内注射过程中部分硬化剂可随血液从出血部位流出者，具体用量因人而异。对于注射治疗后出血部位仍有渗血者，可采用以上办法，将内镜推入胃腔内，抽吸胃腔内积气与液体，利用内镜镜身压迫协助止血，而非盲目地追加注射。完成对出血部位的止血及硬化处理后，再依患者当时的状况及对患者的整个治疗方案评估后决定是否同时于食管下段对食管曲张静脉及食管壁进行硬化处理。

患者应于第一次硬化治疗后的第7天再复查内镜，以了解硬化治疗后的食管情况，及时发现及处理可能引起早期再出血的情况，酌情作第二次硬化注射治疗。以后每周进行一次复查及治疗，直至曲张静脉完全消失为止，具体的治疗次数将因人而异。

患者确认曲张静脉消失后4周进行第一次随访复查，必要时再行相应内镜下硬化治疗。如复查时没有发现曲张静脉，随后的2年内间隔3个月，2年后间隔6~12个月、3年后间隔1年进行终生随访，以及时发现新形成的曲张静脉并进行硬化处理，防止再出血。

（四）注意事项

（1）作静脉内注射前，可将针头退入套管内，用套管前端触探以确定曲张静脉的最佳穿刺部位，然后再出针进行穿刺注射治疗，以提高静脉内注射的准确性及治疗效果。

（2）注意把握注射的深度及硬化剂的注射量，以减少术后出血、穿孔及食管狭窄的并发症的发生。

（3）对于病情较严重的活动性出血病例，止血应为治疗的终点，其他的治疗留待病情稳定后再进行。

（4）就单纯消除曲张的食管静脉而言，随着多连发套扎器的出现，内镜下硬化治疗术已逐渐为内镜下套扎治疗术所替代。若能在套扎治疗消除曲张的食管静脉后，再联合应用硬化剂治疗以硬化下段食管，将可起到预防曲张静脉再形成的作用，弥补单纯套扎治疗方面的不足，提高长期疗效。

（刘　翼）

第四节　内镜下栓塞治疗术

食管胃静脉曲张及其出血是临床中经常处理的危重急症，其首次出血病死率达20%~40%，反复出血病死率更高。近年来内镜下套扎或硬化剂治疗食管胃静脉曲张及其出血取得较好的疗效，而内镜下注射组织黏合剂止血效果最为理想，被认为是胃底静脉曲张出血唯一可选择的有效治疗措施。进口组织黏合剂（histoacryl）价格昂贵，在国内难以普及应用，而国产组织黏合剂DTH栓塞胶较为低价。

（一）器械与药物

组织黏合剂D–TH栓塞胶、碘化油、硅油、生理盐水；OLYMPUS XQ–204胃镜，内镜注射针（OLYMPUS MAJ - 66），镜端透明帽。

（二）方法

（1）术前准备：术前先给予患者及家属说明此项目的目的意义，取得患者的充分配合。必要时给予镇静药物及降低门脉压药物（奥曲肽）静滴，并备好三腔二囊管、床头心电—血氧饮和度监护。常规咽部麻醉。

（2）操作方法：用三明治夹心法快速注射，即将注射针充满生理盐水，刺入胃曲张静脉后，注入组织黏合剂1ml，再注入盐水（1ml生理盐水 + 组织黏合剂1ml + 0.5ml生理盐水），计算组织黏合剂全部进入曲张静脉后，助手迅速退针，继续用生理盐水冲洗。组织黏合剂用量判断：曲张静脉直径1cm约给予组织黏合剂0.5~1ml，原则上宁多勿少。观察注射部位，触之变硬，确认无出血后退镜，否则追加注射。整个注射过程要快速，合并多条曲张静脉可注射2~3点。注射后可见静脉增粗变硬，部分患者可见静脉破裂处冒出逐渐凝固变白的DTH栓塞胶堵塞。

（3）术后处理：常规禁食2d，给予奥美拉唑静滴抑酸及奥曲肽静滴降门脉压3~5d。给足能量体液治疗。

（4）追踪随访：治疗后1~24个月观察止血及再出血情况，1个月后复查2次胃镜观察DTH胶排出情况及曲张静脉消失情况。

（三）注意事项

（1）术前做好禁食和必要洗胃以及各种止血措施，确保上消化道清洁干净，视野清晰开阔。

（2）要充分清洁暴露好注射目标部位，可以通过冲洗或调整患者体位显露所希望观察的部位。

（3）找到目标部位注射针刺入曲张静脉后，助手要快速而有序地分层推注碘化油—DTH胶—碘化油液，推注过程时间不能超过6s，否则易造成注射针堵塞致注射失败；④注射完毕后即刻快速拔针并连续用生理盐水冲洗灌注注射针管，预防针管堵塞毁坏。

（刘　翼）

第五节　内镜下套扎治疗术

（一）材料

（1）多连发套扎器：由已安装了多枚橡皮圈的塑料帽及与之连结的扳机绳、扳机绳牵引钩和冲洗接头等部分组成。根据曲张静脉的大小及多少等情况可酌情选择目前市面上所具有的4连发、5连发、6连发及10连发等类型。

（2）尼龙绳圈套套扎器：其由连接于内镜前端带有前沿沟槽的透明帽、不同型号的尼龙绳圈套、安装尼龙绳圈套的内套圈、与内套圈相连接的控制套拉尼龙绳用的操作手柄、保护尼龙绳圈套用的保护套以及能与内镜治疗通道相连接的尖端套管等组成。

（二）适应证

（1）未行内镜下硬化治疗术的食管曲张静脉的快速消除治疗。

（2）食管曲张静脉首次破裂出血，未能进行栓塞或硬化治疗时的紧急止血治疗。

（3）尼龙绳套扎尚可用于消化道大息肉及黏膜下肿瘤的套扎治疗，或用于息肉高频电切除术前的蒂部套扎，达到预防及治疗术中及术后的出血。

当前常用的是多连发套扎对于曲张的食管静脉的快速消除治疗。本文以此为例进行阐述，除非有特别的说明。

（三）方 法

（1）按上消化道内镜检查进行术前准备，并注意患者的一般情况及肝肾功能状态及出凝血状态，做好可能出现的治疗后出血的相应的抢救治疗措施如备血、药物、三腔二囊管、吸痰设备等。

（2）先常规用内镜检查上消化道情况，确定需要进行的套扎静脉及其套扎点分布情况，留意有否活动性出血或新近出血病灶如血栓或红色征等，以确定第一点套扎的位置，同时注意了解胃底有否曲张静脉等情况。然后吸净胃内积气，退出内镜。

（3）改用装载好多连发套扎器的内镜进镜进行套扎治疗操作，或将内镜清洁后装载上多连发套扎器进行治疗操作。

（4）先从贲门附近开始套扎，不同条曲张静脉间的套扎点呈螺旋状向上的排列，同一条曲张静脉尽量以密集的方式进行套扎，但第二套扎圈以不影响第一套扎圈为度。如有高危出血位点如上面提到的红色征等，应酌情考虑首先套扎该部位或从该点的下方（曲张静脉的贲门侧），然后再按以上顺序进行其他位点的套扎。

（5）每一次套扎时应保持良好的视野，保证套扎器的透明帽正对曲张静脉后才进行负压吸引。吸引时以曲张静脉所在的食管黏膜能被完全吸引入透明帽至紧贴内镜镜面而致满视野为红色（也称"一片红"）时为最佳，此时才转动控制手柄，释放套扎橡皮圈，然后再保持负压吸引数秒钟，让套扎橡皮圈能完全回缩后才慢慢释放负压，必要时辅以充气以使套扎成球状的曲张静脉脱离透明帽。某些部位当吸引欠理想时，可在继续负压吸引的同时稍转动内镜镜身或将内镜稍为上下移动，将能达到更好地将目标吸引入透明帽的目的。如确无法将曲张静脉吸入时，应放弃对该点的套扎治疗，而非盲目地释放套扎圈而致曲张静脉的不完全套扎，从而引发可能的术后该处脱落后的大出血。

（6）全部橡皮圈套扎完，确认没有引发出血后退镜结束套扎治疗。必要时装载另一套套扎器对其他部位进行套扎，直至满意为止。

（四）注意事项

（1）强调第一点套扎应解决高危的出血点以免术中因该处的出血而影响整个套扎治疗操作过程。如术中该点已出现活动性出血，可直接对准该点进行吸引套扎。如因出血量大的视野无法保证时应果断退镜，然后直接用内镜进行观察，并探讨内镜下硬化剂注射或组织黏合剂注射止血的可能。如果整个内镜止血无法进行时，退镜后立即用三腔二囊管进行紧急临时压迫止血，然后积极寻找其他治疗方法如介入治疗、手术治疗或经颈静脉肝内门体静脉分流术等。

（2）有胃底曲张静脉出血或出血征的患者应先进行处理，然后再考虑进行食管 曲张静脉套扎治疗。

（3）术后应严密监测患者的生命体征，及早发现和处理可能出现的出血并发症。

（4）术后禁食 1 ~ 2 天，进行静脉内营养。然后酌情予流质饮食，一周后可进食低渣半流，以后逐渐过渡到软食。目的是防止因进食而导致被套扎的静脉过早脱落而引起大出血的危险。

（5）套扎部位一般 3 ~ 5 天开始坏死脱落，部分可能较长，具体因人而异。脱落后基底部遗留形成浅溃疡，2 ~ 3 周后覆盖上皮组织。因而，在套扎治疗后套扎结节将要脱落的时段，是患者出现术后大出血并发症的高危时期，应避免粗糙食物引起套扎结节的过早脱落，同时应保持患者大便通畅，避免大便过度用力，以及避免其他引起腹内压增加的动作如弯腰抬重物、从床上用力仰卧起坐等而加快套扎结节的脱落。

（6）术后 6 周左右复查内镜，进行第二次套扎治疗，直至曲张静脉完全消失为止。然后每 3 个月复查一次，2 年后 6 ~ 12 个月复查一次，3 年后终生每年复查一次。一旦发现曲张静脉复发，即再次进行根治性套扎治疗，必要时配合硬化治疗以加强治疗的效果及减少复发的机会。

（刘　翼）

第六节　内镜下高频电切除术

（一）材料

（1）高频电发生器：根据条件可选择不同类型的高频电发生器，均可产生电凝电流及电切电流，并根据需要可调整成不同比例的混合电流（电切电流 + 电凝电流）。高频电发生器有可粘贴于患者大腿或臀部皮肤的电极、可与治疗器械相连接的电极及与内镜相连接的电极。电流经相应电极通过治疗器械，达电切治疗部位，再经患者皮肤电极至高频电发生器而形成一个电回路。

（2）圈套器：由张开时可成不同形状如六角形、椭圆形或半圆形等的圈套钢丝、外套管及手柄组成。手柄有连接高频电发生器电极的对应插头，不同品牌的高频电发生器的电极与手柄插头接口可能有所不同，选择相应器械时应注意配套，并于治疗操作前先检查设备的兼容性及有效性。

（3）电热活检钳：类似于普通活检钳，手柄同样有与高频电发生器电极配套的插头。钳住组织后可行电凝而达到治疗息肉的目的，适应于较小息肉的治疗，电热活检钳杯内组织尚可送病理检查而获相应的病理学诊断资料。当手头没有电凝器时，没有张开的电热活检钳尚可作电凝器使用。

（4）切除物回收器：根据需要可选择三叉形、五叉形、鼠齿形或网篮形等抓持钳将切除的肿物抓住后从内镜治疗通道拉出或随内镜一起退出，有时直接用圈套器套住切除物后一起退镜。

（二）适应证

（1）消化道息肉的摘除。

（2）消化道黏膜下肿瘤的摘除。

（3）消化道病变的黏膜切除术。

（4）消化道可疑病变的大块切除活检。

（三）方法

（1）大多数的电切治疗可在门诊进行，肿物较大或有其他需要时可安排住院进行治疗。

（2）术前了解患者的全身状态及出凝血状态，必要时先行相应处理后方实施高频电切除术以减少出血等并发症的发生。

（3）胃肠道准备基本同普通内镜检查：手术时注意消化道的清洁，大肠息肉行高频电切除时应尽量避免使用甘露醇作为肠道清洁剂，以免因其在肠内分解而产生的甲烷及氢气等易燃性气体遇电火花而发生爆炸的危险。当患者服用甘露醇作为肠清洁剂而确需要行高频电切术时，应充分更换肠腔内的气体以策安全。

（4）电切除术前向患者解释手术的必要性及简单的过程，以取得患者的配合，可适当使用镇静剂，以减少患者的不适。对无法配合的少儿应在麻醉下进行电切除术。

（5）术时先检查整套治疗设备的功能是否正常，各种电极是否接合妥当，并将电切、电凝的脚踏开关置放于便于术者操控的位置。

（6）将治疗目标暴露于方便进行内镜下电切除治疗操作的位置，必要时变换患者的体位。根据治疗需要，将治疗器械经由内镜治疗通道进入消化道内，助手将圈套器（或其他治疗器械，下同）张开至合适的大小，套到肿物的合适位置，慢慢收紧圈套器，轻轻抬离于消化道壁，在肿物完全离开消化道壁的情况下进行电切除术。一般可先进行适当的电凝，然后用混合电流进行电切，必要时轮流交换进行，以确保在肿物被切除时基底能得到充分的电凝而减少出血的可能。具体的电凝及电切电流量据高频电发生器种类及按术者的习惯进行选择，并于术中根据情况随时进行更改，包括调整电切、电凝的电流量及应用混合电流时两者的比例等，以取得最佳的治疗效果及最大限度地避免并发症的发生。

（7）肿物被切除后检查切面情况，注意有否出血或穿孔等并发症的发生，以便得到及时的处理。

（8）如创面有出血，可用圈套器圈住残蒂进行电凝止血，或将圈套钢丝伸出少许后轻轻接触创面进行电凝止血，也可试用氩等离子体凝固术止血。对于搏动性的动脉出血，可用止血钛夹进行止血。对于蒂部较粗的大息肉，切除前可先用尼龙绳套扎蒂部，然后于套扎部位以外将息肉电切除。对于较大息肉圈套器无法完全套入者，在蒂部已用尼龙绳套扎的情况下，可分块将息肉进行切除。

（9）当术中发现有消化道小穿孔时，如病情许可，可试用止血夹对创面进行缝合处理。对于创面较深较大，有高度穿孔危险性发生可能者，也可用止血夹对创面进行缝合处理以减少穿孔并发症的发生。

（10）切除术后将肿物全部取出，分别送病理检查。大的切除物用抓持钳或圈套器抓住后随内镜取出，较小的息肉可用抓持钳抓住直接从治疗通道拉出，更小者可用纱布隔于负压软管及内镜间，然后进行负压吸引将切除物吸出至纱布时再取出。后两者方法避免了内镜拉出后再次入镜的不便，尤适合应用于在消化道较深部位进行治疗后尚需进行其他治疗操作者。

（四）注意事项

（1）因高频电需通过患者身体形成回路而发挥其治疗的作用，故不宜用于安装了心脏起搏器的患者，以免电流对起搏器的干扰而发生意外。

（2）电切时注意将被切除的肿物勿与消化道壁呈小面积的接触，以免出现被接触局部灼伤或穿孔的并发症。对于巨大的有蒂息肉，当息肉无法完全抬离消化道壁时，应使息肉与消化道壁充分接触，而使息肉蒂部被圈套器套住的部分抬离消化道壁，使该处与消化道壁的接触面减至最小再进行电凝与电切处理，以使高频电流的最大效应发生于被圈套的那小部分，从而达到电切除的目的及保证安全。

（3）当作黏膜剥离术时常单纯采用电切电流，以减少因电凝而致基底损伤，从而减少迟发性消化道穿孔的危险。

（4）可被高频电切除的肿物大小并没有严格的限制，具体应据患者自身的状态、肿物及根部的暴露情况，以及术者的技术水平而定。对于怀疑有恶变者，如有可能，建议还是采取整块切除作大块活检以提高病理检查的可靠性并达治疗的目的，不主张仅作单纯的活检。

（5）对于多发性息肉者，如无法将所有息肉一次性切除，应选择较大的、有恶变可能的及可能引起出血的息肉先进行切除。一次可切除息肉的多少应据息肉情况、术者技术水平及治疗过程中的情况而定。

（6）对消化道黏膜下肿物，如食管黏膜肌层平滑肌瘤，可直接用圈套器将肿物套取，并注意在瘤体能被完整套取的情况下，尽量减少被套取的组织，然后以电切电流为主的混合电流进行电切除术，多能将瘤体完整切除而不致明显伤及肌层。术前黏膜下注射高渗盐水或肾上腺素高渗盐水固然可能增加电切术的安全性，但对于较小的黏膜下肿瘤会因注射后而无法辨认而影响切除术的准确性。必要时可借助透明帽法进行切除，具体操作方法可参考本章内的内镜下消化道黏膜切除术。

（7）术后创面将会出现深浅、大小不一的溃烂，然后修复，整个过程可能需要2周左右的时间。在这期间，患者宜适当休息，根据病变部位及病变大小、性质，考虑禁食或先进食流质，再逐渐过渡到正常饮食，勿进食多纤维食物，保持大便通畅。注意观察有否消化道出血及穿孔等并发症，指导患者当出现异常情况时如何处理。

（刘　翼）

第七节　内镜下消化道黏膜切除术

内镜下黏膜切除术（endoscopic mucosal resection，EMR）是针对黏膜病变，如早期胃癌、伴有重度不典型增生的黏膜病变、大肠侧向发育型腺瘤、黏膜的可疑病变等，利用高频电切技术而进行的，将病变所在黏膜剥离而达到治疗目的或作大块组织活检而协助诊断目的的内镜下操作技术。

基本的治疗器材类似于高频电切除术，主要为高频电发生器及电切圈套器等手控系统。可酌情选用钢丝带齿的圈套、针状切开刀、前端带有绝缘体的切开刀等特殊器械。备内镜下注射套管针及肾上腺素、高渗盐水或生理盐水，应用配制成1∶10 000的溶液。部分病例可能会使用到专用的、可套合于内镜前端的透明帽，其前端内边带有小沟槽，用时圈套钢丝可屈曲于沟槽内，当病变组织被吸入透明帽后再收紧钢丝，套住病变组织，然后退离透明帽，确认圈套合适后进行电切。

术前准备同高频电切除术，由于需要实施该项手术时的创面往往较大，因而术前更应清楚患者的出凝血状态，如有异常，应先行纠正。

为确保病变部位的完整切除，术前可于病变周边黏膜下注射亚甲蓝或对周边黏膜应用高频电凝作为标志，然后于病变黏膜下注射1∶10 000的肾上腺素生理盐水或高渗盐水溶液，将病变部位完全隆起后用圈套器对病灶进行一次性或分次切除，或借助透明帽将病变组织吸引后圈套、电切。

黏膜下注射，一方面可将黏膜层抬起而利于安全地将病变所在的黏膜完整剥离，另一方面也有利于减少术后出血的危险。注射位点以利于圈套电切为选择，多选择近镜头端或其左右方，靶组织的周边正常黏膜处注射而使靶组织完全隆起，必要时可选择在远离镜端的靶组织的远侧进行黏膜下注射。尽量于一处注射而将靶组织完全隆起，以减少注射液流失的速度，必要时方进行多点注射。注射时注意靶组织能否完全隆起，如无法完全隆起，提示黏膜病变组织已有恶变，且已侵及黏膜下层，甚至固有肌层。如此时强行进行黏膜切除术，一方面可能无法将病变组织完全清除，另一方面易于出现消化道穿孔。故当黏膜下注射后靶组织无法完全隆起（抬举征阴性）时，禁忌作黏膜切除术，只单纯作活检并建议患者接受手术治疗。切出的标本应全部取出。分多次切除者，将标本取出后应尽量将其按原貌排列复原，固定后再送检，以便病理检查时能了解标本边缘的情况，尤其当切出来的组织有恶变情况时，复原后的标本对于判断恶变组织是否完全切除，以及制订进一步的治疗措施极为重要。

（刘　翼）

第八节　内镜下高频电凝固术

（一）材料

（1）高频电发生器：同高频电切术所用的高频电发生器。

（2）电凝器：有单极电凝器与双极/多极电凝器之分。单极电凝器是电凝探头与组织接触，电流由电极头经由接触面积较小的组织而产热较多，致使局部组织凝固，达到消灭息肉或凝固止血的作用。另有一种单极电凝器在电凝的同时可以喷洒清水或生理盐水，使电极头与被电凝组织间形成一层水膜，从而克服了单极电凝器在电凝后易于粘连损伤局部组织的缺点。双极电凝器是在电凝探头的顶端分隔开的一对电极，电流直接在电极之间形成回路，因而所通过的电流少，仅限于黏膜内，故对组织的损伤相对于单极电凝较小、更安全。多极电凝器则于探头有成对的 6 个纵向排列的电凝电极，任何一对电极与组织接触均会产生电凝作用，通过其顶端圆孔尚可喷入清水或生理盐水以冲洗、清洁病灶如出血病灶等，使治疗视野更为清晰。应用双极/多极电凝器时不需要在患者身上贴上负极板。

（二）适应证

（1）消化性溃疡出血的电凝止血。

（2）息肉或黏膜下肿物电切除术后创面渗血的电凝止血。

（3）息肉电切除术后边缘残留病变的电凝灭活。

（4）细小息肉的电凝灼除。

（三）方法

（1）先内镜检查，冲洗、清洁病变部位，并充分吸除病变部位及其附近的液体，使将要接受治疗的部位充分暴露。

（2）从内镜治疗通道插入已与高频电发生器相连接的电凝器，电凝器探头接触靶组织的瞬间通电，通电时间及电凝次数因人而异，以电凝部位组织发白为度。对于出血者以最终能止血为治疗的终点，如经多方电凝止血效果不佳时应考虑配合其他的止血治疗措施。应用双极电凝者于术中及术后可通过其孔道冲洗创面及协助电极与粘连的组织分离，也可通过喷入生理盐水肾上腺素液而加强止血的效果及利于发挥电凝止血的作用。

（四）注意事项

（1）与高频电切除术相类似，电凝术不宜应用于安装了心脏起搏器的患者，尤其是单极电凝者。

（2）操作时注意控制电凝时的电流强度及电凝时间，避免过分电凝而使组织损伤面过大、过深，从而发生术后再发出血甚至穿孔的危险。

（刘　翼）

第九节　内镜下氩等离子体凝固术

（一）材料

（1）氩等离子体发生器：由一个氩气源和一个高频功率源组成。

（2）手控系统：连接氩等离子体发生器，氩气经由中空的管道达到管道的末端，末端有与高频功率源相连接的高频电极。

（二）适应证

（1）消化道黏膜糜烂出血或消化性溃疡出血的凝固止血。

（2）电切除术后创面渗血的凝固止血。

（3）电切除术后创面周边残余病变组织的凝固灭活。

（4）消化道细小或扁平生长的肿物的组织灭活。

（5）肿物高频电圈套切除术后残余组织的灭活。

（6）向腔内生长的肿瘤组织的灭活。

（7）支架置放术后支架内增生组织的灭活。

（三）方法

氩等离子体凝固技术（argon plasma coagulation，APC）实际上是高频电凝固技术的改良，原理与单极电凝相似，只不过与组织直接接触的不是电极头本身，而是经过高频电电离后的氩等离子束而已。

负极板粘贴于患者身上，内镜下清洁、充分暴露治疗部位，将电极由内镜治疗通道送至治疗部位附近，慢慢接近治疗部位时通电。当高频电压达到一定程度、高频电极与肌体组织之间的距离适当时，通过电离氩气流而产生导电的氩等离子束，使高频电流能够在电极与组织之间流动，将高频电流的热效应传到相应的组织上而产生凝固效应，凝固效果均匀。

在凝固过程中，电极与组织没有直接接触。氩等离子束不仅可沿电极轴向直线扩散，还可以侧向，甚至"拐弯"扩散。根据物理原理，等离子束在应用范围内自动避开已凝固区（高阻抗）而流向尚在出血或未充分凝固的部位（低阻抗）。从而自动限制过量凝固，并能在大面积范围内达到均匀的凝固效果。其对被治疗组织由浅及深分别达到干燥、凝固及组织失活作用。

氩等离子体凝固技术与常规的高频电凝方法相比，在治疗消化道肿物方面具有多方面的优势：不直接接触肿物或创面；有效地制止大面积出血；连续性凝固，高频电流自动流向尚未凝固或未完全凝固的创面；组织损伤深度限制在3mm以内，不易导致薄壁脏器穿孔；氩气为保护性惰性气体，对机体无毒无害；无碳化现象，利于伤口的愈合；无汽化现象，减低了消化道穿孔的危险性；无冒烟现象，不致影响视线。

（四）注意事项

（1）因为应用的还是高频电原理，且为单极电凝固原理，故不宜用于安装了心脏起搏器者。

（2）操作过程尽量避免电极头与组织的接触，以免堵塞氩气管及因与凝固组织粘连而损伤创面。

（3）操作过程始终保持靶部位与电极头为最近距离，而其他部位尽量远离电极头，以达到最大的治疗效果及避免伤及其他正常组织。

（4）作为肿瘤组织及支架内增生组织的灭活治疗，可在短时间内反复多次进行操作，以达到最佳的治疗效果。

（邵丽春）

第十节　内镜下微波凝固术

内镜微波凝固治疗（endoscopic microwave coagulation therapy，EMCT）是一种以人体组织作为热源的内部加热方法，将电磁波频率介于高频电与激光之间的微波作用于局部生物体组织，以其很小范围的高温达到凝固治疗的目的。凝固过程缓慢，安全。其通过凝固，既可直接破坏肿瘤，又可产生 Thy-1 依赖的抗肿瘤免疫，有助于肿瘤的治疗。

采用波长为 12cm、频率为 2450MHz 的电磁波，功率一般为 20~60W，所需时间据采用功率及治疗目的而定。有别于外部加热的高频电凝与激光光凝微波电极有穿刺型与接触型之分：穿刺型较适用于小的隆起性病变尤其是黏膜下肿瘤（其可产生楔形组织凝固）；接触型—能在短时间内产生较大范围的组织凝固作用，适用于低的隆起性病变（如病变较浅的Ⅱb 型、Ⅱc 型和Ⅲ型胃癌），由于组织凝固浅，也适用于治疗狭窄性病变及术后狭窄的预防。

（邵丽春）

第十一节　内镜下激光治疗术

内镜激光治疗（edoscopic laser therapy）是利用激光照射机体组织表面时，能使组织原子或分子产生振动而将光能转化为热能，使组织及细胞温度升高。为外部加热治疗方式，依据温度升高程度不同而使被照射组织水分蒸发、组织蛋白凝固或组织汽化而达到治疗作用的治疗方法。

内镜激光治疗所用的激光有多种，临床上多用 Nd：YAG（掺钕钇铝石榴石）激光。Nd：YAG 激光的波长为 $1.06\mu m$，为近红外光的不可见光，穿透性强，能在单根石英光导纤维中传导。为使照射治疗准确，激光器配备有同轴的氦—氖激光（红色光）作为瞄准光。

内镜下激光治疗主要用于消化道宽蒂息肉、炎性增生性息肉的治疗、用于未被完全切除的消化道息肉或息肉切除术后复发者的治疗，也用于解除由隆起型肿瘤所致消化道腔狭窄或梗阻。对于息肉的治疗一般以 50~70W 的功率进行脉冲式照射，每次持续 0.5~1 秒，距离 1cm 左右。小息肉经一次照射治疗可消失，大息肉者需反复多次均匀照射方能达到治疗目的。较大者可分次进行激光治疗，合适的间隔时间为 3~7 天。

部分患者治疗期间有腹胀及腹部烧灼感。主要的治疗并发症为穿孔及剧痛。

（邵丽春）

第十二节　内镜下气囊扩张术

针对消化道不同部位，不同性质的狭窄，常采用不同型号、不同大小的气囊对狭窄部位进行扩张治疗。

气囊为高分子聚合物材料制品，常制作成长形，类似于香肠状，中间有可通过导丝的导管，另有导管与气囊相连可供注射空气、水或造影剂之用。气囊内注射造影剂后有利于在 X 线透视下了解扩张的过程及扩张效果。向气囊内注射时根据不同气囊特性，可选择注射器注射或用配套的压力器进行加压注射以达到更好的扩张效果。根据气囊的大小及性能，有可通过内镜治疗通道的气囊及只能通过导丝引导进入的气囊。当向气囊内注射空气、水或造影剂时，气囊可以膨胀至所标明的直径，当再增加压力时，气囊直径相对恒定而不会再明显扩大。故治疗时应根据病变部位、性质，以及希望达到的扩张大小而选择不同大小的扩张气囊，以便在达到最佳治疗效果的同时，尽量避免穿孔等并发症的发生。

气囊扩张术主要用于：①贲门失弛缓症；②食管—胃吻合口狭窄；③胃大部分切除术后胃—肠吻合口狭窄；④幽门管狭窄；⑤大肠切除术后吻合口狭窄；⑥胆总管结石取石前的十二指肠乳头括约肌的扩张等。

下面以贲门失弛缓症的气囊扩张术为例，阐述气囊扩张术的操作过程。

先经内镜检查及钡餐检查等确立诊断，并检查患者的出凝血功能状态。

术前患者应禁食 8 小时以上，部分食管潴留明显的病例可能需要禁食更长的时间，并于提前 1~2 天只进食流质，以保证术时食管内没有食物潴留。

术前先体外连接扩张气囊，加压后检查气囊有否漏气现象。

患者含服局部麻醉霜或咽喉部喷洒局部麻醉药，根据需要术前可注射适量的镇静剂及止痛剂以使患者能更好地耐受整个治疗操作，但止痛药用量不宜过大，以免掩盖可能出现的穿孔并发症。

扩张时可选择单纯在内镜监视下进行，也可借助 X 线透视监测下进行扩张。

术时先再次内镜检查以进一步证实贲门失弛缓症的诊断，并注意排除贲门及胃底的占位性病变引起的贲门狭窄，顺便检查整个上消化道的情况，注意除外食管—胃底静脉曲张等。如食管内仍有食物潴留，应尽量予以清除，使其进入胃腔内。

通过内镜治疗通道将前端有弹性可曲部分的金属导丝置入胃腔内，推出内镜，经由导丝将扩张气囊送到口腔附近时，于气囊上涂以润滑剂后送至贲门，经透视确认气囊中部位于贲门部位，然后用压力器对气囊充气，进行扩张。一般先试用较低的压力并注意观察气囊扩张过程有否明显的压迹，及观察患者的疼痛反映。可分别用 3Psi、4Psi、5Psi 压力分次进行扩张，每次持续 1 分钟，然后放气休息 1 分钟，并根据气囊膨胀情况及患者的反应调整压力的变更及最大扩张压力，直至充气后气囊压迹能完全消失为止。最后将导丝拉至扩张气囊导管的末端，再连同扩张气囊一起拉出体外。最后再次内镜复查，了解贲门扩张后情况，注意是否有活动性出血及扩张后黏膜撕裂或穿孔的情况，必要时于内镜下作出相应的处理。

如选择单纯内镜监视下进行扩张，则当扩张气囊送到贲门后，再送入内镜，达气囊的上端，在内镜的监视下进行扩张。内镜监视可以协助确定气囊所在位置是否合适，扩张过程中贲门及其附近的变化情况，以及气囊扩张的大致情况。

如扩张间歇期（气囊放气后）患者仍疼痛明显，应注意是否已发生了穿孔并发症。此时应立即停止扩张，可透视了解有否膈下游离气体或吞服碘水造影剂看有无食管外漏等穿孔征，拔除扩张气囊后用内镜检查进一步了解扩张后情况，指导进一步处理。

术后如有活动性出血，可酌情对出血部位喷洒药物或注射 1∶10 000 的肾上腺素溶液协助止血，必要时可用氩等离子体凝固术进行止血处理。当发现黏膜撕裂较深，有穿孔危险时，或发现细小穿孔时，可试用止血夹进行夹闭处理，或能达到治疗的目的而避免外科手术干预。如内镜处理失败，应尽快考虑外科处理。

对贲门失弛缓症患者进行贲门气囊扩张操作时，注意以下几点将有利于手术的成功及减少并发症的发生：①置入导丝后退出内镜的过程，应保证退镜与导丝的进入同步，以确保导丝末端达到胃腔内；②扩张过程保持气囊中部位于贲门位置，如加压过程气囊有下滑或上移现象，应予放气，调整气囊位置后再加压扩张，不要在气囊充气的状态下强行上拉或下推气囊导管试图调整气囊位置；③如继续加压后患者疼痛剧烈，但贲门仍无法扩张时，应考虑放弃而改用其他的处理办法，切勿盲目加大压力强行扩张。

对贲门失弛缓症有应用硅胶探条进行扩张者，但效果往往不理想，临床上仍以气囊扩张的效果较为肯定。

对于其他病变的气囊扩张操作，基本程序与贲门扩张相似，并根据病变情况选择不同的扩张气囊。经由内镜治疗通道的扩张气囊，则于内镜检查后先从治疗通道置入导丝至狭窄口以远消化道，再将扩张气囊沿导丝通过内镜治疗通道送达狭窄部位进行扩张。这部分患者由于狭窄口较小，内镜往往无法通过，因而无法清楚狭窄口以远的消化道情况，此时应极为小心地保证导丝位于消化道内，避免导丝误入异常通道，以确保扩张目标的准确性。针对十二指肠乳头括约肌进行扩张时，需利用十二指肠镜将导丝置入胆总管后再将扩张气囊送达目标部位进行扩张。

作为食管术后的食管吻合口狭窄的扩张，临床上多选择硅胶探条进行扩张治疗。

（石国梁）

第十三节　内镜下硅胶探条扩张术

临床上所用的硅胶探条扩张器为一组体部直径 5～19mm 不等的、前端部分呈锥形的中空可曲性硅胶制品，中空的通道可通过导丝。早期的硅胶探条没有刻度，改良后的探条上标有刻度，便于判断探条需要插入的深度。

探条扩张术临床上主要用于食管及贲门狭窄的扩张，主要包括：①食管术后吻合口狭窄；②食管癌、贲门癌放置支架前的扩张；③食管炎性狭窄；④瘢痕性食管狭窄；⑤放疗后食管狭窄；⑥直肠吻合口狭窄等。

按上消化道内镜检查要求作术前准备，并了解患者的凝血功能状态，如有异常应先行纠正处理。禁忌于病变部位炎症急性期或化学性烧伤 2 周内进行扩张。

以食管狭窄扩张为例，操作时：①先内镜检查了解狭窄部位具体情况及狭窄口距门齿的距离，尽量将内镜送入通过狭窄部位；②然后通过内镜通道置入导丝至狭窄部以远消化道，边送入导丝边退出内镜；③据狭窄口的大小选择第一条扩张探条，沿导丝插至所需深度对狭窄口进行渐进性扩张；④按大小顺序逐步更换扩张探条，直至认为合适的最大扩张探条，然后将导丝退至探条头端后连同探条一起退出患者体处；⑤最后内镜检查扩张效果及了解有否活动性出血及穿孔等并发症，必要时作相应的处理。

导丝应始终保证位于合适的位置。更换扩张探条时注意勿将导丝外拉移位，退出探条时应与导丝的推入同步，送入探条时注意固定导丝并推进探条，不要外拉导丝以免引起导丝向外移位。对于内镜无法通过的狭窄部位进行扩张时，更应小心确认导丝的准确植入，尤其是对于食管癌伴有溃烂而可能有异常通道时。对于此类患者，于 X 线透视下吞服泛影葡胺以了解正常通道的走向，然后在透视下，借助造影剂的指引将导丝置入胃腔内，再进行扩张。植入导丝的过程动作注意轻柔，过分的用力可能会使导丝误入异常通道或人为地造成异常的通道，从而可能会产生致命性的并发症。

（石国梁）

第十四节 内镜下食管内支架治疗术

内镜下食管内支架治疗术是在内镜下将金属食管内支架植入食管病变部位，从而解决患者的进食问题，提高患者的生存质量，或配合治疗食管—气管瘘者。

临床上食管内支架治疗主要应用于：①晚期食管癌伴食管狭窄者；②难于耐受手术的食管癌患者；③拟接受放射治疗的食管癌患者；④食管癌术后吻合口瘢痕；⑤食管癌术后复发伴狭窄者；⑥良性食管狭窄多次扩张后效果不佳者；⑦配合食管—气管瘘的治疗，尤其是癌性食管—气管瘘者。

术前注意了解患者对手术的耐受情况及凝血状态，对于体质较弱者应加强支持疗法，改善患者体质以提高其对手术的耐受性。充分禁食以使胃内充分排空。术前钡餐或吞服泛影葡胺透视了解病变范围、长度及狭窄的程度，有利于治疗措施的选择。

根据患者情况，可适当使用清醒镇静，如按 0.05mg/kg 的剂量静脉推注咪达唑仑，可以使患者能更好地耐受治疗。术时先以硅胶探条对狭窄部位进行扩张，至狭窄部位能放置支架然后保留导丝，估算应植入的支架的长度及下端应达到的深度，沿导丝将装载有食管支架的支架推送器插至预期的位置，植入内镜，在内镜监视下缓慢回拉支架外套管使支架逐渐释放而张开，完全释放支架后退出支架推送器，内镜观察满意后退镜，完成治疗。如在 X 线透视下释放支架，则于退出支架推送器后宜再用内镜观察支架放置情况，必要时尚可稍作调整。

术时依具体病例而选择不同类型及大小的支架。一般对于癌性狭窄，支架置入后应超过病变上下端各 2cm，即支架的长度应比病变的长度长 4cm 以上。目前可供选择的支架种类很多，术前应详细了解所要置放的支架的特点、性能及可能有所不同的操作方法，以确保操作顺利、安全地完成。对于癌性狭窄或食管—气管瘘的患者，宜选择带膜的食管支架。对于病变已累及贲门的患者，宜选用支架下端装有抗反流瓣膜的支架，以减少胃内容物术后向食管反流的机会。过长或过大的支架可能会增加术后患者的不适感觉。

尽管目前市面上有所谓植入后仍可取出的支架，但当病变为食管癌并经扩张后植入支架时，要想将其取出一般还是有相当难度的。因而术前在支架的类型、大小、长度方面，以及置入支架的准确性方面都应充分考虑。

术后宜暂禁食，建议禁食 12～24h，待支架完全膨胀开再予流质饮食，以后再逐步过渡到正常饮食。切勿过早进食，也不宜进食高纤维食物，以防堵塞支架及在支架植入的早期引起支架下滑移位。对于记忆合金支架，其遇冷时会回缩而易于移位或滑脱，患者应避免进食冰冷饮食，以防支架移位，甚至滑脱。

对于良性狭窄，应尽量采用扩张等手段而使狭窄问题得到处理，确实无法达到治疗目的时方慎重考虑食管支架的植入。

对于晚期食管癌患者，勉强的手术并不能延长患者的生存时间，手术可能反而增加患者的痛苦及经济负担，降低患者临终阶段的生存质量。对于这些患者伴有梗阻者，及时地施以食管支架植入将使患者能更好地享受相对正常的生活，避免了进食的痛苦及依靠静脉营养所带来的不良反应及经济、心理负担。部分患者植入食管支架后辅以适当的放射治疗或能部分缓解病变的进展程度。对于失去手术时机、未有明显梗阻而将要接受放射治疗的患者，适时、积极地植入食管内支架将有助于防止放射治疗后因病变部位的肿胀、食管腔进一步变窄而出现进食困难的情况。

（石国梁）

第十五节 经皮内镜下胃造瘘术、空肠造瘘术

经皮内镜下胃造瘘术（percutaneous endoscopic gastrostomy，PEG）及经皮内镜下空肠造瘘术（percutaneous endoscopic jejunostomy，PEJ）是在内镜引导及介入下，经皮穿刺放置胃造瘘管和（或）空肠营养管，以进行胃肠内营养和（或）进行胃肠减压的目的。相对于传统的通过外科手术的胃造瘘及空肠造瘘术，PEG 及 PEJ 具有操作简便、快捷、创伤小的优点，且只需要局部麻醉，从而减少了全身麻醉可能的危险及不良反应。

凡短期内经口进食有障碍，患者胃肠功能无异常，需要长期的管饲营养支持者，均有做胃造瘘，进行胃肠内营养的必要。对于有胃潴留而需较长时间的胃肠减压者，也可进行胃造瘘。主要的适应证包括：①中枢神经系统损伤引起的吞咽困难；②脑卒中、脑外伤、植物人；③头颈部肿瘤放疗或手术前后；④呼吸功能障碍作气管切开者；⑤食管穿孔、食道吻合口漏；⑥腹部手术后胃瘫、胃肠郁积者；⑦重症胰腺炎、胰腺囊肿、胃排空障碍者（胃肠减压的同时经空肠营养管供给营养）。

禁忌应用于门脉高压、腹水、腹膜炎、上消化道梗阻及内镜下透照无亮点者。胃大部分切除后，如残胃位于肋弓下，则无法从上腹部经皮穿刺到胃而进行胃造瘘。

目前有配套的胃造瘘和空肠造瘘管可供选择，如 Freka 经皮胃造瘘管有标准型（30cm，CH9，外径 2.9mm，内径 1.9mm）及通用型（35cm，CH15，外径 4.8mm，内径 3.6mm）两种规格。单纯作胃造瘘时可酌情选择其中一种，如需要进行 PEJ 时需要选择通用型胃造瘘管，以便配套的空肠喂养管（100cm，CH9，外径 2.9mm，内径 1.9mm）能够通过。胃造瘘管包装内除胃造瘘管和配套的固定夹、快速释放夹、固定螺丝及连接接头外，尚有一次性手术刀、穿刺针、双股导线。手术时尚需另外准备无菌手术包、皮肤消毒用品、注射器、局部麻醉药、圈套器等物品。附加的空肠喂养管尚有配套的导丝，以供推送喂养管之用。

整个造瘘的大致过程为：术前准备、选择腹壁穿刺点、消毒铺巾、穿刺点及其附近皮肤局部麻醉、穿刺胃并导入双股导线、用圈套器将导线接出体处、造瘘管与导线连接、放置胃造瘘管、固定造瘘管、放置快速释放夹、固定连接头、必要时经由胃造瘘管植入空肠喂养管至空肠上端。

具体的操作过程如下：①术前准备：包括空腹、口腔清洁、必要的预防性应用抗生素，并注意患者的凝血功能状态；②选择腹壁穿刺点并作皮肤消毒：一般选择左上腹肋缘下、中线外 3~5cm 处，常相对应于胃体前壁中下部，按常规充分消毒穿刺点及其周围皮肤并铺无菌巾；③穿刺胃前的准备：患者常取平卧位，床头略抬高。内镜进入胃后充分注气使胃壁充分向外膨胀。指压腹壁寻找最佳穿刺点。于穿刺点对腹壁各层注射局麻药进行局部麻醉，然后用手术刀对穿刺点作小切口并钝性分离至肌膜下；④穿刺胃并送入双股导线：内镜监控下将穿刺套管针穿入胃内，退出针芯，沿套管送入导线至胃腔，于内镜下用圈套器（或活检钳）夹住导线，连同内镜经食管退出患者口腔外；⑤将从患者口腔端拉出的双股导线与造瘘管头端的线圈牢固连接；⑥放置造瘘管：牵拉腹壁外的导线，将造瘘管经患者口腔拉入胃腔内，当造瘘管的圆锥形头端被拉至套管针内时会有轻微阻力，此时连同套管针一同拉出腹壁，直至胃内固定盘片紧贴胃壁，最好再次进入内镜协助确定位置的正确性；⑦固定造瘘管及连接头：用配套的固定夹固定造瘘管，使胃与前腹壁紧贴，并保持合适的松紧度；⑧装入快速释放夹，剪断造瘘管尾端，外接连接头而完成整个胃造瘘的过程；⑨如需进行 PEJ，则需置入通用型的胃造瘘管，然后通过胃造瘘管通道置入内腔装入导丝的空肠喂养管至胃腔内，于内镜下利用异物钳或圈套器抓持空肠喂养管的头端，协助将空肠喂养管送至空肠上端，再拔除喂养管内导丝，确认喂养管没有滑脱和在胃内打袢，以及确认喂养管通畅后，用内镜抽吸胃内积气后退出内镜，将喂养管与胃造瘘管按要求进行固定。

进行胃造瘘时，如采用 Russell 胃造瘘盘等，则参照以上办法，在内镜监视下，从腹壁穿刺入胃后，植入导丝，沿导丝切开皮肤至肌膜，用配套的、中间可穿过导丝并有外套管的特制扩张器（14Fr 或 16Fr），沿导丝旋转扩张进入，拔出扩张器，保留外套管，沿外套管插入气囊导管（12Fr 或 14Fr）至胃腔内，退出外套管，向气囊导管注气或注水，使其前端气囊膨胀后外拉使气囊紧贴胃壁，最后于腹壁外固定造瘘管。此法的优点在于造瘘管直接从穿刺部位插入，避免了从口腔进入的繁琐步骤，也减少了内镜进出的次数。另外，拔管时将气囊抽空后即可直接拔除，极为便利。

对于因术后因解剖位置改变，无法或不适应实施胃造瘘管而植入空肠喂养管的患者，实施 PEJ 时只能采用直接置管的办法，即将内镜深插至空肠部位（对于 BⅡ式胃大部分切除的患者，注意勿误入输入袢），选择距离腹壁最近的空肠，在内镜监视下，按 PEG 方法进行消毒、铺巾及局部麻醉后，从腹壁穿刺点穿刺入空肠内，拔出穿刺针芯，沿穿刺针外套管插入小肠营养管或鼻胆管至合适的位置，腹壁外固定。此法主要适应于肠功能正常、不能经口摄食的以下情况：①胃大部分切除术后，残胃位于肋弓下，无法经腹壁穿刺行胃造瘘者；②全胃切除，行食管—空肠吻合术后；③食管切除术后胸腔胃，严重的反流致反复呼吸道吸入者；④严重的反流性食道炎等。

术后可过空肠喂养管向空肠内滴注肠内营养液，并能通过胃造瘘管的侧向接头对胃内容物进行引流减压或向胃腔内注入液体进行冲洗等。必要时可于 X 线透视下向空肠喂养管注入泛影葡胺以了解其通畅度及管端置入的位置是否合适。勿使空肠喂养管在肠腔内打袢，如确无法继续将管端下送至更深的位置，应将空肠喂养管稍为回拉，使解除在肠腔内打袢的喂养管。如有必要，可选择每天将空肠喂养管从与胃造瘘管外端接合处向内推送数厘米的办法，借助肠蠕动的作用而使喂养管管端逐渐进入更深的位置。

如果患者仅有进食障碍而胃的蠕动功能正常，则选择单纯进行胃造瘘，直接将营养物灌注入胃腔内的办法进行胃肠内营养。如患者合并有胃动力障碍，或幽门、吻合口等部位食物通过有障碍但内镜仍能通过者，则同时植入空肠喂养管，以使营养液能直接达到肠内，并能同时对胃潴留液进行引流减压。

术后必须记录胃造瘘管于皮肤缘的长度刻度，及空肠喂养管与胃造瘘管接合的部位，便于日后的护理和及时发现造瘘管移位、滑脱的可能。造瘘管过紧将影响局部皮肤或胃壁的血液循环，有造成局部组织坏死的危险；过松则有发生胃内容物沿造瘘管边外渗而引发穿刺部位感染的机会。因而应保持造瘘管于合适的松紧度，以避免可能出现的并发症。

PEG 术后 24h 方可行胃内管饲，而 PEJ 术后即可进行肠内管饲。管饲时略抬高床头，管饲制剂、速度及管饲量应个体化。

造瘘管的日常护理：每日清洁造瘘管周围皮肤，经常用清水冲洗造瘘管以保持清洁与通畅。一般可每 8~12h 常规冲洗一次，每次管饲后冲洗一次，使用不同管饲制剂交替输注时先冲洗一次。

胃造瘘管停留至少应达 2 周，可达半年以上，必要时可拔除原造瘘管后从原部位更换造瘘管。如发现造瘘管向胃腔内滑脱，应按所记录的刻度并以牵拉以稍有阻力为度复位胃造瘘管，必要时于内镜监测下进行复位处理。

尽管可以通过直接外拉胃造瘘管而将造瘘管拔除，但此法可能使造瘘管部位创口增大，导致胃内容物外漏及有引起穿孔的危险。建议借助内镜的办法，于体外对腹壁及腹壁皮肤附近的造瘘管进行消毒，然后向胃内轻推胃造瘘管，于胃内用圈套器夹持胃造瘘管胃内蘑菇头部分，再将胃造瘘管外端外拉后用消毒剪刀贴紧腹壁剪断胃造瘘管，最后于内镜下将已圈套住的造瘘管内端连同内镜一起退出患者体外。对实施了 PEJ 的患者，则先将空肠喂养管从胃造瘘管内拔除后将依上述方法将胃造瘘管拔除。拔除胃造瘘管后，伤口可用凡士林纱布压迫，外盖纱布，胶布固定即可，大多不需特别的处理。拔除胃造瘘管后第一天最好不进食，第二天才从少量清流质饮食开始，逐渐过渡到正常饮食及逐渐增加进食的量，防止过早的过量进食而影响了造瘘口的愈合。

较之传统的鼻胃管或鼻空肠管营养，PEG 及 PEJ 有减少胃食管反流机会、减少患者鼻咽不适、维持患者仪表与自尊以及容易于患者在家庭中进行管饲的优点。因而，对于需要较长时间管饲患者，应积极地实施 PEG 或 PEJ，减少鼻胃管或鼻空肠管置入所引起的并发症，以提高患者的生活质量。

（石国梁）

第十六节　超声内镜下介导的内镜治疗

一、超声内镜引导下细针穿刺术

超声内镜引导下细针穿刺术（EUS-FNA）是发展最早的 EUS 介入技术，即在超声内镜实时观察和追踪下，用专用的穿刺细针对消化道壁内外可疑病灶进行穿刺抽吸活检，以进行细胞学检查。EUS - FNA 不同于体表超声等引导下的穿刺，因其从腔内进行穿刺，穿刺距离较短，同时避免皮下脂肪、肠腔气体和腹腔积液等因素的影响，能准确定位穿刺点，并能避开重要血管，所以成功率较高。此外，由于 EUS 具有较高的超声频率，其分辨率明显优于体表超声，可以显示更小的病灶，技术熟练的超声内镜医师可以对直径小于 5mm 的病变进行 EUS - FNA，这是目前其他任何影像技术指导下穿刺难以实现的。

1. 适应证和禁忌证

（1）适应证：目前应用 EUS - FNA 的靶器官主要包括如下几种。①食管旁淋巴结针吸活检；②胰腺、肾上腺占位病灶针吸穿刺；③纵隔肿瘤针吸穿刺；④结肠癌根治术后吻合口周围淋巴结穿刺活检；⑤上消化道周围性质不明的肿块（如腹腔内不明原因的肿瘤、淋巴结、肝左叶病变和左肾上腺肿瘤、胆管癌、壶腹癌等）；⑥消化道黏膜下肿瘤，尤其是胃肠间质瘤。

（2）禁忌证：EUS - FNA 的禁忌证如下几项。①患者缺少配合；②已知或怀疑内脏器官穿孔；③术者缺乏经验；④食管重度狭窄；⑤心、肺功能不全。

2. 术前准备

（1）患者准备：术前准备与常规超声内镜相同。检查前，需详细了解病史资料，了解患者的凝血功能和心肺功能等，最好先行常规胃、肠镜检查以作为参考。胃镜超声需常规禁食 6h，对怀疑有胃排空障碍或者幽门不全梗阻的患者禁食时间需延长；无论是采用咽部局部麻醉还是采用全身麻醉，术前均需口服去泡剂；肠镜超声则常规需进行肠道准备。为避免胃肠蠕动造成的干扰，术前可注射安定及 654 - 2 等药物。

（2）器械方面：常用于穿刺的超声内镜探头有两种类型，即线阵扫描型和旋转扇扫描型。最常用的探头为线阵扫描型，其扫描方向与穿刺针道平行，可以清楚显示针道，临床应用中根据不同的治疗目的选用不同类型的超声内镜。目前常用的穿刺针有 Wilson - Cook 针、GIP 穿刺针等。

3. 操作方法　按 EUS - FNA 常规操作方法将探头插至病灶附近，显示病灶及其周边血流分布情况，避开血管及重要结构，选择合适的穿刺路径以及穿刺深度。在超声引导下将穿刺针经管壁刺入病灶，在 10mmHg 负压下反复插抽 3 ~ 5 次；拔出穿刺针，将所抽吸出的组织液及组织碎片进行涂片，如果抽吸出组织条，则放入甲醛溶液中固定，并及时送病理科检查。如果抽吸物量和（或）形状不理想，则重复上述步骤穿刺 2 ~ 3 次。穿刺结束后观察穿刺点，如无明显出血，即可退镜，完成操作。

4. 术后处理　一般无特殊处理，术后可给予止血、抗感染等治疗。

5. 并发症　EUS - FNA 的并发症发生率较低，主要包括出血、穿孔、感染、吸入性肺炎等。

由于 EUS - FNA 取材仅能做细胞学检查，有时对病变性质难以做出正确的判断。近年来有人采用内镜超声下的切割针（trucut needle），可以在内镜超声引导下对病变进行切割活检，大大提高了取材质量，可以取得完整的组织条，进行组织学诊断。

6. 临床应用价值　EUS 具有超声探头频率高和对病灶分辨率高的优点，且探头能紧贴十二指肠壁和胃壁对胰腺各部分进行近距离的扫描，还可在水囊联合脱气水浸没的方法下能在探头与消化管壁之间形成良好的声场，因此，EUS 是目前临床上使用的各种影像技术中对胰腺显示最好的方法之一。

二、超声内镜介导下细针注射术

EUS 介导下细针注射技术（EUS – guided fine – needle injection，EUS – FNI）是在 EUS 引导下将药物通过穿刺针注射到病灶局部，以达到预期的治疗目的。目前使用较成熟技术的有 EUS 介导下的腹腔神经丛阻滞（EUS – guided celiac plexus neurolysis，EUS – CPN）和 EUS 介导下注射肉毒杆菌毒素治疗贲门失弛缓症等。

（一）EUS 介导下的腹腔神经丛阻滞（EUS – CPN）

慢性胰腺炎及晚期腹腔肿瘤（如胰腺癌等）所致的剧烈腹痛治疗比较困难，疗效差，临床上多使用中枢性镇痛药物，不良反应大，易成瘾。应用超声内镜介导将神经破坏剂注射于腹腔神经丛，可治疗此类疾病所引起的剧烈腹痛。腹腔神经节位于腹主动脉的前侧方，腹腔神经节与腹腔干根部的相对关系比较固定，在 EUS 下可以清晰显示，所以 EUS 可以较为准确地对腹腔神经节进行定位。在 EUS 介导下对腹腔神经节区域注射局部麻醉药、神经破坏剂或糖皮质激素，通过阻滞、毁损相关神经丛从而中断痛觉通路或消除局部炎症，达到止痛目的。

1. 适应证　一般来说，适合做 EUS – CPN 的患者为无法通过切除肿瘤来缓解疼痛的晚期肿瘤患者，并且给予非侵入性治疗方法（药物镇痛等）疗效不佳者，慢性胰腺炎顽固性疼痛的患者等。

2. 术前准备　同一般胃镜超声检查，常用阻滞剂为无水乙醇、丁哌卡因等，有时可加入少量糖皮质激素等。

3. 操作方法　EUS – CPN 操作：用超声探头在胃内显示腹主动脉后，沿腹主动脉追踪至腹腔干，以彩色多普勒加以证实。显示肝总动脉和脾动脉位置后即可确定腹腔神经丛，用穿刺针经胃后壁穿刺至此区域后，回抽确认为穿刺入血管后即可在腹腔干两侧注入阻滞剂。注射后超声影像显示云雾状高回声区即成功。

4. 术后处理　一般术后禁食 6h，常规应用抗生素，若无不适则无需特殊处理。术前及术后 48h、1 周、4 周、12 周填写视觉疼痛类比量表（VAS）进行评分，评估疗效。

5. 并发症

（1）腹泻：由于 CPN 阻断了交感神经，使小肠运动加强，导致患者产生严重的腹泻。

（2）低血压：CPN 阻断交感干可使血压下降，引起体位性低血压，多为短暂性，可通过补液及血管加压药物加以改善。

（3）酒精中毒症状：表现为脉搏增快、面红、出冷汗等，少数患者可引起神经损伤，严重者可引起半身不遂、脊髓缺血等。

（二）EUS 介导下注射肉毒杆菌毒素治疗贲门失弛缓症

应用线阵扫描型超声内镜引导可准确地对食管括约肌注射肉毒杆菌毒素，最大限度地阻断神经—肌肉接头，以达到治疗贲门失弛缓症的目的。与一般内镜下注射相比，EUS 引导可以准确将肉毒杆菌毒素注射入增厚的肌层内，疗效更可靠，是治疗贲门失弛缓症安全、微创的方法之一，可作为贲门失弛缓症扩张治疗的补充。

（三）内镜超声介导下肿瘤局部注射治疗

利用其准确定位的特点，近年来有学者提出将其应用于肿瘤的局部注射，这无疑为肿瘤的治疗又提供了一种崭新的手段。EUS 引导下肿瘤的局部注射主要针对失去根治手术机会或术后复发的上消化道及其周围的恶性肿瘤，如某些纵隔肿瘤和胰腺肿瘤等。化疗药物或其他抗肿瘤药物采用局部注射的方式可以提高局部治疗的效果，减少用药剂量，减少药物的毒性反应。EUS 引导下不仅定位准确，而且穿刺路径短，大大减少损伤和药物外漏造成的并发症，尤其是采用有多普勒功能的 EUS，可以应用彩色血流图或彩色多普勒能量图了解病变周围的血管和肿瘤的血运情况，以减少血管损伤。局部注射的药物一般分为两种：①免疫治疗药物：免疫治疗是新兴的抗肿瘤疗法，通过生物学效应调节剂（biological response modifier，BRM）直接或间接修饰宿主—肿瘤的相互关系，从而改变宿主对肿瘤细胞的生物学应答，抑制肿瘤生长。通过超声内镜将 BRM 直接注入肿瘤内为消化系统肿瘤治疗提供了新的疗法。Chang 等报道 8 例不能手术切除的胰腺癌患者，在超声内镜介导下用 22G、10cm 穿刺针将同种淋巴细胞培养液准确注入胰腺癌内，结果 3 例患者肿瘤缩小，生存期中位数为 13.2 个月（4.2~36 个月），未见剂量相关的毒性反应；②基因治疗药物：可以将携带抑癌基因的腺病毒载体注入瘤体内进行基因治疗。Bedford 等将携带野生型 p53 基因的腺病毒载体 Onyx-015 通过超声内镜介导注入胰腺癌内获得成功，结果 21 例患者中 4 例肿瘤缩小，67% 的患者生存期超过 6 个月，无胰腺炎、出血等并发症。超声内镜引导下胰腺癌免疫及基因治疗是近两年来胰腺肿瘤治疗的新进展，为中晚期胰腺癌的治疗提供了新思路，具有广阔的临床应用前景。

三、EUS 介导下射频切除技术（EUS-RFA）

经皮射频消融术适用于局灶性肿瘤组织的摧毁，特别是肝实质性肿瘤和肝血管瘤等。其他的治疗方法还包括冷凝、微波、光动力、激光和无水乙醇注射等。在 EUS 介导下，将带有射频发生器的穿刺针刺入深部肿瘤组织内，然后以射频高温使肿瘤组织发生坏死从而达到治疗目的。EUS 介导消融治疗有望被用于治疗小的胰腺内分泌肿瘤、不可切除的晚期胰腺癌及肝左叶肿瘤。

四、EUS 介导放射性粒子植入技术

放射性粒子组织间照射是一种治疗恶性肿瘤的新兴治疗手段。对于无法行切除术的晚期胰腺癌患者，术中在胰腺植入放射性粒子 ^{125}I 可以有效缓解癌性疼痛，延长患者生存时间。EUS 因其创伤小、相对安全等方面的优势为粒子植入技术的开展创造了良好的条件。

1. 操作方法　　常见的放射性 ^{125}I 密封粒源直径为 0.5~0.8mm，可选用 19G 以上穿刺针。操作时对病变处进行多切面扫查，全面了解肿瘤的位置、形态、大小及肿瘤与周围血管、组织的关系，选择最佳穿刺点及穿刺途径。用彩色多普勒了解肿瘤血供情况，避开胰腺内血管、胰管及周围重要组织，通过穿刺针穿刺植入。针尖达瘤体远端 0.5cm 处植入第一枚粒子，每退 1~1.5cm 植入一枚粒子直至近段瘤体边缘。更换针道后按上述方法继续植入，平均每个针道植入 3~4 枚粒子。放置完毕后超声多切面扫查粒子在瘤体内的分布情况，稀疏处可补充种植。

2. 并发症

（1）胰瘘：可伴发腹腔感染，严重者并发脓毒血症。

（2）胃肠道反应：因植入粒子离胃、十二指肠较近，可引起放射性炎症，出现不同程度的胃肠道症状，如恶心、呕吐等，并可能形成胃、十二指肠溃疡。

五、EUS 介导下的胆胰疾病引流技术

（一）胰腺假性囊肿胃内置管引流术

胰腺假性囊肿多发生于急、慢性胰腺炎和胰腺创伤以后，若不治疗可引起破裂、出血、感染、压迫周围器官造成梗阻等并发症。外科手术引流是最常见的治疗方法，疗效确切，但并发症较多。超声内镜介导下胰腺囊肿内引流术是近 10 年来胰腺假性囊肿治疗的最新技术，1992 年 Grimm 等首先在线阵扫描型超声内镜介导下，成功进行了胰腺假性囊肿胃内置管引流术。1998 年 Vilmann 等应用大孔道治疗性超声内镜行胰腺假性囊肿—胃内置管引流术，并成功放置 8.5Fr 内支架。近年来在有条件的大型医疗中心，超声内镜引导下胰腺假性囊肿内引流术已逐渐取代单纯内镜下引流术。

1. 适应证　超声内镜介导下胰腺假性囊肿胃内置管引流术的主要优点如下：①准确确定囊肿壁与胃、十二指肠壁的距离及其间是否存在较大的血管，以选择最佳穿刺点；②可清楚显示穿刺及置管的全过程，避免穿刺针刺透囊壁；③能观察到囊肿缩小及消失的过程，由此判定治疗效果。

目前适应证较为广泛。只要囊肿已经成熟，囊肿壁与胃肠道壁之间的最短距离小于1cm，即使囊肿未突入胃腔造成压迫，也可在 EUS 介导下行穿刺引流术。感染性囊肿中也可通过超声内镜介导下胰腺囊肿置管引流术进行治疗。此外，还可放置鼻囊肿引流管（naso-cystic drainage），通过引流管注入抗生素冲洗囊腔，作为一种临时性引流措施，鼻囊肿引流疗效确切，操作相对简便，感染控制后还可再更换内支架，进一步引流囊肿，促进囊肿消失。

2. 操作方法　术前可行体表超声、CT 等检查了解胰腺囊肿与周围脏器、血管的毗邻关系。超声内镜显示病灶并找出胃壁与囊肿的最佳穿刺点及穿刺途径。以穿刺针穿过胃壁及囊肿壁，若穿刺困难者可应用针形切开刀穿刺。将导丝沿穿刺针道在 X 线引导下送入囊肿内，沿导丝置入支架后可见棕色囊液经支架胃内端流出。术后按常规予以禁食、抗感染、补液处理。

3. 并发症　其主要并发症包括出血、穿孔等。

（二）超声引导下胆管引流

经十二指肠逆行胰胆管造影（ERCP）以及相应的支架治疗在解除胆、胰管梗阻方面作用显著，但有 10% ~15% 的患者因为十二指肠乳头的通路被阻断（如肿瘤浸润、压迫等），ERCP 较难开展，而经皮肝胆管穿刺造影及引流（PTCD）并发症较多且外引流十分不便，此时 EUS 可发挥其不可替代的作用。在 EUS 介导下选择合适的位置，避开血管，将穿刺针刺入胆管，并置入导丝，再通过导丝将支架置入，从而使胆道狭窄得到解除。

在胰胆疾病引流中，EUS 的作用主要是介导穿刺，由于 EUS 可以清楚显示穿刺路径，减少血管损伤；同时，胃肠道内引流也可以减少感染的发生。因此，EUS 介导下的引流技

术在将来的应用会越来越广泛。

（石国梁）

第十七节　内镜下胆管塑料支架引流术

相对于内镜下鼻胆管引流术，内镜下胆管塑料支架的植入将免除了患者口口因及鼻腔的不适，也不至于影响患者的进食及仪表。但其植入后无法观察到胆汁的引流情况，无法进行冲洗等，在进行治疗选择时应进行综合的、充分的评估。

适应证基本同鼻胆管引流术，尤其适用于：①胆管结石而患者无法耐受手术，及不宜进行 EST 及内镜下取石术者；②作为胆管结石手术前的准备；③恶性肿瘤所致的胆道梗阻，未确定能否进行手术，或未决定植入金属支架者；④胆漏患者的较长时间的引流；⑤良性胆管狭窄扩张后的内支撑及引流，必要时可于适时植入多个支架以增加对狭窄部位的扩张效果及引流质量。对于有胆管引流需要，伴有食管胃底静脉曲张而不宜进行鼻胆管引流的患者，可考虑于谨慎操作下，植入塑料支架进行胆管引流。

临床上使用的胆管塑料支架有不同的形状、大小及长度，术时根据情况选择合适的支架。操作时尚需使用与胆管支架相匹配的支架推送器，其包括内支撑导管及其外的推送管，两者在操控端可相互固定。其他器械基本同鼻胆管引流术。

于进行 ERCP 确立诊断：①明确胆管塑料支架引流术的必要性及可行性，并将导丝植入至预定位置，必要时先用胆管扩张探条对狭窄部位进行扩张；②选择所需胆管塑料支架，安装于与相匹配的支架推送器及保护支架倒刺进入内镜治疗通道的保护管；③抬起内镜的器械抬举器，将安装好的支架及推送器沿导丝由内镜治疗通道送入，并注意利用保护管保护支架倒刺进入内镜治疗通道。当感觉有阻力时，放下抬举器，继续送入推送器，至其置管导管送出内镜外，再抬起抬举器，利用抬举器将内支撑导管推入胆管内，然后再放下抬举器，送入推送器，再抬起抬举器将内支撑导管进一步送入胆管内，如此反复，直至达到理想深度；④释放推送器的内支撑导管与推送管间的固定钮，保持内支撑导管位置不变，利用推送管将胆管支架依上述方法送至胆管预定位置，保留支架末端倒刺及其以下部分于乳头外的十二指肠内；⑤于推送器顶住支架末端的同时，将内支撑导管及其内的导丝退出，直至内支撑导管完全脱离支架后可见胆汁涌出，再将整个推送器连同导丝一起拉出内镜外，最后将内镜退出而完成胆管支架置入引流术；⑥对于肝门部肿瘤累及左右肝管者，须同时植入两个支架，分别至左右肝管病变部位以上，方能达到满意的引流目的。如无法同时进行左右肝管置管，应争取将支架植入右肝管内，以引流更多的胆汁。但由于右肝管分支前的肝管相对较短，肝门部肿瘤易于累及右肝管的多个分支，从而影响右侧肝管支架的引流效果，此种情况下将单个支架植入左肝管对于胆汁引流及改善肝脏功能可能更为有利。植入双支架前须先将两根导丝分别植入左右肝管内，并据需要对胆管狭窄部进行适当的扩张。建议将第一个支架植入操作相对较为困难的肝管，常为左肝管，然后再沿另一导丝植入另一支架。操作过程中注意保持导丝的位置，防止因导丝移位脱出而影响操作。为防在植入第二个支架时引起第一个支架的移位，可于植入第一个支架后退出支架推送器而保留导丝，以利于支架移位时的调整。

当引流不再需要，或支架出现阻塞时，应于内镜下利用圈套器、网篮或鼠齿钳抓持支架后从内镜治疗通道拉出，或随内镜一同退出。

必要时于拔除被阻塞支架后，在内镜下，按上述方法，植入新的支架。但部分病变部位高度狭窄的病例，拔除支架后诊疗器械通过狭窄部位可能很困难。如能利用 Soehendra 引流器转换器，将能在拔除支架的同时，保持原胆管通道，便于沿原通道植入新的支架。其基本步骤为：①将万用导管＋标准导丝送入内镜通道，调整内镜使万用导管前端插入支架开口内，或将标准导丝稍推出于万用导管外，在导丝的协助下将万用导管插入支架开口内；②捻进标准导丝使其进入支架内，在透视监测下将导丝送入肝内胆管，保留导丝并退出万用导管；③沿导丝插入与支架内径一致的 Soehendra 引流管置换器；④当置换器前端达到支架开口时，使镜端远离支架开口并调整内镜位置，以使置换器与支架保持同一轴向，将置换器轻推至支架开口并稍加压力，用手按顺时针方向旋转置换器，直至置换器前端嵌入支架内；⑤透视下保持导丝位置不变，将支架随置换器一同退出内镜治疗通道；⑥沿导丝植入新的支架。

（石国梁）

第十八节　内镜下胆管金属支架引流术

对于无法实施根治性手术的恶性胆管梗阻者，应争取植入胆管金属支架以达到更持久的引流效果，并避免多次更换胆管塑料支架的麻烦，及因塑料支架的引流不畅及容易堵塞性而可能导管感染，进一步加重患者病情及经济负担。部分顽固胆管良性狭窄的病例，可慎重考虑金属支架的植入引流。

金属胆管支架的类型多种多样，并不断得到改进以更适应于临床的需要，支架张开后直径可达 0.8～1.0cm，有的可达 1.2cm，长度规格多种，并有带膜与不带膜的支架，可根据情况选用。

不论何种将金属支架，出厂前均被压缩在支架推送管上，套以限制其张开的外套管。推送管中间可通过导丝，前端有不透 X 线的数个标志，利于操作时的定位。外套管上有可连接注射器的接头。使用前轻揉并稍弯曲支架部分，并经外套管上的注射器接头注入生理盐水达支架部位，以利于支架的释放。

先常规进行 ERCP，确认病变部位，并利用造影导管或切开刀导管内的导丝测量病变段的长度，以及病变上缘至乳头开口处的距离，作为选择支架长度的依据。如将支架完全植入于胆管内，则选择的支架以越过病变的上下两端各 2cm 为度。如果要将支架末端露于乳头开口外，则以支架植入后超过病变上缘 2cm，露出于乳头开口 1cm 为度进行选择。

多数肿瘤性狭窄者植入金属支架前需用扩张探条进行扩张。而对于要将支架末端露出于乳头开口外的病例，支架植入前实施 EST 可减少支架压迫胰管开口而影响胰液的排泄。

将装有金属支架的推送管沿导丝从内镜通道送入，至内镜抬举器时放下抬举器，推出推送管，再将抬举器上抬，借助抬举器将推送管逐步推入胆管内。于 X 线透视下将支架推至预定位置后，助手释放支架推送管与外套管的连接，在保持推送管位置不变的同时，后退支架外套管，缓慢将胆管金属支架释放，直至支架完全张开后小心地将支架推送管、外套管及导丝退出内镜通道，吸引胃肠内积气后退出内镜。

支架部分张开后如位置过高，可将整套系统下拉而调整了支架头端的位置。但部分张开的支架没法再向上方推进，此点应予注意。释放支架前应将支架头端处于宁高莫低的位置，以留有调节的余地。一些支架在张开达一定的限度前，通过回拉支架推送管可前推外套管可将部分张开的金属支架缩回至套管内，调整时较为方便。

带膜的金属支架可限制肿瘤向支架网眼的生长而延缓支架被堵塞的速度。支架被堵塞后，可于支架内植入另一个枚金属支架，或植入单个或多个塑料支架以解除梗阻。

肝门部肿瘤者，宜于左右肝管内各植入一个金属支架。植入的方法类似于塑料双支架的植入，先于左右肝管内各植入一根导丝，再分别植入金属胆管支架。仍选择难于操作的肝管植入第一个支架，然后再植入另一个支架。有厂家已开发出支架中部有较大的网眼，先将支架植入一侧肝管（如左肝管）后，通过位于另一侧肝管（右肝管）开口的支架网眼将另一个普通金属支架植入右肝管，而使植入的两个金属支架呈 Y 形结构。其优点是，不会出现两个支架于肝总管狭窄部相互挤压而影响引流，但左肝管的胆汁只能通过右肝管支架的网眼引流，另外支架没能带膜，以及大的网眼可能利于肿瘤的向内生长，容易导致支架的堵塞。

（石国梁）

第十九节　内镜下鼻胆管引流术

内镜下鼻胆管引流术（endoscopic nasobiliary drainage，ENBD）是通过十二指肠镜，将鼻胆管置入胆管合适部位，最后从患者一侧鼻腔引出，达到对胆管阻塞部位或病变部位以上胆汁引流至体外的内镜下治疗方法。通过鼻胆管，尚可进行反复胆管冲洗以协助治疗，并可经鼻胆管注入造影剂直接进行胆管造影，已成为胆管短期引流的常用方法而广为内镜医师所接受。

ENBD 主要应用于：①急性梗阻性化脓性胆管炎；②急性胆源性胰腺炎；③胆管结石合并感染的外科术前或内镜取石术前引流，或乳头括约肌切开及取石术后为防止结石残留或乳头水肿梗阻时，或行胆管结石震波碎石前；④胆囊切除术或肝移植等胆道术后出现的胆漏或吻合口狭窄，或创伤性胆漏或胆管局部狭窄；⑤原发性或转移性肿瘤所致的胆道梗阻；⑥胆管的良性狭窄。

凡有 ERCP 禁忌的患者，不宜实施 ENBD。另外，由于引流管需经由胃腔及食管，故不适宜于有食管胃底静脉曲张的患者。后者确需进行胆汁引流时，可考虑在谨慎操作的情况下，置入胆管支架进行内引流处理。

根据病变情况及治疗需要，可选择不同类型及大小的鼻胆管。临床上常用的鼻胆管前端有直形、弯曲及猪尾形之分，直径常为 6 Fr ~ 10 Fr，以 8 Fr ~ 10 Fr 最为常用。

在实施 ERCP 及必要的 EST 基础上，根据病变性质及、部位以及治疗需要，选择所需的鼻胆管，检查其通畅性：①于内镜下借助切开刀或造影导管等，将引导导丝植入预定的鼻胆管引流部位以上；②在保持内镜器械抬举器抬起的状态下，将鼻胆管沿导丝送入，至有阻力时，放下抬举器，将鼻胆管送入肠腔，再抬起抬举器，将鼻胆管送入胆管，如此反复，直至鼻胆管达到理想位置后，退出导丝。将鼻胆管送入胆管的操作应依靠抬举内镜的器械抬举器而完成，操作的方法是：在放低器械抬举器的同时，术者将鼻胆管向内镜通道推送，然后抬举器械抬举器将已送入肠腔内的鼻胆管推入胆管内；③继续送入鼻胆管的同时，同步退出内镜。此时应在透视监测下进行，以防鼻胆管滑脱移位。内镜退出后，助手应固定好引流管防止其移位；④将鼻引导管经一侧鼻腔进入咽喉部后，术者用手指感觉并将其带出患者口腔外，或在照明下用外科持物钳将鼻引导管钳住后随其向鼻腔内送入的同时拉出患者口腔外，保持鼻胆管没有扭结，及鼻胆管与鼻引导管没有交叉的情况下，将鼻胆管插入鼻引导管约10cm后，两者一同从患者鼻腔拉出。于鼻胆管将近完全缩进口腔时，术者用左手中示指夹住鼻胆管的靠近胆管部，在保持鼻胆管没有扭结的情况下，于右手将鼻胆管从患者鼻腔外拉的同时，左手辅助鼻胆管回缩至咽喉部并维持其成直线状态。于透视下调整鼻胆管，使其勿在胃内打弯，并在胃内及十二指肠内形成理想的盘绕圈。胃内的鼻胆引流管应位于胃小弯位置；⑤将鼻胆管固定于引流管通过的鼻孔的同侧面部。先用胶布将鼻胆管固定鼻翼，并使其不要压迫鼻腔，再将鼻胆管扭转使打弯成圈后套于患者耳朵上，再用胶布固定于面部。这样可保证鼻胆管不易于被牵拉而移位、滑脱，也能减少患者的不适感；⑥鼻胆管外接引流袋或引流瓶，必要时可采用负压引流，以减轻胆管内压力。

对于肿瘤或炎性狭窄，鼻胆管通过有困难者，需于进行鼻胆管引流前先对狭窄部位进行扩张。根据狭窄程度及将要植入的鼻胆管的大小，采用不同规格的胆道扩张探条对狭窄部位进行扩张。一般以与鼻胆管相同或相近大小型号的扩张探条扩张后即可植入鼻胆管。对狭窄严重者，可从小型号的扩张探条开始进行扩张，逐渐过渡到理想的规格，然后再植入鼻胆管。扩张前先植入导丝作为引导，沿导丝将扩张探条扩张标志跨越狭窄部以上，停留片刻，必要时来回数次以增加扩张效果。退出扩张探条，保留导丝，再沿导丝植入鼻胆管。

对于左肝管或右肝管进行引流时，可选用专门针对左肝管或右肝管引流的直头形鼻胆管，插至左肝管或右肝管病变部位以上进行引流。

（石国梁）

第十五章　ERCP及胆道内镜介入治疗

第一节　概述

经内镜逆行胰胆管造影术（ERCP）是20世纪60年代后期发展起来的一项崭新的内镜诊疗技术，最初用于胰胆管疾病的诊断。自1973年、1974年Kawai及Classen分别报道乳头括约肌切开术（EST）以来，内镜诊治胆胰疾病的范围日益扩展。1979年安戎、周岱云、鲁焕章相继把此技术引进国内，技术水平也不断提高。20余年来，随着影像学技术的不断发展，就诊断而言，磁共振胰胆管成像术（MRCP）已逐步取代ERCP，成为胰胆管疾病诊断方法的首选，其具有无创、无放射线照射、不需造影剂等优点，是观察胰胆管结构的良好方法，而ERCP逐渐转向胰胆管疾病的治疗。内镜技术的问世被誉为是医学史上的一次革命，具有划时代意义。更大的变革在治疗方面，产生了"内镜外科"和"微创手术"的新概念，由于内镜技术的介入，胆胰疾病的诊治已经进入了一个精密检查和治疗的新时代。

回顾ERCP治疗胆胰疾病的历史，EST是内镜外科的典型代表，开创了内镜外科的先河，目前已成为胆管结石的主要治疗手段，并还衍生出很多相应的治疗方法；1975年竹胺、中村等人介绍了经口胰胆管镜诊疗技术，同年川井等开展了内镜鼻胆内引流术（endoscopic nasobiliary drainage，ENBD）治疗化脓性胆管炎；自1976年相继报道了经十二指肠镜套取胆道蛔虫；1980年Soehendra首创经口经十二指肠乳头的胆管内引流术（retrograde biliary drainage，ERBD）；1982年Siegel报道了胰胆管狭窄的经十二指肠镜下的水囊胆管扩张术；1983年Stantiz创用对乳头括约肌损伤较小的有望可取代部分EST的经内镜十二指肠乳头气囊扩张术（endoscopic papillosphincter balloon dilatation，EPBD）治疗胆总管结石和十二指肠乳头狭窄；1985年他又创用了药物松弛十二指肠括约肌后行内镜下非EST胆管取石的技术；同年Carrasco等率先将原用于血管内的可膨胀式金属支架应用于胆管狭窄的治疗（endoscopic biliaymetal stent drairrage，EBMSD），1989年始在世界范围内广泛用于胆管恶性梗阻的减黄治疗。近年随着腔内超声技术的发展，相继开展了胰胆管内的腔内超声检查（intraductal ultrasonography，intraductal ultrasonography，IDUS），这些技术弥补了ERCP仅能观察管腔形态，不能观察壁内或实质内病变的缺陷。上述十二指肠镜技术单独或联合应用已成为诊治胆道疾病的重要手段。当前胆道外科疾病的治疗形势是：胆总管结石和十二指肠乳头狭窄的80%可用EST（或EPBD）或配以相关技术从胆管取出结石；良性胆道狭窄的70%左右可用内镜下气囊扩张术或经皮经肝胆管内置导管扩张术来处理；晚期的胆管恶性梗阻可用经十二指肠镜或经皮经肝的胆管置管内外引流术缓解症状，提高生存质量；重症化脓性胆管炎和胰腺炎常需先行EST（或ENBD）治疗；部分胆肠吻合术后再狭窄可用经皮经肝的气囊扩张术或置管术，或十二指肠镜下吻合口气囊扩张术来治疗。

（石国梁）

第二节　内镜下逆行胰胆管造影术

ERCP 即内镜下逆行胰胆管造影，是将十二指肠镜插至十二指肠降段，找到十二指肠乳头，经内镜活检孔道插入一造影导管，并进入乳头开口部、胆管或胰管内，注入造影剂，做 X 线胰胆管造影。ERCP 是一种无创或微创肝、胆、胰系疾病重要的诊治方法。

ERCP 对胆总管结石的诊断准确率为 92.1% ~ 94.6%，肝内胆管显影率为 86.6%，诊断符合率 96.6%，ERCP 表现为胆管充盈缺损，不同于肿瘤之不规则狭窄。ERCP 不仅可直观胆石的大小、数目、部位等，而且可进行活检及细胞学检查。ERCP 在早期诊断胆管癌方面明显优于 B 超及 CT 检查，其诊断符合率达 90.3%，高于 B 超的 80.7% 和 CT 的 85%，并能清晰地显示胆道系统的全貌，对治疗及手术方案选择有重要价值。ERCP 可为 87% 的 Oddi 括约肌功能紊乱（sphincter of oddi dysfunction，SOD）患者找到其阳性病变，如胆总管和/或肝内、外胆管残余结石占 36.1%，胆总管炎性扩张或狭窄为 17.6%，胆囊管残留过长为 6.5%，胆道损伤 1.8%，ERCP 检查可作为继发性 Oddi 括约肌功能紊乱病因诊断的首选方法。ERCP 可对慢性胰腺炎的病变部位、范围和程度做出诊断，其阳性率和准确率均较高。一组 ERCP 诊断的慢性胰腺炎 64 例，其中重度慢性胰腺炎 11 例，中度 28 例，轻度 25 例，ERCP 表现为胰管不整、扩张、结石、梗阻、狭窄和/或囊肿，以及胆总管胰腺部狭窄等。由于胰腺癌多起源于胰管上皮细胞，故早期就可引起胰管狭窄或梗阻、扩张和移位，所以 ERCP 对发现早期胰腺癌有重要意义。胰头癌时可引起胆总管、主胰管梗阻，出现"双管征"影像，ERCP 诊断准确率高于超声扫描或 CT，可达 95%。通过 ERCP 收集胰液做脱落细胞学检查，对胰腺癌诊断阳性率可达 75%。ERCP 是确诊乳头壶腹癌的首选方法，可见乳头不规则隆起、糜烂、坏死、溃疡及呈菜花样改变等，并可进行活检及内镜直视下刷取细胞取得病理证实。乳头部良性病变最常见为十二指肠乳头旁憩室，ERCP 可直视憩室的大小、形态、乳头及开口方位等。

ERCP 术后胰腺炎各种不尽相同的定义导致了概念的混淆。Testoni 和 Bagnolo 分析这些定义，提出建议：ERCP 术后 24h 内的腹痛及血浆淀粉酶高于正常值上限的 5 倍是发生 ERCP 术后胰腺炎最可靠的指征。他们建议制定更好的标准，因为按照上述标准，只有 41.7% 的患者在 ERCP 术 48h 后仍有腹痛及高淀粉酶血症。

ERCP 术穿孔率约 1%，死亡率约 16% ~ 18%。Stapler 尝试制定处理穿孔的系统原则。他将穿孔分为 I ~ VI 型。大多数的穿孔（78%）均在 ERCP 术中得到诊断。回顾性研究发现，十二指肠周围的穿孔发生了 14 例，8 人先行保守治疗，6 人行手术治疗，先行保守治疗的 8 人中有 3 人以后又进行了外科手术。在手术组与非手术组均有一名患者死亡。作者提议医生应掌握两种治疗方法的特点，结合患者全身情况，制定有针对性的治疗方案。ERCP 术后患者出现腹痛的原因主要有：①胆石症发作或梗阻。ERCP 术中可能将肠内细菌通过导管带入胆道内而引起急性感染，或由于胆总管结石发生嵌顿梗阻而出现腹痛。但一般胆绞痛较轻，经常规治疗后症状可缓解；②术后胰腺炎。这是 ERCP 术后最主要并发症之一。当造影注入胰管时，由于压力过大或剂量过多，常可引起上腹部疼痛，停止注射后不久疼痛即消失，但多无严重后果。有 20% ~ 73% 病可出现一过性血淀粉酶升高，但不伴有急性胰腺炎的临床表现，不能诊断为注射性胰腺炎；若同时有腹痛、发热、血白细胞数增高等表现，则可诊断为注射性胰腺炎，经对症治疗 3~5d 即可恢复正常；③化脓性胆管炎及败血症。是最严重的并发症，多发生于胆管明显狭窄或梗阻者，尤其是用高压注射造影剂强行通过狭窄段，狭窄以上的扩张胆管过度充盈而引流不畅，使感染易于扩散常在造影术后 48~72h 内发生寒战、高热、腹痛、黄疸加深，严重者可出现中毒性休克。应尽早进行胆管减压和胆汁引流术，是挽救患者生命的主要治疗方法。

（石国梁）

第三节　乳头括约肌切开术

一、适应证逐渐扩大

急性化脓性胆管炎 EST 应作为首选方法，而且要求应在 24h 内行紧急 EST。特别是病情基本稳定，结石不大且数量不多，EST 后能即时清除结石者，如果病情不稳定或估计取石耗时多，可先行鼻胆管引流，待胆管炎控制后再做处理。胆总管合并胆囊结石可考虑实施腹腔镜胆囊切除术（LC），也可行 EST 取石。

二、插镜插管技术的改进

目前 ERCP 插镜、插管技术已基本标准化，但仍有约 5% 的患者插管失败。许多学者做了有意义的尝试，如硝酸甘油能安全有效提高操作成功率，且无明显副作用；术前进行 ER-CP 操作难度分级，有助于术前对患者的准确评估及术后留置鼻胆管、各项临床处理方案的制订；常规 ERCP 失败后可在超声内镜引导下胆管穿刺并进行胆管插管、引流；LC 时探查胆总管并放置胆管支架可提高术后 ERCP 的成功率，减少并发症。

三、取石方法的改进

内镜下激光碎石：用 Nd-YAG 激光器碎石。①非接触法：将光导纤维距结石前 5mm，正面瞄准结石。胆固醇结石为（70~80）W×2s，胆色素结石为 70W×0.5s，反复照射直至破裂；②接触法：将光导纤维末端直接触及结石表面照射 15 W×10s，反复照射直至破裂。Neuhuaus 等报道应用新型激光系统（lithognost 激光）有自动瞄准结石系统，即使不在直视下，也不会损伤胆管；③电气水压碎石（EHI）：最好采用双孔道胆道镜，从活检通道滴注生理盐水，使之充满胆道，另一管道以恒压吸引，防止胆道压力过高，用双导共轴电极，瞬时通过高压电流放电，高热使水气化，产生冲击波，传至结石使之破碎。传浩洪等报道 EHI 治疗 24 例肝内胆管难取性结石，于术后 4~6 周内 T 管窦道或胆肠吻合皮下预置空肠盲祥置入胆道镜，将碎石电极经胆道镜操作孔道，电极前端需伸出镜端 10mm，直抵结石表面，胆道内须充满生理盐水，实施碎石，需要时隔 3~5d 可再次行 EHI，碎石成功率 100%。

四、操作技术的改进

乳头部结石嵌顿，使受压乳头开口朝下，可将乳头勾起开口顶端，能顺利插入胆总管。也可用针状切开刀在结石上方乳头表面做一切口，并逐一将乳头切开。亦有用自制先端导管仅 2mm，刀弦长 1.5cm 切开刀，插入时将镜面靠近乳头用抬举器用力推送切开刀，可将乳头逐一切开。乳头狭窄无法使切开刀深入胆管，可用针状切开刀于乳头开口部11~12点钟方向做一预备性切口，并逐一切开括约肌，至能看到胆管开口。预切开属高风险操作，并发症发生率约12.5%~14%，随着ERCP操作水平的提高，预切开例数也将减少，但该技术仍有其重要地位：一项包括4097例内镜下乳头括约肌切开术的研究报道，目前5.3%的病例仍需使用针状刀行预切开。经内镜乳头气囊扩张（EPBO）治疗胆总管结石，按常规ERCP证实胆总管结石<1cm，经造影导管将斑马导丝插入胆总管，然后移去导管，沿斑马导丝将头端带有气囊的5FY导管（气囊长5cm，直径0.8cm，导管长180cm）插入，气囊中部恰好在乳头狭窄区，注入无菌生理盐水，使气囊扩张持续2min，回抽生理盐水，间歇30s后可再行扩张1~2min，一般可见乳头被扩张部位有少许渗血，然后取出气囊导管取石。姚礼庆等报道成功率96.5%。Staritg采用1.5cm直径气囊，可望取出>1.0cm结石，但对部分胆总管不扩张或轻度扩张，若用>0.8cm气囊，易造成胆总管损伤或后腹膜气肿。EPBD的远期疗效，术后乳头括约肌狭窄，结石复发有待进一步观察，周岱云则提出：结石应<0.6cm，数量≤5枚为宜。EPBD并发症较EST为低，因保留乳头括约肌故无肠胆反流之弊。乳头旁憩室：以往被认为是EST危险因素。切开时应注意以下几点：①切口切忌偏向憩室方向，始终与憩室保持一定距离；②对胆总管壁隆起不明显者，可通过导管向胆管内注入生理盐水，使之膨起后再行切开；③对无隆起的憩室内乳头，其壁内段胆总管甚短，可应用气囊导管扩张后取石；④乳头位于憩室底部时，选用推式切开刀；⑤对双侧憩室间乳头，切开刀应沿着两憩室间隆起的十二指肠胆总管皱襞，循序切开。目前已认为乳头旁憩室行EST是一种安全、有效的，能替代外科十二指肠胆总管吻合术。

国外学者对胆总管结石患者行内镜下括约肌切开术（EST）后长达18年的随访发现复发率为5%~24%。EST的长期并发症包括：胆总管结石、乳头狭窄、胆管炎、胆囊炎。Khandekar和Disario回顾了对EST、括约肌成形术、乳头切开术后胆胰管开口狭窄的所有腹痛患者的治疗。手段包括：再次EST和支架置入。内镜治疗对100%的胆管狭窄、57%的胆管/主胰管狭窄、33%的副胰管狭窄的患者有效。故认为内镜疗法缓解由于胆管狭窄引起的疼痛比缓解由于胰管口狭窄引起的疼痛更为有效，而长期放置胰管支架后由支架导致的病变可能是这些患者预后不佳的原因。加拿大研究小组报告6名患者出现的远期并发症：胆道狭窄主要发生在十二指肠壁后，从胆道开口处出现不同距离的狭窄。他们推测这是由于切开对胆道上皮的直接损伤、继发感染和纤维化造成的。所有患者均进行了型号、直径逐渐增加的支架置换：以2~4个月为间隔，直到2或3个10~11.5F的支架置入。所有患者的狭窄均得到解除。取出支架后，随访两年，患者未出现症状。

（石国梁）

第四节 治疗性胆道镜检查术（TBE）的应用

TBE在进入21世纪后取得了不少重要的进展，但在进步神速的同时，仍然面临不少挑战，有许多问题尚待解决。目前的研究也开始关注TBE与腹腔镜技术的比较，肝移植后胆道并发症的处理及成本效益问题。

一、TBE 中的麻醉

良好的麻醉是 TBE 成功操作的前提。目前苯二氮䓬类应用最为广泛，但新药层出不穷，有效改善了麻醉效果，减轻了药物不良反应，减少了患者不适。Krugliak 等通过以脑部 X 线检查法为基础的技术来比较咪达唑仑与异丙酚的麻醉效果。发现服用咪达唑仑的患者室性心动过速极为常见。两组患者的术后遗忘作用均很好，但服用异丙酚者对手术的耐受性更好，术后苏醒时间更短。故认为异丙酚应作为 ERCP 术的首选麻醉剂。Wile 等双盲对照试验研究了在 ERCP 术术前常规使用氟哌利多的效果。他发现使用氟哌利多后患者可减少服用 25% 的地西泮和哌替啶，还可显著减少插管时以及术后的恶心、呕吐，增加患者在术中的顺从性及术后的遗忘作用，且术后苏醒时间并未延长。目前为止，尚未发现其对锥体外系及血流动力学有副作用。故推荐常规使用氟哌利多作为 ERCP 术麻醉的辅助用药。

二、TBE 的插管

使用设计合理的导管后，深部插管的总成功率已达 95%。在深插管的同时，使用括约肌切开器将成为最佳选择，因为这可避免使用标准导管。Schwacha 比较了标准导管与括约肌切开器在胆总管深部插管中的成功率，发现后者初次插管成功率（84%）显著高于前者（62%）（P = 0.023）。而且，在初次插管失败的患者中，标准导管组换用括约肌切开器则成功率提高到 94%，而括约肌切开器组换用标准导管成功率只提高到 88%。现已发现全身或局部应用硝酸甘油可以松弛 Oddi 括约肌。有人在乳头表面应用硝酸甘油，以观察是否有助于胆总管插管，结果发现：在乳头表面给予 10mg 硝酸甘油后，60% 的患者的乳头自发性张开，没有发现全身反应。而在给予碱盐泻药后只有 20% 的患者的乳头张开。而且，无论是插管次数，插管时间，还是括约肌预切开率两者均差异显著。但由于局部应用硝酸甘油的短效性（只有 3min 左右），局部使用硝酸甘油并不能有助于胆道插管，可加用硝酸异山梨酯以延长药效。但胆总管插管能否成功更多决定于乳头及胆道的形态，而非 Oddi 括约肌的运动功能。

三、TBE 的并发症

ERCP 术的并发症率约 5% ~ 10%，死亡率约 1%。一次大规模多中心研究探讨了与 ERCP 术相关的并发症及危险因素。尽管预切开率为 18.7%，并发症率仍只有 5%。经过统计学分析发现胰腺炎的显著危险因素包括年龄（不大于 60 岁），预切开术及残留胆石。值得注意的是，并未有何时应行预切开术的固定标准。研究表明，反复插管是胰腺炎的危险因素，而不是预切开术本身。就出血而言，其危险因素是预切开术和 Vater 壶腹乳头开口处的狭窄，此二者可能相互影响，因为乳头狭窄者多需要预先切开括约肌。

（石国梁）

第五节　经内镜胆管引流

一、外引流

若乳头插管困难，则先做 EST，后将特制导管通过内镜活检通道送入胆管梗阻或病变的近端，使胆管引流畅通（ENBD），可预防 ERCP、EST 后胆道感染。对化脓性胆管炎，不仅引流亦可进行灌洗，注入抗生素，其效果完全可以取代紧急外科手术引流，Lai 等报道急性化脓性胆管炎，鼻胆引流组死亡率 10%，而外科手术组死亡率 32%（P < 0.05）有显著差异。对重症患者可在床边 B 超引导下行 ENBD。对无手术指征恶性胆道梗阻，可从鼻胆管内注入抗肿瘤药物如 5 – Fu。胆道出血，可在鼻胆管内注入止血剂。

二、内引流

EST 后由推管沿导丝推动塑料内置管送入胆总管（ERBD），其一端大部分送入胆总管内，另一端露于十二指肠，此适合不能手术壶腹周围晚期肿瘤患者，对胆总管癌另一端可置于 Oddi 括约肌上方，以防止十二指肠—胆道反流，容易发生感染。

三、金属支架引流（EMBD）

用于恶性胆道梗阻的姑息性减黄，但金属支架价格昂贵，操作有一定失败，为确保引流效果提出最好先用鼻胆管过渡引流，确实减黄有效，再改用 EMBE。

3 种内镜胆管引流各自优缺点。ENBD：操作简单，便于观察，特别适合化脓性胆管炎。但长期引流大量胆汁丢失，致水电解质紊乱。ERBD：更符合生理，但有较高阻塞率，采用 9Fr 内置管，平均通畅 3 月。EMBD：畅通期略长，但不易取出，肿瘤易从支架网眼中长入，仍有一定阻塞率，价昂贵。3 种方法可相互转换。

新型支架现状：塑料支架以聚四氟乙烯（Teflon）最佳，其摩擦系数小，胆泥淤积量小，由于 7 – 8Fr 支架直径 1 个月内 1/3 发生阻塞，故目前推荐 10Fr 支架，支架侧孔胆泥易淤积，改用无侧孔，增加倒刺为双排 4 个，不易移脱，金属支架肿瘤易通过网眼长入，Instent 公司研制 Endoccil 支架，缝隙小可预防肿瘤长入，还有可抓着金属丝一端，将支架拆除。

内镜下胰管支架引流术：内镜下胰管支架引流术（endoscopic retrograde pancreatic drainage，ERPD）即内镜下胰管支架置入术。近 10 年来，随着内镜技术的发展，胰管支架引流术在胰腺疾病内镜介入治疗中广泛应用，并因疗效确切、创伤小且安全而日趋受到人们的关注。胰管狭窄是慢性胰腺炎常见的形态学改变，可引起腹痛、胰腺炎反复发作及胰腺外分泌功能不足等。内镜下胰管内引流术已作为胰管狭窄的常规治疗手段并取得了良好疗效，插管成功率达 72% ~ 100%，放置支架后 70% ~ 95% 的患者疼痛可获得缓解。胰腺分裂症是较为常见的先天性胰腺解剖异常，ERCP 检出率为 2% ~ 8%，患者大部分胰液通过一个很小的副乳头排泄，副乳头基础压高于主乳头有助于诊断。胰腺分裂症的内镜治疗主要为放置支架引流，症状缓解率为 83% ~ 90%。同样，ERPD 也可用于胰腺假性囊肿和胰瘘的引流治疗。胰腺癌患者往往有严重的腹痛，主要原因是主胰管梗阻继发胰管内高压，因此，选择性应用内镜支架引流是控制胰腺癌患者梗阻性腹痛的一种安全有效的疗法。

（石国梁）

第六节　内镜下乳头括约肌气囊扩张术

EST 及内镜下胆管取石术毕竟是一种有创伤性的治疗方法，亦会引起相应的一些并发症，甚至危及患者生命。因此，近年已有报告在不破坏 Oddi 括约肌及保持乳头括约肌完整性的前提下，通过气囊导管扩张，扩大乳头开口，以便结石能顺利取出，其优点是保留了乳头括约肌正常生理功能，而不会引起 EST 后出血、穿孔等并发症。内镜下乳头括约肌气囊扩张术是近年来开展的一种新技术，有人报告在不切开乳头括约肌的情况下治疗 18 例胆管结石患者，结果结石全部被取出，结石大小为 2~10mm，平均 6mm，其中 7 例是在用气囊导管将乳头扩张后取出的，术后 1 例发生胰腺炎。多数学者认为，这种不做乳头括约肌切开而取石的最佳适应证为结石 ≤10mm，且无乳头及胆总管的狭窄，或对乳头括约肌切开高危患者（如胆总管不扩张等因素）的治疗。良性胆管狭窄，如硬化性胆管炎，手术胆管损伤所致狭窄，可将特制气囊导管充气扩张，持续 2~3min，可有效解除胆道梗阻。EST 还可以应用于原发性硬化性胆管炎的治疗。原发性硬化性胆管炎（PSC），是一种慢性胆汁淤积性疾病，涉及肝内外胆管，终发展至肝硬化、肝衰竭。尽管 ERCP 术可以明确诊断，还可对有明显狭窄者进行治疗，但其并发症率较高，尤其是感染。在一项研究中对考虑存在 PSC 的 83 名患者行 ERCP 术的早期并发症情况，有 9% 的患者发生并发症，胆管炎只占 2%。研究者认为对于无临床症状者，ERCP 术并发症发生少，而有症状患者则并发症率较高，但总体而言，ERCP 术仍是 PSC 有效的治疗手段。PSC 患者中有 15%~20% 有明显胆道狭窄，治疗方法包括球囊扩张以及短期内支架置入。球囊扩张易早期复发狭窄，而支架置入则还需取出，且有发生堵塞的危险，支架放置的最佳时间也不确定。Linder 和 Soderland 报道，尽管内镜操作成功率很高，仍有 1/3 患者发生胆管炎，且 50% 的患者临床症状无明显改善。随访中有 5 名患者死于胆管癌。对 71 名有明显狭窄患者的回顾发现，2 年随访中，球囊扩张后支架置入的效果并不优于单独行球囊扩张者。支架组的并发症和急性胆管炎的发生率较高。经皮支架置入者较内镜支架置入者并发症更多。Baluyut 回顾性研究了内镜治疗对 63 名 PSC 患者生存期的影响，发现只有 1 名患者发生胆管炎。尽管在 34 个月的随访中 5 人罹患胆管癌，但接受多次内镜治疗的患者其 5 年生存率明显高于预期的 5 年生存率。研究者认为内镜治疗对提高 PSC 和胆道明显狭窄患者生存率有益。亦有人认为成功的内镜治疗可延缓肝移植的时间，不过这提出一个新问题：这种延缓对很可能发生恶变的患者到底有益还是有害？由于目前早期发现胆管癌的技术缺乏敏感性，所以尚待研究。

（石国梁）

第七节　经内镜逆行胆囊插管溶石疗法

应用 TJF 型内镜，不需先行 EST，将导丝插入胆总管后沿导丝通过胆总管导管，注入造影剂显示胆道，将两管推至胆囊管、胆总管开口处，退出导丝，将胆总管导管钩住胆囊管开口，将内有导丝聚四氟乙烯管，沿导丝套入末端成猪尾状聚乙烯管，按鼻胆引流术的方式，将聚乙烯管另一端置于体外。药物灌注：以丙基叔丁醚（PTBE）最佳，溶胆固醇结石，时间2.5~16h（平均5.6h），结石溶解率95%以上，完全溶解率57%。

（石国梁）

第八节　胆总管结石处理

一、球囊扩张与 EST

胆总管结石的治疗方法，除 EST 外，内镜下乳头球囊扩张（EPBD）是很有潜力的替代疗法。其优点在于发生出血、穿孔的危险性小，能长期保持括约肌功能。但有报告显示球囊扩张后发生胰腺炎的可能性增高。Bergman 等观察随机行 EPBD 或内镜下括约肌切开以去除胆道结石后，胰腺炎（以上腹部疼痛及24h血浆淀粉酶升高3倍为标准）和无症状性高淀粉酶血症（以24h血浆淀粉酶升高3倍为标准）的发生率。他发现：尽管 EPBD 组需行更多的机械碎石术，两组的胆道结石清除率相等。每组均有7名患者发生胰腺炎。行 EPBD 组有23%者发生无症状性高血淀粉酶症，后者只有8%。故认为 EPBD 较切开术更易激惹胰腺，然而 EPBD 一般只会增加无症状性高淀粉酶血症的发生率，而不易导致胰腺炎。同一试验小组比较毕Ⅱ氏胃切除术后行 EPBD 或 EST 去除胆道结石的效果。发现在操作成功率、结石清除率、机械碎石率上两组无明显差异。内镜下括约肌切开组有3人发生术后出血，而前者只有一人发生轻症胰腺炎。研究者将这项研究与正常解剖情况进行对比研究，发现毕Ⅱ氏胃切除术后患者发生术后出血的危险性较大。因此对毕Ⅱ氏胃切除术后的患者而言，EPBD 是较好的选择。ERCP 术后胰腺炎各种不尽相同的定义导致了概念的混淆。Testoni 和 Bagnolo 分析这些定义，提出建议：ERCP 术后24h内的腹痛及血浆淀粉酶高于正常值上限的5倍是发生 ERCP 术后胰腺炎最可靠的指征。

二、ERCP 术与腹腔镜胆囊切除术（LC）

胆囊结石患者中的10%可有无症状性胆总管结石，其中只有10%~40%最终出现症状。LC 对胆道结石治疗的效果仍有争议。治疗方案包括：腹腔镜胆囊切除术前、术中或术后行 ERCP 术或 EST 加取石，或者手术探察（腹腔镜或开放手术）。上述方案各有缺点。最好的方案不仅要有效而且成本—效益比合理。Betdah 在 LC 术前将胆道结石患者分为高、中、低危组。高危组直接行 ERCP 术，中危组先行内镜超声检查，若发现结石再行 ERCP 术，这两组在行内镜检查及治疗后再行 LC 术。低危组直接行 LC 术。在高危和中危组各有78%和19%的患者发现有胆道结石。在平均32个月的随访中上述3组均未发现残余结石。意大利小组进行相似研究，术前将患者分组，与前一研究的差异在于：中危组的患者行静脉胆道造影或磁共振胰胆管造影（MRCP）而非内镜超声检查（EUS）。研究结果显示：此评分系统的敏感性、特异性、阳性和阴性预测值、准确性均大于90%，研究者认为，若此评分系统能应用于前瞻性对照研究，可能会提供一个更准确的患者分组标准。国外两个小组评估研究 LC 治疗胆道结石的可行性和有效性，每组患者均超过50人，但两组使用的方法截然不同。Lodice 应用 rendez-vuos 技术，患者取仰卧位，导丝通过胆道和乳头，进入十二指肠，切开器在导丝指引下插入行括约肌切开术，未发现短期并发症。Cemachovic 发现结石后，患者取俯卧位或左侧卧位，行 LC 术加 ERCP 术及括约肌切开取石术。不过有 8.8% 的患者需行预切开术，短期并发症率为 7%。两组报道操作成功率均为 94%，尽管平均操作时间较长，约 25min，但住院总时间同单纯行 LC 术者时间相同。因为其低危险性，高成功率，良好的成本效益关系，且失败后可立即行手术治疗，研究者推荐腹腔镜与内镜联合应用以治疗胆囊及胆道结石。但行 LC 时必须有内镜专家在场。Ammori 探讨了行 LC 时发现小胆道结石（直径小于 5mm）的处理。他观察了 22 名患者，其中 8 人行常规的 LC 术后 ERCP 术（A 组），另 14 名患者随访（B 组），只有在出现症状后才行 ERCP 术。他发现平均住院天数及费用以 A 组为高，但 A 组患者随访中未出现症状；B 组有 4 人在行 LC 术后 13 个月内出现症状，行括约肌切开取石术。由于随访观察对无胆管扩张的小胆管结石既安全又有效，研究者推荐其为首选方案。Urbach 讨论对行 LC 术发现胆道结石处理的成本效益问题。一般有 4 种方案可供选择：常规术前 ERCP 术；LC + IOC，然后腹腔镜下胆总管探察；LC + IOC，加 LC 术后 ERCP 术；随访观察（出现症状只行 LC）。研究发现后者由于可能有残余胆总管结石，因此最无效。这与上一研究的结果相矛盾。腹腔镜下胆总管探察是最有效和最经济的方法，若无相关专家在场则选择性术后 ERCP 术是第 2 好的方案，不过费用会增加。常规 LC 术前 ERCP 术不合算，除非发生胆总管结石的可能性非常大，至少大于 80%，由于这个研究模式的内在缺陷，我们仍需要做进一步的经济学分析和临床试验以比较上述方案的优缺点。

三、难治性胆道结石的处理

大胆道结石、肝内结石、靠近胆道狭窄处结石是胆道镜处理的难题。在运用常规处理方法（Forgarty 球囊扩张与 Dormia 篮取石）处理失败后，可考虑应用碎石术。目前机械碎石术应用最广，但体外冲击波碎石术（ESWL）和体内碎石术也常有应用。Sackmann 报道其用高能 ESWL 对 313 名内镜取石，包括机械碎石后仍残存结石的患者的治疗经验：所有患者均放置鼻胆管以引流胆汁。在行 ESWL 后，90% 的患者清除了胆道结石。结石的大小、位置及是否有胆道狭窄并不影响清除的成功率。主要并发症，如胆管炎，发生了 4 例；急性胆囊炎需行胆囊切除术 1 例；发生室性早搏需停止碎石术的 2 例。研究者提议 ESWL 可应用于对内镜取石术效果不好的患者。

尽管 Mirizzi 综合征的传统治疗手段是外科手术，但目前认为内镜治疗也可应用于 Mirizzi 综合征，尤其在不具备外科手术条件时。Tsuyuguchi 回顾了 25 名 Mirizzi 综合征患者胆管镜治疗的有效性及远期结果。2 名 I 型和 23 名 II 型患者应用子母镜系统进行操作。前者手术均告失败；而后者除对残留胆囊结石的处理不成功外，手术效果很理想。术后 44 个月的随访发现：12 名患者无胆囊结石，5 名患者有胆囊结石但无临床症状（1 年后 1 名患者死于胆囊癌），6 名有大胆囊结石的患者中 4 人发作急性胆囊炎。研究者认为胆管镜对 II 型 Mirizzi 综合征患者既有效又安全，若不存在大的胆囊结石则提示预后较好。Sugiyama 和 Atomi 报道了 22 名年龄大于 90 岁的胆总管结石患者行 EST 的成功率及并发症，其中有 91% 的患者有其他的慢性并发症。研究发现总结石清除率 86%，并发症仅 5%。研究者认为 EST 对高龄患者也是安全有效的。

（石国梁）

第九节　恶性胆道狭窄的内镜治疗

　　Klatskin瘤，即肝门胆管癌（包括主要的肝门汇合区 – BismuthⅡ～Ⅳ型）在内镜治疗中遇到的难题主要是由于操作引起的细菌性胆管炎。Klatskin瘤患者术前行MRCP检查有助于内镜治疗。根据MRCP显示肿瘤侵犯胆道的程度可将肿瘤分类，而不用冒注射造影剂的危险。Hintze分析了35名BismuthⅢ～Ⅳ型肿瘤患者在MRCP指导下行内镜下单侧支架置入的结果。在成功置入支架后，血清胆红素水平明显下降［从（18.9±6.3）mg/dl 降到（3.2±2.3）mg/dl］，86%患者的黄疸消退。尽管20%的患者注射了造影剂，51%患者在操作时导丝进入了对侧的肝叶，且没有使用抗生素，研究者报告细菌性胆管炎的发生率居然只有6%。所有患者此后均置换支架（平均4.4次），一年生存率为可喜的48%，Hintze认为在MRCP指导下行内镜下单侧支架置入的并发症率和死亡率很低，有较好的临床应用价值。De Palma比较157名恶性狭窄的患者行内镜下单侧或双侧支架置入的结果，发现单侧组置入的成功率显著高于双侧组，但并发症的发生率，尤其是胆管炎的发生率，也高于双侧组，两组的引流成功率、致死率无明显差异，平均生存期也相似。Gethard研究对41名BismuthⅢ、Ⅳ型瘤患者行内镜引流的效果。其中16名患者的肿瘤经探察后认为是不可手术切除的。绝大多数患者均行双侧胆道支架置入，血生化检查发现：血清胆红素下降，碱性磷酸酶（ALP）增高，提示胆道引流只有部分成功。没有行腹腔镜探查的患者的并发症发生率远比探查者少。发生远期并发症，需要支架置换者占91%（平均4个）。总体1年生存率25%，研究者建议对这些患者行探查术时，应行肝内胆肠旁路术。Mezawa研制了一种经皮肝胆道引流管，表面覆以炭精，引流管在4周内释放恒定量炭精。他对5名不能手术的患者通过管内注药进行化疗，为期4周，未发现明显的副作用。因为它不会发生化疗的全身并发症，因此这种技术可尝试应用于临床。

　　氩气刀（APC）正在持续发展。已有APC对胆道支架多余部分切除的成功报道，当金属支架侵犯十二指肠壁或其膨胀进入十二指肠腔时，APC可用于缩短金属支架的长度。

（石国梁）

第十六章　内镜检查技术

第一节　食管镜检查

食管镜能清晰地观察食管至贲门的黏膜形态和病灶，并可在直视下刷取病灶表面脱落细胞，钳取多块活组织做病理学检查等，对食管黏膜的病变和异常改变等都能做出诊断。此外，还可通过食管镜行食管静脉曲张的多项治疗及食管贲门狭窄的扩张治疗等。食管镜检查安全性高，绝大多数患者都能接受，但目前胃镜基本取代了食管镜来进行食管内镜检查与治疗。

一、适应证与禁忌证

（一）适应证

（1）临床怀疑食管炎、食管溃疡患者。

（2）有哽噎感或吞咽困难等食管癌症状者。

（3）食管 X 线钡餐摄片阴性或可疑，但有食管癌的相关临床症状者。

（4）食管拉网细胞学检查阳性需明确病变范围者。

（5）食管摄片发现癌灶需进一步明确病变范围者。

（6）食管黏膜癌前病变的随访。

（7）食管静脉曲张。

（8）食管狭窄。

（9）食管异物。

（10）其他食管疾病需内镜明确诊断者。

（二）禁忌证

食管内镜检查禁忌证多数是相对的，下列情况属绝对禁忌证。

（1）急性重症上呼吸道感染。

（2）严重脊柱畸形。

（3）严重心脏、肺部器质性疾病患者。

（4）高血压患者未能有效控制者。

（5）食管穿孔的急性期。

（6）腐蚀性食管炎的急性期。

（7）精神病患者或不能配合检查者。

二、术前准备

术前准备分为器械准备和患者准备，其方法基本同胃镜检查。

三、操作方法

持镜和进镜操作同胃镜检查。左手控制上下旋钮，配合右手左右旋转镜身可顺利进镜与观察。

食管镜头端进入食管后适量注气，边观察边进镜，避免盲目进镜，观察四壁黏膜的形状、色泽、蠕动、扩张度等。左侧卧位食管镜检查时，视野的上、下、左、右分别在食管的右侧壁、左侧壁、前壁和后壁。门齿至食管入口约长 15cm，门齿至贲门长 38～40cm，食管全长约 25cm。食管有 3 个生理狭窄部，内镜插入时应予以注意。第 1 生理狭窄部为咽与食管连接处，距门齿约 15cm，此处因进入时瞬时即过，常需于退镜时进行观察。第 2 生理狭窄部为主动脉弓水平和左主支气管跨越食管前左方处，在距门齿 25cm 处从前面压向食管。距门齿约 35cm 食管前壁可见心脏搏动。此处发生穿孔可直入胸腔。第 3 生理狭窄部为食管穿越横膈食管裂孔的部位。这些狭窄区是异物容易滞留的部位，也是肿瘤的好发部位。

一般进镜 40cm 左右至食管黏膜与胃黏膜交界处，食管上段黏膜进镜时不易观察，退镜时应仔细观察。

发现病灶时直视下进行活检。活检前仔细观察病变，于病变最明显的部位取材，首块活检一定要准，否则因活检后出血，病灶被血液覆盖可影响以后活检的正确性。

四、内镜诊断

1. 正常食管　25% 的正常人食管黏膜有白色结节或小斑，直径由数毫米至 1cm，有时可融合成片，为上皮的棘细胞层增厚，细胞内充满糖原，称糖原棘皮症（glycogenic acanthosis），是一种正常状态。然而，也有人提出是胃食物反流所致。其表现有时类似念珠菌病、黏膜白斑或早期食管癌，应予以鉴别。有时在食管黏膜上可见到岛状橘红色黏膜，为胃黏膜异位（heterotopia）。

食管黏膜与胃黏膜交界处，粉白色的食管黏膜与橘红色的胃黏膜分界明显，形成形状不规则的齿状线。正常时，齿状线就在膈肌裂孔处或其水平下。齿状线高于膈肌裂孔 2cm 以上即为不正常。

2. 反流性食管炎　反流性食管炎是胃、十二指肠内容物反流入食管，引起反酸、烧心和胸骨后疼痛等症状。当反流物造成食管黏膜组织损伤时，称为反流性食管炎（reflux esophagitis）。

患者常有烧心、反胃、胸骨后疼痛等症状，也可有食物反流、吞咽疼痛，少数患者可伴有口咽部和呼吸道症状，表现为慢性咽喉炎、哮喘和支气管炎等。反流性食管炎内镜表现：黏膜充血、糜烂、溃疡且多为带状，齿状线不清，还可出现出血现象，严重时可合并穿孔、食管狭窄和 Barrett 食管等并发症。

我国反流性食管炎（病）内镜诊断及分级标准如下。

（1）0 级：正常。

（2）Ⅰ级（轻度）：点状或条状发红、糜烂、无融合现象。

（3）Ⅱ级（中度）：条状发红、糜烂、有融合现象。

（4）Ⅲ极（重度）：病变广泛、发红、糜烂融合呈全周，或溃疡。

3. 真菌性食管炎　真菌性食管炎主要是由白色念珠菌引起，其他少见的真菌感染有曲菌、组织胞浆菌、隐球菌和芽生菌。多见于应用广谱抗生素、免疫抑制药或强酸抑制药治疗的患者，或糖尿病、肾上腺皮质功能不全、营养不良患者和老年人等情况，真菌可过度生长而致病。

临床症状主要为吞咽疼痛、吞咽困难、胸骨后疼痛及食管出血。念珠菌性食管炎内镜下表现程度不一。从红斑脆性黏膜到乳白色假膜斑块，大小形状不等，稍高处表面，不易剥去，其下为红斑状质脆性黏膜。严重者斑块融合。常在食管下 2/3 处密集，近食管—胃连接处很少侵犯。完全剥脱的食管呈现光滑、灰色、质脆表现。乳白色伪膜斑块具有特征性。

Wilcox 等把内镜下念珠菌性食管炎表现依其严重程度分为以下四级。①一级：散在的斑块累及食管黏膜小于 50%。②二级：散在的斑块累及食管黏膜大于 50%。③三级：融合的斑块物质附着在食管四壁至少 50%。④四级：三级的表现再加斑块物质侵犯到食管腔内。

4. 腐蚀性食管炎　因服入腐蚀性化学制剂（如强酸、强碱等）引起食管损伤称为腐蚀性食管炎。

服入腐蚀性制剂后可立即引起吞咽疼痛、吞咽困难、流涎、恶心、呕吐，损伤呼吸道则有呼吸困难。严重者有血压下降、休克或食管穿孔表现。目前多主张早期（损伤后 24h 内）进行食管镜检查。通过静脉给予镇静剂的情况下，使用外径较小的内镜，检查过程中尽可能少注气。

根据内镜表现可以将食管损伤分为 3 度。①Ⅰ度：黏膜充血、水肿，但未见渗出或溃疡。②Ⅱ度：黏膜有糜烂、渗出、质脆易出血，更严重的可有溃疡、坏死或黏膜脱落。③Ⅲ度：大面积黏膜组织坏死、剥脱、出血、蠕动消失，其他检查提示纵隔炎、胸膜炎、肺炎等。内镜下有时很难区分重Ⅱ度和Ⅲ度。

5. 放射性食管炎　胸部肿瘤（如胸腺瘤、淋巴瘤、乳腺癌转移、肺癌等）患者接受放射性治疗后可以导致食管的损伤而形成放射性食管炎。食管的损伤与接受的放射量、放疗的频率，以及是否同时应用化学治疗有关。主要临床表现为吞咽疼痛、胸骨后疼痛、吞咽困难、上腹部有烧灼感等。内镜表现为黏膜充血、水肿、质脆、渗出或溃疡形成，严重者还可以形成瘘管，逐渐出现蠕动减弱，食管狭窄。

6. Barrett 食管　Barrett 食管（Barrett esophagus，BE）是指食管下段（EGJ 以上）正常的鳞状上皮被类似胃肠的柱状上皮所取代，并经黏膜活检证实食管正常复层鳞状上皮被含有杯状细胞的特殊肠化生上皮所取代的一种病变。其是食管腺癌的癌前病变。

BE 本身并不产生症状，症状的出现多由于食管炎症、溃疡和狭窄所致，40～50 岁的患者表现较明显。吞咽困难、烧心和疼痛为主要症状，但并非特异性；少数患者，由于吃肉食突然发生嵌塞，不能下咽作为 Barrett 食管的首发症状。烧心与反酸也是常见症状，多数出现在吞咽困难前很长时间。

诊断 BE 必须采用内镜下检查及活检标本病理检查，内镜下取材的部位和深度非常重要，取材部位必须是齿状线 2cm 以上的病灶。若取材病灶无法确定，可镜下喷洒卢戈液染色，碘使鳞状上皮染成暗色，而柱状上皮不变色，然后再作活检。

内镜下 Barrett 食管上皮是一种红色柔软特征性的胃黏膜，或以环状食管内壁的形式伸展，或呈无规则的指状突起和岛状。病变处与全面光滑的鳞状上皮有鲜明对比。Barrett 食管的内镜下表现有以下特点。

（1）齿状线上移，不规则。

（2）Barrett食管内的黏膜色调比胃黏膜浅而粗糙，常呈细沙颗粒状，用放大内镜观察可以看到胃小凹。

（3）可以观察到残存的食管上皮黏膜岛，用碘染色可以清楚地显示出它们的形状和范围。

（4）在炎症消退期常可观察到栅状食管毛细血管网。

内镜下所见Barrett食管上皮可分为全周型、岛型和舌型。

（1）全周型：红色黏膜向食管延伸累及全周，与胃黏膜无界限，其游离缘越过LES（LES位于齿状线上2cm）。

（2）岛型：在齿状线以上的食管下端可见稍突起斑状红色黏膜，与粉红色的鳞状上皮区形成明显界限，可单发或多发。

（3）舌型：红色黏膜与齿状线连接，呈舌形伸向食管较长，该型是否会发展成全周型或岛型尚待探讨。

以上各型在病灶区还可见充血、水肿、糜烂或溃疡。溃疡较深，底部有黄白色苔垢，周围充血、糜烂明显，反复溃疡不愈者可因瘢痕化而致食管狭窄。

近年来，随着染色内镜、放大内镜、超声内镜、荧光分光镜及弹性散射分光镜等内镜技术的发展，内镜诊断Barrett食管水平有了很大提高。

7. 食管静脉曲张　食管静脉曲张可发生于任何一种引起门静脉高压的疾病。内镜下定义为少量充气使食管松弛，消除正常黏膜皱襞后，仍见显著的静脉。临床上多表现为上消化道出血。

8. 食管憩室　食管憩室（Zenker's憩室，oesophageal diverticulum）是食管壁一层或全层局部向腔外突出形成的一囊袋。

内镜下食管憩室分为三型。

（1）Ⅰ型：食管憩室与食管腔之间有明显间隔。

（2）Ⅱ型：食管部分膨出，形成浅憩室，间隔不明显。

（3）Ⅲ型：食管憩室与食管分界不明显。

内镜检查食管憩室有一定危险性，不作为常规检查，只在怀疑恶变或合并其他畸形，如食管蹼或食管狭窄时进行。内镜检查前，嘱患者吞下一根黑丝线作为内镜的导引线，可增加检查的安全性，检查时镜端见不到丝线或见到成团丝线均说明镜端已进入憩室。

9. 贲门失弛缓症　贲门失弛缓症（esophageal achalasia）又称贲门痉挛、巨食管，是由食管神经肌肉功能障碍所致的疾病，其主要特征是食管缺乏蠕动，食管下端括约肌（LES）高压和对吞咽动作的松弛反应减弱。临床表现为咽下困难、食物反流和下端胸骨后不适或疼痛。

内镜下见食管下端黏膜皱襞纠集形成玫瑰花结，内镜通过困难或无法通过，食管巨大，内镜下可见到有食管炎及其造成的黏膜溃疡，溃疡可发生出血，少数发生自发性穿孔、食管–气管瘘。

10. 食管裂孔疝　食管裂孔疝（hiatus hernia）是指腹腔内脏器（主要是胃）通过膈食管裂孔进入胸腔所致的疾病。食管裂孔疝是膈疝中最常见者，达90%以上，食管裂孔疝患者可以无症状或症状轻微，其症状轻重与疝囊大小、食管炎症的严重程度无关。

食管裂孔疝在形态上分为以下4种。

（1）滑动型食管裂孔疝（可复性裂孔疝）。最常见。

（2）食管旁疝：较少见，仅占食管裂孔疝的 5%～20%，表现为胃的一部分（胃体或胃窦）在食管左前方通过增宽松弛的裂孔进入胸腔。

（3）混合型食管裂孔疝：此型最少见，约占 5%，是指滑动型食管裂孔疝与食管旁疝共同存在，常为膈食管裂孔过大的结果。

（4）短食管型食管裂孔疝。主要由于食管缩短所致。

内镜检查对食管裂孔疝的诊断率较前提高，可与 X 线检查相互补充协助诊断。食管裂孔疝可有如下表现。

（1）食管下段齿状线升高。

（2）食管腔内有潴留液。

（3）贲门口扩大和（或）松弛。

（4）His 角变钝。

（5）胃底变线。

（6）膈食管裂孔宽大而松弛。

11. 食管贲门黏膜撕裂征　食管贲门黏膜撕裂征（Mallory – Weiss 综合征）是指剧烈干呕、呕吐或其他原因致腹内压骤然增加，造成胃贲门、食管远端的黏膜和黏膜下层撕裂，并发大量出血为主要表现。

典型病史为干呕或呕吐之后发生呕血，多为无痛性，严重者可导致休克或死亡。对有呕血史的患者问诊时应注意询问在呕血前有无饱餐、饮酒、服药、乘车等原因所致剧烈干呕或非血性呕吐史及呕血的特征，有无其他消化病史。

24h 内可行急诊胃镜检查，注意有无食管贲门处的线状黏膜撕裂或具有红色边缘的灰白色瘢痕。

12. 食管癌　食管癌是我国最常见的恶性肿瘤之一，占男性所有恶性肿瘤死亡率的 24.5%，在女性中占 18.1%。其发生率男性高于女性，男女比例为（1.3～2.7）：1。食管癌好发于食管中部（约占 65%），其次为食管下段（占 25% 左右），上段最少（占 10%）。

早期症状一般短暂轻微，常表现为哽噎感，一般不影响进食。其次为食物滞留感和异物感，一般饮食结束时消失。此外，可有胸骨后不适、疼痛、嗳气等症状。中晚期食管癌除有上述症状外，还有吞咽困难、消瘦等症状。吞咽困难一般呈进行性发展，随着病情的发展，可由不能吞咽固体食物发展至液体食物也不能咽下。肿瘤部位有阻塞感。晚期病例反流物带有腐败味。肿瘤压迫气管或支气管出现干咳、气急；吞咽液体时呼吸困难或呛咳，提示并发食管—气管瘘或支气管瘘。

（1）早期食管癌的内镜表现：内镜观察早期食管癌黏膜改变有以下三种特征性表现。

1）黏膜局部颜色改变：有红区和白区之分。红区：食管黏膜呈局限性边界清楚的红色区域，也有少数边界不甚清楚的大片红区，红区底部多呈光滑平坦，稍显粗糙混浊状，一般见不到黏膜下血管网。黏膜红区不一定全是癌灶，其中 5%～10% 经碘染和活检证实为癌前病变或早期食管癌。白区（亦称白斑）：形态表现比较复杂，白斑是内镜检查常见的食管黏膜病变。其中暗白色，边界清楚，无光泽，较粗糙，微隆起的斑块或薄膜状病灶，碘染色后不着色呈淡黄色改变，组织学报告常为不同程度的不典型增生，偶有癌变，此种状态在早期食管癌中占 2%～4%。

2）黏膜增厚、混浊和血管结构紊乱：食管癌源于食管黏膜上皮层，经上皮细胞增生、癌变，使黏膜上皮层增厚。正常食管黏膜上皮呈半透明，内镜下可清楚地观察到黏膜下血管网，血管纹理分布均匀且有一定结构。当黏膜上皮增厚癌变，失去透明变成混浊，遮盖血管网时，这种黏膜上皮与周围正常黏膜上皮在内镜观察下，清楚可辨。如果病灶影响到深层，可发现血管网结构紊乱现象。这类病灶在内镜下呈灰白色片状斑块，黏膜混浊增厚，周边可见正常黏膜血管网或进入病灶的血管中断现象，碘染色时不着色，呈边界清楚的黄色区。这种病灶属很早期表现，是食管癌发生发展过程中，始发时期的一个过渡阶段，临床观察到的机会不多，在高发区集中普查时可以发现一些典型病灶。

3）黏膜形态改变：鳞状上皮癌变病灶继续发展则出现黏膜形态改变，形成不同形态变化的早期癌灶，如糜烂、斑块、结节和黏膜粗糙不规则等。

a. 糜烂：糜烂病灶是早期食管癌常见形态，约占60%。它的特点是食管黏膜呈局限性或大片状，失去正常黏膜结构的红色糜烂灶，通常与正常黏膜分界清楚，病灶区平坦或稍下陷，病灶底部见不到黏膜下血管网，黏膜混浊、增厚、粗糙、颗粒状，组织易脆出血等。有时与其他形态的病灶共存。糜烂不是早期癌的专有病灶，有相当一部分的病灶是癌前病变或炎症。碘染色时糜烂灶往往呈深黄色表现，与周围着棕黑色的正常黏膜对比十分鲜明，应在病灶区内准确地多点活检以取得组织学诊断。

b. 斑块：为局限性灰白色的稍隆起于黏膜的斑块。小的为直径1cm左右的单个斑块，大的则融合成片，范围不等。此类斑块特点多为表面不光滑，呈现粗糙、微小颗粒或点状糜烂，与表面光滑有光泽的纯白色稍隆起于黏膜的白斑不同。碘染色后前者不着色呈黄色，后者过染呈棕黑色。早期癌呈斑块状者占20%左右。

c. 结节：结节状病灶指直径在1cm左右，单个孤立病灶，表明粗糙呈颗粒状或糜烂，质脆，易出血，碘染时，结节呈黄色区，有时周围黏膜有癌变，也呈黄色。但在大片糜烂或斑块等早期癌野内出现单个或多个结节，这是癌发展过程中的一种生长方式．不属此型。有时癌旁或远处出现单个或多个黏膜结节，即所谓卫星病灶，常为多点起源现象。早期癌表现为孤立结节者占3%~4%。

d. 黏膜粗糙：部分或一段食管黏膜粗糙，增厚，不规则或砂纸似的颗粒状形态，失去正常食管黏膜组织形态。这种改变当内镜在食管腔内较快地进退移动时易被忽略，不像斑块，结节和有颜色改变的糜烂灶易被发现。检查时注意在食管收缩和舒张两种状态下对比观察较易发现。在高发区这种改变很常见，内镜医师常称之为高发区人群的"食管黏膜背景状态"。碘染色可确定诊断。黏膜粗糙型的早期癌占10%左右。

（2）进展期食管癌的内镜表现：进展期食管癌内镜观察可见，轻者表现为食管黏膜有局限或大片糜烂灶或斑块状病灶，其间有大颗粒或乳头状突起病灶，但不影响管腔的扩张和食物通过。重者则表现为癌组织向管壁或管腔发展，形成中晚期癌的一些特征性表现。

中晚期食管癌内镜下可分为五种类型。

1）肿块型：肿块突出食管腔内，与正常黏膜形成坡状，表面有浅或深溃疡，管腔变窄。

2）蕈伞型：肿块呈圆形或卵圆形，边缘外翻，中央溃疡，常侵及管腔的一侧。

3）溃疡型：病灶呈深溃疡，边缘呈切入状或略隆起，底部侵入肌层，累及管壁一侧。

4）缩窄型：无明显肿块，管腔高度狭窄。有时内镜不能通过，需事先扩张再下内镜。

狭窄下方为糜烂溃疡状态。

5）息肉型：小者如指头，大者充满食管腔。部分有窄细蒂连于食管壁。另有部分为宽阔蒂与管壁相连。

13. 食管异物　食管异物是由误吞或故意吞入食管的各种物体，以及进食的某种食物或药物等引起。常见的异物有硬币、纽扣、发夹、缝衣针、别针、食物团等。近年来随着纤维（电子）内镜技术的发展，多数食管异物可经内镜取出。内镜取异物方法简便，患者痛苦小，并发症少，且成功率高。

食管异物多发生在环咽肌及其下方，此处食管腔狭窄，收缩力弱，约 3/4 异物停留于此。食管中段发生率次之，再其次为食管下段。误吞食物后，常见症状是感到停留部位的不适或疼痛，尤其在吞咽动作时明显，有持续性异物感。

食管内镜诊断异物一般不难。食管异物处理原则上应经内镜取出，但对部分疑有食管穿孔者不宜经内镜治疗。

五、并发症及其处理

食管内镜检查安全性好，但也会出现一些并发症。一般并发症包括喉头痉挛、腮腺肿大、咽喉部感染及下颌关节脱位等，经有关对症处理症状常可缓解或自行消失。食管镜检查如指征掌握不严，操作粗暴或患者不合作可出现严重并发症，主要有食管贲门撕裂、穿孔和心脏意外，但极为罕见。

食管贲门撕裂的发生与内镜检查时患者剧烈地呕吐，或操作者在进镜、退镜时未松开固定角旋钮等原因有关，重者可致穿孔。食管穿孔常见部位是咽部梨状窝和食管下段。其原因是患者不合作，操作者动作粗暴，盲目插镜引起损伤。穿孔的主要症状是立即出现剧烈的胸背部疼痛、纵隔气肿和颈部皮下气肿，可继发胸膜炎和纵隔炎，X 线检查可确诊。尽管食管穿孔发生率很低，但一旦发生穿孔，后果严重。患者需立即行外科修补手术，如未及时发现而延误诊断，死亡率很高。此外，极少数有心血管疾病的患者，食管镜检查可发生心律失常、心绞痛、心肌梗死甚至心脏停搏。为预防这些并发症的发生，操作者应熟练掌握操作技术，动作轻柔，顺腔进镜，掌握内镜检查的适应证和禁忌证，努力做好患者的解释工作，必要时做心电监护。如出现并发症，应作及时诊断和处理。此外，内镜室应配有急救药物和设施。

（石国梁）

第二节　胃镜检查

一、适应证

随着科学技术的不断进步，胃镜的功能不断得到完善和拓展，医师的操作技术也随之不断提高，加上检查前准备及检查操作的逐步规范化，胃镜诊治过程更加安全和方便，诊断结果更加可靠，胃镜检查的适应证比过去也明显增宽，越来越多的患者和医师选择内镜检查。

胃镜可直接清晰观察食管、胃、十二指肠球部甚至降部的病变情况，并可通过放大、染色、活检和超声波检查使诊断结果更加可靠。一般情况下，凡是怀疑上述消化道病变而无法确诊者均可进行胃镜检查，具体如下。

（1）非特异性的上腹部症状，如腹痛、腹胀等，怀疑食管、胃、十二指肠球部或降部病变，而临床无法明确诊断者。

（2）X线钡餐或CT检查发现病变但无法进一步明确病变性质者。

（3）不明原因的贫血、黑便或急性上消化道出血。

（4）患者随访：①对癌前疾病的随访，如慢性萎缩性胃炎、残胃炎、反流性食管炎、Barrett食管等；②药物对某些疾病疗效的随访，如溃疡病、幽门螺杆菌感染、真菌性食管炎等；③上消化道疾病内镜下微创治疗或手术治疗后的随访，如ESD或EMR术后、恶性肿瘤根治性切除术后。

（5）上消化道异物患者。

（6）需要胃镜下治疗的患者。

二、禁忌证

随着医疗器械的改良、诊治技术的进步，多数情况下胃镜检查的禁忌证是相对的。如精神紧张不能自控、精神失常、神志不清、心律失常、心肺功能不全等。对于精神紧张者可在术前对其充分解释检查的安全性和必要性，必要时可给予应用镇静药物。精神失常或精神病患者若必须行胃镜检查，可在麻醉医师及专科医师协助下完成。心律失常或心肺功能不全患者可在专科医师术前充分的病情评估及药物准备、术中良好的心电监护下由经验丰富的内镜医师完成检查。甚至对于脑卒中无法进食的患者仍可在良好的麻醉和监护条件下完成胃造瘘（PEG）或胃镜检查。

但若出现以下情况则应视为胃镜检查的绝对禁忌证。

（1）严重的心脏疾病：危及生命的心律失常、心肌梗死急性期、心功能Ⅳ级。

（2）危及生命的肺部疾病：哮喘发作、呼吸衰竭不能平卧者。

（3）重症咽喉部疾病或畸形致使胃镜无法插入者。

（4）腐蚀性食管、胃损伤的急性期。

（5）食管、胃、十二指肠穿孔的急性期。

三、并发症

在患者积极配合及检查医师严格掌握内镜检查的适应证和禁忌证，熟练、轻柔操作的情况下，胃镜检查是安全的。但是胃镜检查严格意义上来讲，毕竟是一种侵入性检查，可能出现各种各样的并发症，严重者甚至危及生命。目前国内外所报道的并发症发生率为0.012%～0.090%。

（一）一般并发症

1. 颞下颌关节脱位　颞下颌关节脱位常因安放口器时张口过大，或因张口过久引起，有脱位病史者更易发生。多表现为胃镜检查完后出现开口状态而不能闭合、语言不清、唾液外流等。原则上应尽快行手法复位。

2. 咽喉部损伤　咽喉部损伤多由进镜时损伤了咽部组织或梨状窝引起，严重者可并发局部出血或血肿形成，并发感染时可形成脓肿，出现发热、咽部疼痛、声音嘶哑等，梨状窝黏膜破裂时可出现颈部皮下气肿。检查前应嘱患者全身放松，颈部勿过度后仰或前屈。操作者应熟悉咽喉部解剖结构，沿舌根及咽后壁滑下，忌用力盲插。插镜抵达咽部或梨状窝时可嘱患者吞咽，在食管口开启时顺势进入食管。

3. 气管或喉头痉挛　盲目进镜或进镜时适逢患者咳嗽易将胃镜误插入气管，镜内残留水滴或镜头附着的唾液进入气管，均会引起患者气管或喉头痉挛，使患者出现剧烈呛咳、喘鸣、呼吸困难、憋气、发绀。此时应立即退出胃镜，待症状解除后再进行检查。

4. 贲门黏膜撕裂　贲门黏膜撕裂主要原因为检查过程中患者剧烈恶心或呕吐，胃内压升高，使食管下端至贲门的黏膜撕裂。未开固定钮时进镜、退镜，盲目进镜或暴力进镜等也可导致贲门黏膜撕裂的发生。胃镜下可见贲门处纵向或三角形裂痕，伴渗血或出血。可适当给予黏膜保护剂和抑酸剂，出血多可自行停止。

5. 唾液腺肿胀　唾液腺包括腮腺、颌下腺和舌下腺。多因检查过程中唾液分泌增加或腺管痉挛、腺管开口阻塞引起。唾液肿胀常可自愈，必要时可给予抗生素治疗。

（二）严重并发症

1. 严重的心脏相关并发症　心脏意外主要包括心跳骤停、心绞痛和心肌梗死，其中心跳骤停是最严重的并发症，多出现在检查开始后的几十秒内，死亡率极高。心脏意外的原因主要有迷走神经受刺激或检查时合并低氧血症。在严格掌握适应证和禁忌证的情况下进行胃镜检查无须心电监护，但检查室内应常规准备心电监护仪、心肺复苏的设备和药品。对有心律失常、心绞痛、非急性期心肌梗死病史者，术前可给予吸氧、应用抗心律失常及冠状动脉扩张药。一旦发生心脏意外应立即停止检查，并进行积极抢救。

2. 消化道穿孔　消化道穿孔是内镜检查时出现的最严重的并发症之一，如处理不当常危及生命。最常见的部位为咽喉梨状窝和食管下端，还可见于胃和十二指肠。常见的原因有如下几个方面：①检查时患者不合作、检查者盲目粗暴进镜，往往导致咽喉梨状窝穿孔，出现颈部皮下气肿；②食管 Zenker's 憩室、贲门失弛缓症易发生食管穿孔，可表现为颈胸部皮下气肿、胸痛、呼吸困难；③瀑布形胃者或通过十二指肠球降结合部时，因医师技术不熟练或粗暴操作发生穿孔，穿孔瞬间常有剧烈疼痛，立位腹部 X 线检查见膈下游离气体可确诊。十二指肠腹膜后部穿孔可出现上腹痛向背部放射，CT 检查可见十二指肠周围积液和后腹膜积气；④因溃疡处的胃壁较薄，加之注气过多并在溃疡中央处多次活检可诱发穿孔。

穿孔较小者可在内镜下行处理，出现气胸或胸腔积液者给予胸腔闭式引流；胃或十二指肠穿孔者应给予胃肠减压。内镜处理失败可选择经胸腔镜或腹腔镜修补。

3. 出血　一般情况下进行胃镜检查很少出现需要处理的大出血，但在以下情况下要警惕出血的发生。①食管或胃底静脉曲张患者，内镜损伤或误做活检导致破裂出血。②Dieulafoy 病患者，此病的病理特点为动脉分支由浆膜面垂直贯入黏膜下时，管径不减小，保持恒径，恒径动脉是先天性发育异常。病理特点一般为 2~5mm 伴轻度炎症的胃黏膜缺损，缺损不侵犯肌层，缺损黏膜下有一异常的动脉。在胃镜检查活检时可引起出血。③出血性疾病或长期服用抗凝血或抗血小板药物者。

4. 肺部并发症　胃镜检查时常见的肺部并发症为吸入性肺炎，多发生于无痛内镜检查的过程中、胃潴留或大量出血患者，胃潴留同时行无痛内镜检查更易在胃镜检查时发生反流、误吸，从而引起吸入性肺炎的发生。此外因患者紧张憋气或胃镜部分压迫气道可能会引起轻度通气障碍，出现一过性的低氧血症。

5. 感染　据美国胃肠内镜学会统计，内镜检查时受检者间传播感染的总发生率非常低，为 1/1 800 000。但免疫力低下（如服用大剂量免疫抑制剂）或重症糖尿病患者，行胃镜检查并活检后可出现菌血症，甚至发生感染性心内膜炎。心脏病学和内镜学专家对于此类患者检查前是否常规预防性应用抗生素还未达成共识。胃镜检查可引起沙门菌、绿脓杆菌、幽门螺杆菌、HBV 和 HCV 在受检者间的传播。为防止乙型肝炎或丙型肝炎的传播，内镜检查前应常规检查乙型肝炎病毒和丙型肝炎病毒血清学标志物，对检查阳性者应用专门胃镜检查，并在检查后进行严格地消毒。此外，内镜医师及护士应注意防护，国外曾有幽门螺杆菌由患者向医师和护士传播的报道。目前还没有胃镜检查会传播 HIV 的报道。

6. 胃镜嵌顿　胃镜嵌顿的原因是镜身柔软易弯曲，镜身在狭窄的腔内出现弯曲反转或在反转观察胃底时因注气不足、视野不清而进入食管引起 U 形嵌顿。常见于食管、食管裂孔疝处、变形狭窄的胃腔、瀑布形胃的胃底部位，而以食管内反转最易出现，也最难处理。碰到此种情况，可在良好的心电监护条件下给予静脉麻醉，并在 X 线透视下通过调整旋钮和进镜尝试解除嵌顿；若条件允许也可进入另一胃镜将嵌顿胃镜推回胃腔。若上述措施仍不能解除，手术是唯一的选择。

（三）麻醉相关并发症

在有经验的麻醉师的配合下，静脉应用丙泊酚来减轻患者在行内镜检查时的痛苦，已经是一种非常安全有效的方法。但麻醉过深，患者可出现不同程度的呼吸、心跳抑制；麻醉过浅会因刺激出现反流、误吸。麻醉前应认真询问并评价患者的心肺功能。在行无痛内镜检查时，应密切监测被检者的呼吸和心率、血氧饱和度，必要时进行二氧化碳描记术（capnography），检查室内应常规准备加压面罩及气管插管的器械和药物。当出现心率减慢时，可适当给予阿托品；血氧饱和度降低时，可给予增加吸入氧浓度。颈部过度肥胖伴舌后坠者可给予抬举下颌，若仍无效，可行鼻咽通气道通气。

四、胃镜检查前的准备

（1）向患者认真说明胃镜检查的必要性和安全性，解除其恐惧心理，取得患者的信任和配合，并签署检查知情同意书。

（2）一般情况下胃镜检查前禁食 5h，静脉麻醉行无痛检查前应禁食 12h，禁饮 4h。幽门梗阻者需禁食 2~3d，必要时洗胃。

（3）口服咽部麻醉剂和去泡剂。

（4）镇静药：对精神紧张的患者可在检查前 15min 给予地西泮 10mg 肌内注射。

（5）解痉剂：为了减少胃蠕动和痉挛，方便观察，可在检查前 10min 给予山莨菪碱 10mg 肌内注射，此方法多用于内镜下治疗时减少胃肠的蠕动。

（6）嘱患者松开衣领口及腰带，摘下义齿，左侧卧位于检查床，双腿屈曲，颈部放松，含上口垫，颈部衣领处铺上消毒巾，并在其上置弯盘以承接唾液或呕吐物。

（7）医师和护士仔细核对患者姓名、病史、既往胃镜检查结果。

（8）医师仔细检查内镜角度控制钮、吸引、注气是否有故障，内镜视野是否清晰。

（9）进行静脉麻醉无痛检查时应进行麻醉前签字。

五、胃镜检查方法

胃镜可分为前视型、侧视型和斜视型，以下将按照不同的类型并结合检查部位进行介绍。

（一）进入口咽部

1. 前视型内镜　左手握操纵部，右手握离镜端20cm处，操纵镜前端沿舌面进入口腔，同时嘱患者将舌放松，不要舔镜端。右手逆时针旋转90°，控制旋钮，保持镜前端与患者身体纵轴平行，沿舌根进镜至咽喉部，此处可见会厌、声带及食管入口。食管入口一般情况下呈关闭状态，在患者恶心或做吞咽动作时开启，此时使角度控制旋钮处于自由状态，对准食管开口，轻轻推进即顺势进入食管。若进镜时，镜端没有对向食管开口而偏向梨状窝，可稍顺时针或逆时针旋转镜身，使其滑入食管上端。

2. 侧视型内镜　侧视型内镜的特点在于，物镜与内镜的主轴成90°角，无法直视。沿舌面进镜，操纵钮处于自然状态，在患者恶心或做吞咽动作时，顺势进镜至食管上段。

3. 斜视型内镜　进镜方法与侧视型内镜相同。

（二）观察食管

食管全长约25cm，门齿至食管入口处约15cm，门齿至贲门长38～40cm，食管的3个生理狭窄部分别为食管入口处、主动脉弓和左支气管与食管交叉处、贲门。食管入口处进镜时瞬间即过，较难窥清有无病变，常需在缓慢退镜时观察。第1生理狭窄部食管入口处后壁为一处缺乏外层纵行肌的三角形薄弱部，为Laimer三角，为胃镜检查时易发生穿孔部位。第2生理狭窄部位于距门齿26～27cm处，主动脉弓和左支气管从前面压向食管。另距门齿约35cm处食管前方，可见心脏搏动。贲门为第3生理狭窄部，是食管通过横膈食管裂孔的部位，此处外壁与胸膜紧密结合，发生穿孔可直接进入胸腔。

食管黏膜和胃黏膜的交界处可见一不规则波浪状略呈灰白色的交界线，称为齿状线，又称胃食管结合部。齿线近端的黏膜富含扁平的鳞状上皮，颜色稍白；而远端的黏膜富含柱状的腺上皮，呈橘红色或红色。齿状线距门齿的距离一般情况下应不小于38cm，若小于该值，则应考虑食管裂孔疝的可能。齿状线常在食管炎时因食管下段充血、糜烂和溃疡变得模糊不清。

食管的定位是以患者的前、后、左、右定为4个侧壁，另加上距门齿的距离来描述的。

（三）观察胃

1. 胃的分区　内镜通过齿状线，即进入胃的贲门部。贲门部为距齿状线2～3cm以内的胃内部分。贲门部左侧向大弯侧做一水平连线，连线上方即为胃底部。胃底至胃角切迹同大弯侧对应部分的连线间的部分为胃体。胃角切迹同大弯侧对应部的连线至幽门间的部分为胃窦部。胃的内侧较短，为胃小弯；外侧较长，为胃大弯。胃小弯侧在胃体、胃窦交界处曲折成角，称为胃角。左侧卧位检查时，靠近床的部位为胃大弯，胃的腹侧为前壁，背侧为后壁。胃窦与十二指肠交界处的圆形开口为幽门。幽门近侧2～3cm的胃窦为幽门前区，收缩时因在X线钡剂造影时形成管状，故又称幽门管。胃体较大，可人为地将小弯及大弯三等分，各分点的连线将胃体分为上部、中部和下部。

2. 胃各不同部位的特点

（1）胃底及胃体：胃底及胃体交界处的黏膜皱襞呈弯曲迂回的脑回状，胃大弯侧黏膜皱襞纵行，胃小弯侧少而细，注气后皱襞展开。左侧卧位时，胃底及胃体上部大弯侧可见黏液积聚，称为黏液池或黏液湖。胃体的皱襞到达胃窦时消失，两者交界处即为胃角切迹。由胃体部向胃窦部观察，可见胃角呈拱门状。

（2）胃窦：胃窦部黏膜平坦，可见环形蠕动向幽门推进，并可在幽门前区形成收缩环，貌似幽门，故称假幽门。幽门前区有一至数条短纵形皱襞向幽门延伸，若皱襞进入幽门口，则称为黏膜流入。较粗的黏膜进入幽门后，在 X 线钡剂造影时，可见皱襞突入球部，称为胃黏膜脱垂。

（3）幽门：幽门正常情况下为一圆形孔，伴有节律的开闭。幽门闭合时完全封闭，若关闭不紧则称幽门关闭不全。若长时间处于开放状态，则称幽门开放。含有胆汁的肠液可经开放的幽门反流至胃内。

3. 胃各不同部位的内镜观察方法

（1）观察贲门胃底：进镜时可以观察贲门部，但当胃镜由贲门进入扩大的胃腔后，前视型内镜便无法观察贲门内口和胃底穹窿，此时需运用 U 形反转技术（又称高位倒转）或 J 形反转技术（又称低位倒转）来进行观察。U 形反转是将内镜送入胃体中部，在看到胃腔弯向后壁侧时，将胃镜角度旋钮向上旋转 90°~180°，同时边观察后壁黏膜边将内镜向前推进，此时胃镜紧贴贲门口处反转为 U 形。左右旋转镜身并同时进镜或退镜便可窥及贲门口和胃底全貌。J 形反转是在胃镜前进至胃窦部，看到幽门时将胃镜角度旋钮向上旋转，推进内镜继续前进至可见反抛物线形的角切迹，继续推进胃镜便可远远窥及贲门，保持旋钮角度，右手缓缓回拉胃镜至贲门处，即可观察胃底和贲门。反转胃镜时，看到的镜身为小弯侧，对侧为大弯，左侧为胃前壁，右侧为胃后壁。侧视镜需镜角向上 90°~100°，斜视镜需镜角向上 150°，则可以达到前视镜的效果，旋转和进镜与前视型内镜相同。

（2）胃角观察法：胃角为胃腔内足量注气后胃窦、胃体交界处的胃小弯折叠而成。胃角观察需要运用 J 形反转技术。胃镜从贲门向幽门方向推进时，可见一拱门形角切迹，此即角切迹体侧。继续进镜，看到幽门时调节角度钮向上，可窥及反抛物线状的角切迹，即胃角窦侧。运用 J 形反转在看到反抛物线形的角切迹后，将胃镜缓缓回拉，目镜即对向角切迹正面，其左侧为胃体腔，右侧为胃窦腔，胃角切迹两侧分别为前后壁。侧视镜需镜角向上 90°~100°，斜视镜需镜角向上 150°，则可以达到前视镜的效果，旋转和进镜与前视型内镜相同。

（3）进入并观察幽门：当幽门张开时，可将内镜推入幽门，如幽门不开，需等开启后进镜，前视型内镜边观察边进镜即可进入，但侧视型内镜则需将镜角向下，物镜才能对向幽门，视野中才能看见幽门，此时内镜的前端几乎横向幽门不能进入，需在看到幽门后，将镜角恢复伸直，前端才能对向幽门，此时物镜所观察的是胃窦小弯的黏膜，从看到幽门，将镜角向上抬的过程，可见幽门随镜角上抬而下降，在视野中有如太阳落山样落下和消失，此时前端正好对准幽门，向前推进，即可进入幽门。斜视型内镜的镜角向下 30°时可看到幽门，此时将镜角上抬 30°，即可推进入幽门。有时胃窦呈环形收缩，形成假幽门，待蠕动过后胃窦舒张即可看到幽门。

（四）观察十二指肠

胃镜可观察十二指肠球部及降部，而水平部及升部不易到达。内镜进入幽门首先展现在视野中的即为十二指肠球部前壁，位于视野左侧，视野上方为小弯，下方为大弯，后壁位于视野右侧，需缓慢进镜或退镜加以调节角度钮才易看清。前视型内镜不易看到近幽门的球基底部，超细型前视型内镜在球部可行 J 形反转，可看到基底部。侧视型内镜将镜角向下，可观察球小弯，顺时针旋转90°～180°，观察后壁及大弯侧，逆时针旋转90°观察前壁，基底部不易观察。

从球部至降部有一个向右后并向下的曲折，需将内镜旋转90°～180°，并将镜角向上，同时注气，看到肠腔后将胃镜顺势推进即可进入，此后借助小弯侧的阻力，在拉镜取直过程中，内镜前端可向前滑入降部远端，作ERCP检查时可利用此手法将十二指肠镜前端送达乳头部位。降部为筒状肠腔，有环形皱襞（Kerckring皱襞）。有的患者从球部可以看到转向降部的肠腔，则可循腔进入。在十二指肠上角部位因转弯较急，常不易看清，此部位需在缓慢退镜时观察。降部内侧壁有十二指肠乳头和副乳头，乳头在成人一般位于距门齿80cm处。前视型内镜常不能窥及乳头全貌，侧视型内镜则可满意地观察乳头部及开口。

六、胃和十二指肠正常内镜下表现

（一）胃的正常内镜下表现

1. 胃的黏膜和皱襞　正常胃黏膜被覆柱状上皮，呈浅红色或橘红色，黏膜表面光滑、柔软。胃黏膜表面附有一层透明的黏液，有光泽，紧贴胃表面，具有黏滞性和弹性。胃黏膜形成很多折皱，称为皱襞。胃底穹窿和贲门口黏膜光滑无皱襞，胃体胃底交界处皱襞弯曲迂回呈脑回状，自胃体上部至下部，皱襞互相平行靠拢，达胃窦部时变细并消失。胃体大弯处皱襞最明显，前后壁较少，小弯处则很少见到。当注气后，胃腔扩张，黏膜伸展，皱襞变浅。胃窦一般无皱襞出现。

2. 胃壁血管　胃壁黏膜下层具有丰富网络血管丛。由血管丛再发出许多小血管进入黏膜层，形成毛细血管床，黏膜呈现红色。除胃底可见细血管外，其他部位在内镜下正常见不到血管。但在胃腔过度充气时，黏膜变薄，可见到黏膜血管网。

3. 胃的蠕动　胃的蠕动运动起自于胃体中部大弯侧，渐向胃窦推进，消失于幽门。由于蠕动起步点可移动，随胃腔内注气增加、胃张力增高，蠕动起步点可向胃体下部及胃窦部移动。一般每分钟蠕动3～4次。胃窦部的蠕动收缩较体部强，强力的蠕动波形成明显的收缩环，使胃窦形成环形，形成假幽门。当收缩环继续向幽门方向推进时，幽门前区可出现杂乱的菊花样黏膜皱襞翻向窦腔并伴有幽门的关闭。蠕动过去后黏膜皱襞即消失。胃体上部及胃底部也有收缩和舒张，但没有蠕动出现。

4. 胃黏液池　常规左侧卧位行胃镜检查时，胃底及胃体大弯侧为最低处。在胃镜下可见液体存留于此，称黏液池。液体主要成分是胃黏液细胞分泌的黏液，其稀薄、透明、清亮。此外，有的液体内有白色泡沫状液，是咽下的唾液或呼吸道分泌物。胆汁反流时可见反流入胃的黄色胆汁及颗粒样食糜。

（二）十二指肠的正常内镜下表现

十二指肠球腔呈球形，黏膜光整无皱襞，球部黏膜因由高柱状微绒毛组成而呈现天鹅绒样的镜下表现，色较胃黏膜略淡或呈暗红色，偶因胆汁残留呈黄色或淡黄色。球部一般无食糜残留。球部远端后壁有一较急的转弯，为十二指肠上角。

十二指肠降部注气后呈管状，黏膜皱襞呈环形（Kerckring皱襞），黏膜也呈绒状，色泽较球部红，较细较密。内侧壁可见到十二指肠乳头及副乳头，乳头下有2～3条纵形皱襞。乳头形态可分为3种，常见的为半球状隆起，其次为小丘状隆起和扁平形隆起。乳头开口可呈圆形或裂隙形或糜烂样,有时开口处可见胆汁涌出。副乳头多位于乳头的近端,呈半球状隆起,附近无纵行皱襞,易被误诊为息肉或黏膜下隆起。

七、胃炎

胃炎可分为急性胃炎和慢性胃炎两种。

(一)急性胃炎

Schindler 将急性胃炎分为 4 型,即急性单纯性胃炎、急性腐蚀性胃炎、急性感染性胃炎和急性化脓性胃炎。前二者是外因性胃炎,后二者为内因性胃炎。急性胃炎常突然发病,各种不同类型的急性胃炎常在突然发作后出现,轻的可能无临床症状,在去除病因后的短期内恢复,而只有在临床症状很重时患者才来就诊,但就诊的患者中,仅很少人愿意接受胃镜检查。而急性胃炎的确诊有赖于胃镜检查加病理活检。

1. 急性单纯性胃炎 急性单纯性胃炎的病因有化学性(NSAID、烈酒等)、物理性(过烫或粗糙食物)和生物性(细菌和细菌毒素)因素。沙门菌、嗜盐菌、幽门螺杆菌进入胃,经短暂潜伏期 1~12h 后便可引起胃急性黏膜炎症,出现腹痛、恶心、呕吐或腹泻。

内镜下表现:胃黏膜明显充血、水肿,可伴有糜烂及胃黏膜出血点,黏膜表面覆盖稠厚的玻璃样炎性渗出物。

活检病理改变:表层上皮细胞脱落、固有膜血管受损引起的出血和血浆外渗,伴大量中性粒细胞浸润,并有淋巴细胞、浆细胞和少量嗜酸性粒细胞浸润。严重者黏膜下层也有充血水肿。

2. 急性腐蚀性胃炎 急性腐蚀性胃炎是由于各种原因吞服了强酸、强碱或其他腐蚀剂所引起,如盐酸、硝酸、硫酸、氢氧化钾或钠、氯化汞等。吞服后可立即导致口腔、食管及胃黏膜腐蚀性灼伤,甚至穿孔。患者立即出现口腔、咽喉、胸骨后及上腹部剧痛、恶心、呕吐、呕血或休克,并发胸膜炎或弥漫性腹膜炎。急性期后导致食管、贲门、幽门的瘢痕性狭窄。

在吞服了腐蚀剂后 1~4d 为急性期,5~14d 为亚急性期,15~90d 为瘢痕形成期。急性期为急性炎症改变,亚急性期为肉芽组织增生,瘢痕期为胶原组织形成,组织收缩、管腔狭窄。

急性期禁忌做胃镜及 X 线检查,因为注气和操作等刺激可能诱发食管和胃穿孔。急性期后行内镜检查常因食管明显狭窄而不能通过,只见食管环形狭窄,黏膜明显充血,表面不平,可有糜烂和溃疡。

3. 急性感染性胃炎 急性感染性胃炎是各种病原微生物的全身感染如伤寒、白喉、猩红热、严重脓毒血症等,细菌或毒素经血液循环到达胃黏膜引起的急性胃黏膜炎症。内镜下可见全胃黏膜弥漫性充血、水肿,广泛出血、糜烂,大量脓性分泌物。若因感染性血管栓塞,可引起黏膜出现黄色斑点,伴周围红晕。

4. 急性化脓性胃炎 急性化脓性胃炎又称为胃蜂窝组织炎,临床罕见,常由葡萄球菌、肺炎双球菌或大肠杆菌等浸入胃壁造成化脓性炎症,多继发于全身其他部位的感染病灶,起病急,高热、恶心、频繁呕吐,甚至呕吐脓样物。上腹痛、腹肌紧张,酷似急腹症,可有中毒性休克表现,甚至并发胃穿孔。此时是内镜检查的相对禁忌证。病理改变是黏膜下层的严重化脓性炎症,大量中性粒细胞浸润,胃壁切开时有脓液流出。炎症可波及浆膜层。

（二）慢性胃炎

慢性胃炎是由酗酒、吸烟、胆汁反流、自身免疫、饮食等环境因素及幽门螺杆菌感染等各种不同原因所引起的胃黏膜病变。Stahl 于 1728 年首先提出了慢性胃炎的概念，但由于一直缺乏形态及病理资料，诊断一直都存在争论。直到内镜的出现以及大范围应用，慢性胃炎的内镜诊断及分型才开始被提及并进行深入的研究。

Schindler 于 1947 年根据内镜形态学表现又将慢性胃炎分为慢性浅表性、慢性萎缩性和肥厚性三型。1983 年全国慢性胃炎座谈会提出分类建议后，我国沿用了此分类方法，并主张必要时将病变的具体表现在慢性浅表性胃炎的诊断下加以具体描述，但自该方案出台后，内镜下胃炎的诊断过于广泛，以至于没有非胃炎者。1990 年世界消化病学会悉尼系统分类法将慢性胃炎分为以下 7 种：红斑/渗出性胃炎、平坦糜烂性胃炎、隆起糜烂性胃炎、胃炎伴萎缩、出血性胃炎、胃肠反流性胃炎和皱襞肥厚性胃炎。但是由于分类烦琐而在实际工作中未被广泛应用。2000 年中华消化学会井冈山分类，分为非萎缩性与萎缩性两大类，但未能突出内镜下表现的不同特征。2002 年日本胃炎研究会分类仍嫌烦琐，不适于实际的临床工作。2003 年于大连举行全国慢性胃炎专题讨论标准，本次会议综合分析了国内外关于慢性胃炎的诊断标准。结合国内外最新研究进展，消化内镜及有关专家进行了专题研究报告，并向与会代表进行慢性胃炎诊断标准问卷调查，建议将慢性胃炎的内镜下表现分型为浅表性胃炎、糜烂性胃炎、出血性胃炎和慢性萎缩性胃炎，并对各型胃炎的镜下表现特征和分级标准进行了规范性描述。

1. 浅表性胃炎　浅表性胃炎可见于胃的各个部位，在我国人群中以胃窦部多见。胃镜下浅表性胃炎表现为黏膜红斑。与周围正常黏膜相比，病变部位明显发红。根据病变程度可分为三级：Ⅰ级表现为分散状或间断线状红斑；Ⅱ级表现为密集斑点或连续线状；Ⅲ级表现为广泛融合的片状红斑。

2. 糜烂性胃炎　糜烂性胃炎多见于胃窦，也可见于其他部位。糜烂：黏膜上皮完整性受损，但未超过黏膜肌层。糜烂灶可大可小，大的成片，可达 1cm 左右，小的可如针尖，常附有白苔，白苔周围有红晕。糜烂可分为两型：①平坦型，糜烂面基本与黏膜相平，多见于胃窦部或幽门前区；②隆起型，指在黏膜上出现丘状隆起，隆起的顶部出现火山口样黏膜损伤，可附白苔或仅为红色糜烂面，也称痘疮样糜烂，也有人称为疣状糜烂。糜烂性胃炎可以分为三级：Ⅰ级表现为单发糜烂灶；Ⅱ级表现为局部散在糜烂灶，个数 ≤5 个；Ⅲ级表现为广泛多发糜烂灶，个数 ≥6 个。

3. 出血性胃炎　出血性胃炎多见于胃体和胃底，胃镜下可见散在黏膜内点状、条状、斑片状出血斑．伴有或不伴腔内渗血，出血可表现为陈旧性的暗红色、咖啡色出血斑或新鲜的出血点。根据病变范围可分为三级：Ⅰ级表现为局部病变；Ⅱ级表现为散在多发病变；Ⅲ级表现为弥漫性病变。

4. 慢性萎缩性胃炎　慢性萎缩性胃炎是以胃黏膜固有腺体的萎缩为基础的一系列的慢性炎症过程。其病理表现为黏膜固有层内有大量淋巴细胞、浆细胞浸润，腺体重度萎缩，并伴有不同程度的肠上皮化生。后期可出现异型增生甚至癌变，是癌前疾病之一。

慢性萎缩性胃炎的胃镜表现主要有以下几个方面。

（1）黏膜皱襞萎缩：主要表现在胃体部，皱襞萎缩变细，呈细颗粒状、皱襞变平。

（2）血管显露：正常胃黏膜只在胃底及胃体上部可以看到血管，其他部位看不到血管。

慢性萎缩性胃炎因黏膜萎缩变薄、血管显露，在大量注气时由于黏膜扩展变薄也可看到，所以不能诊断为血管显露。只有在少量注气时，看到黏膜下血管才是血管显露。但有些慢性萎缩性胃炎在萎缩的同时伴有黏膜代偿性增生，增生的黏膜变厚，黏膜下血管则不易被看到。

（3）黏膜粗糙不平：由于萎缩、增生，加之肠上皮化生，黏膜常明显粗糙不平或呈结节状或鳞片状凹凸不平。

慢性萎缩性胃炎分为三级：Ⅰ级表现为黏膜呈细颗粒，血管部分透见，单发灰色肠上皮化生结节；Ⅱ级表现为黏膜呈中等颗粒，血管连续均匀透见，多发灰色肠上皮化生结节；Ⅲ级表现为黏膜呈粗大颗粒，皱襞消失，血管达表层，弥漫灰色肠上皮化生结节。

慢性萎缩性胃炎的诊断主要依靠病理学检查，病理组织学有腺体萎缩时才能确诊。内镜与病理学检查的符合率较低，为30%～50%。过去有人将黏膜红白相间以白为主作为慢性萎缩性胃炎的特征性改变是错误的。活检所取标本太少时（仅1～2块组织），即使有腺体减少，也只能代表所取标本部位的萎缩而不能因此武断地诊断为慢性萎缩性胃炎，否则以局部代替全体，必将使慢性萎缩性胃炎的诊断扩大化，给患者造成不必要的思想负担。因此，活检需多点进行，最好从胃窦、胃体的大小弯及前后壁、胃角各取1块（共9块），以帮助诊断。

八、十二指肠炎

十二指肠炎是指由各种原因所致的急性或慢性十二指肠黏膜的炎症变化。本病可单独存在，也可伴随其他疾病而存在。临床上分为原发性十二指肠炎与继发性十二指肠炎。原发性十二指肠炎最常见，原因不明；继发性十二指肠炎则是并发于肝、胆、胰等器官的疾病，包括应激或药物引起的十二指肠炎。

（一）病因

原发性十二指肠炎目前已作为一种独立的疾病为人们所接受，但病因尚不明了，可能和胃酸分泌增加、幽门螺杆菌感染，或饮酒、射线照射等多种因素相关。

继发性十二指肠炎病因明确，是由于邻近组织器官病变的直接影响或由于引起原发病的致病因素作用于肠黏膜致黏膜损害之故。多并发于肝、胆、胰、胃等邻近器官的慢性疾病，也可由全身性疾病（如休克、ARDS等）引起；可作为肠道炎性疾病（如克罗恩病）或溃疡性结肠炎的一部分；还可出现卓—艾综合征、肝硬化门静脉高压症、尿毒症等并发症。

（二）病理

十二指肠炎病理学可分为以下三型。

（1）浅表型：表现为上皮绒毛变性、缩短、间隙减少。上皮细胞核致密，胞质有空泡。间质内见较多慢性炎症细胞浸润及毛细血管扩张，腺体正常。

（2）间质型：表现为肠腺周围黏膜肌处有炎症细胞浸润，伴淋巴细胞增生及瘢痕纤维的增生。

（3）萎缩型：表现为黏膜层变薄，绒毛萎缩、变平、间隙消失。间质内有炎症细胞广泛浸润。肠腺减少，杯状细胞及黏液细胞增加。黏膜肌增生、断裂，部分或全部上皮胃化生。

（三）临床表现

十二指肠炎可常年发病，无明显季节性，其临床表现缺乏特异性，可有慢性胃炎的类似症状，如上腹部疼痛、胀满、反酸、嗳气，也可表现为类似消化性溃疡的症状，如周期性与规律性的上腹痛，进食及解痉药可缓解，但极少有呕血、黑便。

（四）内镜下的表现

十二指肠炎的内镜表现有多种，常见的有黏膜充血、水肿、皱襞增厚、糜烂、点状或斑片状出血、黏膜粗糙、绒毛模糊不清、颗粒状或有增生的小结节、球部黏膜下血管显露、球部变形等。合并布氏腺增生时，十二指肠黏膜上结节状或息肉样隆起与其他息肉不易鉴别，但较深的活组织检查可有助于诊断。因病变程度不同，内镜表现有很大差异。十二指肠炎的内镜分类比较混乱，目前还没有得到公认的分类方法。

有人将十二指肠炎分为糜烂型、萎缩型及增殖型 3 种；有人则将十二指肠炎分为萎缩型、颗粒型、糜烂型及正常型 4 种；有学者将十二指肠炎分为结节红斑型及糜烂型 2 种；还有学者将十二指肠炎分为浅表型、糜烂型及多发假息肉型 3 种。Faivre 等人的分类比较复杂，共有 5 型，即红斑型、糜烂型、粗大皱襞型、多发假性息肉型和萎缩型。

许多学者认为，内镜直视下考虑为"十二指肠炎"，但往往与组织学变化不完全符合。造成内镜和组织学结果不一致的原因是多方面的，观察到充血而无组织学炎症变化，可能是与黏膜血流量或血管分布的个体差异有关，还有少数患者可能是由于内镜医师的操作，如内镜距肠壁太近或内镜检查时的吸引造成的。可见十二指肠伴有充血、红斑样改变并不都是炎性病变，对此内镜医师应慎重对待。

九、消化性溃疡

消化性溃疡又称溃疡病，是指在各种诱因下，胃肠道黏膜被胃酸或胃蛋白酶消化而造成的溃疡，胃溃疡和十二指肠溃疡最常见，也可发生于食管、胃空肠吻合口或含有胃黏膜的 Meckel 憩室内。在病理学上要注意区别糜烂和溃疡，溃疡的病变穿透黏膜肌层达黏膜下层或更深，而糜烂仅限于指黏膜上皮受损。

消化性溃疡常表现为不同程度的上腹部疼痛，后壁穿透性溃疡可伴有背部放射痛。典型的十二指肠溃疡疼痛常呈节律性和周期性，以秋末至春初常见，常出现在餐后 3 ~ 4h，即"饥饿痛"，可被进食或服用抑酸剂所缓解。胃溃疡疼痛多发生在餐后 0.5 ~ 1h，持续 1 ~ 2h 后缓解。十二指肠溃疡可出现夜间痛，而胃溃疡夜间痛较少见。

消化性溃疡在内镜下表现为被覆白苔的凹陷，伴周围组织充血、肿胀、边缘隆起，周围皱襞集中。内镜检查时应注意观察溃疡的部位、大小、形态、分期和溃疡周围黏膜蠕动情况。检查时应保持视野的清晰，注意清除黏膜上覆盖的黏液，以免漏诊。发现溃疡应常规行内镜下活检取材。

1. 胃溃疡　胃溃疡多发生于胃窦及胃角。随着年龄的增加，发生在胃体上部的溃疡比例增高。胃镜下可将溃疡分为活动期（active stage，A 期）、愈合期（healing stage，H 期）和瘢痕期（scarrlng stage，S 期）。各期又可分为两个阶段：A_1 期和 A_2 期，H_1 期和 H_2 期，S_1 期和 S_2 期。但内镜下对溃疡的分期难以确切判断，如当 H_1 期与 H_2 期难以区分时，则以 $H_1 - H_2$ 期表示；当 H_2 期与 S_1 期难以区分时，则以 $H_2 - S_1$ 表示。

（1）活动期（A 期）：A_1 期溃疡底覆白苔或黄白色厚苔，其上可有出血点或血痂，周围黏膜充血水肿，呈堤状隆起。A_2 期较 A_1 期白苔清洁，边界鲜明，周围黏膜充血、水肿减轻或消退，开始出现再生上皮所形成的红晕。

（2）愈合期（H 期）：H_1 期溃疡缩小、变浅，白苔变薄。四周再生上皮明显，呈红色栅状，黏膜皱襞向溃疡集中。H_2 期溃疡明显缩小、变浅，白苔变薄，再生上皮范围进一步增宽。

（3）瘢痕期（S 期）：S_1 期溃疡消失，黏膜缺损完全为再生的黏膜上皮覆盖，再生上皮呈红色栅状，向心性放射状排列，中心可见小的褪色斑。S_2 期再生上皮红色消失，与周围黏膜体相同，皱襞集中不明显，为白色瘢痕。

2. 十二指肠溃疡　十二指肠溃疡多数发生在十二指肠球部前壁，可单发或多发，少数发生在球部远端，称为球后溃疡。球后溃疡可单独发生或与球部溃疡同时发生，表现为沿环形皱襞的黏膜损害。球部溃疡根据内镜所见也可分为活动期、愈合期及瘢痕期，但分期不如胃溃疡明显。少数可呈线状，多发生于隆起的嵴部。也有在充血、水肿的黏膜表面散在点状或小片状白苔而无凹陷，称为霜斑样溃疡。由于球部溃疡反复发作的特点，检查时可见球腔畸形、假憩室形成表现。

3. 特殊类型的溃疡

（1）应激性溃疡：多因药物、应激、饮酒、烧伤、外伤、手术等因素所致。症状包括上腹剧痛、烧心感、恶心、呕吐，常并发呕血及黑粪。病变可在胃窦、胃体，大多为多发性。内镜下表现为散在多发的溃疡、糜烂，伴或不伴黏膜出血。多数病变溃疡周围炎症不明显，溃疡表浅，很少穿过黏膜层。烧伤引起的应激性溃疡称 Curling 溃疡，颅脑损伤后发生的溃疡称 Cushing 溃疡。巨大带状溃疡，为发生于胃体的应激性溃疡的一种特殊表现形式，多发生于胃体的后壁。溃疡深大易发生出血，纵轴与胃轴平行。溃疡底有白苔、暴露的血管及凝血块附着。

（2）线状溃疡：一般将与胃的纵轴方向垂直呈线状、长度在 3cm 以上的溃疡称线状溃疡。引起胃小弯明显的短缩是线状溃疡最大的特征，具有这种特征时即使溃疡长度不满 3cm 也可称为线状溃疡。线状溃疡多发于胃角。线状溃疡多为难治性，不易愈合，反复发作引起胃小弯短缩，使胃呈蜗牛状或囊状变形，导致胃排空延迟，食物在胃内停滞时间延长，胃酸分泌增加，使溃疡迁延不愈。

（3）对吻溃疡：胃的对吻溃疡是指以胃小弯为中心同时发生于胃前后壁相对称位置上的溃疡。两个溃疡可形成连接前后壁的横行于胃小弯或胃大弯的隆起皱襞，导致胃的横向缩短或葫芦状变形。十二指肠的对吻溃疡为同时发生于十二指肠前后壁的溃疡。

（4）胼胝体溃疡：因溃疡反复发作，溃疡底和周围产生明显的纤维化，周围呈堤状，高而硬，其是典型的难治性溃疡，必要时需与胃癌的 Borrmann Ⅱ 或 Borrmann Ⅲ 进行鉴别。

（5）单纯性溃疡：又称 Dieulafoy 糜烂，溃疡浅小，直径小于 0.5cm，底部为暴露的血管，多发生于胃体部或居贲门 3cm 范围内，老年人多见，常造成大量反复出血。病变较小或因胃腔内残留血迹常易漏诊，必要时须采用胃镜复查。

（6）胃巨大溃疡：胃的良性溃疡直径一般在 2 ~ 2.5cm，大于 3cm 的溃疡称为巨大溃疡，往往需要与恶性溃疡鉴别。巨大溃疡往往不能为抑酸药完全缓解。部分难治者与血吸虫虫卵沉积、真菌感染有关。

（7）吻合口溃疡：多见于胃十二指肠或胃空肠吻合术后，多发生于吻合口的肠侧，可能与肠黏膜屏障功能差、不耐酸的侵蚀以及吻合口处组织血运较差有关。在 Billroth Ⅰ式手术中，溃疡多发生于吻合口十二指肠肠侧的小弯前后壁。在 Billroth Ⅱ式手术中，溃疡多发生于输入襻和输出襻之间的鞍状部黏膜，多在输出襻侧。吻合口溃疡的胃镜下表现同一般消化性溃疡分期。

（8）十二指肠线状溃疡：长度超过全周径的 1/4 的溃疡，较胃的线状溃疡多见，可横行或纵行。短的条状、线状溃疡的中心部多在小弯侧，可发生在隆起皱襞的嵴部，可能为数个溃疡合并而成。溃疡边缘多鲜明锐利，前后壁的线状溃疡可不整齐。

（9）十二指肠的巨大溃疡：直径在 2.0cm 以上或占十二指肠的一个侧壁的全部或更大的溃疡。这种溃疡病例常常病史长，有较严重的十二指肠变形。不少病例合并出血，并有露出的小血管。巨大的十二指肠溃疡常发生于后壁，周围有较大的炎性团块，且常常深侵入胰腺，疼痛较剧烈且顽固。出血、穿孔和梗阻等并发症多见。

4. 良恶性溃疡的内镜下鉴别　晚期胃癌镜下表现较典型，不难确诊。活动期及愈合期良性溃疡有时因炎症水肿及上皮再生等与胃癌在胃镜下不易鉴别。现总结鉴别要点如下。

（1）活动期胃溃疡与进展期胃癌 Borrmann Ⅱ型的鉴别：活动期胃溃疡的底部低于黏膜面，底部深且平滑；白苔清洁、均匀一致；溃疡边缘平滑，周围黏膜水肿、平滑、均匀发红，不硬；溃疡环堤低，环堤坡度均匀。而进展期胃癌 Borrmann Ⅱ型的溃疡底部凹凸不平，白苔不均匀，常有暗红色凝血块或血痂覆盖；溃疡边缘不规则隆起，周围黏膜呈结节状，质硬；环堤凹凸不平。

（2）活动期胃溃疡与早期胃癌Ⅲ型的鉴别：早期胃癌Ⅲ型（凹陷型早期胃癌）内镜下常不易与活动期良性溃疡鉴别。一般情况下良性溃疡的再生上皮呈均匀放射状或栅状，边缘光滑；而恶性溃疡的再生上皮则呈不均匀的发红或褪色，伴斑点状或凹凸不平的颗粒，边缘不规则呈虫蚀样。确诊还需结合溃疡边缘的组织切片病理活检。

（3）愈合期良性溃疡与早期胃癌Ⅲ＋Ⅱc 型或Ⅱc＋Ⅲ型的鉴别：若早期胃癌有多种类型的混合表现，则记录时将主要类型放在前面，次要类型记在后面。如凹陷型溃疡伴溃疡边缘浅糜烂则记录为早期胃癌Ⅲ＋Ⅱc 型，若糜烂中央有深凹陷，则记录为Ⅱc＋Ⅲ型。

愈合期良性溃疡底部白苔较少、清洁，均匀覆盖；溃疡边缘平滑；再生上皮呈栅状，放射状排列，和周围正常黏膜没有明显的分界线；周围黏膜皱襞粗细均匀、连续。而早期胃癌Ⅲ＋Ⅱc 型或Ⅱc＋Ⅲ型的溃疡底部白苔分布不均，底部凹凸不平；溃疡边缘呈不规则锯齿状；再生上皮分布不均，颜色减退，与周围正常黏膜间有明显分界；周围黏膜皱襞中断、变细。

（4）再发性良性溃疡与早期胃癌Ⅱc 型的鉴别：再发性良性溃疡有时会出现类似早期胃癌Ⅱc 型的变化。Ⅱc 型早期胃癌和周围黏膜的分界线虽不规则，但大致可找出其轮廓，良性溃疡的瘢痕分界线则不清楚。

5. 溃疡病的治疗　溃疡病的治疗可分为药物治疗、内镜下治疗和手术治疗。

（1）药物治疗：消化性溃疡明确诊断后，药物治疗方案的确定前首先要明确是否伴有幽门螺杆菌感染。伴有幽门螺杆菌感染的患者应首选根除幽门螺杆菌方案，抗幽门螺杆菌方案结束后再给予 2~4 周抗酸分泌治疗。根除幽门螺杆菌方案为一种 PPI 加上克拉霉素、阿莫西林（或四环素）、甲硝唑（或替硝唑）和呋喃唑酮等抗生素中的两种。药物应用剂量为：奥美拉唑（或埃索美拉唑），20mg bid；克拉霉素，250～500mg bid；阿莫西林（或四环素），500～1000mg bid；甲硝唑，400mg bid；呋喃唑酮，100mg bid。疗程一般为7d。初次治疗失败者可用 PPI、枸橼酸铋钾（240mg bid）合并两种抗生素组成四联疗法。

H. pylori 阴性的溃疡患者可采取服用任何一种 H_2–RA 或 PPI，十二指肠溃疡疗程为4～6周，胃溃疡疗程为6～8周。

（2）内镜下治疗：内镜下可进行溃疡创面治疗，如向创面局部喷洒黏膜保护剂，促进溃疡愈合。部分活动性出血可采用局部喷洒血管收缩药、止血药，也可用硬化剂注射治疗。

（3）手术治疗：随着对消化性溃疡认识的加深及药物治疗的疗效进展，绝大部分溃疡病可经内科治疗治愈。外科手术治疗仅限于有并发症者，如溃疡大出血、溃疡急性穿孔、瘢痕性幽门梗阻、溃疡癌变等。

十、胃癌

胃癌是世界上最常见的消化道恶性肿瘤之一。胃癌的发病存在地域和性别差异，日本、中国、韩国、俄罗斯、南美及东欧国家为胃癌高发区，而美国、新西兰、澳大利亚及西欧国家发病率则较低。在性别方面，男性发病率约为女性的2倍。在我国，从黄土高原至东北辽东半岛，以及沿海胶东半岛至江、浙、闽地区为高发，而广东及广西等省份的发病率较低。胃癌可发病于任何年龄，以中老年人居多。

（一）病因和发病机制

目前胃癌的病因虽尚未完全阐明，但从大量的流行病学研究结果来看，胃癌的发生是外界因素和机体内在因素相互作用的结果。外界因素包括 H. pylori 感染、吸烟、亚硝酸盐摄入，环境中硒、镍含量增加。内部因素包括 E – cadherin 基因突变、癌前病变及癌前状态（如肠上皮化生、萎缩性胃炎、残胃、慢性溃疡等）。

（二）胃癌病理

胃癌可发生于胃内任何一部分，以胃窦最常见。胃癌在组织学上分为腺癌、未分化型癌、腺鳞癌、鳞状细胞癌，其中腺癌最常见。腺癌又分为管状腺癌、乳头状腺癌、黏液腺癌、低分化腺癌和印戒细胞癌。Lauren 分型将胃癌分为肠型和弥漫型，前者分化、预后较好，后者分化、预后较差。

（三）胃癌的内镜检查

1. 早期胃癌　根据癌组织在胃壁的浸润深度，可将胃癌分为早期胃癌和进展期胃癌两大类。早期胃癌是指癌细胞浸润局限在胃壁的黏膜层及黏膜下层，而不论其浸润范围大小及是否有淋巴结转移。早期胃癌可分为三型，即Ⅰ型（隆起型）、Ⅱ型（表浅型）、Ⅲ型（凹陷型）。其中Ⅱ型又分成3个亚型，分别为Ⅱa（表浅隆起型）、Ⅱb型（表浅平坦型）和Ⅱc型（表浅凹陷型）。根据其内镜下的表现将其归结为3大类，即隆起型、凹陷型和平坦型。

（1）隆起型：主要包括Ⅰ型和Ⅱa型早期胃癌。Ⅰ型在内镜下表现为病变隆起高度超过正常黏膜厚度的2倍。而Ⅱa型病变隆起高度不到正常黏膜厚度的2倍。隆起型病变无蒂或亚蒂，隆起表面结构呈大小不等的结节状或颗粒状，隆起边缘不整，正面观呈虫咬状。

需要与该型早期胃癌鉴别的病变有良性息肉、糜烂性胃炎（隆起型）、异位胰腺、胃黏膜下隆起性病变（如平滑肌瘤和胃肠道间质瘤）等：良性息肉一般有蒂或亚蒂，呈分叶状，表面光滑，顶部光滑无凹陷。隆起型糜烂性胃炎表现为黏膜丘状隆起，顶部出现火山口样黏膜损伤，可附白苔或仅为红色糜烂。异位胰腺的隆起部与周围黏膜色泽相同，隆起顶部有凹陷。胃黏膜下隆起性病变多呈丘状或半球状，表面光滑，部分可在顶部伴有小溃疡形成。

（2）凹陷型：凹陷型早期胃癌包括Ⅱc型、Ⅲ型、Ⅱc+Ⅲ型及Ⅲ+Ⅱc型等混合型。Ⅱc型早期胃癌凹陷糜烂深度一般不超过3mm；Ⅲ型早期胃癌浸润深度较深。Ⅲ型早期胃癌多与Ⅱc早期胃癌共存，这时内镜下的表现为溃疡边缘不整齐，或有浅糜烂，描述方式为病变面积大的类型写在前面，其他的写在后面，如Ⅱc+Ⅲ型或Ⅲ+Ⅱc型。

Ⅱc型早期胃癌凹陷呈阶梯状，边缘呈锯齿状隆起，边界清。凹陷中心部黏膜呈不规则颗粒状或结节状，表面凹凸不平，有时可见残留充血岛状黏膜，周围有白苔环绕，称RC（redpatch and circumscribed coating）征，此种镜下表现是早期胃癌存在的有力证据。凹陷周围黏膜皱襞中断现象，是凹陷型早期胃癌的另一重要特征。在凹陷病变的边缘，黏膜皱襞突然中断，或呈切割样或毛笔尖样、虫咬样中断，或皱襞急剧变细，或皱襞尖端呈杵状肥大均提示为早期胃癌的表现。最需与凹陷型胃癌进行镜下鉴别的是良性溃疡，良性溃疡一般边缘光滑，无黏膜皱襞中断现象及RC征。

（3）平坦型：平坦型早期胃癌是指Ⅱb型早期胃癌，癌组织既不突出也不凹陷。大部分直径小于1cm，属于小胃癌的范畴。胃镜下特点是黏膜表面褪色或发红伴粗糙不整的颗粒感。Ⅱb型早期胃癌是胃镜下最难诊断的早期胃癌。在行胃镜检查时，遇有黏膜褪色或红斑状改变时，应注意活检，以免漏诊。

2. 进展期胃癌　进展期胃癌在组织学上表现为癌细胞已经突破黏膜下层，浸润至固有肌层或浆膜层。进展期胃癌病变明显，一般不易漏诊，按Borrmann分类法可分为以下4型。

（1）BorrmannⅠ型：息肉型癌。癌肿呈息肉样隆起，直径一般在3cm以上，表面高低不平，呈结节状，边界较清楚，肿块表面充血、糜烂或溃疡形成，可伴有污苔及分泌物，少数表面光滑，组织较脆，触之易出血。

（2）BorrmannⅡ型：溃疡局限型癌。溃疡往往发生在隆起肿瘤的表面，溃疡边缘不规则，底部凹凸不平，覆污秽苔。溃疡周边呈堤样隆起，高低不平，质僵硬，但与周围黏膜分界清楚。胃黏膜下隆起性病变如胃平滑肌瘤或胃肠道间质瘤也可伴溃疡形成，但黏膜下隆起性病变多呈半球形或丘状隆起，溃疡平滑，周围环堤光滑。

（3）BorrmannⅢ型：溃疡浸润型癌。该型胃癌具备Ⅱ型癌的溃疡特征，但其周围黏膜有癌浸润的表现，溃疡周围环堤部分或全部并非突然高起，而是渐向外倾斜。溃疡周围黏膜可有出血伴结节样改变。向溃疡集中的黏膜皱襞突然中断，或变细，或呈杵状。

（4）BorrmannⅣ型：弥漫浸润型癌。生长特性是癌组织沿胃壁各层组织的间隙向四周扩散，使胃壁僵硬增厚，胃腔变形变窄，充气后也不能扩张，蠕动消失，胃黏膜皱襞粗大，呈结节状，或出现巨型皱襞。病变可局限于胃壁的一部分或广泛累及胃大部。如累及全胃时则整个胃僵硬而呈皮革状，称为皮革胃。此型胃癌内镜诊断较难，消化道造影有助于诊断。BorrmannⅣ型胃癌应注意同胃淋巴瘤相鉴别。

十一、胃恶性淋巴瘤

胃淋巴瘤是胃癌以外最常见的胃部恶性肿瘤，也是最常见的结外淋巴瘤，占胃恶性肿瘤的2%~11%，占结外淋巴瘤的33%~60%，发病年龄以45~60岁居多，男女发病率之比为（1.2~3）：1。胃淋巴瘤最常累及胃窦及胃体远端，但也可发生在胃的任何部位，病变可局限或弥散分布。胃淋巴瘤主要来源于黏膜相关淋巴组织，以非霍奇金淋巴瘤为多，细胞分型又以 B 淋巴细胞为主。

目前越来越多的研究支持，胃淋巴瘤同幽门螺杆菌（H. pylori）感染密切相关。90% 胃淋巴瘤患者的胃黏膜中可找到 H. pylori，根除 H. pylori 可引起胃淋巴瘤的肿瘤组织消退，早期低度恶性淋巴瘤可完全消退，甚至治愈。此外，尚有报道提示随访中发现 H. pylori 再感染，淋巴瘤复发，再根治又得以消退者。表明 H. pylori 感染与该肿瘤发生上的特殊关系。在约 40% 的胃淋巴瘤中检测到了遗传学异常，即 t（11，18）染色体异位。研究表明，此染色体异常可引起淋巴细胞的恶性转化。

胃淋巴瘤的诊断沿用了 Dawson 的标准：①体表淋巴结无肿大；②血白细胞总数和分类在正常范围内；③无纵隔淋巴结肿大；④肝、脾正常；⑤手术时除见胃及其引流区域淋巴结肿大外，其他组织未受侵犯。

胃镜检查可见黏膜增厚，呈肿块或结节、糜烂、溃疡及浸润改变，难与癌肿区别，但肿块、结节广泛而多灶，溃疡浅表而多发，大小、形态均不规则。黏膜下浸润表现为鹅卵石样外观或弥漫增厚可似皮革胃。因胃淋巴瘤的病变源于黏膜下层，活检阳性诊断率不如胃癌高，故取材时应有一定深度，并多部位取材，必要时可行黏膜下切除活检。根据胃镜下大体形态将胃淋巴瘤分为肿块型、溃疡型、结节型及浸润型。

（1）肿块型：肿块常为扁平，也可呈息肉状，表面黏膜多光滑，巨大肿块可伴黏膜糜烂或浅表溃疡。

（2）溃疡型：溃疡常发生在浸润性肿瘤的表面，溃疡多发而不连续，地图样分布。也可表现为巨大的单一溃疡，边缘锐利，与正常组织界限清楚，常不能与胃溃疡作区别。

（3）结节型：表现为黏膜表面隆起的多发性或弥漫性的结节形成，表面可伴充血糜烂。

（4）浸润型：最常见。局部浸润时出现黏膜皱襞隆起、增厚，与正常胃黏膜分界不清。弥漫浸润时表现为胃腔狭窄，皱襞粗大，充气胃壁不能扩张，肥厚的组织质脆、易出血，类似皮革胃。病变可侵犯幽门及十二指肠球部。

十二、胃间质瘤和胃平滑肌瘤

（一）胃间质瘤

胃肠道间质瘤（gastrointestinal stromal tumor，GIST）是胃肠道最常见的间叶源性肿瘤。GIST 一度同平滑肌瘤、神经鞘瘤，甚至平滑肌母细胞瘤混为一谈。目前 GIST 被定义为组织学上富于梭形细胞、上皮样细胞，偶尔为多形性细胞，呈束状、弥漫状排列，免疫表型上表达 Kit 基因蛋白质产物（CD117），由突变的 Kit 和 PDGFRα 基因驱动，具有广谱生物学行为，可能起源于幼稚间充质细胞向卡哈尔间质细胞分化的消化道的最常见的间叶源性肿瘤，不同于典型的平滑肌和神经源性肿瘤。

胃是 GIST 最常见的发病部位，胃间质瘤在 GIST 中的比例约为 60%。胃间质瘤的临床表现变化多端，肿瘤较小时常无症状，往往在健康普查时行胃镜检查被发现。在肿瘤较大时，患者会出现腹部不适、腹痛或腹部肿块，部分患者会因肿瘤表面溃疡出血而出现黑便，甚至出现中、重度贫血。

胃间质瘤的生长方式可分为胃内型、壁内型、胃外型和混合型 4 种。内镜下以胃内型最具有黏膜下肿瘤的内镜特征，易被内镜诊断。胃外型则表现为胃外肿块压迫，需超声内镜或CT协助诊断。胃镜下的胃间质瘤表现为：①突入胃腔呈丘状、半球状或球状隆起，有时仅有细蒂与胃壁相连，活检钳触之肿块可在黏膜下滑动；②可见桥形皱襞，正常的黏膜皱襞被肿瘤顶起形成自肿块向周围正常黏膜延伸的桥形皱襞；③肿瘤表面黏膜紧张光滑，色泽与周围黏膜相同，顶部可有溃疡形成，表面覆污苔或血痂。像淋巴瘤和其他黏膜下肿瘤一样，胃镜下活检较难取到肿瘤组织。

胃间质瘤可根据肿瘤大小、核分裂象、有无远处转移及腹腔内种植、有无坏死等分为良性、交界性和恶性胃间质瘤。手术切除是治疗体积大的或恶性胃间质瘤的首选方法，较小的良性病变可行 ESD 治疗。伴有远处转移和复发的胃间质瘤可根据基因测序的结果选择是否口服格列卫进行靶向治疗。

（二）胃平滑肌瘤

在内镜下胃平滑肌瘤同胃间质瘤一样均表现为黏膜下肿瘤，很难将两者区分。但有文献报道，黏膜下肿块伴表面溃疡者应警惕胃间质瘤的可能。平滑肌瘤病理表现为圆形、梭形或多角形细胞，无核分裂象、无坏死浸润等恶性表现。肿瘤标志物 CD_{34} 和 SMA 呈阳性，但 CD_{117} 呈阴性。手术后一般无复发转移。

十三、胃类癌

胃类癌是发生于神经内分泌细胞的肿瘤，长期以来认为其为良性肿瘤。现已证明这类肿瘤可显示恶性肿瘤的临床过程，具有独特的生物学和临床特征。胃类癌属前肠类癌，占消化道类癌的 $1.10\% \sim 3.10\%$，占胃恶性肿瘤的 $1.10\% \sim 1.15\%$。

胃类癌内镜下表现的主要征象有：①息肉样病变，基底较广，顶部可见小溃疡；②黏膜下隆起样变，呈界限清楚的黏膜下病变，但活检钳触之肿瘤较固定；③癌样病变，常见的为边缘呈堤状隆起的癌性溃疡，同胃癌较难鉴别。

十四、胃其他病变

（一）胃静脉曲张

胃静脉曲张多由门静脉高压引起，也可由脾静脉血栓形成所致，胃静脉曲张不一定都伴有食管静脉曲张。胃静脉曲张常见于贲门附近，用内镜 U 形反转法观察，可表现为蚯蚓状或多发性息肉样隆起，蓝色、柔软、可被压缩。当疑有胃静脉曲张时，检查操作应轻柔，有时曲张静脉的蓝色不明显，被误诊为息肉而做活检，易导致大出血。

（二）胃黄色瘤

胃黄色瘤为黄色或黄白色稍高出黏膜的平坦小斑块，直径多小于 1cm，呈圆形或椭圆形，边缘常不整齐，多为单个。可发生于胃的任何部位，但以胃窦部多见。病变可长期存在，也可缩小或消失。组织学改变主要是黏膜固有层内有成堆泡沫细胞，脂质分析结果为游离胆固醇及甘油三酯。

（三）胃内异物

胃内异物多为吞入，如义齿、钱币、纽扣、发夹、别针和牙刷等。一般而言，凡经食管进入胃的异物多能经幽门和肠道排出，但有时可因其形态特殊而停留在胃内。内镜检查不但可确定异物的存在，而且某些异物可通过内镜附件取出。

十五、十二指肠肿瘤

（一）Brunner 腺瘤

Brunner 腺瘤（Brunner's gland adenomas，BGA）是一种少见的十二指肠肿瘤，国外文献多称之为布氏腺错构瘤，为十二指肠 Brunner 腺增生所致，迄今为止，文献中报道不超过200 例，患者大多为 40～60 岁的中老年人，无性别和种族差异。Brunner 腺瘤多位于十二指肠球部。

Brunner 腺瘤内镜下表现为单个或多个圆形、半圆形小结节，直径 0.5～1.5cm，成堆或散在出现，结节表面光滑、顶端潮红伴糜烂。但由于 Brunner 腺瘤被厚而完整的黏膜覆盖，活检钳难以夹到位于黏膜下的瘤体组织，故肿瘤常规活检阴性者并不能排除诊断。

（二）十二指肠息肉

十二指肠息肉按照病理形态可分为四种：炎性息肉、增生性息肉、腺瘤性息肉和错构瘤性息肉。炎性息肉中含有大量炎细胞浸润；增生性息肉中富含大量的增生纤维组织；腺瘤性息肉又可分为管状腺瘤、绒毛状腺瘤和混合性腺瘤；错构瘤性息肉多见于 Peutz - Jeghers 综合征。十二指肠息肉可表现为单发或多发，在内镜下可表现为无蒂、亚蒂或有蒂，表面光滑或轻度充血糜烂。

（三）十二指肠癌

原发性十二指肠恶性肿瘤较少见，发病年龄以中老年人居多，早期多无临床症状，当发现时多已属晚期。最常见的发病部位为十二指肠乳头部，球部和水平部较少见。

十二指肠癌内镜下表现为病变局部的不规则隆起，病变通常呈结节状或息肉状，可伴有糜烂或溃疡形成，质脆、易出血。肿瘤和周围组织界限不清，肠腔内黏膜皱襞变粗、紊乱或消失。病灶也可表现为溃疡状，浸润至周围黏膜时，可致肠腔狭窄。

（四）十二指肠恶性淋巴瘤

十二指肠恶性淋巴瘤很少见，占结外淋巴瘤的 5%，占小肠恶性淋巴瘤的 10%～15%，绝大多数是非霍奇金淋巴瘤，组织学多数为 B 细胞型淋巴瘤。十二指肠恶性淋巴瘤中，B 细胞型淋巴瘤约占 84%，T 细胞型和不确定型者各占 8%。该病由于发病率低、病史和临床表现缺乏特殊性，易误诊为慢性炎症和腺癌而延误治疗，因此早期诊断和及时合理治疗非常关键。

胃镜下十二指肠淋巴瘤形态多样．可表现为浸润型、结节型、溃疡型与息肉型，与消化道癌表现相似，溃疡型常表现为表浅的溃疡，溃疡周围有环堤，与周围正常组织界限较腺癌清晰，且肠壁的柔韧性与腺癌相比较好。胃镜检查并取组织病理活检是确诊十二指肠恶性淋巴瘤的主要手段。若临床或内镜检查怀疑此病时，应采用多次、多点挖掘式深活检或圈套活检技术切取包括黏膜下层在内的大块黏膜。

（五）十二指肠脂肪瘤

十二指肠脂肪瘤罕见，其病因不明，早期多无明显临床表现，当肿瘤较大时可引起梗阻症状。绝大多数肿瘤位于黏膜下，向腔内生长。胃镜下以淡黄色球形肿块为其外观特征，肿块黏膜完整、表面光滑。

（六）十二指肠间质瘤和平滑肌瘤

十二指肠间质瘤和平滑肌瘤在胃镜下表现同胃间质瘤和平滑肌瘤。

（石国梁）

第三节　小肠镜检查

小肠位于消化道中段，长 5～7m，由于小肠远离口腔和肛门，肠段较长，在腹腔内位置游离，常形成多个复杂的环状结构。幽门至 Treitz 韧带为十二指肠，Treitz 韧带与空肠相邻，上 2/5 为空肠，位于左上腹，下 3/5 为回肠，位于右下腹。空肠和回肠之间没有明显分界，依靠小肠 Kerckring 皱襞的形态及数量可粗略估计。因而小肠镜（enteroscopy）检查远较胃镜及肠镜困难。随着内镜技术的不断改进和发展，小肠镜已越来越多地运用于临床。

一、适应证和禁忌证

（一）适应证

（1）原因不明的腹痛、腹泻、呕吐，经 X 线钡餐、胃镜及肠镜检查未能确诊，或可疑为小肠疾病者。

（2）原因不明的消化道出血，经胃镜、肠镜检查尚未发现病灶，临床上怀疑有小肠疾病者。

（3）不明原因贫血、消瘦和发热等，疑有小肠良性或恶性肿瘤者。

（4）有吸收不良综合征者。

（5）肠结核或克罗恩病患者。

（6）手术时协助外科医生进行小肠检查并定位者。

（7）镜下进行小肠息肉摘除术、电凝止血和活组织检查者。

（8）小肠 X 线钡餐、CT 检查病变和部位不能确定，或症状与以上检查、诊断不符者。

（二）禁忌证

（1）不配合或精神病患者。

（2）消化道急性穿孔者。

（3）严重心肺功能不全者。

（4）急性胰腺炎、胆管炎，伴全身情况较差者。

（5）急性完全肠梗阻者。

（6）腹腔广泛粘连者。

（7）高热、感染、出血倾向和肝肾功能不全未控制者。

（8）脑出血、昏迷和严重高血压、心脏病未改善者。

（9）存在其他疾病可能影响检查完成或者风险较大危及生命安全者。

二、检查方法

（一）术前准备

（1）在小肠镜检查前，向患者说明检查的目的和过程，消除患者心理的恐惧，争取患者在检查中做好配合工作。检查医生必须详细了解病史及其他有关资料。

（2）经口进镜的术前准备同胃镜检查，但最好适当应用导泻药物；经肛进镜的术前准备同肠镜检查。但由于小肠镜检查的时间较长且对患者产生一定痛苦，建议进行静脉麻醉。

（3）做碘过敏试验，以便需要时做造影检查。

（4）所有患者进行全程心电监护及氧饱和度监测。

（5）根据患者症状及其他检查结果，决定经口或经肛进镜方式，采用双人操作法。

（二）操作步骤

小肠镜分为推进式小肠镜（push enteroscopy）、探条式小肠镜（sonde enteroscopy）和导丝式小肠镜（ropeway enteroscopy）。目前常用的为双气囊推进式小肠镜和单气囊推进式小肠镜。以下介绍以上两种气囊推进式小肠镜的操作方法。

气囊推进式小肠镜的内镜操作系统由主机部分、内镜、外套管和气泵4部分组成，它开创性地利用气囊固定肠壁的作用，并与外套管的取直作用相结合，来克服机械推进显像方法在小肠所遇到的结襻和成角等困难。双气囊推进式小肠镜的内镜和外套管前端各安装有一个可充气、放气的气囊，而单气囊推进式小肠镜仅外套管前端有一个气囊，气囊连接于根据气囊壁压力不同而自动调整充气量的专用气泵。

1. 双气囊推进式小肠镜　操作前先将外套管套在镜身上，当内镜前端部至十二指肠后，将镜前端气囊充气至（5.6±2.0）kPa后气泵自动停止充气，使内镜头部固定且不易滑动，然后将未充气的外套管沿镜身滑至内镜155cm处，随后将外套管气囊充气至（5.6±2.0）kPa后自动停止充气；此时，两个气囊均已充气，内镜、外套管与肠襻已相对固定，缓慢拉直内镜和外套管；将内镜头端气囊放气至（−6.7±2.0）kPa，将镜身缓慢向深部插入，再依次将镜前端部气囊充气，使其与肠壁间相对固定，并同时释放外套管气囊并沿镜身前滑。重复上述充气、放气、滑行外套管和钩拉等动作，即可使镜身缓慢、匀速地推进到小肠深部，完成整个操作过程。

双气囊推进式小肠镜通常需由2名医师（1名负责插镜、控制旋钮，另1名负责托镜和插送外套管）和1名护士（负责给药、观察患者和进行气泵操作）协同操作。在操作过程中可根据需要从活检孔道内注入30%泛影葡胺，以了解内镜位置、肠腔狭窄扩张情况和内镜距末端回肠的距离等。操作时如遇内镜盘曲、进镜困难时，除采用拉直内镜和套管的方法外，还可使用变换患者体位、手掌按压腹壁等辅助手段。仅在少部分患者中需完成全小肠检查；不强调1次小肠镜检查完成全小肠观察。必须行全小肠检查的患者可分别通过经口、经肛联合方式，并在第1次检查的最远端小肠黏膜下注射标记物，第2次检查时发现此标志即可确认完成全小肠检查；经口进镜的深度以回肠中下段为宜，经肛进镜的深度以空肠和回肠交界区为宜。即使应用联合方式，全小肠检查的完成率也只有40%～86%。两次检查可间隔数天至数月不等。

2. 单气囊推进式小肠镜　单气囊推进式小肠镜是在双气囊推进式小肠镜的基础上加以

改进，去掉镜端的气囊，仅保留外套管气囊，镜端的可曲度及视角范围明显增加。通过安装在外套管端气囊充气和镜端的钩拉交替固定肠腔，再反复推拉外套管和镜身，使其不断向前推进，完成对整个小肠的检查。单气囊推进式小肠镜与双气囊推进式小肠镜相比，其优势在于操作更加简便，仅一个气囊交替充放气，镜端灵活、视角大；操作人员可减少为 2 名，即 1 名医师控制旋钮和气泵遥控器，另一名医师插镜，明显提高了小肠镜的检查效率。

通过操作外套管前端的气囊以及控制内镜的前端角度，单气囊推进式小肠镜可顺利插入小肠深部。首先，将内镜插入管腔深部；外套管推进并向气囊充气；当气囊内部压力超过规定上限（8.2kPa）时会发出警告音，5s 内强行放气。将内镜与外套管缓慢回拉，可将小肠缩短并将内镜插入至深部小肠。

结合 X 光透视判断检查进程，插入以同心圆方式进行，不同个体所形成的内镜行程是不同的。

三、临床应用

正常小肠黏膜在小肠镜下所见如天鹅绒的绒面，粉红色，有时可见数量不等的粟粒状淋巴滤泡。十二指肠、空肠黏膜表面突出大量密集绒毛，管径较大，环状皱襞粗而密集，局部血供丰富；回肠管径较小，黏膜环状皱襞细而稀疏，局部血供也相对较少。在病理情况下，绒毛出现异常是主要特征，绒毛不同程度的改变，对正常黏膜与异常黏膜、良性病变与恶性病变之间的鉴别诊断起到重要作用。

（一）小肠炎症性病变

小肠炎症性病变可分为感染性病变和非感染性病变，如某些细菌、病毒或真菌、寄生虫的感染，感染后吸收不良，或可见于克罗恩病、成人乳糜泻、嗜酸性胃肠炎、Whipple 病等。

（1）非特异性小肠炎：凡不能用小肠先天性发育不良、特异性病原体感染、血管异常和良、恶性肿瘤等疾病解释的小肠炎症均称为非特异性小肠炎。内镜下表现：黏膜水肿，表面形成各种形态的糜烂灶，浅凹陷表面覆浅黄白苔；环形皱襞变粗；血管纹理模糊，黏液分泌亢进，光泽存在，绒毛变粗、变模糊。常见的原因包括服用非甾体消炎药物、病毒感染、不当饮食与应激等。也可形成非特异性溃疡，多发或单纯性，临床表现为小肠慢性出血、腹痛、腹泻等。回肠与空肠的比例为 2∶1。

（2）克罗恩病：一种原因不明的慢性炎症性疾病，可发生于口腔至肛门的任何部位，病变常呈节段性分布在消化道内，以回肠和右半结肠多见。主要表现为纵行溃疡、裂隙样溃疡、隆起性改变（铺路石样）、炎性息肉、肠腔变形、假憩室、狭窄和瘘道形成等，表现多样，在病灶处活检，若病理提示为肉芽肿性炎性改变则为主要诊断依据。

（3）肠结核：小肠结核中，末端回肠发病较空肠和十二指肠多见，分为溃疡型、增生型和混合型。内镜下表现多样，如散在的、大小不一的多发溃疡，多发炎性息肉，多发炎性憩室，溃疡瘢痕以及肠管偏侧或对称性狭窄，最终可导致肠梗阻。

（4）小肠吸收不良综合征：包括乳糜泻、热带口炎性腹泻和 Whipple 病等，多为小肠炎症引起，故以小肠炎性表现多见；少数黏膜充血不明显，黏膜苍白、皱襞低平；结合病理组织学检查是确诊本病的主要手段，小肠绒毛有不同程度的萎缩、变短，甚至消失。

（二）小肠血管源性病变

不明原因的消化道出血往往是小肠出血造成的，国外报道小肠出血以血管病变多见（70%～80%），如小肠血管海绵样病变、血管瘤、毛细血管扩张症等，病灶小且平时多无症状，更无法被 X 线钡餐及血管造影等发现。小肠镜下小肠血管病变的表现与胃镜、肠镜下的表现基本一致，多见单发或多发的蓝紫色小隆起，或者黏膜毛细血管扩张伴血管畸形；偶尔发现病灶表面的新鲜渗血可确诊，检查同时可在内镜下予以金属夹夹闭以止血。

（三）小肠肿瘤

小肠肿瘤虽然仅占整个消化道肿瘤的一小部分，占胃肠道肿瘤的 1%～3%，其中60%～70% 是良性肿瘤，但其临床诊断难度最大。这与小肠结构特殊、肿瘤临床表现特征性不强、临床医师对本病的认知度不高，以及各种针对小肠疾病检查的手段存在缺陷等诸多因素有关。带气囊小肠镜是近年开展的小肠诊治新技术，通过经口或与经肛方式相结合可完成全小肠无盲区的检查，由于小肠镜对小肠黏膜的观察更直观、清晰，对可疑部位能反复观察，对可疑病变通过活检可获得病理组织学诊断，从而使小肠镜成为小肠肿瘤定位、定性诊断的最佳方法。

1. 良性肿瘤　小肠良性肿瘤常见的有小肠息肉和黏膜下肿瘤，与胃、结肠肿瘤相似，增生性息肉较小而无蒂；管状腺瘤常有蒂，色红呈桑葚状；绒毛状腺瘤体积大，呈分叶状。小肠腺瘤以单发隆起为主，好发部位依次为空肠、回肠和十二指肠。如发现多发性隆起伴口唇黏膜黑色素沉积者，应警惕 P－J（Peutz－Jeghers）综合征。回肠腺瘤与息肉样淋巴滤泡性增生在鉴别上有困难时，可通过染色观察表面腺管开口状态或活检后确定息肉性质，有条件的可以行内镜下治疗。

小肠黏膜下肿瘤包括平滑肌瘤、脂肪瘤、神经纤维瘤、淋巴管瘤等，黏膜表面完整，色泽与黏膜一致，病变表浅或者表面有溃疡者可通过活检确定，一般超声小肠镜检查可确定病灶大小、来源及性质。

2. 恶性肿瘤　小肠恶性肿瘤发病率低的主要原因与小肠蠕动、肠道内容物吸收、黏膜与致癌物质接触时间、肠内细菌数量和肠内 IgA 免疫系统的免疫防御功能有直接关系。小肠恶性肿瘤中以小肠癌最多见，其次是恶性淋巴瘤和平滑肌肉瘤。

小肠癌的形态诊断参照大肠癌的分类法，可分为隆起型、非狭窄型、管外发育型和轮状狭窄型。病变好发于空肠，空肠与回肠的比例为 2：1。以分化型腺癌为主，肠壁可见菜花样隆起，表面溃疡以出血居多，有时可见非溃疡性肠腔环形狭窄；腺瘤癌变呈环堤状增生，中央溃疡，表面不规则隆起。十二指肠乳头癌较为多见，占小肠癌的 45%～50%，常与腺瘤并存。表现为乳头部明显肿大，开口处糜烂、溃疡和肿瘤形成。

平滑肌肉瘤是肠道最常见的恶性软组织肿瘤，好发于回肠和空肠，十二指肠少见。内镜下表现为较大的黏膜下肿块，常大于 2cm，并有增大倾向，表面常有溃疡形成，与非肿瘤性炎症有时难以鉴别，确诊需靠病理检查。

恶性淋巴管瘤多发生于回肠末端，其中发生于十二指肠的占 6.9%，以球部最多。内镜下分为隆起型、溃疡型和狭窄型。可表现为多发性溃疡及结节状隆起，狭窄呈偏侧性。

消化道类癌以直肠、回肠多见，依次为空肠和十二指肠。十二指肠类癌多发于十二指肠球部，降部少见。小肠类癌主要位于黏膜下层，病灶较小时不易发现，大的病变与黏膜下肿瘤难以鉴别，其生长缓慢，质硬。

四、并发症及其处理

小肠镜检查的并发症有以下几种。

（1）穿孔和出血。

（2）消化道黏膜擦伤。

（3）大量注气造成术后腹胀、腹痛。

（4）急性胰腺炎。

（5）继发于麻醉操作及其他药物的并发症，如呼吸窘迫、支气管痉挛、吸入性肺炎，其总体发生率较低。

小肠镜检查过程中时间较长，易成襻；进镜时必须在明视野状态下进行，遵循"循腔而入"的操作原则，尽量使内镜在保持拉直状态下进行操作。外套管的推进或外拉应注意掌握好力度，推进时注意保持内镜相对固定状态。插镜阻力过大，易造成黏膜撕裂而出现并发症，所以在检查过程中，插镜要轻柔，尽量少充气，避免肠腔过度伸展；通过变换体位、手掌压腹等方法拉直镜身；当管腔过度弯曲且无法辨别位置时，在内镜打角度前给气囊充气并轻轻回拉外套管，减少在肠管内的弯曲而使内镜容易插入；插入外套管时感觉阻力较大，可能是由于黏膜嵌入外套管与内镜之间所致，应避免强行推进；避免在乳头附近给气囊充气，防止损伤乏特壶腹而引起术后胰腺炎。退镜时采用放松外套管气囊而在内镜气囊充气状态下缓慢退镜，吸尽小肠内的气体，减少检查后患者腹胀情况。需要活检时，因小肠壁较薄，不可太深，以免发生穿孔；疑为血管性病变，禁做活检。

（刘　翼）

第四节　结肠镜检查

20世纪60年代初期纤维结肠镜开始应用于临床，20世纪80年代初期出现了电子结肠镜，随着内镜及配件的发展，结肠镜在结直肠疾病的诊断和治疗上有了重大进展。既往结直肠疾病的诊断主要依靠钡剂灌肠检查，然而影像学诊断的正确性并不高，较小的病灶很难发现，有时较大的病灶也难以确诊。结肠镜不仅能对各种大肠疾病做出正确诊断，而且在治疗方面也越来越体现出其重要地位，除可进行内镜下结肠息肉摘除外，还可开展其他治疗，如结肠出血的治疗、乙状结肠扭转复位等，大肠癌伴有梗阻者经内镜激光治疗和放置支架可解除其梗阻。对于已确诊的结肠癌、直肠癌和息肉患者行结肠镜检查是防止遗漏多发性结直肠癌和多发性肠息肉的有效方法。结肠癌和息肉术后的结肠镜定期随访是及时发现肿瘤复发和再发的重要手段。目前结肠镜已成为结直肠疾病诊断和治疗中最常用而且有效、可靠的方法。

一、适应证和禁忌证

（一）适应证

临床上怀疑结直肠和末端回肠病变者均需要做结肠镜检查，结肠镜检查较钡剂灌肠检查更清晰，而且对怀疑病变的部位还可以做活检以明确诊断。临床上出现以下情况有进行结肠镜检查的指征。

（1）不明原因的便血。

（2）不明原因的大便习惯改变、腹泻、腹痛、低位肠梗阻。

（3）腹部肿块无法排除大肠及末端回肠疾病。

（4）钡剂灌肠怀疑有异常而需进一步明确病变性质。

（5）血 CEA、CA19-9 升高须查明原因和部位。

（6）炎症性肠病需定期检查者。

（7）大肠癌的普查。

（8）转移性腺癌寻找原发病灶。

（9）对于明确结肠某一部位有肿瘤者仍需做全结肠检查，以排除癌或伴有息肉。

（10）结肠癌和结肠息肉治疗后随访：结肠癌和结肠息肉有一定的家族性倾向，所以家族中有上述疾病者也应该定期做结肠镜检查。

（11）肠道疾病手术中需内镜协助探查和治疗者。

（12）拟通过结肠镜对多种结直肠疾病进行治疗者：如结肠镜下应用高频电凝、电切、套扎切除各种结直肠息肉，包括带蒂息肉、广基息肉、息肉癌变、类癌及多发息肉等；结直肠出血，应用高频电灼、电凝、微波等进行止血；结直肠壁静脉曲张或静脉瘤，应用微波、硬化剂注射；结肠良性狭窄、吻合口狭窄，应进行扩张；肠套叠、乙状结肠扭转，应用结肠镜整复；晚期结肠癌出血、梗阻，应用激光、微波等止血，扩张，放置支架，解除梗阻。

（二）禁忌证

对于下列患者不宜做结肠镜检查。

（1）严重心肺功能不全及可能出现严重心脑血管意外者（包括严重心律失常、心肌梗死、休克、腹主动脉瘤等）。

（2）怀疑急性腹膜炎或结肠穿孔者。

（3）不能配合者。

（4）下列各项为相对禁忌证。

1）妊娠、腹腔内粘连、慢性盆腔炎等如必须进行检查时，有经验的术者可小心进行。

2）重症溃疡性结肠炎、多发性结肠憩室患者应看清楚肠腔后再进镜，勿用滑镜方式推进结肠镜。

3）曾做腹腔尤其盆腔手术或曾患腹膜炎者，有腹部放疗史者进镜时宜缓慢、轻柔，发生剧痛应立即终止检查，以防肠壁撕裂、穿孔。

二、检查方法与技巧

（一）术前准备

1. 病史询问和心理准备　检查前应详细询问病史，进行腹部检查，阅读相关临床资料（如钡剂灌肠检查结果等），以了解病变的大概部位及性质。许多患者对结肠镜检查存在惧怕心理，应在检查前向患者及其家属说明为什么要做结肠镜检查。检查中可能有一些不适，如腹胀、腹痛，一般不重，如出现以上症状，可及时告诉医师，稍加处理即可缓解。如术中能按医师的要求配合好，不仅可迅速缓解一些不舒服，且有助于进镜和完成检查。进行检查前要让患者及家属充分了解可能发生的意外情况，并签署知情同意书。

2. 肠道准备　进行结肠镜检查之前应排尽大便，以便观察，如果肠道准备不理想，会影响检查效果。肠道准备的方法是检查前1d进流质饮食，傍晚口服泻药，泻药的种类很多，可选择番泻叶、硫酸镁、液状石蜡等。现在大多使用20%甘露醇500ml和5%葡萄糖生理盐水1000ml的混合液或聚乙二醇（PEG）电解质溶液2000ml。甘露醇进入小肠后不被吸收，导致渗透性腹泻，甘露醇对结肠黏膜无刺激作用，因而无结肠壁充血、水肿等炎症反应。服药后2~3h会出现腹泻，为了防止脱水，应多饮水。一般经过6~8h的准备即可行结肠镜检查。

3. 术前用药　一般应用抗胆碱能药物解除结肠痉挛和蠕动，患者明显烦躁可予以镇静剂肌内注射。近年来，复旦大学附属中山医院对部分患者采用静脉麻醉法，首先建立静脉通道，采用异丙酚和芬太尼静脉注射，使患者处于浅睡眠状态，检查完毕后数分钟患者即清醒，获得了较好的临床效果。此方法必须有麻醉医生的协助。

4. 术中监护　心功能不全、呼吸功能不全的患者检查时应予以心电监护，同时建立静脉通道，准备心肺复苏药物及除颤器，肺功能不全者术中吸氧。对于行静脉麻醉者，须常规进行心电监护及吸氧。

（二）体位及操作方法

现在国内大部分医院采用双人操作法，即一人插镜一人操作，也可单人操作，一般来说，双人操作较为方便。检查开始时，患者取左侧卧位。先做肛指检查，了解有无直肠下段及肛门的狭窄或肿块，然后在肛门口或镜头周围涂少许润滑剂，插入内镜开始检查。检查时一定要循腔进镜，在肠曲处不能见腔时需要滑进，滑进的过程要慢，一定要见黏膜滑过，否则说明内镜并未进入，这时应停止插入，以免造成穿孔，同时，插镜者的反馈对于操作者也很重要。肠镜检查过程中会形成襻，如果再插入，肠镜非但不能进入反而会退出，这时需要拉直肠镜解襻，然后继续进镜。解襻技术在肠镜检查中非常重要，初学者在形成肠襻后往往不能进行有效的解襻，因此很难检查至盲肠，而且患者很痛苦，还可能造成肠系膜的撕裂。解襻后再插入可能又形成襻，这时需要助手按压腹部协助进镜，其原理是通过外力阻止肠襻的形成。也可通过改变体位达到目的，一般首先变换为平卧位，若仍无法继续进镜，也可变换为右侧卧位。

单人操作法的发展略晚于双人操作法，由美国兴起，从理论到技术都已日益完善。单人操作法和双人操作法的患者体位及操作手法都基本相同，但是单人操作法中术者可以随时感知插镜中的阻力，只要不盲目推进则具有较大的安全性。由日本医生提出的"轴保持短缩法"，通过反复抽吸肠内气体和抽拉镜身，既可避免延伸肠管、加剧弯曲和结襻，又可使肠管短缩和直线化，不仅有利于快速进镜而且也可减轻或避免腹胀和疼痛。所以不论是从人数还是从检查地点考虑，不受限制的单人操作法是适应当今形式的。而且，护士可以从插镜的工作中解脱出来，更好地完成肠镜检查或治疗的配合工作。

结肠镜进镜有4个不易通过的部位：乙状结肠移行部、脾曲固定部、横结肠下垂角及肝曲部。结肠镜过乙状结肠移行部时，循腔进镜结合钩拉，如不能通过可旋转镜身辅以推拉手法，镜头抵达脾曲后用拉镜法解襻，再循腔进镜过脾曲；横结肠下垂角、肝曲处插镜多采用体位变换、循腔拉进镜身、旋转法、抽吸肠气等方法综合应用，最终插至回盲部。

插镜的基本原则如下。①少注气：注气过多，肠管膨胀并延长，移动度减少，并引起患者腹胀、腹痛，增加肠穿孔的危险性。②循腔进镜结合滑镜：循腔进镜最安全，弯曲折叠处需滑镜时，必须准确判断肠管走向。③去弯取直解肠圈：进镜与吸气退镜反复进行以便取直镜身，推力可达前端，同时又增大乙状结肠移行部、脾曲、肝曲的角度，有利于进镜。④急弯变慢弯、锐角变钝角：这是插镜的最基本原则，如 α 翻转法、拉镜法，都属于该原则，易于循腔进镜通过弯曲成角处。

减轻患者腹痛、腹胀的操作要点：结肠镜检查时患者有腹痛、腹胀，主要是由于拉长了游离肠管或肠襻形成以致过度牵拉了肠系膜根部，其次是由于注气过多、肠腔过度膨胀。应注意以下几点：①进镜过程中始终拉直镜身，并控制进镜速度，进镜过快容易造成游离肠管拉长或肠襻形成；②少注气，经常见腔吸气退镜可以套叠游离肠管并拉直镜身；③循肠管自然走向旋转镜身使弯曲角处弧旋变大，避免了进镜时力传导支点和阻力的产生，有利于通过弯曲处。

结肠镜检查注意事项：①检查前充分了解病史，查看 X 线片，分析可能有病变的部位和性质，便于检查过程中有针对性的重点观察。②检查时边进镜边观察，达盲肠后退镜时仔细观察弯曲部、乙状结肠、直肠等病变容易遗漏的部位。退镜观察速度宜慢，肠腔应始终保持在视野中央。③肠腔残留粪水时，应转变体位使粪水移动，观察被遮掩的肠黏膜，有粪块、血块及黏液黏附于肠壁时，可注水冲洗后观察。④发现病灶、黏膜异常或可疑病变时，一律做活组织检查。⑤对病变，特别是肿瘤病灶必须结合肠腔形态、插镜深度、灯光位置进行定位，必要时可予以金属夹配合术后 X 线定位，以便外科医生选择切口位置。

总之，在插镜的过程中没有一种固定模式和统一的手法程序。要求术者在熟练掌握基本功的基础上，灵活应用插镜的基本原则，与助手密切配合才能使插镜成功。

(三) 术后处理

对检查结果，如为良性病变可如实告诉患者，如为恶性病变应向家属交代，并指导患者去相应科室治疗。如需复查者告知复查时间。

术后未出现腹部不适、未做活检者可进普食。如术中出现严重腹痛或取活检者应少活动，进流质或半流质、少渣饮食 1~2d。活检时出血较多者，为防止出血，应静脉滴注止血药物 1~2d。术后出现腹胀、腹痛加剧或便血等，应及时到医院就诊，并和内镜医生取得联系。

结肠镜检查患者一般无须留院观察，有下列情况者应留院观察：①术中腹痛、腹胀较剧烈，术后未见缓解，而不能排除肠穿孔者应立即行 X 线腹透，如不能排除穿孔或可能发生肠系膜裂伤者应入院观察；②术中活检或电切息肉等出血，曾经局部止血处理仍有出血者；③术中出现心血管意外者。

三、临床应用

(一) 内镜下结肠的正常表现

内镜下正常结肠黏膜呈粉红色，光滑、湿润有光泽。因结肠黏膜较薄，黏膜下血管纹理清晰可见，称血管纹理，呈树枝状，逐级变细，细小分支之间常互相吻合呈网状。应用放大电子内镜结合黏膜染色可观察正常结肠黏膜小区结构。结肠黏膜小区结构中有许多圆形或椭圆形的腺管开口，呈蜂窝巢状排列，腺管开口之间有黏膜上皮覆盖，无名沟形成结肠小区单位边缘。结肠各肠段结肠小区单位基本相同。

结直肠各段内镜下主要表现各有其特点，具体如下。

（1）直肠：长 12～15cm，形态较直而固定，中间膨大为直肠壶腹，距肛缘 5～12cm 之间，上下可见 3 条半月形横襞，从不同方向围绕直肠约半周。直肠正常黏膜树枝状血管透见，但直肠下段很难观察到血管网。

（2）乙状结肠：细长、弯曲，游离度大，肠管走向不定，肠腔呈圆形，有时因肠管冗长和腹部手术后粘连而弯曲折叠，肠腔消失或因急弯有闭合纹表现。

（3）降结肠及脾曲：降结肠呈短直隧道样，较固定，肠腔呈类圆形或三角形，结肠袋较浅；脾曲处肠腔向左向前急弯，黏膜呈淡青蓝色。

（4）横结肠及肝曲：横结肠游离而冗长，肠管走向较曲折，肠腔呈等边三角形，结肠袋深凹，横结肠下垂较明显处肠腔常闭合、曲折；肝曲处向下向左急弯，右上方穹窿状结肠袋因靠近肝脏而呈青蓝色。

（5）升结肠：升横结肠移行部常呈鱼口状，位于视野左下方，升结肠短直，肠腔粗大呈等边三角形，结肠袋深凹，肠腔内常见残留糊状粪便。

（6）盲肠：短粗状的圆形盲袋，黏膜皱襞隆起呈 V 形、Y 形，其夹角可见阑尾开口。

（7）回盲瓣：在盲升结肠移行部内侧缘，由两条粗厚唇样黏膜皱襞围合而成，中央见圆形开口，有乳头型、唇样型和中央型不同形态。

（8）末端回肠：肠腔细圆形，无黏膜皱襞及结肠袋样结构，黏膜呈地毯绒毛状，可见大小不等的颗粒状黏膜隆起，即为淋巴滤泡，不易看见黏膜下血管纹理。

（二）大肠息肉的诊断与治疗

大肠黏膜上任何可见的凸起，不论其大小、形状、数目及组织学类型，均称为大肠息肉。息肉可以单发或多发，大小可以从黏膜小隆起至直径 3～5cm 甚至 10～20cm，形态分为带蒂型、亚蒂型和无蒂型。其病理类型可分为腺瘤性息肉、炎症性息肉、错构瘤性息肉、增生性息肉和类癌等，以腺瘤为最常见。腺瘤根据病理类型又可分为管状腺瘤、绒毛状腺瘤及管状绒毛状腺瘤三类，以管状腺瘤为最常见，约占 75%，绒毛状腺瘤占 10%，管状绒毛状腺瘤（混合型）占 15%。腺瘤多发称为多发性息肉，有遗传表现称家族性息肉病。腺瘤性息肉可能发生癌变已得到公认，其他类型的息肉是否会发生癌变尚不能肯定。

大肠腺瘤可以没有任何临床症状，而是在结肠镜检查或 X 线钡剂灌肠检查时偶尔发现。大便带血是最常见的症状，长时期慢性、少量失血可导致贫血，也可能会有大便次数增多、黏液便等症状，位于直肠的息肉，便后可能会脱出肛门口。通过直肠指诊、钡剂灌肠或结肠镜检查能发现大肠息肉。由于腺瘤可能为多发性或与癌并存，因此检查不能仅满足于某段结肠内发现腺瘤，而应对全结肠进行检查。如直径大于 2cm，无蒂或宽广的短蒂，质地较硬，易出血，表面有糜烂、溃疡形成时要考虑癌变可能。

影响腺瘤癌变的因素很多，主要是腺瘤的大小和病理类型。腺瘤越大癌变的可能性越大，绒毛状腺瘤较管状腺瘤更易发生癌变，不典型增生严重者容易发生癌变。有人统计，大于 2cm 的绒毛状腺瘤 50% 发生癌变。因此一经发现大肠息肉应及早治疗。结肠镜的广泛使用，结肠息肉及早发现和摘除是降低结直肠癌发生率的有效方法。

近年来由于结肠镜的广泛应用，以及配套器械的不断完善，经结肠镜进行圈套黏膜切除（EMR）已成为目前治疗大肠息肉的首选方法。对于大于 3cm 的息肉，可进行内镜黏膜下剥离术（ESD）治疗。该方法安全有效，可避免开腹手术。

切除的息肉应做病理检查，明确其病理类型，是否有癌变，如果证实为腺瘤癌变，必须详细了解其癌变部位、浸润深度、分化程度、切缘是否累及等情况，以便确定进一步治疗方案。

多发性息肉数量从数枚至数十枚，以管状腺瘤和混合性腺瘤为多见。腺瘤广泛分布者可以在内镜下一次性电凝切除或分次切除。

家族性息肉病，结肠内有数百至数千枚腺瘤，有严重的癌变倾向，若不治疗则腺瘤最终会癌变，是一种常染色体显性遗传性疾病，有家族史，诊断明确后必须行全结肠切除。

其他类型的息肉，如炎性息肉、错构瘤性息肉、增生性息肉均无明确的癌变倾向，结肠镜发现的息肉摘除后送病理，以明确息肉的病理类型。

（三）大肠癌的诊断与内镜下治疗

进展期大肠癌的诊断并不困难，肠镜下表现为肿块型、溃疡型和浸润型，结肠镜下进行病理检查可明确诊断，如病理检查未证实应予以重复活检，尤其是低位直肠癌，术前必须得到病理证据。肿块型大肠癌呈广基息肉状、菜花样，向腔内生长，2~10cm，或大于10cm，大小不等，表面结节样，有糜烂、小溃疡，质硬，易出血。溃疡型大肠癌有大而明显的溃疡，周围呈结节状隆起，质硬而脆，易出血。浸润型大肠癌肠壁增厚、质硬，黏膜表面结节感，有散在的糜烂和小溃疡，若环形浸润，肠腔则呈管状狭窄。

早期大肠癌，因病变较小，如果检查不仔细或肠道准备不佳，容易漏诊。早期大肠癌是指局限于黏膜层和黏膜下层的病变。内镜下可表现为隆起型大肠癌和表浅型大肠癌。隆起型大肠癌可分为有蒂和广基两种，肿块约2cm大小，质地偏硬，易出血，表面有糜烂、小溃疡，确诊有赖于全瘤活检或手术切除标本的病理检查结果。由于结肠镜的发展和技术的不断更新，早期大肠癌的发现率明显增高。

内镜下染色和放大电子内镜检查：大肠黏膜表面较小的病变有时在常规内镜检查时容易漏诊，内镜下喷洒色素溶液后，可使病变部位变得明显。染色的原理包括色素吸收、色素和黏膜反应以及对比等三种，目前常用的是0.2%~1.0%的青靛紫溶液和0.5%~1.0%的美蓝溶液。前者黏膜上皮不吸收，色素沉积在凹陷部，显示出隆起、平坦、凹陷的微小病灶边界，便于观察；后者为黏膜上皮吸收着色，腺管开口不染色，从而显示出腺管开口，依据开口形态变化帮助诊断。

最新的放大电子内镜可放大数十倍至一百倍，达到显微镜水平。在放大电子内镜检查之前先进行内镜下染色，放大电子内镜主要观察染色后结肠腺管开口的形态和排列、病灶凹陷变化，从而判断其病变的性质。不同的病变染色后的形态各有特征性的变化，正常黏膜表现为规则的圆形结构，增生性息肉为乳头状或星状结构，腺瘤性息肉为管状或树枝状结构，而不规则结构为肠癌。因此可利用放大电子内镜来区别肿瘤性病变或非肿瘤性病变，区别良性病变或恶性病变，确定腺瘤有无癌变以及癌肿浸润深度，其正确率可达80%以上，对判断内镜下黏膜切除术后有无肿瘤残留也具有重要意义。

在大肠肿瘤性病变的诊断中，平坦型病变在普通内镜下易漏诊，染色内镜的应用可以提高大肠平坦病变和早期癌的诊断率，但操作方法较复杂。窄波成像（narrow band imaging，NBI）在结肠镜中的应用，主要是在实时检查过程中区分肿瘤性病变与非肿瘤性病变。在NBI模式下，可以观察黏膜表层的细微结构和毛细血管网的分布，在结肠肿瘤性病灶周围的正常黏膜表层的毛细血管延伸至病灶边缘处即终止延伸，使得肿瘤性病变与周围正常黏膜的边界更为清晰。同时，肿瘤性病灶内的血管密度高，结构紊乱，在窄带光照射下，病灶的色调更深，在视野中更为突出。此两项新技术提高了小息肉的识别，对及时发现早期癌和微小癌有重要意义。

大肠癌的主要治疗方法是手术治疗，而对于早期大肠癌也可做内镜下治疗，由于 EMR 术后容易复发，现一般采用 ESD，术后通过病理检查明确肿瘤浸润深度，再决定是否手术。完整切除而无须再次进行手术者也须严格进行随访。对于黏膜内癌采用 ESD 治疗是安全的，而黏膜下层癌仍以外科治疗为好。早期大肠癌的 ESD 治疗应严格掌握指征。超声内镜有助于估计病变的深度。

晚期大肠癌患者，如果因高龄或伴有严重的心、肺、肝、肾等重要器官疾病而无法接受手术治疗时，可经结肠镜治疗。结肠镜治疗主要针对伴有梗阻者，经肠镜激光治疗并放置内支架可解除其梗阻。

（四）大肠少见良、恶性肿瘤的诊断和治疗

1. 间叶性良性肿瘤

（1）平滑肌瘤：结直肠良性平滑肌瘤较为少见，其中仅 3.4% 的平滑肌瘤发生于结肠，直肠则占 7%，多来源于肌层，也可来源于黏膜肌层，肌瘤结节多为圆形或分叶状，质硬，边界清楚。其生长方式可分为结肠内型及结肠外型。也有哑铃状的肿瘤同时向肠腔内及腹腔内生长。一般无症状，可出现穿孔、肠梗阻及出血等。内镜下表现为半球形或球形隆起，有时仅有细蒂与肠壁相连。常单发，大小不一，小者用活检钳触之可推动，如瘤体过大，可造成肠腔梗阻。表面黏膜光滑，色泽与周围黏膜相同，顶部有时可有缺血坏死、溃疡形成，此种情况下活检往往能取到肿瘤组织。另外可见到桥形皱襞，桥形皱襞是内镜诊断黏膜下肿瘤的重要依据之一，它是正常黏膜皱襞被肿瘤顶起而形成的自肿块向周围正常黏膜延伸的形态似桥的皱襞。但普通肠镜很难正确判断肿瘤的真正大小、肠壁起源和组织学特征，最有效的方法是肠镜下的超声检查。使用高频探头，在肠镜的指导下准确定位，置探头于肠壁隆起处进行超声检查，显示病灶与肠壁各层次的关系，判断肿瘤的起源、大小、内部回声性质、边界等。

（2）神经源性肿瘤：

1）神经纤维瘤：肠道的神经纤维瘤可来源于黏膜下层、肌层或肠系膜，内镜下呈黏膜下肿瘤的表现，当肿瘤增大时，覆盖在表面的黏膜可出现溃疡或出血，表面有时附有坏死物，与结肠癌很难鉴别，可堵塞肠腔，导致肠梗阻。本病的发生可能与肠壁神经生长发育异常有关，多数属良性病变，预后较好。但其中 2%～3% 可恶变为恶性神经鞘瘤、横纹肌肉瘤、脂肪肉瘤、未分化肉瘤等，故宜早期行手术治疗。有部分病例见肠腔一侧黏膜呈增殖性改变，结节不平，大小不一，小的呈串珠样或卵石样，大的呈息肉样改变，表面光滑，此种改变称为结肠神经纤维瘤病。

2）神经鞘瘤或施万细胞瘤：来源于施万细胞，结肠发病极为少见。大肠神经鞘瘤在内镜下从形态上可判断为黏膜下肿瘤，因有包膜故表面光滑，发生在固有肌层浅层，整个瘤体向腔内突出的，属腔内型黏膜下肿瘤，且呈山田Ⅲ型，触之可摆动，基底相对较窄，若为山田Ⅰ型、山田Ⅱ型，基底宽大，触之无移动，治疗通常为局部切除。

3）颗粒细胞瘤：组织发生不明确，在结肠发病时内镜下通常表现为黄白色的黏膜下结

节，质硬，表面光滑，边界清楚，直径往往小于2cm，多数为偶然发现，临床上可表现为腹痛及便血。治疗可采取局部切除或内镜下切除。

（3）子宫内膜异位症：子宫内膜异位症是一种于子宫外出现含有腺体、间质以及具有活性生长功能的子宫内膜组织所导致的病变。有12%～37%的子宫内膜异位症患者发生肠道受累，最常见累及的部位是乙状结肠和直肠，约占85%。主要临床症状为疼痛，一般与月经周期有关，呈现一种深部的疼痛，或者是下腹部、后背部的坠痛，常放射至会阴区。其他症状包括周期性肠道功能紊乱、排便疼痛、直肠出血及肠道梗阻。内镜下表现为黏膜下或腔外肿物的征象，黏膜面可正常，也可表现为充血、水肿及浅表溃疡，有时可见炎性息肉，偶见黏膜下层暗紫色出血斑。镜下活检病理检查多为黏膜慢性炎症。超声内镜检查见低回声肿物，边缘不规整。超声引导下细针穿刺可显著提高诊断的准确率。

2. 间叶性恶性肿瘤

（1）平滑肌肉瘤：平滑肌肉瘤来源于肠壁的平滑肌组织，多见于直肠，是一种隐袭性的病变，可长期无症状。一般可表现为疼痛、柏油样便及贫血。如病变在直肠多可触及肿块。偶可见肠梗阻表现。

内镜下表现为半球形或球形隆起，顶部通常伴有缺血坏死、溃疡形成，形态趋于不规则，肿瘤可呈乳头状、菜花状或块状弥漫浸润。肿瘤组织大小不一，直径数厘米至数十厘米。超声检查显示病灶通常位于第四层，与肌层低回声带延续，但对于体积较大的病灶，区分层次很困难，部分病灶会累及肠壁全层，此时很难区分是黏膜来源的肿瘤还是黏膜下来源的肿瘤。肿瘤中心可出现液化或坏死，可见液性暗区。同时可观察肠壁周围有无肿大淋巴结。

平滑肌肉瘤通常属于低度恶性肿瘤，一般可采取根治性切除。肿瘤对于放疗不敏感，但有报道手术结合放疗可减少局部复发。此外，还建议行长春新碱、环磷酰胺、放射菌素D及阿霉素化疗。

（2）横纹肌肉瘤：儿童最常见的软组织肉瘤，但肠道发生率极低。仅见少数病例报告发生于直肠周围区域。患者通常出现肛周肿块。目前治疗包括局部切除，术后辅以化疗。预后一般较差。

3. 恶性淋巴瘤　大肠恶性淋巴瘤有两种形式：一种是原发于肠道淋巴组织的原发性淋巴瘤，组织学类型一般为非霍奇金淋巴瘤，包括黏膜相关性淋巴瘤和肠病相关性淋巴瘤；另一种是全身性淋巴瘤累及结肠的继发性淋巴瘤。在大肠恶性肿瘤中，此病约占1.5%。大肠恶性淋巴瘤早期无特异性症状，中晚期因肿瘤较大或有溃疡形成，可有腹痛、腹泻、便血、腹部肿块及肠梗阻等表现，继发性淋巴瘤患者早期多有明显肠外表现，如发热、浅表淋巴结肿大、脾肿大等。

大肠恶性淋巴瘤好发于淋巴组织较丰富的回肠末端、盲肠和右半结肠，分布多呈局限性，也可以是多源病灶呈跳跃式分布，病变累及范围较广。内镜下主要表现为弥漫型、息肉型、溃疡型及肠外型肿块。

弥漫型肿块因肿瘤细胞弥漫浸润，表现为肠壁弥漫性增厚、僵硬，可见病变肠段失去正常光泽，肠腔狭窄、蠕动消失，注气后仍不能扩展肠腔。肠黏膜增厚似脑回状，或呈弥漫结节状增生，表面糜烂或浅溃疡，类似于弥漫浸润型癌，但累及范围更广泛。

息肉型肿块表现为广基息肉或多发性半球状息肉，表面光滑或结节状，易误诊为良性息肉或息肉样癌。瘤体大的表面可出现溃疡及出血，并可引起肠腔狭窄。也可呈现多发性大小几乎相等的半球息肉，类似良性淋巴样息肉病，表面光滑，色白。但局部往往因浸润增厚，结肠袋半月襞消失，局部僵硬，蠕动消失。

溃疡型肿块表现为大小不等的溃疡，表面糜烂、出血，溃疡周围有增厚、僵硬的环堤，类似于溃疡型癌；或表现为溃疡表面白苔，周围平坦，类似于良性溃疡。

肠外型肿块，因肿块向腔外生长，肿块较大时肠腔受压而狭窄，但肠黏膜无异常。

结肠镜检查是诊断大肠恶性淋巴瘤的主要方法，内镜下阳性率高达50%~80%，活检取得黏膜及黏膜下组织，得到病理诊断，对诊断大肠恶性淋巴瘤十分重要。值得注意的是，尽管有时在内镜下高度怀疑为恶性病变，但活检病理检查始终只能发现炎性细胞浸润，未见癌。这是因为肠型恶性淋巴瘤虽然在组织学上尚有一定的特征，如组织细胞和淋巴细胞的异型、病理性核分裂象、组织结构破坏等，但常因取材过浅、组织块太小，组织钳夹时的挤压等原因而不能确诊。因此本病取材活检有别于结肠癌，除了黏膜取材外，夹取黏膜下组织很有必要。而一旦内镜结果与病理结果数次不符时应警惕本病的可能。应结合临床综合分析，必要时手术探查，明确诊断，及时治疗。

4. 结直肠类癌　类癌是神经外胚层来源的生长缓慢的肿瘤，原发于肠黏膜腺体基底部的嗜银细胞（kulchitsky 细胞），又称嗜银细胞癌，向黏膜下层生长，表现为黏膜下肿瘤，是一种低度恶性肿瘤，多呈局限性浸润生长，转移较少，可发生于全消化道。类癌较少见，在大肠恶性肿瘤中约占1.0%。

直肠类癌、盲升结肠类癌、阑尾类癌浸润阑尾根部时常被结肠镜发现，主要表现为黏膜下肿块、广基无蒂的息肉，质硬，表面光滑。普通肠镜很难正确判断类癌的真正大小、肠壁起源和组织学特征，确定肿块浸润深度最有效的方法是肠镜下的超声检查（具体可见超声内镜检查章节）。较小的病灶宜做EMR，较大时可行ESD，若ESD亦无法根治，应在明确病理诊断后手术治疗。

（五）结肠炎症性疾病的诊断与治疗

结肠炎症性疾病在临床上很常见，可分为非特异性炎症，包括 Crohn 病和溃疡性结肠炎，以及特异性炎症，包括感染性肠炎、缺血性肠炎等。临床上均可表现为腹痛、腹泻或便血，结肠镜检查结合病史及其他辅助检查有助于鉴别。

Crohn 病：病变可发生于全消化道，但更好发于盲肠和回肠末端，肠镜表现为跳跃式分布的纵形或匍行性深溃疡，附近常有多发大小不等的炎性息肉，周围黏膜正常，或呈鹅卵石样增生，肠壁明显增厚，肠腔明显狭窄。活检有非干酪样坏死性肉芽肿或有大量淋巴细胞聚集，临床上怀疑本病者肠镜检查时应尽可能检查末端回肠。

溃疡性结肠炎：病变侵犯大肠黏膜和黏膜下层，从远端直肠向近端结肠发展，病变呈连续性，不同于 Crohn 病的跳跃式。肠镜下表现为肠黏膜广泛充血水肿、糜烂，触之易出血，溃疡多发，大小不等，溃疡大多表浅，表面有脓血和渗出物，并有炎性息肉形成，形态多样。

肠结核：好发于回盲部，有溃疡型和增生型两种表现。有时与 Crohn 病难以鉴别。肠结核溃疡多为横形走向，界限不分明，而 Crohn 病多为纵形走向，溃疡与正常黏膜有比较明显的界限。活检找抗酸杆菌及病理检查发现干酪性肉芽肿有助于明确诊断。

缺血性肠炎：由于结肠某一段血供障碍引起一过性缺血所致的结肠炎症改变，如缺血时间长可造成肠坏死。缺血性肠炎主要发生于老年患者，动脉粥样硬化、糖尿病、结缔组织病是常见原因。肠镜主要表现为黏膜的充血水肿、糜烂或有浅表溃疡形成。特点是病变肠段与正常肠段之间有明显的界线，病变以左侧结肠为多见。

放射性结肠炎：腹部放射治疗引起结肠炎症改变，以直肠炎、乙状结肠炎多见，结肠有不同程度的炎性改变，表现为充血水肿、糜烂出血、溃疡形成，伴肠道狭窄甚至穿孔、瘘管形成。对急性期重症患者不宜行结肠镜检查，避免肠穿孔等并发症。

抗菌药物性肠炎：由于应用广谱抗生素后，肠道菌群失调，主要的肠道细菌被抑制，而耐药性强的难辨梭状芽孢杆菌繁殖，因此急性化脓性结肠炎可分为伪膜性肠炎和出血性肠炎。前者病变可累及全结肠，呈连续分布，以直肠、乙状结肠为主，表现为结肠黏膜充血水肿，浅表糜烂、溃疡，表面附有斑点或斑片样假膜，剥去假膜可见黏膜浅溃疡并有出血；后者以累及横结肠为主，黏膜呈急性炎症改变，并伴广泛黏膜出血。

(六) 大肠出血的内镜诊断与治疗

大肠出血的原因有大肠癌、息肉、炎症性肠病、血管畸形等，结肠镜检查除能明确病因外还可进行适当的治疗。大肠癌引起的出血应予以手术治疗，但对无手术条件者可行肠镜下治疗，采用经内镜喷洒止血药，如凝血酶等。大肠息肉引起的出血可行息肉摘除术，肠腔内血管畸形或静脉破裂出血者可经内镜用1%乙氧硬化醇或5%鱼肝油酸钠直接注入病灶或其周围，止血效果较为满意。其他还有电凝、微波及Nd：YAG激光等方法，均可选择应用。

(七) 乙状结肠扭转复位

乙状结肠扭转主要发生于乙状结肠过长者，一旦发生则表现为急性肠梗阻症状，利用结肠镜可使其扭转复位，解除梗阻。对于怀疑肠绞窄、肠坏死，甚至肠穿孔者为结肠镜复位的禁忌证。

患者取左侧卧位，肛指检查后先用温生理盐水低压清洁灌肠，按常规插入结肠镜，循腔进镜，常在距肛门15~28cm处见肠腔呈螺旋状闭锁，观察局部黏膜有无坏死，如无坏死可考虑行镜下复位。复位时应缓慢、少量注气以推动扭曲的肠腔，可将肠镜头端轻轻滑入扭曲的肠襻，吸引粪水和积气，切忌使用暴力，以免造成穿孔。一旦肠镜越过扭曲部位通过拉直镜身即可达到复位目的。这时可见大量粪水和气体排出，表明复位成功。

(八) 术中肠镜在结肠手术中的运用

多原发大肠癌、大肠息肉与大肠癌并存临床上并非少见，因此不能满足于某一部位息肉或癌的诊断，而应做全结肠检查。对于术前结肠肿瘤已引起梗阻而无法完成全结肠检查者，术中肠镜检查是必要的，因为术中常规探查对于较小的病变很难发现。术前钡剂灌肠检查不完全可靠，曾有1例患者被诊断为升结肠癌，术中探查未发现肿瘤，再做术中肠镜全结肠检查证实钡剂灌肠为假阳性。临床上也常有钡剂灌肠假阴性的结果。对于术前不能完成全结肠检查者，术中肠镜检查是有效的补救措施。对于术前诊断明确的较小的肿瘤或息肉，如果术中不能发现，术中肠镜有助于定位。结肠的息肉可直接经肠镜摘除。

术中肠镜检查可经肛门插入，其优点是不易污染腹腔，术者可协助肠镜的插入，该方法安全、方便。对于有结肠梗阻者，经肛门插入不能观察近端结肠的情况，可通过近端结肠打洞插入，但该方法容易造成污染，因此应把打洞的肠段置于腹腔外，并保护好伤口。

术中肠镜检查对微小病变的发现、出血性疾病的诊断，以及良、恶性病变的鉴别均具有重要意义，而且同样可用于术中小肠疾病的诊断和治疗。

（九）结肠镜随访的意义

我国结肠癌的发病率很高，但由于医疗条件的限制，不可能把结肠镜检查作为普查方法，但对于临床上怀疑有结肠疾病者应建议行结肠镜检查。大便隐血可作为结肠癌粗筛，因此大便隐血阳性者应接受结肠镜检查。多原发大肠癌、同时癌、异时癌等概念已被接受，大肠癌和大肠息肉常同时存在，有人认为大肠息肉的存在预示大肠内可能同时存在癌。因此对结肠癌和息肉术后患者进行结肠镜定期随访具有极其重要的意义，是及时发现肿瘤复发和再发的重要手段。

四、并发症

结肠镜检查治疗的并发症并非少见，包括结肠穿孔、结肠出血、结肠系膜撕裂、心脏血管意外及气体爆炸等，以结肠穿孔、出血最常见。主要原因是操作不当，其他因素包括结肠扭曲、肠粘连、结肠肿瘤等。

肠穿孔：肠穿孔的发生率为 0.1% ~0.4%，可发生于检查和治疗过程中，也可发生于治疗后数小时甚至数天。常见部位在乙状结肠。表现为剧烈的腹痛、腹胀，有弥漫性腹膜炎体征，腹部透视或平片有膈下游离气体。一经确诊应立即进行手术探查。为防止肠穿孔应避免盲目插镜或使用暴力，注气不宜过多，活检不要过深，有蒂息肉电切时稍远离蒂部，无蒂息肉电切时应在基底部注射后再行电切。圈套器一次圈套组织不宜超过 2cm。

结肠出血：结肠出血的发生率为 0.05%，主要原因包括肠道原有病变内镜插入时的损伤、暴力插镜引起的黏膜撕裂、活检过深及电切息肉时过快而电凝不足等。原有出血性疾病时对上述原因应予以避免或进行治疗。

结肠系膜裂伤：罕见，但后果严重。主要原因是在肠镜形成襻的情况下暴力插镜，如果腹腔内有粘连的情况下更易造成撕裂。因此在检查过程中要经常拉直肠镜，如果形成肠襻应及时解除。少量出血可保守治疗，大量出血导致血压下降时应剖腹探查。

心脑血管意外：原有心脏、呼吸疾病者术前要详细了解病史，检查时的过度牵拉可刺激内脏神经引起反射性心律失常，甚至心跳骤停。高血压患者检查时的紧张可加重高血压，引起脑血管意外。检查室应配备必要的抢救设备。此并发症一旦发生应马上拔出肠镜，立即进行心肺复苏抢救治疗。

气体爆炸：有报道口服 20% 甘露醇作肠道准备后，进行息肉电切时引起肠道气体爆炸。原因是甘露醇在结肠内被细菌分界产生可燃性气体氢气，当达到可燃浓度时，如进行高频电凝电切可引起爆炸。因此，目前多采用聚乙二醇（PEG）电解质溶液进行肠道准备。

（刘　翼）

第五节　染色内镜

染色内镜（chromoendoscopy），又称色素内镜，临床应用已有 40 多年。1965 年日本学者首先使用色素喷洒进行结肠镜检查，应用刚果红对胃酸分泌的功能进行研究，随后的研究发现喷洒色素前使用蛋白分解酶分解消化道黏液，可以大大提高色素内镜的观察效果。色素内镜作为消化道肿瘤，尤其是早期癌的辅助诊断方法，可以发现常规肉眼观察难以发现的病变，其诊断阳性率在80%左右，最高可达90%。

一、概述

染色内镜是指应用特殊染色剂（染料等）对消化道黏膜染色，黏膜结构比未染色时更加清晰；观察病变，病变部位与周围的对比得到加强，轮廓更加明显。结合新型的放大电子内镜，可以观察消化道黏膜的隐窝、腺管开口的形态，黏膜下血管的分布，对早期黏膜病变的诊断效果优于普通内镜，从而提高癌及癌前病变的诊断准确率。

二、原理

（一）对比法

色素不能使胃黏膜着色，而是滞留于胃黏膜皱襞和沟凹之间，与胃黏膜形成强烈对比，可以显示黏膜面的细微凹凸变化及其立体结构，借以观察胃极微小的病变。所用的染料即对比染色剂，如靛胭脂等。

（二）染色法

与对比法相反，染色法是指色素浸润消化道黏膜或被其吸收使之染色。根据染色与否及染色的形态特征，可以提高病变的发现率。常用的染料有亚甲蓝等。

（三）反应法

利用色素在特定的消化道黏膜环境中起特异化学反应发挥作用，如复方碘溶液中所含碘与食管鳞状上皮中的糖原反应而变为棕色，刚果红与胃底腺体分泌的盐酸起反应而在黏膜面上呈现黑色，由此可提高病变的发现率。

（四）荧光法

色素在消化道黏膜严重炎症或癌变区域有集中和积聚倾向，具有荧光性能的染料经口服或静脉注射进入人体后，经相应的光照激发后可以产生特征性的荧光。

三、常用染色剂

常用的黏膜染色剂有亚甲蓝、甲苯胺蓝、卢戈氏液、靛胭脂、刚果红等。

（一）亚甲蓝

亚甲蓝（methylene blue，MB）又称次甲蓝、美蓝，是噻嗪类的可吸收性染色剂，主要通过吸收活跃的细胞染色，其深蓝色与胃肠道黏膜的红色形成对比。正常的小肠细胞、结肠细胞、胃的肠化生上皮和食管的特异性肠化生上皮均可被染色，食管鳞状上皮、胃上皮和胃化生上皮不被染色，食管鳞状上皮或贲门柱状上皮的不典型增生或癌多表现为染色不良或不染。亚甲蓝可用于检测Barrett食管、贲门肠化生上皮以及胃的肠化生上皮。此外，亚甲蓝还可以检测热烧灼或激光下黏膜消融术后是否有肠化生上皮的残留灶。

（二）甲苯胺蓝

甲苯胺蓝（toluidine bule，TB）是一种细胞核染色剂，由于恶性肿瘤细胞核内DNA含量高于周围正常组织细胞核的含量，所以使用甲苯胺蓝染色后，肿瘤细胞染色较深，与周围正常上皮的界线更为清晰，有助于判断消化道黏膜癌的边界。

（三）卢戈氏液

卢戈氏液（Logul's solution）又称复方碘溶液，是一种含碘的可吸收染色剂，与非角化的鳞状上皮中的糖原有亲和力，结合后便染色，而癌变或不典型增生的黏膜细胞因代谢旺盛，细胞内糖原明显减少或消失，遇碘溶液不着色或淡染，使病灶与正常黏膜界限更为明显。卢戈氏液在食管的内镜检查中较为常用，染色后，可指导活检，提高早期食管癌检出率。

（四）靛胭脂

靛胭脂（indigo carmine，IC）又称靛红、靛卡红、靛蓝二磺酸钠，是一种黏膜非吸收性染色剂，通常采用0.4%的靛胭脂，染色后，深蓝颜色充填到平坦溃疡的缝隙、糜烂灶、黏膜皱襞、隐窝等处，可将病变的范围及表面形态清楚地显示出来，能提高平坦型和凹陷型癌以及其他异常陷窝的观察效果，而且由于靛胭脂是非吸收性染色剂，当视野不清或染色效果不佳时，可以冲洗后，再进行染色，以获得理想的染色效果，结合放大内镜可以对黏膜腺管开口形态进行观察，判断腺管开口的类型，以辨别是否为肿瘤性病变。

（五）刚果红

刚果红（congo red，CR）为溶于热水的茶红色粉末，当胃黏膜表面pH值为5.0时呈红色（pH值为3.0时呈黑蓝色）。常用浓度为0.3%，内镜直视下喷洒。

四、染色内镜的临床应用

（一）染色内镜在食管病变中的应用

1. Barrett食管　1998年美国胃肠病学会提出Barrett食管的新定义，即内镜下任何长度的食管黏膜出现柱状上皮样改变，经病理确诊为肠化生上皮，排除贲门肠化生，即可诊断为Barrett食管。Barrett食管是食管腺癌最重要的癌前病变，而且预后较差，对Barrett食管患者早期准确诊断和有效随访将提高食管癌患者的早期诊治率，进而提高患者的生存率。新的定义强调了特异性肠化生上皮（specialized intestinal metaplasia，SIM）在食管腺癌发生中的重要作用，内镜下准确地识别特异性肠化生上皮及不典型增生比较困难。

以往对Barrett食管的随访普遍采用4象限活检方法，即对整个Barrett食管片断，每隔1~2cm取4个象限活检，此法所取组织块数较多，而且创面较大，有一定的风险，因此，对Barrett食管有效随访应提高Barrett食管患者特异性肠化生上皮的检出率。

染色之前必须首先除去消化道黏膜表面的黏液，以免影响观察，黏液和其他附着物也可导致假阳性结果。可使用10% N_2乙酰半胱氨酸，也可以采用消泡剂（二甲基聚硅氧烷）。染色通常使用0.05%~1%的亚甲蓝溶液，染色方法是直接喷洒在黏膜表面，喷洒量按照每5cm柱状上皮给予20ml剂量计算。染色剂一般要在黏膜表面保持2min。对肠化生上皮的染色效果在1~2min内表现出来，并在24h内逐渐消退。

很多因素都可能影响亚甲蓝染色的结果，如黏膜表面是否冲洗干净、黏膜是否存在炎症、亚甲蓝溶液的浓度、亚甲蓝染色时间、Barrett食管的长度等。Duncan等研究发现，任何程度的食管炎都更容易着色，且其表面的黏液比较难冲洗，但是着色部位活检标本中特异性肠化生上皮的检出率非常低，可疑的胃食管反流（GERD）患者先给予治疗，然后再行内镜检查。

Ragunath 等采用前瞻性的随机交叉试验，比较亚甲蓝染色指导活检（methylene blue directed biopsy，MBDB）与随机活检对 Barrett 食管中 SIM 和不典型增生的检出率，提示 MBDB 可以提高 Barrett 食管患者 SIM 的检出率，但不能显著提高 Barrett 食管患者不典型增生或癌的检出率。此外他们还发现，染色程度与病理形态有关。深蓝色染色多提示特异性肠化生上皮（P<0.000 1），不均匀染色或不染色多提示不典型增生或癌，内镜检查时间延长约 6min。Canto 等采用体外试验和体内试验分析亚甲蓝染色特征与不典型增生或癌的关系，发现染色程度与不典型增生的程度有关。

2. 食管早期癌　食管早期癌由于病灶较小，在内镜下常表现为黏膜局限性粗糙或糜烂，常规内镜下难以发现或活检难以精确取材。染色内镜是一种用于诊断食管早期癌的内镜检查方法，普通内镜发现病灶后，应用染色技术可以明确病变的形态和范围，具有较高的敏感性和特异性。临床上使用较多的是食管碘染色，染色剂是复方碘溶液，即卢戈氏液（Logul 氏液）。其原理是，正常食管的鳞状上皮内含有大量糖原，遇碘后呈棕褐色，食管癌细胞因代谢旺盛，细胞内糖原含量减少或消失，遇碘后不染色，而食管炎或食管溃疡病灶内鳞状上皮受损，糖原含量减少，染色较浅。

在普通食管镜检查中，如发现黏膜小片状糜烂、片状颗粒样粗糙、黏膜浅剥脱、乳头状隆起或浅溃疡等病变时，均可进行食管碘染色，染色时，先用水冲洗黏膜表面，再用 5ml Logul 氏液喷洒于病灶表面，1min 后观察黏膜着色情况，如发现病灶染色不均、染色浅、染色区边界不清或不染色，应取多点活检，有助于提高对食管早期癌的检出率，同时还有利于食管其他疾病（如食管黏膜不典型增生、食管黏膜肠化生等）的检出。

Dawsey 等在河南林县选择 225 例经食管拉网证实为中重度增生和食管癌患者行内镜食管碘染色，染色前诊断重度不典型增生和癌的敏感性为 62%，特异性为 79%，染色后则分别为 96% 和 63%。88% 的病例染色后病变范围扩大，边界更清晰。Fagundes 等采用该方法检测了 190 例食管癌高危人群，23 例有不着色区者活检 6 例有不典型增生，而 165 例染色良好者仅 7 例发现轻度不典型增生，认为该方法可提高不典型增生的检出率。

国内外有学者对拟行食管癌手术的患者进行了全食管碘染色，结果发现这一方法有助于进一步明确病变范围和提高多发癌灶的检出率，对外科手术具有一定的指导意义。国内北京友谊医院等胃镜检查时常规对食管进行碘染色，大大提高了食管早期癌的发现率。

临床上联合使用两种染色剂进行食管染色，能更清楚地显示出病灶及病变范围，如甲苯胺蓝 - 复方碘溶液染色法和亚甲蓝 - 复方碘溶液染色法。

甲苯胺蓝 - 复方碘溶液染色法的原理：甲苯胺蓝可使癌灶着蓝色，复方碘溶液可使正常食管黏膜染成棕褐色，而癌灶不染色，两者合用，可使癌灶与周围正常食管黏膜界限更清晰。染色方法：先于病灶表面喷洒 2% 甲苯胺蓝，30s 后冲洗，再用 3% 复方碘溶液染色，然后观察染色情况。

亚甲蓝 - 复方碘溶液染色法：亚甲蓝染色可使癌灶着蓝色，卢戈氏液染色癌灶不着色，双重染色后，蓝色区域为早癌病灶，棕褐色区域为正常食管黏膜，两种染色区域之间的部位为肿瘤浸润区。染色方法，先用 0.5% 亚甲蓝染色，1min 后用清水冲洗，再用 3% 复方碘溶液染色，观察黏膜着色情况。

（二）染色内镜在早期胃癌中的应用

染色内镜在早期胃癌中的应用较少。一般常用局部喷洒 0.4% 靛胭脂染色后，结合放大内镜观察胃黏膜的形态改变，包括胃小弯形态的改变，如黏膜表面凹凸不平、糜烂、黏膜的颗粒样隆起，胃小弯细小化，变平或消失，腺管开口形态不规则、大小不一、排列紊乱等，还包括病灶表面毛细血管的改变，如正常毛细血管网消失，代之以不规则的新生毛细血管网。在观察时，在怀疑癌变的区域取材送病理组织学检查有助于临床对胃黏膜病变性质的判断。

（三）染色内镜在大肠肿瘤性病变中的应用

由于现代内镜器械和技术的高速发展，目前对于大肠息肉样病变，以及隆起型大肠癌的诊断已经积累了大量的经验。然而长期以来，内镜医师受大肠腺－癌变学说的影响，在内镜检查时往往将注意力集中在发现隆起型病变上，对于大肠平坦型病变的重视程度不够。目前的常规内镜技术，对于大肠平坦型病变或凹陷型病变的检出有一定的难度，染色内镜和放大内镜的结合应用可明显提高早期大肠癌的检出率。

日本近年来将染色内镜和放大内镜结合应用，大大提高了结肠平坦型病变和凹陷型（Ⅱc）病变的检出率。大肠染色内镜使用的染色剂主要是0.4%的靛胭脂溶液。内镜检查前的肠道准备十分重要，应尽量排尽肠道内的液体和固体粪质，以免肠内容物掩盖微小病灶。对普通内镜发现的肠黏膜隆起、红斑、黏膜表面粗糙、血管纹理改变、肠黏膜无名沟和皱襞连续性中断、病变周围白斑中央凹陷与黏膜表面凹凸不平、肠壁黏膜表面凹凸不平等征象，应使用水冲洗干净，同时与周围正常黏膜进行比较，然后应用内镜染色技术观察病变范围及表面形态。通常使用0.4%靛胭脂染色，靛胭脂不被黏膜吸收，充填于黏膜表面的腺管开口处，使病变的范围及表面形态清楚地显示出来，大体观察后，再采用放大内镜观察黏膜表面的腺管开口形态（pit pattern），则大致可以判断是否为肿瘤性病变。

（刘 翼）

第六节 放大内镜

为了更好地观察消化道黏膜的细微结构，如消化道黏膜腺管开口的形态和毛细血管的改变，提高对消化道病变的诊断，1967年日本在纤维内镜的基础上生产了特殊类型的纤维内镜（即放大内镜）。但是由于性能上的限制，未能在临床上得到广泛的应用。近年来，随着电子内镜技术的发展，放大内镜已经逐步实现了电子化、数字化、可变焦、高清晰及良好的可操作性，并在临床上得到了推广和应用。目前的电子内镜对绝大部分的消化道黏膜病变都能做出正确的诊断，但是对一些黏膜的微小病变仍难以确诊，放大内镜的出现，正好填补了这个空缺。目前的电子放大内镜放大倍数可达100倍左右，其放大倍数介于肉眼和显微镜之间，可以清晰显示消化道黏膜腺管开口和微血管等微细结构的变化，结合染色内镜或窄带成像，能进一步提高消化道微小病变的早期诊断率。放大内镜诊断主要涉及两个方面：①质的诊断，鉴别正常上皮、过形成上皮、组织异型程度和上皮性肿瘤（腺瘤和癌）；②量的诊断，判断癌浸润深度和范围。其为内镜下黏膜切除、黏膜剥离或外科手术之间的界限，提供一个较为客观的依据。

一、放大内镜的操作方法

(一) 常规准备

进行放大内镜检查前，应全面了解患者的全身情况，向患者说明检查的目的和必要性，并签署知情同意书，消除患者的紧张情绪，取得患者的积极配合。因放大内镜操作时间较普通内镜检查时间长，如果患者条件许可，可开展无痛麻醉下的放大内镜检查。

(二) 清除黏膜表面泡沫及黏液

由于消化道黏膜表面常有泡沫及黏液黏附，过多的泡沫及黏液可使放大内镜观察不清，因此在放大内镜检查前应当使用适量清水冲去泡沫及黏液，也可使用适量去泡剂冲洗病变范围，对于难以去除的黏液，可使用加入蛋白酶的洗净液。便秘或高龄患者，在清洁肠道的基础上加服适量去泡剂。

(三) 放大内镜操作技巧

1. 调整病变位置　为提高放大图像光亮，应将被观察的病变尽量放在内镜图像的左上角，这样可获得最佳的光亮效果。

2. 调节注气量　操作中注意微调注气量。消化道腔内空气量较少时，病变得不到充分的展开，同时可能会增加消化道的蠕动；如增加注气量，可有效限制消化道蠕动，病变也可得到充分展开；但如进一步加大注气量，患者会有腹胀、腹痛等不适。

3. 利用呼吸　病变会随着呼吸运动在呼气时远离镜头而吸气时接近镜头，此时可将内镜固定在某一位置，在吸气时抓住病变接近的一瞬间固定图像，或摄影时嘱患者屏气，防止病变随呼吸上下移动而导致图像模糊不清。注意避免镜头接触病变引起出血。

4. 装透明帽　内镜与病变之间无法保持一定的距离或得不到病变的正面像时，可以用活检钳抵夹病变组织后进行观察。为防止大出血使观察失败，可先不用透明帽，必要时再装透明帽观察。透明帽可直接接触欲观察部位，固定镜头和病变间的距离，以解决食管运动中的对焦困难。但这种方法易致病变部位出血，所以应尽量轻地接触病变部位，并尽快观察。

5. 减小扩大倍率　不可能一次获取满意的高倍率图像，应减小扩大倍率、增大焦距，从低、中倍率开始，可扩大观察范围使放大观察变得容易。

二、放大内镜在食管疾病诊断中的应用

(一) Barrett 食管

2001 年美国学者 Guelrud 等对 Barrett 食管无异型增生的黏膜首次进行了内镜下分型，其分型与病理的关系为：Ⅰ 型小圆型，病理多为胃底上皮；Ⅱ 型网状型，90% 为贲门上皮；Ⅲ 型绒毛型，肠上皮化生为 87%；Ⅳ 型嵴状脑回型，肠上皮化生为 100%。临床统计资料提示，放大内镜检查发现肠化生上皮的准确率为 92%。2003 年日本学者 Hideke Toyoda 等修改了 Guelrud 的分型，根据对 Barrett 食管患者病理活检结果提出了新的分型标准，共分为 3 型：Ⅰ 型小圆凹型，为胃体、胃底腺黏膜上皮；Ⅱ 型裂缝、网状型，病理为贲门腺黏膜上皮，部分有壁细胞，少数为肠化生上皮；Ⅲ 型脑回绒毛型，又分为三个亚型，即脑回型、绒毛型和混合型，病理均为肠上皮化生。用此标准发现肠化生上皮的敏感性为 85.5%，特异性为 92.2%，阳性预测值为 92%，阴性预测值为 92.5%，诊断准确率为 90.0%。由此可

见，放大内镜检查 Barrett 食管，可提高普通内镜难以发现的肠上皮化生的检出率，而且可指导活检，明显提高 Barrett 食管的诊断率。近年来，在放大内镜的基础上发展出两种改良的放大内镜技术，一种是染色放大内镜，另一种是增强放大内镜。染色放大内镜是使用放大内镜结合 Logul 氏液、亚甲蓝或靛胭脂溶液染色。增强放大内镜应用 3% 乙酸溶液喷洒于病灶，其操作与染色内镜类似，喷洒后，食管与胃黏膜柱状上皮泛白色，2～3min 后，食管色泽变苍白，而 Barrett 上和胃黏膜上皮变为微红色，这使食管正常鳞状上皮与异常柱状上皮之间，以及胃食管黏膜连接处形成鲜明的着色对照，从而增强了放大内镜对 Barrett 食管肠化生上皮的鉴别能力。这两种改良的放大内镜技术，可提高肠上皮化生的检出率，还可提高对靶病灶活检的准确率。

（二）食管早期癌诊断

放大内镜对食管早期癌诊断中的应用，主要是观察食管黏膜的血管网透见情况。食管黏膜表面由复层鳞状上皮覆盖，放大内镜观察无明显腺管开口形态改变，但可透见黏膜下血管网，可连续观察黏膜下血管到上皮乳头内毛细血管环（intra - papillary capillary loop，IPCL）的变化。

早期食管癌可见上皮乳头内毛细血管环的扩张、蛇行、口径不同、形状不均。这是上皮内癌的特点。当癌浸润黏膜固有层时除上述四种变化外，还伴有上皮乳头内毛细血管环的延长。癌浸润到黏膜肌层时上皮乳头内毛细血管环明显破坏，但可见连续性。癌浸润到黏膜下层时上皮乳头内毛细血管环几乎完全破坏、消失，出现异常的肿瘤血管。异常血管的出现是癌浸润到黏膜下层的特征。据日本多家医疗中心的报道结果，放大内镜观察诊断早期食管癌的正确诊断率在 80% 左右，使得大多数患者得到早期诊断、早期治疗，极大地改善了食管癌患者的预后。

三、放大内镜在胃部疾病诊断中的应用

放大内镜在胃疾病中的应用，主要是观察胃小凹和黏膜的小血管的形态结构。

胃黏膜表面腺体的开口为胃小凹，无数的胃小凹组成胃小区，小区与小区之间的间隔称为区间沟。目前关于胃小凹的形态的分类方法尚无统一的标准。使用较多的是 Sakaki 的分类方法，以红色部分和白色部分描述放大内镜下黏膜的形态，红色部分为向外凸出的，而白色部分为向内凹的，并将不同形态的小凹开口分为五种不同的类型：A 型为点状，B 型为短小棒状，C 型为树枝、条纹状，D 型为斑片状或网络状，E 型为绒毛状。而且 Sakaki 认为胃腺体开口和分布的不同决定了不同部位小凹的特点：胃底腺分布于胃底和胃体；幽门腺分布于幽门管部宽 4～5cm 的区域，胃小凹处胃底腺多为单支管状腺体，其颈部短而细。幽门腺分支较多而弯曲，且常为 3～5 条幽门腺共同开口于一个小凹，因此幽门部小凹常呈条纹状而胃体部小凹呈点状。

来自胃黏膜下层的细小动脉贯穿胃黏膜肌层，在胃黏膜内上行形成毛细血管网，其分支直达黏膜表层，在表层的被覆上皮下移行至表层毛细静脉丛。毛细静脉丛环绕胃小凹的颈部并彼此汇合向下注入黏膜下层的静脉丛。胃体部黏膜的集合小静脉分布非常均匀、规则，普通内镜观察时，表现为无数均匀一致的小红点遍布胃体部，当改用放大内镜观察时，此类无数的小红点实际上是集合小静脉，呈海星状。

（一）早期胃癌

普通内镜对于早期胃癌（early gastric cancer，EGC）的诊断有一定的难度，放大内镜对于胃早期癌的诊断有一定的优势。有资料表明，放大内镜较普通内镜对小胃癌具有更高的检出率，放大内镜作为诊断方法的敏感性为96.0%，特异性为95.5%，而且放大内镜所观察到的精细黏膜结构和微血管特征与组织病理学诊断具有很高的相关性。有助于早期胃癌的诊断。

放大内镜下，早期胃癌比较有特征性的改变是胃小凹呈条纹状、网络状、局部微血管改变是紊乱的肿瘤血管的出现和集合静脉、真毛细血管网的消失。但是由于黏膜的癌变一般均在有炎症浸润和 H pylori 感染的基础上发生的，炎症本身和 H pylori 感染对胃黏膜的细微形态有一定的影响，所以要判断出癌变的部位及界限是比较困难的。

对普通内镜观察发现的可疑病灶，先使用0.4%的靛胭脂溶液进行染色，然后使用放大内镜观察，不仅可以观察病灶细微结构的改变，判断病变的良恶性，还可明确病变的范围，使诊断更为准确，还可指导活检，提高活检的阳性率。

（二）萎缩性胃炎和肠化生

慢性萎缩性胃炎（chronic atrophic gastritis，CAG），目前被认为它是一种癌前病变。慢性萎缩性胃炎的诊断主要采用胃镜观察加黏膜活检的方法，而对于病变轻微局限的病例，则易于漏诊。大量的临床研究表明，放大内镜在诊断 CAG 的敏感性和准确性方面较普通内镜有很大的优势。

胃黏膜肠化生在 CAG 中较为常见，特别是大肠化生，具有癌变的倾向。肠化生结节在普通内镜下可表现为淡黄色结节、瓷白色小结节、鱼鳞状以及弥漫性颗粒等特征性改变，但在普通内镜下的检出率很低。陈磊将胃黏膜的小凹形态分为点状（A 型）、短棒状（B 型）、树枝状（C 型）、板块型（D 型）和绒毛型（E 型）五种形态，放大内镜对这五种形态病理诊断的胃黏膜肠化生的图像显示，肠化的小凹形态主要有 C、D、E 三种形态，尤其以 E 型具有很高的特征性。周雅丽等报道，利用放大内镜诊断轻、中、重度肠上皮化生的准确率分别为47.5%、78.5%和75.4%，诊断准确率明显高于普通内镜，结合放大内镜，可明显提高肠化生活检的阳性率，具有较高的实用价值。

四、放大内镜技术在大肠肿瘤性病变诊治中的应用

目前随着内镜技术的发展，新型电子放大结肠镜在治疗功能、插入性等方面已与普通电子结肠镜没有明显区别，而且可以与普通结肠镜共用一台内镜主机，因此已具备常规应用于临床检查的条件。在结肠肿瘤性疾病的诊断中，仍应先用普通结肠镜检查，对于普通内镜下发现的可疑病灶，可利用放大内镜对病灶表面的腺体开口形态进行观察和分型，有助于鉴别病灶的良恶性，如能结合染色内镜检查，则能进一步提高诊断率。

在普通内镜下，正常结直肠黏膜呈粉红色，肠壁表面光滑无绒毛，黏膜下血管走行纹理清楚，结肠肠壁有隐窝形成并存在大量腺管开口，但在普通内镜下较难观察。用放大内镜观察结直肠黏膜的隐窝形态（pit pattern）有助于判断病灶良恶性和浸润程度。结直肠隐窝分为：Ⅰ型呈圆形，为正常黏膜腺管开口；ⅡL 型为星状或乳头状腺管开口，是增生性病变；Ⅱs 型管状较正常小，为凹陷性肿瘤；ⅢL 型为较大的管状或圆形开口，常见于隆起型肿瘤，

多为腺瘤；Ⅲs型为较小的管状或类圆形开口，常见于凹陷型病变；Ⅳ型分为枝状、沟状或脑回状的腺管开口，常见于隆起型绒毛状腺瘤；Ⅴ型包括Ⅴa（不规则型）或ⅤN（无结构型），为腺管开口消失或无结构，多为结直肠浸润癌。

Hart等研究发现，内镜下85%的结肠病变为隆起型病变，平坦型或凹陷型病变占少数，而这些病变与结肠癌的发生更为密切，普通内镜对这类病灶诊断较难，常易漏诊。应用黏膜染色结合放大内镜可以观察病灶黏膜的微细结构，即腺管开口及隐窝等，根据大肠息肉表面腺管开口的不同可区别非瘤性及腺瘤性息肉，能有效鉴别大肠非瘤性息肉、腺瘤和癌，能实时选择是否进行内镜下治疗。

由于放大内镜的观察焦点放在肿瘤的侧面的缘故，临床上常常造成过高或过低的判断黏膜下层（sm）癌的浸润深度；当黏膜层（m）被癌浸润或破坏时，在m和sm之间生成结缔组织，导致黏膜内与黏膜下层之间癌组织的异型程度上有明显差别，形成了细胞异型程度高于癌细胞；同时，临床上许多人为因素可以造成诊断上的差异，如黏液、炎症、纤维素性渗出物或肿瘤坏死物附着、内镜切除时热变性或活检时组织结构破坏等，从而难以对腺开口做出正确诊断，造成误诊。

临床上应用Ⅴ形（不规则型和无结构型）腺开口形态来判断癌浸润深度是比较合适的。sm癌轻度浸润时，多见腺管密集排列；黏膜下癌浸润深时，间质显露量增加，腺管与腺管之间距离变长，如开口直径变大，癌趋于向深度浸润。目前，在Ⅴ形腺开口形态中，不规则型Ⅴa和无结构型ⅤN开口是m癌、sm_1癌、sm_2癌和sm_3癌的较为可靠的诊断标准，同时还可以为内镜切除治疗和外科手术切除之间的选择提供一个较为可靠的界限依据。一般来说，m癌和sm_1癌是内镜切除的指征，而sm_2癌和sm_3癌是外科手术切除的指征。目前对sm_2癌的处理，国外多数学者主张先采用内镜切除治疗，根据切除标本的病理诊断判断是否有淋巴结转移的危险因素（组织分化程度、脉管浸润和sm癌的实际浸润深度等），一旦出现上述淋巴结转移的危险因素，则应及时追加外科手术。

总之，放大内镜在观察消化道黏膜微小病变、指导活检等方面，有着不可替代的作用，对于某些病变，放大内镜甚至能直接做出诊断，对于内镜下无法直接诊断的病变，放大内镜也可为诊断提供一定的线索。但是目前放大内镜对于消化道病变的诊断，还没有建立起统一的标准，主要依靠操作医师的临床经验，故存在一定的主观性。同时，消化道的一些特殊结构，以及消化道本身的生理性蠕动，也妨碍了放大内镜的观察。这些问题有待于进一步解决。

（刘　翼）

第四篇　护理篇

第十七章　消化系统疾病患者的护理

第一节　概述

本节主要学习消化系统的结构组成、功能。学习消化系统疾病特点、护理要点和常见症状体征的理。

一、消化系统的结构组成和功能

消化系统主要由食管、胃、肠、肝、胆囊、胰腺及腹膜、肠系膜等组成。消化系统疾病是指上述脏器发生的器质性和功能性疾病。

（一）结构组成

1. 食管　位于咽和胃之间，是两者相连的通道。

2. 胃　由贲门区、胃底、胃体和幽门区四个部分组成。胃壁由内而外有四层，分别为黏膜层、黏膜下层、肌层、浆膜层。

3. 肠　分为小肠和大肠，小肠由十二指肠、空肠、回肠组成；大肠由盲肠、结肠（包括升结肠、横结肠、降结肠、乙状结肠）、直肠组成。

4. 肝　是人体内最大的消化腺，有门静脉和肝动脉双重血液供应。

5. 胆道　包括胆囊和胆管，胆道系统开始于肝细胞的毛细胆管，毛细胆管集合成小叶间胆管，然后汇合成左右肝管，自肝门出肝后汇合成胆总管，开口于十二指肠降部。

6. 胰腺　位于腹膜后，分头、体、尾三部分。

7. 门静脉侧支循环　当门静脉阻塞时，可导致门静脉系统与腔静脉之间建立门 - 体侧支循环，重要的有三支，为食管和胃底静脉曲张、腹壁静脉曲张、痔静脉曲张。

（二）主要的功能

1. 基本生理功能　是摄取、转运和消化食物、吸收营养（最重要）和排泄废物。

2. 分泌多种激素，调节机体生理功能　例如，胃壁主要的 5 种细胞，主细胞分泌胃蛋白酶原；壁细胞分泌盐酸和内因子；黏液细胞分泌碱性黏液；胃窦部的 G 细胞分泌促胃泌素，促进壁细胞分泌胃酸；D 细胞分泌生长抑素，抑制胃酸分泌、减少内脏器官血流量及胰腺的内分泌和外分泌等。

3. 参与机体免疫反应　有一定清除有害物质和致病微生物的能力。

二、疾病特点和护理要点

（一）疾病特点

（1）包含器官多，且与外界相通，发病率较高。

（2）病因非常复杂，可有一种或多种病因。

（3）多数呈慢性病程，易造成消化功能障碍。

（4）急性变化如出血、穿孔、肝衰、急性胰腺炎等可致死。

（5）与其他系统、器官密切联系，其他系统疾病也可引起消化系统病变等。

（二）护理要点

（1）因发病与精神密切相关，故强调整体，关注心理护理。

（2）发病与饮食密切相关，故饮食护理也为重点之一。

（3）许多药物对胃肠道、肝有损害，应注意药物适应证、不良反应和禁忌证。

（4）密切观察病情，防治并发症。

（5）强化健康教育。

三、消化系统疾病患者常见症状体征的护理

【恶心与呕吐】

恶心为上腹部不适、紧迫欲吐的感觉，并伴迷走神经兴奋的症状，如皮肤苍白、出汗、流涎、血压降低及心动过缓等，常为呕吐先兆。但也可仅有恶心而无呕吐，或仅有呕吐而无恶心。呕吐是胃或部分小肠的内容物，经食管、口腔而排出体外的现象。

（一）护理评估

1. 健康史　了解有无引起呕吐的以上原因存在。并询问恶心呕吐发生的时间：如晨间呕吐常见于慢性胃炎、妊娠、早期尿毒症、鼻窦炎等；傍晚或夜间呕吐常见于幽门梗阻；停经后呕吐常见于早期妊娠；服药后不久呕吐常见于药物反应或中毒；不洁饮食后呕吐常见于急性胃炎、食物中毒。询问与进食的关系：如无关多为中枢性呕吐；有关多为胃源性呕吐；食后不久即吐常见于胃十二指肠炎，食后 6 小时以上呕吐常见于幽门、肠道梗阻。

2. 身体状况

（1）恶心：恶心常为呕吐的前驱症状，但也可仅有恶心无呕吐或有呕吐无恶心的情况。恶心患者可有上腹不适并伴有面色苍白、流涎、出汗、血压降低、心动过缓等迷走神经兴奋的表现。

（2）呕吐：①中枢性呕吐，无恶心，呈喷射状，顽固性，呕后不感轻松，常伴剧烈头痛。密切观察瞳孔、神志、生命体征等；②胃源性呕吐，伴恶心，吐后轻松感，可暂缓解（表 17 -1）。

表 17 - 1 胃、肠源性呕吐与中枢性呕吐的鉴别

鉴别点	胃、肠源性呕吐	中枢性呕吐
病因	胃肠疾病	颅内疾病
与进食关系	有关	无关
恶心	有	无
呕吐状态	常缓慢呕出	喷射状
吐后感觉	吐后轻松感	吐后不感轻松
持续时间	吐后可暂缓解	顽固性
伴随症状	常伴腹痛、腹泻	常伴头痛

（3）呕吐物性质

1）量：量大见于幽门梗阻、急性胃肠炎；量小见于神经性呕吐。

2）气味：带发酵腐败气味常见于幽门梗阻、胃潴留；粪臭味常见于低位小肠梗阻；苦味常见于十二指肠壅滞症。

3）内容物：①胆汁，梗阻平面多在十二指肠乳头以下；②鲜血，食管静脉曲张破裂。

4）颜色：①咖啡样，溃疡病；②绿色，十二指肠梗阻；③棕黑色，急性胃扩张。

5）伴随症状：①伴腹痛、腹泻：急性胃肠炎、细菌性食物中毒、霍乱、急性中毒等；②伴右上腹痛、发热、寒战、黄疸：胆囊炎、胆石症；③伴头痛、喷射性呕吐：颅内压增高、青光眼；④伴眩晕、眼球震颤者：前庭器官疾病；⑤用某些药物后：如抗癌药等，为不良反应；已婚育龄妇女，在早晨呕吐应注意早孕。

3. 心理 - 社会状况　反复恶心呕吐，可使患者烦躁不安，甚而产生焦虑和恐惧心理。

4. 辅助检查　呕吐物及粪便检查、血液检查、钡餐检查、胃镜检查等。呕吐量大者还要做血气分析。

（二）护理诊断及合作性问题

1. 有体液不足的危险　与大量呕吐导致失水有关。

2. 活动无耐力　与频繁呕吐导致失水、电解质丢失有关。

3. 焦虑　与频繁呕吐、不能进食有关。

4. 有窒息的危险　与呕吐物吸入有关。

5. 潜在并发症　电解质紊乱。

（三）护理措施

1. 一般护理　患者呕吐时帮助采取合适的体位，病情轻者可取坐位，病情重及体力差者应协助患者坐起或侧卧，头偏向一侧，以免误吸，并嘱患者坐起时应动作缓慢，以免发生直立性低血压而出现头晕、心悸等不适；吐后给予漱口，更换污染衣物被褥，开窗通风以去除异味；呕吐停止后酌情给予清淡易消化饮食少量多餐，逐渐增加进食量。

2. 病情观察　观察患者呕吐的特点，记录呕吐的次数，呕吐物的性质和量、颜色、气味；观察患者有无失水征象，准确测量和记录每日的出入量、尿比重、体重；依失水程度不同，患者可出现软弱无力、口渴、皮肤黏膜干燥、弹性减低、尿量减少、尿比重增高，并可有烦躁、神志不清以至昏迷等表现；持续性呕吐可致大量胃液丢失，发生代谢性碱中毒，要定时测量和记录生命体征直至稳定，动态观察实验室检查结果，如血清电解质、酸碱平衡

状态。

3. 配合治疗护理 积极补充水分和电解质。口服补液时，应少量多次饮用，以免引起恶心、呕吐；剧烈呕吐不能进食或严重水、电解质失衡时，遵照医嘱静脉输液给予纠正；必要时遵医嘱应用止吐药及其他治疗。

4. 心理护理 要安慰体贴患者，通过与患者及家属交流，了解其心理状态；缓解患者焦虑，耐心解答患者及家属提出的问题，向患者解释精神紧张不利于呕吐的缓解，特别是有的呕吐与精神因素有关，紧张、焦虑还会影响食欲和消化功能，而治病的信心及情绪稳定则有利于症状的缓解。

5. 健康指导 向患者及家属讲解产生恶心和呕吐的原因，尽量避免诱发因素；指导患者学会减轻焦虑的放松技术，如深呼吸、转移注意力等方法，减少呕吐的发生。①深呼吸法：用鼻吸气，然后张口慢慢呼气，反复进行；②转移注意力：通过与患者交谈，或倾听轻快的音乐，或阅读喜爱的文章等方法转移患者注意力。指导患者用药，避免发生用药的不良反应。

（四）护理目标及评价

患者生命体征稳定在正常范围，无口渴、尿少、皮肤干燥、弹性减退等失水表现，血生化指标及其引起的不适减轻或消失，逐步耐受及增加进食量；活动耐量增加，活动后无头晕心悸、气促或直立性低血压出现；能认识自己的焦虑状态并运用适当的应对技术。经治疗和护理评价患者是否达到以上护理目标。

【腹痛】

腹痛是指各种原因所致的不同性质的疼痛和腹部不适感。是一个非常常见的临床主观症状，多发生于消化系统疾病，亦见于全身性疾病和腹外器官疾病，需要鉴别的疾病涉及内科、外科、妇产科等各科。腹痛在临床上一般按起病急缓、病程长短分为急性与慢性腹痛。

（一）护理评估

1. 健康史 询问患者有无腹部脏器、腹外脏器及全身性疾病病史，有无精神紧张、焦虑等不良心理反应情况；询问腹痛发生的原因或诱因，腹痛的部位、性质和程度，腹痛的时间，特别是与进食、活动、体位的关系。腹痛发生时的伴随症状及有无缓解的方法及效果等。

2. 身体状况 评估患者的生命体征、神态、神志、营养状况。评估腹痛的特征：腹痛可表现为隐痛、钝痛、灼痛、胀痛、刀割样痛、钻痛或绞痛等，可为持续性或阵发性疼痛，其部位、性质和程度常与疾病有关。评估腹痛的伴随症状：如伴发热、黄疸者见于急性胆囊炎、肝外胆管结石等；伴休克及贫血可见于腹腔脏器破裂，无贫血者见于胃肠穿孔、绞窄性肠梗阻；伴呕吐量大者见于胃肠道梗阻；伴腹泻者见于肠道炎症、溃疡或肿瘤；伴血尿者见于泌尿系统结石等。

3. 心理-社会状况 患者有无因疼痛或其他因素而产生的精神紧张、焦虑不安等。

4. 辅助检查 根据病种不同进行相应的实验室检查，如血、尿、粪便常规检查；粪潜血试验，血尿淀粉酶测定等。必要时需作 X 线钡餐检查、消化道内镜检查等。

（二）护理诊断及合作性问题

1. 疼痛 腹痛 与胃肠道炎症、溃疡、肿瘤有关。

2. **焦虑** 与剧烈、持续腹痛有关。

3. **知识缺乏** 缺乏腹痛相关知识的了解，与健康教育不到位有关。

（三）护理措施

1. **一般护理** 起病急、疼痛明显者给予卧位休息，慢性腹痛患者，保证充足的睡眠，注意劳逸结合；保持病房环境安静、舒适，温、湿度适宜；按医嘱选择禁食、流质、半流质饮食。

2. **病情观察** 严密观察患者腹痛的部位、性质及程度，并做好记录。注意观察患者的生命体征及腹痛性质的变化，如果疼痛性质突然发生改变，且经一般对症处理疼痛不仅不能减轻，反而加重，需警惕某些并发症的出现，如溃疡穿孔、弥漫性腹膜炎等。应立即请医师进行必要的检查，严禁随意使用镇痛药物，以免掩盖症状，延误病情。

3. **配合治疗护理** 按照医嘱使用止痛药，并注意加强观察，防止不良反应、耐药性和成瘾性产生；教会患者非药物性缓解疼痛的方法，常用方法包括以下几种。

（1）指导式想象：利用一个人对某特定事物的想象而达到特定正向效果，如回忆一些有趣的往事可转移注意力，从而减轻疼痛。

（2）局部热疗法：除急腹症外，对疼痛局部可应用热水袋进行热敷，从而解除痉挛而达到止痛效果。

（3）气功疗法：指导患者通过自我意识，集中注意力，使全身各部分肌肉放松，进而增强对疼痛的耐受力。

（4）其他：指导患者应用深呼吸法和转移注意力有助于其减轻疼痛；针灸止痛；根据不同疾病，不同疼痛部位采取不同穴位针疗。

4. **心理护理** 关心体贴患者，尽量满足患者合理的需求，缓解患者的焦虑、紧张情绪，以利患者增加对疼痛的耐受性。

5. **健康指导** 给患者及家属解释引起腹痛的可能原因和诱因，说明积极治疗原发病和预防诱因的重要性。指导患者遵循卫生饮食原则，并学会运用缓解疼痛的方法。指导慢性腹痛患者定期门诊复查，并按医嘱指导用药。

（四）护理目标及评价

患者腹痛症状消失，焦虑缓解，对腹痛的有关知识有所了解，并学会运用缓解腹痛的方法。评价患者的疼痛是否减轻或消失，是否达到以上护理目标。

【腹泻】

腹泻是指排便的次数增多，粪质稀薄并带有黏液、脓血或未消化的食物。是由于肠蠕动加速、肠分泌物增多和吸收障碍所致。

（一）护理评估

1. **健康史** 询问患者有无肠道感染病史，有无服药、中毒病史，有无变态反应性肠炎、全身疾病及不洁饮食史。注意询问腹泻发生的时间、起病原因或诱因、病程长短；粪便的性状、次数和量、气味和颜色；有无腹痛及疼痛的部位，有无里急后重、恶心与呕吐，发热等伴随症状；有无口渴、疲乏无力等失水表现。

2. **身体状况** 急性严重腹泻时，应注意评估患者的生命体征、神志、尿量、皮肤弹性等，注意患者有无水、电解质紊乱、酸碱失衡、血容量减少。慢性腹泻时应注意患者的营养状况，有无消瘦、贫血的体征；评估患者有无腹胀、腹部包块、压痛，肠鸣音有无异常；有无因排便频繁及粪便刺激，引起肛周皮肤糜烂。腹泻伴糊状或水样粪便提示小肠病变，可含有未完全消化的食物成分，大量水泻易导致脱水和电解质丢失，部分慢性腹泻患者可发生营养不良。大肠病变引起的腹泻，粪便可含脓、血、黏液，病变累及直肠时可伴里急后重。

3. 心理－社会状况　注意评估患者有无自卑、忧虑、紧张等心理反应，了解患者的腹泻是否与其心理精神反应有关。

4. 辅助检查　正确采集新鲜粪便标本作显微镜检查，必要时做细菌学检查；急性腹泻者注意监测血清电解质、酸碱平衡状况。

（二）护理诊断及合作性问题

1. 腹泻　与肠道疾病或全身性疾病有关。

2. 营养失调　低于机体需要量　与严重腹泻导致水、电解质紊乱有关。

3. 有体液不足的危险　与大量腹泻引起失水有关。

（三）护理措施

1. 一般护理　起病急，全身症状明显者应卧床休息。慢性和轻症者可适当活动；注意腹部及脚部保暖，注意饮食卫生，避免进食生冷及刺激性食物，以少渣、易消化食物为主。急性腹泻应酌情给予禁食、流质、半流质或软食。

2. 病情观察　注意观察患者生命体征、神志、皮肤弹性及尿量的变化；注意监测患者的伴随症状和血液生化指标的变化；准确记录患者排便次数、粪便性状、颜色和量；记录患者每天的出入量。

3. 配合治疗护理　按医嘱用药，注意药物的不良反应，若有细菌感染，要在合理使用抗生素的前提下，配合用止泻药；根据患者脱水情况及时补充水分和电解质及营养物质等，静脉补液时注意调节输液速度；加强肛周皮肤的护理，排便后用温水清洗肛周，保持清洁干燥，局部使用无菌凡士林或抗生素软膏，避免因排便频繁，粪便刺激使肛周皮肤损伤引起糜烂及感染。

4. 心理护理　注意了解患者的心理状况并给予细致的护理。通过给患者解释精神紧张、情绪变化会影响肠道运动引起腹泻，使患者避免精神刺激，减轻焦虑和恐惧心理，提高患者配合检查和治疗的认识，稳定患者的情绪。

5. 健康指导　指导患者了解腹泻的有关知识；指导患者学会减轻腹泻的方法，如怎样休息和适当活动、如何保暖等。

（四）护理目标及评价

病人的腹泻及其不适减轻或消失，能保证机体所需水分、电解质和营养素的摄入，生命体征、尿量、血生化指标在正常范围。评价病人是否达到以上目标。

【上消化道出血】

上消化道出血是指屈氏韧带以上的消化道，包括食管、胃、十二指肠和胰腺、胆道病变所引起的出血，以及胃空肠吻合术后的空肠病变所致的出血。上消化道大量出血：一般指在数小时内失血 >1000ml 或循环血容量的 20%。主要表现为呕血和黑便，常伴循环血容量的减少而引起的周围循环衰竭，重者出现休克，若抢救不及时可危及生命，是常见的临床急症。

（一）护理评估

1. 健康史　主要是病因的评估。注意询问患者有无消化性溃疡、肝硬化、胃癌、胰腺疾病病史；有无服用损害胃黏膜的药物；有无全身性疾病病史及出血史；近期有无重大创伤、休克、严重的心力衰竭等病史。

2. 身体状况

（1）呕血与黑便：是消化道出血的特征性表现。呕血一定有黑便，但黑便不一定有呕血，与其出血量的大小及部位有关。呕血的颜色取决于出血的量和速度。少而缓慢的出血，因血液在胃内停留较久，经胃酸作用变成正铁血红蛋白，呕出的血液常呈暗褐色或咖啡色，而出血量大未经胃酸作用则呈鲜红色。出现呕血，说明胃内储积血量至少达到 250～300ml；出血量较小时粪便外观可无异常，出血量达到 5ml 大便潜血试验即呈阳性；出血量达 50～70ml 时，血红蛋白的铁质在肠道经硫化物作用，形成黑色硫化亚铁，随大便排出形成黑便；出血量较多时则呈柏油样便；当出血量大，血液在肠内推进快，粪便可呈暗红色甚至鲜红色，类似下消化道出血，相反，空肠、回肠出血量若不大，在肠内停留时间较久，也可表现为黑便，而被误认为上消化道出血。

（2）失血性周围循环衰竭：其程度轻重因出血和失血速度而异。早期可出现头昏、心悸、乏力、出汗、口渴、晕厥，心率加快、血压偏低等；出现失血性休克时可表现为烦躁不安、神志不清、面色苍白、四肢湿冷、口唇发绀、呼吸急促、尿量减少、血压下降（收缩压 <80mmHg、脉压变小 <25～30mmHg）及心率加快（>120 次/分）；若补充血容量后仍少尿或无尿，应考虑急性肾衰竭；老年人因器官功能储备低下，且常有脑动脉硬化、高血压、冠心病、COPD 等基础病变，即使出血量不大，也可引起多器官功能衰竭，增加死亡率。

（3）发热：在出血后 24 小时出现低热，T <38.5℃，可持续 3～5 天。若发热超过 38.5℃，时间超过 1 周，考虑感染因素。

（4）氮质血症：分为肠源性氮质血症、肾前性和肾性氮质血症。

1）肠源性氮质血症：上消化道大出血后，肠道中血液的蛋白质消化产物被吸收，引起血尿素氮增高，血尿素氮在出血后数小时上升，24～48 小时达高峰，3～4 天恢复正常；若血尿素氮持续增高 >3～4 天，无脱水及肾功能异常，提示上消化道继续出血或再出血；若无活动性出血证据，血容量补足的情况下，尿少提示肾衰竭。

2）肾前性氮质血症：出血导致周围循环衰竭，使肾血流量和肾小球滤过率减少，以致氮质潴留，是血尿素氮升高的肾前性因素。

3）肾性氮质血症：如无活动性出血的证据，且血容量已基本补足而尿量仍少，血尿素氮不能降至正常，则应考虑是否因严重而持久的休克造成急性肾衰竭，或失血加重了原有肾病的肾损害而发生肾衰竭。

3. 心理 - 社会状况　患者常有恐惧、焦虑等情绪反应；反复出血的患者可因工作能力下降、经济压力过重产生悲观情绪。

4. 辅助检查

（1）化验：血常规、血尿素氮、肝功等检查。血象改变：上消化道大出血后，均有急性失血性贫血。早期：血象无变化，经 3～4 小时后，因组织液渗入血管内，血液稀释导致贫血；出血 24 小时内：网织红细胞即见升高，出血停止后逐渐降至正常，如出血不止则持续升高。WBC：在出血 2~5 小时升高，可达（10~20）×10^9/L，血止后 2~3 天恢复正常；肝硬化脾功能亢进 WBC 不升高。粪潜血试验：出血量达 5ml 以上可出现阳性，是上消化道出血早期简便有效的诊断方法。

（2）内镜检查：上消化道出血病因检查首选纤维胃镜。在出血后 24~48 小时内胃镜检查可直接观察出血的部位，同时对出血部位直接止血。

（3）X 线钡剂：在出血停止后，且病情稳定数天后进行。

（4）其他：选择性动脉造影，如腹腔动脉、肠系膜上动脉造影帮助确定出血部位，适用于内镜及 X 线钡剂没能确诊而又反复出血者。

（二）护理诊断与合作性问题

1. 组织灌注不足　与大量失血、血容量不足有关。

2. 恐惧　与突然大量出血有关。

3. 有窒息的危险　与血块吸入有关。

4. 潜在并发症　失血性休克。

5. 活动无耐力　与失血后贫血、急性期禁食等因素有关。

（三）护理措施

1. 一般护理　呕血时指导患者采取半卧位或侧卧位，有意识障碍的患者应取去枕平卧位，头偏向一侧，呕血停止后帮助漱口，清洁口腔。保持环境安静，避免噪声和强光刺激。注意保暖，保持衣被床单整洁舒适。严重呕血或呕血伴有剧烈呕吐者，应暂时禁食 8~24 小时，伴小量出血，一般不需禁食，可摄少量温热的流质食物如牛奶，然后过渡到软食。

2. 病情观察　观察呕血、黑便的量及性状、次数、伴随症状、意识状态、诱发因素等，及时做好记录。注意观察并发症的发生，如果患者上消化道出血伴休克时注意首要的护理措施是立即建立静脉输液途经，并让患者去枕平卧，改善脑供血。

3. 配合治疗护理　按医嘱迅速配合采取各种止血措施，同时做好配血、备血及输血准备。消化性溃疡出血，可用去甲肾上腺素加生理盐水分次口服、凝血酶溶液口服、冰盐水洗胃等方法止血；食管及胃底静脉出血者，需要应用双气囊三腔管压迫止血；急性胃出血者需协助进行纤维胃镜直视下止血。输液、输血时，注意调节输入的量和速度，避免输血、输液量过多而引起急性肺水肿或诱发再次出血。

4. 心理护理　呕血时因混有胃液，所以呕出物看起来较实际出血为多，应尽快予以清理，被污衣被褥及时撤换，以免加重患者的不安情绪及忧虑。安慰患者，说明情绪安定有助于止血，而精神紧张可导致反射性血管扩张、血流加速，加重出血。

5. 健康指导　指导患者及家属了解上消化道出血的病因、诱因、预防和治疗的基本知识，尽量避免再次出血；指导患者如何早期发现呕血和便血的先兆，以便能得到早期处理；指导患者保持乐观情绪，合理安排休息与活动，劳逸结合，保证身心休息；指导患者注意饮食卫生，避免进食刺激性食物，戒除各种不良嗜好；对慢性出血患者，指导用药，并嘱定期门诊随诊。

（四）护理目标及评价

患者呕血、黑便次数及量减少或停止；周围组织的灌注保持良好，尿量保持在 30ml/h；情绪稳定，活动耐力增加；无窒息和潜在并发症发生。评价患者是否达到以上目标。

（庞延红）

第二节 上消化道出血患者的护理

上消化道出血（upper gastrointestinal hemor – thage）是指屈氏韧带以上的消化道，包括食管、胃、十二指肠等病变引起的出血。上消化道大量出血是指在数小时内失血量超过1 000ml或占循环血容量的20%，主要表现为呕血、黑便，并伴有急性周围循环衰竭的表现。上消化道急性大量出血是临床常见的急症，如不及时抢救，可危及患者生命。

一、病因与发病机制

上消化道大量出血临床最常见的病因为消化性溃疡、食管胃底静脉曲张破裂、急性胃黏膜损害及胃癌。

1. 上消化道疾病

（1）胃、十二指肠疾病：消化性溃疡为最常见，其次胃癌、急性胃炎、十二指肠炎等。

（2）食管疾病：可见食管炎、食管癌、食管损伤等。

2. 门静脉高压引起食管、胃底静脉曲张破裂肝硬化最常见。

3. 上消化道邻近器官或组织疾病　如胆管或胆囊结石、癌瘤，胆道蛔虫病等，胰腺疾病累及十二指肠，如胰腺癌等。

4. 全身性疾病　①血液病：可见于过敏性紫癜、白血病等。②应激相关胃黏膜损伤：指各种严重疾病引起的应激状态下产生的急性糜烂出血性胃炎乃至溃疡。见于脑血管意外、败血症、大手术后、烧伤、休克等患者。③其他：尿毒症、流行性出血热等。

二、临床表现

上消化道大量出血的临床表现主要取决于出血量及出血速度。

1. 呕血与黑便　是上消化道出血的特征性表现。出血部位在幽门以下者多只表现为黑便，若出血量大且速度快，血液反流入胃，也可有呕血。在幽门以上者常兼有呕血与黑便，但是在出血量小、出血速度慢者也常仅见黑便。呕血多呈咖啡色，这与血液经胃酸作用形成正铁血红素有关。未经胃酸充分混合而呕出血液可为鲜红色或兼有血块。黑便呈柏油样，是血红蛋白含的铁经肠内硫化物作用形成硫化铁所致。若出血量大，血液在肠内推进较快，大便可呈暗红或鲜红色。

2. 失血性周围循环衰竭　出血量较大，且速度快者，循环血容量可迅速减少，可出现一系列表现，如头晕、心悸、脉细数、血压下降（收缩压＜80mmHg），皮肤湿冷，烦躁或意识不清，少尿或无尿者应警惕并发急性肾衰。

3. 氮质血症　上消化道大量出血后，大量血液蛋白在肠道被消化吸收，血尿素氮可暂时增高，称为肠源性氮质血症。一般在大出血后数小时血尿素氮开始上升，24～48h可达高峰，3～4d后方降至正常。若超过3～4d血尿素氮持续升高者，应注意可能上消化道继续出血或发生肾衰竭。

4. 发热　在上消化道大量出血后，多数患者在24h内出现低热，一般不超过38.5℃，可持续3～5d。

5. 血象变化　急性失血早期，血红蛋白常无变化，出血后体内组织液逐渐渗入血管内，使血液稀释，一般需 3～4h 以上才出现血红蛋白降低。出血后骨髓有明显代偿性增生，表现在出血 24h 内网织红细胞可增高，随着出血停止，网织细胞逐降至正常，若出血未止，网织红细胞可持续升高。白细胞计数也可暂时增高，止血后 2～3d 即恢复正常。

三、实验室检查

1. 胃镜检查　为上消化道出血病因诊断首选检查方法。一般在上消化道出血后 24～48h 急诊行内镜检查，不仅可明确病因，同时可做紧急止血治疗。

2. 血、便检查　测血红蛋白、白细胞及血小板计数、网织红细胞、肝功能、肾功能、血尿素氮、大便隐血试验等，有助于确定病因、了解出血程度及出血是否停止。

3. X 线钡剂造影　目前主张 X 线钡剂检查应在出血已停止及病情基本稳定数天后进行，不宜作为首选病因诊断检查方法。

4. 选择性动脉造影　适用于内镜检查无阳性发现或病情严重不宜做内镜检查者。

四、治疗要点

上消化道大量出血病情严重者可危及生命，应进行紧急抢救，抗休克、补充血容量是首位治疗措施。

（一）一般抢救措施

卧床休息，保持呼吸道通畅，避免呕血时误吸血液引起窒息。活动性出血期间应禁食。

（二）积极补充血容量

立即开放静脉、取血配血，迅速补充血容量，输液开始宜快，可用生理盐水、林格液、右旋糖酐、706 代血浆，必要时及早输入全血，以恢复有效血容量，保持血红蛋白在 90～100g/L 为佳。输液量可依据中心静脉压进行调节，尤其对原有心脏病、病情严重或老年患者。肝硬化患者需输新鲜血，库血含氨多易诱发肝性脑病。

（三）止血措施

1. 消化性溃疡及其他病因所致上消化道大量出血的止血措施

（1）抑制胃酸分泌药物：常用药物包括西咪替丁（甲氰咪胍）、雷尼替丁、法莫替丁等 H_2 受体阻断药和奥美拉唑（洛赛克）等质子泵抑制药。减少胃酸分泌，使 pH＞6.0 时血液凝血系统才能有效发挥作用。

（2）内镜治疗：包括激光、热探头、高频电灼、微波及注射疗法。

（3）手术治疗：由于不同病因可采用相应手术。

（4）介入治疗：对不能进行内镜治疗及不能耐受手术者，可选择肠系膜动脉造影找到出血灶同时行血管栓塞治疗。

2. 食管胃底静脉曲张破裂大出血的止血措施

（1）药物止血：垂体后叶素（即血管加压素）为常用药物，临床一般使用剂量为 10U 加入 5% 葡萄糖液 200ml 中，在 20min 内缓慢静脉滴注，每日不超过 3 次为宜。对冠心病者禁用。生长抑素近年来临床多用于食管胃底静脉曲张破裂出血。其具有减少内脏血流量，降低门静脉压力、减少侧支循环的作用，不伴全身血流动力学改变，副作用少，但价格较高。

（2）三腔气囊管压迫止血：适用于食管胃底静脉曲张破裂出血，此方法患者很痛苦，且易出现窒息、食管黏膜坏死等并发症，故不作为首选止血措施。

（3）内镜治疗：内镜直视下注射硬化剂，如无水乙醇、鱼肝油酸钠、高渗盐水等达曲张静脉部位，或用皮圈套扎曲张静脉，目前将内镜治疗作为食管胃底静脉曲张破裂出血的治疗的重要手段。

（4）手术治疗：上述治疗方法无效时可做急诊外科手术。

五、护理措施

（一）基础护理

1. **卧床休息** 大量出血患者应绝对卧床休息，可将下肢略抬高，以保证脑部供血。呕血时头偏一侧，避免误吸。

2. **饮食护理** 对急性大出血患者应禁食。对少量出血而无呕吐、无明显活动出血者，可遵医嘱给予温凉、清淡无刺激性流食，这对消化性溃疡患者常常采用，因进食可减少胃收缩运动并可中和胃酸，促进溃疡愈合。出血停止后改用营养丰富、易消化的半流食、软食，开始少量多餐，以后改为正常饮食。

3. **心理护理** 护理人员对于大量出血患者应给予陪伴，以增加患者安全感，及时消除血迹并向患者及家属解释检查、治疗的目的，使患者保持心情平静。

（二）疾病护理

1. **密切观察病情**

（1）观察内容：体温、脉搏、呼吸和血压；精神和意识状态；呕血、黑便的量、性状、次数以及伴随症状；皮肤、指甲、肢端色泽、温暖与否，以及静脉充盈情况；记录24h出入量，尤其是尿量；原发病有关症状和体征的观察，及早发现并发症。

（2）出血量的估计

1）根据呕血与黑便的情况估计：大便隐血试验阳性提示每日出血量 >5~10ml；出现成形黑便者，提示每日出血量在50~100ml；胃内积血量达250~300ml可引起呕血。

2）根据全身症状估计：出血后15min内无症状，提示出血量较少；一次出血量少于400ml时为血容量轻度减少，可由组织间液与脾脏贮存的血液所补充，一般不引起全身症状；出血量超过400~500ml，可出现全身症状，如头晕、心悸、乏力等；若短时间内出血量超过全身血量的20%（1 000ml）时，可出现口渴、出冷汗、脉速、血压下降等周围循环衰竭的表现。

3）动态观察血压、心率：若患者由平卧位改为坐位时出现血压下降（下降幅度大于15~20ml）、心率加快（上升幅度大于10/min），则提示血容量明显不足，是紧急输血的指征。若收缩压低于80mmHg，心率大于120/min，往往提示已进入休克状态，需积极抢救。

（3）继续出血或再出血的征象

1）反复呕血和（或）黑便次数增多，粪质稀薄；甚至呕血转为鲜红色、黑便变成暗红色，伴肠鸣音亢进。

2）虽经输血、补液，临床观察或中心静脉压监护发现周围循环衰竭未能改善。

3）红细胞计数、血红蛋白测定与血细胞比容继续下降，网织红细胞计数持续增加。

4）无脱水或肾功能不全依据而氮质血症持续升高超过 3～4d 者或再次升高。

2. 输液、输血及药物护理　迅速建立静脉通道，立即配血。配合医师迅速、准确地实施补充血容量、给予各种止血药物等。输液开始时宜快，定时观察输液、输血滴注速度，避免引起急性肺水肿。遵医嘱给予止血药，依病因不同予以垂体后叶素、西咪替丁等。

3. 应用气囊压迫止血，三（四）腔管的护理　插管前应配合医师做好准备工作，解释操作的过程及目的，如何配合等，使其减轻恐惧心理，更好地配合。仔细检查三（四）腔管，确保管腔通畅，气囊无漏气，然后抽尽囊内气体备用。

留置三（四）腔管期间：①应定时测气囊内压力，是否达止血要求。②当胃囊充气不足或破裂时，食管囊可向上移动，阻塞喉部可引起窒息，一旦发生应立即通知医师进行紧急处理。③定时抽吸食管引流管、胃管，观察出血是否停止，并记录引流液的性状、颜色及量。④放置三（四）腔管 24h 后应放气数分钟再注气加压，以免黏膜受压过久。⑤保持插管侧鼻腔的清洁湿润，每日向鼻腔内滴 3 次液状石蜡。

出血停止后，放出囊内气体，继续观察 24h，未再出血可考虑拔管。拔管前口服液状石蜡 20～30ml，抽尽囊内气体，以缓慢、轻巧的动作拔管。气囊压迫一般以 3～4d 为限，继续出血者可适当延长。

（三）健康指导

1. 解释上消化道出血的原因及诱因。

2. 饮食知识　溃疡病应定时进餐，避免过饥、过饱；避免粗糙食物；避免刺激性食物，如醋、辣椒、蒜、浓茶等；避免食用过冷、过热食物。肝硬化不可进食粗糙、坚硬带刺食物，以营养丰富软食为主。

3. 戒酒、戒烟，避免劳累、精神紧张，保持乐观情绪。

4. 溃疡病避免服用阿司匹林、吲哚美辛、激素类药物等，肝硬化禁用损害肝脏的药物。

5. 坚持遵医嘱服药治疗溃疡病或肝硬化。定期门诊复查，如发现呕血、黑便时立即到医院就诊。

（王晓婉）

第三节　食管癌患者的护理

一、病因与发病机制

关于食管癌的发病因素，近年来有许多深入的研究和调查，但尚无公认的结论。一般认为可能与饮食习惯、吸烟、饮酒、营养、食管慢性炎症、口腔卫生不佳和遗传易感性有关。食物的物理刺激如粗、硬、烫的饮食，吸烟、饮酒、吃酸菜、咀嚼烟叶、槟榔被认为可反复刺激食管，引起慢性炎，最终发生恶变。在我国食管癌高发区，人们喜爱食用腌制的蔬菜，这些食品常被真菌污染，真菌除产生毒素外，与亚硝胺的合成有密切关系。亚硝胺是致癌物质，大量存在于饮水和食物中，也能在体内合成。根据国内外研究，水及饮食中缺乏钼、锌、钛等微量元素，可能使植物中硝酸盐聚集，为合成亚硝胺提供前生物，从而直接或间接与食管癌的发生有关系。此外口腔、食管的长期慢性炎，导致上皮增生，最后可能发生癌变。扩散途径可通过直接扩散、淋巴道转移和血行转移。

二、临床表现与诊断

食管癌可发生在食管任何位置，但中段最多，约占50%；下段次之，占30%；上段最少，占20%。

（一）症状与体征

食管癌早期有大口进硬食时的梗阻感、进食后食管异物感、吞咽时食管内疼痛及胸骨后闷胀不适感，这些症状时轻时重，呈进行性加重，但进展缓慢。食管癌中期是以进行性吞咽困难为特征的典型症状。有些患者梗阻较重会出现进食后呕吐。晚期食管癌多为癌肿的并发症和压迫症状，表现为压迫气管导致咳嗽、呼吸困难；癌肿侵犯气管发生食管气管漏时，有进食呛咳、发热、咳脓痰、肺炎和肺脓肿形成；侵犯喉返神经出现声音嘶哑；侵犯膈神经导致膈肌麻痹时出现呼吸困难、膈肌反常运动；癌肿远处转移时，则出现锁骨上淋巴结肿大、肝大、黄疸、腹腔肿块及腹水等。身体多处持续性疼痛，应考虑骨骼转移可能；出现恶病质，表现为极度消瘦和衰竭。

（二）诊断

1. X线检查 早期食管癌的病变仅侵犯食管黏膜或黏膜下层。早期食管癌的X线征象为：局限性食管黏膜皱襞增粗、中断，潜在的龛影，小的充盈缺损。晚期则为充盈缺损、管腔狭窄和梗阻。

按食管癌形态特点可分为5型（图17-1）：①髓质型，约占60%，肿瘤累及食管壁的全层，向腔内外生长，伴有中重度梗阻，食管造影显示明显的充盈缺损，晚期可见肿瘤的软组织阴影。②蕈伞型，占15%～20%，肿瘤向腔内突出，呈扁平状肿块，累及食管壁一部分，梗阻症状轻，食管造影显示部分管壁呈不对称的碟影充盈缺损。③溃疡型，占10%～15%，肿瘤在食管壁上呈大小不等的溃疡，梗阻症状轻，食管造影显示较大的溃疡龛影。④缩窄型：占10%左右，肿瘤呈环形或短管形狭窄，食管造影显示对称性高度梗阻，梗阻以上的食管显著扩张。⑤腔内型，约占2%，瘤体呈管腔内巨大包块，可有蒂、息肉状，表面可有溃疡，食管壁浸润不明显，病变段食管明显扩张，腔内可见椭圆形或腊肠状肿块阴影。

2. 细胞学检查 检查工具为带网的气囊，拉网获取食管脱落细胞，做脱落细胞巴氏染色检查，两次阳性结果才能确诊。

3. 食管镜检查 早期食管癌在食管镜下显示黏膜充血水肿、糜烂或小的菜花样突起。

4. CT检查 了解食管癌向腔外扩展情况和有无腹腔内器官或淋巴结转移，对决定手术有参考价值。

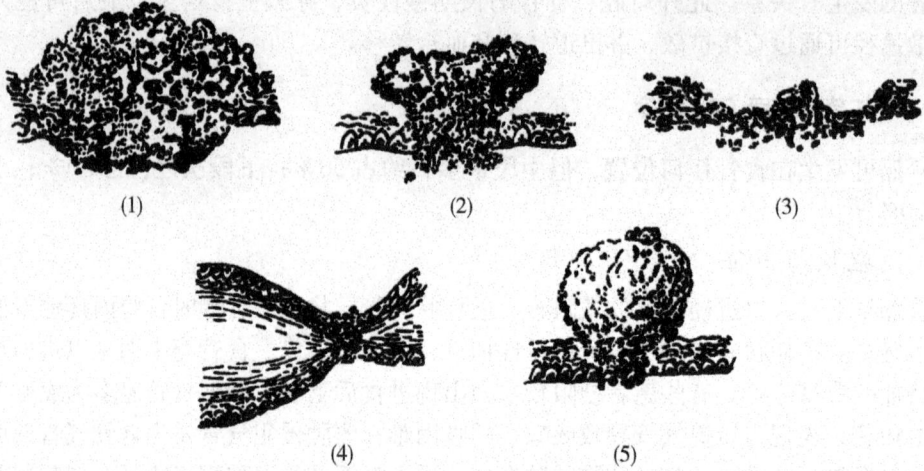

图 17 -1　食管癌分型

（1）髓质型；（2）蕈伞型；（3）溃疡型；（4）缩窄型；（5）腔内型

三、治疗原则

食管癌的治疗包括外科治疗、放射及药物治疗以及手术加放射和药物综合治疗。

（一）手术治疗

1. 根治性切除手术　适于早期病例，可彻底切除肿瘤，以胃、结肠或空肠做食管重建术（图 17 -2）。

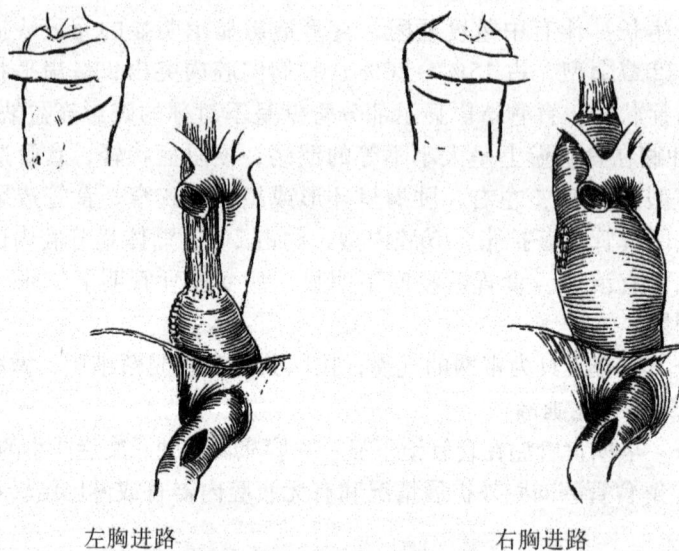

左胸进路　　　　　　　　　　　右胸进路

图 17 -2　食管切除胃代食管

2. 姑息性切除手术　多为中晚期病例，虽可切除肿瘤，但不易彻底切净。

3. 姑息性手术　晚期肿瘤不能切除的病例，为减轻患者的吞咽困难，可采用食管腔内置管术、胃造口术、食管胃转流或食管结肠转流吻合术，这些手术对延长患者生存时间效果不大。

（二）放射治疗

1. 术前放疗加手术 术前放疗可使癌肿缩小，减少淋巴结转移，可提高手术切除率，减少术中癌肿扩散。病例选择的标准是食管中段或上中段癌，根据病史、食管造影所见手术切除可能性小，一般情况好，可进半流饮食者，放疗后休息2~3周再行手术。

2. 单纯放射 病理选择的标准是颈、上胸段食管癌及其他不宜手术的中晚期食管癌，一般情况较好。放疗的危险性较小，常见并发症有放射性肺炎、放疗后狭窄、气管食管漏、放射性骨髓炎、出血等详见本节护理问题部分。

（三）药物治疗

可用于缓解晚期癌肿患者的症状，常与其他疗法综合应用，但食管癌化疗效果不佳。

四、常见护理问题

（一）疼痛

1. 相关因素 ①手术后各种管道的刺激。②手术造成的组织及神经末梢的损伤，物理切割等引起的炎症反应。③手术后患者深呼吸、咳嗽及主动或被动变换体位等的基本活动牵拉震荡胸廓及胸壁伤口。

2. 临床表现 患者自诉疼痛，一般在术后1~3d内显著，以后逐日递减，疼痛性质多为刺痛或刀割样疼痛，呈持续性或阵发性加重，常在深呼吸、咳嗽或变换体位后加剧，疼痛剧烈时可放射到同侧的肩部或背部。

3. 护理措施

（1）向患者及家属解释疼痛的原因、持续时间和治疗护理措施，解除患者的顾虑，稳定其情绪。

（2）协助患者采取舒适卧位，并定时调整，协助患者进行呼吸训练和有效咳嗽。

（3）避免外界不良刺激，为患者提供安静、舒适的休息、睡眠环境。

（4）妥善固定胸腔闭式引流管，防止牵拉引起疼痛，患者有明显刺激疼痛时，应及时调整其位置。

（5）做各项治疗护理操作时，动作要轻柔，避免牵拉伤口引起疼痛。

（6）鼓励患者描述疼痛的部位、性质、程度、范围和自我耐受力，观察患者疼痛情况，正确评估疼痛，必要时遵医嘱应用镇静或止痛药物。

（7）教会并指导患者及家属正确使用分散注意力的方法来降低患者对疼痛的敏感性。

（二）清理呼吸道无效

1. 相关因素 ①开胸手术后伤口剧烈疼痛致使患者惧怕咳嗽。②全麻后引起呼吸道分泌物增多，纤毛运动减弱。③全麻使膈肌受抑制，术后患者疲乏无力，排痰困难。

2. 临床表现 患者呼吸急促，胸闷，发绀，听诊呼吸音减弱或消失并伴有干湿啰音；患者咳嗽无效或没有咳嗽。

3. 护理措施

（1）戒烟：术前应戒烟3周以上，指导患者进行深呼吸训练，教会其有效咳痰的方法：咳嗽时让患者采取坐位，深吸气后屏气3~5s后用力从胸部深处咳嗽，不要从口腔后面或咽喉部咳嗽，也可轻轻进行肺深部咳嗽，将痰引至大气管处，再用力咳出。

（2）术前雾化吸入：术前行雾化吸入能有效排除肺底部分泌物，预防术后肺炎、肺不张的发生。

（3）体位引流（图17-3）：对痰量多的患者，在病情许可的情况下可采用体位引流的方法，使患侧肺朝上，引流支气管开口朝下，2~3次/d，每次5~10min，同时鼓励患者深呼吸及有效咳嗽，减少肺部并发症的发生。

（4）指导并协助患者深呼吸、有效咳嗽。有效咳痰方法如下。①叩拍胸背震动支气管内痰液，使其松动，以利排出。护士应协助患者采取坐位或患侧朝上的侧卧位，五指并拢，掌指关节屈曲，有节律地、由下至上、由外至内叩拍患者胸背部（图17-4）。叩拍时用力适度，避免在肋骨、伤口、乳房等处拍打，以免引起患者损伤或剧烈疼痛。②扶持前胸后背。护士站在非手术侧，从前后胸壁扶持术侧胸廓，轻压伤口，以不限制胸廓膨胀为宜。嘱患者深吸气后用力咳嗽。③腹部加压。护士站在手术侧，双手扶住患者的左上腹，在患者咳嗽的同时辅以压力，可增加膈肌作用力，促进排痰（图17-5）。

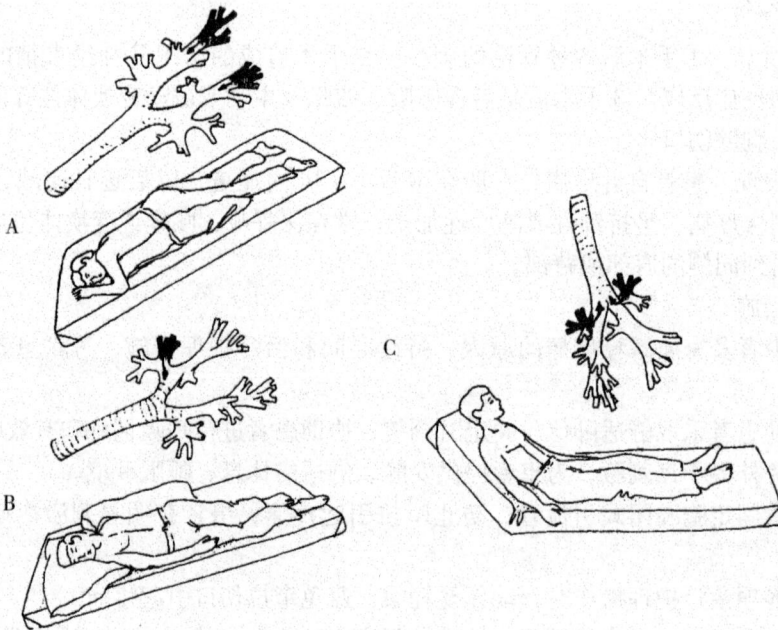

图17-3 体位引流

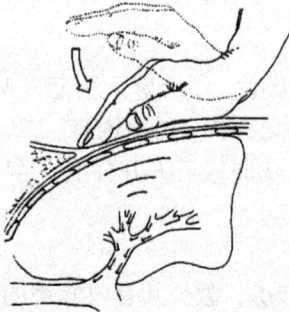

图17-4 叩拍胸背部辅助排痰　　　图17-5 协助咳嗽的姿势和方法

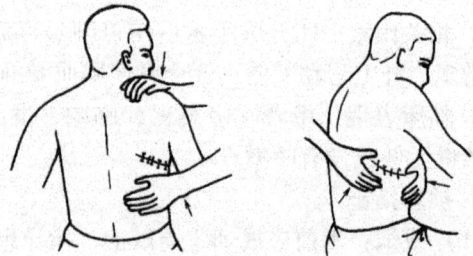

（5）术后雾化吸入：2～4次/d，常用的雾化吸入药物有庆大霉素8万U、糜蛋白酶5mg、地塞米松5mg、异丙托溴铵500μg等加入生理盐水5ml。氧气驱动雾化吸入调节氧流量为6～8L/min，每次15～20min。

（6）合理止痛：准确评估患者的疼痛程度，主动及时给予止痛，减轻患者的疼痛和不适，有利于患者休息和恢复体力，主动咳嗽和排痰。

（7）保持病室内适宜的温湿度，防止患者黏膜干燥，注意保暖，防止上呼吸道感染引起呼吸道分泌物增多而影响痰液的排出。

（三）低效型呼吸形态

1. 相关因素　①疼痛。②手术操作对肺部的牵拉。③麻醉后呼吸功能的障碍。④胸腔积液或积气。

2. 临床表现　①呼吸浅快。②脉搏增快。③端坐呼吸。

3. 护理措施

（1）评估患者的呼吸形态（频率、节律、幅度及呼吸音等情况），观察患者有无胸闷、气急、口唇发绀等缺氧症状。

（2）指导鼓励患者进行有效的呼吸、深呼吸及腹式呼吸，每2～4h行有效咳痰，及时排除呼吸道分泌物，保持呼吸道通畅。腹式呼吸的方法：患者取仰卧位，双手置于腹部，吸气时保持胸部不动，腹部上升鼓起，呼气时尽量将腹壁下降呈舟腹状，呼吸缓慢均匀，频率≤8～12/min。

（3）向患者解释低效型呼吸形态的原因、呼吸锻炼和有效咳嗽的重要性，解除顾虑，使其主动配合。

（4）移动体位或咳嗽时给予有效的胸部保护，减轻胸部疼痛，必要时应用镇静或止痛药物。

（5）遵医嘱给予吸氧2～4L/min，血压平稳后取半卧位。

（6）痰液黏稠不易咳出者，给予雾化吸入2～4次/d，以促进痰液排出。

（7）保持室内适宜的温湿度，定时开窗通风。

（8）必要时配合医师行胸腔穿刺或胸腔闭式引流，解除积液和积气。

（四）生活自理能力缺陷

1. 相关因素　①疼痛。②手术创伤。③活动耐力下降。④术后留置多根管道。

2. 临床表现　①自我进食缺陷。②沐浴自理缺陷。③穿衣自理缺陷。④如厕自理缺陷。⑤使用器具自理缺陷。

3. 护理措施

（1）评估患者自理缺陷的项目、程度、范围，制定生活护理计划，满足患者需求。

（2）做好与患者的沟通工作，解释说明加强自我护理对促进康复的意义，鼓励患者主动参与自理活动。

（3）与患者及家属共同讨论患者能够自理的范围、程度，制定自我护理计划，促进自理能力的恢复。

（4）妥善固定各引流管道，为患者活动提供方便。

（5）观察患者活动时有无呼吸困难、心悸、发绀等症状，掌握其自理能力的恢复情况及时给予帮助和支持。

（五）潜在并发症——出血

1. 相关因素　与手术创面大，患者凝血功能障碍或肿瘤破裂有关。

2. 临床表现　引流液呈血性、量多，患者烦躁不安、皮肤黏膜苍白、末梢湿冷、脉搏快而细数、血压下降、尿量减少等血容量不足的表现。

3. 护理措施

（1）观察胃肠减压引流液的颜色、性状及量，并做好24h总结。食管癌术后一般6～12h可从胃管内引流少量血性胃液，术后第一个24h引流量100～200ml，术后48h引流量约300ml，如引流大量血性液，应考虑有活动性出血，应减小负压吸引力，并及时报告医生，及时处理。

（2）观察胸腔闭式引流液的颜色、性状及量，并做好24h总结。食管癌术后一般24h引流量约为500ml，如术后胸腔引流液突然增多，呈鲜红色，超过200ml/h，且呈递增趋势，连续3h，患者表现为面色苍白、表情淡漠、心率加快，应考虑胸腔内活动性出血可能，应立即报告医生，遵医嘱给予止血及补充血容量等措施，必要时做好开胸止血的准备。

（3）严密监测生命体征，观察神志、皮肤黏膜、末梢情况，发现异常及时处理。

（4）定时观察切口渗血情况。

（5）保持引流管通畅，定时挤压，防止血凝块阻塞管道，影响病情观察延误抢救时机。

（6）妥善固定胃管，每日检查胃管固定情况，防止因胃管压迫鼻腔黏膜引起损伤或出血。

（六）潜在并发症——感染

1. 相关因素　与手术创伤、呼吸道分泌物增加、使用侵入性插管、抵抗力降低、皮肤受损有关。

2. 临床表现　①体温升高。②脉搏增快。③白细胞计数升高。④引流液浑浊。⑤胸痛、胸闷。⑥乏力、纳差。⑦伤口感染可见脓性分泌物，局部红、肿、热、痛。

3. 护理措施

（1）密切观察体温的变化。

（2）指导患者注意保暖，预防感冒。

（3）指导协助患者进行有效的深呼吸及咳痰，彻底清除呼吸道分泌物，预防肺部感染。

（4）术前当日认真备皮，切勿损伤皮肤，预防切口感染。

（5）注意保持伤口敷料清洁、干燥、定期换药，观察切口愈合情况，发现感染迹象及时处理。

（6）保持胸腔闭式引流管通畅，防止阻塞；妥善固定，防止引流管口及衔接处脱落；水封瓶液面应低于胸腔60cm左右，搬动患者或更换胸腔闭式引流瓶时须夹闭胸管，防止引流液倒流引起逆行感染。胸腔闭式引流装置要求：密闭、通畅、无菌。其装置组成：水封瓶的橡皮盖上插有两根长短不一的玻璃管，长管插入瓶内，并没入水面下2～3cm，上端接引流管排液或排气；短管一端通大气另一端插入引流瓶内4～5cm，将引流的气体排出（图17－6）。

目前临床上使用的一次性胸腔引流调压水封贮液瓶，由贮液仓、水封仓和调压仓三部分组成。该装置优点有：①密闭性能好，能有效防止脱管、倒吸、使用方便，可悬挂于床边，易于转运患者。②贮液仓容量大、标有刻度，便于护士临床观察和记录引流液量。③引流瓶只需每周更换一次，减少了感染机会，同时也大大减少了护理工作量。

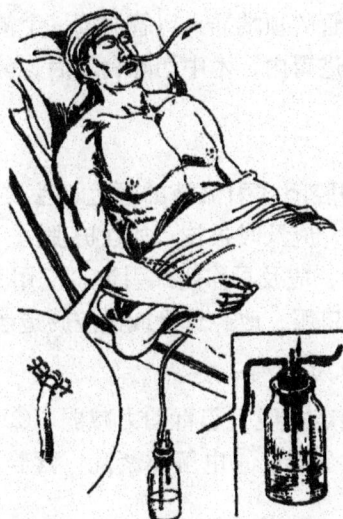

图 17 - 6　胸腔闭式引流水封瓶

（7）引流管一旦滑出或脱管，应立即用凡士林纱布封闭伤口，再做进一步处理。

（8）严格掌握拔管指征，术后 48 ~ 72h，引流液 < 50ml/d，且颜色变淡，无渗血倾向时，即可拔除。拔管时嘱患者深吸气并屏住呼吸后快速拔除胸管，用无菌凡士林纱布覆盖伤口；拔管后应注意观察患者呼吸情况，有无胸痛、呼吸困难等症状，观察局部伤口有无渗血、渗液和漏气，并定时更换敷料直至伤口愈合。

（9）严格各项无菌操作，遵医嘱合理使用抗生素。

（10）提供高蛋白、高热量、高维生素营养支持，提高机体抵抗力。

（七）潜在并发症——食管吻合口漏

1. 相关因素　与感染、营养不良、手术操作不当、过早进食有关。

2. 临床表现　①持续性的体温升高。②脉搏增快。③白细胞计数升高。④胸腔穿刺或胸腔引流液中可见浑浊、带臭味液体，混有食物残渣。⑤胸痛、胸闷、呼吸困难、频繁刺激性咳嗽。⑥听诊术侧肺呼吸音明显减弱或消失。⑦严重者出现黄疸、休克，甚至菌血症。

3. 护理措施

（1）保持持续有效的胃肠减压，充分引流胃内液体及气体，降低吻合口张力，促进吻合口愈合。

（2）妥善固定胃管，并在胃管出鼻尖处做好标记，防止脱出。一旦脱出，不可盲目插入，以免损伤吻合口。

（3）指导并监督患者按规定正确饮食或禁食：胃肠减压期间禁食水，做好口腔护理。胃肠功能恢复后可少量饮水，次日起进半量流质 3d，再改为全量流质 3d，然后给予半流饮食，2 周后可进软食。护士应注意观察患者进食后有无腹胀、腹痛、恶心、呕吐等不适。

（4）有颈部吻合口的患者避免过早采取半坐卧位，并限制颈部过早、过多活动。

（5）遵医嘱给予静脉高营养或空肠营养治疗，增加机体抵抗力。空肠营养的应用：以往食管癌术后肠外营养应用比较广泛，但目前食管癌术后早期肠内营养越来越受到人们的重视。具体方法：将十二指肠营养管的顶端插入胃管的第一个侧孔，并用丝线做两处固定，术前留置胃管同时经鼻孔将双管送进胃内，术中切除食管后，分离胃管和营养管，用弯卵圆钳送入幽门以下。

（6）遵医嘱给予抗感染治疗。

（7）严密观察生命体征，胸腔闭式引流液的颜色、性质及量，认真听取患者主诉，如出现胸部剧痛及全身中毒症状时，应及时报告，加强护理。

（8）一旦确诊发生吻合口漏，应及早作闭式引流，应用大剂量抗生素控制感染及输血、输液等全身支持治疗。同时停止口服，改经胃管或做空肠造瘘供给营养。

（八）潜在并发症—胃动力障碍

1. 相关因素　①手术切除迷走神经引起胃动力减弱。②手术使胃提入胸腔，解剖位置发生变化。③手术创伤抑制胃液分泌。④电解质紊乱、营养不良。⑤不完全性机械性幽门梗阻。

2. 临床表现　①胸闷、气短。②上腹饱胀。③溢出性呕吐。④胃肠减压量 > 500ml/d。⑤X线检查示胃内有较高液平面。⑥透视胸胃无蠕动或蠕动微弱。

3. 护理措施

（1）指导患者术后正确饮食，少量多餐，避免暴饮暴食，餐后保持半坐或站立位，并适当活动，借助重力加速胃排空。

（2）保持水、电解质平衡，避免电解质紊乱和营养不良等诱发因素；一旦出现胃动力障碍，应积极纠正水、电解质和酸碱紊乱。

（3）护士应注意观察患者进食后有无腹胀、腹痛、恶心、呕吐等不适，及时发现病情变化。

（4）及时禁食、水，留置胃管，充分胃肠减压，充分引流胃内液体及气体，解除胃潴留。

（5）加强营养，遵医嘱给予静脉高营养或空肠营养。

（6）遵医嘱给予胃动力药物的使用，如多潘立酮、甲氧氯普胺等以增强胃动力，促进胃排空。

（九）潜在并发症—胃食管反流

1. 相关因素　与胃食管接合部解剖位置的改变、去神经化影响与体位不当有关。

2. 临床表现　①胃灼热。②进食后胸痛。③反胃。④间歇性吞咽困难（炎症刺激所致）。⑤食管外症状（咽炎、声嘶、呛咳、吸入性肺炎）。

3. 护理措施

（1）指导患者合理正确进食方法，少量多餐，忌食巧克力、咖啡等高脂、高糖饮食，戒烟，避免过量饮酒，餐后保持半坐或站立位，并适当活动，睡前 2~3h 勿进食，尽量采用低坡卧位（30°）睡眠。

（2）遵医嘱使用制酸和胃动力药如雷尼替丁、西咪替丁、奥美拉唑等。

（十）尿潴留

1. 相关因素　①全麻的影响。②尿道损伤。③镇痛药物的使用。④排尿习惯的改变。⑤心理因素。

2. 临床表现　患者主诉下腹胀痛、排尿困难，体检见耻骨上膨隆，叩诊呈实音。

3. 护理措施

（1）做好心理护理，做好解释和安慰工作，解除患者的焦虑和不安。

（2）妥善留置尿管，避免损伤尿道引起排尿困难。

（3）术前3d进行床上排尿的训练，以免因排尿姿势不习惯而导致尿潴留。

（4）拔除尿管前，予夹闭尿管4~6h，待膀胱充盈患者有尿意后开放，以训练膀胱收缩功能。

（5）病情许可的情况下应尽早拔除尿管，防止泌尿系统感染的发生，对留置导尿者应注意观察患者有无尿道口红、肿、痛、分泌物增多等感染的症状，发现异常，应及时处理。

（6）鼓励患者尽早床上活动或下床活动，对于不能下床者应协助患者抬高上身或采取坐位尽量以习惯的姿势进行排尿。

（7）对于术后使用镇痛泵的患者可适当延长留置尿管时间。

（8）注意私密性保护措施，为患者创造适合的排尿环境，消除患者窘迫和紧张情绪。

（9）热敷、按摩下腹部以放松肌肉，促进排尿。

（10）利用条件反射诱导排尿，让患者听流水声、温水冲洗会阴部诱导排尿。

（11）如采取各种方法仍不能排尿，应再次行导尿术。

（十一）废用综合征

废用综合征是指机体感受到或可能感受到因不能活动造成的负面作用，个体处于或有可能处于身体系统发生退化或功能发生改变的状态。

1. 相关因素　手术使肋骨、胸骨、多处肌肉受损，手术创伤大，术后剧烈疼痛、疲乏无力，加上多根置管等因素造成患者体位和活动受限。

2. 临床表现　主要表现在术侧肩关节强直、手臂活动受限、压疮、肺不张、腹胀等。

3. 护理措施

（1）鼓励患者术后尽早床上活动或离床活动：早期活动有助于增加肺活量，改善呼吸功能，防止术后肺部并发症，促进肠蠕动，促进胃肠功能恢复，同时下床活动有助于全身肢体功能的锻炼，增强患者自信心，促进早日康复。

患者麻醉清醒后，生命体征平稳后给予半卧位，定时协助患者翻身，调整体位等适当的床上活动，术后第1d病情平稳即可指导患者进行抬臀、翻身或肩臂活动等床上运动；术后第2d可鼓励和协助患者床边活动，活动时应注意观察患者病情变化，若出现头晕、心慌、气急、出冷汗、面色苍白等情况，应立即停止活动，卧床休息，监测生命体征，做好相关处理。

（2）术侧手臂及肩部的活动：防止肩关节强直，预防肺不张。术侧手臂及肩膀的运动操（图17-7）：①手肘上举，将手肘靠近耳朵，固定肩关节将手臂伸直。②将手臂伸直由下往前向后伸展绕肩关节活动。③双手叉腰，将手肘尽量向肩关节靠拢。④将手臂高举到肩膀高度，将手肘弯成90°，旋转肩膀将手臂在前后划弧。⑤将手臂伸直，掌心向上，由旁往上划至头顶，然后再回复原来的位置。⑥将手术侧的手肘弯曲，手掌放在腹部，再用健侧手抓住手术侧手腕，拉离腹部划弧，并上举超过头顶，再回复原来的位置。

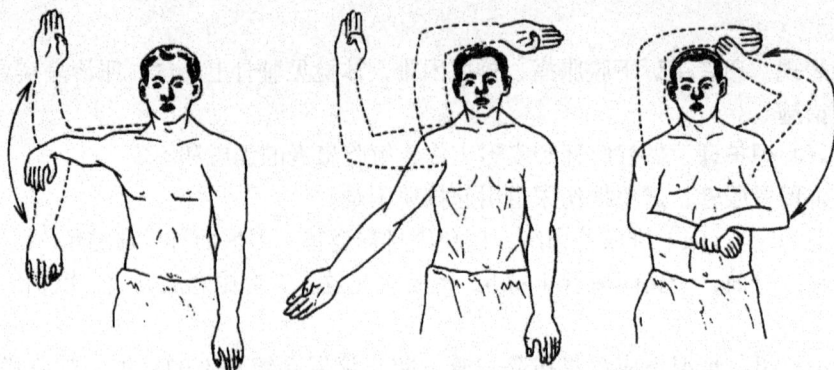

图 17－7　胸部手术后术侧上肢与肩部的运动

（3）鼓励患者自行进行日常活动，如刷牙、洗脸、梳头等。

（十二）心理问题（焦虑、恐惧）

焦虑是指个体或群体处于对模糊的、不具体的威胁感到不安或忧虑及自主神经系统受到刺激的状态。

1. 相关因素　①预感到个体健康受到威胁，担心疼痛、担心疾病的预后。②创伤性的检查、手术对躯体的打击。③环境的改变。④基本生理需求得不到满足。⑤角色功能和角色转换不适应。

2. 临床表现　①生理方面，心率加快、血压增高、失眠、疲劳、虚弱、口干、肌肉紧张、疼痛、感觉异常、面色苍白或潮红。②心理方面，忧郁、恐惧、无助感、神经紧张、控制力差、易激动、没有耐心、哭泣、抱怨、不能面对现实。③认知方面，注意力不集中、缺乏对环境的认识。

3. 护理措施

（1）建立良好的护患关系，鼓励患者主动表达自己的内心感受或疑问，耐心解释，给予正确及时的心理疏导，减少和消除患者的不良情绪，以积极的心态接受治疗和护理。

（2）评估患者的焦虑程度，观察患者的言行举止，身心状态有无异常，如心率加快、血压增高、失眠、疲劳、面色苍白或潮红等，做好相应的护理措施。

（3）对于有焦虑的患者，鼓励其倾诉原因，对于有手术顾虑的患者，护士应详细介绍术前准备的内容、各项检查的目的、手术时间、麻醉的方式、术后恢复的进程及患者配合的注意事项等；请其他患者做现身说法教育，尽可能的消除患者的顾虑。

（4）组织患者进行适当的活动或采取松弛疗法，分散患者的注意力。

（5）为患者创造良好的休息治疗环境，向患者详细介绍病区环境、安排与积极乐观的病友同住，尊重患者，保持病室安静整洁、减少灯光、噪声、疼痛的刺激。

（6）告知家属产生焦虑的原因和表现，请患者家属共同参与，及时给予患者心理安慰和支持。

五、康复与健康教育

（一）精神卫生指导

良好的心理状态可增强机体的抵御能力，疾病的康复与精神状态密切相关，术后应给予患者及时心理安慰，精神疏导，稳定患者情绪，有利于疾病的康复。

（二）功能锻炼的指导

1. 呼吸功能的锻炼　让患者了解深呼吸及有效咳嗽的意义，指导患者进行有效咳嗽和咳痰，防止肺部并发症的发生。

2. 术后活动指导　使患者知晓早期活动的意义。术后第 1d 指导患者进行抬臀、翻身或肩臂活动等床上运动；术后第 2d 鼓励和协助患者床边活动，逐渐增加活动范围，指导患者做患侧上肢功能锻炼。

（三）各引流管的指导

告知患者和家属各引流管的作用及注意事项，妥善固定的重要性及方法，防止管道扭曲、阻塞、脱落或过度牵拉；防止引流液倒流，保持引流管通畅。

（1）胃肠减压管是食管癌手术后最重要的管道，保持胃肠减压持续负压吸引有利于吻合口愈合，防止吻合口漏、感染，于术后 5 ~ 7d，胃肠蠕动恢复后拔除。

（2）十二指肠营养管可进行术后早期肠内营养的补充。早期肠内营养有助于维护肠黏膜结构和功能的完整性，防止肠源性感染的发生，迅速补充蛋白质及各种营养物质，可以部分或完全替代静脉输液和营养的补充，减少经济支出。营养管应妥善固定，避免打折，营养滴注液可选择无渣、低黏度液，以维持管道通畅。术后第 1d 滴注糖盐水500ml；术后第 2d 开始滴注营养液首次给予 500ml，第 3d 加量至 1000 ~ 1500ml，第 4d 改为 1500 ~ 2000ml，滴注时要求由慢到快，嘱患者一旦有腹痛、腹胀、恶心呕吐等症状，应立即告知医护人员。

（3）胸腔闭式引流管的作用是引流胸腔内积液及积气，平衡胸膜腔内压力，有利于肺膨胀。保持胸腔引流管的密闭性，如发生脱管、引流瓶损坏等意外情况应及时报告医生。

（四）饮食指导

胃管减压期间须绝对禁食，拔管后第 1d 可试饮水或糖水 50ml，1/2h；第 2d 予糖水或米汤 50ml，2h 一次；第 3 ~ 6d 予糖水或米汤每天递增 50ml 至每次 200 ml，每次间隔2h；第 7d 进半量流质饮食；若无发热、腹痛等不适次日进全量流质饮食；2d 后改半流质，若无不适术后 2 周后可进软食。由于食管癌手术术中切断迷走神经，使得胃张力下降，易造成腹胀及胃肠功能紊乱等症状。患者进食高蛋白、高热量、高维生素、易消化饮食，如鸡蛋、牛奶、新鲜水果、蔬菜等，禁吃坚硬、油炸、辛辣等刺激性食物，少量多餐，防止胃过度膨胀。进食后不宜马上卧床休息，应适当散步或保持半卧位，减少食物反流。

（五）生活指导

生活规律，劳逸结合。注意饮食卫生，忌暴饮暴食。戒烟、酒，保持心情舒畅。

（六）复查

术后患者均需定期复查，一般 3 月至 6 个月复查 1 次，并确定是否需要进行放疗、化疗、免疫等综合治疗。

（熊　玲）

第四节　胃炎患者的护理

胃炎是最常见的消化道疾病之一，是指不同病因所致的胃黏膜炎性病变。临床上一般按发病的缓急和病程的长短，将胃炎分为急性和慢性两大类型。

【急性胃炎患者的护理】

一、疾病概要

（一）概述

由不同病因引起的胃黏膜急性炎症为急性胃炎。可局限于胃窦、胃体或弥漫分布于全胃，主要病理改变是胃黏膜充血、水肿、糜烂和出血。主要的临床表现是突发呕血和（或）黑便，临床分类为单纯性、糜烂性、腐蚀性和化脓性四种类型，以单纯性最常见。

（二）病因及发病机制

1. 细菌感染　由于胃酸的强力抑菌作用，除幽门螺杆菌（HP）外的细菌很难在胃内存活而感染胃黏膜，但在机体抵抗力下降时，可发生各种细菌、真菌、病毒所引起的急性感染性胃炎。

2. 急性应激性　可由严重疾病、大手术、大面积烧伤、休克、精神心理因素等所致。其病机认为主要是应激时的生理性代偿功能不足以维持胃黏膜微循环正常运行而使胃黏膜缺血缺氧，黏液分泌减少，前列腺素合成不足，黏膜屏障破坏，胃酸弥散入黏膜面引起胃黏膜糜烂和出血。可伴有一过性的溃疡形成。

3. 药物　最常见的是非甾体类抗炎药（NSAID），如阿司匹林、吲哚美辛等。其次为铁剂、氯化钾口服液和乙醇等。以上因素可导致黏膜发生出血、糜烂。

4. 胆汁反流　反流的胆汁可破坏胃黏膜，产生多发性糜烂。

（三）诊断及治疗要点

1. 诊断要点　消化道临床表现不明显，常突发呕血和（或）黑便，确诊可做急诊胃镜检查。

患者有类风湿关节炎长期服用阿司匹林病史。有消化道症状：腹痛、呕吐、黑便，有上腹部明显压痛，肠鸣音亢进体征。胃镜检查见胃窦部黏膜有糜烂、出血和浅表溃疡。根据以上病史、症状及胃镜检查结果，该患者诊断为急性胃炎。

2. 治疗要点　针对病因和原发疾病采取防治措施。药物引起者，应立即停止用药，并服用抑酸剂如 H_2 受体拮抗剂以抑制胃酸分泌，同时选服硫糖铝和米索前列醇等药物保护胃黏膜；有急性应激者在积极治疗原发病的同时，可使用抑制胃酸分泌的药物，以预防急性胃黏膜损害的发生。若发生大出血时，应积极进行处理。

二、疾病护理

（一）护理评估

1. 健康史　了解有无细菌感染的病史，特别是 HP 感染史；有无应激状况的发生和服药及胆汁反流等情况。

2. 身体状况

（1）症状：轻者多无明显症状，少数有上腹部饱满、疼痛、恶心和呕吐的表现。由致病菌引起者多伴有腹泻、稀水样便，称急性胃肠炎；由应激引起的急性糜烂出血性胃炎患者多以突发的呕血和（或）黑便首发症状。胃出血一般为少量、间歇性，可自行停止，也可发生大量出血。

（2）体征：常见上腹部有不同程度的压痛。

（3）心理－社会状况：患者常有恐惧、焦虑等情绪反应；反复出血的病人可因工作能力下降、经济压力过重产生悲观情绪。

（4）辅助检查：①粪便检查，若有胃黏膜糜烂，粪便潜血试验阳性。②纤维胃镜检查，一般应在大出血后 24 ~ 48 小时内进行，因病变（特别是 NSAID 或乙醇引起者）可在短期内消失。镜下可见胃黏膜多发性糜烂、出血、水肿和浅表溃疡，表面附有黏液和炎性渗出物。

（二）护理诊断及合作性问题

1. 上腹部饱满、疼痛、恶心和呕吐　与胃部急性炎症有关。

2. 知识缺乏　缺乏有关引起胃炎的病因及防治知识　与健康教育不到位有关。

3. 潜在并发症　上消化道大出血。

因患者有长期服用阿司匹林病史。有腹痛、呕吐、黑便症状及上腹部明显压痛、表情焦虑等体征。故存在下列主要护理诊断：疼痛（与胃部急性炎症有关）；黑便（与胃窦部黏膜糜烂、出血有关）；焦虑（与消化道出血有关）；知识缺乏（与缺乏引起急性胃炎病因及防治知识的健康教育不到位有关）；潜在并发症（上消化道大出血）。

（三）护理措施

1. 一般护理

（1）急性应激造成者，应卧床休息，其他患者应注意休息，减少活动，避免紧张劳累，保证充足的睡眠。

（2）注意饮食卫生，一般进少渣、温凉、半流质饮食，少量多餐，每日 5 ~ 7 次，定时、有规律，不可暴饮暴食；急性大出血或呕吐频繁时应禁食；如仅少量出血可给牛奶、米汤等流质饮食以中和胃酸，有利于胃黏膜的修复。

2. 病情观察　观察患者腹部不适、呕吐及呕吐物的颜色、量等情况，观察粪便的颜色，必要时做粪便潜血试验，及早发现病情变化。如发现大出血征象，应及时报告医生并积极配合治疗。

3. 配合治疗护理　指导患者正确服用各种药物，禁用或慎用对胃黏膜有刺激的药物，如阿司匹林、甲硝唑等，必须服用可饭后服，以减轻对胃黏膜的刺激；对发生上消化道出血的患者，立即建立静脉通道，遵医嘱补液，必要时配血、输血，并根据病情调整输液量及输液速度，保证患者水、电解质及酸碱平衡。

4. 心理护理　做好心理疏导，解除紧张情绪，保持轻松愉快的心情，以利康复。

（四）护理目标及评价

患者腹痛症状减轻或消失；病情明显好转，情绪稳定；无潜在并发症发生，并获得本病的相关知识。评价是否达到所拟定的护理目标。

三、健康指导

（1）与患者沟通，讲解有关本病的病因和防治知识及自我护理方法，使患者能正确认识疾病，积极配合治疗；

（2）帮助患者寻找并及时去除病因，控制病情的进展，并根据患者的病因和具体的病情进行指导。

【慢性胃炎患者的护理】

一、疾病概要

（一）概述

慢性胃炎系胃黏膜的慢性炎症性病变，发病率在胃疾病中为首位。是胃部常见疾病之一，可分为浅表性、萎缩性和特殊类型三大类。若按病变的解剖部位分为慢性胃窦炎（又称 B 型胃炎）和慢性胃体炎（又称 A 型胃炎）。其临床特点为病程迁延，多无明显症状。部分患者可有消化不良表现，多数有上腹部隐痛、胞胀不适、反酸、嗳气、食欲缺乏、恶心、呕吐，少数患者有呕血与黑便。

（二）病因及发病机制

幽门螺杆菌感染是慢性胃炎的主要病因；其他病因可见于自身免疫、十二指肠液反流、饮酒、浓茶、咖啡，食用过冷、过热、过于粗糙的食物等损伤胃黏膜；胃黏膜营养因子减少、慢性右心衰竭、肝硬化门静脉高压、尿毒症时使胃黏膜易于受损以及服用大量非甾体类抗炎药，可破坏胃黏膜屏障等而诱发。

（三）诊断及治疗要点

1. 诊断要点　患者有反复上腹部痛及消化不良表现，确诊有赖于胃镜及胃黏膜活组织病理学检查，胃镜检查是最可靠的确诊方法。HP 检测有助于病因诊断。

2. 治疗要点　主要是对因治疗和对症处理，对重度异型增生，可给予预防性手术治疗。

患者反复上腹部疼痛，反酸、嗳气，食欲缺乏，病程迁延，胃镜见胃黏膜呈颗粒状，黏膜血管显露，色泽灰暗，皱襞细小。符合慢性胃炎的诊断，幽门螺杆菌检测为阳性，提示发病与幽门螺杆菌感染有关。

二、疾病护理

（一）护理评估

1. 健康史　注意询问患者有无幽门螺杆菌感染的病史；有无长期摄食粗糙或刺激性食物、酗酒、饮浓茶、咖啡及是否经常服用大量非甾体类抗炎药；有无慢性右心衰竭、肝硬化门静脉高压、尿毒症及自身免疫性疾病史。

2. 身体状况 慢性胃炎病程迁延，大多没有明显症状。有症状者主要表现为消化不良，如上腹饱胀不适，或无规律性上腹隐痛，暖气、反酸、恶心呕吐等。症状一般与进食或食物种类有关。A 型胃炎可表现为厌食、体重减轻、贫血、舌炎、舌萎缩、周围神经病变。胃黏膜有糜烂的患者可有上消化道出血。自身免疫性胃炎患者可出现明显畏食、贫血和体重减轻。少数慢性萎缩性胃炎经长期演变可发展为胃癌。

3. 心理 - 社会状况 患者可因慢性胃炎反复发作，病程呈慢性经过，时轻时重，且有癌变的可能而产生心理反应，如焦虑、恐惧等。

4. 辅助检查 ①胃镜及胃黏膜活组织检查：是诊断慢性胃炎最可靠的方法。通过胃镜在直视下观察胃黏膜病损，通过活检进一步明确病变类型，并可检测幽门螺杆菌。②幽门螺杆菌检测。③胃液分析：A 型胃炎患者胃酸明显减少或缺乏，B 型胃炎患者大致正常。④血清学检查：A 型胃炎血清胃泌素水平常明显升高，血中可测得抗壁细胞抗体和抗内因子抗体，B 型胃炎视 G 细胞破坏程度，血清胃泌素水平可降低或正常。血清中可存在抗壁细胞抗体，滴度低。

（二）护理诊断与合作性问题

1. 疼痛 与胃黏膜炎性病变、胃酸刺激或平滑肌痉挛有关。
2. 营养失调 低于机体需要量 与畏食、消化吸收不良有关。
3. 焦虑、恐惧与病程迁延 反复发作及害怕癌变有关。
4. 不良的饮食和行为习惯 与相关健康知识缺乏有关。

（三）护理措施

1. 一般护理 慢性胃炎急性发作，或伴有消化道出血时应卧床休息，注意腹部保暖，缓解腹部不适；部分腹痛较严重的患者增加休息及配合使用解痉制酸药物以缓解疼痛；病情缓解，可进行适当活动，注意劳逸结合；饮食以富有营养、易于消化，少量多餐为基本原则，避免吃生硬煎炸、油腻等不易消化及辛辣等刺激性食物，忌暴饮暴食、饮烈性酒、吸烟等，以消除可能的致病因素。

2. 病情观察 观察患者一般情况；观察患者腹痛的部位、性质，呕吐物和粪便的量、色及性状；观察用药反应等。

3. 配合治疗护理 ①遵医嘱应用抗菌药物根除幽门螺杆菌感染。②对有胃酸缺乏的患者配合给予 1% 稀盐酸、胃蛋白酶合剂，注意服用时宜用吸管送至舌根部咽下，避免接触牙齿，服后用温开水漱口。③高胃酸的患者配合给予制酸剂如氢氧化铝凝胶、雷尼替丁等以缓解疼痛。④有胆汁反流的患者服用硫糖铝，硫糖铝在餐前 1 小时与睡前服用效果最好，服药时将药片嚼碎或研成粉末服用。如患者需同时使用制酸药，制酸药应在硫糖铝服前 0.5 小时或服后 1 小时给予；可配合使用甲氧氯普胺及多潘立酮刺激胃窦蠕动，促进胃排空，应在饭前服用，不宜与阿托品等解痉剂合用。⑤慢性胃炎患者应避免口服泼尼松等药；注意观察药物疗效及不良反应，并嘱患者按疗程坚持治疗。

4. 心理护理 减轻患者的心理负担和躯体的不适感，如部分患者常因反复发作而担心自己患胃癌，应细心加以解释，并向患者说明焦虑等情绪会诱发和加重病情。让患者知道经过治疗是可以逆转的。帮助患者树立信心，消除焦虑、恐惧心理，配合治疗。

（四）护理目标及评价

患者腹痛减轻或消失，无焦虑、恐惧心理存在；对本病的相关病因及基本的对应措施有所了解，无不良饮食和行为习惯，能合理摄取营养，体重增加。评价是否达到以上护理目标。

三、健康指导

1. 饮食卫生指导　指导患者注意饮食卫生，纠正不良的饮食行为，养成细嚼慢咽习惯。胃酸低的患者可给刺激胃酸分泌的食物如浓肉汤、鸡汤。注意控制饮食中的粗纤维含量，进餐定时定量，避免吃生硬煎炸、油腻等不易消化和辛辣等刺激性食物，忌暴饮暴食、饮烈性酒、吸烟及餐后从事重体力活动。

2. 心理健康指导　指导患者保持良好的心态，解除思想顾虑，促进疾病康复；教会患者自我护理的方法。

3. 指导患者避免使用对胃黏膜有刺激的药物，如阿司匹林，不要常规应用抗生素。指导患者定期复诊。

胃炎是指不同病因所致的胃黏膜炎性病变。急性胃炎是由各种原因所致的急性胃黏膜充血、水肿糜烂和出血，临床表现无特异性，可有上腹痛、呕吐、黑便症状及上腹部压痛，肠鸣音亢进体征。潜在并发症主要是上消化道大量出血。急诊胃镜检查是确诊的重要依据。治疗、护理主要是去除诱因，保护胃黏膜，防治并发症的发生。慢性胃炎系胃黏膜的慢性炎症性病变。可分为浅表性、萎缩性和特殊类型三大类，主要病因为幽门螺杆菌感染。病程迁延，不同类型症状各异，主要表现为上腹饱胀不适或无规律性上腹部隐痛、嗳气、反酸、食欲缺乏、恶、呕吐等。症状一般与进食或食物种类有关。胃镜和活组织检查是诊断慢性胃炎的最可靠的方法。主要护理措施是根除幽门螺杆菌感染、对因对症治疗和健康指导。

（熊　玲）

第五节　胃食管反流病患者的护理

胃食管反流病（gastro esophageal reflux disease，GERD）是一种因胃和（或）十二指肠内容物反流入食管引起胃灼热、反流、胸痛等症状和（或）组织损害的综合征，包括食管综合征和食管外综合征。食管综合征有典型反流综合征、反流胸痛综合征及伴食管黏膜损伤的综合征，如反流性食管炎（reflux esophagitis，RE）、反流性狭窄、Barrett 食管（barrett's esophagus，BE）及食管腺癌。食管外综合征有反流性咳嗽综合征、反流性喉炎综合征、反流性哮喘综合征及反流性蛀牙综合征，还可能有咽炎、鼻窦炎、特发性肺纤维化及复发性中耳炎。

根据内镜下表现的不同，GERD 可分为非糜烂性反流病（nonerosive reflux disease，NERD）、RE 及 BE，我国 60% ~70% 的 GERD 表现为 NERD。

一、病因和发病机制

与 GERD 发生有关的机制包括抗反流防御机制的削弱、食管黏膜屏障的完整性破坏及胃十二指肠内容物反流对食管黏膜的刺激等。

（一）抗反流机制的削弱

抗反流机制的削弱是 GERD 的发病基础，包括下食管括约肌（lower esophageal sphincter，LES）功能失调、食管廓清功能下降、食管组织抵抗力损伤、胃排空延迟等。

1. LES 功能失调　LES 功能失调在 GERD 发病中起重要作用，其中 LES 压力降低、一过性下食管括约肌松弛（transient lower esophageal sphincter relaxation，TLESR）及裂孔疝是引起 GERD 的三个重要因素。

LES 正常长 3 ~ 4cm，维持 10 ~ 30mmHg 的静息压，是重要的抗反流屏障。当 LES 压力 <6mmHg 时，即易出现胃食管反流。即使 LES 压力正常，也不一定就没有胃食管反流。近来的研究表明 TLESR 在 GERD 的发病中有重要作用。TLESR 系指非吞咽情况下 LES 发生自发性松弛，可持续 8 ~ 10s，长于吞咽时 LES 松弛，并常伴胃食管反流。TLESR 是正常人生理性胃食管反流的主要原因，目前认为 TLESR 是小儿胃食管反流的最主要因素，胃扩张（餐后、胃排空异常、空气吞入）是引发 TLESR 的主要刺激因素。裂孔疝破坏了正常抗反流机制的解剖和生理，使 LES 压力降低并缩短了 LES 长度，削弱了膈肌的作用，并使食管蠕动减弱，故食管裂孔疝是胃食管反流重要的病理生理因素。

2. 食管、胃功能下降

（1）食管：健康人食管借助正常蠕动可有效清除反流入食管的胃内容物。GERD 患者由于食管原发和继发蠕动减弱，无效食管运动发生率高，有如硬皮病样食管，致食管廓清功能障碍，不能有效廓清反流入食管的胃内容物。

（2）胃：胃轻瘫或胃排空功能减弱，胃内容物大量潴留，胃内压增加，导致胃食管反流。

（二）食管黏膜屏障

食管黏膜屏障是食管黏膜上皮抵抗反流物对其损伤的重要结构，包括食管上皮前（黏液层、静水层和黏膜表面 HCO_3^- 所构成的物理化学屏障）、上皮（紧密排列的多层鳞状上皮及上皮内所含负离子蛋白和 HCO_3^- 可阻挡和中和 H^+）及上皮后（黏膜下毛细血管提供 HCO_3^- 中和 H^+）屏障。当屏障功能受损时，即使是正常反流亦可致食管炎。

（三）胃十二指肠内容物反流

胃食管反流时，含胃酸、胃蛋白酶的胃内容物，甚至十二指肠内容物反流入食管，引起胃灼热、反流、胸痛等症状，甚至导致食管黏膜损伤。难治性 GERD 常伴有严重的胃食管反流。Vaezi 等发现，混合反流可导致较单纯反流更为严重的黏膜损伤，两者可能存在协同作用。

二、流行病学

GERD 是一常见病，在世界各地的发病率不同，欧美发病率为 10% ~ 20%，在南美约为 10%，亚洲发病率约为 6%。无论在西方还是在亚洲，GERD 的发病率均呈上升趋势。

三、病理

RE 的病理改变主要有食管鳞状上皮增生，黏膜固有层乳头向表面延伸，浅层毛细血管扩张、充血和（或）出血，上皮层内中性粒细胞和淋巴细胞浸润，严重者可有黏膜糜烂或溃疡形成。慢性病变可有肉芽组织形成、纤维化以及 Barrett 食管改变。

四、临床表现

GERD 的主要临床表现包括以下内容。

（一）食管表现

1. 胃灼热　是指胸骨后的烧灼样感觉，胃灼热是 GERD 最常见的症状。胃灼热的严重程度不一定与病变的轻重程度一致。

2. 反流　反流指胃内容物反流入口中或下咽部的感觉，此症状多在胃灼热、胸痛之前发生。

3. 胸痛　胸痛作为 GERD 的常见症状，日渐受到临床的重视。可酷似心绞痛，对此有时单从临床很难作出鉴别。胸痛的程度与食管炎的轻重程度无平行关系。

4. 吞咽困难　指患者能感觉到食物从口腔到胃的过程发生障碍，吞咽困难可能与咽喉部的发胀感同时存在。引起吞咽困难的原因很多，包括与反流有关的食管痉挛、食管运动功能障碍、食管瘢痕狭窄及食管癌等。

5. 上腹痛　也可以是 GERD 的主要症状。

（二）食管外表现

1. 咽喉部表现　如慢性喉炎、慢性声嘶、发音困难、声带肉芽肿、咽喉痛、流涎过多、癔球症、颈部疼痛、牙周炎等。

2. 肺部表现　如支气管炎、慢性咳嗽、慢性哮喘、吸入性肺炎、支气管扩张、肺脓肿、肺不张、咯血及肺纤维化等。

五、相关检查

（一）上消化道内镜

对 GERD 患者，内镜检查可确定是否有 RE 及病变的形态、范围与程度；同时可取活体组织进行病理学检查，明确有无 BE、食管腺癌；还可进行有关的治疗。但内镜检查不能观察反流本身，内镜下的食管炎也不一定都由反流引起。

洛杉矶分级是目前国际上最为广泛应用的内镜 RE 分级方案，根据内镜下食管黏膜破损的范围和形状，将 RE 划分为 A～D 级（图 17-8）。

（二）其他检查

1. 24h 食管 pH 监测　是最好的定量监测胃食管反流的方法，已作为 GERD 诊断的金标准。最常使用的指标是 pH < 4 总时间（%）。该方法有助于判断反流的有无及其和症状的关系，以及疗效不佳的原因。其敏感性与特异性分别为 79%～90% 和 86%～100%。该检查前 3～5d 停用改变食管压力的药物（胃肠动力剂、抗胆碱能药物、钙通道阻断剂、硝酸盐类药物、肌肉松弛剂等）、抑制胃酸的药物（PPI、H_2RA、抑酸药）。

近年无绳食管 pH 胶囊（bravo 胶囊）的应用使食管 pH 监测更为方便，易于接受，且可行食管多部位（远端、近端及下咽部等）及更长时间（48～72h）的监测。

2. 食管测压　可记录 LES 压力、显示频繁的 TLESR 和评价食管体部的功能。单纯用食管压力来诊断胃食管反流并不十分准确，其敏感性约 58%，特异性约 84%。因此，并非所有的 GERD 患者均需做食管压力测定，仅用于不典型的胸痛患者或内科治疗失败考虑用外科手术抗反流者。

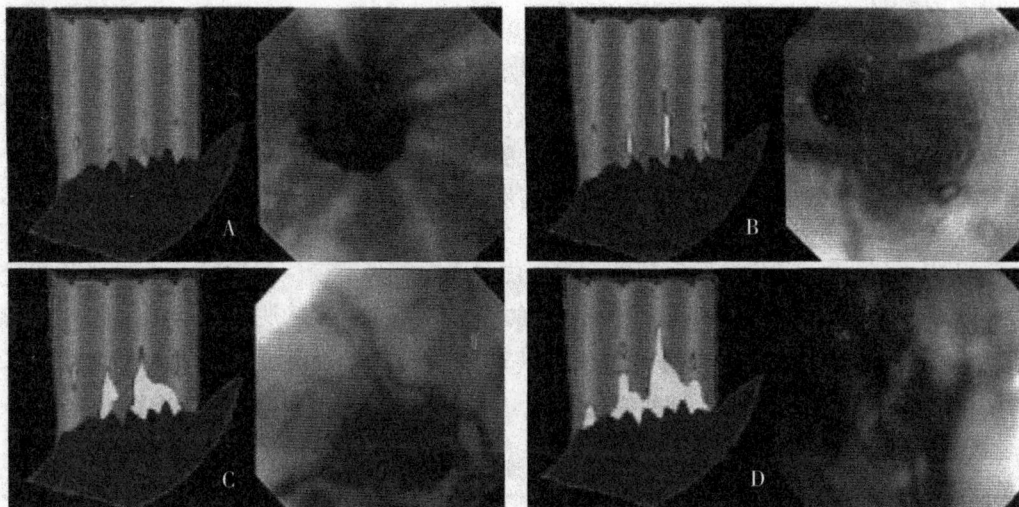

图 17 – 8　GERD 内镜分级

3. 食管阻抗监测　通过监测食管腔内阻抗值的变化来确定是液体或气体反流。目前食管腔内阻抗导管均带有 pH 监测通道，可根据 pH 和阻抗变化进一步区分酸反流（pH < 4）、弱酸反流（pH 在 4 ~ 7）以及弱碱反流（pH > 7），用于 GERD 的诊断，尤其有助于对非酸反流为主的 NERD 患者的诊断、抗反流手术前和术后的评估、难治性 GERD 病因的寻找、不典型反流症状的 GERD 患者的诊断以及确诊功能性胃灼热患者。

4. 食管胆汁反流测定　用胆汁监测仪（bilitec 2000）测定食管内胆红素含量，从而了解有无十二指肠胃食管反流。现有的 24h 胆汁监测仪可得到胆汁反流次数、长时间反流次数、最长反流时间和吸收值 ≥ 0.14 的总时间及其百分比，从而对胃食管反流作出正确的评价。因采用比色法检测，必须限制饮食中的有色物质。

5. 上胃肠道 X 线钡餐　对观察有无反流及食管炎均有一定的帮助，还有助于排除其他疾病和发现有无解剖异常，如膈疝，有时上胃肠道钡餐检查还可发现内镜检查没有发现的、轻的食管狭窄，但钡餐检查的阳性率不高。

6. 胃—食管放射性核素闪烁显像　此为服用含放射性核素流食后以 γ 照相机检测放射活性反流的技术。本技术有 90% 的高敏感性，但特异性低，仅为 36%。

7. GERD 诊断问卷　让疑似 GERD 患者回顾过去 4 周的症状以及症状发作的频率，并将症状由轻到重分为 0 ~ 5 级，评估症状程度，总分超过 12 分即可诊断为 GERD。

8. 质子泵抑制剂（proton pump inhibitors，PPI）试验　对疑似 GERD 的患者，可服用标准剂量 PPI，每天 2 次，用药时间为 1 ~ 2 周。患者服药后 3 ~ 7d，若症状消失或显著好转，本病诊断可成立。其敏感性和特异性均可达 60% 以上。但本试验不能鉴别恶性疾病，且可因用 PPI 而掩盖内镜所见。

9. 超声诊断　超声诊断直观性好，诊断敏感性高，并且对患者的损伤性小。B 超诊断 GER 标准为至少在 2 次不同时间内观察到反流物充满食管下段和胃与食管间液体来回移动可诊断为 GER。

六、诊断

由于 GERD 临床表现多种多样，症状轻重不一，有的患者可能有典型的反流症状，但内镜及胃食管反流检测无异常；而有的患者以其他器官系统的症状为主要表现，给 GERD 的诊断造成一定的困难。因此，GERD 的诊断应结合患者的症状及实验室检查综合判断。

1. RE 的诊断　有胃食管反流的症状，内镜可见累及食管远端的食管炎，排除其他原因所致的食管炎。

2. NERD 的诊断　有胃食管反流的症状，内镜无食管炎改变，但实验室检查有胃食管反流的证据，如：①24h 食管 pH 监测阳性。②食管阻抗监测、食管胆汁反流测定、静息放射性核素检查或钡餐检查显示胃食管反流。③食管测压示 LES 压力降低或 TLESR，或食管体部蠕动波幅降低。

七、治疗

胃食管反流病的治疗目标为充分缓解症状，治愈食管炎，维持症状缓解和胃镜检查的缓解，治疗或预防并发症。

1. GERD 的非药物治疗　非药物治疗指生活方式的指导，避免一切引起胃食管反流的因素等。如要求患者饮食不宜过饱；忌烟、酒、咖啡、巧克力、酸食和过多脂肪；避免餐后立即平卧。对仰卧位反流，抬高床头 10cm 就可减轻症状。对于立位反流，有时只要患者穿宽松衣服，避免牵拉、上举或弯腰就可减轻。超重者在减肥后症状会有所改善。某些药物能降低 LES 的压力，导致反流或使其加重，如抗胆碱能药物、钙通道阻断剂、硝酸盐类药物、肌肉松弛剂等，对 GERD 患者尽量避免使用这些药物。

2. GERD 的药物治疗

（1）抑酸药：抑酸药是治疗 GERD 的主要药物，主要包括 PPI 和 H_2 受体拮抗剂（histamine2 receptor antagonist，H_2RA），PPI 症状缓解最快，对食管炎的治愈率最高。虽然 H_2RA 疗效低于 PPI，但在一些病情不是很严重的 GERD 患者中，采用 H_2RA 仍是有效的。

（2）促动力药：促动力药可用于经过选择的患者，特别是作为酸抑制治疗的一种辅助药物。对大多数 GERD 患者，目前应用的促动力药不是理想的单一治疗药物。

1）多巴胺受体拮抗剂：此类药物能促进食管、胃的排空，增加 LES 的张力。此类药物包括甲氧氯普胺（metoclopramide）和多潘立酮（domperidone），常用剂量为 10mg，每天 3~4 次，睡前和餐前服用。前者如剂量过大或长期服用，可导致锥体外系神经症状，故老年患者慎用；后者长期服用亦可致高催乳素血症，产生乳腺增生、泌乳和闭经等不良反应。

2）非选择性 5-HT_4 受体激动剂：此类药能促进肠肌丛节后神经释放乙酰胆碱而促进食管、胃的蠕动和排空，从而减轻胃食管反流。目前常用的为莫沙必利（mosapride），常用剂量为 5mg，每天 3~4 次，饭前 15~30min 服用。

3）伊托必利（itopride）：此类药可通过阻断多巴胺 D_2 受体和抑制胆碱酯酶的双重功能，起到加速胃排空、改善胃张力和敏感性、促进胃肠道动力的作用。该药消化道特异性高，对心脏、中枢神经系统、泌乳素分泌的影响小，在 GERD 治疗方面具有长远的优势。常用剂量为 50mg，每天 3~4 次，饭前 15~30min 服用。

（3）黏膜保护剂：对控制症状和治疗反流性食管炎有一定疗效。常用的药物有硫糖铝

1g，每天3~4次，饭前1h及睡前服用；铝碳酸镁1g，每天3~4次，饭前1h及睡前服用，具有独特的网状结构，既可中和胃酸，又可在酸性环境下结合胆汁酸，对于十二指肠胃食管反流有较好的治疗效果。枸橼酸铋钾盐（tripotassium dicitrato bismuthate，TDB），480mg/d，分2~4次于饭前及睡前服用。

（4）γ-氨基丁酸（GABA）受体抑制剂：由于TLESR是发生胃食管反流的主要机制，因此TLESR成为治疗的有效靶点。对动物及人类研究显示，GABA受体抑制剂巴氯芬（baclofen）可抑制TLESR，可能是通过抑制脑干反射而起作用的。巴氯芬对GERD患者既有短期作用，又有长期作用，可显著减少反流次数和缩短食管酸暴露时间，还可明显改善十二指肠胃食管反流及其相关的反流症状，是目前控制TLESR发生率最有前景的药物。

（5）维持治疗：因为GERD是一种慢性疾病，持续治疗对控制症状及防止并发症是适当的。

3. GERD的内镜抗反流治疗　为了避免GERD患者长期需要药物治疗及手术治疗风险大的缺点，内镜医师在过去的几年中在内镜治疗GERD方面做出了不懈的努力，通过这种方法改善LES的屏障功能，发挥其治疗作用。

（1）胃镜下腔内折叠术：该方法是将一种缝合器安装在胃镜前端，于直视下在齿状线下缝合胃壁组织，形成褶皱，增加贲门口附近紧张度、"延长腹内食管长度"及形成皱褶，以阻挡胃肠内容物的反流。包括黏膜折叠方法或全层折叠方法。

（2）食管下端注射法：指内镜直视下环贲门口或食管下括约肌肌层注射无活性低黏度膨胀物质，增加LES的功能。

（3）内镜下射频治疗：该方法是将射频治疗针经活检孔道送达齿状线附近，刺入食管下端的肌层进行热烧灼，使肌层"纤维化"，增加食管下端张力。

内镜治疗GERD的安全性及可能性已经多中心研究所证明，且显示大部分患者可终止药物治疗，但目前仍缺乏严格的大样本多中心对照研究。

4. GERD的外科手术治疗　对GERD患者行外科手术治疗时，必须掌握严格的适应证，主要包括：①需长期用药维持，且用药后症状仍然严重者。②出现严重并发症，如出血、穿孔、狭窄等，经药物或内镜治疗无效者。③伴有严重的食管外并发症，如反复并发肺炎、反复发作的难以控制的哮喘、咽喉炎，经药物或内镜治疗无效者。④疑有恶变倾向的BE。⑤严重的胃食管反流而不愿终生服药者。⑥仅对大剂量质子泵抑制剂起效的年轻患者，如有严重并发症（出血、狭窄、BE）。

临床应用过的抗反流手术方法较多。目前治疗GERD的手术常用Nissen胃底折叠术、Belsey胃底部分折叠术。各种抗反流手术治疗的效果均应通过食管24h的pH测定、内镜及临床表现进行综合评价。

近十几年来，腹腔镜抗反流手术得到了长足的发展。腹腔镜胃底折叠术是治疗GERD疗效确切的方法，是治疗GERD的主要选择之一，尤其对于年轻、药物治疗效果不佳、伴有裂孔疝的患者。与常规开放手术相比较，腹腔镜手术具有创伤小、术后疼痛轻和患者恢复快的优点，特别适用于年老体弱、心肺不佳的患者。但最近的研究显示，术后并发症高达30%，包括吞咽困难、不能打嗝、腹泻及肛门排气等。约62%的患者在接受抗反流手术10年后仍需服用PPI治疗。因此，内科医师在建议GERD患者行腹腔镜胃底折叠术前应注意这些并发症，严格选择患者。

5. 并发症的治疗

（1）食管狭窄的治疗：早期给予有效的药物治疗是预防 GERD 患者食管狭窄的重要手段。内镜扩张疗法是治疗食管狭窄所致吞咽困难的有效方法。扩张疗法所需食管扩张器有各型探条、气囊、水囊及汞橡胶扩张器等。常将食管直径扩张至 14mm 或 44F。患者行有效的扩张食管治疗后，应用 PPI 或 H_2RA 维持治疗，避免食管再次狭窄。手术是治疗食管狭窄的有效手段。常在抗反流术前或术中同时使用食管扩张疗法。

（2）BE 的治疗

1）药物治疗：长期 PPI 治疗不能缩短 BE 的病变长度，但可促进部分患者鳞状上皮再生，降低食管腺癌发生率。选择性 COX－2 抑制剂有助于减少患食管癌，尤其是腺癌的风险。

2）内镜治疗：目前常采用的内镜治疗方法有各种方式的内镜消融治疗和内镜下黏膜切除术等。适应证为伴有异型增生和黏膜内癌的 BE 患者，超声内镜检查有助于了解病变的深度，有助于治疗方式的选择。

3）手术治疗：对已证实有癌变的 BE 患者，原则上应手术治疗。手术方法同食管癌切除术，胃肠道重建多用残胃或结肠，少数用空肠。

4）抗反流手术：包括外科手术和内镜下抗反流手术。虽然能在一定程度上改善 BE 患者的反流症状，但不能影响其自然病程，远期疗效有待证实。

八、护理评估

（一）健康史

询问患者症状出现的时间、频率和严重程度；了解患者饮食习惯如有无进食高脂食物、含咖啡因饮料等；有无烟酒嗜好；有无肥胖及其他疾病，是否服用对下食管括约肌压力有影响的药物等。

（二）身体评估

胃食管反流病的临床表现多样，轻重不一。

1. 反流症状　反酸、反食、嗳气等。常于餐后特别是饱餐后、平卧时发生，有酸性液体或食物从胃及食管反流到口咽部。反酸常伴胃灼热，是胃食管反流病最常见的症状。

2. 反流物刺激食管引起的症状　胃灼热、胸痛、吞咽痛等。胃灼热是一种胸骨后发热、烧灼样不适，常于餐后（尤其是饱食或脂肪餐）1h 出现，躯体前屈或用力屏气时加重，站立或坐位时或服用抗酸药物后可缓解。一般认为是由于酸性反流物刺激食管上皮下的感觉神经末梢所致。反流物也可刺激机械感受器引起食管痉挛性疼痛，严重者可放射到颈部、后背、胸部，有时酷似心绞痛症状。部分患者可有吞咽痛和吞咽困难，常为间歇性发作，系食管动力异常所致，晚期可呈持续性进行性加重，常提示食管狭窄。

3. 食管以外刺激的临床表现　如咽部异物感、咳嗽、咽喉痛、声音嘶哑等。部分患者以咳嗽、哮喘为主要症状，系因反流物吸入呼吸道，刺激支气管黏膜引起炎症和痉挛；或因反流物刺激食管黏膜感受器，通过迷走神经反射性引起支气管痉挛所致。

4. 并发症

（1）上消化道出血：由于食管黏膜炎症、糜烂和溃疡所致，多表现为黑便，呕血较少。

（2）食管狭窄：重度反流性食管炎可因食管黏膜糜烂、溃疡，使纤维组织增生，瘢痕形成致食管狭窄，患者表现为渐进性吞咽困难，尤以进食固体食物时明显。

（3）Barrett 食管：食管黏膜因受反流物的慢性刺激，食管与胃交界处的齿状线 2cm 以上的鳞状上皮被化生的柱状上皮替代，称为 Barrett 食管，是食管腺癌的主要癌前病变。

（三）辅助检查

1. 内镜检查　内镜检查是诊断反流性食管炎的最准确方法，并能判断反流性食管炎的严重程度和有无并发症。内镜下可见食管下段黏膜充血、水肿、糜烂，伴有浅表性溃疡和渗出物，晚期可见瘢痕形成和狭窄。

2. 食管 X 线钡餐检查　可见食管蠕动变弱，食管下段黏膜皱襞粗乱，有时可见小龛影及狭窄现象；头低位时可显示胃内钡剂反流入食管。其对胃食管反流病诊断的敏感性及特异性均较内镜检查低。

3. 24h 食管 pH 监测　有助于明确在生理活动状态下有无过多的胃食管反流，且有助于明确患者的症状是否与酸反流有关，也可以用来监测正在治疗中的患者酸反流的控制情况。目前常用的观察指标是 24h 食管内 pH < 4 的百分比、pH < 4 的次数、持续 5min 以上的反流次数以及最长反流持续时间。胆汁反流可用 24h 胆汁监测仪（Bilitec - 2000）测定。

4. 食管内测压　正常人下食管括约肌压力 10 ~ 30mmHg，下食管括约肌压力低于 10mmHg 提示可能出现胃食管反流。

5. 质子泵抑制剂（PPI）试验性治疗　PPI 试验是应用较高剂量 PPI 在较短时间内对怀疑胃食管反流病的患者进行诊断性治疗。PPI 试验的敏感性与 pH 监测相似，可达 80%。

（四）心理社会评估

重点评估患者的心理状况、工作及生活中的压力及其对生理心理状况的影响。如有无严重的焦虑或抑郁，对疾病知识的了解程度等。精神紧张、情绪变化和抑郁等均可影响食管动力和感觉功能，并影响患者对症状和疾病行为的感知能力，从而表现出焦虑、抑郁和躯体化精神症状。

九、护理措施

（一）指导患者改变不良生活方式和饮食习惯

（1）卧位时将床头抬高 10 ~ 20cm，避免餐后平卧和睡前 2h 进食。

（2）少量多餐，避免过饱；食物以高蛋白、高纤维、低脂肪、易消化为主，应细嚼慢咽；避免进食可使下食管括约肌压降低的食物，如高脂肪、巧克力、咖啡、浓茶等；戒烟酒。

（3）避免剧烈运动以及使腹压升高的因素，如肥胖、紧身衣、束腰带等。

（4）避免使用使下食管括约肌压降低的药物，如 β 肾上腺素能激动剂、α 肾上腺素能受体阻断剂、抗胆碱能制剂、钙离子通道阻滞剂、茶碱等。

（二）用药指导

抑制胃酸是胃食管反流病治疗的主要手段，根据医嘱给患者进行药物治疗，注意观察疗效及不良反应。常用药物有：

1. 抑制胃酸药物　质子泵抑制剂（如奥美拉唑 20mg bid，兰索拉唑 30mg qd，泮托拉唑

40mg bid，雷贝拉唑 10mg bid 或埃索美拉唑 40mg bid）可有效抑制胃酸分泌，最快速地缓解症状。一天一次应用 PPI 的患者应该在早餐前服用，而睡前服用 PPI 可更好控制夜间酸分泌，通常疗程在 8 周以上，部分患者需要长期服药。也可选用 H_2 受体阻断剂，如西咪替丁、雷尼替丁、法莫替丁等，疗程 8～12 周。适用于轻、中症患者。

2. 促动力药物　可增加下食管括约肌压力，改善食管蠕动功能，促进胃排空，减少胃食管反流，改善患者症状，可作为抑酸剂的辅助用药。常用药物有甲氧氯普胺或多潘立酮，餐前半小时服用，服药期间注意观察有无腹泻、便秘、腹痛、恶心等不良反应。

3. 黏膜保护剂　可以在食管黏膜表面形成保护性屏障，吸附胆盐和胆汁酸，阻止胃酸、胃蛋白酶的侵蚀，防止其对食管黏膜的进一步损伤。常用药物包括硫糖铝、铋剂、铝碳酸镁等。硫糖铝片需嚼碎后成糊状，餐前半小时用少量温开水冲服，但长期使用可抑制磷的吸收而致骨质疏松。

（三）手术治疗患者的护理

手术治疗的目的是使食管下段形成一个高压带，提高下食管括约肌的压力，阻止胃内容物的反流。适应证包括：①由于不良反应，患者不能耐受长期 PPI 治疗。②PPI 疗效不佳。③患者因不愿长期服药要求手术。④并发出血、狭窄、Barrett 食管等。⑤反流引起严重呼吸道疾病等。通常采用胃底折叠术，近年来开展了腹腔镜下胃底折叠术和内镜下贲门黏膜缝扎术，均取得较好的近期疗效。

1. 术前护理　术前评估患者的生命体征和临床症状、营养状态、心理状态及患者手术有关的知识和术后配合的知识的了解程度；讲解手术操作方法、各项检查目的、配合方法，使患者树立战胜疾病的信心，更好地配合治疗。

2. 术后护理　指导患者深呼吸、有效咳嗽，避免呼吸道并发症；密切观察病情，若观察到胸骨后及上腹部剧烈疼痛、发热等情况，考虑手术并发症的可能，应及时与医师联系。

（四）心理护理

关心体贴患者，告知疾病与治疗有关知识，消除患者紧张情绪，避免一些加重本病的刺激因素，使患者主动配合治疗，保持情绪稳定。

（熊　玲）

第六节　消化性溃疡患者的护理

一、疾病概要

（一）概述

消化性溃疡是指发生于胃和十二指肠的慢性溃疡，故又称胃溃疡（GU）和十二指肠溃疡（DU）。溃疡形成与胃酸、胃蛋白酶的消化作用和幽门螺杆菌感染（HP）等有关，其临床特点为慢性过程，周期发作，中上腹节律性疼痛。GU 多见于中老年，DU 多见于青壮年，临床上 DU 比 GU 为多见，男性患病多于女性。初秋至次年早春是好发季节。

（二）病因及发病机制

本病的病因及发病机制尚未完全阐明，研究认为引起消化性溃疡的主要环节是胃酸分泌过多，HP 感染和胃黏膜保护作用减弱等因素，还有药物因素、胃排空延缓和胆汁反流、遗传因素、环境因素、精神因素等都与消化性溃疡的发生有关。

1. 幽门螺杆菌感染　是消化性溃疡的主要原因。其病机有三种学说：

（1）幽门螺杆菌 - 胃泌素 - 胃酸学说：HP 感染的 DU 患者空腹或餐后可引起高胃泌素血症，胃窦黏膜中 D 细胞（位于胃体部和胃窦部释放生长抑素）数量减少，影响生长抑素产生，使后者对 G 细胞释放胃泌素的抑制作用减弱；成功根除 HP 感染后部分患者血清胃泌素及胃酸水平恢复正常。认为：HP 感染通过炎症细胞因子作用于 G、D 细胞和壁细胞，导致胃酸增加，从而使十二指肠的酸负荷增加。

（2）十二指肠胃上皮化生学说：十二指肠黏膜发生胃上皮化生，HP 在十二指肠黏膜定植导致十二指肠炎使黏膜屏障被破坏而引起 DU。

（3）十二指肠分泌碳酸氢盐明显减少，根除幽门螺杆菌后碳酸氢盐分泌可恢复正常。

2. 胃酸和胃蛋白酶　消化性溃疡的最终形成是由于胃酸 . 胃蛋白酶自身消化所致。无酸即无溃疡。胃蛋白酶的活性取决于胃液 pH，当胃液 pH >4 时，胃蛋白酶失活。因此，胃酸的存在是溃疡发生的决定因素。

3. 非甾体抗炎药（NSAID）　长期服用 NSAID 主要是通过抑制前列腺素的合成，削弱后者对胃黏膜的保护作用。溃疡的发生除与 NSAID 的种类剂量大小和疗程长短有关外，还与年龄、HP 感染、吸烟、同时服用糖皮质激素等因素有关。

4. 胃、十二指肠运动异常　部分 DU 溃疡患者的胃排空比正常人快，特别是液体排空快，使十二指肠球部酸性负荷大，黏膜易遭损伤；GU 存在胃运动障碍，表现为胃排空慢和十二指肠 - 胃反流，使胃黏膜易遭受损害。DU 可引起空腹和夜间胃酸分泌增高，胃酸分泌过多在 DU 的发病机制中起主要作用。

5. 精神和遗传因素　精神紧张、情绪压力、竞争型的性格倾向都可成为溃疡的促发或加重因素。遭受重大的创伤、手术等应激性因素可诱发溃疡。另外，消化性溃疡有家庭群集现象，"O" 型血发病率高。

6. 不良的饮食生活习惯　嗜烟酒、饮食不规律、暴饮暴食或喜食酸辣等刺激性食物均可引起胃肠黏膜损害，容易发生溃疡。

近年来有证据表明：90% 以上 DU 和 75% 以上的 GU 患者的溃疡与 HP 感染有关；大量病例表明：HP 感染的成功治愈预示着溃疡复发率显著降低。现已公认 Hp 是 DU 和 GU 发展过程中一个决定性因素，这种学说现仍有争议的原因是：HP 是世界上最普遍的感染，而受感染的人只有一小部分发展成溃疡，溃疡素质在那些注定要患溃疡的人和有 HP 感染却没有溃疡的人时起的作用还不确定。

（三）诊断及治疗要点

根据慢性病程，周期性、节律性反复发作的慢性上腹疼痛，进食或服用碱性药物可获得缓解，可初步诊断为消化性溃疡，确诊有赖于 X 线钡餐检查和（或）胃镜检查。治疗原则主要是消除病因，控制症状，促进溃疡愈合，预防复发和避免并发症。

该患者既往有风湿病，长期服用 NSAID 类药物史；有典型的 DU 症状，如反复中上腹疼痛 5 年余，符合慢性、周期性特点；疼痛呈烧灼感，常有午夜痛，进食后疼痛缓解，符合节律性特点；纤维胃镜检查符合 DU 表现。根据病史、症状及胃镜检查结果可初步诊断为十二指肠溃疡。患者大便呈黑色，呕吐物呈咖啡色样，可进一步做大便 OB 试验确定是否存在潜在并发症：上消化道出血；进一步做幽门螺旋杆菌检测有助病因诊断；密切观察病情，有助病情程度及病情变化的判断。

二、疾病护理

（一）护理评估

1. 健康史　询问有关疾病的诱因和病因。询问疼痛发作的过程，了解患者的心理状况和家族史。

2. 身体状况

（1）症状：上腹痛为最主要症状，腹痛的部位多位于上腹正中，胃溃疡可能偏左，十二指肠溃疡常偏右，疼痛多为钝痛或灼痛、饥饿痛，也可呈刺痛、钝痛或剧痛。一般持续1～2小时或更长。疼痛有典型的节律性，节律性疼痛是溃疡病活动期的特征，DU表现为疼痛在两餐之间发生（饥饿痛），持续不减至下餐进食或服用制酸药后缓解，一般餐后3～4小时开始，进餐后缓解，呈现"进食—缓解—疼痛节律"；GU表现为餐后0.5～2小时疼痛，至下一餐前疼痛消失，下次进餐后再复出现上述节律，呈现"进食—疼痛—缓解"的节律。还可出现其他胃肠道症状，如上腹饱胀、嗳气、反酸、恶心呕吐等，食欲多正常，GU患者偶可因进食疼痛而畏食，至体重减轻，全身症状可有失眠、多汗等（表17-2）。

（2）体征：无特异性，发作期上腹部可有局限性轻压痛，缓解期无明显体征。

表17-2　胃溃疡和十二指肠溃疡疼痛的鉴别表

鉴别点	胃溃疡（GU）	十二指肠溃疡（DU）
疼痛时间	进食后0.5～2小时内出现至下次进餐前消失，较少发生夜间痛	进食后3～4小时，至下次餐后缓解，常有午夜疼痛
疼痛部位	剑突下正中或偏左	上腹正中或偏右
疼痛性质	烧灼感或痉挛感	饥饿感或烧灼感
疼痛规律	进食—疼痛—缓解	疼痛—进食—缓解

3. 并发症

（1）出血：是消化性溃疡最常见的并发症，在上消化道出血的各种病因中溃疡病出血居首位，占50%左右。上消化道大出血后，血中尿素氮升高，若临床上无明显脱水或肾功能不全证据，而尿素氮继续升高或持续超过3～4天者，提示上消化道继续出血或有再出血。

（2）穿孔：在临床上可分为急性、亚急性和慢性三种类型。急性最常见，主要表现为突然发生持续性剧烈腹痛，患者常呈仰卧、双腿卷曲体位，腹肌呈板样强直，有压痛及反跳痛，肠鸣音减弱或消失；半数以上有气腹征，即肝浊音界缩小或消失，肝浊音界消失是提示消化性溃疡急性穿孔最有价值的体征，腹部X线透视发现膈下有游离气体；部分患者可出现休克。GU穿孔，尤其是餐后发生者，其临床表现常较DU穿孔为重。急性穿孔应尽快做出诊断，并在穿孔后8小时内及时手术。慢性穿孔，临床表现为腹痛节律性消失，出现持续性疼痛，程度也较以往加重，内科治疗往往无效。亚急性穿孔临床表现与急性穿孔相似，但程度较轻，可出现肠粘连或肠梗阻征象，并于短期内即可见好转。

（3）幽门梗阻：可分为暂时的功能性梗阻和永久的器质性梗阻。梗阻时主要为胃潴留，上腹饱胀不适，疼痛于餐后加重，伴恶心、呕吐，呕吐物为酸臭宿食，大量呕吐后症状可暂缓解，体检有胃蠕动波，空腹时胃有振水音，严重时则伴有脱水、营养不良、电解质与酸碱平衡失调。

（4）癌变：慢性 GU 患者，45 岁以上，溃疡顽固不愈应警惕癌变，消化性溃疡患者出现癌变时，其疼痛节律会改变或消失，须进一步检查，定期随访以发现早期胃癌。DU 不引起癌变。

4. 心理 - 社会状况　因消化性溃疡反复发作性疼痛的特点，使患者产生紧张、焦虑心理，若并发出血、穿孔等并发症时，患者可产生恐惧心理，其紧张、恐惧心理因素又可诱发和加重病情。

5. 辅助检查　①胃镜及胃黏膜活组织检查：是确诊消化性溃疡首选方法，胃镜检查可取黏膜活检，不仅可确定溃疡性质、鉴别良性恶性溃疡（胃的良恶性溃疡必须由活体组织检查来确定），还能检测 HP 及有无伴随溃疡的胃炎和十二指肠炎。消化性溃疡经胃镜检查仍有 5% ~10% 被漏诊，而 X 线钡餐检查和胃镜检查配合应用，诊断准确率可达 96% ~99%，因此该两种方法应相互补充。患者有上消化道出血，需做紧急胃镜检查应在出血后 24 ~48 小时内进行。②X 线钡餐检查：X 线钡餐检查是常用的诊断溃疡病方法。直接征象为龛影，可确诊溃疡存在。间接征象有十二指肠壶腹部激惹和变形、溃疡局部有压痛、黏膜集中、溃疡对侧有痉挛性切迹等，间接征象对本病的诊断有参考价值，但不能依此确诊本病。活动性消化道出血患者禁做钡餐检查。③HP 检查：现已列为常规检查，检测方法分为侵入性和非侵入性两大类，侵入性需通过胃镜检查取胃黏膜活组织进行检测，包括快速尿素酶试验、组织学检查和 HP 培养，非侵入性主要有 ^{13}C 或 ^{14}C 尿素呼气试验，粪便抗原检测及血清学检查。注意，如果近期应用过抗生素、质子泵抑制剂、铋剂等药，因有暂时抑制 HP 作用，会使除血清学检查以外的上述检查呈假阴性。HP 检查对治疗有指导意义。④大便潜血试验：阳性提示溃疡有活动性，胃溃疡如果大便隐血持续阳性，提示有癌变可能。作大便潜血试验前 3 天不要进食瘦肉、大量绿色蔬菜、动物血及动物内脏。⑤胃液分析：GU 患者胃酸分泌正常或稍低于正常，DU 则多增高。GU 血清胃泌素慢性增高。

（二）护理诊断与合作性问题

1. 疼痛　与胃肠黏膜炎症、溃疡及其并发症，或手术创伤有关。

2. 营养失调　低于机体需要量　与溃疡疼痛导致摄食量减少，消化吸收障碍有关。

3. 焦虑及知识缺乏　与溃疡反复发作及患者缺乏本病的相关知识有关。

4. 潜在并发症　上消化道出血、幽门梗阻。

（三）护理措施

1. 一般护理　①休息：溃疡活动期和病情较重者嘱卧床休息，避免过度劳累和不良的精神刺激，一般休息 4 ~6 周；缓解期，应适当活动，劳逸结合。②饮食护理：进食应定时、定量、少量多餐，避免胃窦部过度扩张，进餐时要细嚼慢咽、心情舒畅；选择营养丰富、易消化，低脂、适量蛋白质和面食为主的食物；避免辛辣、过咸食物及浓茶、咖啡等刺激食物和饮料，忌烟酒；少量出血或大出血停止后 24 小时，可进少量温凉流质饮食；症状缓解后及时恢复正常餐次。

2. 病情观察　①观察腹痛的规律和特点，按其特点遵医嘱缓解疼痛；②观察病情变化，监测生命体征及腹部体征，如果发现患者上消化道大量出血，应立即通知医生，积极配合抢救，可迅速建立静脉通道，冰盐水洗胃，暂禁食，注意观察粪便颜色和量等；③对突发性腹部剧痛，应注意观察是否发生了穿孔，并及时纠正可能发生的并发症；④注意监测电解质、酸碱变化，对有呕吐的患者，要观察呕吐量、性质、气味，准确记录出入液量。

3. 配合治疗护理 ①抑制胃酸分泌药物：常用的药物有西咪替丁、雷尼替丁、法莫替丁等，服药时间宜在餐中、餐后（1~2 小时）或夜间睡前服用，如需同时服用抗酸药，二种药应间隔 1 小时以上，注意肾功能，哺乳期间禁用。西咪替丁对雄激素具有亲和力，使男性乳房发育、阳痿及性功能紊乱，长期服用有乏力、腹泻、粒细胞减少、皮疹等不良反应。静脉给药应注意控制速度，速度过快可引起低血压和心律失常。质子泵阻滞剂（PPI）：奥美拉唑（洛赛克）可引起头晕，应嘱患者在服药期间避免开车和做需要注意力高度集中的工作。②保护胃黏膜药：主要有三种，即硫糖铝、枸橼酸铋钾和前列腺素类药物，如米索前列醇。硫糖铝：宜在进餐前 1 小时服药，主要不良反应为便秘；枸橼酸铋钾：为避免铋在体内积蓄，不易长期服用；米索前列醇：主要不良反应为腹泻，因可引起子宫收缩，故孕妇忌用。③抗生素：对有幽门螺杆菌感染的患者可应用克拉霉素、阿莫西林、甲硝唑等抗生素。目前，临床上常用三联疗法治疗幽门螺杆菌感染，即三种抗生素中选用两种、PPI 或胶体铋剂中选择一种。④碱性抗酸药：氢氧化铝凝胶应在餐后 1 小时和睡前服用，片剂应嚼服，乳剂服时应摇匀；长期服用可引起便秘、代谢性碱中毒与钠潴留，为防止便秘，可与氢氧化镁交替服用。注意：不宜与酸性饮料和食物同服；避免与奶制品同服，因两者相互作用可形成络合物；在密闭凉处保存，但不得冷冻。

4. 心理护理 了解患者及家属的心理状态，向患者说明紧张焦虑等不良的心理反应可增加胃酸分泌，诱发和加重溃疡，帮助患者缓解其焦虑紧张的情绪，促进溃疡的愈合。

入院护理工作过程：接诊患者——送患者到病床，嘱患者取舒适体位——为患者戴腕带——通知医师、护工、膳食科——测体重及生命体征并记录——初步评估患者是否存在不当饮食、用药等可使病情加重的诱因及腹部症状、体征情况，了解胃镜、OB 试验等辅助检查结果——安慰患者——办理入院手续—遵医嘱给予治疗——填写住院护理评估单及护理表格—进行入院注意事项告之和安全教育。

住院护理工作过程：加强巡视，观察生命体征、腹痛特点（节律性）、伴随症状及大便情况（潜在并发症 - 消化道出血）——执行医嘱——加强口腔、皮肤、呼吸道、尿道等部位基础护理——给予营养丰富、易消化食物，避免刺激性食物——心理护理、健康教育——填写护理记录单。

出院护理工作过程：执行出院医嘱、撤销单据及卡片、整理出院病历、做好出院登记——征求患者意见和建议——出院宣教、指导患者合理饮食和活动指——协助备好出院所带药品，嘱按医嘱用药并注意药物不良反应，特别是慎用对胃肠刺激性大的药物，如 NSAID 等——通知护工、膳食科——常规清洁床单位——填写出院护理记录。

（四）护理目标及评价

患者腹痛等不适症状明显减轻。食欲好转，进食营养、有益健康的食物；体重不再减轻、营养状况改善。住院期间无并发症发生。对本病的相关知识有所了解，并知道可能导致本病复发和加重的因素及主要的应对措施。评价是否达到以上护理目标。

三、健康指导

（1）指导患者保持规律生活，注意饮食卫生，避免暴饮暴食和食用刺激性食物，饮食宜少吃多餐；对嗜烟酒者，指导制定可行的戒烟酒计划，并督促执行；指导患者保持乐观情绪，工作劳逸结合，避免高度紧张。

（2）指导患者按医嘱正确服药，嘱患者慎用或勿用易致溃疡的药物，如阿司匹林、咖啡因、糖皮质激素、利血平等，教会患者观察药效和不良反应，不擅自停药和减量，防止溃疡复发。

（3）指导患者了解消化性溃疡及其并发症的相关知识和识别方法，若上腹疼痛节律发生改变并加剧，或者出现呕血、黑便时，应立即就医。指导患者定期复查。

消化性溃疡主要指胃和十二指肠的慢性溃疡。与 HP 感染和服用 NSAID 密切相关。是黏膜侵袭因素和防御因素失衡的结果。胃溃疡好发于胃小弯，十二指肠溃疡好发于十二指肠球部。临床表现主要是慢性、周期性、节律性上腹部疼痛。胃镜检查是确诊的依据。HP 感染治疗用三联疗法。无 HP 感染用抑酸、胃黏膜保护剂等治疗。护理重点是病情观察、饮食、用药护理及并发症护理。

（熊　玲）

第七节　肝硬化患者的护理

一、疾病概要

（一）定义

肝硬化是由多种病因引起的慢性、弥漫性、进行性肝病。是在肝细胞广泛变性和坏死的基础上，肝脏纤维结缔组织弥漫性增生，形成假小叶，导致肝脏正常结构被破坏，生理功能逐渐下降，晚期出现肝功能衰竭、门静脉压增高、腹水。

（二）病因和病机

1. 病毒性肝炎　病毒性肝炎是我国引起肝硬化的最常见的原因。其中乙型、丙型、丁型肝炎易形成肝硬化，甲型、戊型肝炎一般不发展为肝硬化。

2. 慢性酒精中毒　酒精中毒是国外引起肝硬化最常见的原因。长期大量饮酒，酒精的中间代谢产物乙醇对肝脏产生直接损害。

3. 胆汁淤积　肝外、肝内胆管阻塞、胆汁淤积，导致肝细胞缺血、坏死、纤维组织增生而形成肝硬化。

4. 药物及化学毒物　长期服用异烟肼、四环素、双醋酚汀、甲基多巴、辛可芬等可引起肝硬化。长期接触四氯化碳、磷、坤、三氯甲烷等可引起肝硬化。

5. 其他　营养不良、循环障碍、血吸虫病、免疫紊乱等。

（三）病理生理

在致病因素作用下，肝细胞广泛地变性坏死、肝小叶纤维支架塌陷，再生肝细胞不沿原支架排列，形成不规则肝细胞团，肝细胞团周围弥漫性纤维结缔组织增生，形成假小叶。早期肝脏体积增大，质地变硬，表面满布大小不等的结节。晚期因纤维化，肝脏体积可缩小。假小叶形成使肝内血管床缩小、血管扭曲、闭塞，造成肝内血液循环紊乱，门静脉血流受阻，门静脉压增高。门静脉压增高导致侧支循环开放，引起食管下段胃底、腹壁脐周、直肠肛门静脉曲张。肝硬化者，肝细胞功能下降，血浆白蛋白合成减少，肝间质细胞增生，球蛋白合成增多，白球比例倒置。胆色素代谢障碍，出现黄疸。肝对雌激素、血管升压素、醛固酮的灭能作用减弱，出现蜘蛛痣。凝血因子合成减少，导致出血倾向。

（四）诊断及治疗要点

1. 诊断要点　根据典型的临床表现和影像学检查可做出诊断。

2. 治疗要点　应采取综合性治疗措施。根据病情，适当安排休息和活动。饮食一般以高热量、高蛋白、适量脂肪、维生素丰富而易于消化吸收的食物为宜。有腹水者少盐，避免进食粗糙食物。目前无特效药治疗，对症处理，支持治疗为主。

二、疾病护理

（一）护理评估

1. 健康史　了解患者有无病毒性肝炎尤其是乙型、丙型和丁型肝炎感染史；有无输血史；是否长期大量饮酒；是否长期服用异烟肼、四环素、双醋酚汀、甲基多巴、辛可芬等药物；是否长期接触四氯化碳、磷、坤、三氯甲烷等化学物品；有无慢性心力衰竭等循环障碍性疾病；有无胆汁淤积、免疫紊乱、血吸虫感染等病史。

2. 身体状况　临床表现可分为肝功能代偿期和肝功能失代偿期。

（1）肝功能代偿期：此期症状较轻，常缺乏特异性。以疲倦乏力、食欲减退、消化不良为主。常因劳累或伴发病加重，经休息或适当治疗可缓解。

（2）肝功能失代偿期：主要表现为肝功能减退和门静脉压增高。

1）肝功能减退的表现：①全身表现，消瘦乏力、精神不振、皮肤干枯、面色灰暗、水肿，可有不规则发热。②消化道症状，食欲明显减退、上腹饱胀不适、恶心、呕吐、腹泻，晚期可出现中毒性肠麻痹。半数以上患者有轻度黄疸，少数有中度或重度黄疸。③出血倾向，患者常有鼻出血、齿龈出血、皮肤出血、胃肠道出血。④内分泌失调，肝功能减退对雌激素的灭活作用下降，导致雌激素、醛固酮升高，男性患者出现性欲减退、睾丸萎缩、毛发脱落、乳房发育等。女性患者出现月经不调、闭经等。患者可在面部、颈、上胸、背部、两肩、上肢出现蜘蛛痣。患者可出现肝掌、皮肤色素沉着等。

2）门静脉压增高的表现：①腹水，是肝硬化失代偿期最突出的表现，是由水钠潴留，门静脉压增高导致。②脾大，脾脏多为中度肿大，晚期脾大可导致白细胞、红细胞、血小板减少，称为脾亢。③侧支循环的建立与开放，食管下段胃底静脉曲张，曲张静脉破裂时可导致上消化道大出血；腹壁脐周静脉曲张，曲张静脉血流方向，脐以上向上，脐以下向下。痔静脉曲张，排便时可出现便后滴血。

3. 并发症

（1）上消化道出血：是本病最常见的并发症。

（2）感染：患者易并发肺炎、败血症、胆道感染、自发性腹膜炎等。

（3）肝性脑病：是本病最严重的并发症。

（4）原发性肝癌：在肝硬化的基础上发展为肝癌。

（5）肝肾综合征：肝硬化合并大量腹水，患者出现自发性少尿，氮质血症等，但肾脏无明显器质性损害，故又称功能性肾衰竭。

（二）心理－社会状态

肝硬化是慢性疾病，因病程长，疗效不佳，预后不良，患者易产生焦虑、紧张、抑郁等心理，因需长期治疗，家庭经济负担逐渐加重，常使患者及家属出现悲观失望等不良情绪。

（三）辅助检查

1. 血常规　代偿期大都正常，失代偿期可出现贫血，感染时白细胞增多，脾功能亢进时，红细胞、白细胞、血小板全部下降。

2. 肝功能检查　失代偿期转氨酶增高，清白蛋白降低，球蛋白升高，白/球比例倒置。凝血酶原时间延长。

3. 腹水检查　一般为漏出液。

4. 影像学检查　超声、CT、MRI 检查可显示肝、脾的形态及腹水的征象。

（四）护理诊断及合作性问题

1. 营养失调　低于机体需要量与食欲减退、消化吸收障碍有关。

2. 体液过多　与水钠潴留有关。

3. 活动无耐力　与肝功能减退、大量腹水有关。

4. 有皮肤完整性受损的危险　与营养不良、水肿、皮肤干燥、瘙痒及长期卧床有关。

5. 潜在并发症　上消化道出血、肝性脑病。

（五）护理目标

（1）患者能说出营养不良的原因，遵循饮食计划，营养状况改善。

（2）腹水和水肿减轻。

（3）能遵循休息和活动计划，活动耐力和生活自理能力增强。

（4）无皮肤破损或感染。

（5）无并发症发生。

（六）护理措施

1. 一般护理

（1）休息与活动：应视病情安排适当的活动。代偿期患者适当减少活动量，可参加轻体力劳动；失代偿期患者应以卧床休息为主，可适当活动，活动量以不感到疲劳、不加重症状为宜。

（2）饮食护理

1）饮食原则：给予高热量、高蛋白、适量脂肪、高维生素易消化的饮食，并根据病情及时调整，戒烟忌酒，避免进食刺激性强、粗纤维多和较硬的食物。必要时遵医嘱静脉补充足够的营养，如高渗葡萄糖液、复方氨基酸、白蛋白等。

2）食物选择：热量以糖类为主，蛋白质（肝性脑病除外）1～1.5g/（kg·d），以豆制品、鸡蛋、牛奶、鱼、鸡肉及瘦猪肉为主，以利于肝细胞修复和维持血浆清蛋白正常水平。肝功能显著损害或有肝性脑病先兆时，应限制或禁食蛋白质并应选择植物蛋白，如豆制品，因其含蛋氨酸和产氨氨基酸较少。多食新鲜蔬菜和水果。

（3）皮肤护理：黄疸患者皮肤瘙痒时，协助患者温水擦浴，外用炉甘石洗剂止痒，嘱患者不要抓皮肤，以免引起皮肤破损、出血和感染。

2. 病情观察　准确记录24小时出入液量，定期测量腹围和体重，以观察腹水消长情况；密切监测血清电解质和酸碱度的变化；注意有无呕血和黑便；有无精神异常；有无腹痛、腹胀、发热及短期内腹水迅速增长；有无少尿、无尿等变化；及早发现上消化道出血、肝性脑病、自发性腹膜炎及肝肾综合征。如发现异常，应立即报告医师，协助处理。

3. 腹水处理

（1）体位：轻度腹水应取平卧位，并抬高下肢，以增加肝、肾血流量，改善肝细胞营养，提高肾小球滤过率，减轻水肿。大量腹水者可半卧位，以使膈肌下降，有利于呼吸，减轻呼吸困难和心悸。

（2）限制水钠摄入：遵医嘱给予低盐或无盐饮食，钠限制在每日500~800mg（氯化钠1.2~2.0g）；进水量限制在每日1000ml左右，如有显著低钠血症，则应限制在每日500ml以内。少食咸肉，酱菜等食品，可适量添加柠檬汁，食醋等，以改善口味，增进食欲。腹水减退后，仍需限制钠的摄入，防止腹水再次出现。

（3）用药护理：主要使用螺内酯和呋噻咪。使用利尿剂时应注意维持水、电解质和酸碱平衡，利尿速度不宜过快，以每日体重减轻不超过0.5kg为宜。

（4）协助腹腔穿刺放腹水或腹水浓缩回输：对大量腹水引起呼吸困难，心悸，且利尿效果不佳者可酌情放腹水或腹水浓缩回输，后者可避免蛋白质丢失。

4. 心理护理　加强与患者的沟通，鼓励患者说出其内心感受，与患者一起讨论其面对的问题，给予患者真诚的安慰和支持。

三、健康指导

1. 疾病知识指导　向患者讲解本病的原因、临床表现、治疗护理措施，使患者了解本病相关知识，主动避免病因和诱因，并指导患者及家属识别病情变化，及时发现并发症，如肝性脑病早期的性格、行为改变；呕血、黑便可能是消化道出血等。发现异常及时就诊。

2. 生活指导　指导患者注意饮食卫生，说明饮食治疗的意义和原则，并强调高蛋白饮食的重要性；指导患者控制水钠摄入、增加食欲技巧；嘱患者戒烟、酒等。

3. 治疗指导　告之患者常用药物的不良反应和注意事项，特别是对肝脏有害的药物，嘱患者切记不要滥用药物，以免增加肝脏负担，加重肝功能损害；帮助患者认识定期复查的重要性，指导患者定期门诊复查肝功能。

四、护理评价

患者能否遵循饮食计划，营养状况是否改善；腹水和水肿是否减轻；能否遵循休息和活动计划，活动耐力和生活自理能力是否增强；有无皮肤破损或感染；有无并发症发生。

（熊　玲）

第八节　原发性肝癌患者的护理

原发性肝癌是指由肝细胞或肝内胆管上皮细胞发生的恶性肿瘤。原发性肝癌是我国常见的恶性肿瘤之一，其病死率在消化系统恶性肿瘤中居第三位，仅次于胃癌和食管癌。其发病率有上升趋势，全世界每年平均约有 25 万人死于肝癌，而我国占其中的 45%。本病多见于中年男性，男女之比为（2~5）：1。

一、常见病因

原发性肝癌的病因尚未完全明确，根据高发区流行病学调查，可能与下列因素有关。

（1）病毒性肝炎。

（2）肝硬化。

（3）黄曲霉毒素。

（4）饮用水污染。

（5）遗传因素。

（6）其他。一些化学物质如亚硝胺类、偶氮芥类、有机磷农药、乙醇等均是可疑的致癌物质。肝小胆管中的华支睾吸虫感染可刺激胆管上皮增生，为导致原发性胆管细胞癌的原因之一。

二、临床表现

1. 症状

（1）肝区疼痛：是肝癌最常见的症状，半数以上患者有肝区疼痛，多呈持续性胀痛或钝痛。如病变侵犯膈肌，疼痛可牵涉右肩或右背部。

（2）消化道症状：常有食欲缺乏、腹胀，也可有恶心、呕吐、腹泻等。

（3）全身症状：有进行性消瘦、发热、食欲缺乏、乏力、营养不良和恶病质等。

（4）转移灶症状：肿瘤转移引起的相应症状。

2. 体征

（1）肝大：肝呈进行性增大，常有不同程度的压痛。

（2）黄疸：一般出现在肝癌晚期，多为阻塞性黄疸，少数为肝细胞性黄疸。

（3）肝硬化征象：在失代偿期肝硬化基础上发病者有基础病的临床表现。原有腹水者可表现为腹水迅速增加且具难治性。血性腹水多因肝癌侵犯肝包膜或向腹腔内破溃引起，少数因腹膜转移癌所致。

3. 转移途径

（1）肝内转移：肝癌最早在肝内转移，易侵犯门静脉及其分支并形成血栓。

（2）肝外转移：分为血性转移、淋巴转移和种植转移。其中血性转移最常见的转移部位为肺，种植转移少见。

三、并发症

1. 肝性脑病　是原发性肝癌终末期最严重并发症。

2. 上消化道出血 上消化道出血约占肝癌死亡原因的 15%。

3. 肝癌结节破裂出血 大量出血可致休克，少量出血则表现为血性腹水。

4. 继发感染 本病患者在长期消耗或因放射、化学治疗而致白细胞减少的情况下，抵抗力减弱，加之长期卧床等因素，容易并发各种感染，如肺炎、败血症、肠道感染等。

四、辅助检查

1. 肿瘤标记物的检测 甲胎蛋白（AFP）检测现广泛用于原发性肝癌的普查。

2. 影像学检查 主要手段有 B 超、CT、磁共振成像及肝血管造影。其中，超声检查是目前肝癌筛查的首选检查方法。

3. 肝穿刺活体组织检查 超声或 CT 引导下穿刺行组织学检查是确诊肝癌的最可靠的方法。

五、治疗原则

1. 手术治疗 手术切除是目前根治原发性肝癌的最好手段。

2. 局部治疗 包括肝动脉化疗栓塞治疗、无水乙醇注射疗法、微波组织凝固技术、射频消融、高强度聚焦超声治疗及激光治疗等。

3. 其他治疗 包括放射治疗、生物和免疫治疗及全身综合治疗。

六、护理

1. 护理评估

（1）一般状况与营养状况：饮食及消化情况，如食欲、进食种类等，日常休息及活动量、活动耐力，其他一般身体状况。

（2）疼痛的评估：疼痛的性质、强度、部位及伴随症状。

（3）心理状况评估：评估患者的心理状态，有无焦虑、抑郁、易怒、悲观等情绪。

（4）相关知识评估：评估患者对疾病认知程度及态度。

2. 护理措施

（1）病情观察：①生命体征、意识状态、呼吸频率、心率等。②有无疼痛及疼痛程度。③观察有无出血的表现：有无呕血及粪便的颜色改变等。

（2）疼痛的护理：①观察患者有无疼痛，疼痛的性质及程度，及时发现和处理异常情况。②指导并协助患者减轻疼痛：教会患者一些放松和转移注意力的技巧，如做深呼吸、听音乐、与病友交谈等。③保持环境安静、舒适，减少对患者的不良刺激和心理压力，尊重患者，认真倾听患者述说，及时作出适当的回应。④按医嘱采取镇痛措施。

（3）心理护理：护士对消极的患者要分析原因，做好心理安慰，及时调整患者的心态，做好生活指导；对于乐观的患者，要做好康复指导，留心观察心理变化，以便及时发现问题及时解决。对于不同年龄、不同性格、不同经济条件和不同文化背景的患者应一视同仁，取得患者的信赖建立良好的护患关系，善于谅解患者的过失，不与患者顶撞，宽宏大量。

（4）营养护理：①少量多餐及正餐间补充流质以解决易饱的问题。②多摄取高蛋白质、高热量的点心，如鲜奶及奶制品等。③增加额外热量的摄取，如在烹调食物时添加奶油或肉汤于食物中。④增加额外蛋白质的摄取，如食用强化牛奶和花生酱等。⑤当味觉丧失时必须尽可能加强食物的香味、质地以及外观来促进食欲。⑥用餐前 1h 做半小时轻度运动来刺激食欲。⑦用餐时尽可能保持心情愉快。⑧事前安排每日菜单准备多种食物以做选择。⑨不能进食者可遵医嘱给予静脉补液治疗。

（5）消化道出血的护理。

（6）肝动脉化疗栓塞（TACE）的护理

1）术前护理：向患者及家属做好有关治疗的必要性、方法和效果的解释，减轻其疑虑；做好各项检查的准备工作，如血常规、出凝血时间、肝肾功能、B超、CT等；行碘过敏或普鲁卡因过敏试验；术前6h禁食禁水，术前半小时可遵医嘱给予镇静药。

2）术后护理：协助患者上床，观察股动脉穿刺处有无出血、渗血情况，足背动脉搏动情况，术肢温度；嘱患者绝对卧床休息6～8h，72h内多卧床、少活动，术侧下肢制动，穿刺点加压包扎6～8h，凝血异常者应适当延长加压包扎及制动时间；术后若无明显不适可进清淡饮食，告知患者多饮水，有利于造影剂的排泄；术后24h内密切观察体温、脉搏、呼吸、血压、神志等生命体征的变化；若出现高热、消化道出血、剧烈腹痛时要严密观察并及时报告医师处理。

3. 健康教育

（1）疾病预防指导：注意饮食及饮水卫生，做好粮食保管，防霉去毒，保护水源，防止污染。积极宣传和普及肝癌的预防知识，定期对肝癌高发区人群进行普查，以预防肝癌发生和早期诊治肝癌。

（2）在医师指导下合理用药，忌服损肝药物，戒烟、酒。

（3）指导患者合理进食，以高蛋白质、适当热量、高维生素为宜，避免摄入高脂肪、高热量和刺激性食物。如有肝性脑病倾向，应减少蛋白质的摄入。

（4）指导患者保持乐观情绪，建立积极的生活方式，增加精神支持。保持生活规律，注意劳逸结合，避免情绪剧烈波动和劳累。

（熊　玲）

第九节　肝性脑病患者的护理

一、疾病概要

（一）概述

肝性脑病是由严重肝病引起的、以代谢紊乱为基础、中枢神经系统功能失调为主的临床综合征，其主要表现为行为举止异常和不同程度的意识障碍。

（二）病因和病机

肝硬化是引起肝性脑病最常见的病因，特别是各型肝炎后肝硬化，部分可由改善门静脉高压的门体分流手术引起，重症肝炎、原发性肝癌等也可引起。

肝性脑病的发病机制迄今尚未完全明了。一般认为本病产生是由于肝细胞功能衰竭和门-腔静脉侧支循环形成，使来自肠道的许多毒性产物未被肝解毒或清除经侧支循环进入体循环，透过大脑屏障，引起脑功能紊乱。主要的学说有：①氨中毒学说。肝功能衰竭时，肝脏将氨合成尿素的能力减退；门体分流存在时，肠道的氨未经肝解毒而直接进入体循环，使血氨增高。氨对大脑的毒性作用主要是干扰脑的能量代谢及直接干扰神经传导。②假神经递质学说。肝衰竭时 β – 多巴胺和苯乙醇胺增多，其化学结构与正常兴奋性神经递质去甲肾上腺素相似，但不能传递神经冲动，称为假神经递质。当假神经递质被脑细胞摄取并取代了突触中的正常递质，则发生神经传导障碍。③γ – 氨基丁酸/苯二氮（GABA7BZ）复合体学说。GABA 是抑制性神经递质，在门体分流和肝衰竭时，可绕过肝进入体循环，透过血脑屏障，激活 GABA 受体造成大脑功能紊乱。④氨基酸代谢不平衡学说。肝衰竭时，芳香族氨基酸如酪氨酸、苯丙氨酸增多而支链氨基酸如缬氨酸、亮氨酸减少，可使芳香族氨基酸更多地进入脑组织形成假神经递质，从而抑制神经冲动的传导。

（三）诊断及治疗要点

1. 诊断要点　有肝炎、肝硬化病史，有诱发因素，主要临床表现为精神神经系统功能紊乱、意识障碍，脑电图异常。

2. 治疗要点　本病常采用综合治疗措施：①去除诱因，减少肠内氨的生成和吸收。限制蛋白质摄入量，减少氨的生成；灌肠或导泻，以清除肠内积食、积血；口服抗生素抑制肠道细菌生长，首选新霉素；长期治疗者可选用乳果糖口服。促进氨的代谢清除，纠正氨基酸代谢紊乱：可用降氨药物 L – 门冬氨酸、谷氨酸钾和谷氨酸钠、精氨酸等；口服或静脉输注以支链氨基酸为主的氨基酸混合液等。②对症治疗。包括防治脑水肿，纠正水、电解质和酸碱平衡紊乱等。

二、疾病护理

（一）护理评估

1. 健康史　了解肝炎后肝硬化病史、门体分流手术、高蛋白饮食、上消化道出血、大量放腹水、感染、麻醉、止痛、安眠、镇静药等情况。

2. 身体状况　根据精神神经系统表现、意识障碍程度和脑电图异常，可将肝性脑病的临床经过分为四期。

一期（前驱期）：轻度性格改变及行为异常。如欣快激动或淡漠少言，衣冠不整或随地便溺，应答尚准确。可出现扑翼样震颤（嘱患者两臂平伸，肘关节固定，手掌向背侧伸展，手指分开时，可见到手向外侧偏斜，掌指关节、腕关节、甚至肘与肩关节的急促而不规则的扑击样抖动。若紧握患者手一分钟，能感到病人抖动）。脑电图可正常或轻度变化。

二期（昏迷前期）：以意识错乱、睡眠障碍及行为异常为主。定向力和理解力均减退，对时间、地点和人物的概念混乱，不能完成简单的计算和构图如搭积木、用火柴棍摆五角星等；言语不清、书写障碍。睡眠时间倒错，行为异常，甚至出现幻觉、躁狂等严重精神症状。患者明显的体征有扑翼样震颤、腱反射亢进、肌张力增高、病理反射阳性。脑电图特异性异常。

三期（昏睡期）：以昏睡和精神错乱为主。呈昏睡状态，可唤醒，但常有神志不清和幻觉。扑翼样震颤仍可引出，肌张力明显增高，病理反射阳性。脑电图明显异常。

四期（昏迷期）：意识完全丧失，不能唤醒。不能引出扑翼样震颤。脑电图明显异常。

3. 心理 – 社会状况　本病病情逐渐加重，患者可出现焦虑、抑郁、紧张、恐惧心理；昏迷后，家属会出现紧张、恐惧心理。肝性脑病会出现精神症状，注意精神症状与心理问题的鉴别。

4. 辅助检查

（1）血氨：慢性肝性脑病尤其是门体分流性脑病血氨多增高；急性肝衰竭所致的脑病，血氨多数正常。

（2）脑电图检查：典型改变为节律变慢，二至三期患者出现普遍性每秒 4～7 次 δ 波或三相波；昏迷时表现为高波幅的 δ 波，每秒少于 4 次。

（二）护理诊断与合作性问题

1. 意识障碍　与血氨升高，干扰脑细胞能量代谢引起大脑功能紊乱有关。

2. 营养失调　低于机体需要量　与肝功能衰竭、消化吸收障碍、限制蛋白质摄入有关。

（三）护理措施

1. 一般护理

（1）休息与环境：将患者安置于重症监护病房，绝对卧床休息，专人护理，保持室内空气新鲜，环境安静，限制探视。

（2）饮食护理：①暂停蛋白质摄入。因食物中的蛋白质可被肠菌的氨基酸氧化酶分解产氨，经肠道吸收后进入脑组织可加重病情。等患者神志清醒后，可逐步增加蛋白质的摄入，每日 20g，然后每 3～5 日增加 10g，逐渐增加至每日 40～50g，以植物蛋白为主。植物蛋白富含支链氨酸和非吸收纤维，后者可促进肠蠕动，被细菌分解后还可降低结肠的 pH，可以加速毒物排出和减少氨的吸收。②供给足够的热量，主食以糖类为主。可肠道给蜂蜜、葡萄糖及果汁等。③多食新鲜蔬菜和水果，补充维生素。禁用维生素 B_6，因其可影响多巴胺进入脑组织，减少正常神经递质。④减少脂肪摄入。因脂肪能延缓胃排空，尽量少用。

2. 病情观察　观察肝性脑病早期征象，观察生命体征及瞳孔变化，定时或按需测肝肾功能、电解质及血氨，监测凝血因子和血糖的变化。观察原发肝病的症状、体征及有无上消化道出血、感染等迹象，一旦发现及时报告医师并配合处理。

3. 配合治疗护理

（1）去除和避免诱发因素：①预防上消化道出血。因消化道出血可使肠道产氨增多，使血氨升高，故出血停止后应灌肠和导泻，清除肠道积血。②预防感染。因感染可使组织分解代谢提高，产氨增多。③避免快速利尿和大量放腹水。因利尿和放腹水使循环血容量减少、大量蛋白丢失及水电解质紊乱而加重肝脏损害。④保持大便通畅。可采用灌肠和导泻的方法，灌肠时应使用生理盐水或弱酸性溶液（生理盐水 1000～2000ml 加食醋 100ml），禁用碱性溶液如肥皂水灌肠。肠内保持偏酸环境，有利于血中氨逸入肠腔随粪便排出。也可用 25% 硫酸镁口服或鼻饲导泻。⑤避免使用麻醉、止痛、安眠、镇静药。因其直接抑制大脑呼吸中枢，造成脑细胞缺氧，从而降低脑对氨的耐受性。必要时可用地西泮。⑥防止大量输液，以免血液稀释、血钠过低而加重昏迷。

（2）用药护理：遵医嘱用降氨药物，并观察药物的疗效和不良反应。L-门冬氨酸：使用时应检查肾功能，严重肾衰竭者慎用或禁用。静脉注射时应控制速度，避免出现恶心、呕吐等消化道不良反应。谷氨酸钾或谷氨酸钠：为碱性制剂，血 pH 偏高者不宜使用。精氨酸：为酸性制剂，不宜和碱性药物配伍。静脉输液速度不宜过快，注意观察有无流涎、呕吐及面色潮红等不良反应。新霉素：长期服用可出现听力或肾功能损害，使用不宜超过 1 个月。大量输注葡萄糖时要警惕低钾血症、心力衰竭和脑水肿等。

4. 心理护理　对清醒的患者应告知肝性脑病发生的原因，提供情感支持。肝性脑病患者大多有长期慢性肝病史，家庭成员负担重，常出现照顾者角色紧张。肝性脑病发生时，应主动与照顾者交谈，提供必要的信息，精神上给予支持和安慰。

（四）护理目标及评价

患者意识好转，生命体征平稳；患者能遵循饮食计划，营养状况好转；照顾者主动参与制订和实施照顾计划，患者得到有效的照顾；患者获得预防肝性脑病发生的有关知识。

三、健康教育

1. 疾病知识指导　向患者和家属介绍肝性脑病的有关防治知识，防止各种诱发因素。
2. 生活指导　多食新鲜蔬菜和水果，补充维生素，减少脂肪摄入。
3. 用药指导　指导患者按医嘱用药，告知药物的主要不良反应，定期随访复诊。

（熊　玲）

第十节　溃疡性结肠炎患者的护理

一、病概要

（一）概述

溃疡性结肠炎是病因未明的慢性炎症性疾病，病变主要位于直肠和乙状结肠。临床特点以腹痛、腹泻为主要表现，慢性病程，发作与缓解交替。发病人群多集中在 30 ~ 50 岁，男女发病率无明显差异。

（二）病因病机及病理

1. 病因不明　可能与下列因素有关：①环境因素，如饮食、吸烟、精神因素、过敏等。临床上患者因紧张、劳累而诱发病情发作，且患者常有精神抑郁和焦虑的表现。②感染因素，感染为继发或为本病的诱发因素。③免疫因素，现多认为本病为一种自身免疫炎症性疾病。④遗传倾向，有 5% ~ 15% 的患者有家族史。

2. 病理生理　病变主要集中在黏膜层或黏膜下层，活动期肠黏膜弥漫性炎症、水肿、充血与灶性出血，黏膜面呈弥漫性细颗粒状，组织变脆，触之易出血，常有密集细小的溃疡，肉眼观察呈磨砂玻璃样，并可形成沿肠纵轴的椭圆浅表溃疡，有的融成较大不规则溃疡，黏膜面覆有脓血黏液。缓解期黏膜充血、水肿消退，腺管上皮渐恢复，由于反复发作及持续慢性炎症，间质有多量淋巴细胞、浆细胞浸润，纤维组织增生，基底膜增厚，腺管基底和黏膜肌层形成较大断裂。腺管上皮再生，杯状细胞增多。腺管萎缩、变短、不规则、黏膜面积缩小，部分上皮再生、纤维组织增生、假息肉样突起形成和黏膜桥。息肉呈多发或密集分布，重者肠壁满布息肉，大小基本一致，也有大小不一者，呈亚蒂或无蒂。有时溃疡愈合形成瘢痕、使肌层纤维化、挛缩，晚期肠管狭窄、缩短。

（三）诊断及治疗要点

1. 诊断要点　根据临床表现腹痛、腹泻、脓血便、里急后重，腹痛的特点疼痛 – 排便－便后疼痛缓解及实验室肠镜检查的结果做出诊断。

2. 治疗要点　治疗目的在于控制急性发作，缓解病情，减少复发，防治并发症。措施以药物治疗为主，并发大出血、肠穿孔、中毒性巨结肠、结肠癌或经内科治疗无效者可选择手术治疗。

二、疾病护理

（一）护理评估

1. 健康史　了解有无家族遗传史，了解饮食、吸烟、精神紧张、过敏等因素，了解有无肠道感染史。

2. 身体状况

（1）全身表现：患者呈慢性病容，中、重度患者活动期有低热或中等度发热，有并发症或急性暴发型常伴有高热。重症患者可出现消瘦、贫血、低清蛋白血症、水和电解质平衡紊乱等。也可有结节性红斑、外周关节炎、口腔黏膜溃疡、虹膜睫状体炎等自身免疫性疾病的表现。

（2）消化系统的表现：主要表现为腹泻、腹痛。腹泻：为最主要的症状，黏液脓血便是本病活动期的重要表现。轻者每天排便 2～4 次，粪便呈糊状，可混有黏液、脓血；重者腹泻每天可达 10 次以上，大量脓血，甚至呈血水样粪便。病变限于直肠和乙状结肠的患者，偶有腹泻与便秘交替的现象。腹痛：轻者或缓解期患者多无腹痛或仅有腹部不适，活动期有轻或中度腹痛，为左下腹或下腹的阵痛，也可累及全腹，有疼痛－便意－便后缓解的规律，大多伴有里急后重。若伴有中毒性巨结肠或腹膜炎，则腹痛持续且剧烈。其他表现：可有腹胀、食欲缺乏、恶心、呕吐等，左下腹可有压痛。

（3）并发症：可并发中毒性巨结肠、急性肠穿孔、大出血、直肠结肠癌变等。

3. 心理－社会状况　因溃疡性结肠炎出现黏液脓血便，患者会产生紧张、焦虑心理，若出现急性肠穿孔、大出血、直肠结肠癌变等并发症时，患者可产生恐惧心理。

4. 辅助检查

（1）结肠镜检查：是确诊本病的检查方法。镜下可见病变黏膜粗糙呈颗粒状，质脆易出血，有多发性浅溃疡，散在分布，也可融合，表面附有脓性分泌物，也可见假息肉形成。

（2）血液检查：可有红细胞和血红蛋白减少。急性期白细胞增多，血沉增快。

（3）粪便检查：粪便肉眼检查有黏液和脓血，显微镜检查可见多量红细胞和脓细胞，急性发作期可见巨噬细胞。

（4）其他：可用 X 线钡剂造影或做血清免疫学检查。

（二）护理诊断与合作性问题

1. 排便方式改变　腹泻与炎症致肠黏膜对水钠吸收障碍等有关。

2. 舒适改变　腹痛　与肠道炎症、溃疡有关。

3. 营养失调　低于机体需要量　与长期腹泻及吸收障碍有关。

（三）护理措施

1. 一般护理

（1）休息与活动：急性发作期应卧床休息，保持心情平静。病情好转后，逐渐增加活动量。

（2）饮食护理：以高热量、高蛋白、富含维生素、少纤维素为原则，避免食用冷饮、水果、多纤维素的蔬菜及其他刺激性的食物。急性发作期患者应进流质或半流质饮食，病情严重者应禁食，按医嘱给予静脉高营养，以改善全身状况。

2. 病情观察　注意监测患者的体温、脉搏、心率、血压的变化，同时观察患者的皮肤弹性、有无脱水表现。还应注意观察腹泻、腹部压痛。

3. 用药护理

（1）氨基水杨酸制剂：柳氮磺吡啶（SASP）为治疗本病首选药。用药方法为急性期4～6g/d，分4次餐后口服，缓解后改为1～2g/d，分次口服，持续用药1年或数年，以减少复发。其主要不良反应为恶心、呕吐、皮疹、白细胞减少、关节痛等。

（2）糖皮质激素：是重型及暴发型患者的首选药物，也适用于氨基水杨酸制剂疗效不佳的轻、中型患者。常用氢化可的松200～300mg/d或地塞米松5～15mg/d静脉滴注，一般1周左右病情控制，可改为泼尼松30～60mg7d口服，病情好转后逐渐停药，防止反跳现象。

（3）免疫抑制剂：硫唑嘌呤可试用于对糖皮质激素治疗效果不佳的慢性活动性患者。

（4）抗感染治疗：合并感染者静脉途径给予广谱抗生素，如甲硝唑、喹诺酮类药物等。

4. 心理护理　多与患者沟通，了解患者是否存在焦虑、紧张等心理反应；帮助患者缓解焦虑紧张的情绪，教会患者自我放松的方法。

（四）护理目标及评价

患者腹泻次数减少，腹痛消失，患者能说出营养不良的原因，遵循饮食计划，营养状况改善，患者对本病的知识有所了解。

三、健康教育

1. 疾病知识指导　向患者讲解疾病的相关知识，告诉患者及家属，本病轻型预后较好，教育患者及家属正确对待疾病，保持良好的心理状态，树立战胜疾病的信心。

2. 生活指导　培养良好的生活习惯，合理休息，注意劳逸结合，保证每日摄取足够的营养，避免食用生、冷、辛辣刺激性食物及多纤维素的蔬菜，忌食牛乳和乳制品。

3. 用药指导　患者出院后仍需坚持服药，服药期间应大量饮水，注意药物的不良反应，不要随意更换药物或停药。

溃疡性结肠炎是病因未明的慢性炎症性疾病，病变主要位于直肠和乙状结肠，主要表现为腹痛、腹泻，结肠镜检查是确诊本病的检查方法，柳氮磺吡啶为治疗本病的首选药，常见的并发症为肠出血、肠穿孔、中毒性巨结肠、结肠癌等。饮食以高热量、高蛋白、富含维生素、少纤维素为原则，避免食用冷饮、水果、多纤维素的蔬菜及其他刺激性的食物。急性发作期患者应进流质或半流质饮食，病情严重者应禁食，按医嘱给予静脉高营养，以改善全身状况。

（熊　玲）

第十一节　急性胰腺炎护理常规

急性胰腺炎是常见的急腹症之一，是胰酶激活后引起胰腺组织自身消化所致的急性炎症。病变程度轻重不等，分单纯性（水肿性）和出血坏死性（重症）胰腺炎两种。临床表现为急性上腹痛、发热、恶心、呕吐、血和尿淀粉酶增高，重症患者还可出现脉搏细速、血压下降、手足抽搐、消化道出血、精神症状乃至休克、急性呼吸衰竭、DIC 等。

一、概述

急性胰腺炎是常见的急腹症之一，多见于青壮年，女性高于男性（约 2∶1）。其发病仅次于急性阑尾炎、肠梗阻、急性胆囊炎、胆石症。主要病因为胰管阻塞、胰管内压力骤然增高和胰腺血液淋巴循环障碍等引起胰腺消化酶对其自身消化的一种急性炎症。急性出血坏死型占 2.4%～12%，其病死率很高，达 30%～50%。本病误诊率高达 60%～90%。

急性胰腺炎的病因尚未完全明了，缺乏统一解释，可能有如下几种原因。共同通道梗阻，暴饮暴食，血管因素，感染因素，手术与外伤，器官移植后排斥反应和免疫抑制药的应用也可诱发，其他：如高血钙，某些药物如皮质激素、氢氯噻嗪、雌激素及遗传因素、精神因素等均可诱发本病。

二、临床表现

1. 腹痛　为最主要的症状，多为突发性上腹或左上腹持续性剧痛或刀割样疼痛，上腹腰部呈束带感，常在饱餐或饮酒后发生，伴有阵发加剧，可因进食而增强，可波及脐周或全腹。常向左肩或两侧腰背部放射。

2. 恶心呕吐　2/3 的患者有此症状，发作频繁，早期是反射性，内容为食物、胆汁。晚期是由于麻痹性肠梗阻引起，呕吐物为粪样。

3. 腹胀　在重型者中由于腹腔内渗出液的刺激和腹膜后出血引起，麻痹性肠梗阻致肠道积气积液引起腹胀，肠鸣音消失，呈现"安静腹"。

4. 黄疸　约 20% 的患者于病后 1～2d 出现不同程度的黄疸。

5. 发热　多为中度热，38～39℃，一般 3～5d 后逐渐下降。但重型者则可持续多日不降，提示胰腺感染或脓肿形成，并出现中毒症状。

6. 其他症状　如手足抽搐、休克、急性呼吸衰竭、急性肾衰竭、循环功能衰竭、胰性脑病及皮肤瘀斑等。

7. 辅助检查

（1）白细胞计数一般为（10～20）×10⁹/L，如感染严重则计数偏高，并出现明显核左移。部分患者尿糖增高，严重者尿中有蛋白、红细胞及管型。

（2）血、尿淀粉酶测定具有重要的诊断意义：正常值血清：8～64 温氏（Winslow）单位，或 40～180 苏氏（Somogyi）单位；尿：4～32 温氏单位。当测定值 >256 温氏单位，或 >500 苏氏单位，对急性胰腺炎的诊断才有意义。

（3）血清脂肪酶测定：正常参考值（比色法）<79U/L，发病后 4～8h 开始升高，可持续 10～15d，因其下降迟，对较晚就诊者测定其值有助诊断。

（4）血清钙测定：在发病后 2d 血钙开始下降，以第 4～5d 或以后为显著，重型者可降至 1.75mmol/L（7mg/dl）以下，提示病情严重，预后不良。

（5）血清正铁蛋白测定：重症患者常于起病后 12h 出现 MHA，在重型急性胰腺炎患者中为阳性，水肿型为阴性。

（6）X 线检查：腹部可见局限或广泛性肠麻痹（无张力性小肠扩张充气、左侧横结肠扩大积气）。小网膜囊内积液积气。胰腺周围有钙化影。还可见膈肌抬高，胸腔积液，偶见盘状肺不张，出现 ARDS 时肺野呈"毛玻璃状"。

（7）B 超与 CT：均能显示胰腺肿大轮廓，渗液的多少与分布，对假性胰腺囊肿、脓肿也可被显示。

三、治疗原则

本病的治疗应根据病变的轻重加以选择，原则上轻型可用非手术疗法，以内科处理为主，对重型的胆源性胰腺炎及其继发病变，如胰腺脓肿、假性胰腺囊肿等需积极支持和手术处理，以挽救生命。

1. 非手术治疗方法　包括：解痉镇痛，控制饮食和胃肠减压，应用抗生素、胰酶抑制药，给予抗胆碱药物，激素应用，中药治疗等。

2. 手术治疗　适用于：重型胰腺炎伴严重休克，弥漫性腹膜炎，腹腔内渗液多，肠麻痹，胰周脓肿及消化道大出血者；胆源性胰腺炎明确者，或合并胆源性败血症者；病情严重，非手术治疗无效，高热不退及中毒症状明显者；上腹外伤，进行性腹痛，淀粉酶升高，疑有胰腺损伤者，应立即手术探查；多次反复发作，证实十二指肠乳头狭窄或胰管狭窄及结石者；并发脓肿或假性胰腺囊肿者。

四、护理评估

（一）术前评估

（1）患者既往有无胆道疾病、十二指肠病变，有无酗酒及暴饮暴食的习惯。

（2）腹痛的诱因、部位、性质、程度及放射部位。

（3）生命体征及意识状态变化，有无恶心、呕吐、腹胀、排气、排便异常等消化道症状。

（4）有无重症胰腺炎的征兆。

（5）各种化验及检查结果：血、尿淀粉酶增高及增高程度，血糖、电解质等其他生化指标，腹部 B 超与 CT 检查结果。

（6）患者及家属对疾病的认知程度、心理状态及家庭支持状况。

（二）术后评估

（1）麻醉、手术方式、术中出血、用药、补液情况。

（2）生命体征及意识状态，手术切口愈合和敷料情况。

（3）各种引流管情况。

（4）腹部体征的改变。

（5）各种检查及化验结果。

（6）进食及营养状况。

五、护理措施

（一）一般护理

（1）急性发作期应绝对卧床休息，无休克者取半卧位。协助患者做好生活护理，保持口腔、皮肤清洁。

（2）禁饮食，腹胀严重者给予胃肠减压。禁食期间给予胃肠外营养支持，如患者口渴可含漱口液或湿润口唇。待症状好转逐渐给予清淡流质、半流质软食。恢复期仍禁止高脂饮食。

（3）密切观察生命体征变化、尿量及意识状态，及早发现脏器衰竭或休克。记录24h出入量。动态观察腹痛情况，如腹痛的部位、疼痛程度、伴随症状，并做好详细记录。

（4）观察患者的呼吸形态，必要时给予氧气吸入。指导患者深呼吸和有效咳嗽，协助翻身、排痰或给予雾化吸入，如出现严重呼吸困难或缺氧情况，应给予气管插管或气管切开，应用呼吸机辅助呼吸。

（5）定时留取标本，监测血生化及电解质、酸碱平衡情况。

（6）严格执行医嘱，用药时间、剂量准确，必要时可使用微量泵输液。根据病情调节输液速度。发生低血钙抽搐时可静脉注射葡萄糖酸钙。血糖升高时可应用胰岛素降糖，注意监测血糖变化。

（7）多与患者交流，消除不良情绪，指导患者使用放松技术，如缓慢地深呼吸，使全身肌肉放松。

（8）积极做好抗休克治疗，病情危急需行手术治疗时应积极做好手术准备。

（二）症状护理

1. 疼痛的护理

（1）剧烈疼痛时可取弯腰、屈膝侧卧位以减轻腹痛，注意安全，必要时加用床档。

（2）遵医嘱给予镇痛、解痉、胰酶抑制剂。但禁用吗啡，以防引起 Oddi 括约肌痉挛加重病情。

（3）观察用药后腹痛有无减轻，疼痛的性质及特点有无改变，及时发现腹膜炎或胰腺脓肿。

（4）腹胀严重者做好胃肠减压的护理。记录24h出入量，作为补液依据。

2. 体温过高的护理

（1）监测体温及血常规变化，注意热型及体温升高的程度。

（2）采用物理降温并观察降温效果，体温下降过程中须防止大量出汗引起的脱水。

（3）合理应用抗生素及降温药物，严格执行无菌操作。

（4）并发症的观察及护理：

1）急性呼吸窘迫综合征（ARDS）：监测血氧饱和度及呼吸形态、动脉血气分析，应用糖皮质激素，必要时行机械通气。

2）急性肾衰竭（ARF）：记录24h出入量，每小时观察记录尿量，合理补液，必要时行透析治疗。

3）休克：密切观察生命体征、意识状态及末梢循环，静脉补液，必要时应用血管活性药物。

4）DIC：评估皮肤黏膜出血点，检查凝血功能，遵医嘱抗凝治疗。

5）心功能衰竭：进行心电监护和血流动力学监测，严格记录出入液量。输液时严格控制滴速。

6）胰腺假性囊肿：必要时行手术治疗。

7）出血：急性胰腺炎易引起应激性胃溃疡出血，使用 H_2 受体拮抗剂和抗酸药物可预防和治疗胃出血。如有腹腔出血者应做好急诊手术准备。

（三）术后护理

1. 多种管道的护理　患者可能同时有胃管、尿管、氧气管、输液管、肠道造瘘管、"T"管以及腹腔引流管等，护理时要注意以下几点。

（1）了解每根导管的作用。

（2）妥善固定，保持有效引流，严格无菌操作，定期更换引流袋。

（3）准确记录各种引流物的性状、颜色、量。

2. 伤口的护理　观察有无渗血、渗液、伤口裂开；并发胰瘘时要注意保持负压引流通畅，并保护瘘口周围皮肤。

3. 维持营养需要　完全胃肠外营养的同时，采用经空肠造瘘管灌注要素饮食

4. 防治休克，维持水、电解质平衡　准确记录24h出入量，监测水、电解质状况；建立两条静脉输液通路，注意输液顺序及调节输液速度。

5. 控制感染，降低体温　监测体温和血白细胞计数变化，根据医嘱给予抗生素。协助并鼓励患者定时翻身、深呼吸、有效咳嗽及排痰，加强口腔和尿道口护理，预防口腔、肺部和尿路感染。

6. 并发症的观察与护理

1）术后出血：按医嘱给予止血药物，定时监测血压、脉搏，出血严重者应行手术。

2）胰腺或腹腔脓肿：急性胰腺炎患者术后两周如出现发热、腹部肿块，应检查并确定有无胰腺脓肿或腹腔脓肿的发生。

3）胰瘘：保持负压引流通畅，保护创口周围皮肤，防止胰液对皮肤的浸润和腐蚀。

4）肠瘘：腹部出现明显的腹膜刺激征，有含粪便的内容物流出即可明确诊断应注意保持局部引流通畅。保持水、电解质平衡。加强营养支持。

7. 心理护理　患者由于发病突然，病情重，病程长，常会产生恐惧、悲观情绪。应为患者提供安静舒适的环境，耐心解答患者的问题，帮助树立战胜疾病的信心。

六、健康教育

（1）养成规律的饮食习惯，避免暴饮暴食。禁食刺激性强、产气多、高脂肪和高蛋白饮食，以防复发。

（2）戒烟禁酒。

（3）积极治疗胆道疾病。

（4）定期门诊复查，出现紧急情况，及时到医院就诊。

（韩玉敏）

第十二节　胰腺癌患者的护理

胰腺癌（carcinoma of pancreas）主要指胰外分泌腺腺癌，是胰腺恶性肿瘤中最常见的一种。发病率近年来明显上升，恶性程度高、发展较快、预后较差。临床上主要表现为腹痛、食欲缺乏、消瘦和黄疸等。发病年龄以45~65岁最多见，男女之比为1.58∶1。

（一）常见病因

发病原因尚未完全阐明。流行病学调查资料提示胰腺癌可能与长期吸烟、高热量、高饱和脂肪酸高胆固醇饮食、饮酒、饮咖啡、糖尿病、肥胖、某些职业暴露、家族性恶性肿瘤综合征和遗传性胰腺炎等因素相关。一般认为可能是由于基因和环境多种因素共同作用的结果。

（二）临床表现

取决于癌肿的部位、病程早晚、胰腺破坏的程度、有无转移以及邻近器官累及的情况。其临床特点是整个病程短、病情发展快和迅速恶化。

1. 症状

（1）腹痛：多数患者有腹痛并常为首发症状，早期腹痛较轻或部位不清，以后逐渐加重。腹痛位于中上腹深处，常为持续性进行性加剧的钝痛或钻痛，可有阵发性绞痛，餐后加剧，弯腰坐位或蜷膝侧卧位可使腹痛减轻，腹痛剧烈者常有持续腰背部剧痛。

（2）体重减轻：90%的患者有迅速而明显的体重减轻，晚期常呈恶病质状态。

（3）黄疸：是胰头部癌的突出症状，大多数是因胰头癌压迫或浸润胆总管引起，少数由于胰体尾癌转移至肝内或肝、胆总管淋巴结所致。黄疸的特征为肝外阻塞性黄疸，持续进行性加深，伴皮肤瘙痒，尿色如浓茶，粪便呈陶土色。

（4）其他症状：胰腺癌有不同程度的各种消化道症状，如恶心、呕吐、腹胀、腹泻、上消化道出血、低热。部分患者有精神忧郁、焦虑、个性改变等精神症状，有时可出现胰源性糖尿病或原有糖尿病加重、血栓性静脉炎的表现。

2. 体征　早期一般无明显体征，典型胰腺癌可见消瘦、上腹压痛和黄疸。出现黄疸时，常因胆汁淤积而有肝大，可扪及囊状、无压痛、表面光滑并可推移的肿大胆囊，称 Courvoisier 征，是诊断胰腺癌的重要体征。部分胰体尾癌压迫脾动脉或主动脉时，可在左上腹或脐周听到血管杂音。晚期患者可有腹水，少数患者可有锁骨上淋巴结肿大等。

（三）辅助检查

1. 血液、尿、粪检查　黄疸时血清胆红素升高，重度黄疸时尿胆红素阳性，尿胆原阴性，粪便可呈灰白色，粪胆原减少或消失。胰管梗阻或并发胰腺炎时，血清淀粉酶和脂肪酶可升高。有吸收不良时粪中可见脂肪滴。

2. 肿瘤标志物检测　为筛选出无症状的早期患者，目前认为糖抗原（CA19-9）联合监测可提高对于胰腺癌诊断的特异性与准确性。

3. 影像学检查　B超是首选筛查方法。B超对晚期胰腺癌的诊断阳性率可达90%，可显示>2cm的胰腺肿瘤。

4. X线钡剂造影　可间接反映癌的位置、大小及胃肠受压情况。

5. 磁共振胰胆管成像（MRCP）　是无创性、无需造影剂即可显示胰胆系统的检查手段，显示主胰管与胆总管病变的效果基本与ERCP相同。

6. CT　可显示>2cm的肿瘤，可见胰腺形态变异、局限性肿大、胰周脂肪消失、胰管扩张或狭窄、大血管受压、淋巴结或肝转移等，诊断准确率可达80%以上。

7. 超声内镜检查　超声胃镜在胃内检查，可见胃后壁外有局限性低回声区，内部回声的不均匀。

（四）治疗原则

胰腺癌的治疗仍以争取手术根治为主。对不能手术者常做姑息性短路手术、化学疗法、放射治疗。

1. 外科治疗　应争取早期切除癌，但因早期诊断困难，一般手术切除率不高。国内报告手术根治率为 21.2% ~ 55.5%，且手术死亡率较高，5 年生存率亦较低。

2. 内科治疗　晚期或手术前后病例均可进行化疗、放疗和各种对症支持治疗。化疗常选用氟尿嘧啶、丝裂霉素、多柔必星、卡莫司汀（卡氮芥）、洛莫司汀（环己亚硝脲，CC-NU）、甲氨蝶呤等联合化疗，但疗效不佳。随着放疗技术不断改进，胰腺癌的放疗效果有所提高，常可使症状明显改善，存活期延长。对有顽固性腹痛者可给予镇痛及麻醉药，必要时可做腹腔神经丛注射或行交感神经节阻滞疗法、腹腔神经切除术。也可硬膜外应用麻醉药缓解腹痛。

3. 其他治疗　应用各种支持疗法对晚期胰腺癌及术后患者均十分重要，可选用静脉高营养和氨基酸液输注，改善营养状况；可给予胰酶制剂治疗消化吸收功能障碍；有阻塞性黄疸时补充维生素 K；治疗并发的糖尿病或精神症状等。

（五）护理

1. 评估

（1）健康史：评估患者年龄、职业，有无吸烟、饮酒、饮咖啡史，是否长期进食高脂饮食，是否有糖尿病、胰腺炎病史，心理、自理能力等。

（2）身体状况：①消化系统症状：恶心、呕吐、腹痛、腹胀、腹泻、黄疸等情况。②全身情况：生命体征、神志、精神状态，有无发热、乏力、消瘦、腹水等情况以及大小便颜色。

2. 护理要点及措施

（1）腹痛护理：尊重并接受病人对疼痛的反应，建立良好的护患关系，不能以自己的体验来评判病人的感受。介绍减轻疼痛的措施，有助于减轻病人焦虑、恐惧等负性情绪。通过看报、听音乐、与家人交谈、深呼吸、放松按摩等方法分散病人对疼痛的注意力，以减轻疼痛。尽可能地满足病人对舒适的需要，如帮助变换体位，减少压迫；做好各项清洁卫生护理；保持室内环境舒适等。剧烈疼痛时遵医嘱给予有效的镇静、镇痛药物，注意观察药物的不良反应。

（2）营养支持：①了解胰腺癌病人喜欢的饮食和饮食习惯，制订合理食谱，注意、脂肪和蛋白质的比例，要以糖类为主，脂肪和蛋白质的量要适宜，要食用宜消化的蛋白质，如瘦肉、鸡蛋和鱼，要采用合理的烹调方法，以煮、炖、熬、蒸等方法，不要用油煎、炸等方法，防止胰腺过度的分泌胰液。必要时给予肠外营养，黄疸时静脉补充维生素 K。②按医嘱输注入血白蛋白、氨基酸、新鲜红细胞、血小板等，纠正低蛋白血症、贫血、凝血机制障碍等。③观察进食后消化情况，根据医嘱给予助消化药物，记录出入量，观察腹水变化。

（3）监测肝功能、电解质、凝血四项等。

（4）皮肤护理：黄疸时皮肤易瘙痒，避免用手用力抓挠，指甲不用过长，以免皮肤破损，造成感染；瘙痒部位尽量不用肥皂等清洁剂清洁。应注意体位的调整，预防压疮的发生，每日用温水擦浴 1 ~ 2 次，擦浴后涂止痒药。

（5）血糖的鉴别：定期监测血糖，如有高血糖，及时调节胰岛素的用量，使血糖维持在稳定的水平。使用胰岛素过程中，严密监测血糖变化，防止低血糖。

（6）放化疗的护理：部分化疗药物外漏可致局部组织坏死或静脉炎，输注时要注意观察输液部位，出现肿胀或疼痛应立即停止化疗，局部使用如意金黄散外敷或理疗，必要时行大静脉置管以保护外周血管。化疗后病人可出现食欲下降、恶心、呕吐等消化道症状，可适当使用止吐药及帮助消化的药物。密切观察患者外周血象，如果出现骨髓抑制，应及时使用升白细胞药物。注意有无皮肤瘀斑、牙龈出血、血尿、血便等全身出血倾向。预防感染，除做好病房、被褥消毒外，还要做好口腔黏膜、皮肤、会阴部的清洁消毒；指导患者注意休息，减少探访，避免交叉感染。嘱患者不要随便抠鼻，防止鼻腔出血；用软毛牙刷刷牙，防止牙龈出血。合理饮食，鼓励病人摄入高蛋白质、低脂肪、易消化的清淡饮食，多饮水，多吃水果，少食多餐。监测体温，预防和控制感染，严格执行无菌操作，注意保暖，做好保护性隔离，预防交叉感染。

（7）心理护理：护理人员理解患者否认、悲哀、畏惧、愤怒的不良情绪，多与其沟通，满足其精神需要；针对性讲解与疾病和手术相关的知识；帮助患者和家属进行心理调节，使之树立战胜疾病的信心。

3. 健康教育

（1）应尽可能保持日常生活的规律性，定时起床、进食及活动，避免消极悲观，适当增加户外活动。

（2）安定情绪，遇事应冷静思考，切忌急躁或暴怒。

（3）饮食上要合病人的口味，选择易消化、富营养、少刺激性、低脂肪的饮食，多吃新鲜水果和蔬菜。要避免暴饮、暴食、饮酒和进食脂肪、辛辣刺激的饮食。

（4）康复期可采用中医中药治疗，将消瘤与补气养血相结合，以起到标本兼治之功，并与其他疗法配合应用，增加治疗疗效。

（5）定期复查 B 超或 CT，了解局部有无复发和转移病灶。同时定期检查血常规、生化和粪隐血试验。

（6）放疗患者注意避免强紫外线照射，注意放疗部位皮肤的清洁护理。

（熊　玲）

第十八章　内镜护理

第一节　胃镜检查的护理配合

一、适应证与禁忌证

（一）适应证

（1）凡有上消化道症状，经各项检查（包括 X 线检查）未能确诊者。

（2）原因不明的上消化道出血患者。

（3）已确诊的上消化道病变，需随访复查或进行治疗者。

（4）上消化道手术后仍有症状需确诊者。

（5）治疗性内镜包括食管、胃内异物夹取，息肉切除，电凝止血及导入激光治疗贲门和食管恶性肿瘤等。

（6）常规体检。

（二）禁忌证

（1）严重的心肺疾患或极度衰竭不能耐受检查者。

（2）精神病或严重智力障碍不能合作者。

（3）怀疑有胃肠穿孔或腐蚀性食管炎、胃炎的急性期。

（4）严重脊柱成角畸形或纵隔疾患如胸主动脉瘤等。

（5）严重高血压患者。

二、术前准备

（一）器械准备

（1）Olympus GIF－Q/H260 型电子胃镜：检查内镜的光源是否工作正常，镜面是否清晰，打气/水、吸引是否充足，做好白平衡的调节。及时发现并排除故障。

（2）棉垫、口圈、弯盘、无菌水、纱布、20ml 注射器、纸巾等。

（二）患者准备

（1）患者术前禁食、禁水至少 6h。吸烟患者最好检查当天禁烟，以减少胃液分泌，便于观察。钡剂检查后 3d，以免影响视野。

（2）询问病史，阅读有关 X 线片，以便了解病情及上消化道大致情况，掌握适应证。

（3）向患者说明检查的目的和大致过程，并交代术中注意事项，解除患者焦虑和恐惧心理，取得合作。

（4）有胃潴留者，应先洗胃或做胃肠减压术。

（5）咽喉部局麻，多采用口服麻醉剂，如复方达克罗宁液 2ml，于检查前 10～15min 将药物挤入患者咽部并嘱其咽下，以麻醉咽部及咽下部；或 2% 利多卡因做咽部喷雾麻醉。咽喉部良好的麻醉是插镜成功的关键。复旦大学附属中山医院采用口服盐酸利多卡因胶浆，可在上消化道内镜检查时起到表面麻醉、润滑作用，并能显著祛除胃肠道内泡沫，以利视野清晰。

（6）如有特殊情况，术前 15min 可给予阿托品 0.5mg 及地西泮（安定）10mg 肌注。

（7）检查时患者取左侧卧位，双腿微曲，松开领口及裤带，取下活动义齿（假牙）及眼镜，头部略向后仰，使咽喉部与食管成一直线。放置口圈后嘱患者咬住，放置棉垫与弯盘于患者口下。

三、术中护理配合

（一）患者护理

帮助患者取左侧卧位。整个过程护士须观察患者一般情况，嘱患者唾液自然外流，及时清除口咽部分泌物。一般情况差的患者须吸氧及心电监护。恶心、呕吐剧烈患者，给予必要的安慰，嘱其用鼻吸气、嘴呼气调整呼吸。

（二）术中普通活检钳活检的配合

术中活检是复旦大学附属中山医院胃镜检查的常规项目。活检前须检查活检钳的开闭情况，以抛物线式递给医师送入钳道。当活检钳出现于视野下即打开，待活检钳紧贴组织后即关闭。抽出活检钳，妥善放置所取组织。抽出活检钳时须用纱布，以防止黏液和血液飞溅，保护自身。

（三）胃幽门螺杆菌的检测

胃幽门螺杆菌（llelicobacter pylori）是导致慢性胃炎和消化性溃疡的重要致病因素。目前幽门螺杆菌检测已成为临床需要，是复旦大学附属中山医院胃镜检查的常规项目。

（1）检测原理：根据胃幽门螺杆菌分泌大量高活性尿素酶的特性，采用 pH 指示剂法检测尿素酶分解底物的最终产物，以辅助诊断胃幽门螺杆菌感染。

（2）监测方法：使用时揭开底物酶标条的盖子，加入酶促反应液 2 滴，待药膜完全溶解后，用标本签或洁净镊子将胃镜检查时活检取出的胃黏膜新鲜组织置入药液内，在室温条件下孵育 5min 后观察结果。

（3）结果判断：目测法，自然光线下或 40W 日光灯下观察胃黏膜组织边缘药液颜色变化，无显色反应或呈黄色为阴性。胃黏膜组织边缘药液呈浅红色至玫瑰红色反应为阳性。阴性或弱阳性患者将孵育时间延长至 10～15min。

试剂盒保存：10～30℃、相对湿度不超过 85%、无腐蚀性气体和通风良好的室内，避免酸碱类重金属盐类污染和高温、高湿环境。

四、术后护理与监护

（一）胃镜及附件的处理

当使用过的胃镜离开患者口腔后，护士即接过，用含有酶洗液的纱布擦拭插入部和先端部，并按下吸引按钮抽吸含有酶洗液的液体，取下胃镜连同弯盘、活检钳等送清洗消毒室。

（二）患者的护理与监护

（1）当胃镜离开患者口腔后，帮助患者取下口圈，并将口腔周围的黏液擦净。

（2）检查后应休息 15～20min，向患者解释可能出现短暂的咽痛及咽后壁异物感。

（3）患者多有咳痰反射，要告知不要反复用力咳嗽，以免损伤咽喉部黏膜。

（4）指导患者 2h 后方可进水，以免发生呛咳甚至误吸。可进温凉流质或半流质，以减少粗糙食物对胃黏膜创面的摩擦，造成出血。如无特殊，下餐即可恢复正常饮食。

（5）出现严重不适，应即刻来院就诊。

（三）妥善放置标本

于 4% 甲醛溶液内，标贴标本，与医师一起核对病理单和标本，及时送病理科。

五、并发症与防治

（一）吸入性肺炎

由于吸入唾液，或胃镜头端误入气管，或由于局麻、外伤，可产生轻度暂时的咽部运动功能失调。预防的方法是勿吞咽口腔内分泌物，取左侧卧位时，尽量使左口角放低，以利唾液流出；用前视胃镜检查，特别在咽下部时一定要看清食管腔后才能将胃镜向前推进，否则胃镜头端易误入气管。

（二）出血

黏膜损伤撕裂或插镜后的反复剧烈呕吐亦可致出血，故操作过程中动作要轻柔谨慎，勿用暴力，防止擦伤出血。

活检时应避开血管，避免活检时取组织太深，或撕拉过甚；对于合并动脉硬化的老年患者，在溃疡瘢痕部活检、凝血机制有障碍的患者，活检时应十分谨慎。

（三）穿孔

食管穿孔是最严重的并发症，但很少见，多为进镜时用力过猛，或试图盲目进入食管所致，可引起胸痛、纵隔炎、纵隔及皮下气肿、气胸及胸腔积液、食管气管瘘等。胃穿孔亦很少见，可能是由于操作粗暴以致损伤胃壁，或深凹病变的活检及病变的胃镜治疗，或穿透性病变注气过多，胃内压力增高，引起病变处穿孔。患者出现腹部剧痛、腹胀，且向肩部放射。体检肝浊音界消失，X 线透视可见膈下有游离气体，故穿孔一旦确诊，应立即考虑手术治疗。

（四）心血管意外

胃镜检查时可出现心率加快、血压升高、心绞痛、心律失常及心电图改变，偶尔发生心跳骤停、心肌梗死。因此对老年患者宜采用细径胃镜。对有心血管疾病的患者应事先查心电图，测血压，详细了解病情，必要时预防性应用 β 受体阻滞剂，并尽量缩短检查时间，密切观察患者。

（五）药物不良反应

极少数病例可出现麻醉药过敏。静注地西泮过快，可引起低血压、呼吸窒息；阿托品可诱发青光眼发作、排尿困难和尿潴留等。用药前应询问有无过敏史；青光眼及前列腺肥大患者应避免术前注射阿托品；检查室中应备有肾上腺素等抗过敏和抗休克药物，以备紧急情况时应用。

（六）假急腹症

当注气过多、过快时，大量气体进入小肠，引起小肠急剧胀气，特别是在用抗胆碱药后，肠紧张度减退时尤为明显。临床表现为严重腹胀、腹痛、弥漫性腹部压痛，类似穿孔。X线检查可排除穿孔，排气后症状消失。

（七）腮腺、颌下腺肿胀

由于机械性刺激使腮腺、颌下腺分泌增加，或胃镜检查时舌向前下方压迫而导致暂时性痉挛，使分泌物潴留而引起腺体突然肿大。这种并发症多于术后自行消退，不需处理。

（八）下颌关节脱臼

患者用力咬住口圈、张口过大、呕吐时，下颌关节发生异常运动而脱臼。用手法复位即可。

（九）胃镜嵌顿

由于胃镜柔软可曲，镜前端可沿镜逆转回来，在食管内嵌顿。在胃内倒镜观察胃底时也会在该处嵌顿，曾有报道2例嵌顿于食管裂孔疝。

（十）菌血症、感染或败血症

国外学者研究指出，胃镜检查前后做血培养，发现少数患者血培养由术前阴性转变为术后阳性，患者无症状。乙型肝炎、艾滋病也可通过胃镜传播。但采用有效的清洁、消毒技术，对工作人员进行专职培训，遵守胃镜的操作规程，可消除上述危险。

（熊　玲）

第二节　上消化道出血的紧急胃镜检查与治疗的护理配合

所谓紧急内镜检查是指上消化道出血后48h内进行的内镜检查。进行急诊胃镜检查的目的是明确出血原因和危险性，选择合适的方法行内镜下止血。只要患者神志清楚、血压相对稳定，医师操作熟练，护士配合默契，该项检查是十分安全的。

一、术前准备

除了做好一般胃镜检查前的准备外，还需做好下列准备。

（一）患者准备

（1）详细询问病史及体格检查。

（2）患者生命体征稳定，保持静脉输液管道通畅。休克患者须先补充血容量，血压维持在90/60mmHg以上。

（3）告知患者及家属手术目的、方法、风险、并发症及处理等，取得患者及家属的理解和配合，并签署手术同意书。

（4）紧急情况下可在患者床旁或手术室进行。

（二）器械准备

（1）常规内镜设备（一般选用外径细、吸引孔大的前视型内镜）。

（2）准备两路吸引器：一路接胃镜，一路及时吸引患者口咽部呕吐物。

（3）吸氧、心电监护、急救设备、抢救药品等。

（4）冲洗液（生理盐水/无菌水）、灌洗管和冲洗设备。

（5）内镜下配合止血的设备、附件、药物等。

（6）带橡皮筋的口圈、张口器、约束带等。

（三）由技术熟练的医师和护士操作

要由技术熟练的医师和护士配合进行。最好有两位护士配合，一位负责监护患者，一位负责操作配合。

二、术中护理合

（一）紧急胃镜检查的术中护理配合

（1）同一般胃镜检查的术中护理。

（2）协助医师进行冲洗与吸引。连接自动冲洗设备（图18-1），及时加水。无自动冲洗设备的，则需及时准备注射器。

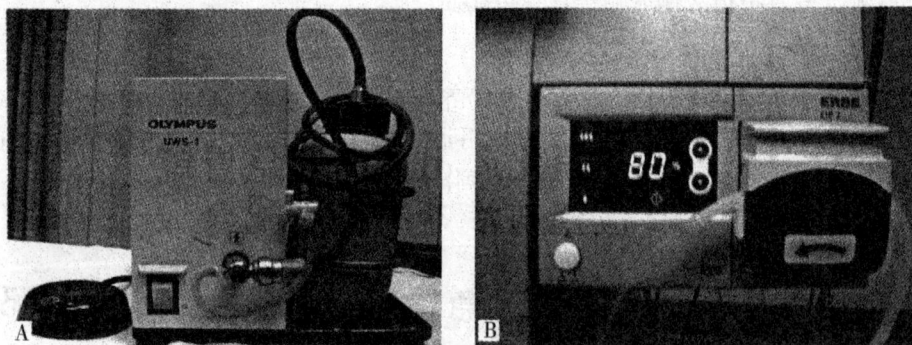

图18-1 自动冲洗设备
A. Olympus UWS-1型注水设备；B. ERBE EIP2注水设备

（3）及时清除患者口咽部分泌物和呕吐物，尤其是大量呕吐时，及时吸出，防止窒息。

（4）严密观察患者生命体征，出现紧急情况应立即退出胃镜，就地配合抢救。

（5）躁动患者须派专人约束或约束带约束患者，保持左侧卧位，尤其头部要固定好。

（6）使用带橡皮筋的口圈或用胶布固定口圈，防止口圈脱出，损坏胃镜。

（7）牙关紧闭患者使用张口器放置口圈。

（二）急性非静脉曲张性上消化道出血内镜治疗的术中护理配合

1. 常见原因　消化性溃疡出血、肿瘤和息肉出血、贲门黏膜撕裂等。

2. 止血方法　根据实际情况使用一种或几种方法止血。

（1）局部喷洒止血药物：常用的有冰去甲肾上腺素溶液（8%）、凝血酶溶液等。对黏膜小血管破裂出血简单、方便、有效。

（2）局部注射止血药物：常用的有硬化剂、高渗盐水稀释的肾上腺素溶液、单纯生理盐水等。

（3）热凝固止血：常用电凝止血法、热探头止血法、氩气刀止血法等。

（4）机械压迫止血法：止血夹止血法、棉球压迫止血法等。

3. 护理配合

（1）护士须及时冲配所需药液，辅助医师喷洒。

（2）局部注射止血时，用 10ml 或 20ml 无菌注射器抽取药液。注射药物前，先确保内镜注射针伸缩自如，针头长度适宜，并将注射针管腔内充满药液。将收针状态（针头处于套管内）的注射针递给医师送入钳道。注射时当注射针对准注射部位后遵医嘱出针，针头刺入黏膜下后注射。注射结束收针后再退出钳道。

（3）热凝固止血时，根据不同品牌电灼机的使用方法连接电极板和附件，根据需要调节机器模式及参数。递送附件时以纱布保护，防止血液飞溅，污染自身及环境。

（4）棉球压迫止血法是将活检钳通过胃镜钳道夹取适当大小厚度（过大过厚影响视野、过小过薄不能压迫）的干的（或冰去甲肾上腺素湿润）棉球后进镜，直接压迫于出血部位，几分钟后即可止血。

三、术后护理与监护

（一）胃镜及附件的处理

（二）患者的护理与监护

（1）同一般胃镜检查的术后护理。

（2）患者保持安静休息，支持治疗，观察生命体征及再出血体征。

（3）根据出血原因及止血情况，采取进一步措施。

（熊 玲）

第三节 静脉曲张性上消化道出血内镜治疗的护理配合

一、经胃镜食管静脉曲张套扎治疗的护理配合

经胃镜食管静脉曲张结扎术（endoscopic variceal ligation，EVL）是以内痔弹性橡皮环结扎原理为基础的止血和预防出血的治疗方法。目前采用的 EVL 有单次结扎和连续结扎（六连环、七连环等）两种。由于单环单发使用过程中需提前在食管内插入直径为 2.0cm 外套管，患者不易耐受，连续结扎器的发明成功将单次结扎器逐渐淘汰。对于快速清除食管曲张静脉，结扎术是目前最为简单而有效的内镜下治疗方法：但其风险较大，操作时须谨慎。

（一）术前准备

1. 上消化道出血的紧急胃镜检查与治疗的术前准备

2. 套扎装置的准备

（1）尼龙单套的准备

1）将有槽平口型透明黏膜吸帽（MH-593，直径 12.9mm）（图 18-2A）用胶布固定于胃镜（Olympus GIF-XQ240/260）先端部。

2）将尼龙单套装置（HX-21L-1＞安装手柄，露出头端钩子，扣住尼龙环（MAJ-339，直径 13mm）的尾部后收紧（图 18-2B）。以普通回形针铅丝的直径为标准，回收手

柄钳夹尼龙环到底，用胶布固定手柄回收的刻度（图18－2C）。刻度的制作是手术成功的关键可防止套扎曲张的静脉时用力不够或过猛，用力不够则起不到结扎效果，用力过猛则造成静脉钝性分离而致大出血。弃去之前的尼龙环，重新安装新的尼龙环，推出塑料套管，将尼龙环收入塑料套管内备用。

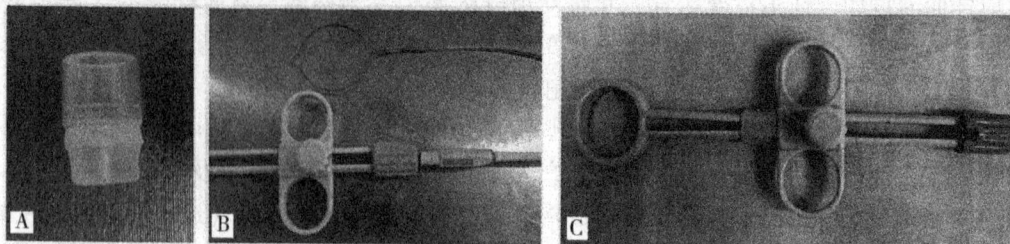

图18－2　尼龙单套
A. 透明黏膜吸帽；B 安装尼龙环；C. 制作刻度

（2）连续套扎装置（图18－3）：主要由美国 Boston 7 连环套扎器及 COOK 多环（4、6、10环）套扎产品。虽然生产商不同，但安装过程大同小异。

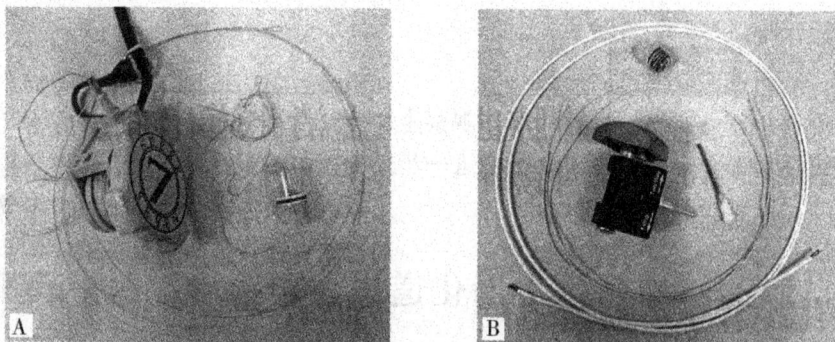

图18－3　连续套扎装置
A Boston 公司套扎器；B. COOK 公司套扎器

连续套扎器由三部分组成：①透明外套柱（图18－4），使用时插入胃镜前端，其上备有多个橡胶圈。②牵拉线，有丝线和金属线两种。③操作手柄（图18－5），安放在胃镜活检插孔内。旋转手柄，通过牵拉线作用于外套柱上的橡胶圈使其释放。

安装时透明外套柱不能影响操作视野（图18－6），橡胶圈集中于5～11点方位内。牵拉线拉紧但不能紧到装置释放。操作手柄牢固安放在胃镜活检插孔内。

3. 推荐行无痛胃镜　确保患者最大的配合，减少术中并发症的发生。

4. 确保吸引器的吸力正常。

（二）术中护理配合

（1）同一般胃镜检查的护理，完成普通胃镜检查，明确套扎指征。

（2）尼龙单套的护理配合：将事先准备好的尼龙环和结扎装置交给操作者，并顺着活检孔道插入。当塑料套管出现在视野时，护士收回塑料套管，尼龙环露出于透明黏膜吸帽槽内，医师将内镜对准曲张静脉持续负压吸引，将曲张静脉吸入透明黏膜吸帽内。待满视野红时，护士回收手柄钳夹尼龙环直至手柄上胶布固定的刻度处，放开手柄使钩子与尼龙环脱落。退回塑料套管内，退出结扎装置，完成一次套扎。再次安装尼龙环，相同的方法完成对所有曲张静脉结扎治疗。尼龙单套时需 2 名护士娴熟的配合，确保手术治疗的成功。

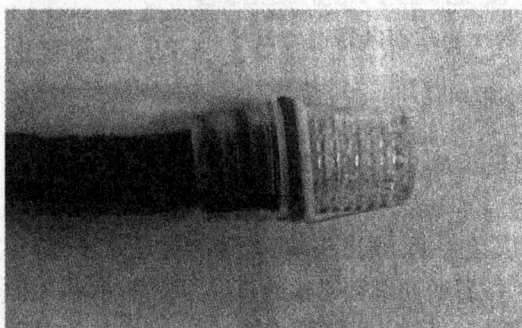

图 18 - 4　透明外套柱在图标题下方

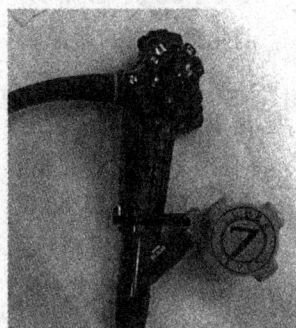

图 18 - 5　操作手柄

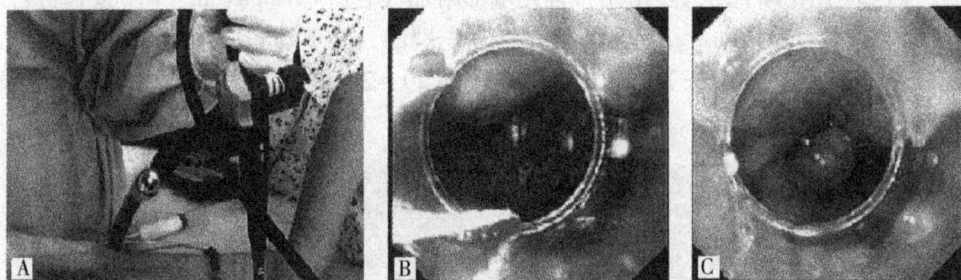

图 18 - 6　食管静脉曲张套扎治疗过程
A. 结扎器安装；B. 内镜下见结扎器；C. 静脉被结扎

（3）连续套扎的护理配合：将安装好结扎器的胃镜送入食管齿状线附近，确定结扎部位。内镜对准曲张静脉持续负压吸引，将需套扎的曲张静脉完全吸入外套柱内，并接近镜面成球形出现红色征时旋转手柄释放套圈。套圈脱落后牢牢地将曲张静脉结扎为饱满球形，旋转退镜，结扎后的静脉呈紫葡萄状，套扎时注意不要在同一平面上多次结扎，以免引起食管狭窄。重复上述操作，完成对所有曲张静脉结扎治疗。

（三）术后护理

1）同上消化道出血的紧急胃镜检查与治疗的术后护理。

2）卧床休息，6h 后可进温凉流质，而后逐渐增加饮食中的固体成分，2 周内达到可进软食。饮食应柔软、清淡、易消化，忌烟酒、辛辣、刺激、质硬饮食。

3）结扎后的患者在 48h 内均有不同程度的吞咽不适、哽噎感和胸骨后隐痛不适。这是由于结扎后曲张静脉局部缺血坏死，浅溃疡形成，一般无须特殊处理可自行缓解。

4）并发症

（1）一过性吞咽困难：一般在 24h 内自行消失。

（2）食管溃疡：绝大多数患者会在皮圈脱落后形成局部浅溃疡。但经制酸，服用黏膜保护剂后溃疡多在 2 周左右愈合。

（3）曲张静脉破裂大出血：此为橡皮圈或尼龙圈套扎不紧，过早脱落致静脉内未形成血栓，或套扎局部静脉破溃所致。发生率很低，然而一旦发生则为致命性大出血，需紧急手术治疗或双气囊三腔管压迫止血。

二、经胃镜食管静脉曲张硬化剂治疗的护理配合

经胃镜食管静脉曲张硬化剂治疗（endoscopic variceal sclerotherapy，EVS）可以制止曲张静脉出血，消除曲张静脉，有效预防和减少再出血。但其风险相当大，操作时须极其谨慎。

（一）术前准备

（1）同上消化道出血的紧急胃镜检查与治疗的术前准备。

（2）硬化药的选择：选用快速形成血栓、能收缩血管、引起无菌性炎症性组织坏死特点的油质硬化药，常用的有 1% 乙氧硬化醇、5% 鱼肝油酸钠、95% 乙醇等。用 20ml 无菌注射器抽取药液备用。

（3）复旦大学附属中山医院采用胃镜先端部附加气囊（Olympus MD-689）进行硬化剂注射治疗。在滑石粉帮助下，将气囊套入胃镜先端部，其下端与胃镜头端距 1~2mm，丝线固定使其不易滑脱（图 18-7A）。向气囊内注射 20~25ml 空气没入水中，以检查气囊是否漏气（图 18-7B）。

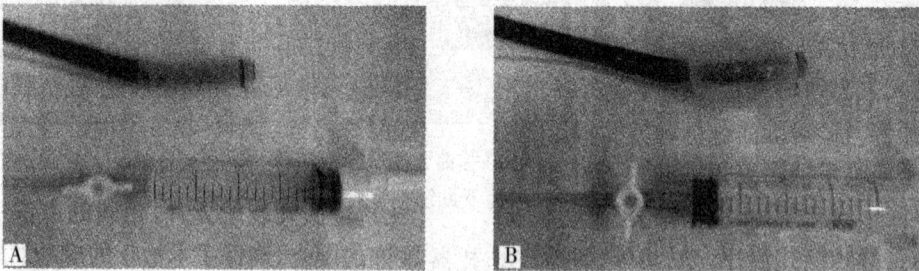

图 18-7　内镜头端安装气囊
A. 装置气囊；B. 气囊注气后

（4）注射针的选择：注射针有两种：金属型和特氟隆型。金属注射针较硬，弹性稍差，刺入静脉后，由于食管的蠕动和患者呼吸的影响，易划破静脉，导致更大量的出血。但金属针可消毒后反复使用。而特氟隆型的注射针弹性较好，不易划破静脉。一次性使用。

（5）检查内镜注射针的完好性和灵活件，确保内镜注射针伸缩自如，针头长度适宜（COOK 的一次性硬化注射针的针头长度可调范围为 0~0.8cm），一般选择 0.4~0.6cm 为宜，并将注射针管腔内充满硬化剂。

（6）推荐行无痛胃镜，确保患者最大的配合，减少术中并发症的发生。

（二）术中护理配合

（1）同一般胃镜检查的护理，完成普通胃镜检查，明确治疗指征。

（2）常用的注射方法有 3 种：①血管内硬化法；②血管旁硬化法；③血管内和血管旁联合硬化法。对小的曲张静脉做血管内注射，对曲张明显粗大的采取联合注射法，即先注射在曲张静脉旁，以压迫曲张静脉，使其管腔缩小，随后再行静脉腔内直接注射使之闭塞。操作过程与医师密切沟通与默契配合，任何不默契都可能导致患者大量出血。

（3）将收针状态（针头处于套管内）的注射针递给医师送入钳道。注射时当注射针对准注射部位后遵医嘱出针，针头刺入血管后推药。边推药边观察静脉情况。推药结束停顿片刻使药液发挥作用。当医师准备拔针时继续推药。此封针法是为了防止针眼中出血甚至飚血，使注射后出血减少到最低程度。当针头离开血管立即收针（图18-8），用同样的方法完成对所有曲张静脉的治疗。

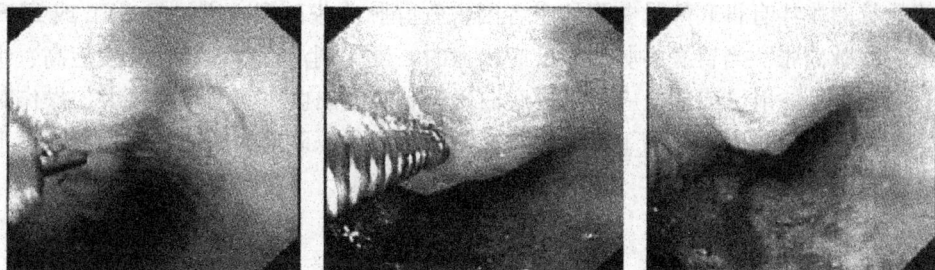

图18-8 食管静脉曲张硬化剂治疗过程

（4）一旦出血，切莫慌张。气囊压迫胃底或镜身压迫针眼即可止血。

（5）常用硬化剂有1%乙氧硬化醇每点2~4ml，一次总量不超过30ml；5%鱼肝油酸钠注射量每点4~6ml，一次总量不超过20ml等。

（6）注射部位的选择：多选择静脉内注射法。自近贲门处的下端食管静脉开始注射。多为4条曲张静脉，每条静注1~2点。注射点应交错刺入，相差1~2cm。如在同一平面刺入，易引起注射后的狭窄形成。静脉旁注射易引起溃疡和狭窄形成，故应慎用。

（三）术后护理

1）同上消化道出血的紧急胃镜检查与治疗的术后护理。

2）卧床休息，对于急诊食管静脉曲张破裂出血患者采用EVS治疗后仍需禁食。可立即拔除三腔管，补液中适当加用止血剂，注意消化道有无出血和腹部体征。为防止腹内压增高导致出血，积极预防和治疗上呼吸道感染，减少恶心、呕吐。

3）对于再次内镜食管静脉曲张硬化剂注射治疗的患者可在门诊进行。治疗后在内镜室休息1~2h，无特殊情况可回家休息，3~4h后进少许流质饮食。定期门诊随访。

4）可能出现食管胃运动功能障碍，表现为胃食管反流和运动节律迟缓。因此治疗后常规静脉滴注H2受体阻滞剂和口服胃黏膜保护剂。

5）硬化剂治疗后再出血常发生在注射后24~72h内，可能是注射针眼出血，也可能是曲张静脉其他部位出血。少数患者由硬化剂注射后门脉高压性胃病引起。一般通过内科药物治疗出血可停止。

6）并发症

（1）出血：对穿刺点渗血，可用镜身压迫或喷洒凝血酶或肾上腺素，一般均可止血。注射后几日再出血，主要是穿刺点痂皮脱落、黏膜糜烂、溃疡所致。溃疡引起出血大部分为渗血，用热凝、电凝等方法有时难以控制，常用止血夹子（clip）来控制出血。

（2）溃疡：有浅表溃疡及深溃疡两类，一般无症状，可在3~4周内自愈。也可用制酸药物治疗。

（3）狭窄：一般采用Savary锥形硅胶扩张器扩张，无须外科治疗。

（4）其他并发症：如胸骨后疼痛、吞咽困难、低热等。肺部并发症有胸腔积液和急性呼吸窘迫综合征，部分病例可发生异位栓塞，因硬化剂多引起肺的周边部位栓塞。少见并发症尚有菌血症、食管旁脓肿、纵隔炎、门静脉和肠系膜静脉血栓形成。

三、经胃镜胃底静脉曲张组织黏合剂治疗的护理配合

食管静脉曲张伴有胃底静脉曲张的患者因食管静脉曲张破裂出血，经 EVL 或 EVS 治疗后出现胃底静脉曲张。当胃底静脉曲张破裂出血时，硬化剂治疗疗效差，并发症高，组织黏合剂（histoacryl）注射已成功地应用于胃底曲张静脉破裂出血。但其风险巨大，操作时需极其谨慎，任何环节不容有失。以下介绍复旦大学附属中山医院使用康派特医用胶栓塞型治疗胃底静脉曲张的护理配合。

（一）术前准备

（1）同上消化道出血的紧急胃镜检查与治疗的术前准备。

（2）组织黏合剂是一种快速固化的水样物质，在血液和组织液中阴离子作用下，迅速固化，阻断血流，达到栓塞止血的目的。传统用"三明治夹心法"即"碘油（lipiodol）–组织黏合剂–碘油"的分层推注法。笔者医院则采用"硬化剂–组织黏合剂–硬化剂"的分层推注法。

（3）由于组织黏合剂在正常空气环境下瞬间凝固，当被推入内镜注射针时很快固化堵住管腔，无法注射到曲张的静脉内。因此注射动作需极其迅速，由两个护士默契配合，一个负责抽药，一个负责推药。用 2ml 的注射器配 16 号针头，可加快抽药速度和推药速度。

（4）准备两套内镜注射针，遇到组织黏合剂固化堵住管腔时可立即更换。检查其完好性和灵活性，确保内镜注射针伸缩自如，针头长度适宜，并将注射针管腔内充满硬化剂。

（5）若患者同时进行食管静脉曲张硬化剂治疗，必须于胃镜先端部附加气囊。

（6）准备好冰去甲肾上腺素棉球和活检钳，以备大出血紧急止血用。

（7）推荐进行无痛胃镜，确保患者最大的配合，减少术中并发症的发生。

（二）术中护理配合

（1）同一般胃镜检查的护理，完成普通胃镜检查，明确治疗指征。

（2）于曲张静脉的隆起最高点准确地进行静脉腔内注射组织黏合剂是治疗的关键。

（3）将收针状态（针头处于套管内）的注射针递给医师送入钳道。注射时当注射针对准注射部位后遵医嘱出针，针头刺入血管后推药。边推药边观察静脉情况。当医师发出推注组织黏合剂的指令后，抽药护士立即掰开安培，用事先准备好的注射器（2ml 的注射器配 16 号针头）抽药，抽好卸下针头，交给推药护士。推药护士取下硬化剂注射器换上组织黏合剂注射器立即快速强力推药（因为抽药护士没有时间排气，因此推药护士推时注意不要将注射器内的空气推入）。推药结束再换回硬化剂注射器继续推注，把内镜注射针内的剩余组织黏合剂一起推入血管，推药结束停顿片刻使药液发挥作用后封针。当针头离开血管立即收针。整个过程不超过 20s。

（4）整个操作过程护士与医师、护士与护士须密切沟通与默契配合，任何小小的不默契都有可能导致患者的大量出血。尤其是两位护士之间的配合，决定了组织黏合剂能否在固化前进入曲张的血管内，这将直接决定手术的成败。因此两位护士可事先进行模拟操练，以

确保动作迅速。同时，推药护士必须对推药时的阻力和难度做好心理准备。

（5）若采取的是碘油－组织黏合剂－碘油的"三明治"分层推注法，配合方法大致同上。

（6）如同时有食管静脉曲张，采用硬化剂治疗仍有必要。

（7）即使出现血流如注的情况，也要保持镇静。立刻用棉球直接压迫可止血。

（三）术后护理

（1）同食管静脉曲张硬化剂治疗患者的术后护理。

（2）治疗后患者可感胸骨后疼痛、恶心、呕吐、发热、白细胞升高等，少数有进食不适、吞咽困难，一般2～3d后疼痛可消失。

（3）主要并发症为肺和门静脉栓塞，但发生率很低。并发症产生的主要原因是栓塞技术错误和用量过大。

（熊　玲）

第四节　经皮胃镜下胃和小肠造瘘术的护理配合

传统的胃及小肠造瘘术需在麻醉下开腹手术，术后3～5d才能进行肠内营养。经皮内镜胃造瘘术（percutaneous endoscopic gastrostomy，PEG）及经皮内镜小肠造瘘术（percutaneous endoscopic jejunostomy，PEJ）是一项无须外科手术及全麻的新技术，具有操作简单、创伤小、并发症少、费用低、恢复肠内营养快等优点。

一、适应证与禁忌证

（一）适应证

各种原因引起的经口进食困难以致营养不良，而胃肠功能正常的患者。

（二）禁忌证

上消化道梗阻，内镜无法通过者；大量腹水，胃壁无法紧贴腹壁者；胃部疾病，影响操作者。

二、术前准备

（一）器械准备

（1）Olympus GTF－H/Q260型电子胃镜（钳子管道2.8mm以上）、一般胃镜检查用物。

（2）胃及小肠造瘘全套配件，包括无菌巾、局麻药、无菌纱布、导引管等。

（3）口罩、帽子、无菌手套等无菌操作用物。

（二）患者准备

术前停止鼻饲8h以上，肌注盐酸消旋山莨菪碱10mg，咽部喷射2%丁卡因麻醉。若患者张口困难应用开口器辅助放入牙垫，常规监测脉搏、血氧饱和度，必要时监护血压、心电，以保证操作过程安全顺利。

（三）医护人员准备

该项操作需要两组医护人员：一组负责内镜下操作，另一组负责患者腹壁上穿刺操作。

后者医护人员需戴口罩、帽子、无菌手套，操作时需严密执行无菌操作。

三、术中护理配合

（一）PEG 的护理配合

（1）配合医师按外科手术常规，上腹部皮肤消毒铺巾。

（2）拉上窗帘，关掉室内灯光，使室内光线变暗，以便医师顺利借腹壁上投映的内镜光点找到腹壁穿刺点。一般在左上腹，距左肋缘下 4~6cm 处胃的相应部位（胃前壁的中下部近胃角处）。

（3）在胃镜直视下胃前壁有压迹，确认此处为穿刺点。一组护士递上手术刀、套管穿刺针，医师切开皮肤 0.5cm，插入穿刺针。当医师刺入胃腔拔出针芯，递上环行导丝沿套管插入至胃腔。

（4）另一组医师在胃镜直视下用圈套器将导丝套紧，连同胃镜一同拔出，护士递上造瘘管尾状扩张导管，将其与环行导丝套牢，然后将腹壁环行导丝轻轻提拉使造瘘管送入胃腔。与此同时，用内有活检钳帮助的胃镜沿造瘘管蘑菇头一同再次进入胃腔。

（5）确认胃前壁与腹壁紧密接触后，帮助医师固定造瘘管，剪除造瘘管末端，接上"Y"形接头。

（6）协助医师纱布覆盖伤口，胶布固定。

（二）PEJ 的护理配合

（1）在 PEG 的基础上将造瘘管置入小肠内。

（2）护士递上标准导丝经腹壁上方 PEG 开口插入至胃腔。经口腔插入胃镜见胃腔内导丝，通过胃镜活检孔插入持物钳，夹住导丝头端后随同胃镜送入幽门，通过十二指肠与空肠交界处，并尽可能地深插。护士一同在胃造口处逐渐送导丝入小肠。送时应与胃镜同步插入，不宜过快，防止导丝在胃腔内盘曲而影响小肠造瘘管插入。

（3）配合医师插入一定深度后，松开持物钳里的导丝头端。

（4）胃镜退出胃腔，将小肠造瘘管沿导丝慢慢送入胃、幽门，达十二指肠进小肠。到位后抽出导丝，保持小肠造瘘管位置不变。

（5）体外固定小肠造瘘管，医师吸尽腔内液体和气体，退出胃镜。

（6）造瘘管末端 Y 连接口标有 PEG 的接胃肠减压，标有 PEJ 的做营养液注入，一般第 2 日即可注入肠内营养液。

四、术后护理

（1）进行 PEG 患者予腹带加压包扎 2 周，防造瘘管不慎拔出，窦道未形成易引起腹膜炎。

（2）24h 内要观察造瘘口处皮肤固定松紧情况：过松，PEJ 管会来回移动，易引起伤口感染；过紧，会使皮肤受压、缺血，甚至坏死。

（3）24h 后，每日可以从胃造瘘口内多次注入营养液。进行 PEG 和 PEJ 的患者胃造瘘口应接负压吸引袋，小肠造口 24h 后给予营养液。

（4）营养液应从少许等渗温葡萄糖盐水开始，1~2d 逐渐增加肠内营养的质和量。

（5）注食时和注食后30min应保持半坐位以防误吸，卧床者床头应抬高30°。

（6）注食前后均应注入30～50ml温清水冲洗造瘘管，保持造瘘管通畅。注意不宜用太干的食物，以防管腔阻塞。

（7）每日清洗造瘘管周围皮肤2次，并注意造瘘管与周围皮肤的刻度，防止松脱。

（8）口服药物可溶于30～50ml清水中注入造瘘管。

（9）注食时如出现虚脱、腹部绞痛、头痛、多汗及心跳加快等症状应停止注食；若减压可用引流袋或负压袋接通造瘘管。注入后应检查有无腹胀、腹痛和胃潴留等情况。

（10）造瘘管的拔出：可根据病情留置半年以上，但至少需2周。拔出后遗留的瘘口可用凡士林纱布填塞或缝合。

（11）健康宣教：造瘘管的留置时间相对较长，多数患者回家休养，因此健康宣教非常重要，必须教会患者及家属造瘘管的日常护理。

五、并发症的防治与护理

（1）造瘘口周围渗血、感染及脓肿形成。病原菌主要来自上消化道，与造瘘管皮肤固定松紧也有关，可预防性使用抗生素。脓肿形成，进行切开引流换药后可好转。长时间放置造瘘管，周围有时会发生肉芽肿增生、渗血，可用剪刀剪去并用高渗盐水湿敷。

（2）造瘘管滑出，多因固定不牢，应立即重置。

（3）胃肠道出血，胃腔内出血一般拉紧造瘘管或内镜下处理即可止血。

（熊 玲）

第五节 胃内球囊的护理配合

一、概述

BioEonterics胃内球囊系统（BIB）是帮助超重患者填充部分胃腔引起饱胀感，是一种非外科手术性的及可回复的操作。该操作可在镇静状态下由内镜系统操作完成。将BIB的球囊置入胃腔内，并于球囊内充满生理盐水使之膨胀成球形。球囊在胃内像胃石可自由移动。BIB的球囊是可膨胀的，根据注入量以400～700ml来调节大小。它的自身封闭阀可以从外导管上分离。

BIB球囊是包含在导管置入组件内的，这套导管置入组件包括一根外径6.5mm的导管。它一头连接鞘管内的球囊，另一头是连接充液装置的附件。充液管上还有标记。导丝也可穿过导管增加硬度。充液系统包括IV钉、充液管、充液阀等帮助水囊置入。

二、优点

（1）有饱胀感。

（2）非外科手术性的和非侵入性的操作。

（3）对超重患者进行非药物性的治疗，同时没有药物的副作用。

（4）很短的操作过程和住院时间，只有非常严重的恶心和呕吐患者才需住院。

三、适应证

（1）超级肥胖患者（BMⅠ>50）作为外科手术前的治疗以降低手术风险。

（2）BMI>37不适合和不愿意手术的患者。

（3）BMI>30的患者。

（4）BMI<30有肥胖相关性疾病的患者。

四、禁忌证

（1）怀孕及哺乳期妇女。

（2）有腹部和妇科手术史的患者。

（3）有胃肠道炎症，如食管炎、胃溃疡、十二指肠溃疡和克罗恩病的患者。

（4）有潜在上消化道出血的可能性，如食管或胃静脉曲张的患者。

（5）有巨大裂孔疝的患者。

（6）有食管咽部结构异常，如狭窄或憩室的患者。

（7）精神紊乱患者。

（8）酒精或药物成瘾患者。

（9）接受阿司匹林、抗炎剂、抗凝剂或其他胃部刺激性药物的患者。

五、器械和设备

（1）BIB导管置入组件。

（2）BIB充液装置。

（3）KY胶。

（4）普通胃镜系统。

（5）生理盐水。

（6）1%亚甲蓝。

（7）敷料。

（8）10ml注射器。

（9）50ml注射器。

六、术前护理

（1）术前禁进固体食物12h，并且禁水至少6h。

（2）术前使用止吐药。

（3）术前晚进行地塞米松抑制试验以排除库欣综合征（术前晚11时给予地塞米松1mg，于次日早上9时抽血化验血清可的松水平）。

七、术中护理吸配合

（1）准备导管置入组件和充液装置。

（2）准备亚甲蓝溶液注入球囊。

（3）配合操作者给予球囊注水。

(4) 配合球囊置入胃腔。

(5) 帮助并保持患者左侧卧位。

八、并发症

(1) 呕吐及腹痛。

(2) 球囊漏水或破裂。

(3) 堵塞于肠道。

(4) 堵塞于食管。

(5) 球囊不适当的放置引起穿孔。

(6) 腹部沉重感。

(7) 胃食管反流。

(8) 球囊内液体细菌生长，快速释放液体进入肠道会导致感染、发热、痉挛和腹泻。

(9) 球囊放气以及接下来的球囊重置。

九、患者宣教

(1) 球囊置入后的第 1 周给予流质。

(2) 第 2 周给予半流质。

(3) 逐渐恢复正常饮食，进食少且慢。

(4) 观察是否有蓝色尿液及大便出现，提示球囊漏水或破裂。

(5) 失去饱胀感，饥饿感和（或）体重增加，提示球囊可能放气。

(6) 为取得最佳效果，推荐每周 150min 的体育锻炼。

(7) 及时通知医师意外怀孕。

(8) 定期随访评估患者，并且每 6 个月必须取出或者重置球囊。

十、BIB 的取出

(1) 术前禁固体食物 24h。

(2) 术前晚 8 点后禁食。

(3) 内镜检查前使患者镇静。

(4) 插入胃镜至患者胃部。

(5) 保持内镜下对整个鼓起球囊的视野清晰。

(6) 从钳子管道插入专用套管针。

(7) 用针刺穿球囊。

(8) 将针连同球囊一同收入套管内。

(9) 将针从套管中取出。

(10) 使用吸引器从套管内将球囊内的所有液体抽出。

(11) 将套管从球囊上取下并从钳子管道中取出。

(12) 从钳子管道中插入两个抓钳。

(13) 用抓钳抓住球囊（最好抓住底部阀门）。

(14) 如果需要可静脉使用山莨菪碱来松弛食管平滑肌。

（15）抓紧球囊，慢慢从食管中提出球囊。

（16）当球囊到达咽喉时，将头部过度伸展便于球囊取出。

（17）从口中取出球囊。

十一、注意事项

（1）BIB 组件有任何损坏请勿使用。

（2）BIB 系统是由软硅胶做成，易于被工具或尖锐物件损坏。因此接触球囊时必须戴手套，并使用推荐的工具。

（3）如果在置入前发现球囊从鞘管中分离，请勿使用，也不要试图把球囊插回鞘管中。

（4）缓慢对球囊注水，因为快速注入会产生高的压力从而损坏 BIB 系统阀或导致其过早分离。

（5）最大置囊期 6 个月，应于期限时或之前取出球囊。

（6）及时处理胀气。

（熊　玲）

第六节　结肠镜检查的术前准备与术中护理配合

一、术前准备

（一）器械准备

1. 结肠镜的准备和检查

（1）插入部的检查：目视法检查插入部外观是否出现裂缝，是否出现内部向外突出等异常；用手轻轻握住插入部，在全长范围内滑动，检查是否有异常拉伸或松动。

（2）弯曲部检查：慢慢向各个角度转动旋钮直到旋转不动为止，工作中进一步检查没有碰撞等异常现象。同时检查弯曲部是否正常顺利弯曲；操作各个角度锁定旋钮，检查自由角度以及弯曲部维持（角度锁定）功能是否正常起作用；检查弯曲部的包覆橡胶是否出现异常松动或隆起。

（3）钳子通道的检查：检查钳子管道开口阀是否出现断裂、老化等异常。出现异常时，及时更换；检查从钳子管道口插入的钳子是否顺畅地从先端部钳子出口伸出。万一结肠镜治疗附件通行不畅时，不要勉强插入，否则会发生故障。

（4）组合检查：将结肠镜连接器可靠地插入内镜插座之后（EVIS 通用光源装置）进行安装；关闭 EVIS 图像系统中心的电源开关。将结肠镜电缆的结肠镜端连接器，安装在结肠镜连接器的电气连接器部内；内镜电缆的插拔，要在结肠镜的电源开关关闭之后进行，否则可能损坏 CCD。不要用手碰触电气连接器内部的电气接点，否则有可能损坏 CCD；吸引管以及注水瓶的送水管，安装在结肠镜连接器的各个管口上。

（5）送气检查：用送气开关将送气压设定成强档；将先端部放入水中，用手指堵住送气送水按钮的小孔，确认空气从喷嘴中出现；将先端部放入深部 10cm 以上的水中，然后从小孔中放开手指，这时确认从喷嘴中不出现空气。

（6）吸引功能检查：将先端部放入清洁水中，用手指按下吸引开关一直到最后，这时检查是否吸水，放开手指时，检查是否停止吸水。

（7）白平衡的设定：对所用的结肠镜，能够自动进行白平衡补偿。每次更换结肠镜时，必须设定白平衡，否则有时就不能再现正确的颜色。设定白平衡时，保证白平衡帽内无室内光线；正面板的（白平衡）开关，要持续按下1s左右。如果白平衡指示灯点亮，那么设定结束；白平衡的指示灯显示暂时闪烁，然后自然熄灭。

2. 相关器械的准备和检查

（1）高频电发生器：接通电源，连接镜身，将电极板置于患者腿部，打开电源开关，检查有无报警。如警灯点亮，提示在整个电路中有连接不当或接触不良，应逐个部位检查电路的连接，找出问题，正确连接。

（2）圈套器：由钢丝圈套、绝缘套管、手柄和A导线组成。根据息肉大小、形状选择圈套器，检查圈套器打开与收拢是否灵活，钢丝有无破损，接通电源检查通电效果是否良好。

（3）活检钳：确认活检钳已经消毒处理，可安全使用；检查活检钳开合情况，是否灵活；检查钢丝外套管是否平复，手柄收放是否顺畅。

（4）其他：尼龙绳、网篮、抓钳、吸引瓶、氩气设备、各种扩张球囊、各种规格及类型支架、套扎器等的准备和检查。

（5）医学影像采集系统和打印机的准备：接通电源，打开电脑主机、显示屏、打印机，进入医学影像采集系统，检查视频线与主机是否连接好，将患者的基本资料输入电脑，并编号；检查打印机内的纸张。

（二）患者准备与护理

1. 向患者做必要的解释、心理安慰等工作　告诉患者在操作过程中应注意的事项；急症需要内镜治疗者取得家属理解与签字；检查前做好病史询问，消除检查者的紧张情绪；帮助患者摆正体位，必要时建立静脉通路。

2. 肠道准备　肠道准备的好坏直接关系到结肠镜检查的效果及并发症的发生情况。肠道的清洁程度分成4级。甲级：全结肠无粪渣或积有少量清澈的液体；乙级：有少量粪渣或积有较多清澈的液体，不影响进镜及观察；丙级：有较多粪便散在肠壁上或积有较多浑浊粪便液体，稍影响进镜及观察，但有经验的医师仍可送至回盲部；丁级：肠腔积满糊状粪便及粪水，部分患者虽可以勉强通过乙状结肠及降结肠，却无法通过横结肠及升结肠。结肠镜检查的肠道准备包括饮食准备和清洁肠道。

1）饮食准备：检查前2d进少渣饮食，检查前1d晚上进无渣的流质。上午行肠镜检查者，当日早晨应禁食；下午行肠镜检查者，当日早晨可进流质。如患者要求无痛肠镜检查时，应禁食、禁水4~6h。

2）清洁肠道

（1）口服甘露醇法：将500ml 20%甘露醇与1 000ml 5%葡萄糖盐水相混合，于检查前晚6~7时开始口服，尽量在1h内服完。甘露醇进入小肠后不被吸收而提高小肠液的渗透压，导致渗透性腹泻。甘露醇对结肠黏膜无刺激作用，因而无结肠壁充血水肿等炎症反应。服药后2~3h即会腹泻。为了防止脱水，应大量饮水。一般经过6~8h的肠道准备即可进行结肠镜检查。

（2）番泻叶法：取番泻叶9g，用沸水500~1 000ml冲泡，当茶水饮用。服用方法基本同甘露醇法。番泻叶对大肠黏膜有刺激作用，可导致肠黏膜充血，应与结肠炎症相鉴别。

（3）聚乙二醇（PEG）电解质溶液口服法：为电解质和 PEG 的混合物，获美国 FDA 批准，为粉剂。检查前将其溶于 2 000ml 水中，混匀后服用。一般在饮用后 3 ~ 4h 即可行结肠镜检查。肠道准备效果好，时间短，易为患者所接受。

（4）硫酸镁口服法：于检查前 4h 口服硫酸镁 25 ~ 30g，同时饮水 1 500 ~ 2 000ml，服药后 15 ~ 30min 即开始腹泻。此法简单易行，但硫酸镁的口感较差。

（5）泻剂 + 灌肠清洁肠道法：泻剂一般选用蓖麻油，通常于检查前晚口服蓖麻油 25 ~ 30ml，3 ~ 4h 后可连续腹泻数次。于检查前 2h 内用温开水 800 ~ 1 000ml 灌肠 2 ~ 3 次，直到排出液体澄清为止。避免用肥皂水灌肠，以免肠黏膜充血。

3. 术前用药　肠镜检查或多或少都会给患者带来不适感，严重者无法耐受腹痛或腹胀等痛苦，而不得不终止检查。因此，术前给予解痉镇痛是非常必要的。

（1）抗胆碱能药物：结肠镜刺激大肠黏膜可促进肠蠕动甚至肠痉挛。结肠镜检查时使用抗胆碱能药物，可减少肠蠕动，便于进镜及更好地观察、治疗等。常用药物为 0.5 ~ 1mg 阿托品，或 10mg 654 – 2 术前 10min 肌注，药物作用时间为 0.5h。青光眼、前列腺肥大者应禁用。

（2）镇静、镇痛药：国外镇静和镇痛技术的发展及其概念形成于 20 世纪 80 年代末期，常用镇静药物有异丙酚、地西泮及咪达唑仑等，镇痛药物主要有芬太尼、吗啡和哌替啶等。近年来，复旦大学附属中山医院对部分患者采用静脉麻醉法，首先建立静脉通道，采用异丙酚 + 芬太尼静注，使患者处于浅睡眠状态，检查完毕后数分钟，患者即清醒。此方法必须有麻醉医生的协助。

4. 查看相关的实验室检查及其他　血清学肝炎指标的检查，如乙型肝炎表面抗原、抗丙型肝炎病毒、抗人类免疫缺陷病毒等。患者肛门周围和结肠镜镜身表面涂抹润滑剂，一方面减少内镜先端部进入直肠时的疼痛和不适感；另一方面降低插镜时的阻力。

二、术中配合和监护

常规检查：国内肠镜检查多开展双人插镜法，助手插入的最基本操作是循腔进镜；主要注意插镜阻力，及时和检查医师沟通；插镜速度要均匀；必要时调节插镜角度，及时改变患者体位。

患者取左侧卧位，插镜时，先在肛门口涂少许润滑剂，用左手拇指与食指、中指分开肛周皮肤，暴露肛门；右手握持肠镜弯曲部距镜头数厘米处，将镜头放在肛门的左侧或前侧，用食指按压镜头滑入肛门。如患者紧张，肛门收缩较紧，可让患者张口呼吸，以放松肛门，切莫将镜头强行插入。循腔进镜，不进则退。若遇半月形闭合腔，注气后仍不能扩张，多为肠襻弯曲折叠，可反复抽气，使肠管变软缩短，常可消除扭曲见到肠腔。如仍闭合不开亦可认准肠腔走行方向，将镜头越过半月形皱襞挤入扭曲的腔内滑进，但滑进距离不能太长，然后充气并稍进、退肠镜。如此反复就能通过，切忌盲进。插镜时应根据肠腔走行变换体位，消除肠管扭曲，为防横结肠下垂，可用左手从脐部向后及剑突方向推顶。如进镜有阻力时，可退镜钩拉，助手对镜子施以一定阻力，可旋转镜身，利于拉直肠镜，又不至将镜子拉出，拉直后再次向内插入。为方便插镜，减少患者痛苦，插镜时要注意患者腹壁的紧张度，提醒医师合理注气，充气过多，会使肠管膨胀增粗，肠壁变薄，甚至形成扭曲折叠，引起腹胀、腹痛，并易造成肠穿孔。在医师对肠腔吸引时，助手可进镜，这样可缩短结肠长度，使镜身有足够的长度到达回盲部。对严重溃疡性结肠炎的患者，肠黏膜特别脆，易发生肠出血及肠穿孔，应特别注意。另外，检查时要注意观察患者的生命体征，因患者对疼痛的敏感程度不同，体质不同，病情不同，有些患者在检查中可出现面色苍白、出大汗、心率加快等不良反应，护士应注意观察，及时给予适当处理，如停止检查，给予高糖口服等。检查过程中应做好患者的心理护理，患者可通过显示器观看到肠腔内的情况及病变部位，因此会产生种种疑问，护士应向患者讲解，使患者了解自己的病情。对急诊、危重患者、高血压、心肺功能不全等患者做到心中有数，密切观察患者情况，随时向医师汇报，必要时请专科医师进行监护，同时建立静脉通道以备抢救及术中用药。

单人操作法略后于双人操作法，由美国兴起，时至今日从理论到技术都已日益成熟和完善。单人操作法与双人操作法基本相同，但是由于单人操作法中医师可以随时感知插镜中的阻力，只要不盲目推进则具有较大的安全性。由于随时短缩肠管，不使肠管过度伸长和反复抽吸肠内气体，既可避免延伸肠管、加剧弯曲和结袢，又可使肠管短缩和直线化，不仅有利于快速进镜而且也可减轻或避免腹胀和疼痛。所以不论是在人数还是从检查地点考虑，不受限制的单人操作法是适合当今形式的。而且，护士可以从插镜的工作中解脱出来，更好地完成肠镜检查或治疗的配合工作。

三、无痛内镜检查及术中监护

无痛内镜技术或镇静在发展的20多年中，经历了不同的发展阶段。其发展的过程根据时间和所用药物的不同，大致可分为3个阶段。

第1阶段：即最初阶段。在此阶段中，采用的药物主要为地西泮（安定）+芬太尼。当时绝大多数的患者是不施行无痛技术的，施行的仅为个别患者，由于其对结肠检查不能耐受，而需要采取无痛技术。

第2阶段：中级阶段。采用的药物是咪达唑仑+芬太尼；咪达唑仑与地西泮为同类药物，但它起效快，半衰期相对较短（与地西泮相比）。另外，它为水溶性药物，无静脉刺激痛。由于咪达唑仑的这些优点，刚引进到国内，就替代地西泮而应用于无痛内镜检查。

第3阶段：即现行阶段。目前国内多数医疗机构采用的药物是异丙酚+芬太尼。1994年异丙酚引进到国内，由于它独特的药理作用及其特点，迅速地被应用于静脉麻醉和镇静等领域。主要特点是起效快，苏醒迅速而且完全无恶心、呕吐等并发症。

无痛内镜的实施过程如下。

（1）首先开放静脉通路。

（2）进行必要的临床监测。

（3）根据使用药物不同的药理学特点和起效快慢，制订药物给予的先后。笔者以应用芬太尼+异丙酚方法为例，此方法首先静注芬太尼，待被检查者放置合适体位后，再缓慢注射异丙酚；异丙酚的用量以被检查者入睡，对刺激无反应为宜，需要时再予追加。

（4）内镜接近或到达适当部位时，则停止注药。

（5）检查结束后，唤醒被检查者，让其休息片刻。待其达到离院的条件后，由亲属陪同下离开医院。无痛内镜检查时，被检查者会产生一些生理改变。

根据国外的有关报道，无痛内镜检查时主要生理改变有以下几点：①血氧饱和度下降

（54%）；②血压的影响（44%）；③心率变化（15%）；④呼吸频率改变（4%）。

施行无痛内镜检查中的意外和并发症如下。

（1）上呼吸道梗阻：患者入睡后，由于舌后坠所致，年老或肥胖者更为常见。处理上只需将患者头偏向一侧或轻托起下颌则可。

（2）血氧饱和度下降：发生率较高，与气道阻塞和呼吸抑制有关。因此，在整个操作过程中，始终应给予吸氧。对出现的气道阻塞和呼吸抑制应及时处理，避免缺氧。

（3）呼吸抑制或呼吸暂停：通常与药物的相对过量有关。应立即停止给药，及时进行辅助通气。

（4）心率减慢：在无痛内镜检查中较为常见，可能与迷走神经反射有关。一般只要暂停操作即可恢复。极个别患者需要静注阿托品 0.5mg。

（5）血压下降：一般发生于年老体弱、循环功能较差者，严重时应给予血管活性药物治疗。

（6）呕吐、反流和误吸：此为可能发生的严重意外和并发症，必须予以重视和预防，尽可能多的保留患者自身的保护性反射是防止反流的重要手段。另外，密切的临床观察十分重要。如果一旦发生，应早期吸引和用生理盐水冲洗，尽可能减少肺损伤的程度。

（7）结肠穿孔：有人认为实施无痛内镜检查可增加结肠穿孔的发生率，但到目前为止，尚无研究报告证实这一点，故此观点可能仅为一种猜测。

无痛内镜检查中，对并发症及意外的防治十分重要。实施时必须注意以下要点。

（1）实施前了解患者情况：尽管大多为门诊患者，接触时间有限，但还是要尽可能多了解患者的情况，以便对可能发生的情况有所准备。对患有多种重要脏器疾病、一般情况极差而且目前诊断情况不明者，不应贸然施行无痛内镜检查。

（2）严密的观察与监测：必须进行的监测项目有持续的心率和脉搏血氧饱和度监测；间歇的血压和呼吸频率监测。如有可能也施行呼吸末二氧化碳分压监测。

（3）实施时应给予吸氧：吸氧对防止脉搏血氧饱和度的降低很有必要。

（4）准备好必要的复苏药物和抢救设备：应包括有关辅助呼吸器械和所有的抢救药物，万一发生危险，可及时救治。

由于内镜检查大多是门诊患者，在检查恢复后则应离开医院。离院标准应是患者基本恢复到检查前状况。这里参考国外无痛内镜检查的离院标准，综合五方面情况进行打分。

（1）意识状态：完全清醒 2 分；能唤醒 1 分；无反应 0 分。

（2）血压：变化在基础值的 30 mmHg 以内者 2 分；变化在 30～40mmHg 者 1 分；变化 >40mmHg 者 0 分。

（3）呼吸：呼吸自如 2 分；呼吸受限 1 分；无呼吸 0 分。

（4）恶心、呕吐及疼痛程度：微痛、无痛或恶心 2 分；中度痛或呕吐 1 分；重度痛或呕吐 0 分。

（5）面色：红润者 2 分；苍白或灰白 1 分；发绀 0 分。

总分为 9～10 分者可准其离院。

（熊　玲）

参考文献

［1］林三仁．消化内科高级教程．北京：人民军医出版社，2009．

［2］张军．消化疾病症状鉴别诊断学．北京：科学出版社，2009．

［3］唐丕斌．实用消化疾病诊疗学．北京：中国医药科技出版社，2008．

［4］侯英勇，朱雄增．胃肠道间质瘤．上海：上海科学技术文献出版社，2009．

［5］许国铭，李兆申．上消化道内镜学．上海：上海科学技术出版社，2008．

［6］钟延美，王帮茂，章明放，等．胃肠道间质肿瘤和平滑肌瘤的临床内镜及病理学特点研究．中华消化内镜杂志，2009，22（6）：417－418．

［7］刘厚钰，姚礼庆．现代内镜学．上海：复旦大学出版社，2010．

［8］徐细则，周中银，杨继元．消化系统恶性肿瘤的诊断与治疗．北京：科学出版社，2009．

［9］傅志君．消化系统症状鉴别诊断学．北京：人民卫生出版社，2009．

［10］张军．消化疾病症状鉴别诊断学．北京：科学出版社，2009．

［11］隋忠国．常见消化系统疾病用药指导．北京：人民卫生出版社，2009．

［12］张澍田，于中麟．消化内科临床常见疑难问题及对策．北京：清华大学出版社，2008．

［13］胡大一，刘玉兰．消化内科．北京：北京科学技术出版社，2010．

［14］钱家鸣，王莉瑛．消化疾病．北京：科学出版社，2010．

［15］邓长生．消化疾病急症学．北京：人民卫生出版社，2009．

［16］邹声泉．胆管病学．北京：人民卫生出版社，2010．

［17］严耀东．消化科用药．北京：中国医药科技出版社，2010．

［18］王一平．消化疾病．北京：人民卫生出版社，2008．

［19］刘厚宝．消化疾病．北京：人民卫生出版社，2008．